# CHINESE
## ORTHOPAEDICS

# 中华骨科学

**总主编　邱贵兴　戴尅戎**

顾　　问（按姓氏笔画排序）

王正国　王澍寰　卢世璧　顾玉东

编委成员（按姓氏笔画排序）

于长隆　王正义　邱贵兴　侯树勋

洪光祥　敖英芳　党耕町　郭　卫

梁国穗　曾炳芳　蔡樾伯　裴国献

裴福兴　戴尅戎

人民卫生出版社

## 分卷书目

# 中华骨科学
## CHINESE ORTHOPAEDICS

| | | | |
|---|---|---|---|
| ◎骨科总论卷 | 主编 | 侯树勋 | 邱贵兴 |
| ◎创伤骨科卷 | 主编 | 曾炳芳 | 梁国穗 |
| ◎脊柱外科卷 | 主编 | 邱贵兴 | 党耕町 |
| ◎关节外科卷 | 主编 | 戴尅戎 | 裴福兴 |
| ◎骨肿瘤卷 | 主编 | 郭 卫 | |
| ◎手外科卷 | 主编 | 洪光祥 | 裴国献 |
| ◎足踝外科卷 | 主编 | 王正义 | |
| ◎运动创伤卷 | 主编 | 于长隆 | 敖英芳 |

# CHINESE
## ORTHOPAEDICS
# 中华骨科学

**骨科总论卷**

主　编　侯树勋　邱贵兴

人民卫生出版社
PEOPLE'S MEDICAL PUBLISHING HOUSE

中华骨科学·骨科总论卷

# 编著者名单

**主　编　侯树勋　邱贵兴**

**副主编**　姜建元　杨惠林　洪　毅　秦　岭

**编　委**（姓氏拼音排序）
郭　卫　北京大学人民医院
郭　征　第四军医大学西京医院
姜保国　北京大学人民医院
劳　杰　复旦大学附属华山医院
刘晓光　北京大学第三医院
刘兴党　复旦大学附属华山医院
吕国华　中南大学湘雅二医院
裴福兴　四川大学华西医院
陶天遵　哈尔滨医科大学附属第二医院
汤亭亭　上海交通大学医学院附属第九人民医院
王　蕾　上海交通大学医学院附属瑞金医院
王满宜　北京积水潭医院
徐　雷　复旦大学附属华山医院
杨建平　天津医院
周　跃　第三军医大学新桥医院
朱振安　上海交通大学医学院附属第九人民医院

**编写秘书**　李忠海　大连医科大学附属第一医院
　　　　　　高　鹏　北京协和医院

# 出版说明

医学教育由学校教育、毕业后教育和终身教育三部分组成。为了更新知识和提高临床技能，临床医师必须常常参加一些继续教育（continuing medical education，CME）项目的培训。传统的、灌输式 CME 项目虽能短时期内增加知识，却不能改变临床医师的长期临床实践行为，从而不能改善疾病的最终结局。

目前，国内已出版的骨科书籍很多、很杂，内容深浅不一、治疗方法不规范。由人民卫生出版社和中华医学会骨科学分会牵头组织编写了一套针对骨科医生继续教育、骨科专业准入培训及执业医师考试等的具有规范性和权威性的专业参考书——《中华骨科学》。该书将包括总论、脊柱外科、关节外科、创伤骨科、骨肿瘤、手外科、足踝外科以及运动创伤分卷，内容定位于疾病介绍，重点介绍骨科疾病的病因病理、发病机制、临床表现、影像诊断以及治疗原则等。编写出版该书意在补充完善我国骨科继续教育的不足，最终达到规范我国骨科临床医生执业之目的，使其既能规范骨科初、中级医生的临床诊疗规范，又能成为高级骨科医生临床工作必需的高级参考书，也可作为医学院校学生、研究生以及相关学科，如康复医学、运动医学工作者的参考书。

2006 年 7 月 2 日在北京召开了《中华骨科学》第一次编委会，会议决定：

1. 本书共分 8 个分卷，即：《骨科总论卷》《创伤骨科卷》《脊柱外科卷》《关节外科卷》《骨肿瘤卷》《手外科卷》《足踝外科卷》《运动创伤卷》。

2. 成立顾问委员会，其成员（按姓氏笔画排序）：王正国　王澍寰　卢世璧　顾玉东。

3. 成立编委会，编委成员（按姓氏笔画排序）：于长隆　王正义　邱贵兴　侯树勋　洪光祥　敖英芳　党耕町　郭卫　梁国穗　曾炳芳　蔡榍伯　裴国献　裴福兴　戴尅戎。编委分别担任分卷的主编，即《骨科总论卷》邱贵兴　侯树勋、《创伤骨科卷》曾炳芳　梁国穗、《脊柱外科卷》邱贵兴　党耕町、《关节外科卷》戴尅戎　裴福兴、《骨肿瘤卷》郭卫、《手外科卷》洪光祥　裴国献、《足踝外科卷》王正义、《运动创伤卷》于长隆　敖英芳。

4. 本书的总主编：邱贵兴　戴尅戎教授。

5. 各分卷编者由分册主编推荐，编者应达到以下要求：①担任过各学组委员的专家；②目前正担任各学组委员；③在相关专业中表现优异的中青年骨科专家。

6. 全套书（共 8 分卷）同时出版。

根据目前情况，8 个分卷同时出版有困难，现采取成熟一卷出版一卷，争取两年内出齐。

《中华骨科学》编委会

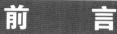

# 前　言

　　应中华医学会骨科分会的邀请，编写《中华骨科学-骨科总论卷》一书，作为《中华骨科学》系列丛书中的一册分卷。2006年，由人民卫生出版社及中华医学会骨科学分会牵头组织编写了一套针对骨科医生继续教育、骨科专业准入培训及执业医师考试等具有规范性和权威性的专业参考书——《中华骨科学》，总主编为邱贵兴院士、戴尅戎院士。该套书包括总论、脊柱、关节、创伤、骨肿瘤、手外科、足踝外科以及运动创伤分卷。编写出版该书意在补充完善我国的骨科继续教育。该套丛书有别于目前其他骨科参考书籍，是人民卫生出版社重点推出的品牌书籍，具有极高的学术价值，科学性、严谨性、实用性突出。《中华骨科学-骨科总论卷》是该套丛书最后出版的一个分卷。

　　现代科学的发展，既要有精细的分科，同时更强调多学科的合作，骨科的发展同样如此，未来的骨科发展，不仅要求更加重视同基础医学的结合，而且应该重视充分利用先进的科学技术成果，例如，人工关节功能的进一步完善，就必须依赖材料科学的发展，及时地将各种骨科的最新研究成果应用于骨科临床，将会使骨科的诊治水平提高到一个新的高度。随着骨科基础理论和医疗设备及治疗技术的迅速发展，骨科学在学科体系、微创手术等方面已取得许多进展。本卷共有9章，内容不仅全面包含了骨科体格检查、影像学检查、电生理学、骨移植技术、截肢术、骨科康复、骨科微创技术、骨内科学的基本理论及方法，并着重介绍了创伤骨科、关节外科、脊柱外科、手外科与显微外科、骨肿瘤科、小儿骨科、足踝外科、骨科基础研究的发展史。本书编写专家不仅包括骨科领域的知名学者，同时有在影像学、超声学、核医学、康复医学、生物医学工程等领域具有很高造诣的学者，这些专家的加入不仅保证了本书具有很高的学术性、严谨性、实用性，同时也使得相关章节的内容更具特色。

　　希望本书既能作为骨科初、中级医生的临床诊疗规范，又能成为高级骨科医生临床工作中必备的参考资料，还可作为医学院校学生、研究生以及相关学科如康复医学、运动医学工作者的参考书。本书的编写过程中难免有匆忙和不足之处，恳请广大读者和同仁对本书的缺点和错误给予批评指正，并提出宝贵的意见，以便进一步改进。

　　最后，我们对百忙之中参加此书编写的专家、学者以及为本书出版付出辛勤劳动的人民卫生出版社的同志们表示衷心的感谢。

侯树勋　邱贵兴

2017年4月

# 目　录

## 网络增值服务

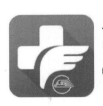

人卫临床助手
中国临床决策辅助系统
Chinese Clinical Decision Assistant System

扫描二维码，
免费下载

# 第一章

# 骨科发展历史

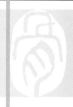

## 第一节 概 述

矫形外科（orthopaedics）这个名称来自希腊语，原是矫正儿童畸形的意思。法国儿科医师 Nicolas Andry 于 1741 年出版了一部著作《Orthopaedia》，在书的扉页写道：本书的书名，是由两个希腊词语组成的，即 orthos 和 pais。orthos 意思是"直"，即没有畸形；pais 的意思是"儿童"。两个词组合成一个新词，即 orthopaedics，最早用来指儿童身体某些畸形是可以矫形治疗的。如今，orthopaedics 一词已经用于对所有年龄患者的矫形外科治疗。20 世纪进入外科大革命时代后，外科领域不断扩大，矫形外科最初由一般外科医生兼管，后来分支为一种独特的科学技术，在第一次世界大战之后，才被广泛承认为一种独立的专科。

在 19 世纪前期，英国利物浦的 Hugh O. Thomas 开始建立骨科，成为近代骨科的创始人。其特点是保守治疗，流传至今。相继的有 McMurray、Watson-Jones、Braun 及 Bohler 等专家，并写了不少骨科与创伤的专著，流传于后世。Watson-Jones 还创办了国际性的骨关节疾病杂志，持续至今，为世界的骨科进展做出了伟大的贡献。美国马赛诸塞州的 Smith-Petersen 是现代骨科的创始人之一，在骨科手术治疗上，髋关节成形术、脊柱手术都由他首创。其继承人，Joseph S. Barr，首先提出椎间盘突出是下背痛病变之一，其采取髓核摘除术，治愈了不少下背痛患者。George W. Van Gorder 在第一次

世界大战以后，来到我国北京，创办北京协和医学院的骨科专业，成为我国骨科医、教、研工作的创始人。回美以后，成为美国哈佛大学骨科教授、马萨诸塞州总医院骨科主任，继续为骨科做出了很大贡献。

1840 年鸦片战争后，中国沦为半殖民地，列强除以军事、政治、经济方式侵略外，纷纷建立教会学校和医院。中医和骨伤科受到了抑制，但仍广泛流传于民间。西方医学首先自沿海各省传入。留居广州、上海的医生 Benjamin Hobson（1816～1873），取名合信，著有《西医略论》，其中对骨折治疗、截骨术等叙述都很详尽。英国医生 JG Kerr 于 1854 年 3 月来到广州，著有《药物手册》《外科手术学和生理学》等，并于 1887 年到上海创刊《中国博医会报》（China Medical Missionary Journal），第一期杂志有"肩关节脱位"的论文。该杂志于 1932 年与中华医学杂志（National Medical Journal of China）的英文部分合并，组成中华医学杂志英文版（Chinese Medical Journal），成为我国近百年来西医发展的见证，也记录了中国骨科前进的历程。

20 世纪以来，英、美、法、德等国陆续在我国开办了医院与医学院校，与我国骨科发展有较密切关系的有上海圣约翰大学医学院（1904 年）、上海震旦医学院（1908 年）、同济医学院（1907 年）、四川成都华西大学医学院（1910 年）、湖南湘雅医学院（1915 年）、山东齐鲁大学医学院（1910 年）、北京协和医学院（1921 年），上述院校相继在 20 世纪 30 年代前后成立骨科。

北京协和医学院创建于1906年,在1915年由美国罗氏基金会(Rockefeller Foundation)资助重建。1921年新学校及医院建成,其外科成立了骨科和泌尿科专科。美国哈佛大学 George Wilson Van Gorder 任骨科主任及外科副教授,直到1929年才回国,他对骨折、骨结核治疗及教学做出了很大贡献。

1920～1940年,我国主要骨科疾患及治疗原则如下:

1. 骨关节结核　四肢结核以石膏管型固定,脊柱结核则平卧石膏床上,每3个月复查,直至痊愈。成人病例,四肢关节结核,多做关节外固定;脊柱结核稳定后做 Hibb 或 Albee 固定术,前者局部去骨植骨,后者用 Albee 发明的电锯自胫骨取骨移植,这两种方法常结合应用于临床。1945年,天津方先之开展了病灶清除术,更新了结核治疗的方法。

2. 骨髓炎、化脓性关节炎　急性骨髓炎采用切开骨膜或开骨窗引流,这是所谓 Orr 氏治疗法(见 Chin Med J,1934,48:1126)。关节化脓仅限于采用切开引流(见 Chin Med J,1930,44:244)。

3. 骨折　上肢以闭合整复石膏固定为主,股骨折多用牵引治疗。1939年开始用 Smith-Petersen 三刃钉固定治疗股骨颈骨折。下肢长骨骨折采用切开整复内固定,1928年我国有初步报告(Chin Med J,1927,41:800),1940年方先之将此方法规范化并引进钼合金的 Sherman 型固定板,其报告刊于 Chin Med J,1941,60:343。由于缺医少药,不少大关节脱位成为陈旧性的,常需要切开整复。孟继懋及 Miltner 曾发表陈旧性肩关节脱位报告(Chin Med J,1936,50:1161)。

4. 先天畸形　以先天性髋关节脱位、斜颈多见。前者以整复、蛙式石膏固定,对较大儿童则自1940年开始采用骨牵引后切开复位。

5. 关节炎　无论是骨性关节炎或风湿性关节炎,均很少采用外科治疗。前者偶尔有因持续疼痛而行关节融合术,后者少数做了筋膜成形术。方先之1941年开始研究跟骨骨膜炎,这种病变当时认为近似类风湿关节炎,他的研究结果刊于 Chin Med J,1948,68:58。

6. 肢体骨与软组织肿瘤　骨肿瘤的诊断困难,我国医生当年对此认识不足,待确诊时已是晚期,只能截肢。我国医学文献第一次报告尺骨骨巨细胞瘤是1931年,刊于 Chin Med J,45:653,患者是朝鲜人。

继 Van Gorder 之后,美国 Miltner 医生到协和医院骨科工作。1939年,他与孟继懋编写了中国首部骨折脱位教材。同时期,美国 Iowa 大学著名教授 Arthur Steindler 来做短期客座教授讲授骨科。后来,孟继懋到美国访问 Steindler 和 Smith-Petersen,又到欧洲访问 Putii 和 Watson-Jones。当时,协和医院骨科还有赵长林医生,1940年他赴山东齐鲁医学院任骨科主任,随后任该院院长。方先之、陈景云分别在1936年和1940年在骨科任职。1939年,孟继懋任协和医院骨科主任、外科副教授。

中国现代骨科的创建人和先导者,为我国骨科事业的发展打下良好基础。孟继懋于1920年毕业于清华学堂,公费派送美国芝加哥 Rush 医学院学医,1925年毕业,任职协和医院,后任北平大学医学院骨科教授及北京人民医院骨科顾问医师及副院长;1957年任北京积水潭医院院长,北京市创伤骨科研究所所长。牛惠生在美国哈佛大学医学院获得医学博士学位,1915年回国,执教上海哈佛医校,后再赴美国专攻骨科。他和胡兰生先后在上海圣约翰大学医学院担任骨科教授。1930年,牛惠生在上海徐家汇创立了中国第一所骨科医院,并首次进行脊柱融合术。任廷贵于1936年在上海医学院任骨科教授。叶衍庆1930年毕业于齐鲁大学医学院,1935年在英国利物浦大学医学院进修骨科,1936年在 TP McMurray 教授指导下获得骨科硕士学位,1937年被接纳为英国骨科学会会员,回国后,在仁济医院和 Marshall Jackson Polyclinic 工作,后任上海第二医学院骨科教授。屠开元1930年毕业于德国柏林大学医学院,获医学博士学位,1933年到奥地利维也纳大学医学院在 Bohler 教授指导下进修骨科,1937年抗日战争爆发,他立即回国参加红十字会救护总队,任骨科主任。

20世纪30年代,中华医学会上海总会成立骨科小组,由牛惠生、胡兰生、叶衍庆、孟继懋、任廷贵及朱履中6人组成,这标志着骨科已在我国成立独立的专科(图1-1-1)。到20世纪40年代后期,即在第二次世界大战及抗日战争胜利后,有四十余人先后赴欧美进修骨科与考察,如陆裕朴、王桂生、冯传汉、杨克勤、过邦辅、陈景云、何天骐、范国声等，成为新中国骨科发展的动力。方先之也在1944年正式创立天津骨科专科医院。在抗美援朝战争中，骨科专家也起了积极作用，使救治工作直插后方基地第一线，在使伤员得到及时救治的同时，也使我国骨科事业得到发展。

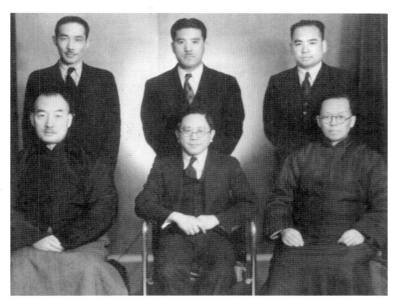

图1-1-1　1937年中华医学会骨科学组成员
前排左起：胡兰生、朱履中、牛惠生；后排左起：任廷贵、孟继懋、叶衍庆

1937年中华医学会总会骨科小组的成立，是我国骨科学会的雏形；1980年成立中华医学会骨科学分会，冯传汉任首届主任委员，并举行了中华医学会第一次骨科学术会议；1980～2000年是骨科的飞跃期，基础和临床研究得到快速发展；2000年以来是中国骨科走向世界的时期，经过30余年的锤炼，中华医学会骨科学分会已步入大有作为的而立之年，在各个方面取得了辉煌的成就，尤其是对骨科疾病的治疗水平、新技术的应用等方面，有些已经达到世界先进水平。2006年创办了我国骨科界的国际品牌COA学术年会，搭建一个以内地为核心、以港澳台为辅助、辐射世界的国际骨科交流平台，全世界100多个国家和地区的骨科医生先后来华参加COA，使我们骨科水平和学术影响得到了极大提高。COA已经成为中华医学会所属专科分会最大的学术会议，同时也成为世界上规模仅仅在美国AAOS后的第二大的骨科学术会议。由骨科优秀科研人员主导的中国骨科基础研究学术组织CORS也伴随中国骨科临床医学发展而迅速成长，由全国走向世界。

（侯树勋　李忠海）

## 第二节　创伤骨科发展简史

### 一、总论

史前文化遗址出土的人骨即存在骨折愈合的痕迹，提示在史前文明可能存在骨折的复位和夹板固定的医疗行为。

公元前1600年前，古埃及流传下来的埃德温·史密斯手稿（Edwin Smith Papyrus）记录了48例创伤病例，该手稿仅长5m，记载了鼻部骨折的处理，涉及伤口的缝合、用蜂蜜治疗感染伤口，以及脊柱脱位骨折的处理，其中有关于下颌关节髁状突骨折的绷带固定治疗的描述，类似现代头帽兜固定的治疗方法。

史上记载的第一本创伤学的治疗指南，为古希腊伯里克利时代医圣希波克拉底所著，其生活年代约为公元前460～370年，被西方尊为"医学之父"。希波克拉底勇敢地冲破禁令，秘密进行了人体解剖，获得了许多关于人体结构的知识。在他最著名的外科著作《头颅创伤》中，详细描绘了头颅损伤和裂缝等病例,提出了施行手术的方法。希波克拉底对骨折患者提出的治疗方法,是合乎科学道理的。他提出对开放性骨折伤口清洗、牵引复位,后人将他发明的用于牵引和其他矫形操作的牵引床称为"希波克拉底牵引床"。其发明的肩关节脱位复位方法被称为希波克拉底法,并依然在临床上广泛应用。

考古学家 G. Elliott Smith 教授 1903 年于埃及发掘出两具具有夹板固定骨折的人骨标本,并且其中一具前臂开放骨折的标本还被发现断端处有植物纤维填塞伤口的痕迹,证明公元前 300 年的时期,古埃及医生已经掌握了骨折固定的技术。

晋朝(265～420 年)葛洪的《肘后救卒方》中首次记录了小竹片固定骨折的方法。

公元 5 世纪罗马帝国的坍塌和西半球政治体制的分裂导致了文化和科技的加速进步,公元 10 世纪左右,创伤代表人物伊斯兰医生 Abu al Qasim(阿布卡西姆)对希波克拉底的骨折治疗理论予以继承和发扬,阿布卡西姆称自己用绷带夹板复位固定骨折的技术为"手术",他详细阐述了该技术的要求和操作细节。

1077 年,世界上第一所医学院在意大利萨勒诺(Salerno)成立,教授外科课程。

1163 年,由于教会对流血的排斥("教会憎恶流血"),法国图尔斯委员会将医学的内外科分开,该专业划分的举措产生了深远意义,疝气、尿路结石手术被认为是和理发师和验光配镜师从事的职业一样的手艺活儿,原本为一体的古代医学被分拆为内外科,外科手术学不再在医学院校中被教授,内科医生被禁止手术,外科学包括创伤外科学的发展受到挫折。该时期,法国和意大利发生过多起运动反对将医学按照内外科进行无意义的划分。在该时期,"理发师外科医生(Barber surgeons)"是一个历史特定称谓,当时内科医生认为从事外科手术是低下的工种,理发师被认为应该从事理发到截肢所有与"切割(cutting)"相关的操作。理发师往往带着自己的工具包(当然包括锋利的剃刀)(图 1-2-1)在战场上对负伤的战士进行外科操作,当时战场上最多的外科操作是截肢术。

Bernardino deSahagu(1499～1590,西班牙传教士)在其游记内描述了墨西哥阿芝泰克族的一位女医师用木棍插入患者骨髓腔中治疗骨折不愈合。

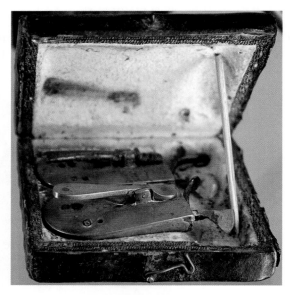

图 1-2-1 理发师外科医生的工具箱

Benjamin Gooch 于 1767 年发明了骨折的固定支具,根据不同的解剖部位,他设计了不同的支具、包括内衬(图 1-2-2)。

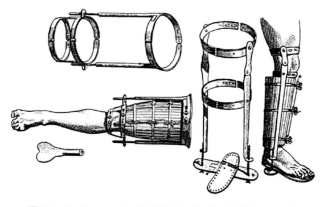

图 1-2-2 Benjamin 于 1767 年发明的骨折固定支具

1852 年,荷兰的 Antonius Mathijsen(1805～1878)发表论文首次提出了石膏绷带固定骨折的方法。1890 年,德国乌兹堡的 Albert Hoffa 首次系统性地阐述了牵引治疗骨折的方法。

Ambroise Paré(1510～1590)于 1564 年提出截肢时结扎血管的重要性,并提出对开放骨折进行扩创和清创。Le Petit 于 1718 年介绍了止血带的应用,下肢截肢死亡率从 75% 降到 25%。

1770 年,法国图卢兹 Lapujode 和 Sicre 首次应用金属丝固定骨折;1850 年,法国 Cucuel 和 Rigaud 报告了螺钉固定骨折的方法;德国汉堡 Hansmann 于 1886 年报告接骨板固定骨折;1841 年,普鲁士外科医生 John Friedrich Dieffenbach 报告象牙和牛骨髓内钉在骨折不愈合病例中应用。法国 Malgaigne 于 1853 年首次报道外固定架在骨折中的应用。

1940 年，德国 Kuntscher G 发明现代髓内钉雏形——Kuntscher 钉。

Albin Lambotte（比利时，1866～1955）是接骨外科手术及内固定应用先驱；Robert Danis（1880～1962）是现代接骨术之父，其提出骨折早期进行肌肉功能锻炼的主张。

Gavriil Abramovich Ilizarov（俄文：Гавриил Абрамович Илизаров）（1921～1992），前苏联的骨科医生，1951 年，Ilizarov 发明了他的外固定架系统。他从驾驭马车的马具得到灵感，发明了通过横穿骨的细钢针和体外的环形支架相连的结构固定的 Ilizarov 外固定架。Ilizarov 外固定架的张力细钢针和环形结构比单边外固定架具有更好的稳定性，能方便患者早期负重。现在的 Taylor Spatia 外固定架就是在 Ilizarov 环形外固定架的基础上发展而来的。

在骨折治疗方面，Ilizarov 强调保留血供和成骨组织、解剖复位、稳定固定、肌肉和关节的功能活动、早期活动。

牵开成骨的方法是 Ilizarov 在一次偶然的经历中发现的。一次，一个本应该对不愈合的骨折端通过加压促进愈合的患者却错误地进行了牵开，Ilizarov 恰恰发现在牵开的间隙内会出现新生骨。他花了 10 年时间，通过一系列的动物实验证明：理想的牵开成骨条件包括：稳定的固定、低能量截骨、5～7 天的等待期、1mm/天的牵开速度、分 4 次进行的频率。这些结果和临床研究是一致的。而在他之前，骨延长过程中牵开的频率和速度是被忽略的。Ilizarov 还提出了"张力应变定律"（law of tension stress）：在逐渐、缓慢的牵张应力下，骨组织和血管、神经、皮肤等软组织会再生。

Ilizarov 外固定架主要应用于纠正肢体的成角畸形，治疗复杂或开放的骨折、肢体不等长、骨折不愈合，以及其他技术不适合的感染性不愈合。

Letournel 教授（1927～1994）是当代髋臼骨盆骨折领域的代表性人物。letournel 教授致力于复杂髋臼骨折治疗的研究，他毕生积累总结出的手术技术和丰富经验已经被奉为骨折手术的经典。他的贡献主要在于对髋臼骨折详细的影像学研究与解剖描述，以及建立在前两者研究基础之上的骨折分型概念。然后在上述基础上，又继续拓展出了手术入路、复位技术和器械设计等方面的研究成果。尽管经过其他专家学者的补充和改良，Letournel 最初提出的关于髋臼骨折解剖描述、诊断和手术技术等原则在既往 40 年内一直不可动摇。1961 年，Letournel 与 Robert Judet 共同发表题目为"Fractures du Cotyle. Etude d'une serie de 75 cas"（译为"75 例髋臼骨折的治疗"）的论文，首次提出了髋臼骨折的分类概念，并得到了世界性的认同。这一分类系统为创伤科医师理解髋臼骨折的复杂本质提供了非常大的帮助。Letournel 共出版了 3 本关于髋臼骨折的教科书，都是与 Robert Judet 共同合作。第一本是 1974 年法语写的《Fractures du Cotyle》（髋臼骨折），第二本和第三本分别是 1981 年和 1993 年的英语写的《Fractures of the Acetabulum》（1993 年第三本书出版时 Robert Judet 已去世）。后两本书成为关于髋臼骨折最初的英语学术文献，并成为髋臼骨折的"圣经"。Letournel 的成果将我们对髋臼骨折的理解提升到了全新的层面。

髓内钉发展到今天，经历了漫长的时间。按照髓内钉的材质和固定理念的变化，将其经历的漫长时间分为五个阶段，包括髓内钉前时代、髓内钉萌芽阶段、初期阶段、中期阶段和发展阶段。髓内钉前时代主要特点是以各种不同的固定方式进行骨折的手术治疗，缺乏较为统一的固定方法；髓内钉萌芽阶段主要特点是以象牙和牛骨为材料进行骨折固定；初期阶段主要特点是以金属固定材料进行髓内固定，但在此阶段金属材料生物相容性较差，相关并发症发生率较高；中期阶段（髓内钉发展的新阶段）主要以 Küntscher 设计的抗腐蚀钢制 V 形髓内钉为代表，取得了良好的临床效果；发展阶段主要以 Küntscher 发明的导向髓腔锉和锁定髓内钉为代表的髓内钉技术的革新和发展为特点。

德国医生 Gerhard. Küntscher 早期对骨折愈合的生物力学机制及骨折长期制动所带来的不良影响进行了大量研究。他在考虑到骨折早期功能锻炼和减少医源性因素造成不良影响的情况下，发明了钢制髓内钉固定方式。此方法既可以保证骨折端在良好的位置，又可以使邻近关节早期活动，避免关节僵硬和肌肉萎缩并发症的发生。但由于二战的爆发，使得此项发明并没有在世界范围内传播开来。1939年11月，Küntscher基于自己的研究成果在西方骨科历史上第一次为一位从甲板上摔下致左粗隆下骨折的造船工程师进行了手术治疗。他将自己的技术称为"marrow nailing"技术，其采用V形弹性髓内针进行复位固定治疗，几天后患者就可负重行走。其设计的抗腐蚀钢制V形髓内钉用于髋部骨折和股骨干骨折，取得了良好的临床效果。这标志着髓内钉技术新阶段的开始。

之后，Küntscher报道了采用其发明的髓内钉治疗39例骨干骨折患者的成功经验。1940年3月，Küntscher在第64届德国柏林外科学会上报道了其发明的髓内钉治疗13例骨干骨折的研究结果，并展示了其设计的股骨、髋部、肱骨及胫骨骨折的各类髓内钉，并且在会议上阐述了该类髓内钉技术可以用于所有骨干骨折、假关节畸形的治疗及关节融合。但由于Küntscher的观点与当时公认的Danis切开解剖复位固定的观点不同而遭到德国创伤保守学派的强烈反对，被认为Küntscher的治疗方式不符合骨折愈合的生理状态，并称其"仅是形式上的治疗"。

二战期间，Küntscher发明的钢制髓内钉技术在奥地利和芬兰战场上得到了广泛应用。二战后期，此技术在苏格兰、法国、俄国、英国、荷兰和西班牙等国逐渐开始采用。1941～1944年间，Küntscher作为德国军医在芬兰进行了大量髓内钉手术，其中美、法战俘患者在1945年二战结束后返回祖国，向当地医生展示了自己骨折迅速愈合的经历和留在髓腔中的髓内钉，震惊了当时的骨科界。在二战结束之际，这种技术也逐渐在世界范围内被推广应用。

1957年，Küntscher在美国外科协会首先介绍了可导向髓腔锉，这是他对髓内钉技术发展的又一重要贡献。该技术可使较大的髓内钉顺利通过骨干狭窄部位，从而可选用直径较粗的髓内钉。随着髓内钉技术的发展，其治疗骨折遇到的最大问题是粉碎性骨干骨折的治疗，原先的髓内钉抗短缩和抗旋转能力较差，因此无法应用于粉碎性骨折的治疗。针对此问题，Küntscher在1968年慕尼黑召开的德国外科大会上，展示了同他的学生一起发明的新型

髓内钉固定系统，并将其称为"留置钉"（detensor nailing）。此钉可将骨折端承受的应力分散到折端远近处，通过远近端的交锁固定针来固定髓内钉的位置，从而抵抗旋转应力。此固定系统便是今天为大家熟知的交锁髓内钉的前身。

1972年，Küntscher同意将此固定系统名称用"交锁髓内钉"（interlocking nailing）代替"留置钉"（detensor nailing）。按照Küntscher髓内钉固定原则，今天我们所谓的交锁髓内钉实质上是利用其内置夹板（splinting）联合锁定螺栓作用进行固定。

虽然Küntscher在髓内钉固定技术中做出了卓越的贡献，但令人遗憾的是他从来没有担任过任何大学职务。1972年12月，Küntscher在撰写髓内钉新著时，因心脏病发作去世。大多数人并没有认识到Küntscher生前的辉煌成就，在他逝世后，他的朋友、学生和同事们组织了一个以他名字命名的学会，以推广他的技术。

天津医院在中国建国初期骨折治疗方面做出了突出贡献。在开展中西医结合以前，骨折治疗上采用"广泛固定，完全休息"的医疗原则；先整复、后固定、最后恢复功能，使用"石膏、牵引架、金属内固定"，但疗效并不理想。1959年，在方先之教授的倡导下，主任医师尚天裕继承中医正骨的方法，结合现代科学成就，从临床实践中总结出中西医结合治疗骨折的正骨法（手摸心会、拔伸牵引、旋转回绕、屈伸收展、成角折顶、端挤提按、夹挤分骨、摇摆触碰、对扣摆合、按摩推拿），可以灵活地运用于各种骨折。在固定方法上，从中医各家所使用的竹片、竹帘、木板、树皮、纸壳等外固定的用具中，选择弹性、韧性和可塑性比较好的柳木，依照肢体的外形制造成12套夹板。并从患者实践经验中总结出一套练功术式。由此形成了一套以小夹板固定为主要特点，以手法复位和功能锻炼为主要内容的中西医结合治疗骨折的新疗法。这一方法在现代骨折内固定技术引进前，在我国曾广泛开展。（图1-2-3）

1976年，北京积水潭医院王亦璁教授从甘肃下放后回北京，担任了创伤骨科主任。在著名的骨科专家孟继懋的指导下，利用在甘肃下放的空闲时间编纂了《骨与关节损伤》一书。因其封面为白颜色，

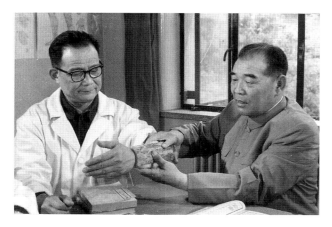

图 1-2-3　尚天裕教授（穿白大褂者）在研制
治疗骨折用的小夹板

被创伤骨科医生称为"白皮书"。这本书对当时受文革后期影响的中国骨科的教育产生了一定的推动作用。

## 二、AO 组织对现代创伤骨科的影响

图 1-2-4 显示的是位于瑞士达沃斯镇外、阿尔卑斯山麓草场边的一处建筑，也是全世界很多骨科医生非常熟悉的一幢房子，这是"AO"的学术组织所在地。在 AO 的故事里，骨折治疗发展史是不可或缺的。

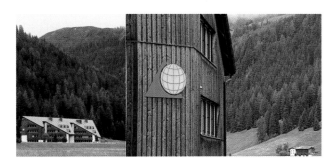

图 1-2-4　瑞士达沃斯 AO 总部

1561 年，法国理发匠兼外科医生 Ambroise Parre 发明了一种稳固骨折肢体用的支具（图 1-2-5），这是人类历史上记录较早的、以外固定手段处理骨折的方式。

1798 年，来自欧洲的旅行者 Eton 在其《土耳其帝国游览》（A Survey of the Turkih Empire）一书中记述了自己在奥斯曼土耳其帝国所看到的骨折治疗实景："我看见帝国的东部有一种固定骨骼的方法……用一个与肢体形状确实相符的而没有一些压迫的石膏盒子包住患肢，在几分钟以后，石膏就

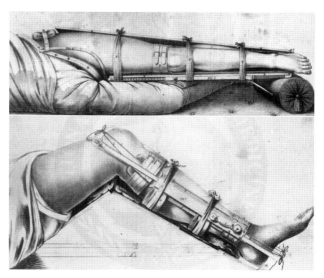

图 1-2-5　Ambroise 支具，始于 1561 年

变成固体并坚实……"这是人类最早关于石膏外固定的记载。和外固定支具一样，石膏作为人类骨折治疗的先驱手段，很稳定地延续到了今天。而人类对于骨折治疗的最初、至今依然还是最根本性的认识——维持伤肢稳定——从几百年前的时代就已奠定。

时至 19 世纪、20 世纪之交，由于现代战争中火器的广泛应用以及全球工业化所带来的大量骨折和四肢损伤，使得骨科治疗快速成长为一个独立、备受关注的新学科。诊所和医院里开始出现了专门的骨科病房，为骨折的伤患提供医治和看护。当时的"医治"也很简单，就是"等"——等待骨折愈合。图 1-2-6 是一战期间奥匈帝国设在疗养胜地 Bozen 的

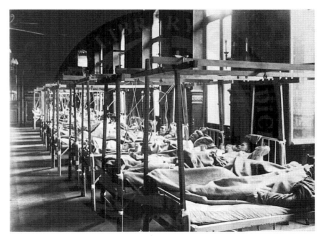

图 1-2-6　一战期间奥匈帝国军医院骨科病房。
20 世纪初骨折以保守治疗为主流

一所军医院的骨科病房,可以看到,长长的病室里摆满了病床,所有的患者几乎都用一种方式——悬吊固定——花上几个月的时间,来等待骨折愈合。当时奥地利资深的外科医生 Lorenz Böhler(图 1-2-7)针对骨折的保守治疗发展了一套丰富的理论和操作体系,从生理层面阐述了伤肢局部稳定对于骨折愈合的作用和意义。这些理论很大程度上成为现代骨折治疗 AO 理念的一个源泉。

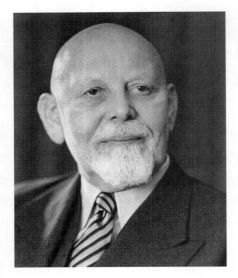

图 1-2-7　奥地利医生 Lorenz Böhler:骨折保守治疗、骨折端稳定理念的先驱

然而 19 世纪后半叶逐渐成形的外科手术技术,对人体解剖结构的日益熟悉,再加上李斯特等医学家所奠定的现代无菌手术观念,为骨折治疗带来了外科意义上的突破。1897 年,由 Clayton Parkhill 医生成功实施的一例胫骨骨折外固定支架手术,拉开了外科干预性手段治疗骨折的序幕(图 1-2-8)。当时的"外固定支架",是在 1840 年法国医生 Malgaigne 提出的概念基础上,切开皮肤、直视下将金属钉扎入骨骼,再在体外用金属杆连接的一个操作过程,用现代人的眼光来看,做法很原始,也有点野蛮。但这一尝试给医生所带来的体验是前所未有的,骨折端的稳定比支具、悬吊、石膏明显提升了一筹。

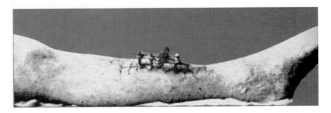

图 1-2-8　1897 年,Clayton Parkhill 的外固定支架

当时享誉欧洲的外科巨匠 Albin Lambotte 医生为外固定支架理念的成功兴奋不已,并成为当时欧洲大陆最坚定的手术干预骨折治疗的支持者(图 1-2-9)。他身体力行实施了大量的外固定支架手术,并难能可贵地留下了翔实的病患档案、手术计划图稿,以及术中术后临床数据,成为骨科领域循证医学的先驱。

沿用至 20 世纪 30 年代的外固定、制动疗法所带来的不良后果,也被各国骨科医师所逐渐认识。当时美国著名的外科医生 George Perkins(图 1-2-10)描述了一系列他称之为"骨折病"(fracture disease)的保守治疗并发症候群:肢体僵硬、肌肉萎缩、皮肤营养不良、伤肢血液循环不善等。这一情况究

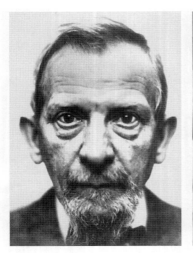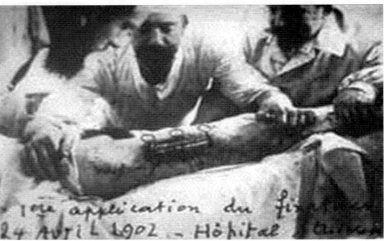

图 1-2-9　Albin Lambotte 医生的外固定支架和文献数据精神的肇始

竟有多严重呢？根据20世纪50年代初期瑞士联邦保险机构SUVA的一个档案记载,20~40年代的下肢骨折患者(多为保守治疗)中,竟有高达40%者因各类后遗残疾而丧失劳动能力,需申领伤残保险金。Perkins医生指出:"绝大多数骨折后残疾都是由治疗方法不当、而非骨折本身带来的(Most disability that occurs following fracture is related to the treatment and not to the pathology…)。"这一阐述可谓入木三分,迫使骨科医师们认识到:要想避免"骨折病"的发生,就必须实现患肢的尽早活动,可是,这样一来又怎样避免骨折发生位移呢?

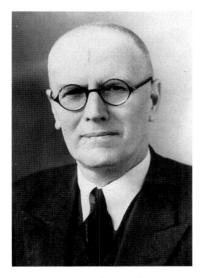

图 1-2-10　最早描述"骨折病"的 George Perkins 医生

手术内固定的想法开始在医生脑海里萌生。毫无疑问,这是人们所能找到的、同时实现上述两个目标的最佳途径。首先实施骨折内固定手术的先驱是比利时的 Robert Danis 医生(图 1-2-11),他是历史上采用接骨板、螺钉实施骨折切开复位、骨折端加压、内固定手术的第一人,也是第一个提出"OeteoSynthesis"概念的医学家。1947 年,Robert Danis 医生提出了"骨折一期愈合"的理论:通过手术内固定而实现骨折端的加压、缝隙消失,以利于骨细胞快速桥接骨折断端,实现早期愈合。

历史走到这里,已是二战硝烟散去的20世纪50年代,各种内固定手术、围术期治疗理念、固定器械和方法,已如雨后春笋般在大洋两端的欧美各处产生,以至于有了一些野蛮生长的态势。每个国家

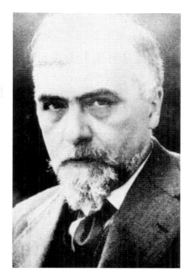

图 1-2-11　内固定治疗骨折的 先驱 Robert Danis 医生

乃至不同地区、不同医院、不同派别的医生采用自己的一套方法、自己发明的器械来治疗骨折,治疗结果千差万别,彼此间也没有一个共同认可的标准或规范,用以比较和交流治疗上的观点。图 1-2-12 是当时临床上所用的各种骨折内固定器械,完全没有定规。很显然,这种局面即将对新生不久的骨科治疗带来前进的阻碍。

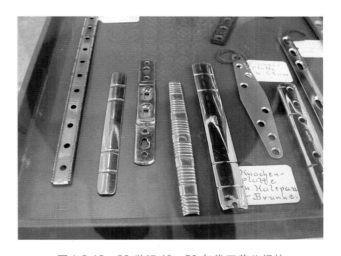

图 1-2-12　20 世纪 40~50 年代五花八门的 骨折治疗和内固定器械/理念

至20世纪50年代,起自19世纪、源于欧洲各处的骨折治疗新思维、新方法,已如雪山消融而下的涓涓细流,逐渐汇集成川。这医学创新的汩汩溪流,势将汇成怒动的波涛,冲开一个新时代的大门。开启这道时代之门的,是两位瑞士医生以及他们的志

同道合者。为首的一位是 Maurice Edmond Müller 教授(1918～2009)(图1-2-13)。Müller 教授出生于瑞士小城市 Biel,业余时间喜爱赛艇运动,在赛艇俱乐部里,他初识了同为骨科医生的 Robert Schneider 教授。

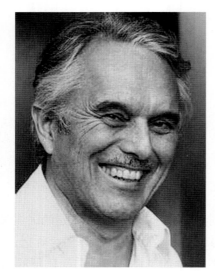

图1-2-13 AO 的缔造者和灵魂:Maurice Edmond Müller 教授(1918～2009)

在与 Schneider 医生的交流中,讨论了比利时医生 Robert Danis 所倡导的骨折内固定理念以及近20年来诞生的各种治疗与康复学说。他们认为,很有必要对骨折的治疗做出一套全面的、规范化的指导思想梳理,并通过一系列的器械和内固定创新,来显著提升骨折的治疗结局、减少因骨折或治疗不当带来的永久伤残或功能丧失。

1958年11月6日,Maurice Müller 医生、Martin Allgöwer 医生、Robert Schneider 医生、Hans Willenegger 医生、Walter Bandi 医生,以及志同道合的9名工程技术人员,在瑞士伯尔尼成立了一个名为"骨折内固定研究小组"的团体,德文名 Arbeitsgemeinschaftfür Osteosynthesefragen 的缩写为 AO(英文缩写 ASIF)(图1-2-14)。这14名成员希望这个名为 AO 的研究小组,在骨折治疗、器械研制、数据积累方面达成共识,通过各自的临床实践去验证这些共识,并进而通过教学让这些共识去影响更多的医生。多年以后,早期创始者的这几项初衷正式成为 AO 组织的四大支柱和立身精神,推动 AO 组织从一个14人的小团体成为世界首屈一指的学术平台。

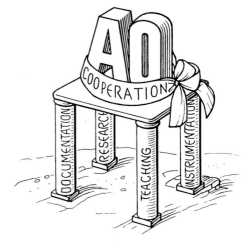

图1-2-14 1958年11月6日,"内固定研究小组"成立于瑞士伯尔尼

1987年,古稀之年的 Müller 教授提出了骨折分型的 AO/Müller 标准,成为全世界骨科医生通行的学术与临床语言。

Müller 教授还是一位了不起的关节外科大师。20世纪50～70年代,由 Müller 教授设计的几个人工关节假体及相关器械,在很大程度上影响过现代关节外科的发展,也使得 Müller 成为20世纪与英国的 John Charnley 教授齐名的两位欧洲关节外科鼻祖(图1-2-15)。

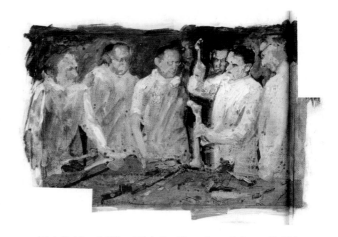

图1-2-15 Müller 医生和 Charnley 爵士,手持骨标本者为 Müller 医生,一旁认真观看的为 Charnley 爵士。这幅油画反映的是第一次 AO 课程的场景,Charnley 爵士作为首届学员,从英国飞到瑞士来听课

Müller 医生所主张的手术切开解剖、坚强固定,与出身普外科、高度重视软组织的 Allgöwer 医生所倡导的保护皮肤肌肉,结合欧洲19世纪末以来的术后康复优良传统,构成了最早的 AO 骨折治疗理念。

1963年，首部系统阐释AO理念和技术的《AO内固定手册》出版，标志着AO理念已经成为主流的骨科治疗学说（图1-2-16）。

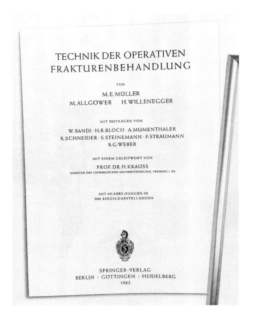

图1-2-16 第一版《AO内固定治疗手册》于1963年出版，以德文书写

20世纪60~80年代是AO理念快速发展的时期，在创伤骨科领域，不断追求骨折血运保护的理念引领出动力加压接骨板（DCP）、有限接触-动力加压接骨板（LC-DCP）、点状接触接骨板（PC-Fix）等器械的诞生，有的至今仍在骨折治疗中发挥极重要的作用。AO理念依然循着它创立伊始的信条——理论创新、临床数据积累、器械技术研发以及教育培训——实现医务人员的思维转化。

中国数千年来的传统医学中，正骨与矫形一直是个重要的组成部分。至宋元之际，骨折整复已经正式成为一门临床学科，并已演变出不同的治疗观点和技术流派。遗憾的是，直到20世纪初，中国传统医学中的骨折治疗依旧停留在经验传授、手法至上的技术层面，其间还夹杂有不少玄秘的成分，没有发展成为一个能够客观解释骨折生理现象，并指导内外科综合手段的理论体系来。与此同时，自19世纪后半叶以来，由西方传教士等带来的近代手术技术和骨折处理观念，则使得中国人——多少有些被动地——与西方骨折治疗技术邂逅，并缓缓浸入其中。

1936年，由美国人建立的北京协和医学院任命

了建院以来的第一位华人骨科主任——孟继懋教授（1897~1980）（图1-2-17）。毕业于芝加哥拉什（Rush）医学院的孟继懋，曾师从Smith Petersen、Watson Jones等骨科巨匠，与同一时代陆续归国的叶衍庆、任廷桂、牛惠生、胡兰生、朱履中等教授，组建了中华医学会骨科分组，也是中国历史上最早的现代骨科学术组织。1957年，孟继懋教授任北京积水潭医院院长，创建了中国规模最大、专业最全的创伤骨科，成为我国现代创伤骨科的最初发祥地之一。

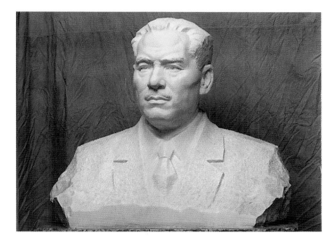

图1-2-17 近代中国创伤骨科事业的奠基人孟继懋教授（1897~1980）

1953年，天津医院的方先之教授开办了骨科医生训练班，为新中国骨科培育人才种子；60年代初，上海的屠开元（图1-2-18）、陈中伟等教授相继完成动物体和人体断肢再植手术的基础探索，并在世界上首次实现断臂再植成功。

1989年，第一次中国AO教育课程在北京积水潭医院举行，揭开中国AO理念传播的序幕，此后每年一次稳步实施（图1-2-19）。

中国医师在其日常实践中，处理着世界上无可匹敌的巨大数量和复杂程度的骨伤科案例，所积累的经验如何转化成为真正符合中国患者生理学、社会学需要的术式和器械，而不是无条件接受以西方人数据为基础而提出的AO内固定，这些也都是摆在中国骨科人面前的课题。也许，这还需要一至两代人的时间去解决，但相信到了那一天，中国骨科人已经深刻理解了AO的科学精神，并掌握了AO的系统化科研方法，已经打造出国人自己的骨科教育和转化平台来。

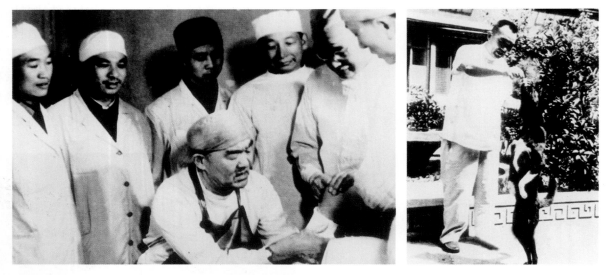

图 1-2-18　屠开元教授（1905～1999）：中国现代骨科奠基人之一，早期的断肢再植基础研究者

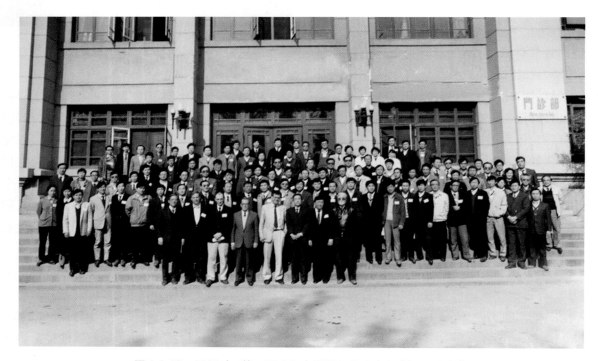

图 1-2-19　1990 年，第二届 AO 中国课程在北京积水潭医院举办

（王满宜　葛亮）

# 第三节　关节外科发展简史

关节外科作为一门学科，兴起于 20 世纪 50 年代，至 80 年代初迅速发展，至今已有 100 余年的历史。1840 年，美国 J. M. Carnochan 首先进行了下颌关节成形术并植入橡木片（非生物材料），这一手术应该说是人工假体置换术的开端。1891 年，德国 Gluck 用象牙股骨头与髋臼首次进行了全髋关节置换术，使用镀镍螺钉及骨胶作为黏合剂固定假体，这为骨水泥型全髋关节置换的应用起到了启蒙作用。1923 年，Smith Petersen 设计了玻璃杯关节成形术。1938 年，Smith Petersen 发现牙科医生使用的钴铬钼合金材料生物惰性强，在人体内生物相容性较好，将其做成钟状开口的金属杯，但长期疗效不佳。1963 年，Charnley 的低摩擦关节问世后，各类型人工关节相继出现，但临床效果都不如 Charnley 髋关节假体。后来随着层流手术间、个人隔离系统、计算机辅助设计及制造技术的兴起，关节外科逐渐形成以髋膝关节置换术为主体，肩、肘、腕、踝、指间关节等多关节置换共同发展的蓬勃局面。同时，随着对患者主观感受及成本效益的重视，关节外科逐渐向微创化、个体化的方向发展。

## 一、髋关节置换术发展简史

### （一）早期探索阶段（1822 ~ 1937）

1822 年，Anthony White 在伦敦为一位 9 岁男孩于大转子下方行关节外截骨成形术，术后畸形得到矫正，疼痛缓解，假关节活动满意。1876 年，Barton 于宾夕法尼亚医院为一位水手行小转子上方关节截骨成形术，术后假关节功能满意，但 6 年后该关节再次发生骨性融合。

1840 ~ 1860 年，美国 J. M. Carnochan 首先进行了关节内置放非生物材料的关节成形术，可以说是关节置换术的开端。J. M. Carnochan 将一位下颌关节强直患者的下颌骨颈切除，同时于关节间隙内放置橡木片，使关节可以活动，后来由于木片被排出而失败。1880 年，Ollier 利用关节周围软组织形成新的关节面，首创了关节面成形术。此后，Lexer、Payr 以及 Beer 等利用筋膜皮肤行隔离型关节成形术。1919 年，Beer 于美国巴尔的摩医院使用经络处理的膀胱施行了关节成形术。

1891 年，德国 Gluck 使用象牙股骨头与髋臼首次进行了全髋关节置换术，使用镀镍螺钉及"骨胶"（即由松香、浮石粉和塑料混合制成的黏合剂）固定假体；Gluck 无疑是骨水泥型全髋关节置换术的先驱。1895 年，Jones 设计了金铂关节成形术，于股骨大转子下方截骨，同时将金铂覆盖在截骨面上，并于 1908 年在英国医学杂志上作了相关报道。1910 年，德国的 Dethert 用橡胶假体施行了全髋关节置换术。

1923 年，Smith-Peterson 在波士顿设计了玻璃杯关节成形术而被认为是髋关节置换术的鼻祖。最初，他观察到留存于患者体内的玻璃碎片被纤维组织包裹并形成滑囊，这种发现促使他产生了一个想法，即将异体材料置入关节，使周围组织在修复过程中形成新的关节面。于是，他使用玻璃设计了一种杯状假体，并将其套在股骨头表面，但最终因玻璃杯易碎裂而失败。后来又改用硝化纤维塑料，但由于其组织相容性差，严重的组织排斥反应而被迫放弃使用。1933 年，他采用耐热的硼酸玻璃，术后 1 ~ 2 年关节面变得光滑而且比较坚固。1937 年，他再次改用酚醛塑料，但效果仍欠佳。

### （二）雏形阶段（1938 ~ 1957）

第二次世界大战过后，由于科学技术的发展，人工关节材料、设计以及生物力学的研究，人工关节初现雏形。

1938 年，Smith-Peterson 从牙科医生 Cook 使用的钴铬钼合金材料中受到启发，他发现这种合金材料生物惰性较强，组织相容性较好，只产生很弱的组织反应。因此，他开始使用钴铬钼合金杯假体并且实施了约 1000 例髋关节成形术。这种金属杯假体外形类似"钟"状，杯口张开，能够较好地保持假体在髋臼内的位置，允许股骨头在金属杯内自由活动，同时金属杯外层与髋臼关节面之间也能活动，类似于目前使用的双动股骨头。但临床实践表明，假体边缘容易被组织包埋，最后与髋臼完全粘连，继而造成金属杯与股骨头间磨损增加，术后患者关节疼痛、股骨头缺血性坏死现象十分常见，长期疗效欠佳。在他去世后，他的助手于 1957 年发表文章报道了这一临床现象。

同时期，Phillip Wiles 在伦敦 Niddlesex 医院使

用不锈钢假体为 6 例 Still 病患者实施全髋关节置换术。他使用螺钉固定髋臼假体,同时使用螺栓将股骨头假体固定于股骨颈上;因此 Phillip Wiles 被认为是第一位真正施行全髋关节置换术的医生。

1939 年,Haboush 对 Smith Peterson 髋关节假体系统进行了改进,设计了带边缘的钴铬钼合金杯。1940 年,他在纽约实施了 2 例关节置换术,但因疗效较差而被迫放弃使用。之后他在纽约的实验室用水做润滑剂,对钴铬钼合金股骨头假体、丙烯酸酯髋臼假体进行磨损试验,这是首次对人工关节的磨损情况进行研究。同年,也有学者使用黄铜和不锈钢假体行髋关节置换术。

1941 年,美国 Moore 和 Bohlman 设计了自锁型人工股骨头假体,其柄较长、直形,且柄上有孔,但术后疗效欠佳。同年,F. R. Thompson 设计了弯柄股骨头假体,成为后来的 Mckee、Muller、Harris 和 Aufranc Turner 全髋关节股骨头假体的原型。后来 Smith Peterson 的助手 Aufrance 和 Luck 都对钴铬钼合金杯关节置换术做了改进,放弃了原来的"钟"型设计,假体外形更接近圆球形,增加了假体内侧面与股骨头间的稳定性。Urist 和 McBride 设计了凸面带尖和脊状突起的髋臼假体,现代某些髋臼假体仍沿用这种模式。

1946 ~ 1958 年,Judet 兄弟在巴黎采用短柄的股骨头假体进行了半髋关节置换术。假体由丙烯酸酯热压成形,柄中心有一金属棒,置换时将柄顺股骨颈断面处穿入,从大转子外侧皮质处穿出。采用这种假体对髋关节骨关节炎、发育性髋关节发育不良(developmental dysplasia of the hip,DDH)、股骨颈骨折患者行半髋关节置换术。这种曾流行于欧洲大陆的假体模式的早期效果是令人满意的,但由于丙烯酸酯磨损以及假体柄易出现松动、断裂等并发症,长期效果欠佳,随后改用钴铬钼合金制作假体。Judet 假体虽然得到了广泛的临床使用,但最终仍是失败的,其根本原因是由于缺乏对材料力学性质以及髋关节生物力学的了解。尽管如此,Judet 仍然促进了人工关节的发展,和 Smith Peterson 一样,成为人工关节发展史中的一个里程碑。1949 ~ 1950 年,英国皇家骨科医院的 Stanmore 首次开始尝试使用聚乙烯假体行关节置换术。

1950 年,Moore 设计了自锁式钴铬钼合金的股骨头假体,后来的临床随访研究表明股骨颈骨质吸收、假体下沉多见,是导致置换失败的主要原因。1950 年,Thompson 等认为短柄股骨头假体的缺陷是固定不牢靠,他们设计了长柄的股骨头假体。同年,Eicher 设计了带领的不锈钢股骨头假体,将颈干角从 125°增加至 135°,他认为这种设计可防止假体柄产生微动。后来,由于不锈钢柄易发生断裂等并发症,而改用钴铬钼合金。

1951 年,英国的 Mckee 使用不锈钢假体进行全髋关节置换术,术后不到 1 年由于假体松动而失败。后来,他借鉴了 Thompson 的钴铬钼合金股骨头假体模式,这是第一代关节面采用金属对金属组合的髋关节系统。此后,Mckee 假体模式被许多人借鉴,包括后来的 Charnley 骨水泥型假体。因此,Mckee 被认为是对现代全髋关节置换术作出巨大贡献的学者之一。

从 1951 年开始,Leventhal 开始采用钛合金股骨头假体进行关节置换的尝试,并发现这种钛合金假体最终可实现骨长入,这也是生物固定型假体的最早尝试。1952 ~ 1957 年间,Willse 等用冷固化丙烯酸酯骨水泥进行动物实验,获得了大量数据,为人工关节的骨水泥固定技术做出了重大贡献。在 20 世纪 50 年代,很短的时间内就发展了 30 余种髋关节假体,大大促进了人工关节的发展。

(三)成熟阶段(1958 ~ 1970)

1950 年,Charnley 注意到 1 例使用 Judet 丙烯酸酯假体进行髋关节置换的患者,术后关节活动时会发出吱吱的响声,这使他产生了进行关节摩擦和润滑机制研究的设想。1950 年,Charnley 通过动物实验发现动物关节面类似海绵,具有弹性、内含滑液,从而使关节保持低摩擦性质。他认为采用润滑液润滑假体关节面以获得低摩擦效应是不可能的,应当寻求低摩擦系数的材料来制造假体以达到降低磨损的目的,从而确定了人工关节低摩擦的理论。当时由于聚四氟乙烯(PTFE)具有低摩擦特性,因此在 1959 ~ 1963 年间,Charnley 使用 PTFE 髋臼杯与不锈钢股骨头组合进行全髋关节置换术;并将股骨头直径从 42mm 减至 22.5mm。但由于术后假体磨损导致松动,不得不在术后几年内对 300 多例患者进行了翻修手术。后来,他采用玻璃纤维加强 PTFE,强度增加了 20 倍,但仍未获得成功。

1962 年，Charnley 使用高分子聚乙烯齿轮材料设计髋关节假体模型，并进行生物力学实验，结果证实这种材料耐磨性较好。他根据髋关节低摩擦的生物力学原则，设计出 22.5mm 直径的金属股骨头与高分子聚乙烯髋臼组合的假体系统，同时使用聚甲基丙烯酸甲酯固定，从而创建了低摩擦的人工髋关节系统。从此，人工关节生物力学的研究得以迅速发展，开创了人工关节置换的新纪元。生物力学工程师与骨科医师互相合作，相继在世界各地建立了许多研究中心，以从事材料磨损、金属延展和疲劳性能测定，以及人工关节假体的设计和固定技术方面的研究。Charnley 假体具有低摩擦、稳定和较少发生松动等优点。至今，Charnley 的髋关节置换术仍被作为衡量其他髋关节假体系统的金标准。在 20 世纪 60 年代，髋关节置换术最严重的并发症是假体周围感染。1966 年，Charnley 首次于髋关节置换术中采用空气层流净化手术室、个人空气隔离系统及预防性使用抗生素，术后感染率大大降低。Charnley 因其对人工关节做出的巨大贡献，被公认为现代人工关节之父。

20 世纪 70 年代，针对年轻患者及活动量较大患者中的较高失败率，配套使用高强度合金与超高分子聚乙烯的关节表面置换术重新兴起。但由于骨溶解、假体松动等并发症，多数假体已被放弃使用。

### (四)多元化发展阶段(1970～1990 年)

1. 假体固定模式的多元化　纵观人工髋关节的发展历史，假体固定模式从最初的压力配合过渡到 Charnley 骨水泥固定模式。20 世纪 70 年代起，由于骨水泥界面的老化、断裂而易引起假体松动等并发症，部分学者开始探索"生物固定"的髋关节假体。早在 1963 年，Smith 使用陶瓷-聚乙烯混合材料研制表面多孔假体，企图达到骨长入的目的。早期的非骨水泥固定假体多为巨孔型表面，同时为了增强骨与假体界面的结合力，常常对假体表面进行粗糙处理，使骨小梁沿着假体粗糙面交错生长，变原来骨-假体界面的纯剪切力为压应力。这类假体表面形成的孔隙结构，孔径为 1～2mm 左右，孔容积率为 50%。巨孔型表面假体与骨的结合只是机械性"二维"固定，结合强度有限，临床少用。

70 年代以后出现了另外一些根据压配(press-fit)原则设计的假体。假体与骨界面之间的孔隙≤1mm，一般无颈领，柄的形状上宽下窄，更加匹配髓腔形状以达到牢靠固定的目的。

为了提高结合强度，研究表明最适宜骨长入的孔径在 150～700μm 之间，微孔直径<100μm 时，长入孔内的只是纤维组织，而骨组织很难长入。基于这一理论，20 世纪 70～80 年代，各种微孔表面关节假体设计层出不穷，包括假体近端 1/3 微孔面、4/5 微孔面、5/8 微孔面、全微孔面积有限微孔面设计；此外，微孔大小、形状、材料均有不同设计。

在髋臼假体方面，主要有旋入式和非旋入式两种，由于旋入式髋臼假体安放过程中角度难以控制及远期假体松动率较高等问题，目前已被淘汰。Harris 首先设计并使用的半球形带金属外杯的髋臼假体，由于受到生物力学实验的支持而广泛流行。其内衬为超高分子聚乙烯，金属外杯表面为多孔型或多层金属网结构。由于聚乙烯内衬被金属外壳所加强，则部分解决了在应用骨水泥型假体时，由于聚乙烯的蠕变而引起骨水泥和聚乙烯间松动的问题。另外，在聚乙烯内衬被磨损后，也容易再更换。

2. 摩擦界面的多元化　20 世纪 60 年代末，Hulbert 在美国应用钙铝酸盐陶瓷进行骨组织长入的研究。1970 年，Boutin 在法国首先应用钙铝酸盐陶瓷假体进行全髋关节置换术，他使用环氧树脂将陶瓷股骨头固定在不锈钢的柄上，但由于术后发生了股骨头与股骨干分离而失败。1972～1973 年，Grissl 和 Mittelmeier 分别用各种类型陶瓷假体进行了全髋关节置换术，术后都发生了较高的头或臼碎裂的并发症。1974 年，Mittelmeier 在德国设计了改进的陶瓷假体的全髋关节置换术，虽然降低了假体碎裂并发症，但由于假体松动率高而被迫放弃使用。此后，在 20 世纪 80 年代，Autophor 陶瓷型全髋关节假体在其外表面增加了螺纹结构，从而通过旋入式非骨水泥方式进行假体的固定。由于这种设计的陶瓷假体表面没有多孔结构，从而无法达到骨长入的目的，无菌性松动的发生率仍较高。

对陶瓷界面髋关节假体翻修手术的相关研究发现：尽管仍然能在假体周围软组织的巨噬细胞体内发现磨损颗粒，但与同期采用传统的金属对聚乙烯界面假体置换者相比，陶瓷-陶瓷假体周围骨溶解的现象明显减少。从 20 世纪 90 年代早期开始，陶瓷-

陶瓷假体的设计上出现了一个重要的变化，就是绝大多数髋臼假体均采用外表面粗糙或是多孔结构的钛金属臼杯加陶瓷内衬的组合形式。临床使用的结果证明这种设计形式的假体生存率良好，患者满意度高。

陶瓷材料的发展主要经过了三个阶段，第一代氧化铝陶瓷是20世纪70年代生产的，虽成功应用于临床，但由于生产工艺的限制，致使陶瓷的纯度不足，密度低且陶瓷颗粒显微结构粗大，陶瓷碎裂风险较高；第二代氧化铝陶瓷采用了改进的晶体颗粒更小的原材料，从而大大降低了碎裂风险；第三代陶瓷采用了无尘生成车间、热均衡处理、激光蚀刻技术及试验检测等4种新技术以提高力学强度，并使陶瓷晶体颗粒的直径控制在 $2\mu m$ 以内。而新近出现的第四代纳米复合陶瓷具有超高硬度、超低磨损的特点，同时可选配大直径球头。

除此之外，后来发现通过射线、电子束照射、过氧化、甲硅烷处理等方式增加聚乙烯的交联可以提高材料的耐磨性，而且交联的程度越高，耐磨程度就越高。体外实验表明，与相同的钴钼铬合金股骨头摩擦300万次后，高交联超高分子聚乙烯的磨损产生的碎屑为 $(109\pm31)mg$，而高交联聚乙烯为 $(4\pm1)mg$，其优势不言而喻。在此基础上，就出现了陶瓷对聚乙烯、陶瓷对陶瓷、金属对聚乙烯等多种摩擦界面组合。

## 二、膝关节置换术发展简史

同髋关节一样，膝关节置换术也经历了较长时期的发展过程。事实上，70年代起人工膝关节外科技术之所以得到迅猛的发展，也正是在60年代以Charnley为代表的许多医学工作者在人工髋关节假体研究的基础上发展起来的。

### （一）探索阶段（1860～1950年）

膝关节成形术的最早设想是19世纪中叶提出的通过切除病损关节面并以自体筋膜包裹等方法治疗严重的膝关节病变以获得膝关节活动度，即进行所谓"隔膜型"的膝关节切除成形术。继1860年法国Verneuil首次利用自体筋膜组织施行"隔膜型"膝关节成形术以后，人们还相继尝试了许多其他内置材料，诸如猪膀胱、自体皮肤、肌肉、髌前囊等生物材料以及尼龙、玻璃等合成材料。这些探索

主要针对由于结核、感染等疾病引起的膝关节强直、畸形的患者，术后初期效果还可以，但后期常因排斥反应、继发感染或关节再强直而失败。

第二次世界大战后，内置隔膜型膝关节成形术得到重新开展，部分患者也获得了较好的疗效。但该术式只是替换了被破坏的关节软骨面，并没有纠正关节的畸形和重建关节稳定性，因此不能获得满意的效果。

1938～1940年，受Smith Peterson金属杯髋关节成形术的启发，Campbell于1940年、Smith-Peterson于1942年尝试金属铸模行半膝关节成形术。这两种假体均为金属铸模，与股骨髁相匹配，但术后疼痛缓解均不明显。后来，Smith-Peterson在铸模上添加股骨柄改善假体固定，获得了短期成功。同时，McKeever和MacIntosh以胫骨平台假体尝试胫骨半膝关节成形术，这类假体与对应的股骨假体一样，易发生早期疼痛性松动。

### （二）雏形阶段（1950～1970年）

经过近一个世纪的艰苦探索，直至20世纪50年代，才出现真正意义上的人工膝关节假体。这段时期膝关节假体的发展主要表现在两方面，一是完全限制型（铰链式）膝关节假体的发展，另一方面是半限制型或非限制型假体的出现。

最早应用于临床的限制型膝关节假体是由Walldius于1951年设计，假体材料为丙烯酸酯，只能做单轴运动。随后Shiers也设计了类似假体，但机械结构更为简单，材料改为不锈钢，1960年进一步发展为钴铬钼合金。由于早期第1代的铰链式人工膝关节不能模拟正常膝关节的复杂运动，在膝关节运动过程中产生的旋转力都通过柄传导到了假体与骨界面，同时两个金属假体直接接触磨损，术后松动率与感染率较高。后来研制出旋转轴更靠后的GUEPAR铰链式假体，术后松动与感染仍很常见。1958年，美国Mayo医院设计了Young式铰链膝关节假体，股骨柄有5°外翻，假体本身还具有与股骨髓腔生理弧度近似的曲线，可起到较好的固定作用。60年代起，由于骨水泥在髋关节置换术中的成功应用，几乎所有的限制型假体均采用骨水泥固定。

1958年，MacIntosh提出了另一种形式的半膝关节置换术，即只置换病变胫骨平台。最初的假体采

用丙烯酸,后改为金属,采用压配方式固定。这种假体尽管在矫正畸形、恢复关节功能方面效果欠佳,但能有效缓解疼痛,同时最大限度地减少了术中的骨质切除。

### (三)成熟阶段(1970~1990年)

进入20世纪70年代,人工膝关节置换术迎来了发展的黄金时期。在这一阶段,无论假体设计、手术器械与手术技术,还是手术适应证、治疗效果等方面都有了长足的进步。假体研究的重心也从单纯铰链式假体转向非限制型及半限制型假体。

1. 双间室假体　首先是1971年英国Gunston采纳Charnley低摩擦髋关节假体思路设计出多轴心膝关节假体,模拟复杂的膝关节活动。他认识到膝关节不同于铰链样的单轴上旋转,而是股骨髁在胫骨上具有多个瞬时旋转中心的滚动和滑动,其中最重要的理念是股骨后滚(roll back)。Gunston假体由不锈钢半球形部件替代股骨髁的后部,与相对扁的胫骨平台内外侧高密度聚乙烯形成关节,采用骨水泥固定。这是历史上第一次将膝关节功能解剖和生物力学原理应用于假体设计,Gunston假体也是第一个采用金属-高分子聚乙烯材料组合的膝关节系统,具有划时代意义。Gunston本人被公认为现代人工膝关节假体的创始人。多心型假体的独立部件较多,术中不易获得理想的关节对线,假体设计本身也不能纠正中、重度膝内外翻畸形,远期失败率较高。

1970年,Freeman和Swanson设计了"槽内滚动"式LCLH假体,它具有在矢状凹内限制性的股骨假体,及保留关节囊和侧副韧带张力的胫骨假体,松动率高。

1973年,Mayo诊所的Coventry等设计了"几何膝"假体。聚乙烯胫骨平台假体具有关节几何形状,与股骨髁几乎一致,在矢状面上增加了关节稳定性。这种设计目的是保留交叉韧带,而忽略了Gunston的动力原则。

双髁假体出现于20世纪70年代中期,设计目的是解剖替代,股骨假体类似于两个单髁在前方桥接,与两侧扁平胫骨平台假体形成关节,胫骨假体下沉和变形常见。

2. 三间室假体　1973年,纽约特种外科医院的Insall等设计了全髁膝关节假体,提出了"假体符合力学因素应优于解剖复制正常膝关节运动"的动力学理念原则。受到以前LCLH假体设计的影响极大,切除前后叉韧带,矢状面稳定由关节面几何形状维持。全髁假体的钴铬股骨部件,带有对称的与髌骨形成关节的前翼,股骨髁后方具有在矢状面逐渐减小的曲率半径;胫骨假体的双盘状关节面在冠状面及矢状面上与股骨假体匹配度较好。假体的移位和脱位由胫骨假体前后唇和内侧突起所阻挡。胫骨假体带有髓内柄,对抗负荷不对称的假体倾斜。后来添加的金属托可均匀传导应力,防止聚乙烯蠕变。

早期的全髁型假体设计未考虑到股骨后滚,屈膝范围较小,在大约屈膝95°时,后方股骨干与胫骨关节面将发生撞击。同时,如果屈伸间隙不完全平衡,在屈膝位有向后半脱位的倾向。为了纠正这两个问题,1978年研制了Insall-Burstein后稳定设计(后交叉替代假体),即在全髁假体的几何关节面上增加了中央柱。在屈膝约70°时,股骨假体上的凹槽咬合胫骨关节面的中央柱,引起股骨胫骨关节的接触点向后移位,产生股骨后滚效应,避免了撞击,允许进一步屈膝。目前,临床上保留和不保留后交叉韧带假体的应用已有超过20年的随访报道,两种假体的总体临床效果无明显差异,但关于是否保留后交叉韧带的争论仍在继续。

3. 旋转平台假体　为了降低磨损,延长膝关节假体在年轻患者中的使用寿命。1976年,Goodfellow和O'Conner研制出Oxford膝关节假体,作为双髁置换假体,其特点在于股骨髁为单一矢状曲率半径,与胫骨聚乙烯衬垫完全匹配,聚乙烯衬垫易于在抛光的金属托上移动。膝关节的稳定由完整的交叉韧带和侧副韧带维持。这种设计聚乙烯接触应力很低,但要求所有交叉韧带和侧副韧带功能良好,易引起内衬后脱位与韧带不平衡。之后,Beuchel吸收了Oxford膝关节假体的特点并进行了改进,研制出低接触应力(low contact stress,LCS)假体,这种假体既保持了股骨假体向后逐渐减小的曲率半径,同时金属托上的鸠尾槽样弓形沟控制了内衬的前后移动,减少了脱位的风险。

4. 半限制型髁假体　Insall等在后交叉韧带替代型假体的基础上,研制了限制性髁假体(CCK、TC3),即加大了胫骨聚乙烯衬的中央柱,将其限制在加深的股骨假体中央凹槽的内外侧壁。这种机制可控制内外翻稳定,仅允许少量内外翻扭曲。最初设计为股骨和胫骨侧采用骨水泥髓内柄,后来演变为生物型固定压配柄,以混合固定方式提高骨水泥界面强度。

### 三、我国人工关节假体发展史

1970～1971年,上海市第六人民医院骨科陈中伟等医生为治疗一例膝关节肿瘤患者,与上海手术器械六厂合作,定制了膝关节假体。接着采用上海钢研所的 TC4 钛合金原材料,又开发了头、颈分离的直柄型人工股骨头,在一年多时间内,临床应用于百余例患者。70年代初,在上海市政府和市卫生局领导下,上海市成立了人工关节协作组。他们用 TC4 钛合金制造了 Moore 弯柄型股骨头,得到了广泛的推广应用。同时人工关节种类也发展到肩关节、肘关节、指间关节和人工掌骨等。1971年,北京钢铁研究总院与北京积水潭医院骨科合作,研制铸造钴铬钼合金关节假体,先后为积水潭医院仿制出新 Muller 型全髋关节假体,为解放军总医院研制出自行设计的 Jm2 型髋关节。其中新 Muller 型髋关节由于质量可靠、疗效稳定,一直沿用到90年代末,后被新型骨水泥固定髋假体取代。1983年,由王桂生教授牵头组织北京协和医院、解放军总医院、北京积水潭医院与钢铁研究总院合作,共同研制出了生物固定型钴铬钼合金人工髋关节,即珍珠面髋关节系列假体,这也是我国自行设计的第一代生物固定型髋关节,对于我国人工关节发展有重大意义。

在积极自行研制人工髋关节假体的同时,1981年北京协和医院吴之康教授引进 Depuy 公司的人工膝关节系统,并与医疗器械厂家合作,仿制生产了国产人工全膝关节假体及置换器械,于1983年将其成功用于国内严重膝关节骨关节炎患者的治疗,并于1989年在重庆召开的第三次全国骨科年会上作了全膝关节置换术的大会报告,引起较大反响。同时,国内开始成立关节治疗中心,系统开展人工关节的临床和基础研究。

### 四、现代关节置换术发展阶段(1990 年至今)

进入20世纪90年代以后,除了假体的设计与制造,人们逐渐认识到手术技术、假体安装的精确程度以及围术期的管理是决定手术效果的重要因素。

#### (一)假体设计与安放

尽管股骨柄的设计和骨水泥应用方面的进展极大改善了骨水泥固定假体的长期寿命,但过去10年来骨水泥固定的股骨柄假体的应用却急剧减少,骨水泥假体柄的设计也少有革新。而生物型股骨假体得到了极大程度的发展,包括多孔涂层、喷砂处理、等离子喷涂、羟基磷灰石涂层的各种表面修饰方法的应用,以提高假体植入的稳定性。股骨假体柄的形状也呈现出多样化的趋势以最大限度地匹配股骨髓腔。另外,随着微创理念的发展,骨保留型短柄假体也开始出现。而针对特定疾病设计的组配式假体、翻修假体以及定制假体的出现极大丰富了髋关节置换术的范围。尽管骨水泥固定髋臼假体设计有所变化,但其长期使用寿命却并未得到实质性增加。于是临床实践中开始倾向于在大多数患者中采用非骨水泥固定髋臼假体。多数非骨水泥固定型髋臼假体整个外表面均为多孔涂层,以利于骨长入。随着生产工艺的进步,臼杯表面的高孔隙率可以获得较为稳定的初始压配,因而螺钉的辅助固定器械开始减少。同时,随着新的摩擦界面的使用,制造商开始生产并推广可以接受各种内衬的髋臼外杯。而摩擦界面的不断改进也更加注重低摩擦性。

随着对膝关节生物力学研究的深入,各种新型的膝关节假体应运而生,包括固定平台与旋转平台、后交叉韧带是否保留之争仍在持续。高屈曲假体的设计目的在于增加膝关节活动度的同时不牺牲假体的安全性和耐磨性,这种假体可以更好地减少高屈曲度情况下应力集中导致的聚乙烯磨损,同时也可避免因撞击而影响膝关节活动度。然而,在临床评分及膝前痛方面,高屈曲假体与传统假体相比则无明显差异。因此,高屈曲假体是否优于传统假体还需要长期的研究来证实。研究表明,男性与女性在膝关节解剖方面存在一定的差异,包括股骨远近端比例的变化、Q 角的变化、股骨滑槽形态不同等;同时,不同种族间解剖方面也存在一定差异,导致了亚洲人在使用欧美假体时出现不匹配的情况。因此,性别特异性假体与种族特异性假体设计应运而生,而临床效果还有待进一步观察。为了提高假体安放的准确性,电脑导航下的膝关节置换术也得到了较好的发展。

与此同时，国内骨科发展也开始进入飞跃时期，不仅成立了骨科学分会，创办了专业的骨科杂志，同时骨科亚专业及学组成立，大大促进了各亚专业的快速发展。在这样的环境下，关节外科医师不仅增加了对外交流，积极引进先进的手术技术、理念及人工关节假体系统，同时也加大了自主研发的力度。全国各地相继成立了关节外科中心，开始系统的关节疾病的基础与临床研究。同时，针对关节置换术后的常见并发症（深静脉血栓形成及假体周围感染），展开了相应的流行病学调查及预防研究，制定相应的专家指南，大大降低了围术期并发症的发生率。

### （二）微创人工关节置换术

微创技术从 20 世纪 90 年代开始引入到人工膝关节置换术中，Repicci 等对单髁膝关节置换术的研究加强了人们对微创手术和部分膝关节成形术的兴趣。2003 年，Tria 等在微创单髁膝关节置换基础上首次提出微创 TKA 的概念，将微创技术及理念运用到人工膝关节置换领域。微创人工全膝关节置换术的发展经历了从传统手术方式转换到初期的小切口手术方式，进而演变为不损伤股四头肌的微创 TKA。Tria 也指出微创的概念不仅仅是皮肤切口小或手术暴露少，而是指达到不破坏伸膝装置、髌上囊，不翻转髌骨。近年来，随着假体设计、器械工具和手术技术的改进，以及导航技术的应用，微创 TKA 正受到越来越多医生的重视。

Berger 等于 2001 年首先报道了微创 THA，文献报道小切口能够减少疼痛和出血，缩短康复时间和住院时间，已成为目前的潮流。微创 THA 的手术入路包括单切口和双切口，单切口的手术入路与传统手术一致，但皮肤切口较传统切口小；与单切口相比，双切口技术需要更多的手术经验、影像学配合，且并发症较多。微创技术常导致假体植入时视野不足，计算机导航辅助系统可以弥补这一缺陷，其应用效果有待进一步临床评估。

### （三）围术期管理

随着社会进步，人口老龄化也日益严重。行人工关节置换术的患者常常并存众多各系统的基础疾病，为了降低手术风险，围术期管理显得尤为重要。围术期管理包括术前并存疾病评估及处理、血液管理、血栓管理、恶心呕吐管理、疼痛管理、感染管理等方面。术前并存疾病主要包括血管系统、呼吸系统、肝肾功能、血液系统、内分泌系统及精神神经系统的评估及处理。近年来，关节外科医师对于围术期的管理越来越重视，目的在于减少失血、减少疼痛、减少血栓发生、减少恶心呕吐发生及降低感染率。

在围术期管理的诸多方面中，血液管理及血栓管理尤为重要。血液管理策略包括术前自体血储存、红细胞动员纠正术前贫血、术中血液回输、抗纤溶药的使用、控制性降压、术后引流血回输等技术。近年来，血液资源的紧张、医务人员对输血相关并发症及血液管理的重视，推动了血液管理策略的采用。特别是华西医院关节外科率先于国内开展的抗纤溶药——氨甲环酸的临床研究及积极推广，大大降低了关节置换术后的输血需求。总结华西医院 4 年共 6800 余例初次髋、膝关节置换术患者，术后总体输血率为 5.2%；其中初次全髋关节置换术 3923 例，输血率仅为 5.5%；初次全膝关节置换术 2934 例，输血率仅为 4.8%。术后血栓预防一直是骨科医生所关注的另一重点，多种预防措施的采用，包括物理预防、华法林、低分子肝素、新型口服抗凝药、阿司匹林等，术后血栓发生率也大幅降低。华西医院 4 年共 6800 余例初次髋、膝关节置换术患者中，初次全髋关节置换术深静脉血栓发生率为 1.0%；初次全膝关节置换术深静脉血栓发生率为 2.4%。

### （四）加速康复外科

加速康复理论兴起于 20 世纪 90 年代初，其内涵为：将维护患者围术期病理生理的相对稳定作为出发点，采取一系列成熟的临床技术和手段，最大限度地减轻患者的应激反应和脏器功能障碍，降低相关并发症的发生，从而大大缩短患者完全康复所需的时间。这些综合措施包括：术前不完全严格禁食，术前 2 小时可进糖水；最优化的麻醉和术后镇痛技术，尽量少用阿片类镇痛药；外科微创技术，减少失血；不常规放置引流管或其他导管；控制输液；针对应激反应的药物调理；鼓励术后早期下床活动、早期进食。加速康复理念最初由美国的 Krohn 医生应用于心脏外科搭桥手术中，后来得到 Engelman 等同行的推广。1997 年，丹麦腹部外科医生 Henrik Kehlet 提出加速康复外科概念，随着加速康复外科理论的成熟,该理论逐步被推广应用于骨科、泌尿外科、妇科及普通外科中。

Isaac D 等于 2005 年首先报道了加速康复在初次全膝关节置换术中的应用,通过术前、术中、术后一系列促进快速康复的措施,平均住院日从 10.5 天减少到 3.6 天;与对照组相比,关节功能无明显差异。经过 10 年的发展,加速康复理论在人工关节置换术中的应用逐渐被广大医生及患者所接受。国内的加速康复康复关节外科尚处于起步阶段。通过多学科协作、医护患的共同参与,不仅能减少住院时间,增加患者满意度,未来的日间关节置换术也必将成为现实。

(裴福兴)

## 第四节 中国脊柱外科发展史

中国脊柱外科事业的快速发展,是与我国改革开放事业同时起步的。随着人们生活水平的提高和国际交流的深入,我国从事脊柱外科工作的医师逐渐增多。为了促进学科发展,中华医学会骨科学分会于 1985 年成立脊柱外科学组,学组的建立推动了我国脊柱外科事业的发展。随着脊柱外科专业队伍的扩大,各省、自治区、直辖市的骨科分会下相继成立脊柱外科学组。省级学组的成立促进了脊柱外科技术的普及和推广。

1991 年,中国康复医学会脊柱脊髓专业委员会成立;同年,《中国脊柱脊髓杂志》创刊。专委会和杂志在凝聚专家队伍、引进和介绍最新理论和技术、开展国内外学术交流和指导专业发展方面做了大量工作,进一步推动了我国脊柱外科事业的发展。

近年来,随着我国脊柱外科事业的全面推进,一些相关学术组织也相继成立脊柱外科学组,如中国医师协会骨科医师分会脊柱外科工作委员会、SICOT(国际矫形与创伤协会)中国分会脊柱外科协会等。这些学术组织的建立,对于全国脊柱外科领域的继续教育、学术交流和相关技术规范、临床指南的制定起着积极的推动作用。

我国脊柱外科事业正处于蓬勃发展的阶段,取得了不少举世瞩目的成果,但前进道路仍面临许多挑战。

近年来,随着医学科学的发展和科学技术的进步,各种诊疗设备和手术器械得到不断完善,为脊柱外科医师提供了更多的诊疗选择。新的概念、观点和准则使我们的诊疗更为科学。

### 一、基础研究

尽管脊柱非融合技术是近年来脊柱外科的研究亮点,融合节段上下脊柱的退行性变,已为大家所关注;但脊柱融合仍然是脊柱外科疾病最重要的治疗手段之一。如何提高脊柱融合率、减少假关节的发生仍然是脊柱外科中的重要课题。rhBMP-2 和 rhBMP-7 是美国 FDA 已经批准在临床使用的两种人工合成的骨形成蛋白(BMP)。研究发现 BMP 的使用可以有效地提高脊柱融合率,但以下相关并发症需要引起我们的注意:有作者报道在颈椎前路融合术中使用大剂量的 rhBMP-2 后引起了局部的血肿和喉返神经水肿,导致患者出现吞咽困难、声音嘶哑、甚至发生气道阻塞需要重新气管插管。上述并发症的具体原因尚不清楚,但可能与应用大剂量的人工合成蛋白物质后诱发的炎症反应有关。另外,在钛制腰椎椎间融合器合并使用 BMP 的临床试验中,部分病例出现过度的骨生长,导致腰椎管狭窄,分析原因可能与椎间融合器的位置偏后有关。尽管患者并没有出现临床症状,但仍需引起我们的警惕。

椎间盘退变的基础研究是当前的另一个研究热点。研究发现 IL-1 基因多态性与腰背痛的发生有一定的相关性,而在鼠模型的研究也发现吸烟可以导致椎间盘软骨细胞的代谢发生改变,导致 IL-1β 的表达水平增加。近来的研究发现,BMP-2、BMP-7 和 TGF-β 等细胞因子可以恢复髓核和纤维环细胞合成细胞外基质(蛋白多糖和胶原)的功能。尽管上述的研究结果令人鼓舞,但椎间盘退变的基础原因和调节分子目前还不完全清楚,尚需进一步了解椎间盘退变的各种分子和细胞学变化,为从基因水平来预防和治疗椎间盘退变提供依据。

褪黑素一直被认为在特发性脊柱侧凸的发病中具有重要的作用,对鸡切除松果体和连续光照抑制褪黑素的分泌,可成功构建近似人类的特发性脊柱侧凸模型。但近年来有研究发现,连续光照的鸡虽然褪黑素水平下降,但并不发生侧凸畸形,提示单纯的褪黑素缺乏不一定导致脊柱侧凸,畸形的形成有其复杂的机制。一些研究表明，某些基因位点如染色体 8、17p11、19 的异常和特发性脊柱侧凸的发病有关。既往的研究表明，侧凸进展患者体内钙调蛋白水平明显增高，而钙调蛋白同雌激素受体有较高的亲和性，近年来的研究显示雌激素受体的多态性可能和特发性脊柱侧凸的进展有关，但目前仅发现雌激素受体 Pvu Ⅱ 和 XBa Ⅰ 位点存在多态性。迄今为止，虽然众多学者对脊柱畸形的发病原因进行了广泛的研究，但没有一种理论和学说可以完整解释脊柱畸形的临床病理特征，而且还有很多矛盾的结论，目前倾向于多因素综合作用导致脊柱畸形的发生。

## 二、脊柱退行性变

脊柱退行性疾病多通过对脊髓和神经根的减压来缓解症状，但手术可影响脊柱的稳定性。为重建脊柱稳定性，往往需要同时行脊柱融合术。脊柱融合后必然导致局部生物力学的变化，促进相邻节段的退变。脊柱融合内固定邻近节段退变的发生早晚和发生率的高低与内固定的范围、内固定强度、融合节段的长短以及融合的部位有关。颈椎前路融合术后的邻近节段病变发生率为 25.6% ~ 50%，腰椎固定融合术后邻近节段病变发生率为 31% ~ 62.5%。近年来出现了非刚性的内固定，认为可减少固定局部的应力，预防或减少邻近节段的退变，但远期疗效尚有待于进一步观察。

单节段脊髓型颈椎病的治疗争议较少。多节段脊髓型颈椎病采用前路还是后路治疗仍存在较大的争议。研究结果显示，前路椎体次全切除+植骨融合与后路椎管扩大成形术治疗脊髓型颈椎病的疗效无显著差异，两组的神经功能恢复情况与颈椎活动度保留情况相似。后路椎管扩大成形组术后轴性疼痛的发生率相对更高。前路手术相关的并发症包括术后吞咽困难和假关节形成等，而后路手术相关的并发症包括神经根麻痹和后凸加重、鹅颈畸形等。

颈椎管扩大成形术后轴性疼痛的发生率约为 30%。保留 $C_7$ 棘突和 $C_2$ 棘突上的肌肉附着点有助于减少术后轴性疼痛，其他的措施包括减少术后支具的佩戴时间，早期颈部活动锻炼，尤其是后伸锻炼。颈椎前路手术后的吞咽困难近来受到了更多

的重视，研究发现术后 3 个月内吞咽困难的发生率高达 29.8%，术后 6 个月和术后 2 年时的发生率分别为 6.9% 和 6.6%。使用接骨板内固定、手术节段越长以及手术节段越靠近头端者术后越容易发生吞咽困难。颈椎管扩大成形术后 $C_5$ 神经根麻痹的发生率在 5% ~ 10%，神经根过度牵拉是可能的原因之一。由于 $C_5$ 神经根较短，同时位于颈椎前凸的顶点，因此，当椎管扩大、脊髓向后漂移会导致神经根栓系从而引起上述并发症。最近有作者提出，脊髓的旋转可能是引起 $C_5$ 神经根麻痹的原因，研究发现脊髓旋转超过 4° 的患者发生 $C_5$ 神经根麻痹的几率明显增加。术中 $C_5$ 神经根的电生理监测以及预防性的 $C_{4~5}$ 椎间孔减压有助于减少上述并发症的发生。

由于脊柱节段性融合会导致该节段活动消失、邻近节段退变加速，近年来人工椎间盘在临床上应用的报道逐步增多。从理论上来看，颈椎和腰椎的人工椎间盘置换可保留生理活动度，维持椎间隙高度和减少相邻节段退变的发生，可以减少脊柱融合相关的并发症。文献报道，腰椎人工椎间盘置换术后 2 ~ 5 年的优良率在 63% ~ 79% 之间，而颈椎的人工椎间盘置换术后 1 年优良率在 85% ~ 90%，近期疗效满意，但远期效果尚需长期随访。目前，人工椎间盘置换仍然是临床试验期的手术，如同全髋关节置换一样，客观评价至少以术后 10 年的手术效果作为评估的依据。

## 三、脊柱畸形

特发性脊柱侧凸是原因不明的三维脊柱畸形，手术矫形非常复杂，尤其是选择手术入路和决定融合范围非常困难。特发性脊柱侧凸的合理分型是手术治疗获得成功的关键所在。以往国内外普遍应用的是 King 分型，但该分型系统不全面，临床应用中存在失代偿等许多问题。近年来，特发性脊柱侧凸的 Lenke 分型和 PUMC 分型在国际上正逐渐取代 King 分型。上述两种分型较 King 分型更为全面，可靠性和可重复性更高，使得特发性脊柱侧凸的治疗更加标准化和系统化。随着对侧凸分型认识的提高和手术技术的进步，选择性胸弯融合术后失代偿发生率较以往明显下降。

以往对于比较大的、僵硬的侧凸往往需要先进

行前路松解以获得更好的矫形。然而,随着胸椎椎弓根螺钉技术的普遍应用,似乎前路松解并非必要,单纯的后路全椎弓根螺钉固定可以取得与前路松解+后路钉钩混合固定相似的矫形效果。后路全椎弓根螺钉固定无疑可以取得更多矫形,然而矢状面上的交界性后凸的发生率似乎更高了。随着胸弯矫形率的进一步提高,上胸弯失代偿的病例逐渐增加,上胸弯的识别与处理引起了更多的关注。由于上胸弯有胸廓的限制,自发代偿能力比较差。同时,使用全椎弓根螺钉固定,下胸弯矫形率增加,往往需要融合上胸弯以防止术后发生双肩不等高。我们已经知道保留腰段活动度的重要性,然而,融合上胸弯对于颈胸段的长远影响仍没有明确的结论。或许,我们需要更多地考虑脊柱的平衡,而非单纯地追求矫形。

严重的脊柱侧凸或后凸的矫形仍然具有极大的挑战性。这些病例在冠状面和矢状面上有着固定的失平衡,我们应该根据情况,合理地选择截骨术(Smith-Peterson 截骨、经椎弓根椎体截骨或椎体切除术)以重建新的脊柱平衡。成人脊柱畸形很多需要长节段固定到骶骨,随着骨盆固定(髂骨钉)和椎间融合器的应用,内固定的失败率明显下降,但仍然有假关节发生的可能性。

对于半椎体引起的先天性脊柱侧凸,目前主张早期干预,切除半椎体、直接去除致畸因素,可取得良好效果。手术年龄以 3~5 岁为宜。一期前后路联合半椎体切除,或后路一期半椎体切除均可以获得满意的矫形和脊柱融合。儿童的进展性脊柱侧凸往往需要手术干预,可延长型内固定技术是比较好的治疗选择。目前,单棒可延长固定由于内固定相关并发症过高而逐渐遭到弃用,双棒可延长技术更加安全有效,能提供更强的脊柱稳定性,并使延长周期加长,是未来的发展趋势。胸廓发育不全综合征(thoracic insufficiency syndrom)是指胸廓不能维持正常的呼吸或者肺脏不能正常发育。先天性脊柱侧凸伴有较多并肋畸形时容易出现,可影响胸廓和肺脏的容量、功能和生长。近年来,对于这种复杂的胸廓和脊柱畸形的认识逐渐加深,在治疗上可以采用可垂直延长的钛合金肋骨假体(vertical expandable prosthetic titanium rib,VEPTER)技术,初步临床效果满意,但并发症的发生率比较高,远期

的疗效尚需要进一步的随访。

## 四、脊柱脊髓损伤

很多学者对胸腰椎爆裂性骨折主张早期手术,恢复椎管的管径、重建脊柱稳定性。但影像学骨片突入椎管的程度并不与神经损害症状完全一致,伤后随着突入椎管骨片的吸收及椎管的塑形,术前椎管狭窄的状况会得到改善。有些研究发现对于无脊髓损伤的爆裂性骨折,非手术与手术治疗的疗效并无明显差异。胸腰椎骨折的手术入路、固定节段、融合方式等目前仍没有统一的标准,关于手术入路的选择应根据患者的具体情况和手术医生的水平综合选择,只要能达到神经减压和脊柱稳定重建的目的,两种手术入路均是有效的选择。单节段骨折固定术较既往的跨节段固定术有一定的优势,可以减少运动功能单位的丢失,如果手术技巧和病例选择合适,可以取得满意的结果。对顽固性疼痛的骨质疏松性脊柱骨折患者,经皮椎体成形术及后凸成形术可重建正常的椎体高度、恢复脊柱的稳定性,明显改善症状,提高患者的生活质量,并可降低相关的并发症。近年来,在颈椎损伤尤其是上颈椎的内固定技术方面有了较多的进展,后路寰枢椎固定技术由既往的侧块关节螺钉内固定术发展到目前较为常用的寰枢椎椎弓根或侧块螺钉组合的钉板、钉棒内固定技术。经口咽入路,寰枢椎复位接骨板固定术较好地解决了难复性寰枢椎脱位的问题。

脊髓损伤尚无很好的治疗措施,骨折脱位的早期复位及手术解除脊髓的压迫可最大限度地保留和恢复残存的脊髓功能已为人们的共识,但对手术时机的争议仍很大。目前,对脊髓损伤治疗的研究集中在保护和修复两方面。脊髓保护是在损伤早期,应用各种药物抑制和减轻继发性损伤。美国国家急性脊髓损伤研究(NASCIS-2,NASCIS-3)的临床试验表明大剂量甲泼尼龙可减轻脊髓的继发性损害,但仍有争议。近年来的动物实验发现临床上用于其他用途的药物可能在急性脊髓损伤时具有神经保护、促进神经功能恢复的作用。这些药物包括促红细胞生成素、米诺环素、阿托伐他汀。由于上述药物已经过长期的临床使用,有很好的安全性,因此,关于这些药物的脊髓保护作用的临床试验可能是今后的研究热点。

### 五、脊柱肿瘤

对于脊柱肿瘤，不论是原发还是转移，不论恶性还是良性，在患者全身状况允许的情况下，积极的手术治疗、提高生存质量已成为大多数骨科医师的共识。因此，近年来有较多关于脊柱肿瘤切除、重建脊柱稳定性等方面的报道。随着手术技术的进步和新的内固定器械的应用，从上颈椎到骶骨的脊柱的任何节段都可以达到全椎体的切除和脊柱稳定性重建。

近年来，脊柱肿瘤外科治疗有很大进步，主要体现在 Enneking 肌肉骨骼肿瘤分期指导下，用 WBB 脊柱肿瘤分期指导外科治疗。WBB 脊柱肿瘤外科分区的要点是依照 X 线片、CT、MRI 影像，将椎体横断面分为 12 个放射状的区域，依椎管中心为圆点，由左后侧开始，依次分为 1~12 区；同时在横断面上由外层向内层分为 A、B、C、D、E 5 层，A 层为骨外软组织层，B 层为骨浅层，C 层为骨深层，D 层为硬膜外层，E 层为硬膜内层。最后根据肿瘤的空间位置和范围，制订相应的手术方案。WBB 外科分期的方法的意义在于它提出了脊柱肿瘤的整块切除（En-bloc）的概念，使得脊柱肿瘤的外科治疗变得更加标准化，同时有了手术疗效的评估和对比研究和标准。

尽管脊柱肿瘤的治疗取得了很大的进展，但是治疗的标准化还不够，目前的研究也多数为回顾性的研究，各家报道的临床效果不一。因此，需要更多的前瞻性的临床研究，以比较不同方法的优劣。

### 六、脊柱微创手术

现代外科的重要发展趋势是手术的有限化、微创化、替代化和智能化。随着手术器械高精技术、生物计算机技术、数码成像技术及电脑智能化技术的迅猛发展，微创脊柱外科时代已经到来。微创脊柱外科技术是近十年来脊柱外科领域临床水平和科学技术发展的主要标志，更是脊柱外科工作者努力的方向。它包括脊柱显微外科技术、内镜辅助下脊柱外科技术、经皮穿刺脊柱外科技术、导航系统辅助下脊柱外科技术等。

微创或无创治疗是外科医师追求的理想境界，但必须要有科学的态度来认真对待，不能盲目追求小切口、草率地否定传统开放手术的优点。微创技术必须符合创伤小、疗效好、恢复快的原则。

近年来，脊柱外科在各个领域进展迅速，新技术、新方法不断涌现，但是新的不一定是好的，近期疗效好，并不一定代表远期疗效也好。应该遵循循证医学的观点，通过反复实践、前瞻性研究和长期随访才能得出最终正确结论。

（邱贵兴）

## 第五节 手外科与显微外科发展简史

手外科与显微外科并不是两个独立的学科，它们之间存在着许多的交叉点。从显微外科的形成、发展历史来看，显微外科的发展经历了孕育期、创始期、发展期和成熟期 4 个阶段。

1. 孕育期（1960 年以前半个世纪） 1902 年，Alexis Carrel 首次提出了 3 定点连续贯穿缝合法，成功推动了大血管端-端吻合术；1921 年，瑞典耳科专家 Nylen 使用自己设计的单目显微镜进行内耳手术，这是外科医师开展最早的真正意义上的显微外科手术。

2. 创始期（20 世纪 60 年代） 1960 年，Jacobson 和 Suarez 在手术显微镜下对 1.6~3.2mm 小血管进行吻合获得了 100% 的通畅率，开创了小血管吻合的新纪元，奠定了现代显微外科的发展基础。

3. 发展期（20 世纪 70~80 年代） 此期断肢（指）再植、皮瓣移植、骨移植、第二足趾移植再造拇指等显微外科手术相继开展。吻合血管的关节移植、淋巴管静脉吻合、肠段移植以及小器官移植也逐步在临床应用，使显微外科技术在外科的各个领域得到了更广泛的应用。国际上和国内相继成立了显微外科学会、创办了显微外科学术刊物、出版了显微外科学术专著、召开了显微外科学术会议、举办了各种显微外科学习班，极大地推动了显微外科学术交流和人才培养。

4. 成熟期（20 世纪 90 年代以后） 至 20 世纪 90 年代，显微外科经过 30 余年的发展，已达到了相当普及、成熟的地步，其技术甚至已达到登峰造极的程度，若想再有新的、更大的突破，实属艰难；同时随着我国改革开放、经济快速发展，社会处在了一个历史的转轨期,医疗行业进入了市场经济,从而对显微外科的发展造成了一定的冲击,不同程度地制约、影响了显微外科的发展。然而,我国显微外科一些有志之士,不畏艰辛,乐于奉献,仍默默地坚守在显微外科岗位继续开拓,创造了显微外科新的辉煌,为显微外科仍然扮演外科领域的重要角色、继续保持我国显微外科的国际前沿地位,做出了难能可贵的贡献。

现代显微外科的概念是指利用光学放大,即在放大镜或手术显微镜下,使用显微器材,对细小组织进行精细手术的学科。它是现代外科技术中的一项新进展,是外科手术治疗、组织器官移植过程中的一项新手段。从广义来说,显微外科不是某个专科所独有,而是手术学科各有专业都可采用的一门外科技术甚至可以从该专业分出专门的分支学科,如妇科显微镜外科、泌尿显微镜外科、神经显微镜外科等。其实早在光学放大设备问世之前就出现了早期显微外科的雏形,且大多被应用于皮瓣修复。最早见于记载的皮瓣是用于面部的整形,尤其是鼻再造方面。据记载,在公元前6~7世纪,即有印度医师 Susrata Samhita(妙闻)运用额部带蒂皮瓣行鼻再造和耳垂修复,该皮瓣也被称为印度皮瓣;公元初期,希腊医师 Celsus 使用滑行推进皮瓣修复鼻、唇、耳等部位的缺损;15世纪中叶的欧洲文艺复兴时期,意大利西西里岛 Branca 医学世家的 Antonio 医师将前臂固定于头部,以上臂皮瓣行鼻再造术,该皮瓣后来被称为意大利皮瓣;16世纪,意大利医师 Tagliacozzi 在用上臂皮瓣行鼻再造时,强调了移位前行皮瓣延迟术和延迟时限的重要性,首创了皮瓣延迟术,Tagliacozzi 本人曾著有外科学书籍两部共45章,其中重点论述了鼻、耳、唇的整形手术,被后世尊为整形外科的始祖。在17~18世纪,西方的许多外科医师,如 Carpue、Von Graefe、Dieffenbach、Blandin、Warren 等均在临床工作中对带蒂局部皮瓣的发展做出过不小的贡献。Stark 医师在美国南北战争期间,使用了多种局部带蒂皮瓣术进行了头面部缺损的整形修复。在第一次世界大战中,Esser 首创了岛状皮瓣移位术。

除了以上这些具体的手术外,解剖学研究尤其是血管的解剖学研究在显微外科和手外科的发展中也起到了至关重要的作用。法国解剖学专家 Car-lManchot 曾在1889年发表过一本解剖学经典著作《人体皮肤的动脉》,但该著作直到20世纪初期才开始被一些外科医师注意到并加以重视,该书为显微外科在20世纪的飞速发展打下了坚实的解剖学理论基础。Webster 就是在阅读了该著作之后,于1937年详细介绍了按照胸腹壁血管走行和供应范围设计切取的胸腹皮管带蒂皮瓣。德国 Werner Spalteholz 于1893年在总结了自己的研究结果并参考了前人工作成果的基础上,提出了皮肤的动脉血供来源有两种类型:一是来自其他器官组织(主要是肌肉)营养动脉的终末支,二是来自深部主干动脉的直接皮肤分支。这些血管在到达皮肤之前,均发出分支形成丰富的皮肤血管网。法国的 Michel Salmon 采用放射解剖技术,详细研究了全身的皮肤血供情况,于1936年在其专著《皮肤的动脉》中提出了80多个血管分区。但因为当时的显微外科技术和理念相对幼稚,尚未发展到对皮肤血供有如此高要求的地步,因此该研究成果并未引起外科医师的广泛关注,直到显微外科游离移植技术出现之后,人们才逐渐认识到这一专著的重要意义,1987年,国外将 Salmon 的这一部专著译成英文重新出版,该书也成了一部重要的显微外科血管解剖学参考书。

显微外科的真正发展是在20世纪50年代以后。60年代,为了配合显微外科游离皮瓣移植的开展,人们加快了寻找"轴型皮瓣"的进程。这一期间的研究和认识奠定了显微外科尤其是皮瓣外科的理论基石。

1953年,Conway、Stark 和 Nieto-Cano 在尸体动脉造影的基础上提出:在解剖学相邻的血管之间存在交通吻合,因此,皮瓣的动态成活范围将大于一条血管所供应的解剖学界限。1965年,Bakamjian 首次报道了包含胸廓内动脉肋间穿支为蒂的胸三角皮瓣修复肿瘤切除后咽-食管缺损的成功经验,不经延迟而一期将皮瓣的长宽比例安全地扩大至2∶1,获得了优良的效果。Milton(1970)通过系列的动物实验,证明了切取皮瓣时单纯强调长宽比例是不科学的;皮瓣成活与否,是由其内在的血液供应特性所决定的,而与皮瓣的长宽比例没有多大关系。这一研究结果极大地改变了人们对皮瓣血液循环的传统观点,开始进行皮瓣血管的研究,寻找较大口径的轴心血管。Smith、Foley、McGregor 和 Jackson 等早期研究者,重新从血管解剖学方面研究了 Shaw 和 Payne 报道的下腹部皮瓣(1946)和 Bakamjian 的胸三角皮瓣(1965),于 1972 年提出假设:如果皮瓣中能包含一条像旋髂浅动脉,或胸廓内动脉的(第二、第三)肋间前穿支那样较大口径的血管束,皮瓣的成活面积将得到扩大。由此推论,在皮下组织中有较大口径的直接皮动脉的部位,均可不经"延迟"而设计切取较大较长的皮瓣。胸三角皮瓣被认为是人类认识的第一个轴型皮瓣。以后,许多轴型皮瓣的知识都是通过对胸三角皮瓣的研究而获得的。1972 年,McGregor 和 Jackson 描述了以旋髂浅动脉供血的腹股沟皮瓣(groin flap),为人们认识轴型皮瓣打开了新的天地。其他的以轴心皮肤动脉供血的轴型皮瓣也相继被发现。1973 年,Daniel 和 Williams 通过解剖研究提出,皮肤的成活有赖于皮下血管网的供养,而皮下血管网的血供主要来自 3 种血管,即节段性血管、穿血管和直接皮肤血管。McGregor 和 Morgan(1973)根据直接皮肤血管和肌皮血管穿支在皮肤内口径大小、走行方向和供血范围的不同,首次提出了轴型皮瓣和随意型皮瓣的概念,并指出,临床皮瓣成活的界限并不仅仅由血管的解剖界限所决定,而且受到血流动力学压力平衡规律的影响。当一条血管被切断后,邻近皮区的血管在灌流压力的作用下,通过血管网的吻合和侧支循环,能跨过其原始的供养界限,到达邻近的低压区域,代偿其营养面积,从而扩大皮瓣的切取范围。在此期间,由于胸三角皮瓣的临床应用中时常有缺血坏死而失败的报道,促使 Daniel、Cunninghan 和 Taylor 等(1975)从血管解剖和血流动力学两方面,对胸三角皮瓣进行了进一步的研究。结果发现,在三角肌胸大肌间沟以外的区域,皮肤的血液循环具有随意型的特征,由三角肌的肌皮穿支供应;而在三角肌胸大肌间沟以内的区域,皮肤的血液循环具有轴型的特征,由胸廓内动脉的肋间前穿支供应。因此,胸三角皮瓣实际上是在内侧部轴型血供的基础上,与皮瓣的远端又增加了一个随意型的成分。

20 世纪 60 年代显微外科技术的出现极大地促进轴型皮瓣的发展。1973 年,澳大利亚 Daniel 和我国杨东岳成功进行了腹股沟(下腹部)皮瓣游离移植,开创了显微外科游离皮瓣移植的先河。1974 年,日本 Harii 报道(1972 年手术)运用显微外科技

术,成功地进行了带头发的头皮瓣游离移植。但直至 70 年代,人们所认识的直接皮动脉轴型皮瓣,除了头面部以外,也仅有 7 处(Daniel,1973),即:旋髂浅动脉、腹壁下浅动脉、阴部外浅动脉、阴部(茎)背动脉、胸廓内动脉前穿支、胸外侧动脉和胸上动脉。

肌瓣和肌皮瓣是另一种类型的轴型组织瓣。虽然早在 1906 年,Tansini 就报道了用背阔肌皮瓣移位再造乳房的经验,但并未引起注意。利用局部的肌瓣旋转或翻转覆盖创面,再在肌瓣上植皮,1955 年之后临床开展较多。1966 年,Ger 报道将肌瓣加植皮的方法应用于治疗小腿慢性溃疡,以后分别于 1970 年报道了治疗胫骨外露、1975 年报道了治疗足跟缺损、1976 年报道了治疗足背创面的经验。但在肌肉表面形成皮瓣,只能按照随意型皮瓣的原则进行。欲在肌肉表面切取轴型皮瓣,必须连带深层的肌肉及其营养血管。1955 年 Owens、1963 年 Bakamjian 在临床上切取胸锁乳突肌皮瓣修复面颊部缺损。在 20 世纪 70 年代,肌皮瓣的研究达到了鼎盛时期,并逐渐成熟。1972 年,Orticochea 成功切取了股薄肌皮瓣行会阴部整形。1973 年,Dibbell 首先施行了股二头肌岛状皮瓣的旋转移位术。1975 年,Fujino 报道了上部臀大肌皮瓣。1977 年,Schenk 报道了腹直肌皮瓣。1977 年,McCraw 报道了对肌皮瓣血管进行的实验和临床研究。1978 年,Maxwell 报道了背阔肌皮瓣游离移植。1981 年,Mathes 和 Nahai 通过系统研究,提出了肌肉血管的分类及其临床意义。在肌皮瓣的发展中,McCraw、Vasconez、Mathes、Nakajima 等对肌皮血管的研究和临床应用做了许多开创性的工作。至今吻合血管的背阔肌皮瓣移植仍是开展最多的显微外科手术。

1981 年,瑞典 Ponten 首先介绍了在小腿应用带深筋膜、皮下组织和皮肤所形成的筋膜皮瓣的成功经验,23 例小腿后部筋膜皮瓣带蒂局部转移在修复小腿复杂创面,皮瓣不经延迟而平均长宽比例达 2.5:1,均完全成活,引起世界各国学者的极大兴趣,被誉为超级皮瓣。1982 年,Barclay 首次在小腿将筋膜皮瓣的长宽比例做到 3:1。Tolhurst(1982)在肩背部将筋膜皮瓣的长宽比例扩大到 4:1,均获完全成活。1982 年,Haertsch 通过解剖学研究,发现在手术掀起皮瓣时从深筋膜下间隙中分离,不仅操作简单,分离容易,而且出血少,是掀起皮瓣的"外

科平面"。1984 年,Thatte 报道在下肢应用翻转筋膜瓣加植皮的方法,修复胫骨外露创面。1982 年以后,Cormack 和 Lamberty 对全身(主要是四肢)筋膜皮肤的血管解剖学进行了系统的研究。Hallock (1992)则在筋膜皮瓣的临床应用方面进行了大量的工作。

1982 年,我国钟世镇报道了对肌间隔穿血管的解剖学研究,导致了不损伤主干动脉的肌间隔皮瓣的出现。肌间隔皮瓣与筋膜皮瓣有许多相似之处,两者均带有深筋膜血管网。肌间隔穿血管的口径多在 1mm 左右或以下,因此,如不切取深层的主干动脉,肌间隔皮瓣多以远端为蒂进行局部转移,对修复手足肢端创面很有价值。穿支皮瓣或称皮支皮瓣,是指仅以细小(0.5~0.8mm)的皮肤穿血管供血的皮瓣。穿支皮瓣的概念起于 20 世纪 80 年代后期,属轴型血供的范畴。穿支皮瓣是显微外科皮瓣移植的最新发展,符合组织移植"受区修复重建好,供区破坏损失小"的原则,但对完成手术的医师要求更高。由此也提出了超级显微外科的新概念,即使用更精细的显微手术器械,发挥更高超的显微操作技能,完成更细小的显微血管吻合。

传统的皮瓣均包含动脉和静脉血管,血液按正常的途径进行微循环。但人体的动脉血管均较深在,且数目有限,难以满足临床的需要。由此提出了切取仅包含静脉的静脉皮瓣的概念。1981 年,Nakayama 首先报道在大鼠进行了动脉血供养的静脉皮瓣的实验研究。同期顾玉东采用小隐静脉动脉化腓肠神经移植修复长段神经缺损,获良好效果。1984 年,Honda 报道了仅吻合静脉血管的指背静脉皮瓣修复手指组织缺损的经验。1985 年,Baek 首先报道在犬进行的静脉血营养的隐静脉皮瓣的实验。

1991 年 Bertelli、1992 年 Masquelet 报道了皮神经营养血管与皮肤血供的相互关系,发现围绕皮神经的伴行营养血管丛对皮肤的血供有重要作用,提出了神经皮瓣的概念。因为在这类皮瓣中往往均包含有一条皮肤浅静脉,所以又有神经静脉皮瓣之称。目前对这类皮瓣的名称,国内、国外仍存在较多的争论,如认为皮神经营养血管皮瓣仅是传统筋膜皮瓣的特殊范例。其实皮下组织中的浅静脉周围亦有营养血管丛,临床同样可用包含浅静脉营养血管的方法为皮瓣增加血供。对皮神经、浅静脉营养血管与皮肤血供的关系的新认识,丰富了人们关于皮瓣血供的知识,也为临床研究长皮瓣提供了新的方向。

我国在 20 世纪 50~60 年代,工农业的蓬勃发展促进了中国手外科事业的诞生。随着工农业生产机械化,手外伤与日俱增,大量伤员得不到正规、有效的治疗。那时,我国的医疗事业还十分落后,许多人的头脑中还没有手外科概念。在这样的背景下,积水潭医院手外科专业组于 1958 年 10 月正式成立,王澍寰任组长,同时开设了手外科病房,他也因此成为中国手外科事业的开拓者和奠基人。

王澍寰教授(1924.12~2013.10)曾任北京医科大学第四临床医学院教授、北京市创伤骨科研究所副所长、北京积水潭医院院长、美国马里兰州巴尔的摩手外科中心客座教授、中华医学会骨科学分会主任委员、中华医学会手外科学分会主任委员、名誉主任委员等职务。1997 年当选为中国工程院院士。他是中国手外科专业的开拓者、奠基人,为中国手外科的创立和发展做出了创造性的贡献。1959 年,王澍寰教授在北京积水潭医院创建了中国第一个手外科,使中国手外科从无到有,并逐渐发展为具有国际先进水平。他创造性地设计和改进了多种手术方法。

1960 年,上海华山医院也南北呼应,成立了手外科。时任华山医院院长的李鸿儒教授决定在骨科中建立手外科组,由杨东岳教授筹建并负责。至 1984 年,华山医院成立独立的手外科,由顾玉东教授任主任并兼任显微外科实验室主任。

杨东岳教授(1929.12~1981.7)是国内外享有盛誉的显微外科学家,是我国显微外科开拓者之一,曾任全国中华医学会理事,上海中华医学会理事,上海第一医学院华山医院伤骨科教授、副主任,华山医院显微外科研究室主任,首创"游离足趾移植再造拇指和手指",并与美国同期完成"游离皮瓣移植"这一划时代的创举。

几乎也在同一时期,天津骨科医院也成立了手外科专业组。孔令震教授率领一批手外科医务人员艰难创业,刻苦攻关。1963 年底,孔令震等医生成功实施首例肩胛带完全性离断再植。京、津、沪三地相继建立的手外科专业,成为我国手外科事业的薪火,在中华大地上不断扩展,不断壮大。

在国际显微外科和手外科领域,中国学者所做的贡献是不可磨灭的,他们的成果为世界显微外科和手外科领域增添了至关重要而又浓墨重彩的一笔,大大地推动了这两个学科的发展。归纳起来,中国对于世界显微外科和手外科的贡献可以体现在以下几个方面:

## 一、断肢(指)再植方面

在我国,显微实验外科最早起步于20世纪60年代初,上海医科大学附属中山医院崔之义与汤钊猷,在自制的10倍手术显微镜下进行小血管吻合,并探讨了影响小血管吻合通畅率的各种因素。上海长征医院屠开元教授报道了一组完全离断的狗腿断肢再植,获得了初步成功。1963年末,北京积水潭医院的王澍寰教授成功开展了兔耳再植的实验研究。这些早期显微实验工作的开展,均为显微技术的临床应用打下了坚实的基础。

1963年,上海市第六人民医院陈中伟等,为工人王存柏接好了完全离断的右前臂,全部手术进行了7.5个小时,完成了这项在世界医学史上具有里程碑意义的断肢再植手术。在国际医学界为我国赢得了荣誉,陈中伟院士在国内外被称为"断肢再植之父"和"显微外科的国际先驱者"。此后,我国各大医院积极开展该方面的工作。1964年,中山医学院附属第一医院邝公道及黄承达等行断腿再植成功。

1964年7月,北京积水潭医院王澍寰等为一示指完全性离断的6岁幼儿施行再植手术,再植指2/3成活,成为国内外首例取得断指再植大部分成活的病例。日本的Komatsu和Tamai于1965年7月进行了1例拇指完全离断的再植手术获得了成功,于1968年作了报道。1966年1月,陈中伟和上海第九人民医院的张涤生合作,在手术放大镜下行断指再植手术获得成功。

我国在断指再植领域取得了令世人瞩目的成就,先后攻克了末节断指再植、0.2mm的微小血管显微缝合、小儿断指再植。1986年,第四军医大学西京医院取得了世界首例10指离断再植成功,标志着我国在该领域已达国际领先水平。1995年,我国

学者提出将断指再植手术治疗和后续康复治疗措施紧密结合在一起的断指再植一体化系列功能康复。主要包括:断指再植手术中的康复措施(精细手术、关节功能重建、预防肌腱粘连)、早期医疗康复、医疗体育康复、晚期医疗康复、物理医学康复等。采用断指再植一体化系列功能康复有效率可达94.7%。

我国的断指再植无论在数量和质量上,始终居世界第一。在数量上看,据不完全统计,全国性显微外科学术会议从1972~2003年,共统计8次,断肢、断指再植共4.26万次。完成断指再植1000例以上的医院至少有11个,共2.78万指。从质量来看,断指再植水平可至指尖部,成活率达94%左右;多平面离断手指有"5指8段"、"4指8段"、"8指14段"等,每段均成活;十指断指再植共报道17例成功。

## 二、拇手指再造方面

断肢(指)再植的成功,进一步促成了足趾游离移植再造拇指和其他手指的新手术设计。1966年2月13日,杨东岳、顾玉东教授等经历22小时,术中经历血管变异,吻合口疼挛,稳定全身内环境等多种难关,终于完成了世界首例足趾游离移植再造拇指手术。术后恢复良好,1年后再造拇指活动自如,患者重返岗位。该手术的成功,揭开了人类拇指缺损再造的新篇章。并在总结200余例应用第二足趾游离移植再造拇指经验的基础上,提出了足趾移植过程中血管变异时第二套动脉供血系统的理论,为拇手指再造的顺利开展奠定了理论基础。

## 三、组织瓣移植方面

国内外在20世纪60年代就开始通过小血管吻合进行皮瓣一次游离移植的动物实验和临床应用研究。1973年,Daniel和上海华山医院杨东岳几乎在同一时间报道了在临床上应用下腹壁皮瓣游离移植获得成功,从而开创并推动了游离组织移植的发展。1973年3月21日,杨东岳、顾玉东教授用吻合腹壁浅血管的腹股沟部皮瓣移植,修复颊部肿瘤切除后创面并获得成功,成为国内首例游离皮瓣移植术,且在互不了解的情况下,同时期日本和加拿大分别进行了游离皮瓣移植术,并首先在国际上报道。皮瓣

移植是修复皮肤缺损的重要方法,移植成功实现了近百年来的梦想。

目前,国内外显微外科学者已创新设计全身可切取的皮瓣和肌皮瓣达 70 多处。陈中伟于 1973 年报道了吻合血管神经的胸大肌移植重建前臂缺血性肌挛缩的手功能;杨果凡于 1981 年在国际上首先报道了以桡动、静脉为蒂的前臂皮瓣,从而推动了动脉干网状皮瓣的研究,因此被国际上尊称为"中国皮瓣";这也引导了之后的前臂尺动脉皮瓣(1985 年)、骨间后动脉皮瓣(1987 年)、小腿胫后动脉皮瓣(1984 年)、胫前动脉皮瓣(1986 年)和腓动脉皮瓣(1983 年)等的出现。1982 年,西京医院首次报道桡动脉逆行岛状皮瓣修复手部缺损的经验,同样引发了逆行岛状皮瓣的动脉血供和静脉回流的研究高潮,引导尺动脉逆行岛状皮瓣、骨间后动脉逆行岛状皮瓣、胫后动脉逆行岛状皮瓣、胫前动脉逆行岛状皮瓣和腓动脉逆行岛状皮瓣的出现。钟世镇于 1982 年首先报道了对肌间隔穿血管的解剖学研究,引导了不损伤主干动脉的肌间隔皮瓣的出现,此即为后来所提出的直接穿支皮瓣。为了发展皮瓣和肌皮瓣的临床应用,修复组织缺损,许多手外科、显微外科医生创新设计了多种新的手术方法,如串联皮瓣、预制皮瓣、岛状(包括逆行)皮瓣及静脉皮瓣等。与此同时,其他类型的组织瓣移植也得到了较广泛地开展。如 1977 年,上海第九人民医院张涤生首先在国内应用吻合血管的大网膜移植修复头皮缺损等。

## 四、周围(臂丛)神经修复方面

我国在外周神经损伤修复方面,对世界显微外科的首创性贡献主要集中在对臂丛神经损伤的基础与临床研究方面。华山医院手外科顾玉东教授首创的膈神经移位术和健侧 $C_7$ 神经移位术为臂丛神经,尤其是全臂丛神经根性撕脱伤的治疗提供了安全有效的方法,使臂丛撕脱伤患者上肢功能的手术恢复率显著提升。健侧 $C_7$ 移位术还曾被世界著名的臂丛及外周神经外科权威 Terzis 誉为"臂丛治疗史上的一大创新"。

1. 世界首例膈神经移位手术 1970 年 8 月 6 日,顾玉东教授成功为 1 例全臂丛根性撕脱伤患者(女,25 岁,滚筒绞伤致右全臂丛损伤半年)进行膈神经移位手术,术中 2% 普鲁卡因封闭膈神经后切断,并与肌皮神经行端-端吻合。术后半年,患侧二头肌开始出现与呼吸频率一致的非自主收缩,术后 1 年能完全恢复白天的自主屈肘运动,说明膈神经移位后再支配和自主运动恢复良好。目前,这一方法已在全世界得到认可并广泛应用,1990 年该首创术式获得国家科技进步二等奖。

2. 世界首例健侧 $C_7$ 神经根移位手术 1986 年 8 月 26 日,顾玉东教授为 1 例全臂丛损伤患者(男,28 岁,车祸致左侧全臂丛损伤 2 个月)成功进行世界首例健侧 $C_7$ 神经移位术。术中确认健侧 $C_7$ 神经根后,以 2% 利多卡因 2ml 封闭,利刀切断后与患侧尺神经(腕部水平主干及手背支)行束膜吻合,尺动脉与颈横动脉吻合,尺静脉与颈外静脉吻合。14 个月后进行 II 期手术,尺神经返折端吻合至正中神经近端,术后 2 年 6 个月随访显示健侧肢体功能良好,患肢屈腕屈指肌力为 2～3 级。健侧 $C_7$ 神经根移位术的发明和应用,为臂丛神经的治疗提供了大量动力神经,成为臂丛损伤治疗史中里程碑式的发明,在随后不断的实践和研究中,还发现健侧 $C_7$ 移位对于脑瘫患者有一定治疗作用,而且健侧 $C_7$ 移位成为脑功能研究的最佳模型。

中国显微外科走过了 50 年的辉煌历史,中国显微外科的发展凝聚着显微外科前辈们艰苦创业的艰辛、开拓进取的足迹;记载着他们卓越的学术思想、重大的学术成就与杰出的历史贡献。在 20 世纪 60 年代初期,我国屠开元教授、汤钊猷教授、陈中伟教授、王澍寰教授及陆裕朴教授等前辈们已开始了断肢再植、小血管吻合的动物实验研究。前辈们的这些开拓性研究,为 1963 年陈中伟院士的断肢再植成功及我国显微外科事业的发展奠定了坚实的基础。陈中伟教授 1963 年在国际上最早报道断肢再植成功;1966 年杨东岳教授成功开展了世界首例第二足趾移植再造手指;1986 年陆裕朴教授等报道了首例 10 指离断再植成功;钟世镇院士开创了显微外科解剖学研究的先河;1979 年杨果凡教授率先报道了前臂皮瓣,被国际上誉为"中国皮瓣";顾玉东院士 1970 年首创膈神经移位术、1986 年又首创健侧颈 7 神经移位术,成为国际臂丛损伤治疗领域的领军人物。

(劳 杰)

## 第六节 骨科肿瘤学的历史与发展

人类发现肿瘤的历史非常久远，早在公元前16世纪，殷商时期的甲骨文中就有关于"瘤"的记载。公元前3500年的前古埃及人即对肿瘤按外观、部位等进行了粗略分类。骨科肿瘤学所研究的对象多指发生在骨和肌肉等软组织构成的运动系统中，生物学行为是肿瘤或与肿瘤类似的一大类疾患。根据世界卫生组织（WHO）统计，骨原发恶性肿瘤约占人类全部肿瘤的0.2%，远低于肺癌、结直肠癌等常见恶性肿瘤。美国癌症协会（The American Cancer Society）2015年统计数据显示，美国每年新诊断恶性骨肿瘤患者2970例，其中约1490例患者死亡。根据疾病种类分类，最常见的是软骨肉瘤（约40%），其次为骨肉瘤（约28%），脊索瘤（约10%），尤文肉瘤（约8%）和多形性肉瘤（约4%）等。骨肿瘤发病率虽低，但其危害性与诊断治疗难度显而易见。中华文明源远流长，骨科肿瘤学在我国具有一定特殊性，其发展经历了祖国传统医学和西方医学占主导地位的两个主要阶段。我国传统医学早在2000余年前就已认识到骨肿瘤的存在，明末清初，西医东渐，西方医学技术的蓬勃发展形成了近现代骨科肿瘤学的诊疗模式，我国现代骨肿瘤学虽起步较晚，但经过不懈努力，目前已形成多中心、规范化诊疗体系，部分研究技术已处于世界领先水平。

### 一、古代中国中医骨科肿瘤学的研究

我国传统医学对骨肿瘤的认识要远远早于西方国家。中医骨肿瘤，亦称骨疽、石痈、石疽、骨瘤和石瘤等。早在西汉墓葬马王堆出土的帛书《五十二病方》中已有骨疽（疽）的记载，并提出用白蔹等药物治疗，距今已有2000余年历史。现存最早的中医理论巨著—《黄帝内经 灵枢·刺节真邪篇》对"骨疽"发病部位及临床表现作出了详细的记载："有所结，气归之，律液留之，邪气中之，凝结日以易甚，连以聚居，为昔瘤，以手按之坚，有所结，深入中骨，气因于骨，骨与气并，日以益大，则为骨疽。"《黄帝内经 灵枢·痈疽》："发于膝，色不变，寒热，如坚石。"东汉著名医学家华佗在《华佗神医秘传》中描述："肿不变色，漫肿疼痛，坚硬如石。"

到了隋朝，中医学已经经历了1000多年的风雨，巢元方所著的《诸病源候论》是我国历史上第一部专述病源和证候的医学巨著，它总结了隋以前的医学成就，对临床各科病证进行了搜求、征集、编纂，并以系统地分类，认为石痈是因寒气结聚于肌肉而成。《诸病源候论·痈疽病诸候》："石痈者，亦是寒气客于肌肉，折于血气，结聚而成，其肿结确实，至牢有根，核皮相亲，不甚热，微痛，热时自歇。此寒多热少，（革卵）如石，故谓之"；"此由寒气客于经络，与血气相博，血涩结而成疽也，其毒偏多，则气结聚而皮厚，状如痤疖，革卵如石，故谓之石疽也。"

唐宋时期，"药王"孙思邈所著的《备急千金要方》被誉为我国最早的临床百科全书，该书集唐代以前诊治经验之大成，书中将肿瘤分成瘿瘤、骨瘤、脂瘤、石瘤、肉瘤、脓瘤、血瘤和息瘤八类，并首次提出"骨瘤"这一病名。说明早在约1400余年前我国医学界就意识到骨肿瘤的存在。唐代著名医学家王焘，对初唐及唐以前的医学文献进行大量的整理工作，并提出以中药敷贴法为主的治疗方式。著《外台秘要》："千金陷肿散，主二三十年瘤瘿，及骨瘤石瘤肉瘤脓瘤血瘤。或大如杯盂升斗，十年不瘥，致有漏溃，令人骨肉肖尽，或坚或软或溃，令人惊惕，寐寤不安，体中掣缩，愈而复发，疗之方"。南宋医学家陈自明著《外科精义·论附骨疽》："盖缓疽，石疽，皆寒气所作，深伏于骨髓之间，有肿与皮肉相似，若疼而坚硬如石，故谓之石疽。"

明清两代医家在总结前人经验的基础上进一步对骨瘤进行了分析，提出骨瘤因肾气不足所致，并相继提出以补肾行瘀为主的汤药治疗方式。如李梴在《医学入门》中提出："肾主骨，劳伤骨水，不能荣骨而为肿曰骨瘤。"相似地，明代医学家薛己《外科枢要》："若伤肾气，不能荣骨而为肿者，其自骨肿起，按之坚硬，名曰骨瘤。"明代医家陈实功《外科正宗·瘿瘤论第二十三》："肾主骨，恣欲伤肾，肾火郁遏，骨无荣养而为肿曰骨瘤"；"骨瘤者，形色紫黑，坚硬如石，疙瘩高起，推之不移，昂昂坚贴于骨，治当补肾气，养血行瘀，散肿破坚，利窍调元，肾气丸是也"。《外科正宗·多骨疽论》："多骨疽者，由疮溃久不收口，气血不能运行，骨无荣养所致，细骨由毒

气结聚化成,大骨由受胎时精血交错而结,肾主骨,宜服肾气丸、十全大补汤。"清代医学家王维德所著的《外科症治全生集》中提到:"初起如恶核,渐大如拳,急以阳和汤、犀黄丸,每日轮服可消。如迟至大如升斗仍如石硬不痛;久患现红筋则不治,再久患生斑片,自溃在即之证也,溃即放血,三日内毙。"详细描述了骨肿瘤的疾病进展及处理方式,其中犀黄丸等名方,一直为后世医家所使用。清代医学家祁坤认为外证难于内证,而医家多重内而轻外,有失偏颇,遂著《外科大成》,并对骨肿瘤按部位进行分类讨论:上石疽"石疽生颈项间,坚硬如石,皮色不变,由沉寒克于经络。气血凝结而成"。中石疽:"生腰胯之间,肿而无头,皮色不变,坚硬如石,属少阴阳明二经积热所致"。下石疽:"生膝部,肿色不变,漫肿疼痛,坚硬如石,此寒气之肿也"。清代太医吴谦主持编撰的《医宗金鉴·外科心法要诀·瘰瘤》:"骨瘤尤宜补肾散坚,行瘀利窍,调元肾气丸主之。"清代医学家顾世澄所著的《疡医大全》是现存内容最为丰富的一部中医外证全书。提出"凡瘤有六,骨瘤、脂瘤、肉瘤、脓瘤、血瘤、粉瘤,肉瘤尤不治,治则杀人。"指出了骨肿瘤外科处理的风险。清末民初,中西汇通派代表人物张锡纯著《医学衷中参西录》,并针对"气血凝滞,疬癖癥瘕"采用活络效灵丹医治,首次应用活血化瘀法来治疗恶性肿瘤疼痛。

另一方面,明末清初,西医东渐,西方医学经天主教传教士及欧洲商人传入我国。但未形成规模,清朝后期,西方自然科学的蓬勃发展和清政府的闭关锁国形成鲜明对比,西方列强发动的侵略战争使中国陷入内忧外患、民不聊生的窘境,祖国传统医学受到较大打击,鸦片战争后,一些西医医院和医校在中国建立,自此我国逐渐形成了西方医学、祖国传统医学并行的医学模式,而西方医学,尤其是骨科肿瘤学也在这一时期开始迅速发展壮大,成为目前骨肿瘤的主要治疗模式。时至今日,中医的辨证论治及整体观念在肿瘤诊治方面仍历久弥新,多种应用于临床恶性肿瘤治疗的中成药物被证明具有延长带瘤生存期、改善生活质量、减少放射治疗和化学治疗的副作用等作用,中药基因组学和中药化学组学仍是未来研究的方向。

## 二、西医骨科肿瘤学的建立和初步认识的形成(19世纪末至20世纪60年代)

西方医学也有非常悠久的历史,最早可追溯至公元前4世纪至3世纪"西方医学之父"希波克拉底(Hippocrates)。15世纪欧洲文艺复兴使西方医学有了较大发展,17世纪英国医生W. Harve和意大利医学家Marcello Malpighi先后发现并提出了人体的血液循环理论。18世纪,"病理学之父"——意大利解剖学家Giovanni Morgagni致力于寻找尸解发现与临床症状之间的联系,在他一生中最重要的著作《疾病的位置与病因》中,运用大量实例证明症状与体内病变的关系,大体病理解剖学由此建立。19世纪是西方医学蓬勃发展的时代,麻醉药物和现代麻醉学的建立、抗生素的诞生和使用、无菌观念的形成与无菌术的运用使通过外科手术治疗肿瘤成为可能。"细胞病理学之父"——Rudolf Virchow,使用显微镜对肿瘤病理进行研究,建立了显微病理学与疾病的关系。依托以上条件,19世纪末20世纪初,西医骨科肿瘤学逐渐形成,一批现在被熟知疾病被发现。

### (一)疾病谱的建立与发展

19世纪初,Boyer和Nelaton首次从病理学角度描述了骨肉瘤。其后,Astley Cooper、Lebert、Paget和Nelaton先后介绍了骨的巨细胞瘤。Nelaton最初将这一疾病描述为"一种新型髓内肿瘤",并用图片描绘了一例女性患者股骨远端的病变。Virchow首次指出内生软骨瘤是软骨残余在髓腔内的扩展。1836年,Muller报道了36例多发内生软骨瘤,1898年,Ollier进一步对此病进行了描述和总结,Ollier病由此而来。1881年,Maffucci首次报道了内生软骨瘤伴发软组织血管瘤,后世称为Maffucci综合征。1876年,Virchow在尸检中首次发现了单纯性骨囊肿,其后Bloodgood和Elmslie先后对骨囊肿进行了总结和报道。X线自19世纪初被发现以来即被用于骨科疾病包括骨肿瘤的诊断中。1891年,Von Recklinghausen报道骨纤维异样增殖症,1922年Wieland和Mandl进一步对其进行研究并将此症与甲状旁腺功能亢进引起的全身性囊状纤维性骨炎区别开来。1938年,Lichtenstein及Jaffe进一步将此症分为单骨型及多骨型。1921年,Ewing J首次报道了一种"新型恶性骨内皮细胞瘤"，即后来所熟知的尤文肉瘤。同年，Frangenhein 报道了"先天性纤维性骨炎"，其后 Campanacci 及 Laus 对该病进行了进一步系统性研究，并定名为骨纤维结构不良。1925 年，Keiller 首次从临床表现和病理学角度报道了软骨肉瘤；1927 年，Smith 首次报道了滑膜瘤。1935 年，Jaffe 报道了骨样骨瘤。1938 年，Berger Hagensen 及 Stout 报道了来源于自滑囊及关节滑膜组织的滑膜肉瘤。1941 年，Sontag 及 Pyles 首次报道了非骨化性纤维瘤，即纤维皮质缺损。1942 年，Jaffe 及 Lichtenstein 对前期 Codman 报道的"骨骺软骨性巨细胞瘤"进行研究，并重新定义为软骨母细胞瘤。随后又将动脉瘤样骨囊肿从骨巨细胞瘤中分类出。1944 年，Steiner McLeod、Steiner 等相继报道了骨的纤维肉瘤。1958 年，Gasey 首次报道了硬纤维瘤。1954 年，Dahlin 及 Johnson 报道了一类"巨骨样骨瘤"，1970 年，Schajowicz 及 Lemos 按病变体积（直径）将其分为骨样骨瘤（<2cm）和骨母细胞瘤（>2cm）。骨与软组织肿瘤疾病谱逐渐建立和完善起来。

（二）代表性著作与观点

l928 年，Ewing J 总结并出版的《The Classification and Treatment of Bone Sarcoma. Report of the International Conference on Cancer（骨骼肉瘤的分类与治疗）》，是第一部有代表性的集骨肿瘤病理、诊断、治疗的专著。同一时期具有一定影响的骨肿瘤专著还包括 Geschickter CF 和 Copeland MF 编写的《Bone tumor》。1931 年，《Chin Med J》杂志报道了 1 例尺骨骨巨细胞病例，是我国医学文献首次对骨肿瘤疾病的报道。1940 年，Ewing J 再次按起源、良、恶性及发生部位对骨肿瘤进行了分类并着重介绍了恶性原发骨肿瘤的病因学、诊断及治疗，发表了《Neoplastic Diseases. A Treatise on Tumors》。20 世纪 50～60 年代，一批经典的骨科肿瘤学著作相继问世。主要包括：Coley BL 著《Neoplasms of Bone and Related Conditions. Their Etioligy, Pathogenesis, Diagnosis and Treatment》；1951 年，Pugh DG 著《Ronegenologic Diagnosis of Diseases of Bones》；1952 年，Lichtenstein L 出版的《Bone Tumors》，其对此前 Ewing J 的骨肿瘤分类方法进行了补充并再次按肿瘤起源、良恶性及外周和中心型做了骨肿瘤分类。

1958 年，Jaffe HL 出版的《Tumors and Tumerous Conditions of Hones and Joints》；1962 年，Ackerman JV 著《Tumors of Bone and Cartilage》；1963 年，Grilmers WS. Jr 著《Atlas of Bone Tumors》；1966 年，Collins DH 著《Pathology of Bone》等。同一时期，我国方先之教授认为国外按组织来源进行分类的方法不能反映疾病本质，他强调临床、病理、X 线三结合，并提出骨肿瘤应分为原发性骨肿瘤和继发性或转移性骨肿瘤两大类，被后世称为"方氏分类法"。

（三）探索中发展的诊疗技术

1. 诊断技术　随着病理学的发展和影像学诊断技术的欠缺，学者们迫切需要一种创伤小而又能获取病理诊断的手段，用以判断疾病的良、恶性及决定后续的治疗方式。1931 年，Coley 首先介绍针吸活检方法用于骨肿瘤诊断，限于当时活检技术及病理分析条件，诊断率较低，应用较少。1955 年，Schajowicz 对 Coley 针吸活检技术加以完善并报道了针吸标本的细胞学及组织学技术，针吸活检技术被逐渐应用于临床。针吸活体组织检查优点明显，但标本体积小、量少，也限制了它的应用。有些局部有恶性改变的肿瘤，针吸法会漏取恶性部分而导致误诊。1956 年，Craig 曾提出使用环钻获取标本，但随后未被证明比针吸活检更具优势。对于一些解剖位置特殊和针吸活检难以诊断的病例，切开活检也常用于临床诊断。1953 年，Dockerty 首次报道了快速冷冻切片的制作和染色方法，对于临床病理诊断帮助巨大，甚至改变了之后部分疾病的治疗方式。

2. 外科治疗　早期对骨肿瘤缺乏有效的诊断和治疗手段，恶性骨肿瘤常为不治之症。截肢曾长期作为肢体恶性骨肿瘤的治疗模式，但生存率并未得到明显提高。后续研究证明骨肉瘤、尤文肉瘤等在初诊时多有肺转移，超过 80% 单纯外科治疗的骨肉瘤常因此导致死亡。单纯的外科治疗，虽可短期控制局部病灶，但不能解决远隔转移的问题，截肢手术亦可能是非根治性手术。另一方面，不成熟的手术技术导致的围术期各种严重并发症也威胁患者生命。也有局部切除保留肢体的尝试，如 William S. Halsted 在 20 世纪初提出大块切除肿瘤的方法。但总复发率高达 50%，5 年存活率低于 20%。我国近现代骨科肿瘤学起步较晚，由于早期检查技术手段的欠缺以及我国骨科医师对诊治骨肿瘤认识的匮乏,恶性骨肿瘤确诊时常已至晚期,部分患者采取了截肢手术。

3. 化学药物治疗 第二次世界大战催生了化学武器的研制,氮芥等一批烷化剂被研制成功。1942年,Lindskog首次将其用于治疗恶性淋巴瘤,取得短暂缓解的疗效,首次使化疗药物登上肿瘤治疗的舞台。1947年,抗叶酸药物应运而生,用于治疗恶性白血病;1948年,甲氨蝶呤开始用于治疗白血病;1961年Evans报道骨肉瘤患者使用丝裂霉素后获得了反应;1963年Sullivan报道左旋苯丙氨酸氮芥对骨肉瘤有一定疗效。这些发现首次使人们意识到化疗药物治疗恶性骨肿瘤的可能性。

4. 放射线诊疗 放射治疗历史悠久,1895年伦琴发现X射线,1899年即应用于诊断和治疗疾病。早期X线片长期成为骨肿瘤疾病诊断的唯一影像学手段,虽然诊断率较低,但对于病变部位、病变与骨的关系、病变性质(成骨性或溶骨性)等均可获得诊断。20世纪50年代,钴-60远距离治疗机诞生,60年代,电子直线加速器的应用于临床放疗,但对于恶性骨肿瘤的放射治疗缺少大宗文献报道。

## 三、蓬勃发展的骨科肿瘤学(20世纪70~90年代初)

20世纪70~90年代初,骨肿瘤学在之前所取得成就的基础上发展迅速,一批具有里程碑意义的成果在这一时期取得。1972年,世界卫生组织(WHO)委托Schajowicz、Ackerman及Sissons编写骨肿瘤分类及相应的图谱,1980年,过邦辅教授将此书编译为中文并在国内发行。1975年,Spainer等将此前一类具有梭形细胞交织呈轮辐状排列特点的软组织肿瘤称为恶性纤维组织细胞瘤;1978年,Dahlin再次定义了良性纤维组织细胞瘤。标志着骨科肿瘤学疾病谱的进一步建立与完善;1980年,Ghadially FN出版了《Diagnostic Electron Microscopy of Tumors》一书,详细介绍了病理标本获取、肿瘤生长生物学行为评估以及肿瘤超微结构等相关内容;1981年,Weiss L等对骨转移瘤进行了总结并发表了《Bone Metastasis》,骨转移瘤作为除原发性骨肿瘤以外的继发性骨肿瘤引起人们的重视。1981年在美国召开首次国际保肢学术讨论会,广大学者充分意识到肢体恶性肿瘤的危害程度并积极探索保肢治疗的可行性。

值得注意的是,国内骨肿瘤学界在一批骨科学者的共同努力下迅速发展起来,结合本国国情和自身情况,取得了一系列成就。其中具有代表性的有:1977年,宋献文在北京积水潭医院创建国内第一个骨肿瘤专业组。1985年,中华医学会骨科学分会成立了骨肿瘤学组,标志着我国骨肿瘤专业化的初步形成。西京医院陆裕朴等在《中华骨科杂志》报告氧化锌灭活联合同种异体骨移植治疗骨巨细胞瘤的随访结果,两年以上的治愈率达95%。北京积水潭医院应用国产长春新碱、甲氨蝶呤等化疗药物为骨肉瘤患者进行治疗,是我国早期开展骨肿瘤化疗的单位之一;北京协和医院骨科王桂生等采用体外循环,对患肢进行氮芥肢体灌注再结合截肢,使肢体恶性肿瘤患者的术后生存率有了一定的提高,并对恶性骨肿瘤细胞培养等基础研究做出大量工作;1986年,我国开始在有条件的省市开展骨肿瘤登记工作,对我国骨肿瘤的流行病学研究具有重要而深远的意义;上海瑞金医院过邦辅、广州中山大学黄承达等在肢体肿瘤的保肢治疗、骨肿瘤病理学切片与临床影像对照研究等方面积累了丰富的经验。北京大学人民医院冯传汉在国内率先组建了骨肿瘤研究室,对骨巨细胞瘤开展了系统研究,发现我国骨巨细胞瘤发病率要高于欧美等国家,多核巨细胞并非巨细胞瘤,并利用显微缩时电影首次观察到多核巨细胞自然融合和分裂的过程。

### (一)外科分期与外科治疗

1980年,Ennecking WF经过大量研究撰写了《Musculoskeletal Tumor Surgery》,并提出了Ennecking外科分期系统,随后为美国骨与软组织肿瘤学会和广大骨肿瘤学者所接受。这一系统能够反映出肿瘤生物学行为及侵袭性程度,它根据临床、影像及组织学分级,解剖间室部位和有无远处转移进行分期,医生可根据该分期制订手术计划。Ennecking分期系统的目的在于:按肿瘤局部复发、远处转移的危险性分出层次级别;将肿瘤分期与手术指征及辅助治疗联系起来;提供一种按分期比较不同的手术治疗或非手术疗法效果的方法。Ennecking外科分期对之后的骨肿瘤外科治疗影响极大。

70年代以前以截肢为主的外科治疗方式既未显著提高患者的生存率与治愈率,又使患者身心蒙受肢体缺失的巨大伤害。随着对肿瘤生物学理解的深入，新辅助化疗的出现，准确的影像学技术，日臻成熟的外科技术，材料科学的发展等多学科共同发展的前提下，恶性骨肿瘤的保肢治疗被逐渐重视并成为主流治疗手段。1974 年，Salzer 首次提出旋转成形手术并获得成功。即将股骨中下段肿瘤节段切除后，小腿旋转 180° 代替大腿，踝关节代替膝关节，术后装配小腿假肢。1983 年，Winkelmann 首先将这一术式用于股骨上段肿瘤，并系统地发展了这一手术方法。Ralph Marcove、KennethFrancis 和 Hugh Watts 等外科医生 70 年代早期开始应用定制式假体重建肿瘤切除后骨缺损，标志着骨肿瘤领域保肢治疗的开始。最初用于肿瘤切除后大段骨缺损重建的肿瘤型人工假体是定制式的（custom-madeendoprosthesis），但是由于手术数量的增多，术前等待时间较长，术中需要对尺寸进行调整等的原因，假体厂商逐渐开始预先制作不同规格的定制式人工假体供临床使用。20 世纪 80 年代初期，出现了组配式假体（modular endoprosthesis）。同时期肿瘤假体的主要发展是出现了生物固定技术，其中以 Kotz 设计的 KMFTR 假体（Kotz Modular Femur & Tibia ResectionSystem）为代表。20 世纪 70 年代末至 80 年代中期使用的膝关节肿瘤型人工假体的关节部分主要是单纯铰链式结构（simple hinge），由于随访发现无菌性松动发生率较高，此外随着人们对膝关节生物力学认识的逐渐深入，80 年代中期开始出现了旋转铰链式肿瘤膝关节（rotating-hinge），Eckardt 等在 1987 年最先报告了旋转铰链式膝关节用于保肢重建的早期随访结果，并证明无菌性松动发生率大大降低，使旋转铰链式代替单纯铰链式应用于临床。80 年代后期，一系列骨肿瘤外科专著出版，如 Ennecking WF 著《Musculoskeletal Tumor Surgery》、Langlais F 著《Limb Salvage》等，详细介绍了手术原则和手术细节。骨肿瘤外科治疗技术日趋成熟。

（二）辅助化疗与新辅助化疗

1972 年，Cortes 等报道阿霉素（Adriamycin，ADM）治疗骨肉瘤患者获得了较好的反应。同年，Jaffe 等受 Djerassi 用大剂量氨甲蝶呤和四氢叶酸（HDMTX+CFR）解救方案治疗进展性白血病和肺癌的启发，使用 HDMTX+CFR 治疗骨肉瘤患者，获得

了明显反应。1974 年，Rosen 等报道使用 HDMTX＋CFR 和 ADM 的序贯疗法治疗骨肉瘤患者取得了明显效果。Rosen 等和 Jaffe 等相继将长春新碱（Vincristine，VCR）、环磷酰胺（cyclophamide，CY）、HDMTX、ADM 这些药物单独或联合用于骨肉瘤术后常规的辅助治疗，明显改善了骨肉瘤患者的预后，逐渐形成术后辅助化疗模式。1975 年，Rosen 等将 VCR、HDMTX+CFR、CY 和 ADM 联合应用治疗骨肉瘤，形成了最早的骨肉瘤多药联合辅助化疗方案，即 Rosen-T4 方案。随着临床研究的深入，顺铂（Cisplatinum，CDP），依托泊苷（Etoposide，VP16），异环磷酰胺（Ifosfamide，IFO）和博来霉素（Bleomycin）等药物被证明对骨肉瘤有效。Rosen 等和 Jaffe 等根据不同药物的不同作用机制、不同毒性，将这些药物联用以提高化疗效果，一系列的多药联合应用方案相应而生，知名的有如 Rosen 等所发表的 T7、T10、T12 方案等。

在之前多药联合辅助化疗所取得疗效的基础上，Jaffe 等于 1977 年报道 1 例肱骨上端骨肉瘤术前接受 4 周的 HDMTX 和 ADM 治疗，发现肿瘤明显缩小，术后标本与化疗前活检标本对比肿瘤细胞坏死明显。由于当时生产工艺限制，人工假体制做需要较长时间，1979 年，Rosen 等对部分适于肿瘤大块切除、人工假体置换手术的患者将 T4 方案由单纯的术后化疗改为术前应用，防止在等待人工关节制做期间肿瘤继续发展，取得了明显效果，逐渐形成了新辅助化疗概念（neoadjuvant chemotherapy）。Rosen 等强调，新辅助化疗并非"术前化疗+手术+术后化疗"的简单模式，新辅助化学治疗的意义在于早期进行全身治疗，消灭潜在的微小转移灶，缩小肿瘤及肿瘤周围的反应带，减少手术中肿瘤播散的机会；术后对手术切除的标本根据病理评估术前化学治疗效果，肿瘤坏死率检测是评价化学治疗效果的可靠证据，坏死率>90% 表示化学治疗的疗效良好。从而指导治疗方案的制订，达到提高保肢率和降低局部复发率的目的。另一方面，为医师设计保肢方案和定制假体争取充足时间。自 20 世纪 90 年代初至今，新辅助化疗已成为骨肉瘤的标准治疗方案。

另一方面，Hryniuk 等在 20 世纪 80 年代提出了剂量强度的概念，在临床化疗中，不论是降低每次给药剂量，还是延长给药间隔时间，剂量强度均有所降

低。动物实验中,减低治疗药物的剂量强度,常明显降低完全缓解率及治愈率。Uchida 等对两组在性别、年龄、肿瘤部位、组织学分型上无明显差异的骨肉瘤患者,应用 HD-MTX、CDP、ADM 化疗方案,剂量强度达到或超过 80% 的,其 5 年生存率达到72%;而剂量强度<80% 的,其 5 年无瘤生存率仅为40%。造成剂量强度降低的常见原因包括重度骨髓抑制、药物性肝炎、术后伤口感染等。

（三）影像学检查技术的发展

1972 年,第一台 CT 机(computed tomography)诞生并逐渐应用于临床。CT 技术较 X 线成像有了较大提升。它能显示骨皮质及骨小梁,尤其是多层螺旋 CT 及三维重建技术,能明确骨肿瘤在各个方向上的破坏范围,尤其是解剖复杂的部位,以及髓内侵犯的范围和骨肿瘤对化疗的反应,但评估软组织或骨髓病变不如 MRI 敏感。

80 年代初,磁共振成像(magnetic resonance imaging,MRI)技术的临床应用又使骨肿瘤的影像学诊断前进一大步。MRI 以多种信号精确显示肿瘤的大小、边界、立体范围、组织水肿、跳跃灶、软组织包块以及肿瘤与重要血管神经的关系。MRI 是评估脊柱、骨髓及软组织肿瘤的首选方法,MRI 无骨性伪影,可随意作多方向切层,有高于 CT 数倍的软组织分辨能力。其不足之处是缺乏特异性和对钙化的相对不敏感。

超声检查是可多次重复的非介入性方法,它能有效地确定软组织肿瘤性质(实性或囊性)、原发骨肿瘤的骨外软组织肿块、骨膜反应骨及肿瘤与血管的关系,还可测定肿瘤的血流及化疗后血流减少的程度。

90 年代初,单光子发射计算机断层成像术(Single-Photon Emission Computed Tomography,SPECT)应用于临床。其对于原发、继发骨肿瘤的诊断均具有很高的灵敏度。是发现骨转移瘤及多发骨肿瘤的首选方法,特别是早期 X 线片不能发现的病灶。恶性原发性骨肿瘤摄取骨显像剂比正常组织或良性骨肿瘤高,故表现为局部放射性异常浓聚。它很敏感,能显示骨折、肿瘤和炎症等,但特异性差,边缘不清晰。因此诊断能力有限,必须结合其他检查所见。

正电子发射计算机断层显像(positron emission tomography,PET-CT)是骨肿瘤影像学诊断的又一里程碑。肿瘤组织的重要特点之一就是生长代谢旺盛,特别是葡萄糖酵解速率增高。因此,通过病灶对显像剂的摄取来反映其代谢变化,从而为临床提供疾病的生物代谢信息,是早期诊断恶性肿瘤的最灵敏的方法之一。PET-CT 能一次进行全身断层显像,这也是其他显像设备所无法实现的。除了发现原发部位病变,还可以发现全身各部位软组织器官及骨骼有无转移病变,或为转移性骨肿瘤寻找原发病灶,对肿瘤的分期非常有帮助。另一方面,可对 CT 及MRI 诊断有难度的病变进行鉴别诊断。以及对骨肿瘤放、化疗后的疗效进行评估等。

（四）免疫组织化学分析与病理诊断

随着免疫组织化学、分子生物学和细胞遗传学技术的发展和应用,骨肿瘤病理诊断取得全新的进展。逐步完善的粗针吸活检法、套针活检法广泛应用于临床术前诊断,1990 年 Ball 等报道成功率及诊断率达 96%。免疫过氧化物酶法是指通过单克隆或多克隆抗体与特定酶结合,可染色出肿瘤细胞产物,从而识别细胞类型,判断组织来源。在用于诊断时通常成组的进行染色,因为一个肿瘤并非只有一个特异的标记物。例如波形蛋白(vimentin)、细胞角蛋白(cytokeratin)、白细胞共同抗原(leucocyte common antigen),常被用于区分间充质、上皮或造血组织起源的肿瘤。细胞遗传学技术通过识别骨与软组织肿瘤,尤其是分化不良肿瘤的染色体的异常来帮助或证实诊断。例如,腺泡型横纹肌肉瘤有 2 号、13 号染色体特异易位。尤文肉瘤及原始神经外胚瘤均有 11 及 22 号染色体的易位等。1993 年,Zalupski 等报道了 DNA 非整倍体更多见于高度恶性肿瘤,并是预测转移危险度的独立因素。然而,横纹肌肉瘤和神经母细胞则例外,高倍体肿瘤比二倍体的对化疗反应好。

## 四、现代骨肿瘤学所取得的成就（90 年代末至今）

进入 90 年代后,骨科肿瘤学诊疗获得全面发展,尤其是国内骨肿瘤诊疗水平获得长足进步。以分子生物学、细胞生物学为核心的现代生物工程,组织工程学崭露头角。1991 年,Simon 等回顾历史文献,总结后发现保肢手术局部复发率为 5%～10%,

生存率及局部复发率与截肢者相同，再次证明保肢手术是行之有效的。1993 年，在意大利举行第 7 次大会并成立国际保肢学会，恶性骨肿瘤诊治以及研究进入了一个新时代。2013 年，国际癌症研究机构（IARC）出版了由 24 个国家 159 位专家共同编纂的第 4 版 WHO 骨与软组织肿瘤分类，标志着更加全面的疾病谱的建立。另一方面，骨肿瘤的基础研究逐渐深入，诊疗方法逐渐规范，取得了一些令人瞩目的成就，同时也面临着前所未有的挑战。

（一）保肢技术与脊柱骨盆肿瘤治疗的进步

骨肿瘤治疗的外科技术和手术技巧达到了全新的高度。外科边界的概念得到学界的广泛认可，由于骨肿瘤术后将形成较大的骨与软组织缺损，根治性切除肿瘤组织和良好的功能重建成为外科治疗的目标。保肢治疗功能重建获得了较大发展，方式较多，各有利弊，常见的重建方式包括以下几种。①自体或异体骨移植：自体骨移植（autograft）包括带血管或不带血管的自体骨，如腓骨、锁骨等，以带血管腓骨移植最常用；异体骨移植（allograft）一般多和自体骨移植联合应用，能够为自体骨提供爬行替代的基质。但免疫性吸收排异、术后化疗时愈合力低或骨折、关节软骨萎缩等问题尚未解决。1997年，Capanna 等报道 128 例带血管腓骨的移植，大部分为重建，29 例为抢救原植的异体骨，78 例结合异体骨，50 例单纯移植，结合异体骨者 8% 不愈合，但翻修时加自体骨均愈合。②瘤段骨切除加关节融合术：术后可减轻疼痛并带来关节稳定，但很多学者认为此法造成关节功能的永久丧失，目前临床较少开展。③瘤段骨灭活再植：灭活的肿瘤骨再利用具有手术简便、费用低、不需要考虑骨匹配等优点，同时灭活的肿瘤细胞可以发挥免疫作用；不足之处在于骨的修复重建过程中易发生病理性骨折或灭活不彻底导致肿瘤复发等问题。④异体/自体骨人工假体复合重建（allo/autograft prosthesis composite，APC）：兼具自体或异体骨移植和人工假体置换的优缺点，常用于较大骨缺损邻近关节时的重建。⑤人工假体置换术：随着现代骨组织工程学的进步及材料学的更新，靠近关节部位的肿瘤切除后以假体替代，有术后即刻恢复患肢功能，可早期活动及承重等明显有点。目前临床应用较多，但诸如感染、松动、假体折断等并发症仍是其目前应用中难以克服的问题。

在脊柱、骶骨、骨盆等传统骨科手术禁区，由于解剖结构复杂、肿瘤切除及重建的手术难度大、风险高、术后并发症多等问题，长期以来是骨肿瘤外科治疗领域的难点。20 世纪 80 年代，Magerl、Heinig 等多位学者曾尝试改进手术技术切除脊柱肿瘤，例如"蛋壳技术（egg shell procedure）"等，但都多为肿瘤内手术，局部肿瘤组织残留及手术区域肿瘤细胞的污染，导致肿瘤切除不彻底，术后局部复发率极高。受到 Enneking 分期系统的启发，1991 年 Weinstein、1996 年 Boriani 等提出并逐步完善了原发性脊柱肿瘤的外科分期方法，即 Weinstein-Boriani-Biagini（WBB）分型系统。该分期系统充分考虑了因脊髓的存在而对脊椎整块切除的限制，按照 X 线片、CT、MRI 影像，把脊椎水平断面分为 12 个放射状的区域，根据肿瘤侵犯的空间范围和解剖层次，将脊柱肿瘤的切除分为椎体整块切除、矢状切除和后弓切除。1994 年，Tomita 等在发展脊柱肿瘤全脊椎整块切除的基础上提出了 Tomita 分型系统，根据脊柱肿瘤局部侵犯的方式、受累的解剖部位和脊柱肿瘤的切除方式进行脊柱肿瘤的分型，共分为 3 类 7 型，用来指导脊柱肿瘤的切除。Tomita 等开展的后路全脊椎整块切除技术（total en bloc spondylectomy，TES）使人们看到了脊柱肿瘤完整切除的希望，临床应用大幅降低了脊柱原发恶性肿瘤的局部复发率。

骶骨、骨盆肿瘤方面，1978 年，Steel 等首次对髋臼周围肿瘤患者行内半骨盆切除术，保留患侧肢体，利用周围的瘢痕组织限制股骨头，从而避免了半骨盆截肢。但患者术后跛行明显，患肢功能差。为了获得更好功能，Nieder 和 Aboulafia 等相继报告了马鞍式假体在髋臼周围肿瘤切除重建中的应用。Harrington 等将髋臼周围肿瘤切除后，将残留骨壳灭活后回植，或用异体半骨盆移植重建骨缺损。Kusuzaki 等将髋臼肿瘤切除后，用骨盆-股骨外固定架控制股骨头位置，使股骨头与残余骨盆之间形成瘢痕性假关节囊以稳定股骨头。近年来，Guo 等对骶骨、骨盆骨肿瘤开展系统规范化的治疗，报告了使用组合式人工半骨盆重建髋臼周围肿瘤切除后骨缺损，取得了较好的功能学结果。Tang 等报告了运用介入方法进行腹主动脉球囊临时阻断技术，显著减少骶骨、骨盆肿瘤术中出血，增加了手术的安全性，积累了丰富经验。Guo 等报告了采用一期后路全骶骨切除方法,大大缩短了手术时间,显著降低了围术期并发症。并在此基础上逐步建立了外科分区、分型体系,使得骶骨和骨盆肿瘤的外科治疗在最大限度上实现了标准化。

### (二)化疗与辅助药物

化疗对恶性骨肿瘤生存率的显著提高有目共睹,系统、正规化的多药联合方案化疗十分重要。但不管化疗方案如何改进,统计发现仍有 20% ~ 40% 的患者最终死于转移。降低化疗药物毒副作用、提高现有化疗药物的疗效、化疗药物耐药机制的探讨和新型化疗药物的研发是骨肿瘤化疗研究的重点和趋势,也是困扰学界的难题。20 世纪 90 年代后有一批研究成果问世,其中有代表性的有以下几方面。

呕吐及食欲减退是化疗过程中常见的不良反应,常因药物刺激呕吐中枢或第四脑室底部的化学受体触发带引起。1993 年,Biller 等报道了 5-羟色胺(5-HT)及其受体 5-HT-3 的重要作用,5-HT-3 的拮抗药昂丹司琼作为强效止吐药在化疗诱发恶心和呕吐(chemotherapy-induced nausea and vomiting,CINV)取得良好效果。2000 年后,对人类 P 物质/神经激肽-1(NK1)受体的研究提示,其阻断剂阿瑞匹坦通过中枢机制抑制化疗引起的恶心和呕吐,效果强于昂丹司琼。这些也是肿瘤化疗中的重要进展。

异环磷酰胺常导致泌尿系统毒性。半胱氨酸化合物美司钠能够与重复活化的异环磷酰胺毒性代谢产物相结合,形成非毒性化合物由尿中迅速排出体外,从而与异环磷酰胺合用能预防后者引起的出血性膀胱炎。

Souza 等将人粒细胞集落刺激因子运用于化疗导致的骨髓抑制患者中,通过调节骨髓造血细胞,刺激中性粒细胞增生并恢复其吞噬功能,对缓解化疗导致的中性粒细胞的减少有帮助,尤其在骨肿瘤大剂量联合方案化疗中降低由骨髓抑制导致剂量强度下降的情况。

改变化疗药物剂型或给药方式可作为增加化疗药物疗效的一种方式。例如将乙烯基乙二醇载体包裹阿霉素药物制成脂质体阿霉素,研究发现其增加了药物与癌细胞的亲和力,且心脏毒性小于普通阿霉素。另一方面,局部给药尤其是肿瘤滋养动脉内给药,可使原发灶的药物浓度比静脉给药高,既降低了静脉给药导致的药物毒副作用,又增强了局部化疗效果。

化疗药物耐药和广谱耐药现象发生机制目前并不完全清楚。其失败原因主要是多药耐药的产生,其可能的机制包括:①减少药物进入细胞的输送;②增加药物的代谢;③靶酶的改变;④增加 DNA 的修复;⑤多药耐药致癌基因 MDR-1 及其基因产物的过度表达等。例如,研究发现一种被称为 P-170 的类细胞膜膜转运蛋白与耐药有关,而异搏定、免疫抑制剂、肿瘤坏死因子(TNF)等均有逆转多药耐药的效应。这些药物或化合物能与化疗药物竞争性地结合 P-170 蛋白上的药物结合位点,使细胞内药物外排减少,细胞内化疗药物浓度增大,达到杀伤肿瘤细胞的作用。然而最近的研究认为,由于肿瘤细胞的异质性,化疗耐药还存在许多不明因素,尚需进一步研究。

### (三)放射治疗

放疗治疗的进步源于放疗设备的不断更新及放疗新技术的不断涌现。随着质子束放疗、重粒子治疗、近距离放疗(brachtherapy,BT)、调强放射治疗(intensity modulated radiotherapy,IMRT)、三维适形放疗(three-dimensional conformal radiotherapy,3D-CRT)、立体定向放射治疗(stereotactic body radiation therapy,SBRT)等高精确度放疗技术逐渐发展并应用于临床。通过利用 CT 或 MRI 成像勾画出肿瘤和周围重要器官的结构,制定出放射野,使靶区形状与肿瘤形状在三维方向上一致,以最大限度提高肿瘤区剂量,降低周围重要器官受量,放疗技术进入个体化、精确化的时代。尤文肉瘤、骨淋巴瘤、软组织肉瘤常对放疗较为敏感,放疗可作为一线治疗或结合外科治疗及化疗。放疗剂量的分割模式、放疗新技术、放疗增敏剂等是目前临床研究的热点。例如,Schoenfeld GS 等 2006 年报道辅助放疗能使肢体末端软组织肉瘤的 10 年局部控制率和 10 年生存率达 90% 以上。Chow E 等报道外照射放疗可明显缓解肿瘤疼痛,总有效率为 60% ~ 70%,完全缓解率达 30%。立体定向放射治疗用于难以手术治疗的脊柱病变,可有效缓解症状,同时最大限度地降低辐射性/放射性脊髓损伤的风险。Mocellin S 等对 164 例手术完全切除肿瘤的软组织肉瘤患者的植入放射粒子(192 铱)进行近距离放疗,其与对照组 10 年无疾病生存率分别为 83% 和 67%,但总生存率无差异。放射增敏剂可提高肿瘤细胞对放疗的敏感性,提高放射线对肿瘤细胞的杀伤率,增强放疗疗效,且对正常组织没有或少有不良反应。Kubota 等研究认为,特异性的磷脂酰肌醇 3-激酶(PI3-K)抑制剂渥曼青霉素(Wortmannin)可有效抑制静止型骨肉瘤细胞活性而为放疗所杀伤。

(四)物理治疗

物理疗法即通过改变肿瘤细胞的物理环境以达到杀灭肿瘤细胞的目的。因肿瘤细胞多以无氧代谢为主,对热敏感性较正常细胞高,因此利用热效应可以使其遗传物质和蛋白质合成被抑制,改变细胞膜的通透性及生物膜各种功能,从而导致细胞破坏、死亡。应用这一原理的技术主要包括射频消融、微波消融、激光消融和光动力治疗等。随着热疗仪器不断更新,热疗过程能量监控更精准,在骨肿瘤治疗中前景也更广泛。例如,唐都医院与解放军总医院等运用微波诱导高温灭活联合外科治疗肢体和骨盆骨肿瘤,原位分离瘤体后将其加温,肿瘤中心温度 105℃,瘤表面温度 65℃,持续 30 ~ 40 分钟;134 例肢体骨肿瘤随访 2 ~ 8 年,平均 49 个月,无瘤存活率达到 73.9%,功能达到 MTSS 平均 26 分。在 37 例骨盆骨肿瘤中,28 例得到局部控制。又例如射频消融近年逐步应用于治疗骨样骨瘤和缓解无手术机会的骨转移瘤所致的疼痛,取得较好效果。Mahnken 等在 CT 引导下对 17 例骨样骨瘤患者用单极射频消融针消融治疗,平均随访约 30 个月后,82% 症状完全缓解,再次治疗成功率达 100%,无并发症发生。

(五)分子生物学研究与靶向治疗

近年来,恶性骨肿瘤相关信号转导通路的研究越来越受到重视,分子生物学及细胞遗传学技术的发展为探求骨肿瘤的发病机制提供了新的研究方向。多个原癌基因和抑癌基因被发现与骨肿瘤有关,其中有代表性的有:抑癌基因 p53 突变与 Li-Fraumeni 综合征;70% 的骨肉瘤患者存在抑癌基因 Rb1 突变;Wnt-D-catenin 信号系统与骨肉瘤;原癌基因 C-myc、ErBb-2/HER-2、Survivin、CTRP3 等;肿瘤血管新生与血管内皮生长因子(vascular endothelial growth factor,VEGF)、环氧化酶-2(cyclooxygen-ase-2,COX-2)与骨肉瘤等;骨保护蛋白(OPG)、NF-κB 受体活化因子(receptor activator of NF-κB,RANK)及其配体 RANKL 等。其中部分研究已转化为靶向治疗药物服务于临床,其中有代表性的有以下几例。

新生血管是肿瘤增生、浸润和转移的重要环节。VEGF 被认为是最主要的血管生成因子,其高水平表达是多种肿瘤转移和预后的独立危险因素。多项研究表明,VEGF 能特异性促进血管内皮细胞分裂、增殖及侧支循环的建立,其表达水平与骨肿瘤组织血管化程度及恶性程度呈正相关。Sorafenib(BAY-439006)、Pazopanib(GW786034)是口服多靶点血管内皮生长因子受体抑制剂,Sleijfer 等报道用 Pazopanib 治疗 142 例复发性和顽固性 STS 患者的疗效,试验指标包括:在患有脂肪细胞肉瘤、平滑肌肉瘤、滑膜肉瘤以及其他类型 STS 的患者当中,疾病无恶化的生存期超过 3 个月的患者比例分别 26%、44%、49% 和 39%。

骨巨细胞瘤和部分骨转移癌多为溶骨性破坏的病变,双膦酸盐类药物(如唑来膦酸盐、帕米膦酸盐等)通过抑制破骨细胞介导的骨吸收,诱导骨巨细胞瘤基质细胞和多核巨细胞的凋亡,从而达到限制骨破坏的作用。Tse 等研究发现将双膦酸盐作为辅助治疗手段用于骨巨细胞瘤患者,可以明显降低局部复发率。

Ecteinascidin743(ET-743)是从加勒比海海鞘的生物碱中提取的抗癌药物,于 2007 年上市用于治疗软组织肉瘤。它主要使 DNA 双螺旋小沟处鸟嘌呤的 N-2 烷基化,阻断 DNA 复制及合成,抑制肿瘤细胞分裂生长。该药抗癌活性较传统化疗药物高出 1 ~ 3 个数量级。研究提示传统化疗无效的晚期 STS 患者总有效率 17.1%,1 年无疾病进展期和总生存率分别是 21% 和 72%。

地诺单抗(denosumab)是一种特异性靶向 RANKL 的完全人源化单克隆抗体,阻止 RANKL 和其受体物质结合,抑制破骨细胞活化和发展,减少骨吸收,增加骨密度。2014 年被美国食品药品管理局(FDA)批准用于治疗骨巨细胞瘤。由 305 例确诊为患有复发、不能切除的骨巨细胞瘤患者参与的临床试验中,平均用药 3 个月之后,在 187 例肿瘤能够被测量的患者中,有 47 例肿瘤出现萎缩。

## 五、骨科肿瘤学研究展望

历史发展至今日,骨与软组织肿瘤的临床和基础研究取得了令人瞩目的进展,规范化疗联合根治性手术治疗使患者保留肢体的同时最大限度地改善生存质量。近年来,随着介入治疗、分子靶向治疗等在临床应用的成功,又为骨肿瘤患者的治疗提供了多种有效的新方法。以 2013 年第四版 WHO《骨与软组织肿瘤分类标准》为代表的著作发布,人类对骨与软组织肿瘤的认识发展到一个新的高度;以肢体骨肉瘤为代表的恶性骨肿瘤,规范化疗和根治手术切除后的 5 年生存率已经接近 70%;以肿瘤型人工关节假体置换为代表的保肢和功能重建手术,已经成为疗效、功能可靠的局部重建方式。然而,仍有许多亟待解决的问题摆在面前:骨原发恶性肿瘤发病、复发及转移的相关机制依旧不清,有待从基因与分子水平进一步研究;化疗效果停滞不前,亟待新药研发与耐药机制的进一步探究;复杂骨与软组织肿瘤术后功能重建并不满意,假体重建后并发症仍较多等,有待骨科医生不断探索和改善。

骨科肿瘤学的发展史从一个侧面见证了祖国传统医学与西方现代医学的发展,见证了人类从认识到治疗疾病的不懈努力和坚定信心。

（郭卫　王冀川）

## 第七节　小儿骨科发展简史

### 一、前言

骨科发展史起始于儿童肢体与足踝畸形的矫正。17~18 世纪的欧洲,麻醉、抗生素等尚未发明,骨科手术也只是在无麻下对战伤开放伤口进行处理、截肢及脓肿切开引流。而骨折复位和木板固定多是有经验的屠宰工完成,并且作为家族手艺传承。那时脊髓灰质炎正流行多发,其后遗的下肢畸形和先天性马蹄内翻足治疗是通过手法牵拉、按摩后,采用木板或浸入蛋清加面粉中制作的布条绷带固定维持矫正（图 1-7-1）。在十字军东征之后,制作军队马具和盔甲的技师面临失业,在和平时期继而转做更复杂贴附肢体解剖形态支具和夹板。英国

人 Timothy Sheldrake 正是这一时期应用支具矫正儿童肢体畸形的先驱,其设计并制作了昂贵的治疗脊髓灰质炎后遗下肢和马蹄足畸形的支具（图 1-7-2）。

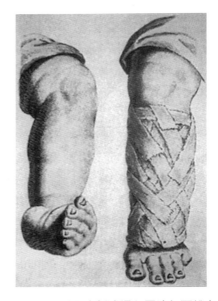

图 1-7-1　采用木板或浸入蛋清加面粉中制作的布条绷带固定维持矫正

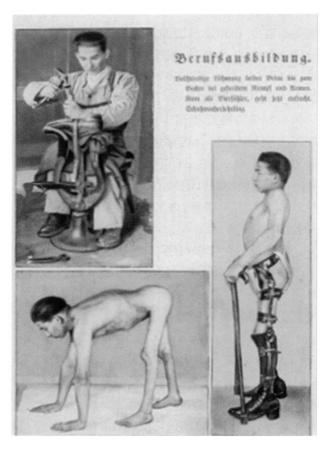

图 1-7-2　制作军队马具和盔甲的技师设计的治疗脊髓灰质炎后遗下肢和马蹄足畸形的支具

17 世纪的欧洲，外科医生被视为缺乏教育、手持刀剪的剃头匠，其社会地位仅高于屠宰工，内科医生才被视为是专业的治疗疾病的医生。Nicholas Andry（1658～1742）是一位巴黎的内科学教授，却对矫正人体形态异常有着强烈的兴趣，并对此进行了大量探索。他向孩子父母阐明儿童肢体畸形的原因及治疗，认为修直的下肢及背部是儿童拥有健康美好的生活及美满婚姻的前提，而这也是当下所有父母的期望。他在 1741 年出版了一部教科书，书名为《骨科：预防及矫正儿童畸形的艺术》，首次将"骨科"用希腊语 orth-paedia 表述，意思是使儿童变直的医学。骨科（orthopaedics）的表述一直沿用至今，体现出骨科学最早是源于儿童肢体和足部畸形的矫正。在书扉页上有一幅著名的插图，一颗弯曲的树用绳子绑在笔直的木棍上，这表明骨科学的根本是将儿童弯曲的肢体变直的艺术。现如今这已成为骨科专业的象征，是国际上很多骨科学术组织徽标的基本元素（图 1-7-3）。

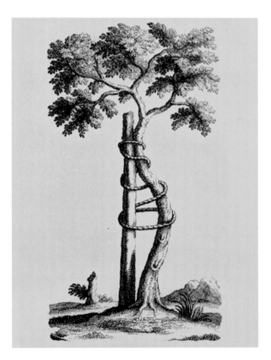

图 1-7-3 骨科专业象征的插图，意味着骨科学的根本是将儿童弯曲的肢体变直的艺术

德国人 Stromeyer（1804～1876）被视为欧洲的骨科手术之父，1828 年他在汉诺威开设了骨科诊所，1831 年首次采用小切口跟腱延长术治疗脊髓灰质炎后遗的马蹄足畸形，揭开了骨科手术学的序幕

（图 1-7-4）。英国伦敦的年轻医生 Little（1810～1894）因为自身有脊髓灰质炎后遗马蹄足畸形，去德国请 Stromeyer 为他行跟腱延长术治疗并获得良好的效果。Little 回国后随即开展并推广了相关技术。Little 在 1845 年创立了英国皇家国立骨科医院，发表了世界上第一篇关于脑瘫畸形的文章，被后人誉为英国骨科之父。Little 的学生 Adams 后来培养了 Robert Jones 和 Watson-Jones，后者又培养了英国著名的小儿骨科医生 Lloyd-Roberts、Catterall 及加拿大医生 Salter 和 Hall。而 Little 的儿子继承父业成为首任英国骨科学会主席。

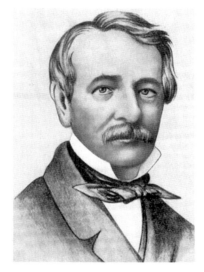

图 1-7-4 欧洲骨科手术之父
Georg F. Stromeyer（1804～1876）

19～20 世纪有 6 项科学技术发明使骨科临床技术取得革命性的进展：①波士顿麻省总医院的牙医 Morton 发明全身麻醉（1846 年）；②英国 Lister 医生在访问了法国科学家 Pasteur 后将细菌感染理念应用于外科手术消毒和预防感染（1860～1880 年）；③德国物理学家 Roentgen 发现 X 线，拍摄了第一张 X 线片（他妻子的手，1895 年），随后 X 线摄片迅速普及，用于诊治骨折；④英国 Lane（1856～1938）首次用银丝和铁制螺钉固定胫骨斜行骨折，但内置物氧化生锈后固定失效是当时面临的问题。不锈钢的发明（1920 年代）革命性地推动了骨科内置材料的发展；⑤抗生素（盘尼西林）的发明，并应用于预防伤口感染（1930 年代）；⑥脊髓灰质炎疫苗发明和临床应用（1950 年代早期），使骨科诊疗范围主要由脊髓灰质炎后遗畸形扩大至髋关节、脊柱畸形。

1950 年代,芬兰人 Langenskiold 对长骨骺板损伤后由于骺板早闭造成肢体成角与短缩畸形进行了研究,在切除骺板骨桥恢复生长方面做了开拓性探索,使人们对儿童骺板的结构、功能和损伤有了全新的认识;德国人 Wagner 在儿童髋关节畸形矫正中,对股骨近端截骨术的理念、内固定接骨板的设计以及儿童肢体延长技术进行了开拓性的工作。20 世纪 50 年代中期,加拿大的 Salter 和 Hall 在完成英国 Watson-Jones 医生的骨科培训后,回到多伦多儿童医院成立小儿骨科。Salter 设计的通过髂骨截骨矫正先天性髋关节脱位髋臼畸形的术式,至今仍是手术治疗儿童髋关节发育不良的标准术式。随后,Hall 在 1970 年代早期前往波士顿儿童医院工作,发展了脊柱侧凸诊疗技术。Salter 和 Hall 不仅在小儿骨科疾患治疗方面做了开拓性的工作,更重要的是他们建立和发展了小儿骨科专科医生的培训体系,奠定了美国住院医师培训后小儿骨科专科规范化培训体制。由此,多伦多和波士顿成为著名的小儿骨科专科培训中心,尤其是多伦多儿童医院被誉为是培训了世界上最多小儿骨科医生的医院(图 1-7-5)。

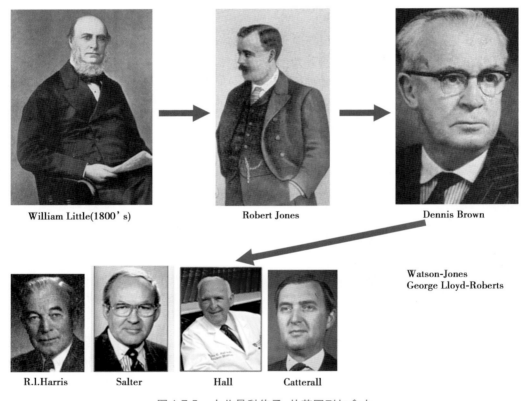

图 1-7-5　小儿骨科传承:从英国到加拿大

国际上著名的骨科专著《坎贝尔骨科手术学》,在 1926 年首版时书名为小儿骨科手术学(Operative Children's Orthopaedics)随后才更名为《Campbell's Operative Orthopaedics》。20 世纪 70 年代初期,经典著作《Tachdjian 小儿骨科学》问世,系统阐述了小儿骨科的理论与实践。Tachdjian 是黎巴嫩移民,在波士顿儿童医院完成训练后,前往芝加哥纪念儿童医院从事小儿骨科。1973 年他独立编著、出版了《Tachdjian 小儿骨科学》,书中细述了儿童骨与关节系统的生长发育特点、各类疾病的病理解剖、自然演变规律以及诊断治疗方法,并配有精美的手术线

条插图,被后人誉为是小儿骨科的"圣经"。至今,Herring 团队编辑出版了该书的第五版,是全世界小儿骨科最重要的教科书之一。此外,Tachdjian 为推动小儿骨科医生继续教育和新技术介绍推广,创办了国际小儿骨科学习班,如今这一学习班每年都在 Orlando 定期举办,已成为世界上享有盛誉的、被美国骨科医师学会(AAOS)和北美小儿骨科学会(POSNA)指定的专科继续教育课程。在 1988 年的学习班中,Tachdjian 邀请前苏联 Ilizarov 讲述外固定架技术、德国 Wagner 讲述肢体延长技术和股骨近端矫形技术以及前南斯拉夫 Klisic 报告数百例先天性

髋关节脱位手术治疗中采用股骨短缩截骨术的治疗效果。在当时的国际政治环境下，这些理念和技术的引进和推广，对北美地区乃至全世界的小儿骨科发展都起了巨大的推动作用。

小儿骨科专科培养体系的创立、经典专著的出版发行以及定期继续教育介绍并引进新理念和新技术，使小儿骨科在 1970～1990 年代获得了迅速、规范的成长和发展。

先天性髋关节脱位、先天性马蹄内翻足、脊柱侧凸是小儿骨科中常见的疾患。以下将分别回顾这些疾病的诊疗历史，从中可以对小儿骨科的历史和发展窥见一斑。

## 二、先天性髋关节脱位

先天性髋关节脱位（congenital dislocation of the hip，CDH）最初的认识是患儿在出生时股骨头全部或部分脱出髋臼之外。随后，人们逐渐发现部分髋关节在出生时并未脱位，而随生长发育逐渐出现髋臼育发不良或股骨头的半脱位或全脱位。鉴于动态性的特点，20 世纪 90 年代初，AAOS 和 POSNA 共同建议将 CDH 更名为 DDH（developmental dysplasia of the hips）。

最早希波克拉底（Hippocrates）曾关注到这一畸形，他认为下肢短缩问题在于大腿，并非来自小腿。但除此之外，他并无更多认识。

Nicholas Andry 认为"大腿或下肢可能在宫内就因为某些原因发生脱位，就好比身体其他部位（如肩、肘、跟骨、下颌及椎体）的脱位，一些患儿出生时即有双下肢脱位，并因此而长期跛行"。

Giovanni Batista Palletta（1747～1832）是 Monteggia 之前的米兰马焦雷医院（Ospedale Maggiore）的主治医师，他首先对先天性髋关节脱位的解剖进行了分析，而在此之前人们对髋关节脱位的解剖认识很少（图 1-7-6）。他对一例出生 15 天双侧髋关节脱位的男孩的病变进行了分析。随后巴黎的 Dupuytren 对一些大龄病例进行解剖，对髋关节脱位的病理改变进行了更深入的描述，但是他不认为有方法可以治疗这种疾病。

### （一）最初的治疗

1. 法国 Charles Gabriel Pravaz（1791～1853）出生于里昂，滑铁卢战役中在拿破仑的军队中服役，后来在巴黎学习医学。Pravaz 与 Jules Guerin 成

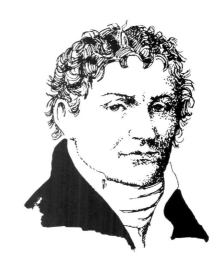

图 1-7-6 Giovanni Batista Palletta（1747～1832）
历史上第一个解剖出生 15 天的双侧 CDH 尸体

为巴黎研究所的同事，之后他在家乡里昂创建了自己的研究所。

Pravaz 阐明了 DDH 牵引治疗方法，并成功治疗 19 例患儿。他首先提出对 DDH 患儿采用持续牵引、逐步加大外展并于大转子区加压的技术可以获得成功复位（图 1-7-7）。这种方法与法国 Berk（伯克）Calot 研究所使用的方法几乎一样，当时 Georges Morel 等推广的正是这种逐渐复位的治疗方法。1847 年，Pravaz 发表了关于治疗 DDH 的专题论文，并获得了里昂科学院的奖励。

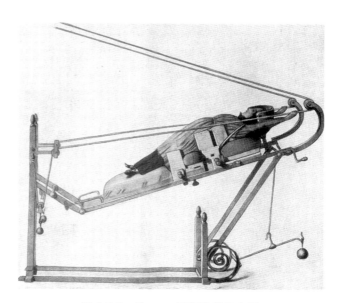

图 1-7-7 Pravaz 早期牵引示意图

借鉴 Pravaz 的成功经验，巴黎的 Guerin 很快采用并改进了这种方法，改进包括初期牵引、经皮肌

腱松解及维持复位方法。他在肌腱切断同时切断髂骨外板上方的关节囊,增加粘连以增加髋关节稳定性。

比萨来外科医生 Agostino Paci(1845~1902)首次提出即刻采用正确的手法复位治疗 DDH。在此之前,所有治疗方法都是牵引后逐渐复位的方法,包括里昂的 Pravaz 和 Guerin 的方法。随后,奥地利医生 Lorenz 采用和 Paci 相同的方法,并因此引发两人间的一些竞争。

2. 意大利、德国、奥地利——DDH 切开复位 博洛尼亚的 Alfonso Poggi(1848~1930)首次为一例 12 岁 DDH 女孩成功施行了切开复位手术。德国维尔茨堡(后到柏林)的 Albert Hoffa(1859~1907)发展并规范了先天性髋关节脱位的切开复位技术,随后推广至整个欧洲。

维也纳的 Adolph Lorenz(1854~1946)也对治疗先天性髋关节脱位感兴趣,他最初采用的是 Hoffa 手术治疗方法,但是由于对必用的苯酚喷雾(预防败血症)过敏,后来又回到非手术治疗方法。Lorenz 最终因他的复位方法成名,就像是骨科界的摇滚明星一样在美国做巡回表演(图 1-7-8),进而使 DDH 的治疗方法在北美地区开始传播。

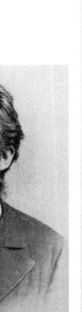

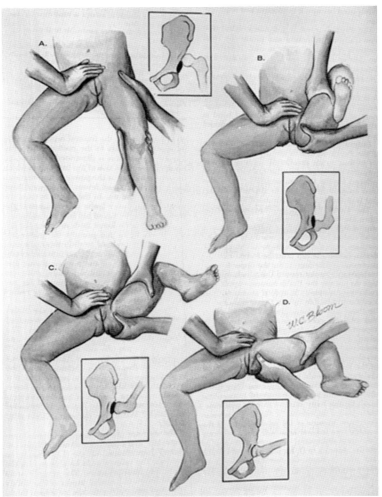

图 1-7-8 Adolph Lorenz(1854~1946)和他的复位方法

波士顿的 Buckminser Brown(1819~1891)在巴黎与 Guerin 共事后,把他治疗髋关节脱位的方法带回了波士顿,又通过波士顿学校传给了 W. T. Green 和 Tachdjian,并进而传到全世界。

Henry Jacob Bigelow(1818~1890)对髋关节囊进行研究后出版了题为《髋关节脱位与骨折的机制:应用屈髋方法复位髋关节脱位》的书籍,为 DDH 治疗做出了巨大贡献(前方 Y 形韧带现以之命名)。

Bigelow 的复位方法曾被 Lorenz 应用,也是目前外科医生 DDH 闭合复位时采用的方法。

3. 股骨短缩　在 19 世纪末至 20 世纪初,延迟诊断 DDH 的标准治疗方法是闭合或切开复位。但是,大年龄病例应用此种方法难以成功。英国的 Hey-Groves 在 1928 年就提出了行“股骨短缩截骨”帮助复位,他有可能是首位提出这个概念的医生。Ombredanne 在 1932 年同样报告在大龄儿童中短缩股骨有利于复位髋关节,随后南斯拉夫的 Klisic 在 20 世纪中后期将这一个方法推广。

在 19 世纪 70 年代早期,Klisic 在 DDH 治疗方面有着丰富的经验,在 Tachdjian 国际学习班及有里程碑意义的密歇根亚尔奥克儿童髋关节学习班上为北美骨科医生展示了股骨短缩的效果。此后,股骨短缩成为 2~3 岁以上 DDH 患儿常规手术治疗术式。

4. DDH 早期治疗　通过 X 线对疾病有了更深入认识后,才开始出现早期诊断的理念。法国雷恩的 Pierre Le Damany 于 1908 年在一家妇产科医院对新生儿进行了 DDH 筛查。他在 1923 年出版了关于 DDH 的教科书。

意大利儿科医生 Mario Ortolani(1904~1983),早年毕业于博洛尼亚大学,他推广一种用以早期诊断 DDH 的检查方法,即广为人知的 Ortolani 试验(1937 年发表)(图 1-7-9)。意大利政府建立了一家诊所,作为预防及治疗先天性髋关节脱位的中心,并任命 Ortolani 为主任。Ortolani 试验与 Barlow(1845~1945,英国)试验至今仍为世界上诊断 DDH 的标准检查方法。

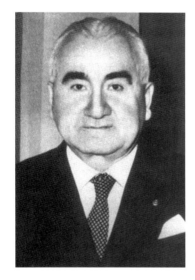
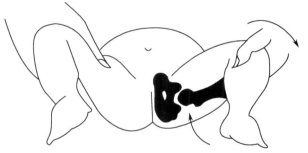

图 1-7-9　Mario Ortolani(1904~1983)和 Ortolani 试验

### (二)早期诊断后的治疗

髋关节疾患在欧洲的斯拉夫地区是地方病,DDH 发病率很高,并被称为“波西米亚髋关节”。捷克斯洛伐克的 Arnold Pavlik(1902~1962)是 Frejka 的学生,他不满意当时治疗 DDH 的外展支具,认为髋关节持续活动对髋关节发育很重要。后来他发明的 Pavlik 吊带逐渐成为全世界婴幼儿 DDH 的经典治疗方法(图 1-7-10)。

### (三)手术的发展——髋臼加深手术

Alfonso Poggi(1848~1930)在 1880 年发表了一篇具有历史意义的文章,首次提出通过加深髋臼来治疗 DDH。随后出现了数百种达到同样效果的术式。

Franz Koenig(1832~1910)在 1871 年进一步深化扩大或增加股骨头髋臼顶的概念。维也纳的 Spitzy 和纽约的 Albee 首先提出在髋臼上植骨以促进髋臼发育。

多伦多的 Robert Salter 在 20 世纪 50 年代后期发明了髂骨截骨术,后来这种截骨术命名为“Salter 截骨术”。这种改变髋臼方向的术式是世界上最著名的增加 DDH 稳定性的方法。与之不同的 Pemberton 和 Dega 髋臼成形术也同样在北美和欧洲地区流行。其他的手术方法还包括 Chiari 截骨术(维也纳)、三联截骨术(Carlioz、Steel、Tonnis 及其他)、伯尔尼环髋臼截骨术(Ganz 截骨)。

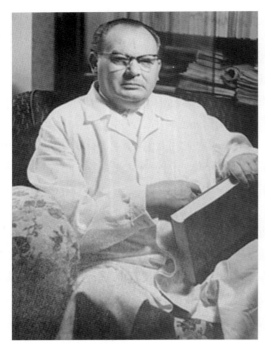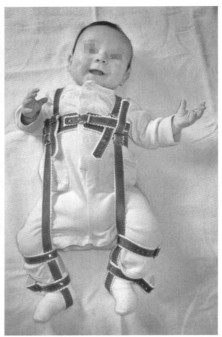

图 1-7-10 Arnold Pavlik(1902~1962)和 Pavlik 吊带

DDH 治疗的发展与传承为我们了解北美地区儿童骨科的培养历史提供了非常关键的链接。

### 三、先天性马蹄内翻足

马蹄内翻足是最早存有记载及描述的儿童肌肉骨骼疾患,其原因很可能是由于出生后存在明显的外观畸形。5000 年前埃及古墓的壁画中有对双侧马蹄内翻足的描述。至今我们仍然在寻找理想的治疗方法。

希波克拉底(希腊)提出了大量适合治疗马蹄足的方法,先使用反畸形的手法将足牵拉至矫形位置,再使用树脂及加压绷带维持固定。希波克拉底强调绷带缠绕时应该顺着足部轮廓(类似 Ponseti 方法),最后使用一层皮革加固。Galaen(罗马)也提出了大量矫正马蹄内翻足的方法。

近 2000 年后,Ambroise Pare(1510~1590)提出了非常相似的马蹄足矫正的方法,包括采用金属靴子来维持矫形。

Nicholas Andry(1658~1747)在他的经典著作《骨科学》中用一章描述了马蹄内翻足,命名为"足部畸形——错误转位的结果"。他强调每天手法矫正有助于恢复足的自然体位。同时还建议使用石膏板、木制支具及小型金属板去维持绷带固定。日

常的手法矫正听起来与 Bensahel(巴黎)及 Dimeglio(蒙彼利埃)的康复加固定的方法十分接近。

William Cheselden(1688~1752)是一位来自英国的外科医生,一位专业的正骨医师向其提出了关于合理矫正马蹄足的建议。他接受了这种将布条浸入蛋清加面粉中制作绷带的方法。

1. 病理解剖 Antonio Scarpa 是一位来自意大利帕维亚小镇的外科学教授,首次对马蹄内翻足的病理解剖进行了阐述(图 1-7-11)。他指出:"其实距骨并没有脱位,仅是部分偏离相互接触位置,并且绕其短轴发生扭转"。

半个世纪后,英国著名的骨科医生 Willam Adams(1820~1900)通过对 30 例马蹄足进行解剖,发现畸形主要发生在距骨,而他除了在马蹄足治疗方面享有盛名,还提出了众所周知的脊柱侧凸 Adams 征(躯干旋转)。Adams 继他的老师 W. J. Little(1810~1894)之后成为英国骨外科医师协会主席。

2. 矫形支具 在最初的各种绷带固定方法之后,支具开始用于马蹄足治疗。意大利的 Scarpa 设计了众多经典的支具。数百名其他专家在此基础上进行了更改(图 1-7-12)。

3. 巴黎石膏及马蹄足矫正 巴黎石膏以城市命名(由于石膏中硫酸钙盐矿物质产自巴黎附近),

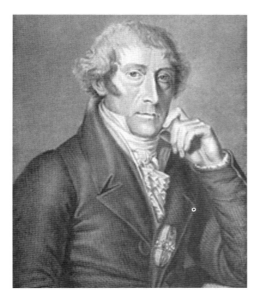

图 1-7-11 Antonio Scarpa 首次对马蹄内翻足的
病理解剖进行了阐述

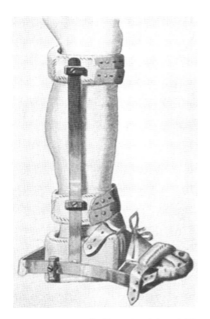

图 1-7-12 早期的马蹄足矫正支具

在几个世纪前就已经广泛用于制模。

在 Mathijsen 介绍更为实用的巴黎石膏绷带前，巴黎石膏已经很好地用于骨科治疗。巴黎石膏的应用很大程度解决了需求，毕竟 Cheselden 的面粉蛋清绷带准备及应用比较麻烦。

Johan Frederic Dieffenbach（1792～1847）（柏林）将巴黎石膏用于治疗骨折，在巴黎看见演示之后用于马蹄足的矫正。

由助手把持足于矫正体位，将巴黎石膏和水的混合物在一个盒子中浇注在肢体上，等待塑型。移除盒子，小腿和足部被包含在一个真正的石膏管型中。这种方法首先在 1831 年发表在巴黎医学报纸上，随后 Dieffenbach 采用了这种方法。这种笨重的盒子石膏护理起来十分麻烦，并且限制了活动。

4. 巴黎石膏绷带 Antonius Mathijsen（1805～1878，纽约）在 1854 年发明了巴黎石膏绷带，作为一名军医，他带来了许多骨科治疗的改进，尤其是在骨折固定及马蹄足治疗上（图 1-7-13）。这种材料价格低廉，使用方便，很快在整个西方世界用于马蹄内翻足治疗。

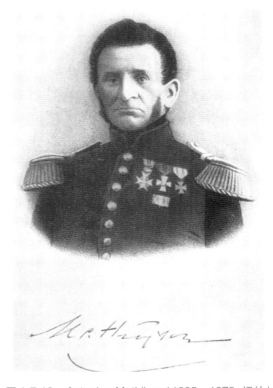

图 1-7-13 Antonius Mathijsen（1805～1878，纽约）

5. 腱切除术 19 世纪后期，Little 和 Adams 在英国先后推广腱切除术加矫正的概念。

6. 强力矫正 麻醉技术的进步（1846）开创了马蹄足强力矫正的时代（患儿入睡后）。欧洲和北美出现了繁多的强力矫正工具，其中最为西方人熟知的是 Thomas 扳手（英国 Hugh Owen Thomas 发明）（图 1-7-14）。

7. 黏贴绷带 一些骨科医生没有选择巴黎石膏绷带，而是采用黏贴绷带的方法，一种由英国的 Robert Jones 及法国的 Kellough 推广开来的方法。Robert Jones 的方法随后由澳大利亚的 Denis Browne

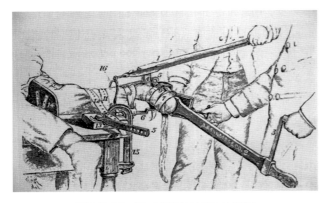

图 1-7-14 强力矫正马蹄足的器具

（1893～1967）延续，他在参加加里波利战役后去往伦敦接受外科训练，随后成了大欧蒙德街儿童医院的知名外科医生。

Browne 是当时最著名的骨科医生之一，为英国建立小儿外科作出诸多贡献。他发明的用于矫正马蹄足的 Denis Browne 支具连杆最为骨科医生所熟知。捆绑同时双足间置支撑连杆以外旋下肢。

8. 马蹄内翻足——美国治疗的转变 骨科专家们促成了手法石膏及牵拉加上支具治疗马蹄足的技术从东到西传播，由此迅速传入美国。纽约的 Lousi Sayres 因其治疗马蹄足的方法而成名。

澳大利亚的 Adolf Lorenz 发展了手法矫正马蹄足的方法，并发表了相关内容。Ponseti 在其漫长而活跃的骨科实践与手术生涯中一直使用着这些方法，这一精细的手法矫正方法可取得优良的治疗结果。他不仅将此内容著为教科书，同时还利用强大

的网络媒体与全世界的医生及家长或家长群体进行交流。Ponseti 方法目前已在全世界范围内应用，尤其是在手术资源欠缺的区域更为普遍。Pirani 在乌干达开展了马蹄内翻足计划，为医疗资源欠缺的区域提供有效的马蹄足救治。

显然，Ponseti 方法是在巴黎石膏绷带问世后对 19 世纪的方法的改善。这种治疗方法回归简化，并经证实现代外科手术疗效不及非手术治疗，在小儿骨科领域这是为数不多的几个例子之一。

亚特兰大的 Hiram Kite 是 Michael Hoke 的学生，他也推广了一种新型马蹄石膏管型，在美国南部及东南部尤其盛行。他仅使用短腿石膏管型，较难矫正旋转，这种方法正在逐渐缓慢地被 Ponseti 方法所取代。Benjamin Joseph（印度）等医生仍在使用 Kite 方法并取得了良好的治疗结果（图 1-7-15）。

9. 手术矫正 对距骨病变的认识开创了手术治疗的时代。

对马蹄内翻足手术矫正根本上体现了小儿骨科专业的发展。Stromeyer 在欧洲通过腱切断术治疗马蹄内翻足建立了手术矫正的基础。之后马蹄足的手术逐渐复杂，包括多腱切断、韧带松解及骨性手术。

麻醉技术的发展（1846）、对败血症的认识（1860～1879）及 X 线的应用促成了手术矫正技术的发展。Char Morton 被认为是第一个使用 X 线去研究马蹄足的人。美国密尔沃基的 George Simons 提出了

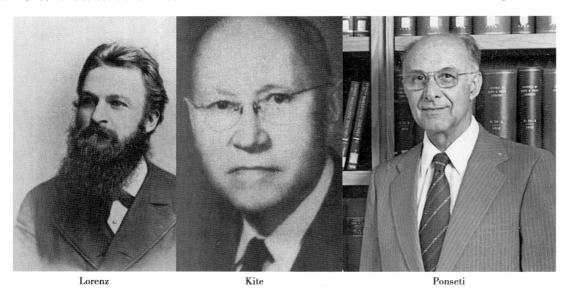

| Lorenz | Kite | Ponseti |

图 1-7-15 马蹄足手法治疗的代表人物

更科学的可术中指导每一步操作的摄片技术。

10. 更复杂的手术 E. P. Brockman（1894～1977）是一位来自伦敦的马蹄足权威,他提出了治疗马蹄足的三关节融合术,是治疗大龄的疼痛、僵硬型马蹄足的最佳选择。Edward Hickling Bradford（1846～1926）是波士顿骨科学院的创始人之一,在北美也发表了许多关于马蹄足的文章。

随着外科技艺的精通及麻醉变得更安全,手术操作变得更加复杂。美国康乃迪克州首府哈特福特的 Vincent Turco 与其在纽因顿儿童医院的同事 Burr Curtis 等推广一种后内侧广泛松解矫正马蹄足的方法。杜克大学的 Leonard Goldner 不满于石膏固定治疗的不佳结果,尤其是对于延误诊断或偏远农村不能接受规律石膏固定的患儿,他提出一种更复杂的后内侧及外侧松解术式,但明智地避免切开距下关节。

20 世纪 70 年代,法国蒙彼利埃的 Gabriel Pous 热衷于婴幼儿马蹄足手术矫正,认为马蹄足矫正应该与髋关节及其他关节一样,早期手术矫正疗效更佳。他为 1～2 个月大的患儿行复杂手术矫正。后来这种方法由于手术难以控制而被禁用,时常矫正过度或不足。马蹄足的治疗变革(从 Pous 到 Ponseti)证实了这一疾患的顽固性。

有意思的是,Dimeglio 带领的 Montepellier 已成为非手术治疗的倡导者(物理治疗加胶布固定),目前被认为能媲美 Ponseti 这一国际儿童骨科协会公认的治疗马蹄足的最有效的方法,代表着从手术治疗到非手术治疗的回归。这种替换体现了历史、医学史及人类自然史的发展。

11. 放弃马蹄足手术矫正的原因 让人惊奇的是,复杂的马蹄足矫正手术在 21 世纪早期遇到了瓶颈。原因何在?通常,低年资外科医生被教授各种各样的手术技巧,而在许多情况下并不需要用到。当一个人听到关于新技术的报告,比如跟骨旋转(Mckay)或外侧松解(Goldner),然后就会在已有的复杂手术基础之上补充进这些手术操作。最终结果是,手术越做越复杂。

行距下关节切开、胫后肌腱松解(Turco)及后内侧及外侧广泛松解后,多出现过度矫正。长期随访证实手术矫正结果并不理想。因此,法国(Bensahel、Dimeglio)及澳大利亚-爱荷华方法(Steindler-Ponseti)再次得到普及。可以说,是 Ponseti 独自带领北美脱离了手术治疗马蹄足的时代,或许以后还可能再次出现新的严谨的手术方法(图 1-7-16)。

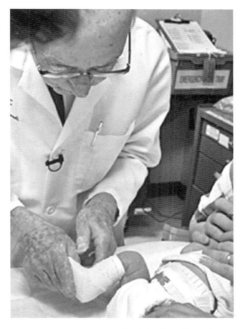

图 1-7-16 Ponseti 方法治疗早期马蹄足

12. 总结 马蹄足的历史醒人深思,贯穿 20 世纪复杂、激进的手术技术发展,21 世纪又回归至 19 世纪使用的治疗技术。骨科专家仍然持续挑战着这一复杂的病理系统。

## 四、脊柱侧凸

希波克拉底认为,并非所有的脊柱畸形都与结核有关,并注意到"即使是健康人也存在各种各样的脊柱弯曲"。他将脊柱侧凸归结于慢性姿势不良,而导致姿势不良的原因可能是患者休息时所采取的姿势。这一姿势不良学说持续了 2000 年。Nicholas Andry 支持希波克拉底的观点,强调生长期儿童应该使用合适的椅子。波士顿的 Robert Lovett（1859～1924）是第一部北美重要骨科教科书的合著者,他注意到"学校的桌椅无法为背部提供足够的支撑,导致脊柱长期处于屈曲状态"(图 1-7-17)。

### (一) 解剖学的认识

1858 年,Bouvier（1799～1877,巴黎）对脊柱侧凸的解剖特点进行了大量的研究(图 1-7-18)。他对脊柱畸形旋转特征的经典描述使法国人率先认识到了脊柱侧凸的三维特点,继而影响了 Calot

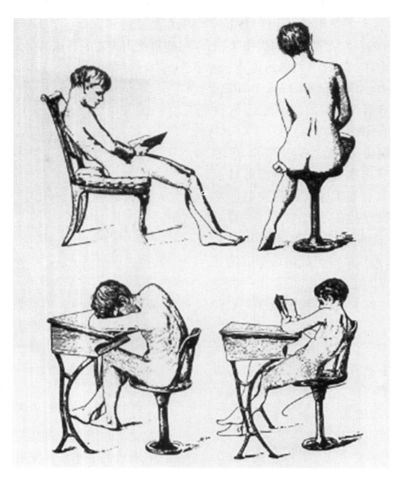

图 1-7-17 Robert Lovett 出版著作插图提示设计
糟糕的学校桌椅可以导致脊柱畸形

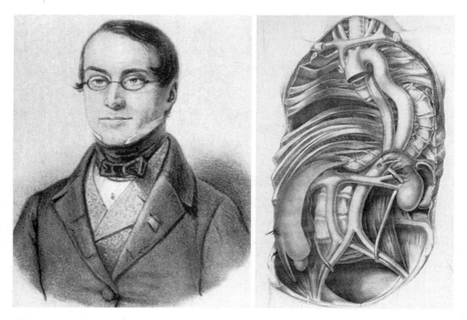

图 1-7-18 Sauveur Bouvier(1799～1877,巴黎)最先理解脊柱侧凸畸形的三维特征

（Berk）、Cotrel（Berk 和巴黎）、Stagnara（里昂），以及目前的 Dubousset（巴黎）和 Chopin（Berk）。在 20 世纪晚期，Cotrel 和 Dubousset 不仅明确了"三维"的含义，还发明了旨在矫正旋转畸形的内固定系统（Cotrel-Dubousset 脊柱内固定系统）。

（二）早期治疗方法

早在外科时代之前，起源于欧洲的骨科学院就已经发明了许多治疗脊柱侧凸的方法。位于法国

南部蒙彼利埃的 Delpech 中心采用螺旋状的梯子让脊柱侧凸患者攀爬，并针对弯曲向左和向右的不同分别有不同的设计。

富有经验的支具生产商们制造了金属衣物和皮质夹克以及紧身衣等矫形支具以矫正脊柱畸形，他们是现代矫形支具师的先驱。19 世纪晚期所使用的矫形夹克（图 1-7-19）在原理上非常类似于 20 世纪的 Milwaukee（Blount）和 Boston 支具。

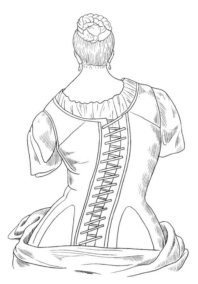
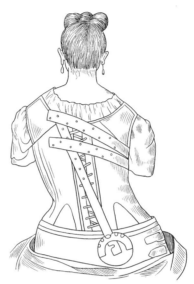

图 1-7-19　19 世纪欧洲"骨科"中心脊柱侧弯矫形夹克

（三）早期手术治疗

19 世纪 40 年代，Bouvier 的法国同事 Jules Guerin 是第一位对脊柱侧凸畸形实施矫形手术的骨科医生。他将患者置于牵引状态下，施加侧方压力，同时屈曲、伸展脊柱，然后于皮下行脊柱相关肌腱切断术（他已经采用该方法在治疗足部畸形方面取得了丰富的经验）。

北美也复制了欧洲关于非手术治疗脊柱侧凸的理念。纽约的 Charles Fayette Taylor（1827 ~ 1899）发明了一种治疗脊柱侧凸的支具，同在纽约的 Louis Sayre（1820 ~ 1900）发明了一种石膏矫形夹克，这种石膏夹克最初用于治疗 Pott 病（脊柱结核），后用于治疗脊柱侧凸。

1889 年，一位名为 Richard Von Volkmann 的德国外科医生首次提出切除肋骨以改善躯干畸形。亚特兰大的 Michael Hoke（1872 ~ 1944）也实施过胸廓成形术。

（四）手术治疗

1911 年，Russell Hibbs（1869 ~ 1932，纽约，图 1-

7-20）建议通过手术治疗脊柱侧凸，并于 1914 年实施了第一例脊柱融合术。但是接受该术式的患者需要长期卧床休息，然后接受数月甚至数年的支具或

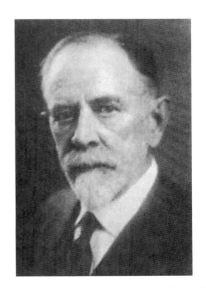

图 1-7-20　Russell Hibbs（1869 ~ 1932，纽约市）率先采用脊柱融合技术矫正脊柱侧凸

躯干石膏治疗。

John Ridlon(1852~1936)在讨论 Hibbs 的第一篇论文时提出,为什么 Hibbs 不先进行脊柱矫形然后再进行融合呢? 这导致了带螺丝扣夹克、开窗石膏的兴起,并通过所开的石膏窗进行原位融合手术(图 1-7-21)。Hibbs 在(哥伦比亚)纽约骨科医院所开展的这项工作改变了全世界治疗脊柱侧凸的方法。

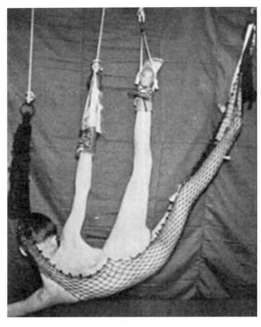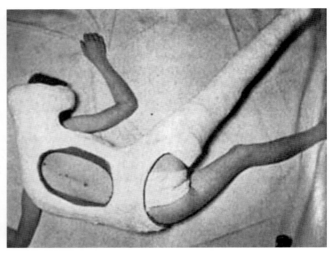

图 1-7-21 1941 年,A. B. LaMesurier 所描述的在多伦多病童医院手术矫正脊柱侧凸的顺序。首先把患儿掉在渔网上,然后打上石膏并开窗,融合手术通过石膏窗进行

两名 Hibbs 的受训者——Joseph C. Risser 和 Albert B. Ferguson 确立了研究脊柱侧凸的 X 线方法。Ferguson 发明了一种测量 X 线角度的方法,Risser 发现当椎体(和髂嵴)生长停止时,脊柱侧凸畸形的进展也随之停止。Risser 征一直沿用至今。

在纽约残疾人医院,John R. Cobb(1903~1967)发明了一种更为精确的方法来测量 X 线片上脊柱侧凸的严重程度,而这一方法后来成为世界标准。此时的纽约残疾人医院院长 Philip D. Wilson 给 Cobb 一项任务,让他去成立一个脊柱侧凸诊所,这是北美骨科向亚专科发展的最早努力之一。

Arthur Steindler(1878~1959,爱荷华市)研究脊柱侧凸,但反对在脊柱矫形时行脊柱融合。他对脊柱侧凸研究的热情传递给了 I. V. Ponseti,然后是 Stuart Weinstein 等。由于强调保守治疗以及能够对患者进行长期随访,爱荷华市成了世界公认的研究脊柱侧凸自然史的中心。近年来,即使在爱荷华市,手术治疗脊柱侧凸已经变得越来越常见。

Paul Harrinton(1911~1980)是 Kansas 大学的一名冠军篮球运动员,并毕业于该校的医学院。1945 年,在 Missouri(密苏里)接受了骨科培训之后,他在休斯敦开始了执业生涯。在这里的县医院,他负责治疗小儿麻痹症患者。许多患者有严重的脊柱侧凸,但 Hibbs 的原位融合手术矫形方法很难实施,因为这些患者无法很好地耐受石膏支具。

**(五) 脊柱侧凸内固定矫形**

1954 年,Harrington 获得了国家婴幼儿麻痹基金会的许可来研究这类患者,之后发明了一种脊柱固定的方法(图 1-7-22)。1962 年,Harrington 报道了采用 Harrington 棒行脊柱矫形、融合治疗 129 例脊柱侧凸患者的结果。最初,全世界都对此持怀疑的态度。随后,John Hall(多伦多)、John Moe(明尼阿波里斯市,其发明了关节面切除、融合的概念,这是对 Hibbs 方法的极大改进)、Dean MacEwen(Dupont 学院,Wilmington)以及其他学者拜访了 Harrington,很快手术矫正脊柱侧凸成为标准。

接下来一个重大的改进是 Lugue 的具有革命性意义的节段性脊柱固定方法。之后,Cotrel 和

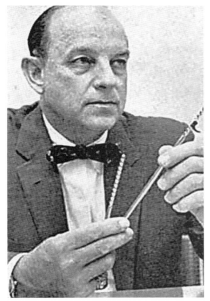
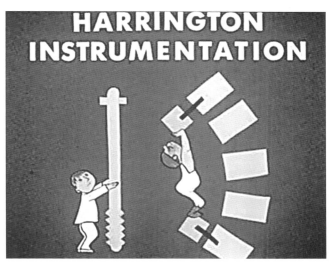

图 1-7-22　Paul Harrinton（1911～1980）发明了第一个能够有效矫正脊柱侧凸的可植入固定器械

Dubousset 以及其他学者又进行了改进，使得全世界范围内手术矫正脊柱侧凸畸形成为主流方式（图 1-7-23）。

　　根据 TSRH 医院名字命名的脊柱畸形内固定系统的研制是个逐渐改进的过程。从 1983 年开始，首先由 Charlie Johnston 和 Richard Ashman 医生共同合作设计了一种最初被称为"锁棒器"的装置，最终演变成为 TSRH 横联（Crosslink）。通过术后对 Luque 棒节段性固定骨盆治疗神经肌肉型脊柱侧凸合并骨盆倾斜的观察发现，棒与棒之间存在纵向移动，

这一临床问题激发了上述两位医生的合作。由于椎板下钢丝固定半刚性的特性，独立的 Luque 棒之间存在垂直方向上的滑动，因为这种构造难以维持矫正骨盆倾斜所需的矫形力。而解决的方法就是通过横向连接器牢牢钳住两根棒使之锁在一起成为一个刚性的矩形结构，而这一点可以采用螺栓通过三点钳夹机制实现，将螺栓预置在棒上，当将螺母完全拧紧时，就将横向连接器与棒紧紧锁在一起。这一横联装置后来成为大多数脊柱内固定系统的标准配置，因为它不仅可以防止棒的纵向移动（最早应用

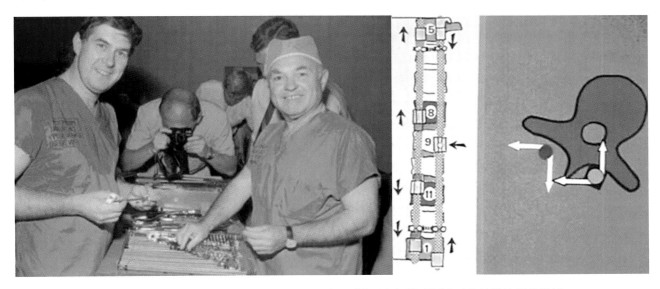

图 1-7-23　Yves Cotrel 和 Jean Dubousset（20 世纪 80 年代，巴黎）对传统脊柱侧凸器械
Hrrington 方法作出了根本性的改变

于 Luque 棒椎板下节段固定系统），而且具有极强的抗旋转强度。1986 年，随着 Cotrel-Dubousset 内固定系统的引进，脊柱侧凸的旋转矫正变得流行起来，而横联是对这一生物力学结构的及时补充。

为了使螺钉可以达到多轴向固定，TSRH 采用一种"锯齿技术"发明了带各种角度的螺栓，一旦拧紧螺母，锯齿相互咬紧，螺钉就可以以任何旋转或者成角的角度坚强地被固定在棒上（图 1-7-24）。这一改进使得 TSRH 系统适用于绝大多数复杂畸形的矫正，也使得椎弓根钉锚定变得流行和多样起来，而目前椎弓根钉固定是脊柱畸形矫正的标准治疗方法。

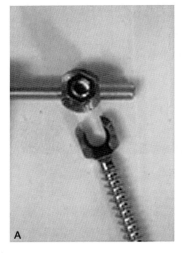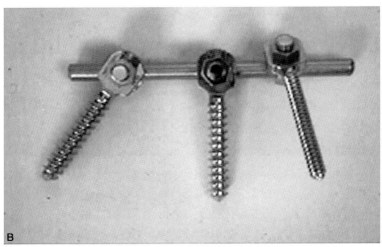

图 1-7-24 TSRH 锯齿技术

A. 不同角度的螺栓和螺钉。螺钉和螺栓通过锯齿结合在一起，当螺母拧紧时就可以将螺钉和棒固定在任何角度或旋转的位置；B. 固定在棒上的各种角度的螺钉

（杨建平）

## 第八节 骨科基础研究简史

骨科基础研究的原动力来源于骨科临床，实践性强，临床意义显著。骨科基础研究和临床研究和应用不可分割，不应有明确界限。但随着现代科学技术和研究手段的快速发展和非医学背景的基础科研工作者的参与，现在基本形成两种科研模式，即从临床到实验室到临床（B-to-B-to-B：from Bedside to Bench to Bedside）和从实验室到临床（B-to-B：from Bench-to-Bedside）。

中国骨科临床与研究的历史与中医骨伤科分不开，后者在人类骨科医学发展和研究史上有特殊地位和贡献。1840 年鸦片战争前，中医已有数千年的发展史，是国人当时的主流医学。公元前 475 年至公元 220 年，战国秦汉时代的《五十二病方》记载了当时诊治剖伤和骨折的内容，包括用布带包扎固定骨伤，这可以说是最早应用的外固定疗法。公元 4 世纪，晋·葛洪《肘后救卒方》首先记载用竹片夹板固定骨折。唐·蔺道人《仙授理伤续断秘方》是我国现存最早的一部骨伤科经验和实践总结专著，提出正确复位、夹板固定、内外用药和功能锻炼的治疗方法；唐·孙思邈《备急千金要方》对骨伤科用药有实践探索和发展；明·李时珍《本草纲目》载药 1892 味，其中骨伤药物 170 余种。但我们今日实践的临床医学和研究方法，则主要与近几个世纪西方文明和科学高速发展相关，也成为我们当今的主流医学。现代科学方法学的建立和实施推动了我们近一个多世纪来中西交流和互补，与时共进，为当今人类现代医学的发展共谱新曲。

### 一、国际骨科基础研究简介

骨科基础研究在广义上讲是一门借助现代科学手段和方法的有基本科学命题的实验科学。欧美等西方国家是较早开展的国家和地区。在回顾中国骨科基础研究历史、现状和发展之前，先简要介绍骨科基础研究发展早和快的国家、地区或组织，包括美国、欧洲以 AO 为代表的 AO 基金会,以及近期科学研究全球化的产物,即以中国为核心成员国的国际骨科研究联合会。

### (一)美国骨科研究学会(Orthopaedic Research Society,ORS)

似乎无一例外,骨科基础研究在具有一定规模前都是由热衷科学研究的骨科医生们倡议和主导。美国最早的全国骨科机构是成立于 1933 年的美国骨科医师学院(The American Academy of Orthopaedic Surgeons,AAOS),目的是为本国和全球其他国家和地区骨科医生提供骨科教育,在全美各地的骨科教育中心展开临床教程,并组织 AAOS 年会,通过在专业杂志和科学论文的发表和电子媒体的推广科研和培训成果。美国 ORS 早年由临床医生主导,后于 1955 年在美国芝加哥召开第一届 ORS(http://www.ors.org),AAOS 与 ORS 管理上相互独立。但为加强交流,每年年会基本在同一地点前后召开。与独立运作的美国 ORS 不同,中国和日本的骨科基础研究团体仍附属在临床骨科的组织架构中。

1. ORS 的基本使命　ORS 推动、支持和发展骨科教研活动,为该领域知识传播提供相关平台。学会的特色体现在:①洞察力:借助全球跨学科合作改变未来,而重点是应对不断复杂的骨科患者治疗的挑战;②使命:科研、教学、合作交流和推动骨科研究的发展;③目标:实现骨科科研成果转化。

2. ORS 的核心使命

(1)科研方面:实现目前骨科创新研究的快速交流;

(2)教育方面:鼓励和促进骨科学会的会员在专业上的成长和发展;

(3)合作交流:架设社会和骨科研究成员之间合作的桥梁;

(4)宣传方面:强调骨科研究的重要性和必要性。

3. ORS 的组织架构　美国 ORS 是国际骨科界发展最成熟的骨科专业学会,包括 AAOS/ORS 研究计划委员会、推广委员会、学术年会委员会、奖励和认可委员会、基础教育委员会、临床研究委员会、协助委员会、骨科研究杂志编委顾问委员会、财务委员会、国际委员会、媒体和公共资讯委员会、学会会员委员会、创新计划委员会、新会员辅导委员会、提

名和推举委员会、专题委员会、女性领导委员会等。每个委员会的工作内容都可在协会网页委员会部分浏览获取:http://www.ors.org/committees/。

4. ORS 的骨科基础研究和转化医学　由于多年快速的基础科研和发展,人们越来越注意当前基础研究和研究人员有早年的以临床医生为主体变更为以基础医学和生物学等为主,出现与临床脱节的现象。怎样使两者有机结合无疑具有挑战性,其中找到共同的工作语言是避免当今临床与基础科研脱节的关键。基于公众、决策者和研究资助机构都在呼吁基础研究的目的是为临床和患者服务,即呼吁大家重视研究转化工作的重要性。美国联邦政府积极响应美国国家卫生研究院(NIH)关于医学转化研究的“倡议路线图”。这也充分体现在 2013 年再版的有美国骨科医师协会(American Academy of Orthopaedic Surgeon,AAOS)的《骨科基础科学》(Orthopaedics Basic Sciences)一书的标题和内容中(图 1-8-1)。

### (二)AO 基金会和骨科基础研究

如果现代骨科基础研究组织以美国为代表,以瑞士为总部的 AO 基金会(AO Foundation)则以其骨科器械研发而闻名全球。AO 的全称是 Arbeitsgemeinschaft für Osteosynthesefragen,即 AO 骨折内固定研究协会,1958 年由 13 名有远见的瑞士骨科医生成立。AO 是解决骨骼肌肉系统的创伤和疾病医学导向的非盈利性专业组织,今天已成为世界上最广泛的骨科医生网络,包括了世界上 100 多个国家的超过 12 000 名骨科医生、手术室工作人员以及研究人员。早在 1960 年就在达沃斯为骨科医生开设的 AO 课程,至今在全球已培养了上万名具有掌握先进治疗手段和手术器械以及提供优异患者护理的骨科医疗专业人才。

(1)AO 研究所(AO Forschungsinstitut)简史:坐落在瑞士达沃斯的 AO 实验外科学研究所,是 AO 的重要核心组成部分,1959 年成立。从 1967~1995 年,这项基础以及转化研究的重心是研究骨形成、骨重建以及骨愈合过程中力学和生物学之间的相互作用。同时致力于将经过大量的理论和实验科学证明的研究成果向实际应用转化。1997~2008 年,AO 与时共进,确定了新的研究重点,即骨质疏松骨折的固定以及结合传统承重骨折器械和新型可降解支架的联合治疗手段以改善骨缺损的再生。2008 年至

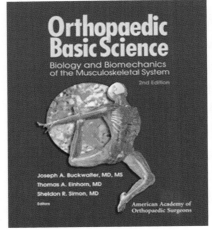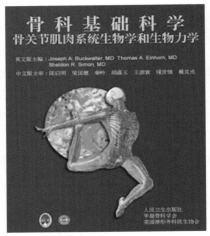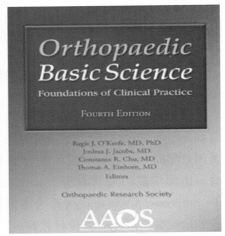

图 1-8-1　OBS 1-3 版第 4 版 OBS 美国骨科医师协会出版的骨科基础科学一书副标题由"骨关节肌肉系统的生物学到生物力学"变更为第 4 版的"临床实践的基础"
（左：原英文版第 2 版；中：第二版中文版；右：第 4 版英文版）

今，AO 研究所在基础探究领域的修复和再生（比如组织工程、感染学）以及研发领域（比如针对性器械、骨折传感监视以及植入物反应）均取得了重大成就。

（2）AO 研究所的使命与目标：AO 研究所的使命是"通过对骨骼肌系统的创伤与疾病的卓越的临床前研发和知识转化以实现对全球骨科患者提供更好的医疗服务"。以下是实现使命的几个具体目标：①以实现临床应用和提供临床解决方案为侧重点进行高质量的应用型临床前研发，探索临床转化；②探究与改进现有的临床手术方案和手术器械；③与 AO 医学界、学术团体以及大学形成紧密良好的合作关系；④为 AO 临床工作者们提供一个良好的研究环境与相关支持。AO 达沃斯研究所的研究项目侧重于以临床应用为转归的临床前研发。AO 研究模式取得全球骨科界认同，其主要因素在于以下诸多因素：研究基金、学术认可度、从骨科医生关心的内容出发、科研创新和成果传播、AO 组织内外基金的获取、认证与评审，以及成果转化等（图 1-8-2）。

（三）联合骨科年会到成立国际骨科研究联合会（ICORS）

改革开放后，中国骨科界一批临床和基础研

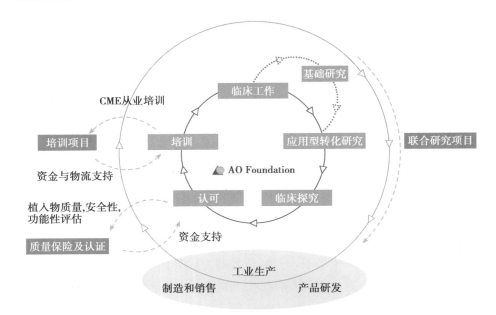

图 1-8-2　以服务临床和病人为转归的 AO 基金会的使命和发展模式

究人员留学海外,加强了与国际的科研合作。美国 ORS 在 20 多年前认识到骨科研究国际化的重要性,与加拿大、欧洲和日本等国开始了每 3 年举行一次联合骨科年会(Combined ORS)。第一届 Combined ORS 学术年会于 1992 年在加拿大的 Alberta 举办。随着中国等国的骨科研究规模和水平的不断提高和积极参与,2013 年 10 月,中国作为创会国之一在意大利威尼斯第八届 Combined ORS 学术年会上,与其他 8 个国家和地区一起成立了国际联合骨研学会(International Combined Orthopaedic Research Society, ICORS)(图 8-1-3),并设立了官方网站(http://i-cors.org)。ICORS 致力促进骨科和相关研究领域的发展和成员组织之间的交流、增强国际科研合作、进一步吸纳符合要求的新成员和发展和建立新的国际性骨科研究机构。

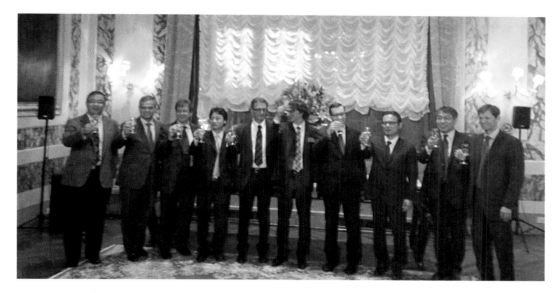

图 1-8-3 2013 年 10 月,由欧洲骨研联合会(EORS)主办的、位于意大利威尼斯的第八届骨研会会议上,ICORS 正式成立,个创始成员组织包括美国(ORS)、新西兰-澳洲(ANZORS)、英国(BORS)、加拿大(CORS)、中国(CORS)、欧共体(EORS)、日本(JOA),南韩(KORS)等 9 个国家或地区的骨科研究学会

美国 ORS 前主席 Theodore Miclau 博士,被选举为第一届 ICORS 主席。中国被选为首届 ICORS 大会举办国,中国在 2016 年成功在西安召开了首届 ICORS 大会。

## 二、中国骨科基础研究的发展

中华骨科学的发展有悠久的祖国中医骨伤科的基础,又有西方现代骨科学发展的成就。如现代骨科器械的雏形小夹板实际上是骨折外固定器的雏形。

1980 年在天津举行中华医学会第一次骨科学术会议上,正式成立中华医学会骨科学会;1985 年举办了第二次全国骨科学术会议,以骨肿瘤、关节疾患、骨科基础研究、新的诊断方法、治疗技术以及骨科医生培训等内容为重点,并在会议期间成立了骨科基础学组。经历 30 年的不懈努力,目前由中国内地及港澳台地区骨科基础研究人员和从事基础研究的临床专家组成了近 50 位委员的学术组织,成为中华医学会骨科分会的重要学组之一,负责骨科领域科学研究与学术活动组织,促进和整合我国骨科学界的基础研究和和成果转化,并在新技术应用、新材料研发等方面发挥积极导向作用。

中国骨科基础研究的发展历程可简要归纳为五个特性鲜明的阶段:

1. 第一阶段(1978 以前) 当时没有独立的骨科基础研究学组,缺乏专业的骨科基础研究机构和研究人员,缺乏专业的骨科实验室,骨科医师对基础研究的重要性缺乏认识。

2. 第二阶段(1978～1982) 我国开始招收骨科学研究生,因培养研究生的需要,在全国主要城市和大专院校开始建立骨科实验室。实验室以研究生为主题,围绕骨科临床进行基础研究。

3. 第三阶段(1982～2001)　第一次组建中华医学会骨科分会基础学组,由于基础学组规模小,缺乏足够的影响力和足够的专业人才队伍,学组组织的学术活动只能采取与骨科其他学组联合举办学术会议的方式。不少大的医学院校已初步建立了骨科实验室,但没有形成各自的研究方向和特色。

4. 第四阶段(2002～2006)　基础学组首次开始独立主办学术会议。2003年,骨科基础学组在上海独立举办"第六届全国骨科基础学术会议",逐步开展规范的骨科基础研究。全国有影响的医院和大学院校开始成立越来越多的骨科基础研究机构。越来越多的骨科医生开始重视骨科基础研究,骨科基础研究专业人才队伍逐渐壮大。但在发展的同时此阶段有明显的弱点,包括:①缺乏稳定的、高水平的基础研究队伍;②缺乏明确的、有特色和结合自身优势的科研方向,有盲目追随国际潮流的倾向;③缺乏将科研成果转化为生产力的意识和相关

机制。

5. 第五阶段(2006至今)　中国骨科基础研究加强与国际接轨,骨科基础学组对外启用 Chinese Orthopaedic Research Society 名称(简称 CORS),在骨科基础学组组织下,开始了每年一度的国际CORS 大会,出席骨科基础研究学术会议的人数剧增,并开始与国外骨科基础研究专家建立了广泛、紧密和合作关系(图1-8-4)。为了表彰基础青年科研基础研究人员,设立骨科基础研究奖——赵以甦骨科基础研究奖。目前,CORS 在全国有近 30 余所专业的骨科基础研究机构,拥有近 2000 人的专业骨科基础研究人才队伍,每年培养 3000 名以上的骨科研究生,各个骨科基础专业研究机构形成了自己的研究方向和特色,在周围神经修复、同种异体组织移植技术、脊柱退变性疾病的研究、干细胞和组织工程骨修复技术、脊柱畸形矫正、骨科创伤、运动医学、关节损伤和关节软骨修复的研究、骨科代谢疾病、3D 打印技术和相关骨科内植物等方向均取得突出成就。

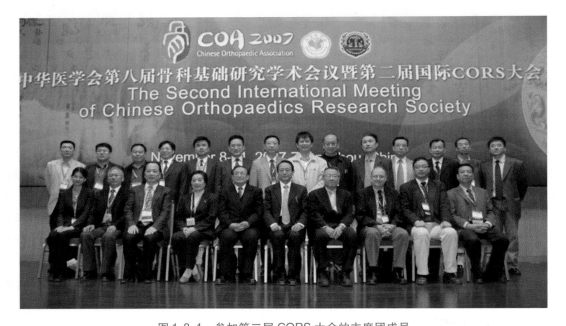

图1-8-4　参加第二届 CORS 大会的主席团成员

前排(从左至右):丁悦、黄啸原、陈安民、胡蕴玉、卢世璧、侯树勋、赵以甦、外宾、秦岭、马庆军
后排(从左至右):邓廉夫、郭全义、徐栋梁、闫景龙、刘浩、吕智、余斌、刘勇、李世和、戴力扬、伍骥、刘建、汤亭亭、章亚东

## 三、目前中国骨科基础研究领域的热点

我国骨科基础研究一直呈现百花齐放、百家争鸣的态势。但从国家自然科学基金获批情况分析,近十五年来,骨、关节、软组织退行性病变及骨、关节、软组织损伤与修复类别所获得的资助项目涨幅

最大,增长倍数超过2000%,这数据真实地反映出近年来我国骨科基础领域研究的重点与热点,我国骨科基础研究人员的确在以上这两方面已经(或正在)做出令世界瞩目的工作。

我国与临床科室为一体或紧密结合的骨科基础研究发展优势明显,但尚存一些薄弱环节。

1. 目前,国内骨科基础研究跟踪国外研究较多,缺少原创和具有创新性的基础研究,在国际专业领域中形成的领军团队比较少。

2. 中国的骨科工业远远落后于美国等发达国家,如在人工关节方面,除少量仿制产品,国外高端人工膝关节和髋关节基本全面占领中国市场,同样情况也出现在脊柱和创伤产品上。我们的基础研究水平落后,技术人才缺乏,导致材料、机械加工和设计水平的落后。缺少专职从事研究脊柱、关节运动的科研人员,缺少从事骨科生物材料研究的中心和缺少骨科内植入物评价临床中心等,这些都是制约着我国骨科转化医学研究的客观原因。

3. 我国最大的优势是丰富的临床患者资源,但由于缺乏多中心临床研究的领军团队,真正的有价值的多中心随机双盲临床试验较少。

## 四、我国骨科基础研究的未来发展

时值国家十三五计划展开之际,我们应发挥自身优势,加强骨科转化医学的研究及应用,更好地解决各种临床所面临的问题。

1. 加强与COA各学组的联系和合作 我国的骨科基础研究近年来取得了长足的发展。除日常工作外,每年一度的骨科基础研究大会(CORS)也随着COA大会的发展而日益发展。与COA合并且在COA的前一天召开CORS的思路是效仿了SICOT(国际骨科与创伤年会)和美国AAOS的会议举办模式。这为骨科基础学科与临床实践紧密衔接提供了保障。

2. 积极参与国际学术交流与合作 通过祖国的改革开放、近三十年人员交流和课题合作,尤其是港澳回归祖国,我国学术交流活动频繁,骨科事业更加繁荣。中华医学会骨科分会基础组的CORS大会成了中国的骨科基础研究领域的标志性学术交流平台,会议模式、会议风格、会议程序日趋成熟,形成独有的特色和达到逐步与国际接轨的水准。尤其是我国CORS 2013年作为ICORS创会国,

在意大利威尼斯第8届国际联合ORS年会(Combined ORS)会议上成立了国际骨科研究联合学会(ICORS),并历史性举办了第一届ICORS国际年会(相当第九届Combined ORS)。这是中国CORS展现给世界骨科研究界的重要契机,这无疑将搭建起中国骨科基础研究与世界全面接轨和共同发展的桥梁,让更多的国际骨科基础研究同道能够参与中国骨科基础研究的成果和转化,推动我国骨科基础研究的快速发展。

3. 推动骨科转化医学研究:现代生命科学、信息学的高速发展推动了基础医学研究的深入。世界范围内,对基础医学研究的投入大大增加,各类基础研究成果不断涌现。另外一方面,在临床工作中传统的治疗方法和手段仍然占主流,基础研究的成果很难在短期内在临床上得以体现。因此,如何沟通临床应用于基础研究之间的"鸿沟"不是中国问题,而是包括美国在内有优秀骨科基础研究能力机构面临的问题。鉴此,包括美国在内的有较长现代骨科基础研究史的国家和地区骨科研究机构越来越注意当前基础研究和研究人员与临床脱节,为此美国NIH提出了医学转化研究"倡议路线图",来促进科研成果的临床转化。

骨科转化杂志(Journal of Orthopaedic Translation,JOT)是与CORS合作多年的国际华人学术团体2013年创刊的骨科领域首个和目前唯一的英文骨科转化医学杂志,是由华人基础和临床工作者共同创立。旨在为国际骨科社群在学术研究和产业化方面提供一个临床和转化研究人员分享创新进步成果的平台。

JOT的创办是国际骨科基础和临床研究的一个重要的里程碑。作为专注于转化医学的肌肉骨骼及相关领域的科学期刊,JOT的内容涵盖了科学探索和监管调查将临床前研究有侧重点地转化为临床应用,其内容包括新的生物技术、医疗器械、生物材料、生物工程、疾病特异性生物标记物、细胞与分子医学、基因组学、生物信息学、应用免疫、分子成像、新药开发,还有管理条例及卫生政策。通过JOT发表文章可有益于临床应用。将实验室里、临床上及人口研究的科学新发现转化成新的临床工具和应用程序,改善人类肌肉骨骼及相关系统的健康问题,减少疾病的发生率与病死率。骨科转化期刊(JOT)的创

办将加速转化的进程,缩短骨科转化的漫长旅程。

（秦岭　罗卓荆）

## 第九节　中国足踝外科发展史

中国足踝外科事业起步较晚,20 世纪 80 年代国家改革开放政策后,随着人们生活水平的提高和国际交流的深入,我国从事足踝外科工作的医师逐渐增多,为了促进学科发展,1992 年,中华医学会骨科学分会成立足外科学组。1997 年,为了顺应国际交流的需要,更名为足踝外科学组。首届学组组长是陈宝兴教授。

在学组的推动下,从 1992 年到现在的二十多年间,我国的足踝外科事业从起步到稳步推进,现在则是进入了快速发展阶段。

北京、上海、天津、重庆、广东、河北、陕西、江苏、河南、云南、黑龙江等省、直辖市的骨科分会下已成立或即将成立足踝外科学组。省级学组的成立能够有效地推动所在地域足踝外科事业的发展。

目前,国内从事足踝外科的医生有数千人,许多医院内足踝外科已经成为一个专业科室。每年治疗足踝疾病的患者数以十万计,足踝常见疾病如踝足部骨折、外翻、获得性平足、踝关节韧带损伤等疾病的诊断和治疗能力达到或接近国际先进水平。

全国足踝学组初步在国内 5 家足踝外科基础比较好的医院成立了全国足踝外科培训中心,分别是上海华山医院、北京同仁医院、上海瑞金医院、第三军医大学西南医院、西安红会医院,以他们为中坚,以点带面,推动全国足踝外科事业的共同进步。

近年来,随着我国足踝事业的发展,一些与足踝相关的学术组织也相继成立,其中,比较有影响力的分别有亚太足踝外科协会(APSFAS)、中国医师协会骨科医师分会足踝外科工作委员会、SICOT(国际矫形与创伤协会)中国分会足踝外科协会、中国医疗保健国际交流促进会骨科分会足踝外科学组。APSFAS 成立于 2011 年 10 月 29 日,旨在推动亚太地区足踝外科事业的发展,成员遍及中国、美国、澳大利亚、印度、马来西亚等国家和地区,采用轮值主席制。中国医师协会骨科医师分会足踝外科工作委员会成立于 2014 年 5 月 9 日。中国医疗保健国际交流促进会骨科疾病防治专业委员会足

踝外科学组成立于 2014 年 8 月 3 日。SICOT 中国分会足踝外科协会将于 2015 年 3 月 6 日成立。这些学术组织的建立,对于全国足踝外科领域的继续教育、学术交流和相关技术规范、临床指南的制定起着积极的推动作用。

足踝外科领域的学术活动和国内外学术交流日趋活跃,据不完全统计,2014 年国内举办的较大规模的足踝外科学术活动有:复旦大学附属华山医院骨科举办的第七届足踝外科应用解剖与手术技术学习班、北医三院运动医学研究所举办的踝关节运动损伤的诊断与治疗新进展学习班、宜昌市中心人民医院与葛洲坝集团中心医院联合主办的第十七届全国足踝外科学术会议、浙江萧山中医院举办的全国足踝外科论坛、广州南方医院举办的南方足踝论坛、广州市正骨医院举办的足踝临床解剖学习班、上海瑞金医院举办的国际足踝外科高峰论坛、上海市第六人民医院举办的足踝创伤后遗症学习班和足踝关节镜学习班、北京同仁医院举办的全国足踝外科学习班、第三军医大学西南医院举办的第一届全国足踝外科医师学术大会暨第四届国际足踝外科论坛等。这些会议对于提高国内足踝外科的总体水平,增进国内外足踝外科学术交流起到了重要的作用。

我国足踝外科事业正处于欣欣向荣、蓬勃发展的阶段,但仍有漫长的道路要走。

第一,相对于脊柱、关节、创伤等成熟学科来说,足踝外科由于疾病种类多,尤其是中后足的疾病,因涉及复杂的生物力学,在对疾病的理解、诊断和治疗原则的把握上都需要较长时间的积累,导致在医师和患者人群中足踝外科知识的推广和普及上存在一定困难,而且足踝疾病患者人群总量较小,这也从某种程度上增加了推广的难度。很多骨科医师对足踝外科的认识也存在偏差,有的刚开始认为很容易,结果出了点问题之后就再也不敢碰了;有的则觉得太难,不愿意触及这个领域。这种观念上的偏差也阻碍了足踝外科知识的普及。针对这些现状,首先要通过各种途径继续加大骨科医师足踝外科继续教育和足踝疾病患者健康教育的力度和广度,争取让每一个骨科医师都像了解腰椎间盘突出症、股骨头坏死、股骨颈骨折一样了解足踝外科的常见病和多发病的诊断和处理原则;让每一个足踝疾病的患者都知道自己的脚有问题,而且可以治好。其次,要在重

点城市的重点医院推动建立足踝外科,鼓励有想法的优秀中青年骨科医师投身足踝外科事业,起到标杆和辐射源的作用,进而带动区域内足踝外科的发展。

第二,足踝外科地域发展极不均衡,北上广及东部沿海经济发达地区的足踝外科发展势头迅猛,各种继续教育活动开展得如火如荼,而广大中西部地区有很多地方足踝外科基础极其薄弱。全国尚有一半的省或自治区还没有成立足踝外科学组。针对这一现状,在制订足踝继续教育计划时,要有全国一盘棋的概念,有意识地把一些继续教育项目往中西部地区倾斜,有计划、有步骤地逐步覆盖中西部的重点地域。并在薄弱地区发掘一些有志于足踝外科事业的中青年骨干进行重点扶持,力争实现星星之火,可以燎原。

第三,足踝外科的发展与欧美发达国家相比,任重道远,尚未形成成熟完整的足踝外科医师培训与认证体系,在一些常见病和多发病的诊断和治疗原则的认识上还存在争议。这需要我国足踝外科学组与中国医师协会骨科医师分会足踝外科工作委员会两大学术组织通力合作,在上级领导的大力支持下,组织相关的足踝专家,参考欧美发达国家的发展经验,反复实践论证,争取早日建立起符合中国国情的足踝外科医师培训与认证体系,这项工作现在正在稳步地推进。与此同时,关于我国足踝外科常见病与多发病诊断治疗的专家建议甚至诊疗规范的制定,目前也是在分步骤、有计划地进行之中。希望在不久的将来能够向全国推出,这对规范我国足踝外科的诊疗行为将起到积极的推动作用。

综上所述,中国的足踝外科经过二十多年的发展,虽然相比欧美发达国家,还存在一定的差距,但是现在也面临着非常大的发展机遇,这就需要所有致力于中国足踝外科事业的人们共同携手,积极进取,把我国的足踝外科发展水平推向一个又一个新的高度,更好地服务于我国广大的足踝疾病患者。

（姜保国）

## 参 考 文 献

［1］侯树勋.骨科学.北京:人民卫生出版社,2015.

［2］冯传汉.中国现代骨科史料.北京:北京大学医学出版社,2004.

［3］邱贵兴.中国骨科发展史简要回顾与展望.中华外科杂志,2015,53(1):22-26.

［4］裴福兴.关节外科聚焦.北京:人民军医出版社,2007.

［5］戴克戎.转化医学理念、策略与实践.西安:第四军医大学出版社,2012.

［6］秦岭.骨内科学-从实验室到临床和社区.北京:人民卫生出版社,2013.

［7］Voleti PB,Baldwin KD,Lee GC. Metal-on-metal vs conventional total hip arthroplasty:a systematic review and meta-analysis of randomized controlled trials. J Arthroplasty, 2012,27(10):1844-1849.

［8］Jeffers JR,Walter WL. Ceramic-on-ceramic bearings in hip arthroplasty:state of the art and the future. J Bone Joint Surg Br,2012,94(6):735-745.

［9］Moskal JT,Capps SG. Rotating-platform TKA no different from fixed-bearing TKA regarding survivorship or performance:a meta-analysis. Clin Orthop Relat Res,2014,472(7):2185-2193.

［10］Kim MS,Kim JH,Koh IJ,et al. Is high-flexion total knee arthroplasty a valid concept? Bilateral comparison with standard total knee arthroplasty. J Arthroplasty,2015,31(4):802-808.

［11］Arirachakaran A,Wande T,Pituckhanotai K,et al. Clinical outcomes after high-flex versus conventional total knee arthroplasty. Knee Surg Sports Traumatol Arthrosc,2015,23(6):1610-1621.

［12］Ma J,Huang Z,Shen B,et al. Blood management of staged bilateral total knee arthroplasty in a single hospitalization period. J Orthop Surg Res,2014,9:116.

［13］Isaac D,Falode T,Liu P,et al. Accelerated rehabilitation after total knee replacement. Knee,2005,12(5):346-350.

［14］FENG Chuanhan,LU Ping,ZHANG Yu,et al. The developing concept of giant cell tumor of bone:a summary of serial basic studies. Chinese Medical Journal,1999,112(10):901-905.

［15］Enneking WF,Spanier SS,Goodman MA. A system for the surgical staging of musculoskeletal sarcoma. 1980. Clin Orthop Relat Res,2003,(415):4-18.

［16］Winkelmann W. Rotation osteotomy in malignant tumors of the proximal femur. Z Orthop Ihre Grenzgeb,1983 121(5):547-549.

［17］Kotz R,Ritschi P,Trachtenbrodt J. A modular femur-tibia

reconstruction system. Orthopaedics, 1986, 9 (12): 1639-1652.

[18] Robert P, Chan D, Grimer RJ, et al. Prosthetic replacementof the distal femur for primary bone tumors. J Bone Joint Surg Br, 1991, 73: 762-769.

[19] Jaffe N, Frei E, Traggis D, et al. Adjuvant methotrexate and citrovorum factor treatment of osteogenic sarcoma. N Engl J Med, 1974, 291: 994-997.

[20] Rosen G, Marcove RC, Caparros B, et al. Primary osteogenic sarcoma, The rationale for preoperative chemothera-

py and delayed surgery. Cancer, 1979, 43: 2163-2177.

[21] Simon MA. Limb salvage for osteosarcoma in the 1980s. Clin Orthop Relat Res, 1991, (270): 264-270.

[22] Aboulafia AJ, Buch R, Mathews J, et al. Reconstruction using the saddle prosthesis following excision of primary and metastatic periacetabular tumors. Clin Orthop Relat Res, 1995, (314): 203-213.

[23] Zerhouni EA. US biomedical research: basic, translational, and clinical sciences. JAMA, 2005, 294: 1352-1258.

# 第二章

# 骨科体格检查

## 第一节 脊柱检查

脊柱体格检查是医师们利用自己的感官或传统的辅助器具(叩诊锤等)对患者脊柱及周围组织结构进行系统的观察和检查,揭示脊柱正常和异常征象的临床诊断方法。所发现的异常征象称为体征。脊柱体格检查具有很强的技艺性,一名受过严格训练的医师,动作轻柔,既不使患者感到不适,又能获得准确的检查结果,以期尽早达到明确诊断的目的。

随着人类日常运动减少和社会的老龄化,脊柱退变性疾病的发病率在逐年升高,发病时则常出现感觉、运动和脊柱姿势的异常。脊柱疾病的正确诊断有赖于完整详尽的病史采集、准确的体格检查和恰当的影像学检查。作为其中重要的一环,体格检查往往可以有效指导医师排除部分与脊柱疾病表现相似的其他疾病,并指导医师合理恰当地开展进一步的辅助检查、影像学检查。

脊柱的体格检查对有颈、腰、背部疼痛、四肢疼痛不适、四肢神经功能障碍或有大小便功能障碍的患者尤为重要。脊柱、脊髓或神经根的病变可引起上述症状,所有这些症状的相关问题在采集病史的时候都必须问到。仔细检查患者是否有脊髓功能障碍(脊髓受压的症状或体征),并让患者了解脊髓受压带来的危害。如果患者有神经根症状(疼痛、感觉异常或某一神经根支配区域的肌力减退),检查者应该通过询问病史和体格检查来判断受累的

神经根。最后则需要询问与肿瘤或感染性疾病相关的问题(夜间痛、发热、寒战、盗汗和无明显原因的体重减轻)。

### 一、颈部检查

#### (一)望诊

望诊应开始于患者走进诊室之时。首先应观察患者是否有疼痛不适、烦躁、愤怒或沮丧等表情,这些表情是否由主诉引起;患者是否使用了某种支具;患者头部的位置;患者是否有脊柱后凸(驼背)、脊柱侧凸(S形曲线)、斜颈、双肩不等高或其他畸形。如果患者有姿势的不正常,注意是否能自我矫正,矫正时是否会诱发疼痛,矫正过程中出现的问题,是否与主诉有关系。

患者脱衣服的动作也能够提供有意义的信息。颈部的正常活动应该很圆滑流畅。注意患者颈部是否有活动受限,是否能从头顶脱下衣服,是否能解开纽扣或弯腰脱鞋袜;观察患者颈部的活动范围、疼痛程度;脱下衣服后,观察是否有外伤的痕迹、水疱、瘢痕、颜色改变、挫伤、肢体的不对称或萎缩等问题。

#### (二)触诊

进行触诊前,先用手背检查被检区及周围皮肤温度和出汗情况。对皮温显著改变的区域进行触诊时,检查者要注意避免使患者产生不必要的痛苦。

系统的触诊应先检查骨性组织再检查软组织。在软组织触诊时,注意皮肤的紧张度,是否有触痛;注意肌肉组织或其他包块的大小、形状和硬度;注意双侧是否对称。注意区分软组织改变的新旧程度,

较新的软组织改变通常较软、脆弱,而陈旧的改变则较坚韧。注意周围脉搏的情况:低脉搏低血压往往提示脊髓损伤导致交感神经功能受累。

1. 颈椎后部骨性结构触诊　患者取俯卧位,触诊头颈部后面的骨性结构,包括枕骨、枕后隆突、上项线、颈椎棘突和小关节。

（1）棘突:棘突是脊柱理学检查中最容易触诊的骨性结构。检查者面对患者头部,大拇指置于颈前中心,其余四指置于脊柱的后方,从颅底开始触诊,先找到最明显的 $C_2$ 棘突,再向尾端触诊直到 $T_1$ 棘突。棘突正常应排成一线,注意是否有排列异常以及除正常前凸以外的其他弯曲。注意是否有疼痛、压痛或椎旁肌的肿胀。

（2）小关节:患者俯卧位,并嘱其彻底放松,从 $C_2$ 棘突的两侧开始双侧小关节的触诊直至 $C_7 \sim T_1$ 小关节,注意检查时是否有压痛。

2. 颈椎后部软组织触诊　软组织的触诊应该从颈椎后部开始。检查时患者取坐位,检查者站在患者身后,患者如不能坐可俯卧在检查床上,检查者面对患者的颈后部。

颈椎的后面能够触诊到的一般都是浅层肌肉,主要由斜方肌及其相关淋巴结以及枕大神经构成。

（1）斜方肌

1）触诊:一般从斜方肌上端起点处开始触诊（图2-1-1）,在枕外隆突的下外侧触诊斜方肌,向肩峰方向延伸（图2-1-2）。感觉肌肉前方的淋巴结,这条淋巴结链只有在病理状态下（感染、肿瘤或病毒）才可触及并常伴有触痛。触及肩峰后,沿肌肉的外侧边界向肩胛骨的脊柱缘触诊,再沿斜方肌的棘突起点继续向上触诊直至上项线。

2）体征:斜方肌的阳性体征常与挥鞭性损伤的过屈运动有关,肩胛骨脊柱缘肌肉止点处的疼痛也提示颈椎的过屈性损伤。肩部疾患有时也可引起斜方肌的触痛。

（2）枕大神经

1）触诊:从枕外隆突开始触诊,枕大神经通常不能触及,但可有感觉过敏。

2）体征:如果触及枕大神经或有感觉过敏,提示可能有挥鞭性损伤后的炎症反应。

（3）项韧带上部

1）触诊:项韧带上部在枕外隆突至 $C_7$ 棘突连

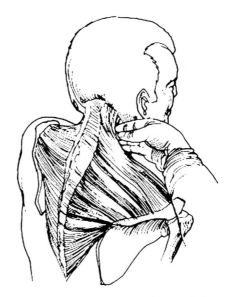

图 2-1-1　斜方肌上端起点处的触诊,可于斜方肌前方触及淋巴结

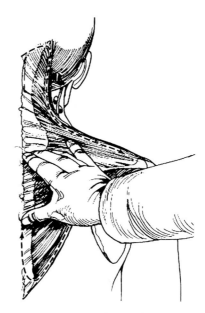

图 2-1-2　斜方肌棘突起点处的触诊

线上可以触及。

2）体征:广泛的疼痛提示项韧带在挥鞭性损伤中受到牵张,局限的疼痛在颈椎退变性疾病中并不常见。

3. 颈椎前部骨性结构触诊　最好取仰卧位进行检查。患者仰卧于检查床上,检查者站在其一侧,将一只手置于其颈后作为支撑,用另外一只手进行触诊。先进行骨性结构触诊,包括舌骨、甲状软骨、第1环状软骨、气管及颈动脉结节。然后,再进行软组织触诊,包括胸锁乳突肌及相关淋巴结、颈动脉搏动、腮腺及锁骨上窝等组织。

触诊骨性结构时注意是否不对称、序列异常、肿块、畸形以及压痛区。

（1）舌骨：舌骨位于 $C_3$ 椎体水平，是一个开口朝向脊柱方向的马蹄形结构，用拇指和示指在甲状软骨的上方、下颌骨的下方可触及，嘱患者做吞咽动作可触及舌骨上升。中等压力就可使舌骨发生骨折，因此，触诊应小心。

（2）甲状软骨和甲状腺：先定位甲状软骨，从颈前上部中线处开始向下触诊，直至触及甲状软骨上切迹。甲状软骨上面的突起即喉结，位于 $C_4$ 椎体水平，甲状软骨的峡部平对 $C_5$ 椎体水平（图 2-1-3）。

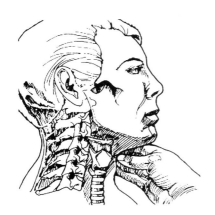

图 2-1-3　从颈上部甲状软骨开始触诊

甲状软骨的侧后方是甲状腺。正常的甲状腺应该是对称光滑的，如果有囊性感或结节感，应该做进一步检查排除甲状腺疾病。

（3）第 1 环状软骨：第 1 环状软骨位于甲状软骨的下方，嘱患者做吞咽动作，将环状软骨上升易于触及。第 1 环状软骨位于 $C_6$ 椎体水平。环状软骨的触诊应小心，压力过大可导致患者恶心。

（4）$C_6$ 颈动脉结节：从第 1 环状软骨向两侧可触及颈动脉结节，双侧颈动脉结节不可同时触诊，以免双侧椎动脉同时受压，致患者昏厥。另外，由于触诊深度的缘故会使清醒的患者感到不适。$C_6$ 水平的定位在颈椎前路手术中是非常有用的。

（5）气管：检查气管是否偏离中线或有其他异常（图 2-1-4）。

4. 颈椎前部软组织触诊

（1）颈动脉搏动：第 1 环状软骨两侧、颈动脉结节附近可触及颈动脉搏动。不建议同时触诊以

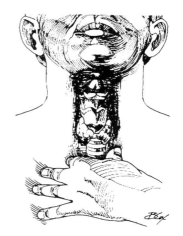

图 2-1-4　气管触诊

免影响脑部供血。搏动应平稳，注意是否有血肿形成或震颤，用听诊器可在此处听诊。

（2）锁骨上窝：

1）触诊：锁骨上窝位于锁骨上后方、胸骨上切迹的外侧。检查是否有不对称、肿胀或凸出。

2）体征：锁骨上窝经常会触及肿大淋巴结合颈肋，大的肿块或不对称要考虑肿瘤的可能性，需做进一步检查。

（3）胸锁乳突肌和乳突

1）触诊：从乳突处向下触诊胸锁乳突肌，直至锁骨。从枕外隆突，沿上项线向外侧触及圆滑的乳突。如果可能，嘱患者将头转向对侧同时对抗阻力弯曲颈部。这样会使胸锁乳突肌突起（图 2-1-5）。沿胸锁乳突肌内侧缘触诊淋巴结。

2）体征：胸锁乳突肌的损伤会使患者头转向

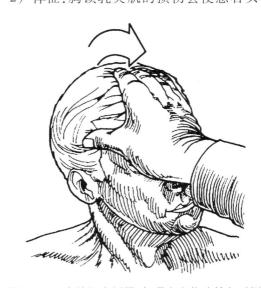

图 2-1-5　在抗阻力侧屈时，嘱患者将头转向对侧

一侧产生斜颈,可能由过伸性颈部损伤的牵张,椎体疾病或扁桃腺感染所致的副神经损伤、肿胀,和(或)保护性肌痉挛引起。淋巴结肿大提示上呼吸道感染。

(4)腮腺:从下颌体开始触诊下颌骨,向后触诊直至下颌角。下颌角上面有腮腺覆盖,如果腮腺肿胀则下颌角触之不锐(图2-1-6)。

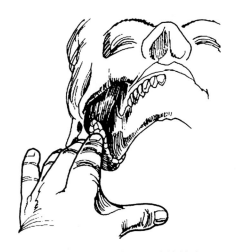

图2-1-6　下颌角处腮腺的触诊

### (三)颈椎运动的检查

1. 主动运动　嘱患者将头部分别向六个方向运动,当出现疼痛或至最大幅度时停止。主动运动检查的目的是检查运动的范围及模式。

姿势:患者取正常的站姿或坐姿,检查者从后面或侧面观察颈部运动。

(1)屈曲:嘱患者胸廓不动,放松下颌,尽量靠近胸骨柄。正常情况下,颏部能够触及胸部。

(2)后伸:嘱患者胸和腰固定不动,头尽量向后仰,同样要嘱患者放松下颌、嘴张开避免颈阔肌的紧张。当头充分后伸后,鼻子和头应该在同一水平面上。

(3)左右旋转:嘱患者将头尽可能向左,然后向右旋转,注意患者的旋转运动是否受限。正常颈部向一侧旋转可达80°,颏部能达肩上。左右的旋转幅度可能不对称,但如果不对称是由于疼痛的限制,则有临床意义。如果患者在旋转过程中出现疼痛,嘱其在屈曲和后伸的状态下再做同样的旋转动作,这样可减轻或增加小关节的负荷(一般认为前屈减轻小关节负荷而后伸加重小关节负荷)。

(4)左右侧屈:嘱患者将颈部向左,然后向右弯曲,避免旋转,将耳朵贴近肩膀。

2. 被动运动　进行被动运动检查时,注意颈椎被动运动与主动运动灵活性与活动范围的差异。被动运动通常不引发严重的疼痛,因此较主动运动有较大的活动范围。注意运动后期是否僵硬、松弛或强直。对于近期有外伤史的患者检查动作要轻柔,在没有排除颈椎骨折或严重韧带损伤之前避免被动运动检查。

姿势:患者取正常的站姿或坐姿,检查者从后面或侧面进行检查。

(1)后伸:进行被动后伸运动检查时,嘱患者张嘴、放松下颌。检查者站在患者的左侧,将右前臂搭在其肩上,这样可避免颈部后伸时胸椎向后弯曲,用左手指尖抵住患者前额小心向后用力使其颈部充分后伸。

(2)左右旋转:检查向左被动旋转时检查者站在患者的右侧,左手放在其前额上,右肘抵在患者肩上起到稳定作用。右手扳住患者头后部,右肘置于患者右肩以防躯干旋转,然后用两只手慢慢地旋转患者的头部。用同样的方法检查向右被动旋转。

(3)左右侧屈:检查向左侧弯曲,检查者站在患者身后,将左手置于患者左肩,右手按住其头部,肘部放在其肩后侧,然后用右臂将患者头向左侧弯,注意躯干的固定,以减少其移动。

3. 抗阻检查　神经根的损伤可使肌力减弱,颈椎的前屈、后伸、旋转和侧屈的抵抗检查可以检查是否有 $C_1$ 或 $C_2$ 神经根损伤。

姿势:患者取正常的站姿或坐姿。

(1)屈曲:做屈曲抗阻检查时,检查者站在患者一侧,手掌置于患者前额,另一只手置于患者颈后,嘱屈颈、下颏内收,前额用力顶检查者手掌,同时检查者用力抵抗(主要屈颈肌:胸锁乳突肌;辅助屈颈肌:斜角肌和椎前肌)(图2-1-7)。

(2)后伸:后伸检查时,检查者应站在患者的侧方,手掌放在患者前胸上,另一只胳膊的肘部贴在患者后背,手掌托住患者脑后部,然后嘱患者仰头的同时用相当的力量对抗患者的动作(主要伸颈肌:夹肌,半棘肌,头肌及斜方肌;辅助伸颈肌:颈内肌群)。(图2-1-8)

(3)左右旋转:颈部旋转抗阻检查时,检查者站在患者身后。检查左旋动作时,检查者应将左肘

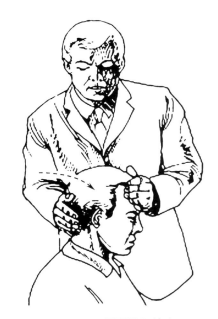

图 2-1-7　屈颈抗阻检查

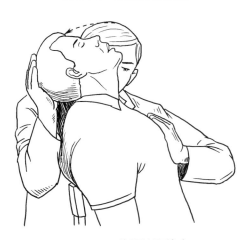

图 2-1-8　伸颈抗阻检查

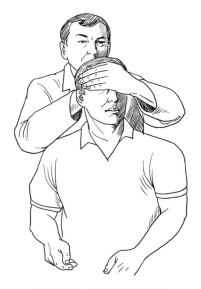

图 2-1-9　左右旋抗阻检查

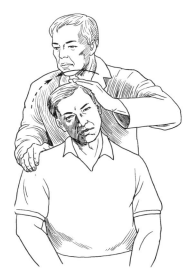

图 2-1-10　左右侧屈抗阻检查

置于患者左肩,左手置于患者前额,而右肘应位于患者右肩后方,右手置于患者脑后,嘱患者将头左转的同时,用相当的力量进行对抗。用同样的方法检查向右旋转(主要旋颈肌:胸锁乳突肌;辅助旋颈肌:颈内肌群)。(图 2-1-9)

(4)左右侧屈:左侧屈抗阻检查时,检查者应站在患者左后方,将左肘置于患者左肩,左手掌贴患者头部稍高于耳朵的位置,右手把持患者右肩,嘱患者颈部左侧屈的同时以相当的力量对抗该动作。用同样的方法检查向右侧屈(主要侧屈肌:前斜角肌,中斜角肌,后斜角肌;辅助侧屈肌:颈内肌群)(图 2-1-10)。

(四)神经学评价

1. $C_{2\sim4}$　$C_{1\sim4}$ 神经根的功能难以检查,而这些

神经根的损伤又往往意味着病情较重。膈肌由 $C_3$,$C_4$,$C_5$ 神经根支配,主要是 $C_4$ 神经根,在此节段及此节段以上的脊髓损伤往往会导致无法完成吸气动作,从而产生严重的呼吸困难,常需进行机械通气。

(1)$C_{2\sim4}$ 的运动检查:双侧提肩抗阻检查

双侧提肩检查时,嘱患者处于站姿或坐姿。检查者应站在患者正后方,嘱患者尽力耸肩同时双手下压其双肩。$C_2$,$C_3$ 和 $C_4$ 没有受损时,患者双肩不会被压下。而如果患者提肩肌力减弱,这说明存在严重的病变。应记录下双侧肩胛提升高度以及提肩肌力的差异。在提肩动作中,副神经起到了一定的作用。

主要提肩肌:斜方肌(第11颅神经),肩胛提肌($C_3$,$C_4$,有时包括$C_5$);辅助提肩肌:大菱形肌,小菱形肌(Kimura,2001)。

(2)$C_{2\sim4}$的感觉检查:$C_2$,$C_3$和$C_4$的感觉皮区为脑后和颈部。由于这些神经根没有明显的运动支配区,所以对上位颈神经根病变的诊断往往要依靠这些皮区的感觉异常来确定(图2-1-11、图2-1-12)(Kimura,2001)。

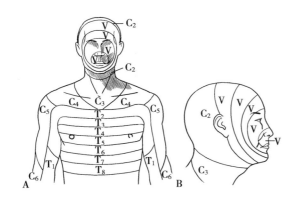

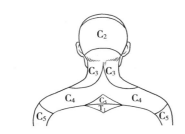

图2-1-11 颈神经和上胸神经的感觉皮区

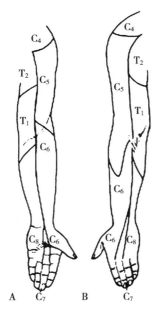

图2-1-12 $C_4 \sim T_2$的感觉皮区

2. $C_5$

(1)$C_5$的运动检查:通过对三角肌的检查可以最好地了解$C_5$的情况。三角肌几乎完全由$C_5$支配,而二头肌则由$C_5$和$C_6$双重支配(Kimura,2001)。

1)肩关节外展检查:肩关节外展检查时,嘱患者站立或坐位,双臂垂于身体两侧。若对左肩进行检查,检查者应站在患者左侧,左手置于患者左肘稍上,右手置于患者肩部或者髋部制动,嘱患者手臂外展的同时给予对抗。之后同法检查右肩。如果同时检查两侧,则可进行良好的对比。

2)肩关节前屈检查:肩关节前屈检查时,检查者应站在患者身后,手掌置于患者肩上,另一手包握患者肱二头肌。嘱患者屈肘90°,然后嘱患者前屈肩关节带动手臂向前的同时,对抗该动作。

主要前屈肌:三角肌(腋神经-$C_5$),喙肱肌(肌皮神经-$C_5$,$C_6$);辅助前屈肌:胸大肌,肱二头肌。

3)肩关节外旋检查:肩关节外旋检查时,检查者应站在患者的对面,嘱其双臂垂于身体两侧,双肘屈曲90°,然后嘱其外旋双臂的同时,对抗其动作。

主要外旋肌:冈下肌(肩胛上神经-$C_5$,$C_6$),小圆肌(腋神经-$C_5$);辅助外旋肌:三角肌

4)肩关节内旋检查:肩关节内旋检查的方式与外旋检查的方式相同。由于$C_6$,$C_7$,$C_8$和$T_1$均参与内旋,所以肩关节内旋动作检查的精确性不如屈伸、外展。

主要内旋肌:肩胛下肌(肩胛下神经-$C_5$,$C_6$),胸大肌($C_5 \sim T_1$),背阔肌(胸背神经),大圆肌(下肩胛下神经-$C_5$,$C_6$);辅助内旋肌(三角肌)。

5)屈肘检查:此项检查时,嘱患者站立位或坐位,检查者一手置于患者肘部固定其手臂,另一手握持患者腕部。先嘱患者屈肘90°,然后让其继续屈曲肘关节。随着角度的增大,检查者逐步增加对抗力量,当患者前臂和上臂成角达到约45°时,对抗力也达到最大。检查$C_5$的运动支配功能时应注意使手腕充分旋后。因为$C_5$功能减弱的患者在接受检查时会不自主地使腕部旋前,利用$C_6$支配的肌肉辅助屈肘动作。

主要屈肘肌:肱肌(肌皮神经-$C_5$,$C_6$),肱二头肌(肌皮神经-$C_5$,$C_6$);辅助屈肘肌:肱桡肌,旋后肌。

（2）$C_5$ 的感觉检查：$C_5$ 的感觉功能通过腋神经实现，其皮区为上臂外侧（图 2-1-12）（Kimura，2001）。

（3）肱二头肌反射：检查者面对患者，站在患者左侧，嘱患者站立位或者坐位，左前臂置于检查者左前臂上，左肘屈曲 90° 后放松。检查者左手握患者左肘，拇指置于肱二头肌肌腱上，以叩诊锤敲击拇指，观察肱二头肌的收缩情况（图 2-1-13）。

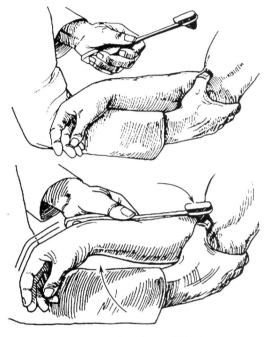

图 2-1-13　肱二头肌反射检查

### 3. $C_6$

（1）$C_6$ 的运动检查：$C_6$ 神经根的运动功能难以检测，因其支配的肌肉也部分接受其他神经根支配。伸腕肌主要由 $C_6$ 支配，可与肱二头肌一同进行检查（Kimura，2001）。

1）屈肘检查：见 $C_5$ 的运动检查。

2）伸腕检查：检查时，嘱患者站立，双臂垂于身体两侧，检查者站在患者左侧。检查者一手于患者前臂近端握住其肘部，另一手置于其手背，嘱患者对抗阻力伸腕。另外，也可在其处于伸腕的时候迫使其屈腕。正常的肌力为 5/5。

主要伸腕肌：桡侧腕长伸肌（桡神经-$C_5$，$C_6$），桡侧腕短伸肌（桡神经-$C_5$，$C_6$），尺侧腕伸肌（桡神经-$C_6$）。

（2）$C_6$ 的感觉检查：$C_6$ 通过肌皮神经支配前臂桡侧，拇指、示指和中指半侧的感觉（图 2-1-12）。

（3）肱桡肌反射：嘱患者站立位或者坐位，检查者面对患者，站在其右侧。检查左侧肱桡肌反射时，嘱患者左肘屈 90°，左前臂放松置于检查者右前臂上，检查者以右手于患者肱三头肌位置握患者左臂，以叩诊锤敲击桡骨中段肌-肌腱结合处的肱桡肌肌腱，引发反射。以相应的动作进行右臂检查（图 2-1-14）。

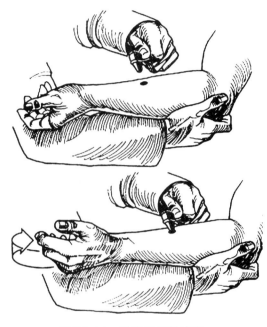

图 2-1-14　肱桡肌反射检查

### 4. $C_7$

（1）$C_7$ 的运动检查：$C_7$ 运动功能的检查可以通过对肱三头肌和屈腕肌的检查来完成。检查肱三头肌时，检查者可以与患者一同双臂屈曲，相互推移。检查屈腕肌时，施力迫其伸腕（Kimura，2001）。

1）肩关节内收检查：检查肩关节内收时，嘱患者站立位或者坐位，双臂垂于身体两侧。检查者一手置于患者髋部或者肩部稳定患者躯干，另一手握患者肘部，用力外展患者手臂的同时嘱患者用力将手臂靠近身体。

主要内收肌：胸大肌（$C_5 \sim T_1$），背阔肌（胸背神经-$C_6$，$C_7$，$C_8$）；辅助内收肌：大圆肌，三角肌。

2）伸肘检查：患者取站立位或者坐位，检查者站在患者前面。检查者一只手置于患者肘部，另一只手握其腕部。嘱患者肘部充分屈曲后伸展手臂的同时施力对抗，当肘部成角为 60° 时，抗阻达到最大。

主要伸肘肌:肱三头肌(桡神经-$C_7$);辅助伸肘肌:肘肌。

3)屈腕检查:进行屈腕检查时,嘱患者握拳,检查者一只手从掌侧握患者手,另一只手握患者腕部起支持作用,然后用力迫其伸腕的同时嘱其屈腕。

主要屈腕肌:桡侧腕屈肌(正中神经-$C_7$)(Zheng,2014),尺侧腕屈肌(尺神经-$C_8$)。

(2)$C_7$的感觉检查:中指的感觉通常由$C_7$提供,有时候是$C_6$和$C_8$(图2-1-12)(Kimura,2001)。

(3)肱三头肌反射:检查三头肌反射时,检查者应站在患者前面,握住患者上臂的内侧,嘱其充分放松手臂,以叩诊锤敲击鹰嘴的近侧,即肱三头肌肌腱跨越鹰嘴窝的位置引发反射(图2-1-15)。

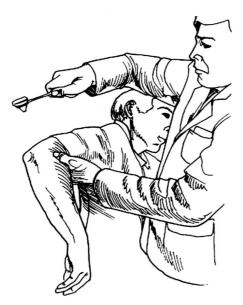

图2-1-15 肱三头肌反射检查

5. $C_8$

(1)$C_8$的运动检查:$C_8$的运动功能主要是屈曲手指和内收拇指(Kimura,2001)。

1)屈指检查:检查者一只手握患者腕部稳定其手臂,嘱其握拳的同时,另一只手的手指屈曲勾住患者手指,用力使其伸展开。

主要屈指肌:指深屈肌(尺神经和正中神经前骨间-$C_8$,$T_1$),指浅屈肌(正中神经-$C_7$,$C_8$,$T_1$)。

2)拇指内收:嘱患者手掌向上。检查者一只手从尺侧握住患者手及腕部,另一只手握住其拇指使其处于外展位,然后嘱患者对抗阻力使拇指内收。

主要内收肌:拇收肌(尺神经-$C_8$)。

(2)$C_8$的感觉检查:$C_8$提供了前臂尺侧、环指、小指的感觉(图2-1-12)。

6. $T_1$

(1)$T_1$的运动检查:$T_1$的运动功能主要是手指内收和外展(Kimura,2001)。

1)小指内收:嘱患者外展小指。然后检查者一只手握患者腕部,另一只手的示指勾住患者小指使其外展的同时嘱患者对抗阻力内收小指。

主要内收肌:骨间掌侧肌(尺神经-$C_8$,$T_1$)。

2)小指外展:检查者一只手握持患者腕部,嘱患者伸直并分开手指。施力使患者邻近两指内收,先内收示指和中指,然后是中指和环指,最后是环指和小指。

主要外展肌:骨间背侧肌(尺神经-$C_8$,$T_1$),小指展肌(尺神经-$C_8$,$T_1$)。

(2)$T_1$的感觉检查:$T_1$的感觉功能通过臂内侧皮神经实现,提供了上臂远端和前臂近端的内侧感觉(图2-1-12)(Kimura,2001)。

(五)特殊检查

1. 椎间孔挤压试验(改良 Spurling 试验) 进行检查时,检查者站在坐着的患者身后,一只手置于患者头部一侧,另一只手置于其肩上。将患者头部略旋转并向一侧侧屈,同时使其伸颈。患者头部的体位正确后,检查者对其施加一个短暂的轴向挤压。出现神经根受压的阳性表现说明椎间孔的空间不足(图2-1-16)(Rubinstein,2007)。

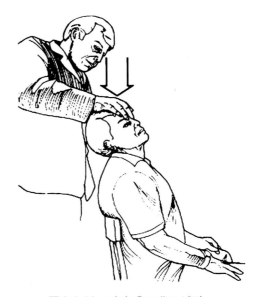

图2-1-16 改良 Sperling 试验

2. Lhermitte 试验　又称前核间型眼肌麻痹综合征,低头屈颈触电样征。此试验阳性常常表现为头部前屈时出现手臂或者双腿的电击感或者无力。检查时,嘱患者头部前屈,判断症状是否沿着手臂或者双腿放射。该检查是多发性硬化的特征性表现之一,也可以由于检测颈脊髓是否存在病变,属于脊髓型颈椎病的体征之一(图2-1-17)。

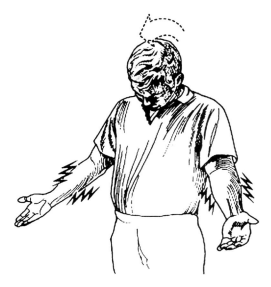

图 2-1-17　Lhermitte 试验

3. 轴向牵拉试验　此项检查可以判断颈部牵引治疗方案及其疗效。进行检查时,患者取坐位,检查者站在患者的左侧。右手托患者枕部,左手托患者下颌,牵引患者头部。可以在略前屈、略后仰、中立位三个方向进行此项检查(图2-1-18)。

4. Jackson 压头试验　患者取端坐位,检查者双手重叠放于患者头顶部,向下加压,如患者出现颈痛或上肢放射痛即为阳性。多见于颈椎病及颈椎间盘突出症患者。

5. 前屈旋颈试验(Fenz 征)　嘱患者头颈部前屈,并左右旋转,如果颈椎处感觉疼痛则属阳性,多提示颈椎小关节的退行性改变。

6. 颈静脉加压试验(压颈试验,Naffziger 试验)　患者仰卧,检查者以双手指按压患者两侧颈静脉1~2分钟,如其颈部及上肢疼痛加重,为根性颈椎病,此乃因脑脊液回流不畅致蛛网膜下腔压力增高所致。此试验也常用于下肢坐骨神经痛患者的检查,颈部加压时若下肢症状加重,则提示其坐骨神经痛症状源于腰椎管内病变,即根性

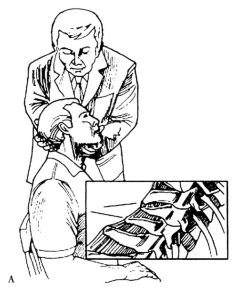

图 2-1-18　轴向分离(牵拉)试验

疼痛。

7. 血管的检查

(1) 改良 Dekleyn and Nieuwenhuyse 试验:进行此项检查时,嘱患者仰卧,头悬于检查床的边缘,检查者用双手托患者头部。接下来进行如下的被动活动,每个方向持续2分钟,两次活动中间使患者头部回复中立位持续1分钟:后伸、左右旋、旋转后伸并向同侧侧屈、向一侧旋转屈曲、向对侧侧屈。如果引出症状且持续达15秒即刻停止检查。如果上述动作引发持续的新症状或者患者主诉的症状,即为阳性。只要一个方向的动作有阳性,就可以终止检查,不必继续进行其他体位的检查。

该检查的解剖基础是椎动脉在寰枢关节处由于屈曲旋转导致的狭窄或梗阻。如果患者述眩晕,在考虑椎基底综合征之前必须排除前庭功能障碍。但也有些人认为,后伸并旋转所引发的眩晕是椎基底综合征的专有体征(图2-1-19)。

(2) Adson 试验:进行 Adson 试验可以判断锁骨下动脉的受压情况。检查时,患者坐、立均可,检查者触患者桡动脉搏动,并使患者手臂伸直外展外旋。患者手臂体位摆好后,嘱患者深吸气屏住呼吸,头转向被检侧。如果此时患者桡动脉的搏动减弱或者消失,则检查结果为阳性,表明锁骨下动脉被压迫。有颈肋或者前、中斜角肌紧张时多会出现此情况(图2-1-20)。

(3) 椎动脉运动试验:此项检查用来判断增加

69

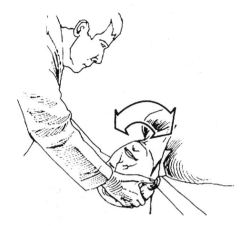

图 2-1-19　改良 Dekleyn and Nieuwenhuyse 试验

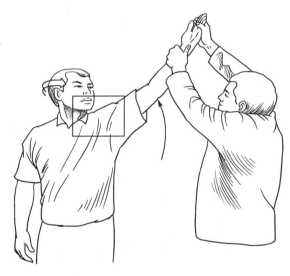

图 2-1-20　Adson 试验

血管压力的动作是否会产生椎动脉症状。进行检查时,嘱患者站立,双脚与肩同宽。检查者站在患者对面,双手置于患者双肩防止患者躯干运动,然后嘱患者头部从一侧快速转向另一侧,重复持续10 秒或者直到出现症状。如果出现了症状,检查患者的瞳孔是否对称。进行此项检查后,若两侧瞳孔不对称,则提示一侧的椎动脉血流可能存在减少(图 2-1-21)。

(4)旋颈试验:患者取坐位,头略后仰,并自动向左、右做旋颈动作。如患者出现头昏、头痛、视力模糊症状,提示椎动脉型颈椎病。因转动头部时椎动脉受到扭曲,加重了椎-基底动脉供血不足,头部停止转动,症状亦随即消失。

8. Hoffmann 征　Hoffmann 征用于判断 $T_1$ 以上的上运动神经元损伤。检查时,嘱患者手部完全放

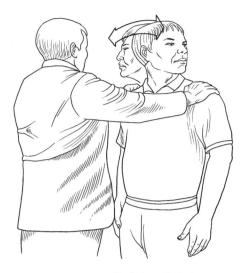

图 2-1-21　椎动脉运动试验

松,检查者弹拨患者中指指甲。若患者手及拇指的肌肉屈曲,则为阳性。这表明患者的病症源于中枢神经系统,不是神经根或者外周神经损伤(图 2-1-22)。

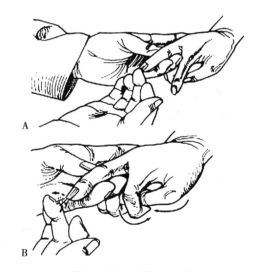

A

B

图 2-1-22　Hoffmann 征

9. 交叉/反转桡反射　脊髓受累/脊髓病的另一项体征是痉挛或者去抑制状态。反射弧传播超过正常范围就会发生此种病理反射。例如,以叩诊锤敲击肱二头肌肌腱,肱二头肌反射和伸腕肌反射均被触发(交叉桡反射)(图 2-1-23)。

当敲击肱桡肌时,伸腕肌和屈指肌的反应同时被触发(反转桡反射)。出现上述体征时均应进一步明确是否存在脊髓压迫(图 2-1-24)。

10. 颈肋检查　检查时,检查者触患者桡动脉

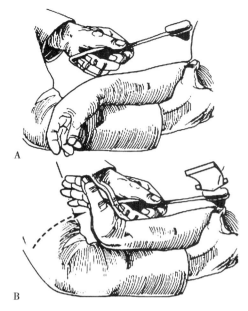

图 2-1-23 交叉桡反射

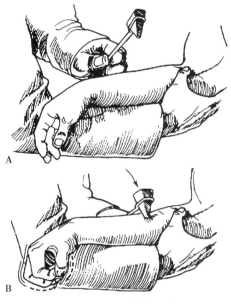

图 2-1-24 反转桡反射

搏动并牵引患者手臂,若患者桡动脉搏动减弱或消失,则提示可能存在颈肋或其他胸廓出口综合征。一只手出现缺血或者锁骨下动脉存在血管鸣音也可以提示有颈肋导致阻塞。而双侧的缺血症状则提示雷诺病等(图 2-1-25)。

11. Valsalva 试验 Valsalva 试验用来判断椎管内有无占位性病变。进行此项检查时,嘱患者屏住呼吸并前倾身体,类似于不正确的举重或者排便动作。如果这导致或者加重了原有的疼痛或者其他症状,则为阳性。记录下疼痛的皮区,这有助于判

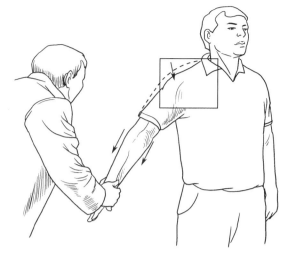

图 2-1-25 颈肋检查

断病变节段。椎间盘突出或者肿瘤均有可能导致 Valsalva 试验阳性(图 2-1-26)。

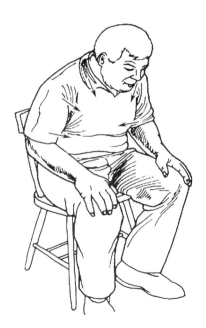

图 2-1-26 Valsalva 试验

12. 静态/动态 Romberg 试验 进行静态 Romberg 试验时,嘱患者站立,双手向前平伸,手掌向上,然后嘱患者闭上双眼。若患者失去平衡或者向后倒,或者双臂缓慢上升超过水平,这表明患者存在中枢(可能是小脑)功能障碍或者脊髓病变导致的本体感觉失调(图 2-1-27)。

进行动态 Romberg 试验(亦称 heel-toe walking)时,嘱患者走直线,足跟对大脚趾。难以完成此动作通常表明存在本体感觉失调,其意义同上(图 2-1-28)。

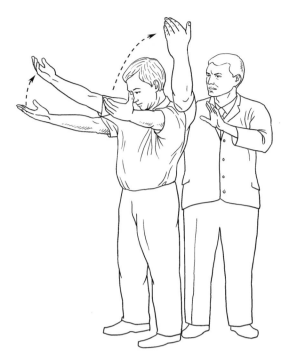

图 2-1-27 静态 Romberg 试验

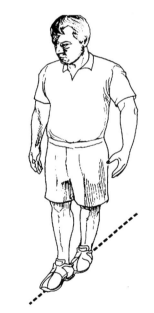

图 2-1-28 动态 Romberg 试验

## 二、胸椎与背部检查

### （一）视诊

患者一进入诊室，检查即已开始。首先观察患者是否情绪低沉，能否行走，是否需要他人或器具辅助，步态是否正常。注意患者各方向活动是否受限以及引发的疼痛程度。与颈椎检查一样，嘱患者脱去衣服观察，注意寻找异常征象，如创伤、水疱、

瘢痕、皮肤褪色、红肿、挫伤、肿物、结节性红斑、毛发斑、牛奶咖啡斑、脂肪垫及其他征象。然后嘱患者站立，从侧面观察脊柱，评估胸椎曲度是否是正常后凸。如果可能，嘱患者行脊柱前屈、后伸，观察脊柱有否侧凸。如可见侧凸，嘱患者坐下，再次检查侧凸是否依然存在。应注意观察脊柱是否有畸形及畸形程度，生理曲线的改变。剃刀背畸形，多见于脊柱侧凸；角状驼背多为椎体破坏所致，常见于结核、陈旧性骨折等；圆形驼背多见于中年以上患者，多为强直性脊柱炎，类风湿关节炎或严重的脊柱退变疾病。观察双肩和胸廓是否对称，胸部骨性标志是否对称，肌肉是否有萎缩。

1. 胸部侧位视诊　嘱患者侧位站立，观察正常的胸椎后凸，是否有成角畸形。（图 2-1-29）

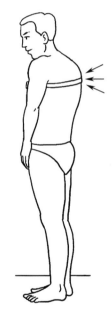

图 2-1-29 胸椎侧位视诊

2. 胸椎屈曲位视诊　嘱患者前屈，观察胸椎的活动度。（图 2-1-30）

3. 胸部伸直位视诊　患者直立挺胸，双肩后展，观察是否有后凸以及后凸程度。（图 2-1-31）

4. 背部后凸畸形　如有固定后凸畸形存在，要考虑可能存在老年性驼背，Scheuermann 病和强直性脊柱炎。（图 2-1-32）

5. 背部角状后凸畸形　若角状后凸畸形提示椎体骨折、结核或先天性椎体畸形。（图 2-1-33）

6. 背部视诊　观察腰背部有无皮肤咖啡样斑块，脂肪垫、毛发、瘢痕等。

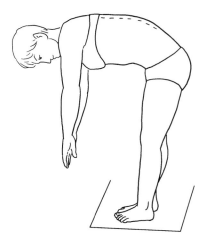

图 2-1-30　胸椎屈曲位视诊

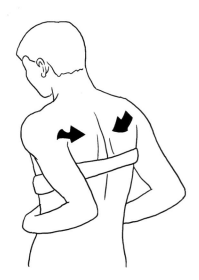

图 2-1-31　后伸位视诊

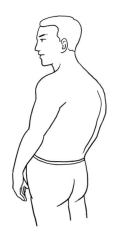

图 2-1-32　后凸畸形

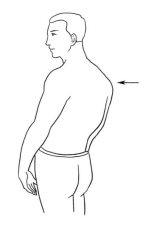

图 2-1-33　背部角状后凸畸形

7. 胸椎侧凸的检查

（1）胸椎体侧凸：常见的是保护性侧凸，如椎间盘突出，同时要观察双肩和双髋是否水平。

（2）胸椎侧凸的坐位检查：嘱患者坐立，如果侧凸消失或减轻，则需进一步检查下肢长度。（图2-1-34）

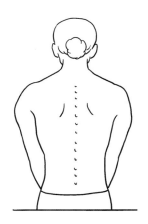

图 2-1-34　胸椎侧凸的坐位检查

（3）胸椎侧凸的坐位前屈位检查：若坐立侧凸仍存在，嘱患者前屈，侧凸消失，提示是姿势性侧凸（图 2-1-35A）；若侧凸仍存在，提示是固定性侧凸，但要除外脊髓空洞症，需行 MRI 检查（图 2-1-35B）。

（4）婴幼儿侧凸的检查：婴幼儿脊柱侧凸，检查者可用双手从双腋下或抬举下颌举起幼儿观察侧凸是否发生改变，以评价侧凸的僵硬度。（图2-1-36）

（5）脊柱侧凸躯干与肢体比例检查：部分脊柱侧凸患者由于有多个弯曲或代偿弯的存在，外观畸形可能不是特别明显，但是会出现身高缩短，躯干与

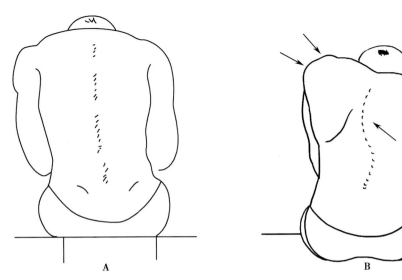

图 2-1-35　胸椎侧凸的坐位前屈位检查
A. 姿势性侧凸；B. 固定性侧凸

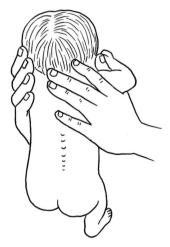

图 2-1-36　婴幼儿的侧凸检查

肢体的比例下降，检查时应予以关注。（图 2-1-37）

（二）触诊

将手背置于胸椎皮肤感觉皮温，两侧对比。注意出汗或疼痛的区域，触摸这些区域时应仔细。然后依次检查胸椎的棘突、横突和棘上韧带。棘突触诊时用示、中指自上而下沿脊柱棘突滑动、触摸，注意有无棘突压痛、异常隆起、凹陷，棘突间隙是否一致，棘上韧带有无异常。检查胸椎压痛时，应让患者双手抱肩，以使两肩胛骨分开。绝大多数胸椎结核深压痛和间接压痛比较明显，而浅压痛则比较轻。背部常见压痛点：①棘突尖压痛，多见于棘上韧带损伤，棘突骨折；②棘间韧带压痛，多见于棘间韧带损伤；③脊肋压痛，见于肾脏疾患；④腰背部局限性压痛，多见于腰背肌劳损。

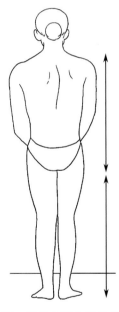

图 2-1-37　侧凸躯干与肢体比例检查

1. 棘突的触诊　患者站立，手指从棘突表面纵行滑下，观察曲线的变化。触诊胸椎棘突，从 $C_7$ 或 $T_1$ 开始，触诊胸椎棘突和椎旁肌。这些棘突是所有棘突最突出者。沿着屈曲的颈部中线，向下移动手指，很容易找到。将两拇指置于棘突开始触诊，向尾侧直至通过肋部，触诊胸椎，包括小关节。注意排列异常、曲度、肿物、疼痛、压痛和肿胀。（图 2-1-38）

2. 小关节的触诊　嘱患者完全放松以触诊小关节。从 $C_7$ 到 $T_1$ 开始，自棘突向外侧移动手指，在椎间感觉小关节，了解椎弓根下方的胸神经根出口及与小关节的关系，向尾侧达胸椎末端。注意是否

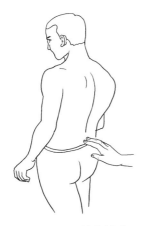

图 2-1-38 棘突触诊

引发压痛。触摸肋骨、肋椎关节,沿着肋间血管神经束,观察引发的疼痛,了解肋骨下方神经、动脉和静脉(肋间神经血管束)的关系。

3. 胸椎压痛点检查 嘱患者双手抱肩,使得两肩胛骨分开。让患者保持前屈寻找压痛点。

(三)叩诊

嘱患者前屈,轻叩背部。自颈椎基部开始,向下直至骶骨,有助于确定痛区或压缩骨折。叩诊中引发的明显疼痛,有时在结核和其他感染时出现。同时亦提醒压缩骨折的可能,也是判断骨折愈合的有效方法(图 2-1-39)。

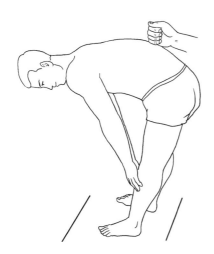

图 2-1-39 棘突叩诊

(四)动诊

嘱患者脱去衣服,以便观察整个背部。先做下蹲动作,粗略了解下肢的情况,然后中立位直立,观察其活动范围。正常胸椎活动度很小。应注意各段活动度是否一样,可以测量棘突之间距离的改变来比较,以确定疼痛区有无肌防卫性强直。当椎体

破坏至一定程度时,这种强直必然出现。

1. 主动运动

(1)前屈:嘱患者前屈,膝关节伸直,手触脚趾,注意运动的流畅性和受限性,在站立位和坐位检查。

(2)后伸:检查胸椎后伸,触诊 $T_{12}$ 和 $L_1$,嘱患者完全后伸脊柱,一只手置于患者后背,检查后伸运动胸腰椎开始后伸的节段。

(3)侧屈:嘱患者双手交叉抱肩,以检查主动侧屈运动。先向左再向右侧屈。前臂交叉的点,将组成旋转的假象轴,注意引发的疼痛或运动受限。

(4)躯干的旋转:检查胸部躯干的旋转时,嘱患者坐位,双上肢胸前交叉,双手抱肩,一块楔形垫子置入受检测的臀下。垫起的臀部可锁定对侧腰椎侧屈和同侧旋转。嘱患者尽可能大地向着垫起臀部的方向旋转,颈椎不能旋转,注意任何引发的疼痛和运动受限。

2. 被动运动 主动运动检查发现不能完全达到活动范围时,采用被动运动检查。有可疑病变存在时,不建议被动屈曲检查,因可能导致已存在的椎间盘突出的加重。当检查被动运动时,注意运动终末的感觉、活动范围及引发的疼痛,运动不要超过疼痛的极限。

被动运动主要是旋转检查,进行旋转检查时,嘱患者坐在检查台上,受检测臀部以楔形块垫起。双上肢胸前交叉,双手抱肩,双足平放地上。患者坐好后,检查者站在患者前面,双腿分开固定患者双腿,双手置于患者双肩上,然后按照一定方向旋转患者。

3. 抗阻运动

(1)旋转:行旋转抗阻运动检查时,嘱患者坐位,双上肢胸前交叉,双手抱肩。检查者站在患者前面,检查左侧旋转抗阻运动时,检查者将右上肢置于患者右肩上,左手置于右肩背后,嘱患者向左侧对抗阻力旋转。重复同样的方法检查右侧。

(2)屈曲:站在患者侧方进行屈曲抗阻运动检查。检查者将一只手置于患者背部胸腰椎交界处,另一只手置于其胸骨柄上方,给予阻力后嘱其前屈,注意有无力弱或疼痛。

(3)侧屈:患者坐位,检查者坐在患者旁边,一侧上肢环抱患者背部,另一只手放于患者肩上,靠近患者坐好,利用自己骨盆的一侧抵住患者骨盆,使之

固定。嘱患者向远离检查者的方向侧屈,检查者给予阻力,注意有无疼痛。

（五）神经学评价

1. 运动　胸神经根,除 $T_1$ 外,支配肋间、腹部及椎旁肌。检查这些肌肉来确定神经根水平是不可能的。因此胸神经根损伤的定位,最好通过检查感觉来评估。

2. 感觉　在胸段,存在明显的感觉重叠区,任何特定的皮肤区域都是由 3 个不同的神经根支配。在胸段存在 3 个主要的显著标志平面,它们是乳头线,代表 $T_5$ 水平;脐,代表 $T_{10}$ 水平;腹股沟区,代表下胸段和上腰段水平。

3. 反射及特殊试验

（1）腹壁反射:以脐为中心,画水平线和垂线,将腹部分成 4 个象限,脐以上的腹部肌肉由 $T_{7\sim10}$ 神经根支配,脐以下由 $T_{10}\sim L_1$ 神经根支配。检查腹壁反射,嘱患者仰卧,脱掉上衣,完全放松。分别于每个象限轻而快速地一划。正常情况下,脐向受检侧移动。运动减弱,提示上运动神经元病变,非对称性的反射消失,提示下运动神经元病变。

（2）Beevor 征:怀疑胸椎运动神经根功能障碍时,嘱患者双手置于头后枕部,再屈膝位坐起,在坐起过程中如出现肚脐向一侧偏斜为 Beevor 征阳性,则提示对侧腹肌肌力减弱,此侧腹肌无对抗,表明胸神经根受到骨赘或肿瘤压迫,也可见于脊髓灰质炎、脊神经管闭合不全。脐以上的腹部肌肉由 $T_{7\sim10}$ 神经根支配,脐以下由 $T_{10}\sim L_1$ 神经根支配。患者进行坐起运动时,如果脐向上运动,提示下半部腹直肌无力,病变在 $T_{10}$ 或以下;如果脐向下运动,则提示上半部腹直肌无力,病变在 $T_{10}$ 或以上。脐的移动方向提示病变的水平。（图 2-1-40）

（3）拾物试验:脊柱因为病变而僵硬时,则不能伸膝位弯腰,拾物时只能蹲位。常见于下胸椎及腰椎结核。（图 2-1-41）

（4）肋骨扩张试验:检查者站在患者前面,双手张开,放于患者胸廓两侧,患者吸气时感觉胸廓对称地显著扩张。扩张不能或不良,可提示强直性脊柱炎或累及膈肌的运动病变（$C_3$、$C_4$、$C_5$ 或以上）。

（5）神经管闭合不全:来源于胚胎脊索组织的脊柱,在发育期间可发生畸形,累及脊髓、神经根及脊柱。这样的畸形称为神经管闭合不全,包括脊柱

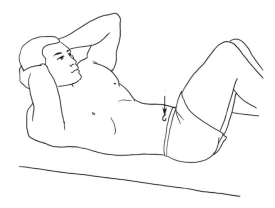

图 2-1-40　Beevor 征

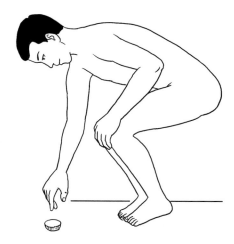

图 2-1-41　拾物试验

裂、脊髓纵裂、脊髓栓系。毛发斑及皮肤窦道可提示这些畸形的存在。

（六）畸形评价

对畸形进行恰当的评价,必须采用一定的方法。另外,必须确定有无骨骼生长发育的特殊病历详情（尤其是青少年特发性脊柱侧凸）。在骨骼生长发育的高峰期,任何畸形均在进展的高危期。对女性而言,月经初潮前、后各 6 个月是畸形进展的高危期,而对男性,很难与某件事相关联,需对阴毛的发育及生长的测定来间接地判定骨骼成熟度。

除观察曲度外,还需要测量肩高。评估双肩高度,测量线应位于肩胛骨顶端水平,注意特发性脊柱侧凸常导致右肩抬高。脊柱纵向铅垂线自 $C_7$ 棘突向下延伸,应通过臀沟中心,如此则示脊柱平衡完好。若存在棘突偏斜,测量此垂线自 $C_7$ 棘突向左或向右偏斜距离,以厘米为单位计量,用以表示某一方向冠状面失代偿的程度。脊柱侧凸的柔软度、畸形的矫正度,应通过左右 Bending（三点折弯侧屈测量

脊柱柔软度,评估侧凸的矫正度)和向上牵引脊柱(使脊柱失重)来评估,从腋窝抬起患者使脊柱失重,测量弯曲矫正度。这与在牵引下测量可得到多少矫正的方法是一样的。

Adam前屈试验是检测是否有脊柱侧凸的有效筛查方法。即让患者保持胸腰部前屈约90°左右,观察背部是否平行对称。从患者背部自上而下观察,可清晰评估脊柱肋骨驼峰,并可比较高(凸面)、低两侧。通常记录抬高的厘米数,可帮助确定胸椎或腰椎突起的存在,脊柱的旋转(侧凸),可以应用侧凸仪测量。比较高、低两侧,读出角度并测出突起的高度,以厘米表示。

从侧面观察前屈时,有助于胸椎后凸畸形的评估,患者前屈,大体评估矢状位曲度和后凸角度,评估胸椎后凸,顶椎大约在$T_8$的胸椎后凸。如可见侧凸,嘱患者坐下,再次检查侧凸是否依然存在。检查者应观察胸椎的圆背,意味着后凸畸形。后伸胸椎可检查胸椎后凸的矫正度或柔软度,患者后伸脊柱,评估胸椎后凸的柔软度。这样有助于区别姿势性后凸和其他僵硬性结构性后凸。所有这些检查均应被记录,以评估胸椎侧凸和后凸。

### 三、腰骶椎及腰骶部检查

#### (一)视诊

1. 步态与体位 观察走、立、坐、卧位有无姿势改变。痉挛性步态提示有上运动神经源性损害;跨阈步态提示小腿前外侧肌群神经源性或肌源性损害;腰部保护性强迫体位提示腰痛;椎间盘突出的患者常保持一种特有的体位,即不自觉地直腰、屈髋、屈膝,前者以减轻髓核后凸的压力,后者以降低坐骨神经的张力,该体位在一定程度上可以缓解相关疼痛症状。

2. 外观与皮肤 腰骶部的视诊要充分暴露腰部的皮肤。检查有无包块、窦道、脓肿、毛发、脂肪瘤、牛奶咖啡斑等。腰骶部如有发毛、色素沉着、皮肤瘢痕样改变等应考虑患有脊柱裂的可能;牛奶咖啡斑提示神经纤维瘤病。若患者腹股沟处、大腿内侧、后侧,甚至腘窝处有流注脓肿形成的包块则提示患有腰椎结核的可能。

3. 腰椎序列 腰椎的视诊不能忽视脊柱的整体外观,包括矢状面及冠状面。检查有无矢状面的

畸形可以从侧面观察有无腰椎前凸加大、变平和后凸,以及体位改变后的纠正情况。腰痛和腰部肌肉痉挛的患者腰椎正常前凸有可能消失;而腰椎前凸增大、臀部后翘可见于腰椎重度滑脱的患者。检查有无冠状面的畸形首先观察双肩及骨盆有无倾斜,椎旁的骨性和软组织结构是否对称。再嘱患者行前屈试验,即身体前屈,双手扶膝,若一侧胸背高,则称为"驼峰"畸形或"剃刀背"畸形,提示脊柱侧凸(图2-1-42)。脊柱侧凸可以是结构性的,也可以是因疼痛造成的代偿性侧凸。

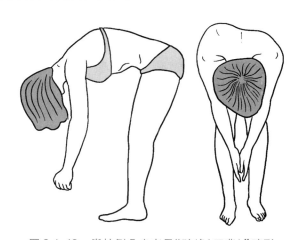

图2-1-42 脊柱侧凸患者呈"驼峰(刀背)"畸形

以脊柱畸形就诊的患者,应行进一步检查:让患者腰部和颈部前屈,双手下垂伸向地面,检查者可以观察脊柱的序列,注意有无肋骨突出,如有肋骨突出则提示椎体有旋转畸形。嘱矢状面畸形的患者前屈后伸是评估矢状面畸形柔韧度的方法;嘱冠状面畸形的患者左右侧屈也可评估脊柱侧凸的柔韧性。对畸形柔韧度的评估在制订治疗方案时十分重要。

使用铅垂线测量脊柱冠状面平衡是较为客观的方法,即于$C_7$棘突放下铅垂线,正常应经过臀沟(图2-1-43)。如有冠状面失平衡存在,在排除了由下肢不等长造成的骨盆倾斜和脊柱侧凸后,可从铅垂线距臀沟的距离客观反映失平衡的程度。下肢长度的测量方法为髂前上棘到同侧内踝的距离。

4. 活动范围 腰椎的活动范围包括屈伸、侧弯和旋转。前屈90°左右(弯腰至指尖达到足背),后伸30°左右,左右侧屈各30°左右,旋转30°左右(骨盆固定,两肩连线与骨盆横径所成角度)。对腰椎活动范围进行定量评估有助于评价疗效。由于弯腰触地的动作主要由髋关节屈曲完成,因此推荐使用

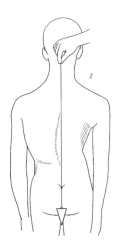

图 2-1-43　脊柱冠状面平衡的铅垂线测量

Schober 法：在双髂后上棘连线中点（或 $L_5$ 棘突）上方 10cm 和下方 5cm 处做 2 个标记，然后嘱患者保持双膝直立位屈曲腰椎，再次测量两标记点之间的距离，如果距离增加小于 5cm，提示腰椎屈曲范围明显受限。腰椎屈曲困难，抬物试验（见本节特殊检查）阳性，应注意有无腰椎结核。

　　腰椎活动时伴随的疼痛常提示病变的来源。腰痛的患者常常伴有屈曲受限伴疼痛，该疼痛常为非特异性的。腰椎后伸时疼痛虽然也较为常见，但如为年轻人，应怀疑是否有因腰椎峡部裂导致的腰椎滑脱。老年人后伸时疼痛则常为关节突的骨性关节炎。如腰椎后伸时引发下肢疼痛而屈曲时可缓解，则提示可能存在腰椎管狭窄。

（二）触诊

　　腰椎的触诊应按顺序进行。髂骨翼和髂后上棘是脊柱后方重要的解剖标志，可作为确定脊柱节段的解剖标志。两侧髂骨翼连线一般通过 $L_{4\sim5}$ 连线，髂后上棘连线一般通过 $S_2$ 水平。触诊从骶骨开始向头端进行，触及每个棘突。创伤患者若有压痛和棘突间隙增宽，则提示可能存在后方结构骨折或棘间韧带断裂。体型瘦的患者如触及棘突间有台阶感，应怀疑存在脊柱滑脱。腰痛的患者可根据压痛点的位置判断疼痛的来源。压痛位于骶棘肌外缘常为横突骨折及肌肉、韧带劳损。压痛位于棘突旁则可能来源于椎旁肌肉或关节突关节。棘突上压痛则可能为棘上韧带损伤、棘突滑膜炎及骨折。棘间压痛则多为棘间韧带劳损，而棘间深压痛或叩痛提示疼痛可能来自椎间盘。腹部肌纤维组织炎

者压痛点比较广泛。腰椎深部病变如结核、肿瘤、椎间盘炎等可有深部叩击痛，而压痛却不明显。若叩痛引发下肢放射性疼痛，则有椎间盘突出的可能性。马尾综合征的患者应进行肛门指诊，判断有无肛门括约肌无力。坐骨神经腰骶段的体表投影可用两点连线来表示，即坐骨神经出盆点（髂后上棘与坐骨结节连线的上、中 1/3 交界处和坐骨结节与大转子连线的中点）。此投影线自上内方向下外方呈弧形下降，坐骨神经痛时常在此投影线上出现压痛点。

（三）特殊检查

　　1. 直腿抬高试验（straight leg raise test，SLRT）患者仰卧位，两腿伸直，检查者以一手托患者足跟，另一手保持膝关节伸直，缓慢抬高下肢，正常时双下肢抬高幅度相等且无疼痛。一般青壮年可抬高 80°～90°，除腘窝部紧张，无其他不适。若抬高到 70°以下即出现沿坐骨神经向足、踝部的放射痛，不能继续抬高，即为阳性。表示坐骨神经紧张状态下，加剧了神经根的压迫程度，引起疼痛（图 2-1-44）。在直腿抬高试验阳性时，缓慢放低患肢高度，待放射痛消失后，再将踝关节被动背屈，如再度出现放射痛则称为加强试验阳性（Bragard 征）。此二试验阳性为腰椎间盘突出症的主要诊断依据，但阴性亦不能完全排除本病。

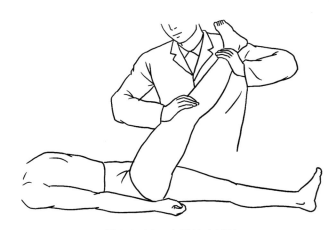

图 2-1-44　直腿抬高试验

　　2. Lasègue 征　与目前临床应用的直腿抬高试验虽不完全一致，但是差异有限。Lasègue 征相比单纯的直腿抬高试验多了一步验证试验，即将患肢放下，屈曲膝关节后，再将髋关节屈曲而不会引起任何疼痛。可以排除一些干扰因素，比如诈病。Ernest Charles Lasègue（1816～1883）是法国巴黎的医学

家。1864 年,他发表的论文"坐骨神经痛的观察"首次论述了这一特殊的查体方法。他的学生 Fomt 在其博士论文中首次阐述了这一特殊的体征,并以其老师的名字而命名。从正式阐述 Lasègue 征以后的 100 多年来,在诸多的英文文献中,学者们均将 Lasègue 征与直腿抬高试验等同。

3. 健腿直腿抬高试验(Fajersztaijn 征)　方法同"直腿抬高试验",指健侧下肢抬高引起患肢痛。多见于较大的椎间盘突出或中央型腰椎间盘突出症。

4. 股神经牵拉试验(femoral nerve stretch test, FNST)　患者取俯卧位,患肢膝关节完全伸直。检查者将伸直的下肢抬高,使髋关节处于过伸位,当过伸到一定程度出现大腿前方股神经分布区域疼痛时,则为阳性。此项试验主要用于检查 $L_{2~3}$ 和 $L_{3~4}$ 椎间盘突出的患者。

5. Thomas 征　嘱患者仰卧,大腿伸直,则腰部前凸;屈曲健侧髋关节,迫使脊柱代偿性前凸消失,则患侧大腿被迫抬起,不能接触床面。常见于:①腰椎疾病,如结核、腰大肌流注脓肿、血源性化脓性髂腰肌炎等;②髋关节疾病,如髋关节结核、增生性关节炎和骨性强直等。

6. 抬物试验　地上放物品,嘱患者去抬,如骶棘肌有痉挛,患者抬物时只能屈曲两侧膝和髋关节而不能弯腰,多见于下胸椎及腰椎病变。

7. 腰部超伸展试验　嘱患者俯卧,检查者将其两下肢提起,抬离床面,并用手向下压其腰部,出现疼痛即为阳性。见于腰椎崩解症(峡部裂)。

8. 鞠躬试验(Neri 试验)　嘱患者站立位,双膝挺直,做鞠躬动作,若患肢出现放射性疼痛即为阳性。患侧膝关节往往由伸直位变为屈曲,以减轻疼痛,见于坐骨神经痛。

9. 屈颈试验(Linder 试验)　嘱患者仰卧于检查床上,检查者一手置于其胸前,防止其胸椎向前屈曲,另一手放于枕后,缓慢用力抬起其头颈部逐渐前屈至颏部触及胸壁,若腰部出现疼痛,并向一侧下肢后侧放射即为阳性。提示有腰椎间盘突出症。

10. 骨盆回旋摇摆试验　嘱患者仰卧,双手抱膝,极度屈髋屈膝。检查者一手扶膝,一手托臀,使臀部离开床面,腰部极度屈曲,摇摆膝部,腰痛者即为阳性。多见于腰部软组织劳损或腰椎结核。

11. 4 字试验(Patrick 征)　嘱患者仰卧,将其一侧下肢膝关节屈曲,髋关节屈曲、外展、外旋,把足架在另一侧腿的膝关节上,双下肢呈 4 字形,检查者一只手放在患者屈曲的膝关节内侧,另一只手放在对侧髂前上棘前面,然后两手同时向下压,如骶髂关节处出现疼痛即为阳性。主要提示骶髂关节有病变,在股骨头坏死、强直性脊柱炎中也可以表现为阳性(图 2-1-45)。

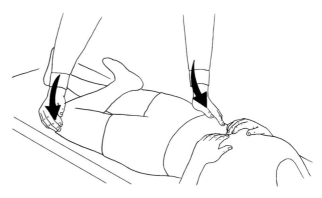

图 2-1-45　"4"字试验

12. 床边试验(Gaenslen 征)　骶髂关节病变的检查方法之一。方法:①嘱患者仰卧,患侧臀部靠床边,健侧髋膝关节用力屈曲,然后嘱患者双手抱住膝关节以固定脊柱,检查者用手将其患肢尽力后伸,若骶髂关节处疼痛即为阳性。②嘱患者向健侧卧位,双手抱住健侧膝关节尽力屈髋屈膝。检查者站在其背后,一手扶于患侧臀部,一手握住患侧踝部,使伸直的患侧下肢尽力后伸,若骶髂关节处出现疼痛,亦为阳性。本试验阳性可见于骶髂关节的炎症、结核和损伤等疾患。由于本试验对腰骶关节无影响而不出现症状,因此可与腰骶关节病变相鉴别。

13. 髋关节过伸试验　嘱患者俯卧,两下肢伸直,检查者一手压住其骶部以固定骨盆,另一手握住患肢踝部提起小腿,使患侧髋关节过伸。若后伸受限或用力后伸时引起臀部疼痛即为阳性。本试验阳性多见于髋关节化脓性关节炎、髋关节结核、腰大肌痉挛、骶髂关节炎症或损伤、髂窝脓肿、大脑性瘫痪,还可见于腰椎间盘突出症、结核、肿瘤、炎症等压迫 $L_{3~4}$ 神经根。此时扭动骶髂关节,可检查髋关节或骶髂关节是否有病变。

14. Trendelenburg 试验　嘱患者单足站立,检查者将双手置于其骨盆上,检查骨盆是否水平。臀中肌肌力正常时,患者能够维持骨盆水平,如果患者不能维持骨盆水平,甚至倒向单足站立的对侧,则提示负重侧的臀中肌无力。

15. 梨状肌紧张试验 梨状肌综合征的检查方法之一。方法:①嘱患者取仰卧位,将患肢伸直并做内收内旋动作,若患侧下肢发生放射性疼痛,再将患肢外展外旋,疼痛随即缓解,则为阳性。②嘱患者俯卧,检查者于其髂后上棘与大转子的连线的中部按压臀部,可触到痉挛的较硬的梨状肌,且有压痛和放射痛,亦为阳性。本试验阳性是诊断梨状肌综合征的特异征象。

### (四) 腰骶神经根病的定位诊断

1. 腰骶神经根支配的解剖基础

(1) 腰丛

1) 髂腹下神经($T_{12} \sim L_1$):从腰大肌上部外侧缘穿出,分成外侧皮支及前皮支。外侧皮支分布于臀外侧部皮肤。前皮支分布于耻骨区皮肤。其肌支支配腹内斜肌、腹外斜肌和腹横肌。

2) 髂腹股沟神经($L_1$):在髂腹下神经的下方,分布于腹股沟部、阴囊(或大阴唇)及大腿内侧上部的皮肤,其肌支支配腹内斜肌和腹横肌。

3) 生殖股神经($L_{1 \sim 2}$):分出股支和生殖支。股支分布于股三角皮肤。生殖支分布于阴囊(在女性为大阴唇)皮肤,肌支支配提睾肌。

4) 股外侧皮神经($L_{2 \sim 3}$):分成前、后两支,前支分布于髌膝及大腿前方的皮肤,后支分布于大腿外侧的皮肤。

5) 股神经($L_{2 \sim 4}$):是腰丛的最大分支。分为①皮支:分布于大腿和膝关节前面的皮肤。最长的皮支为隐神经($L_{3 \sim 4}$),分布于髌下方、小腿内侧面和足内侧缘的皮肤。②肌支:支配缝匠肌、股四头肌和耻骨肌。③关节支:分布于髋、膝关节。

6) 闭孔神经($L_{2 \sim 4}$):分为前、后两支,前支行于短收肌浅面,分支至长收肌、股薄肌及髋、膝关节。后支行于短收肌深面,分支支配闭孔外肌和大收肌。其皮支由前支发出,分布于股前区内上部的皮肤。

(2) 骶丛

1) 臀上神经($L_{4 \sim 5}$、$S_1$):分布于臀中肌、臀小肌和阔筋膜张肌。

2) 臀下神经($L_5$、$S_{1 \sim 2}$):分布于臀大肌。

3) 阴部神经($S_{2 \sim 4}$):分布于肛门、会阴和外生殖器的肌肉和皮肤。其分支有:①直肠下神经(肛神经):支配肛门外括约肌和肛门的皮肤;②会阴神经:分布于会阴诸肌和阴囊(或大阴唇)的皮肤;③阴茎(或阴蒂)背神经:分布于阴茎(或阴蒂)的皮肤。

4) 股后皮神经($S_{1 \sim 3}$):主要分布于股后部和腘窝的皮肤。

5) 坐骨神经($L_{4 \sim 5}$、$S_{1 \sim 3}$):是全身最粗大的神经,分为内侧的胫神经和外侧的腓总神经两终支,在股后部发出肌支支配大腿后肌群。坐骨神经的分支有:①关节支:从坐骨神经上段发出小支进入髋关节;②肌支:支配半腱肌、半膜肌和股二头肌。

胫神经($L_4 \sim S_3$)为坐骨神经本干的直接延续。在屈肌支持带深面分为足底内侧神经和足底外侧神经两终支进入足底。肌支支配足底内侧群、中间群和外侧肌群,皮支分布于足底皮肤。胫神经在腘窝及小腿还发出肌支支配小腿后肌群,发出的皮支称腓肠内侧皮神经,在小腿中点处穿出深筋膜与腓肠外侧皮神经(发自腓总神经)吻合成腓肠神经,分布于足外侧和第5足趾外侧缘皮肤。

腓总神经($L_4 \sim S_2$):经腓骨长肌深面绕过腓骨颈外侧,分为腓浅和腓深神经两终支。腓总神经的分布于小腿前、外侧肌群,小腿外侧、足背和趾背的皮肤。

2. 腰骶神经根病的定位诊断 腰骶神经根的损害常由腰椎间盘突出症所致的神经根受压引起。通常对于中央型或旁中央型的腰椎间盘突出,会造成下位神经根的压迫,如$L_{4 \sim 5}$椎间盘突出压迫$L_5$神经根。而对于极外侧椎间盘突出,则会造成上位神经根的压迫。因此,腰椎间盘突出症造成的神经根损害的定位诊断应根据体格检查与影像学表现两方面进行评估。中央型椎间盘突出压迫马尾神经时,不论哪个节段的突出,均可引起双侧下肢的疼痛和麻木。$L_{4 \sim 5}$及$L_5 \sim S_1$马尾神经受压可引起大腿和小腿后外侧疼痛、足底及会阴部麻木,膀胱和直肠括约肌无力或麻痹造成的排便无力或失禁,跟腱反射及提肛反射减弱或消失等症状和体征,男性患者还可出现性欲减退及阳痿症状。

(1) $L_{1 \sim 3}$神经根损害:$L_{1 \sim 3}$神经根多无各自特殊的体征,常共同支配髂腰肌或与$L_4$神经根共同支配股内收肌群及股四头肌。

1）感觉障碍：①$L_1$ 神经根损害：表现为腹股沟部至膝部的上 1/3 从外上至内下斜形带状区域感觉障碍。②$L_2$ 神经根损害：表现为大腿前中部 1/3 从外上至内下斜形带状区域感觉障碍。③$L_3$ 神经根损害：表现为大腿前下部 1/3 从外上至内下斜形带状区域感觉障碍。

2）运动障碍：①$L_{1\sim3}$ 神经根纤维支配的髂腰肌受累引起的髋关节前屈无力。②$L_{2\sim4}$ 神经根纤维支配的股内收肌群受累时，髋关节从外展位内收时运动无力。③$L_{2\sim4}$ 神经根纤维组成支配股四头肌的股神经受累时，表现为股四头肌萎缩，伸膝肌力减退，膝反射、提睾反射减弱或消失。

（2）$L_4$ 神经根损害：表现为背部、腰骶部疼痛和大腿外侧、小腿内侧、内踝及足内侧感觉障碍。可有足背伸及内翻肌力、股四头肌肌力减退。膝反射减弱或消失。

（3）$L_5$ 神经根损害：表现为腰背部、腰骶部疼痛和大腿后外侧、小腿外侧、足背和足趾感觉障碍，第 1、2 足趾基底部皮肤感觉能够准确反映 $L_5$ 神经根的感觉功能。足背伸及拇背伸肌力减退，偶有足下垂。膝反射及踝反射无改变。

（4）$S_1$ 神经根损害：表现为腰背部、骶尾部、臀部疼痛和大腿、小腿后外侧及足外侧和足底感觉障碍。足的外翻及跖屈肌力减退。踝反射减弱或消失。

（5）$S_{2\sim4}$ 神经根损害：主要支配肛门周围的皮肤感觉及肛门浅表反射。轻触肛门周围皮肤引起肛门外括约肌收缩为阳性。

**（姜建元）**

## 第二节 四肢与关节检查

### 一、肩关节、锁骨部与上臂检查

#### （一）一般检查

1. 望诊 肩关节周围的望诊应该包括：外观、肌肉特征（特别是两侧肩部）、畸形（肿块、结节或瘢痕）、肿胀、皮肤及颜色。

肱骨近端骨折通常有不同程度的肿胀，伤后 24~48 小时开始出现明显的淤血，范围可达胸壁、上肢、肘和前臂。肿胀可能使一些体征比较模糊，但若有畸形就要考虑可能存在骨折移位或关节脱位。

肩锁关节脱位的患者锁骨远端回明显抬高。急性肩关节前脱位患者疼痛剧烈，患肢处于轻度外展、内旋位，患者常用对侧手把持患肢，并且上身向患侧倾斜。患者呈"方肩"畸形，有不同程度的肿胀以及瘀伤。肩关节后脱位临床检查可见肩关节前方平坦，而在后方可触及甚至观察到肱骨头的圆形凸起。由前方观察，常可发现患侧喙突较明显。肩关节外旋明显受限，通常不能达到中立位。

在急性肩袖损伤的患者中，外观并不会有明显异常，但是慢性病程较长的患者可以看到冈上肌或冈下肌萎缩。

钙化性肌腱炎在急性期，由于疼痛剧烈，患者难以配合查体，常用健侧手扶住患者上肢，使其固定于内旋位。

观察有无三角肌、斜方肌、肩袖肌肉以及上肢肌肉的萎缩，三角肌与肩袖肌肉的萎缩可能由于腋神经和肩胛上神经的损伤引起。后方观察肩关节活动时肩胛骨的节律，注意有无翼状肩胛。

2. 触诊 外伤后肿胀导致通过触诊摸到明确的骨性标志困难增加，肱骨近端骨折的触诊会引起疼痛，任何活动也会引起疼痛，有可能引出骨擦音和骨擦感。

触诊时将手放在肩关节上方，被动活动肩关节，在一些肩袖损伤的患者中能触摸到捻发感。触诊需检查肩锁关节和大结节以及结节间沟压痛，对应是否存在肩锁关节病变、撞击或肩袖损伤以及肱二头肌长头腱病变。钙化性肌腱炎在亚急性期和慢性期，患侧肩关节常有明显的压痛点。

3. 关节活动度 肩关节活动度包括前屈上举、外展上举、体侧外旋、体侧内旋、外展 90°外旋、外展 90°内旋和体前内收等（图 2-2-1）。临床上一般主要进行前屈上举、体侧外旋和体侧内旋检查。这 3 个方向的活动度能基本代表肩关节各向的活动度。

活动度检查应该包括主动活动度和被动活动度检查，并将患侧和健侧进行对比。主动活动度明显小于被动活动度常提示存在肩袖损伤，如果主动和被动活动度减少一致，要注意与冻结肩相鉴别。肩袖损伤患者的活动度受限，最常见表现为上举受限和内旋受限，而出现外旋异常增大往往提示存在肩

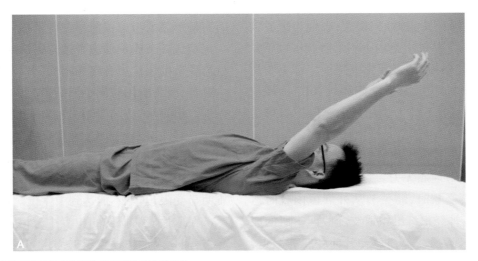

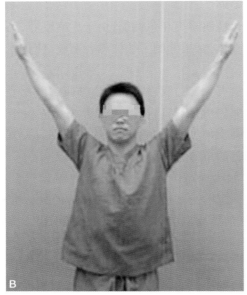

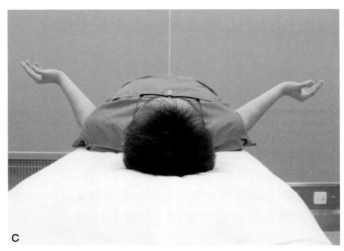

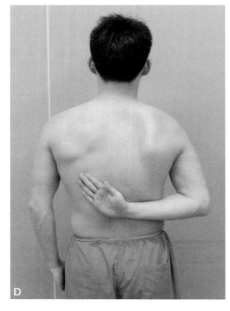

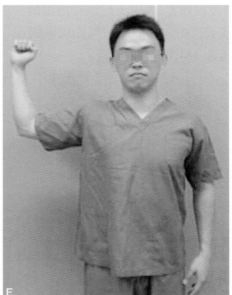

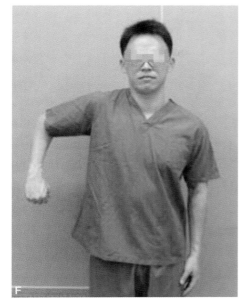
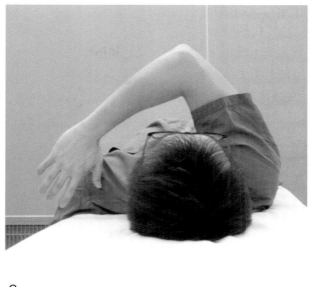

图 2-2-1　肩关节活动度的检查

A. 前屈上举；B. 外展上举；C. 体侧外旋；D. 体侧内旋；E. 外展 90°外旋；F. 外展 90°内旋；G. 体前内收

胛下肌的全层撕裂。而冻结肩由于盂肱关节的粘连往往在前屈上举、内外旋各个方向上活动度明显下降，且主动与被动活动受限的范围基本一致。对于投掷运动员来讲，肩关节外展位的内旋、外旋活动度尤为重要。同时应进行跨中线内收活动以检查后方肩关节囊的松紧度。

（二）特殊检查

1. 肩峰撞击综合征　肩峰撞击综合征的临床检查主要包括 Neer 试验和 Hawkin 试验。Neer 试验包括两个部分，一为患者在肩胛骨平面保持手臂内旋，做肩关节被动上举动作的过程中诱发疼痛；二

为将手臂外旋，然后做被动上举动作，则不能诱发疼痛或者疼痛减轻。同时符合上述两部分表现即为 Neer 试验阳性（图 2-2-2）。

Hawkin 试验，患者肩关节前屈 90°，强制向内侧旋转肩关节诱发疼痛，即为阳性（图 2-2-3）。当然，上述检查法在肩关节僵硬、钙化性肩袖肌腱炎和关节炎的患者中，也可以诱发疼痛，应注意鉴别。

2. 肩袖损伤　冈上肌肌力可以通过 Jobe 试验来检查，在肩胛骨平面保持手臂内旋，抗阻力上举，力弱或者疼痛均为 Jobe 试验阳性，提示冈上肌腱损伤（图 2-2-4）。

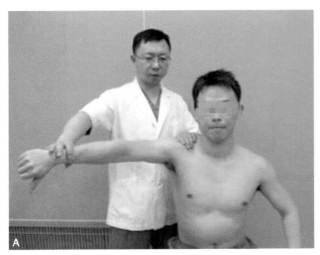
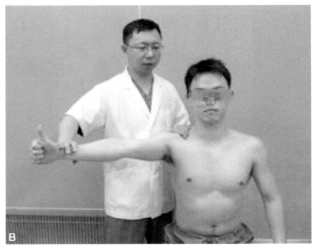

图 2-2-2　Neer 试验

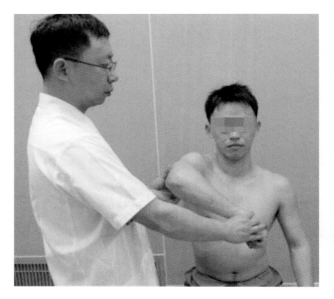

图 2-2-3 Hawkin 试验

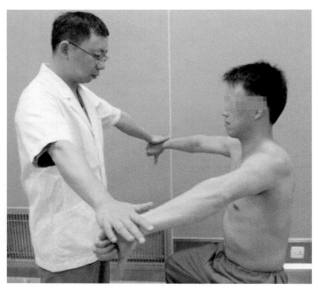

图 2-2-4 Jobe 试验

外旋肌力的检查是 Lag 试验。是指将患者肩关节被动体侧外旋至最大角度,如果撤去外力,无法维持此位置而迅速内旋,则为阳性(图 2-2-5)。另外一个检查主动外旋肌力的试验是"吹号征",正常做吹号姿势时需要一定程度的肩关节外旋,如果主动外旋肌力丧失,则需要外展肩关节以代偿,即为阳性(图 2-2-6)。外旋试验和"吹号征"阳性,均提示外旋肌(冈下肌-小圆肌)巨大损伤。

肩胛下肌肌力可以用 Lift-off 试验来检查。将患者的手放在背后,并往后离开身体,如果撤去外力无法维持此位置而贴住躯干,即为 Lift-off 试验阳性(图 2-2-7)。有的学者评估了证明肩胛下肌撕裂体检技术的敏感性和特异性,发现只有肩胛下肌撕裂达到 3/4 时 Lift-off 试验才阳性,因此对于肩胛下肌上部撕裂的患者来说,这不是一个非常恰当的检查试验。Napoleon 试验有助于术前评估肩胛下肌的撕裂程度。肩胛下肌上部 50% ~ 60% 撕裂时,Napoleon 试验中度阳性,肩胛下肌肌腱完全撕裂时,患者手压在腹部时靠三角肌后部的力量,此时腕关节屈曲 90°,称之为 Napoleon 试验阳性(图 2-2-8)。需

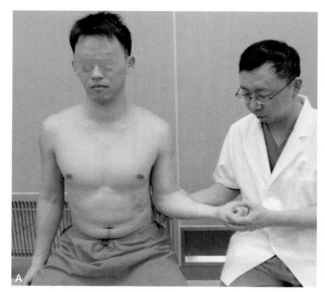

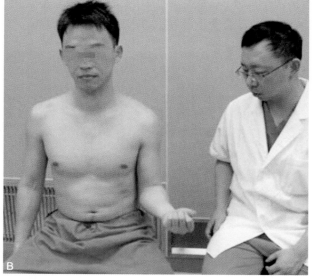

图 2-2-5 外旋肌力的检查
A. Lag 试验;B. Lag 试验阳性

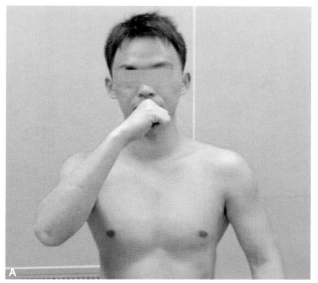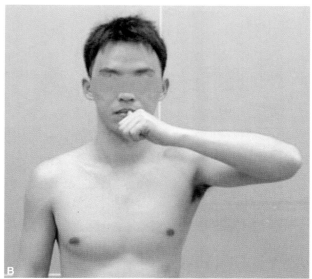

图 2-2-6 吹号征
A. 阴性；B. 阳性

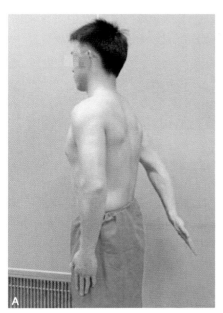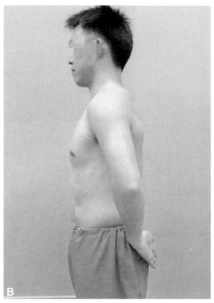

图 2-2-7
A. Lift-off 试验；B. Lift-off 试验阳性

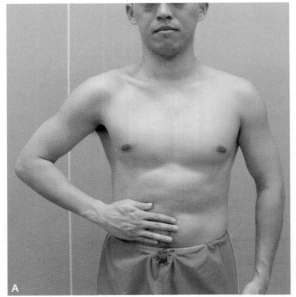
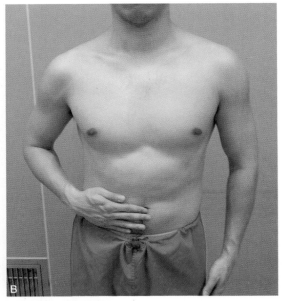
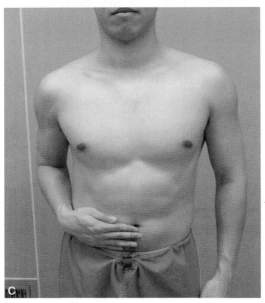

图 2-2-8　Napoleon 试验
A. 阴性；B. 中度阳性，腕关节屈曲 30°～60°时手压在腹部；C. 阳性，腕关节屈曲 90°压在腹部

要注意的是，在一些继发肩关节粘连、肩关节被动内旋无法达到检查要求的患者中，进行 Lift-off 试验或 Napoleon 试验的结果不可靠。

熊抱试验（bear hug test）是检查肩胛下肌撕裂（尤其是只涉及上部部分损伤）最敏感的试验。检查时，患者手搭在对侧肩部，手指张开，肘关节向前抬起；在患者予以对抗的情况下，检查者垂直向上将患手拉离肩部，则试验阳性（图 2-2-9）。

3. 稳定性检查

（1）Dugas 试验：本试验用于怀疑存在肩关节前方脱位的患者，患者被要求将患侧手置于对侧肩部，肘部下垂贴紧胸壁。若存在肩关节脱位，则患者不能完成该动作，同时伴有肩部的疼痛。若疼痛仅限于肩锁关节，则需怀疑是否存在肩锁关节的损伤。

（2）恐惧试验（apprehension test）：本试验是检查肩关节前方不稳定最常用的方法，可在坐位和仰卧位进行检查。于坐位进行的恐惧试验称 Crank 试验。将患肢外展 90°，一只手握住患者的肘部以下使肩关节外旋，另一只手的拇指顶住肱骨头向前，其

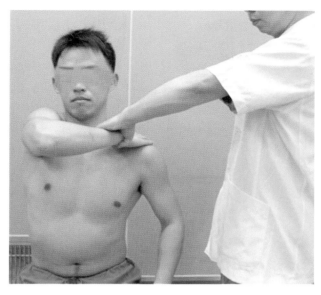

图 2-2-9　熊抱试验

余 4 个手指在前方保护肱骨头出现意外的脱位。此试验的阳性表现为当患肢达到一定的外旋角度后,患者感觉到即将脱位的危险而出现反射性的保护性肌肉收缩来抵抗肩关节进一步外旋,同时出现惧怕脱位的忧虑表情(图 2-2-10)。

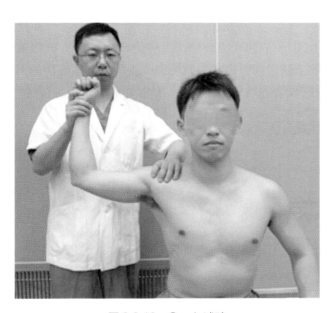

图 2-2-10　Crank 试验

仰卧位进行的恐惧试验称 Fulcrum 试验,检查时患者处于仰卧位,方法与坐位的恐惧试验相似。由于患者处于仰卧位时肌肉更为放松,因此较坐位恐惧试验更容易引起恐惧感(图 2-2-11)。应注意区分是因为惧怕脱位发生还是因为疼痛而出现反射性的肌肉收缩,因为存在肩关节内在撞击的患者

也可在这种姿势出现疼痛,但这些患者并无肩关节不稳定。

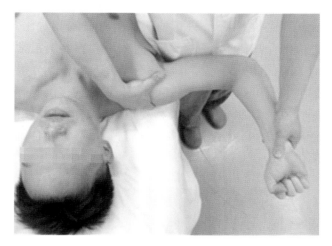

图 2-2-11　Fulcrum 试验

(3) 复位试验:通常在仰卧位恐惧试验之后进行,当患者出现恐惧现象后,检查者用手压住肱骨近端施以向后的外力,若患者感觉的恐惧减轻,并且可以进一步外旋上肢,则认为复位试验阳性(图 2-2-12)。与恐惧试验一样,一些存在肩袖钙化或部分性肩袖损伤的患者以及存在内在撞击的患者的复位试验亦可呈阳性表现。

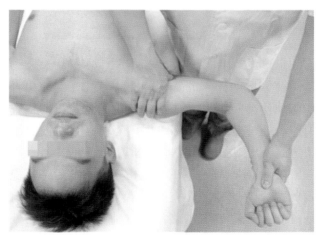

图 2-2-12　复位试验

(4) 负荷-轴移试验(load and shift test):可用于了解肱骨头相对于肩盂的活动度。检查时患者处于坐位,患臂垂于身体一侧,检查者的一只手固定患侧的肩胛骨,用另一只手的拇指和示指把持住肱骨头,首先将肱骨头稳定至肩盂中央,然后对其施以前后向的应力,体会肱骨头相对于肩盂的活动度(图

2-2-13）。应当强调,肱骨头相对于肩盂的活动度的大小与肩关节的稳定性并无直接的因果关系,一个活动度很大的、较为松弛的肩关节可能十分稳定而无任何症状。因此,进行抽屉试验时应双侧对比,并应结合其他检查进行综合的分析和判断。正常肩关节肱骨头的平移半脱位不应大于50%。分级标准如下:0级,仅轻度移位;1级,肱骨头移位至肩胛骨盂缘;2级,肱骨头平移超过肩胛盂缘,但可自行复位;3级,肱骨头平移超过肩胛盂缘,不能自行复位。

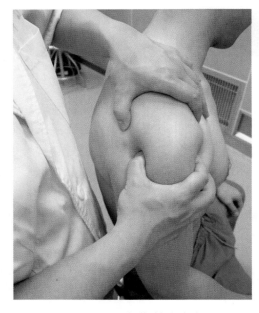

图2-2-13 负荷-轴移试验

（5）陷凹征(sulcus test):是肩关节不稳定患者的常规检查,可反应下方关节囊的松弛程度。检查时患者处于坐位,牵引患肢向下,观察并触摸肩缝下方是否出现凹陷。检查时亦应双侧对比。

（6）Jerk试验:本试验是检查肩关节后方不稳定的特异性试验。检查时患者处于坐位,患肩前屈、内旋,屈肘90°检查者沿上臂轴线施加向后的外力,之后伸展肩关节超过肩胛骨平面,若存在后方不稳定,则在肩关节外展的过程中可触及或听到肱骨头复位时跨越肩盂后缘回到肩盂内的弹响,通常伴有疼痛(图2-2-14)。其他试验包括后方抽屉试验,检查时可诱发弹响及疼痛。

临床检查中应特别注意是否合并存在全身关节松弛的情况。诊断全身关节松弛的标准为:①肘关节过伸>15°;②屈腕,拇外展可贴到前臂;③指间

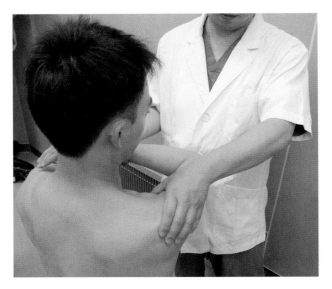

图2-2-14 Jerk试验

关节过伸与前臂平行;④膝关节过伸>15°;⑤踝关节过伸>50°。上述5个体征中3个以上阳性并且Sulcus(+)即可诊断为全身关节松弛。

4. SLAP损伤 SLAP损伤是上盂唇自前至后的损伤,常累计二头肌长头腱附丽区。常用的临床检查如下:

（1）二头肌张力试验(Speed test):患者掌面向上,肘关节伸直、前臂旋后、肩关节前屈60°,抗阻前屈上肢。如引出二头肌腱沟或盂唇上方区疼痛为阳性(图2-2-15)。

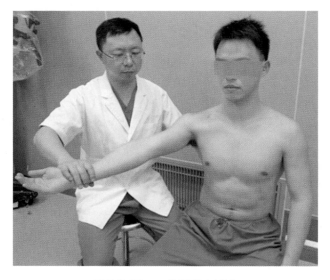

图2-2-15 二头肌张力试验

（2）挤压旋转试验(compression-rotation test):患者仰卧位,全身放松,检查者抓住患者手臂,肩外

展约20°,肘部屈曲,然后通过推动肘部,推动或者压缩关节盂中的肱骨头,同时检查者另一只手向内侧和外侧旋转肱骨。此时若能感觉到撕裂的上方盂唇被挤压出现弹响或引出肩关节疼痛为阳性(图2-2-16)。

(3) 动态挤压试验(active compress test)或O'Brien试验:患者处于坐位或站立位,肩关节前屈90°,内收10°~15°,肘部伸直。第一阶段使患者前臂旋前,从而使其拇指向下,这时要患者对抗阻力尽力上举患肢;第二阶段保持肩关节前屈内收位置不变使患者前臂旋后,掌心向上,再次抗阻力尽力上举患肢。如果试验第一阶段引发患者肩关节疼痛(不是肩锁关节)症状,而在第二阶段时这种疼痛症状可明显减轻,则结果为阳性(图2-2-17)。需要注意的是,如果患者存在肩锁关节的病变,那么该试验亦可呈阳性,因此检查者必须仔细鉴别疼痛是

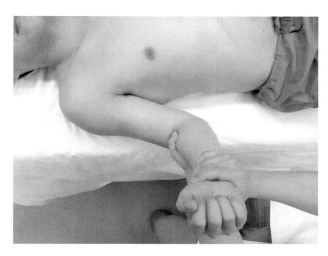

图 2-2-16　挤压旋转试验

来自肩关节内部还是肩锁关节。

(4) 复位试验(relocation test):在存在SLAP损伤的患者中,有相当一部分患者在进行体格检查

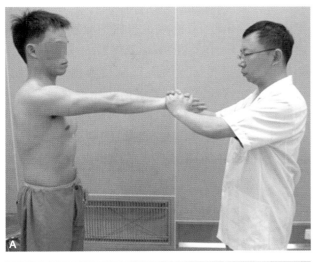

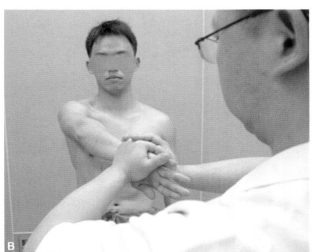

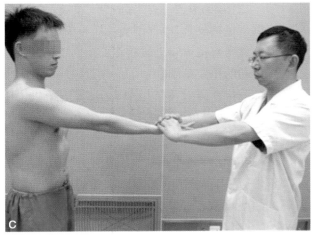

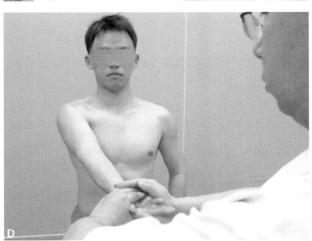

图 2-2-17　O'Brien 试验
A、B. 第一阶段;C、D. 第二阶段

时会出现复位试验阳性。与诊断复发性脱位不同，此时复位试验的阳性表现为肩关节疼痛，而非恐惧感。通常使患者上肢从处于外展90°，然后逐渐外旋上肢至极限位置。在这种情况下如果出现疼痛，则检查者用手压住肱骨近端施以向后的外力，此时若患者感觉的疼痛缓解，则复位试验阳性。提示有可能存在包括 SLAP 损伤在内的盂唇损伤。

（5）Clunk 试验：患者仰卧位，检查者一只手抓住肘部上方的肱骨，将手臂充分外展至患者头部上方外旋，另一只手置于患者肩关节后方施以向前推力。若此过程中出现肩关节疼痛或者交锁，或者出现弹响，则为阳性（图 2-2-18）。

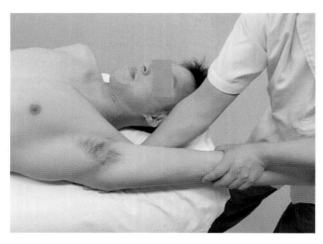

图 2-2-18 Clunk 试验

（6）仰卧位抗阻屈曲试验（supine flexion resistance test）：患者仰卧位，双上肢前屈上举置于检查床上。检查者站在患侧，用手压住患侧肘关节以远的前臂部位，使患者下压患肢而检查者给予对抗阻力。如果可以引出位于肩关节深方或后方的疼痛且同样动作健侧无痛，则结果为阳性（图 2-2-19）。

5. 神经检查 通常认为急性肩关节前脱位时神经损伤较少，然而，约有 32% ~ 65% 的脱位患者存在神经损伤。神经损伤多发生于老年患者和伴有骨折的患者。伴有大结节骨折的患者最常伴有腋神经损伤。应检查肩关节外侧皮肤的感觉情况以判断是否存在腋神经损伤。其次容易损伤的是肩胛上神经。最严重的损伤是臂丛神经损伤，可伴有颈交感神经损伤，Honer 综合征阳性，引起瞳孔缩小、眼球内陷、上睑下垂及患侧面部无汗的综合征。

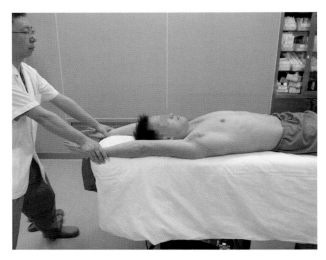

图 2-2-19 仰卧位抗阻屈曲试验

但急性损伤时皮肤感觉的检查可能不准确，必要时可进行肌电图（EMG）检查。

6. 血管检查 肩关节脱位或肱骨近端骨折亦有腋动脉损伤的可能，但比神经损伤少见。肩部有丰富的侧支循环，可能掩盖血栓形成和血管断裂。要仔细检查外周动脉的搏动及患肢的皮肤温度、末梢循环。如果骨折同时有臂丛神经损伤，就更应警惕存在血管损伤。当严重创伤导致肩关节胸腔内脱位或锁骨下脱位时，神经血管损伤的危险性进一步增加。也应检查和触诊胸锁关节的情况，胸锁关节后脱位可导致严重的血管损伤，甚至危及生命。

## 二、肘关节与前臂检查

肘关节是上肢重要的关节，与肩关节共同实现上肢的广泛活动，并在上臂与前臂之间传递负荷。肘关节解剖结构复杂，肘部创伤及病患临床上多见，其功能的优劣直接影响上肢功能。全面正确的体格检查是诊断的重要基础。

本部分将介绍肘关节局部查体，但应予以说明的是，在急性创伤和某些疾患中，前臂和手部的神经血管体征也应全面地检查。

（一）视诊

正常肘关节在完全伸直位时，前臂相对于上臂有轻度的外翻称之为提携角，女性大约为 15°，男性略小约为 10°。肘内翻和肘外翻常常是由于儿童肱骨髁上骨折所引起的，肘外翻常常引起尺神经病变（迟发型尺神经炎）。

注意受累肘关节的姿势。急性创伤中,肘关节处于强直体位,患者会用对侧肢体保护。皮肤上出现的瘀斑可以提示损伤发生的部位,并注意肘关节及周围组织肿胀情况,有无瘢痕、肌萎缩等。

（二）触诊

肘关节触诊应系统、按序进行,由外侧、前侧、内侧到后侧。

1. 外侧 外侧触诊由肱骨外侧髁上方的骨嵴开始,逐渐向下。找到桡侧腕长短伸肌,检查有无压痛。肱骨外上髁炎典型压痛点在外上髁前下方,桡侧腕短伸肌止点处。如有压痛,进一步行激发试验明确诊断。

继续往下触诊肱骨小头和桡骨头。注意两者的相对位置和方向,有无压痛和弹响。无论上臂位置如何,桡骨头的轴线都应通过肱骨小头。各种原因引起的桡骨头半脱位或者脱位,都可以通过触诊发现。旋转活动前臂,可以检查有无弹响,如有弹响,表明桡骨头或者肱骨小头有损伤,可能为创伤、关节退变或炎症性关节炎引起。

2. 前侧 由外而内,依次触诊肱桡肌、肱二头肌及其腱膜、肱动脉和正中神经。如果肱二头肌止点撕脱,局部会有压痛,肘关节前方和肱二头肌隆起处可见肿胀、瘀斑、屈肘、旋后肌力减弱。骨化性肌炎患者局部有时可触及骨性包块。

3. 内侧 肘关节内侧触诊肱骨内上髁和尺神经。屈肌总腱起于肱骨内上髁,如果有压痛,可以进一步行激发试验来诊断肱骨内上髁炎。

尺神经位于内上髁后方,引起尺神经炎常见的原因是尺神经卡压,常见于尺侧腕屈肌两个头之间,另外部分患者在屈肘时尺神经可向前滑移,以及肘外翻都可以造成尺神经炎,局部 Tinel 征阳性。

4. 后侧 肘关节后侧骨性结构表浅,容易触诊。正常的肘关节在屈曲 90°时,肱骨内上髁、肱骨外上髁和尺骨鹰嘴尖三点成为等腰三角形,而在伸直位时,三点成一直线。当骨折时,这种关系被破坏。

（三）动诊

正常的肘关节活动度,伸屈范围在 0°～145°,旋前 75°,旋后 80°,有些人有 5°～10°的过伸,检查时应与健侧作对照。为消除肩关节的代偿,检查前臂旋前旋后时,应屈肘 90°,并将肘关节紧贴身体（图 2-2-20）。

对于肘关节脱位的患者,在复位后须进行完整的肘关节活动度的检查,以确定没有摩擦、机械性交锁或弹性固定。同时应检查内外侧的稳定性,以决定进一步治疗的选择和康复治疗的时间,医生应结合实际情况,针对性进行检查。

1. 对于内侧不稳的检查

（1）外翻试验:用于检查急性或者慢性损伤导致的内侧副韧带损伤。方法:固定肩关节,上臂外旋,屈肘 30°,施加外翻应力,诱发内侧疼痛,同时触摸内侧间隙,损伤明显时内侧间隙可以感到增宽。也可同时在 C 形臂机或者超声下动态观察,并应与健侧作对照。文献认为对于内侧副韧带损伤,外翻试验敏感度为 66%,特异度为 60%（图 2-2-21）。

（2）挤奶试验:方法:患者病肘屈曲超过 90°,

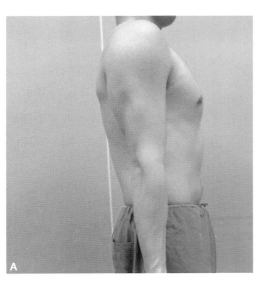

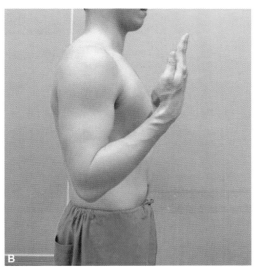

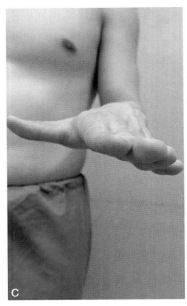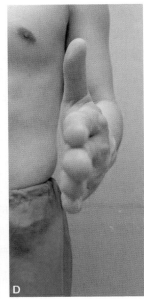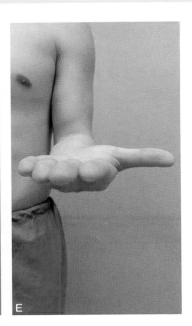

图 2-2-20　肘关节的活动度
A. 伸直；B. 屈曲；C. 旋前；D. 中立位；E. 旋后

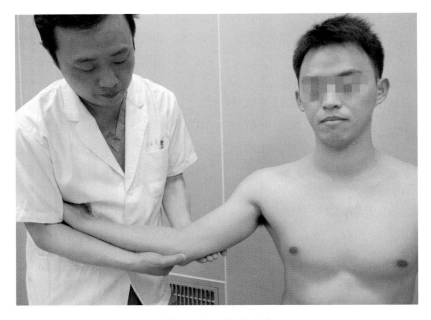

图 2-2-21　外翻试验

另一侧手自患肘下方抓住患侧手的拇指,产生外翻应力。医生对内侧进行触诊,以了解内侧间隙分离的程度以及移位情况,结果应与健侧对照(图2-2-22)。

有些作者建议在屈肘 70° 时将肱骨极度外旋,由医生一手牵拉患肘拇指,一手在肘内侧触诊,评估内侧间隙分离的程度以及移位情况(图2-2-23)。

(3) 活动性外翻试验:患侧肩部外展外旋,肘关节在外翻应力下进行屈伸。内侧副韧带损伤的患者,往往会在屈肘 80°~120° 的某个特定位置诱发疼痛。有作者报道该试验与手术探查或关节镜结果比较,敏感度为 100%,特异度为 75%(图2-2-24)。

2. 对于外侧不稳的检查

(1) 内翻试验:用于检查急性或者慢性损伤导致的外侧副韧带损伤。肘关节屈曲 30°,施加内翻应力,诱发外侧疼痛,同时触摸外侧间隙,损伤明显时肱桡间隙可以感到增宽。也可同时在 C 形臂机或者超声下动态观察,并应与健侧作对照(图2-2-25)。

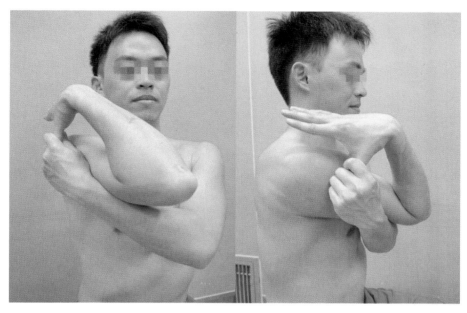

图 2-2-22 挤奶试验

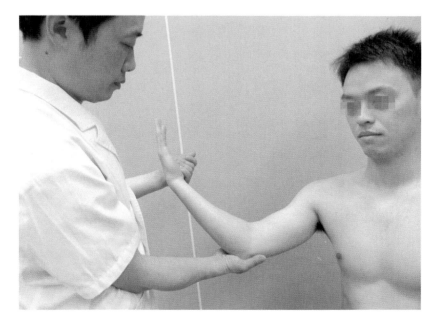

图 2-2-23 改良挤奶试验

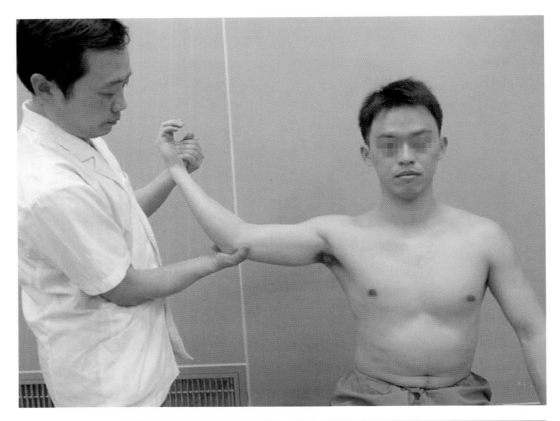

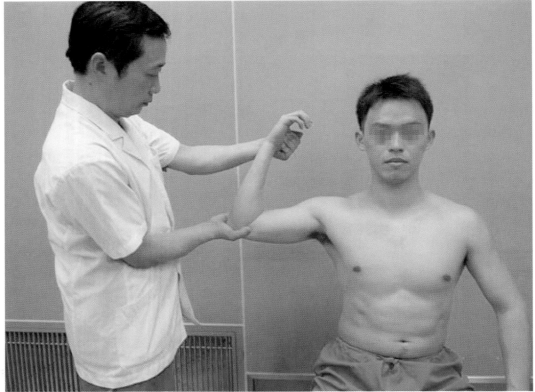

图 2-2-24 活动性外翻试验

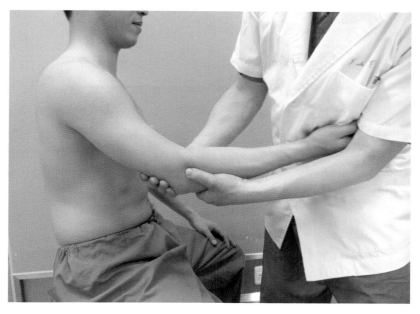

图 2-2-25　内翻试验

（2）外侧轴移试验：主要用于诊断后外侧旋转不稳定损伤。这种损伤是一种因外侧尺副韧带损伤导致的旋转不稳定。损伤机制主要是在轴向挤压、外翻应力、旋后应力的综合作用下，引起的相关软组织损伤。方法：患者仰卧，医生位于患者头侧。患肢前屈抬高过顶，肩充分外旋以固定肱骨。医生一只手抓住患肢手腕远端，使患肢前臂极度旋后，医生另一只手于患肢肘部施加外翻应力，同时缓慢地将肘关节由伸直逐渐屈曲，旋后、外翻并同时进行轴向挤压，可产生桡尺骨近端相对于肱骨的后外侧旋转脱位。在未麻醉的患者可引起患者的恐惧，从而拒绝进一步运动。通常，屈曲超过 40°时常突然出现关节复位，伴随可见和可触及的弹响跳动。在透视下进行轴移试验，可发现桡骨头后外侧脱位伴肱尺关节间隙增大。有文献发现在麻醉情况下该试验敏感度可达 100%，而在清醒状态下只有 38%，可能是因为肌肉的保护作用，因此建议此检查在麻醉情况下进行（图 2-2-26）。

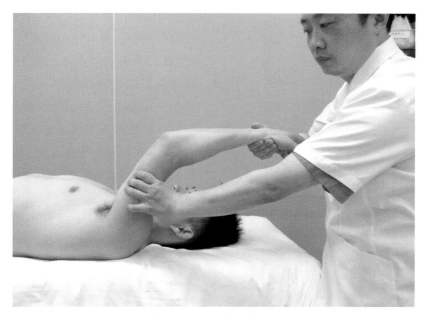

图 2-2-26　外侧轴移试验

（3）推举试验：为方便在清醒患者中进行检查，有作者推荐推举试验和站起试验。方法：患者俯卧，并尝试在前臂极度旋前和极度旋后位，使肘关节伸直，并将身体抬起。在旋后位伸直过程中产生恐惧或者桡骨头脱位提示后外侧旋转不稳定（图2-2-27）。

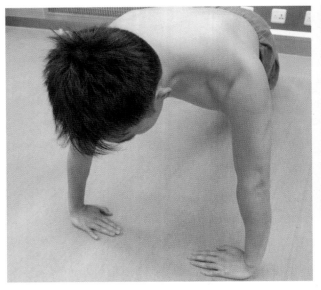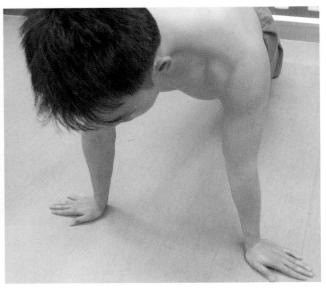

图 2-2-27　推举试验

（4）站起试验：方法：患者坐位，并试图用上肢撑住椅子的扶手进而站起，此时患肢处于上臂外展，肘关节处于屈曲90°，前臂旋后。在此过程中产生恐惧或者桡骨头脱位提示后外侧旋转不稳定（图2-2-28）。

这两个试验单独使用时敏感度为87.5%，联合使用时敏感度可达100%。

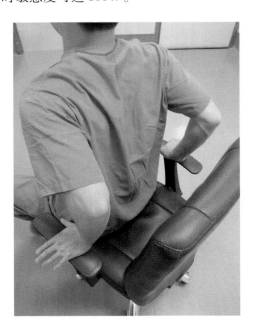

图 2-2-28　站起试验

3. 对于肱二头肌腱损伤的检查　通常肱二头肌腱断裂的患者具有典型的体征，例如肌腱局部缺如、肌腹部异常隆起、局部瘀斑、疼痛以及屈肘旋后无力等，诊断较为明确。但在某些肌肉强壮的患者，发达的肱肌可能会模糊肱二头肌腱断裂的体征，从而发生误诊。以下介绍的试验可以有助于对此损伤的发现。

（1）钩子试验：方法：患肢肩关节外展，肘关节屈曲90°，检查者屈起示指，形似钩子，并触诊肱二头肌腱外侧缘，患者主动将前臂旋后，此时可触及紧张的肱二头肌腱。在主动旋后而没有屈肘的情况下，肱肌得以放松而不会与肱二头肌相混淆。如果试验时，可触及肱二头肌腱，但在抗阻力旋后时局部诱发疼痛，需要考虑肱二头肌腱部分撕裂、腱病或者滑囊炎。有经验的检查者对于肱二头肌腱完全断裂敏感度和特异度都能达到100%（图2-2-29）。

（2）二头肌挤压试验：二头肌挤压试验类似于跟腱断裂的Thompson试验。通过体外挤压二头肌，如果二头肌腱完整，前臂会产生旋后。方法：前臂轻度旋前，肘关节屈曲于60°~80°，检查者用两手挤压二头肌（一手位于腱腹结合处，一手位于肌腹处），不能产生旋后是为阳性，意味着二头肌腱可能断裂。对于完全性断裂，此检查敏感度为96%。

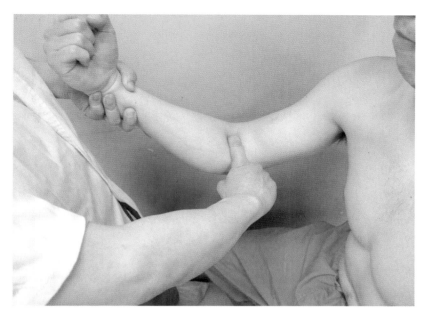

图 2-2-29　钩子试验

4. 肘管综合征　尺神经检查是肘关节检查很重要的部分,神经病变可以独立发生,也可以继发于其他肘关节病变。以下是几种帮助诊断肘管综合征的试验。

（1）Tinel 试验:Tinel 是周围神经检查中最常用的检查。对于肘管综合征患者,它的敏感度约为 54% ~ 70%,检查者应该注意在正常人中,阳性率大约也有 23.5% ~ 34%。

（2）屈肘试验:方法:患者肩关节与腕关节处于中立位,肘关节被动屈曲至最大限度,保持 1 ~ 3 分钟。尺神经支配区出现感觉异常为阳性结果,提示肘管区尺神经卡压,其敏感度约为 46% ~ 75%,而且随着试验时间的延长(1 ~ 3 分钟),敏感度也增高。大约 20% 的正常人在此试验中也为阳性结果。

（3）肩关节内旋试验:相比于屈肘试验,肩关节内旋试验所需时间为 10 秒,敏感度提高至 80%。

方法:患肢肩关节外展 90°,极度内旋,屈曲 10°;肘关节保持屈曲 90°,前臂中立位,腕和手指背伸。尺神经支配区出现感觉异常为阳性结果(图 2-2-30)。

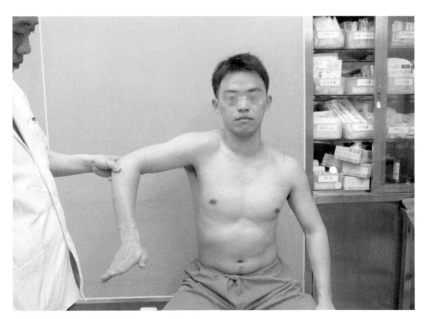

图 2-2-30　肩关节内旋试验

（4）改良屈肘试验：方法：患肢肩关节外展90°，极度内旋，屈曲10°；肘关节极度屈曲，腕关节背伸。尺神经支配区出现感觉异常为阳性结果。5秒内其敏感度为87%而特异度为97%，对于诊断是一种更为快速而有效的方法（图2-2-31）。

（四）激发试验

1. 外上髁炎 诊断肱骨外上髁炎可进行以下激发试验（图2-2-32）：

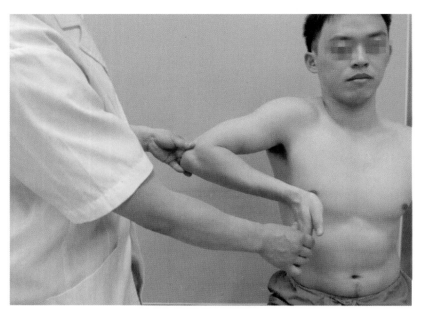

图2-2-31 改良屈肘试验

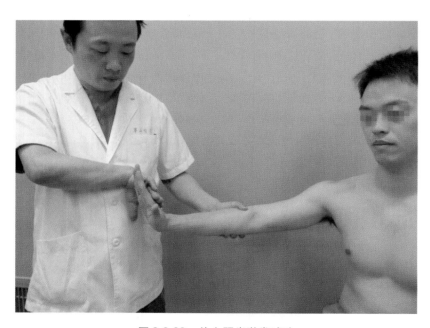

图2-2-32 外上髁炎激发试验

（1）腕关节中立位，抗阻力伸腕，可引起外上髁伸肌止点处疼痛。

（2）腕关节背伸、桡偏位，抗阻力伸中指，引起桡侧腕短伸肌止点处疼痛。

（3）前臂旋前，肘关节伸直位，腕关节被动屈曲，可引起外上髁疼痛。

激发试验阳性，进一步可在压痛处进行局封注射，进行诊断性治疗。

2. 内上髁炎 诊断肱骨内上髁炎可进行以下激发试验（图2-2-33）：

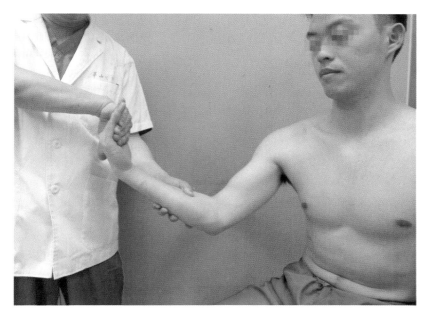

图 2-2-33　内上髁炎激发试验

（1）抗阻力屈腕引起内上髁处疼痛。

（2）被动伸腕、伸肘引起内上髁处疼痛。

激发试验阳性，进一步可在压痛处进行局封注射，进行诊断性治疗。内上髁处注射应注意避免影响尺神经。

3. 撞击试验　鹰嘴尖的骨赘与鹰嘴窝撞击，冠状突的骨赘与冠状突窝撞击可引起肘关节疼痛，通常由肘关节的反复过伸或者过屈引起，常见于运动员及上肢负重工作者。通过对肘关节施加过伸或者过屈应力，正常情况下不会引起疼痛，但存在撞击时，可在肘关节后方或前方引发疼痛。

### 三、腕关节与手部检查

#### （一）腕关节体表标志

作为体格检查的准备和基础，骨科医师应熟悉腕部重要解剖标志的体表定位和标记，从而可以准确地定位腕骨、韧带、三角韧带软骨复合体（TFCC）和小关节，从而对临床判断和进一步检查提供参考。

腕关节体表标志可以分为骨性体表标志和腱性体表标志两大部分。

1. 骨性体表标志　腕关节由近端的尺桡骨和中部腕骨和远端掌骨构成，由于腕部掌侧软组织较为丰富，因此大部分骨性标志均位于背侧。

（1）舟状骨结节：被检查者腕关节充分背伸，可以清楚的在腕关节掌面桡侧触及骨性突起，此突起即为舟状骨结节。当存在舟状骨骨折或舟月韧带损伤时，按压会诱发疼痛。

（2）豌豆骨：在舟状骨结节同一水平的尺侧可以触及另一个骨性突起，为豌豆骨的体表投影。

（3）尺骨茎突：在被检查者腕关节中立位时，尺背侧最明显的骨性突起就是尺骨茎突，位于尺侧，并在前臂旋前时明显突起。

（4）下尺桡关节：沿被检查者尺骨茎突向桡侧滑移，触及一个骨性凹陷，即为下尺桡关节。当下尺桡关节损伤时，此处为压痛点以及前臂旋转的疼痛部位。

（5）Lister 结节：是桡骨远端背侧的骨性突起。

（6）桡骨茎突：在被检查者的腕部桡侧可触及明显的骨性突起，是肱桡肌腱止点，压痛可以提示桡骨茎突狭窄性腱鞘炎（de Quervain's disease）。

（7）掌骨：在被检查者手背部可以清晰的触及 1～5 掌骨。

2. 腱性体表标志　腕关节屈肌腱位于掌侧，伸肌腱位于背侧，部分肌腱可以清晰地触及。

（1）掌侧肌腱体表标志：被检查者主动用力握拳、屈腕时，一般可以看到腕掌侧的 3 根肌腱，桡侧的为桡侧腕屈肌腱，中央为掌长肌腱，部分人群中可能缺如。掌长肌腱由于腱性部分较长而且表浅，而且其生理功能可被其他肌腱替代，所以常成为肌腱或韧带重建手术中最常用的供体。偏尺侧则为尺侧腕屈肌腱。尺动脉与尺神经均位于此肌腱后方（图2-2-34）。

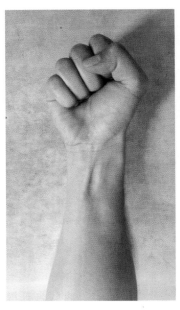

图2-2-34　掌侧肌腱体表标志

（2）背侧肌腱体表标志（图2-2-35）

1）拇长展肌腱和拇短伸肌腱：被检查者腕关节中立位，拇指主动外展，在腕关节桡背侧，第一腕掌关节的基底部可触及一股肌腱，其中偏桡侧的是拇长展肌腱，偏尺侧的拇短伸肌腱。

2）拇长伸肌腱：被检查者拇指主动背伸，可看

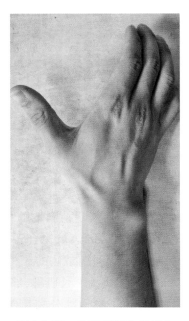

图2-2-35　背侧肌腱体表标志

到桡背侧一根斜行的肌腱，是拇长伸肌腱。

3）鼻烟窝：在拇长伸肌腱和拇长展、拇短伸肌腱之间的三角形凹陷区就是鼻烟窝。这一部分是舟状骨骨折时的压痛点。

4）桡侧腕长、短伸肌腱：被检查者握拳、伸腕时，可以在Lister结节的远端触及这两根肌腱，其中桡侧腕长伸肌腱位于桡侧，两者分别止于第2、3掌骨基底。

5）指伸肌腱：当被检查者主动伸腕、伸指时，可以在手背看到或触及2～5指的指伸肌腱。

6）尺侧腕伸肌腱：被检查者握拳并主动向尺侧伸腕，在尺骨茎突尺侧可以触及。尺侧腕伸肌腱的腱鞘是TFCC的重要组成部分。

7）尺侧鼻烟窝：为尺侧腕伸肌腱和尺侧腕屈肌腱之间的软组织凹陷，也是TFCC的压痛点。

3. 腕骨的体表定位　腕关节共有8块腕骨，但掌背侧均有肌腱和坚韧的支持带结构保护，临床不易精确定位。

（二）腕关节的体格检查

在全面的关节体格检查进行前，详细的病史采集是对患者病情初步评估的重要步骤，应详细询问患者一般情况、主诉、腕关节受伤机制或疼痛情况、位置、既往诊治经过、效果、症状诱发动作、疼痛发作频率及程度，以及对生活和工作的影响。

腕关节的体格检查应该按照望、触、动、量的基本原则，先查健侧，再查患侧。由于腕关节解剖复杂，存在许多小关节，因此，在腕关节的体格检查中，应注意进行双侧对比检查，以健侧为对照，并将检查结果与临床症状相结合。

最常用的检查体位有两种，一种是检查者与被检查者间隔桌子相对而坐，被检查者屈肘，前臂垂直于桌面，肘关节平放于桌面，检查者用双手对被检查者腕关节进行检查，可分别在旋前和旋后位进行（图2-2-36）。第二种是检查者与被检查者促膝而坐，被检查者上臂自然下垂，屈肘90°，前臂平伸，检查者双手对被检查者腕关节进行检查，同样可在旋前和旋后位进行（图2-2-37）。

正确、全面的腕关节体格检查需要检查者对腕关节解剖关系深入全面的理解，丰富的临床经验以及熟练的体格检查技术，才有利于得到正确的临床体检结果和判断。

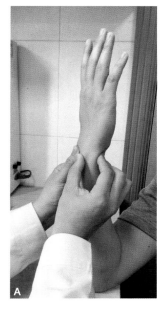
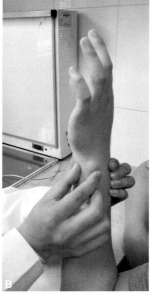

图 2-2-36 腕关节下尺桡关节体检

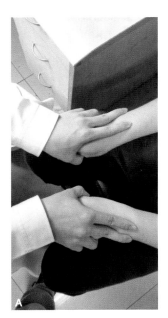
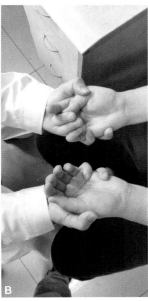

图 2-2-37 腕关节旋转稳定性检查

1. 望诊 望诊主要是通过观察腕关节情况来获得一个初步印象。通过双侧对比,观察患侧是否存在肿胀以及肿胀的部位和范围,是否存在皮肤颜色变化,明显的骨性和腱性标志是否清晰,有无异常的畸形或凸起,是否存在创面、擦伤或肿块以及手指姿态。

由于腕关节掌侧软组织间隙松弛,因此腕关节的肿胀多表现为背侧皮肤张力升高,局部单纯的软组织肿块,需考虑囊肿的可能性。

2. 触诊 触诊可以使检查者第一时间定位疼痛的部位,结合病史一般可初步判断其性质。

局部压痛是最常见的体征,通常情况下,压痛点提示病变部位,但也有继发病变的可能。由于腕关节是一个复杂精细的结构,腕骨间韧带系统维持其中的动态稳定,当腕关节外伤后稳定状态失衡,当施加外力时可再次诱发不稳定。

因为腕部存在丰富的肌腱,腕部肿块中最常见的是腱鞘囊肿,但也有其他来源的可能,触诊肿块时应该注意大小、边界、是否光滑、硬度、活动度、深度、局部皮温与颜色、有无血管扩张、Tinel 征是否阳性等情况。当腕关节外伤时,对手指血运、感觉、运动功能的检查也十分重要,因为腕部损伤可能会累计腕部血管和神经,详细全面的触诊可以利于检查者全面评估。

3. 动诊 传统的动诊应包括主动和被动活动检查。

关节活动是腕关节检查中极为重要的部分,正常情况下,腕关节的主动和被动活动范围应该是一致的,当主动和被动活动都不能时,要怀疑关节脱位或骨折存在。当主动和被动活动范围相差较大,通常是被动活动范围大于主动活动范围,需要考虑软组织如肌腱损伤。

腕关节的活动是多角度的,但通常检查注意包括 6 个方向,掌屈、背伸、尺偏、桡偏以及旋前和旋后。

4. 量诊 量诊指进行肢体数据测量和活动范围的量化。

肢体测量:主要包括肢体长度和周径的测量。要注意前面提到的可以用作测量的骨性标志,如桡骨茎突、尺骨茎突、肱骨内外侧髁、各掌骨头等。测量肢体长度和周径时,应注意双侧肢体的对照比较。

腕关节活动范围测量:主要包括关节主动和被动活动范围,是以腕关节的中立位为 0°,从而测量 6 个方向(掌屈、背伸、尺偏、桡偏以及旋前和旋后)的活动角度。检查时将被检查者双侧上肢屈肘位,前臂平放与检查桌面进行测量。在测量腕关节掌屈和背伸活动范围时,选择前臂背侧中线与第三掌骨长轴背侧缘所成夹角。而测量腕关节桡偏与尺偏角度时,选择前臂中轴线与第三掌骨长轴所成夹角。测量腕关节旋前、旋后时,将双侧上肢紧贴于胸壁两侧,屈肘 90°,双手拇指外展或掌中各握一筷,检查者在被检查者对面观察测量前臂的旋转角度,向外旋转为旋后,向内旋转为旋前。

腕关节握力测量:在腕关节检查中,临床医生关注其总体功能情况,握力测量是腕关节检查中必不可少的项目,握力是指 2~5 指与拇指大鱼际之间的握持力量,可以采用特殊的握力计进行测量。还可以利用捏力计对拇指指腹与其余各指之间的捏力进行测量。在进行握力和捏力等测量时,应注意双侧对比,并进行多次测量,取其平均值作为最终测量结果。

腕关节感觉测量。对手腕部的感觉功能检查主要是躯体感觉的检查,可分为浅感觉、深感觉和复合觉,具体可见本书感觉功能检查部分。

（三）手部检查

手部检查和其他部位一样,是疾病诊断的重要手段。一般检查顺序按照由近及远、由健康区到损伤区进行,同时要做双侧对比。

1. 手部外观检查　手部皮肤掌侧和背侧完全不同,掌侧皮肤角化层较厚,无毛发,富含汗腺和感觉神经,皮肤移动性小。背侧皮肤薄而松弛,移动性大,有利于手的屈伸活动。

2. 手的姿势

（1）休息位:这是手部休息时自然静止的位置,此时腕关节背伸 15°~25°,轻度尺偏,手部掌指关节及指间关节半屈位。当外伤时造成张力失衡,如手指屈指肌腱断裂可引起手指伸直位,伸肌腱断裂可引起手指屈曲增大。因此,休息位手部改变对肌腱新鲜损伤有诊断意义。

（2）功能位:这是手部做各种动作前的准备姿势,表现为腕关节背伸 25°、尺偏 10°,拇指充分外展、对掌,掌指关节及近端指间关节半屈曲,远端指间关节微屈,相当于握茶杯位置。

3. 手部畸形

（1）先天性畸形:可根据病因和体征,分为 7 类(Swanson 分类法):肢体部分形成障碍、肢体分化障碍、重复畸形、过度生长、发育不全、先天性束带综合征、骨骼畸形。

（2）后天性畸形:可由于骨折后成角或旋转畸形、神经肌腱损伤、皮肤瘢痕挛缩等引起,特殊的畸形往往能反映损伤的原因。如爪型手为前臂尺神经损伤所致,拇指内收旋后畸形往往由于正中神经损伤所致,铲形手由正中神经、尺神经同时损伤所致。纽孔样指畸形是类风湿性滑膜炎致伸肌腱中央束断裂,侧腱束向下滑脱造成近段指间关节屈曲、远端指间关节过伸畸形。槌状指畸形是伸肌腱在远端指间关节断裂产生的远端指间关节屈曲畸形,主动背伸不能。鹅颈指畸形是手指屈肌浅肌腱及伸肌腱侧腱束的断裂导致手指伸屈肌力失衡,产生近端指间关节过伸,远端指间关节屈曲畸形。

4. 手部神经检查　包括感觉功能和运动功能检查两部分。

（四）手腕部特殊检查

1. Finkelstein 征　又称握拳试验,用于桡骨茎突狭窄性腱鞘炎诊断。检查时让被检查者拇指握于拳心,向尺侧倾斜,引起桡骨茎突疼痛即为阳性。

2. Phalen 征　又称屈腕试验,用于腕管综合征诊断,检查时双侧手背相对,腕关节屈曲 70°~90°,持续 1 分钟后出现拇指、示指及中指麻木和疼痛,即为阳性。

3. Tinel 征　又称神经干叩击试验,当神经损伤后新生的神经纤维是未形成髓鞘的神经纤维,当叩击时会产生该损伤感觉神经分布区的放射痛,即为阳性。

4. 舟骨移动试验　是诊断舟骨骨折和舟月分离的检查方法,检查者一手握住患侧前臂,拇指压迫舟骨结节,另一只手握住患侧手掌,使腕关节由尺偏移向桡偏,异常时可出现强烈的疼痛,表示舟月间韧带损伤或舟骨骨折。

5. 挤压试验　用于腕掌关节不稳定或骨关节炎诊断,检查者握住第一掌骨向腕掌方向持续压迫旋转,出现疼痛或弹响即为阳性。

6. piano key sign(钢琴键征)　用于诊断下尺桡关节不稳定,当前臂旋前时给予掌侧压力,尺骨头向背侧浮动即为阳性。

7. 研磨试验　用于诊断 TFCC 损伤,患侧腕关节尺偏,检查者一手固定尺骨头,一手固定腕掌关节,使尺骨头向掌背侧移动,出现疼痛、弹响或旋转障碍即为阳性。

8. Finsterer 征　用于诊断月骨无菌性坏死,当月骨无菌性坏死发生塌陷时,紧握拳第 3 掌骨头突出不明显,正常应明显突出。

## 四、髋关节与大腿检查

髋关节与大腿的体格检查遵循望、触、动、神经检查和特殊检查五个部分。

### （一）望诊

髋关节与大腿的体格检查从关注患者进入诊室的状态开始，患者的体位、步态等简单的观察可为我们提供患者的一些重要信息。

通过观察，医生能够发现患者肌肉萎缩或者肌力不足、骨盆倾斜、异常侧弯或后突导致的姿势异常。检查者需要甄别正常的外观、异常的体位或者代偿性的改变。譬如一个 Trendelenburg 征阳性的患者最有可能是髋关节外展肌的功能障碍，但也有可能是髂胫束过度紧张或者弹响髋引起；又如过度的腰椎前凸可能是由于单侧或者双侧髋关节屈曲挛缩后的代偿性改变；髋关节脱位者有其独特站立的姿势；跛行常见于下肢骨关节疼痛或缩短；发育性髋关节脱位严重者臀部后凸，行走时呈鸭步；剪刀步态常见于脑瘫患者。

检查者需要进一步检查髋关节和大腿局部有无畸形、肿胀、窦道和瘢痕等。股骨颈骨折患者呈下肢外旋畸形。股三角区应注意有无包块，性质如何，应注意疝和冷脓肿的区别。臀部骨隆起可能为髋关节后脱位，耻骨或闭孔部异常骨隆起可能是髋关节前脱位，大转子部异常弹响声音可能是弹响髋。

### （二）触诊

触诊的范围一般包括：肌肉、肌腱起止点，骨性凸起（大转子等），骨性关节（骶髂关节和耻骨联合），滑囊等。髋关节触诊需要关注局部皮肤温度、包块、压痛和弹响等方面。髋关节感染常常伴有皮温升高，腹股沟包块需要鉴别腹股沟疝或者肿瘤性占位，需要注意肿块和血管神经的关系。

髋关节的压痛部位具有重要的意义。腹股沟中点或者臀部压痛提示髋关节可能有病变，外侧大转子的浅压痛往往是大转子滑囊炎的表现。髋关节的活动痛也应该是一边检查，一边分析判断病变部位，一般的轻度旋转痛多由于关节面的不平滑引起，严重旋转痛多由于软组织受牵拉所致，可据此结合压痛部位和旋转方向推测病变软组织。检查者必须仔细感觉任何关节活动范围内的弹响，通常情况下弹响源自腱性止点和骨突的摩擦，有时也可由于关节内病变或者游离体引起。检查者通过手部的感觉获取弹响来源的相关信息。

### （三）活动

关节活动度的检查能够为医生提供非常重要的信息。正常髋关节的活动度已经明确，检查者可以将检查得到的活动度和正常值作对照（表 2-2-1）。关节活动范围中的外展和内旋两个动作最容易在髋关节疾病中受到影响。

表 2-2-1 髋关节活动度的正常参考值

| 活动 | 屈曲 | 伸展 | 外展 | 内收 | 内旋 | 外旋 |
| --- | --- | --- | --- | --- | --- | --- |
| 范围(°) | 110~120 | 0~15 | 30~50 | 30 | 30~40 | 40~60 |

髋关节活动度的检查大部分能够在患者仰卧位完成。首先可以进行髋关节旋转试验：检查者可以让患者双侧下肢呈轻度外展状态并伸直膝关节做下肢轴向滚动试验行初步评估，也可以屈曲膝关节，以股骨为轴内外旋转股骨初步评估，后者检查较为方便，当然也可以在俯卧位进行，膝关节屈曲90°进行髋关节旋转活动度的测量。然后进行髋关节的内、外展角度测量，测量时需要注意骨盆的代偿性活动，当骨盆发生代偿活动的时候，检查者可以用一只手辅助固定骨盆消除代偿。最后是髋关节屈伸活动度的测量，髋关节屈曲检查时为消除腘绳肌紧张的影响，因此是在膝关节屈曲的状态下进行，髋关节背伸检查需要患者俯卧位进行（图 2-2-38）。

为了消除髋关节活动度检查时骨盆和脊柱的代偿性运动，检查时一般遵循以下原则：一下肢屈曲，另一下肢伸直；一下肢外展，另一下肢也外展。这样两下肢互为反向运动，可防止骨盆和脊柱的代偿动作。检查中一边记录，一边推测活动受限的原因。一般明显旋转受限代表关节软骨面的破坏，外展受限可能为软组织病变（压痛点在内侧）或骨组织的病变（障碍在外侧），伸直受限可为关节内病变，也

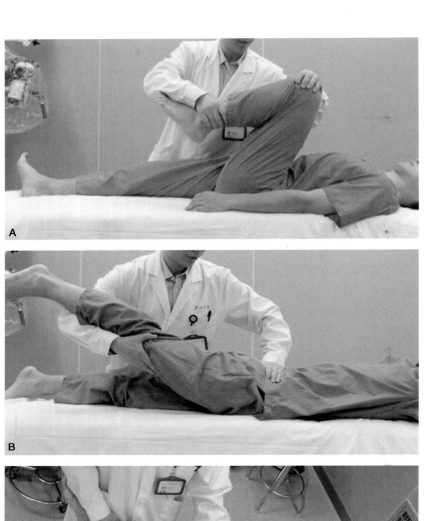

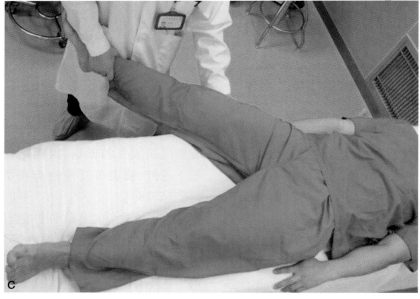

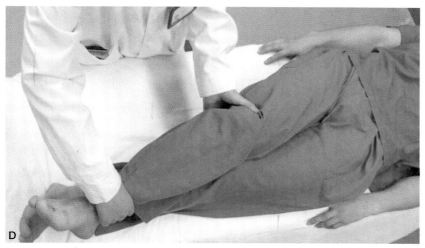

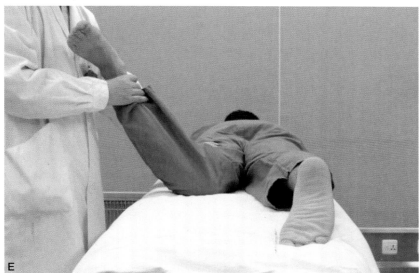

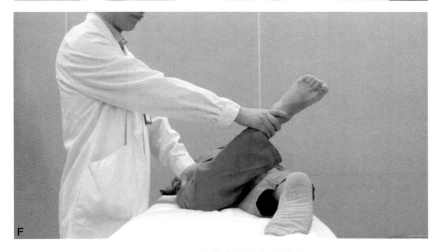

图 2-2-38 髋关节活动度的检查
A. 髋关节屈曲；B. 髋关节后伸；C. 髋关节外展；D. 髋关节内收；
E. 髋关节内旋；F. 髋关节外旋

可为腰大肌短缩、痉挛所致。

（四）神经系统检查

骨盆和髋关节区域走行着很多重要的血管神经束，所以即使患者没有神经功能损伤的表现，神经系统的检查也是必需的。对于髋关节和膝关节肌力的检查非常重要，髋关节的肌群可分为屈曲（髂腰肌和股直肌等）、后伸（臀大肌和腘绳肌等）、内收（长收肌、短收肌、大收肌、耻骨肌和缝匠肌等）和外展（臀中肌和臀小肌等）4大类，肌力的记录采用标准5级法。

屈曲髋关节的肌力可让患者坐位，然后患者屈髋抗阻测定；伸髋肌力可让患者俯卧，然后膝部抗阻后伸测定；外展和内收肌力可让患者仰卧，膝关节伸直位置，检查者分别在内踝或者外踝进行阻挡测定肌力。外展肌力也可在侧卧位进行，一般侧卧位测定髋

关节外展肌力对于亚临床肌力缺陷具有较高敏感度。

（五）特殊检查

1. Trendelenburg 试验　主要用于检查髋关节外展肌力尤其是臀中肌的完整性。检查方法如下：患者首先双足站立，然后一侧髋关节抬起，将足部抬离地面。如果患者有足够的髋关节外展肌力，下肢抬高侧的髂翼应该和对侧平行或者略高于对侧，而且患者应该维持这种一侧下肢抬高的姿势时，没有躯干的代偿性倾斜。如果躯干发生倾斜意味着患者需要代偿性躯干倾斜达到平衡。阳性的 Trendelenburg 征是躯干发生代偿性倾斜或者下肢抬高侧髂翼下垂，低于对侧髂翼。除髋关节外展肌力下降外，Trendelenburg 试验阳性也可由髋骨性结构张力过高引起，如 Legg-Calve-Perthes 病、骨盆骨折后畸形改变等（图 2-2-39）。

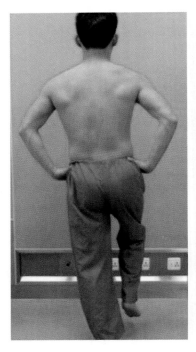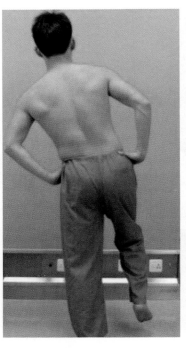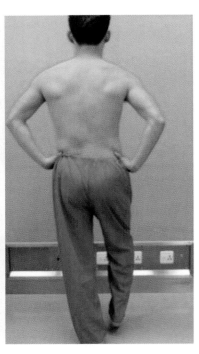

图 2-2-39　Trendelenburg 试验（正常、代偿和阳性）

2. FABER 试验　也称 Jansen 试验或 Patrick 试验，用于鉴别髋关节、骶髂关节和髂腰肌的疾病。患者仰卧位，将髋关节屈曲、外展和外旋，下肢类似一个4字，踝关节置于对侧膝关节上。在该位置上，检查者轻轻将膝关节下压，髋关节出现疼痛或者活动度较对侧下降均为阳性表现。FABER 试验也可用于骶髂关节疾病的诊断，其表现为上述操作时出现骶髂关节区域的疼痛，该试验敏感度为77%，特

异度为100%。由于 FABER 试验涉及髋关节多个平面的复杂活动，所以任何导致髋关节活动度下降的因素均可导致该试验准确性的下降，出现假阳性（图 2-2-40）。

3. Ober 试验　用来检查髂胫束、阔筋膜和大转子滑囊。患者侧卧位，双侧髋关节、膝关节均屈曲90°，检查者一手托住小腿和膝盖，另外一手放在髋关节外侧。先将髋关节外展后伸直到和躯干平行，

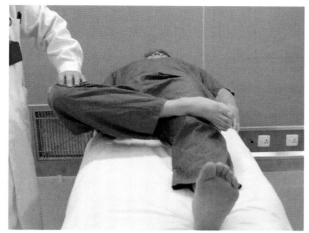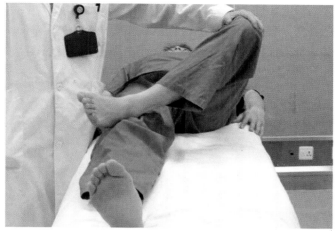

图 2-2-40 FABER 试验

然后让髋关节内收、屈曲到起始位置,腿部不能在内收位屈曲恢复到起始位置,仍然保持在相对外展的位置为阳性。正常者下肢应该屈曲放回到床面并且无疼痛不适表现。Ober 试验中如果腿部出现不适提示髂胫束过紧,而大转子区域的局部疼痛提示大转子滑囊炎可能。

4. Thomas 试验 用来检查屈髋肌肉尤其是髂腰肌的柔韧性(详见腰椎检查)。患者仰卧位,单腿屈曲抱胸,如果对侧髋关节抬离检查床面则为阳性。后来有人改良 Thomas 试验,其方法为:让患者坐在检查床一端,一侧下肢抱胸,然后让患者保持抱住下肢位置不变的条件下躺下,检查者观察患者躺下的过程,对侧大腿抬离床面则为阳性。除此之外,在改良 Thomas 试验中,如果对侧膝关节被动伸直,可提示股直肌的挛缩。

5. 梨状肌试验或 FAIR 试验(flexion,adduction,internal rotation)患者侧卧位,床侧下肢保持伸直位,上方下肢屈曲60°,检查者一手握住患者肩部,另外一手轻度按压屈曲下肢的膝关节部位。如果出现典型的放射痛提示紧张的梨状肌压迫坐骨神经,其敏感度和特异度分别可达到88%和83%。当然,其他疾病也可因为体位导致髋关节压力增高产生疼痛症状。

6. 滚动实验 滚动试验是一种简单但有用的方法,可发现髋臼或股骨颈的病变。患者仰卧位,伸直下肢。检查者滚动下肢产生股骨内外旋转,如果出现髋关节前方或者臀部的疼痛为阳性。如果患者怀疑髋部骨折,该试验可以作为初筛试验,作为是否进行进一步髋关节检查手法操作的依据,以避免加重损伤。

7. Stinchfield 试验 患者仰卧位,症状侧下肢膝关节完全伸直,髋关节屈曲20°,检查者在下肢远端轻轻下压,髋关节前方或者臀部疼痛为阳性,提示股骨骨折、髋臼损伤或者髋关节 OA。

8. Ely 试验 用来检查股直肌的柔韧性。患者俯卧位,下肢完全伸直,检查者过度屈曲膝关节到极限,但是避免旋转或者髋关节的过伸。同侧髋关节抬离床面为阳性,提示股直肌挛缩。但是髋关节的旋转或者过伸可能导致结果的误判。

9. 直腿抬高试验 通常用来检查腰椎间盘突出,但是它也可以用来鉴别髋关节或者臀部疾病。如果抬高过程中由于疼痛受限,可以将膝关节轻度屈曲再做抬高下肢,即使轻度屈曲膝关节仍然不能抬高下肢,可能提示臀部疾病,譬如:坐骨滑囊炎、脓肿等。下肢放射性疼痛提示坐骨神经激惹,可能是梨状肌或者腰椎间盘突出等引起。

10. Gaenslen 试验 患者仰卧于检查床远端,双侧下肢均屈曲抱胸,然后让患者一侧下肢伸展到床外下垂,检查者辅助保持躯干位置。骶髂关节区域疼痛提示相应病变。

11. Craig 试验 患者俯卧位,双下肢膝关节屈曲90°,检查者一手内外旋患者一侧下肢,另一手扪大转子,至大转子最突出的位置时,记录小腿和床面垂线的角度,该角度反映股骨颈的前倾角。

12. 骨盆侧方挤压试验 患者侧卧,屈髋屈膝各90°,检查者侧方挤压骨盆,如果出现耻骨联合区域疼痛提示相应病变。

13. Scour 试验 患者仰卧,检查者将患髋和同侧膝关节屈曲内收并轴向挤压(膝关节指向对侧肩关节),然后做弧形运动将髋关节外展,期间出现疼痛、恐惧或者交锁均提示髋关节盂唇病变或者游离体。该试验的机制类似于膝关节的回旋研磨试验(图 2-2-41)。

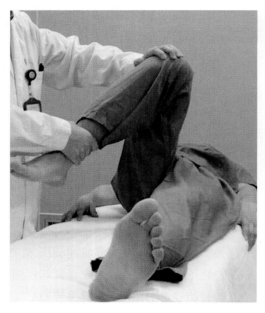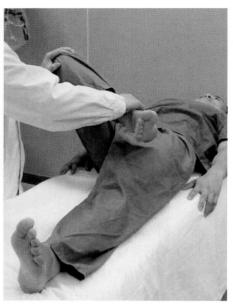

图 2-2-41 Scour 试验

14. 足跟叩击试验 直腿抬高,用拳叩击足跟,髋部疼痛为阳性。提示髋关节负重部位关节面破坏,且为晚期。足跟叩击痛不如从外向内叩击大转子的疼痛出现早。

15. Allis 征(又称 Galeazzi) 患者仰卧,屈髋屈膝,两足平行置于床面,比较两膝高度。不等高为阳性,提示较低一侧股骨或胫骨短缩,或髋关节后脱位。

16. Dupuytren(望远镜)征 患者仰卧,检查者一手握膝,一手固定骨盆,上下推动股骨干,若觉察有抽动和音响即为阳性,提示小儿发育性髋关节脱位。

17. Ortolani 征 见于小儿发育性髋关节脱位。小儿仰卧,双髋外展,两腿分开,患侧膝关节不能触及床面;如能触及床面,则先有一滑动声响,此为暂时复位标志。

18. 髂坐线(Nelaton 线) 患者侧卧,髂前上棘到坐骨结节的连线正好通过大转子的最高点,否则为阳性,提示髋关节脱位或股骨颈骨折。

19. 大转子髂前上棘连线(Shoemaker 线) 左右侧大转子的顶点与同侧的髂前上棘做连线,其延长线相交于腹正中线上。若患侧大转子上移,则两线交于中线旁的健侧。

20. 髂股三角(Bryant 三角) 患者仰卧位,自髂前上棘向床面作垂线,测大转子与此垂线的最短距离。比较两侧的这一距离,正常时应相等,连接大转子与髂前上棘,构成直角三角形。

## 五、膝关节与小腿检查

### (一)解剖特点

膝关节是人体最大且结构最复杂的关节,包括三个部分:内侧胫股关节、外侧胫股关节和髌股关节;以及髌上囊、半月板和增加关节稳定性的韧带。

髌上囊:位于股四头肌腱和骨面之间。可减少肌腱与骨面的摩擦。

半月板:位于胫股关节之间有半月板,可缓冲向下的冲击负荷。

前交叉韧带:起于胫骨髁间隆突前方,止于股骨外侧髁后部。可防止胫骨过度前移。

后交叉韧带:起于胫骨髁间隆突后方,止于股骨内侧髁前部。可防止胫骨过度后移。

外侧副韧带:起于股骨外侧髁,止于腓骨小头。从外侧加固膝关节。可防止膝关节过伸。

内侧副韧带:起于股骨内侧髁,止于胫骨内侧髁。分为前纵束和斜束。从外侧加固膝关节。可防止膝关节过伸。

髌韧带：起于髌骨，止于胫骨隆突。从前方加固膝关节，可防止膝关节过屈。

（二）体格检查

对关节的检查一般按照望、触、动、量、特殊检查的步骤，先健侧再患侧，遇有病痛处，先远后近的顺序。

1. 望诊　观察双侧膝关节及小腿的皮肤色泽，有无瘢痕、肌肉萎缩、肿胀、肿块、畸形、行走步态等。

（1）有无皮肤颜色的改变或损伤：可提示外伤造成或是局部感染造成。

（2）有无肌肉萎缩：股四头肌萎缩是下肢失用时最早见的体征。常见的引起肌肉萎缩的原因有失用性萎缩和失神经支配。

（3）有无畸形或肢体长度改变：先天异常、外伤、关节疾病等都可以造成这些改变。

（4）有无关节肿胀：膝关节处于伸直位时，髌骨两侧可有轻度凹陷，若有积液或增厚，则凹陷消失。要注意观察肿胀是局限的还是弥散的。膝关节积液、积血、脓液都可引起局限于关节的肿胀，若是弥漫性肿胀，则要考虑是否有肢体感染、肿瘤、静脉回流异常等。

（5）有无膝内、外翻：脱鞋平地站立，尽可能使踝关节和膝关节并拢。正常情况下膝关节能够并拢，双踝之间有 4～6cm 间距。若双侧股骨内髁分开，则为膝内翻，若双侧踝间距过大，则为膝外翻。内翻膝伴有膝关节内侧疼痛，外翻膝伴有膝关节外侧疼痛，常提示内侧或外侧胫股关节骨关节炎。内翻膝出现膝关节外侧疼痛常提示外侧半月板损伤，反之，外翻膝出现内侧疼痛常提示内侧半月板损伤。

2. 触诊　触诊时要使检查部位处于松弛状态，以减少痉挛对体检的妨碍。触诊顺序为先仰卧位检查膝前方（如股四头肌、髌骨、髌韧带和胫骨结节的关系），然后俯卧位检查膝后方。屈膝位检查外侧的股二头肌腱、内侧的半腱肌腱、半膜肌腱是否

有压痛或挛缩。

（1）有无皮温改变：皮温升高常见于炎症反应（化脓性或非化脓性关节炎），或是肿瘤。但要注意患者是否在体检前使用过膏药、护膝等物品，这会造成局部皮温升高的假象。皮温降低常见于肢体血液循环障碍。

（2）有无触痛：触诊患者，询问有无疼痛。如有触痛，需注意是局限性的还是弥散性的。局限性触痛需寻找最明显的触痛点，可帮助诊断（如血管瘤等）。弥散性触痛则可能是炎症反应引起。

（3）有无肿块：如有肿块，要注意肿块的部位、范围、深度和性质。

（4）膝部及小腿常见压痛点（图 2-2-42）。

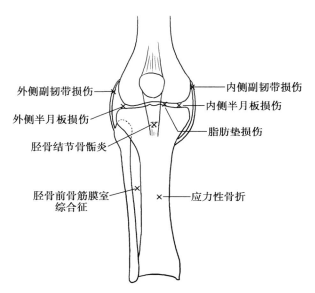

图 2-2-42　膝部及小腿常见压痛点

3. 动诊　是骨科特有的检查，在双侧对比下，检查关节的活动。先让患者主动活动，观察其膝关节活动范围、疼痛部位等，再行被动检查。注意不能只将双侧关节活动进行对照（如双侧均病变），还要与膝关节正常活动范围比较。膝关节中立位为0°，屈曲：120°～150°，过伸 5°～10°（图 2-2-43）。

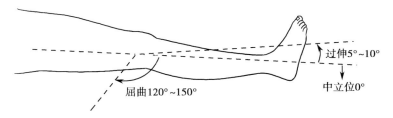

图 2-2-43　膝关节屈伸活动度

（1）主动活动受限，被动活动正常：可能是神经性因素或者肌腱断裂等造成。

（2）主动、被动活动均受限：除外手术因素（关节融合术），可能是纤维性或骨性强直造成。

4. 量诊　包括肢体长度、大腿和小腿周径、关节活动度、肌力、肌张力等的测量。可用皮尺测量长度和周径，角尺测量关节活动度。

（1）下肢长度测量：患者仰卧位，暴露双下肢，将双肢体摆放于对称的位置，固定骨盆，以骨性标志为定位点，作两点间直线距离的测量。

1）下肢全长测量：自髂前上棘经髌骨前方至胫骨内髁的距离。

2）大腿长度测量：股骨大转子至股骨外上髁距离；股骨大转子至髌骨上缘距离。

3）小腿长度测量：腓骨小头至外踝尖距离。

（2）下肢周径的测量：充分暴露测量部位，双侧应在同一水平部位测量，皮尺拉力适中，过重或过轻都会出现很大差距。测量要客观，不要有主观因素。

1）大腿周径测量：先确定髌骨位置，在髌骨上缘 10cm 或 15cm 处确定测量起点，用皮尺测量周径。进行双侧对比。

2）小腿周径测量：通常测量双侧小腿肌腹最粗的地方，确定测量起点，用皮尺进行测量，并双侧对比。

3）膝关节周径测量：于髌骨中部或髌骨下极缘进行测量，双侧对比。

（3）肌力的测定采用 MRC 分级方法，检查时令患者做主动运动，检查者从相反方向给予阻力，测试患者对阻力的克服力量，并注意两侧比较。

肌力分级：根据肌力的情况，一般均将肌力分为以下 0～5 级，共 6 个级别：

0 级：完全瘫痪，肌力完全丧失。

1 级：仅可见到或触摸到肌肉轻微收缩，但无肢体运动。

2 级：肢体能在床上平行移动，但不能抵抗自身重力，即不能抬离床面。

3 级：肢体可以克服地心引力，能抬离床面，但不能对抗阻力。

4 级：肢体能做对抗阻力的运动，但不完全。

5 级：肌力正常。

引起肌力受损的原因可能为疼痛、失用性萎缩、失神经支配等。

5. 特殊检查

（1）浮髌试验：患者取仰卧位，膝关节伸直，使股四头肌松弛。检查者一手手掌在髌骨上方挤压髌上囊，并且手指挤压髌骨两侧，使液体流入关节腔，另一手的示指以垂直方向轻轻按压髌骨。若感觉髌骨撞击股骨前面，即为阴性，说明积液量较少。若髌骨随着手指的按动而出现浮沉的现象，即为阳性，表示积液量较多。需要注意的是，膝关节积液太多时，阻止髌骨下沉；而积液太少时髌骨又不能漂浮，所以只有中量积液，浮髌试验才呈阳性。如果髌骨不稳定，产生倾斜，则可能表现为假阴性（图 2-2-44）。

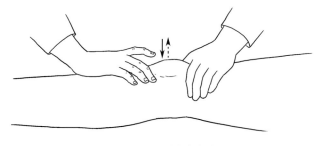

图 2-2-44　浮髌试验

膝关节积液分为三度：

三度（+++）：浮髌试验阳性，此时关节腔内约 60～80ml 积液。

二度（++）：浮髌试验阴性，一手拇指和示指分别按压髌韧带两侧关节间隙处，另一手挤压髌上囊，如果拇指和示指因关节内压力作用而张开，则为阳性。此时关节腔内积液约为 30～40ml，尚不足以浮起髌骨。

一度（+）：上述检查阴性时，一手示指挤压髌骨外侧支持带处，另一手示指于髌骨内侧支持带处检查，如果有液体传递感或波动感则为阳性。

（2）恐惧试验：膝关节伸直，检查者向外侧推移髌骨，然后逐渐屈曲膝关节。在屈膝接近 45° 时，若患者产生髌骨脱位的恐惧感而拒绝继续进行该检查，则为阳性，提示习惯性髌骨脱位可能。

（3）挺髌试验：患者取仰卧位，膝关节伸直，用拇、示指将髌骨向远端推压，嘱患者用力收缩股四头肌，若出现髌骨疼痛者为阳性，常见于髌骨软骨软化症。

（4）外翻应力试验：患者取仰卧位，膝关节伸直。检查者一手握住患肢小腿端，将小腿外展；另一手按住膝关节外侧，将膝向内侧推压，使内侧副韧带仅承受外展张力。若出现疼痛或异常的外展摆动即为阳性，表示内侧副韧带前纵束松弛或断裂。屈膝30°，同样方法检查，若呈阳性，说明内侧副韧带斜束受损（图2-2-45）。

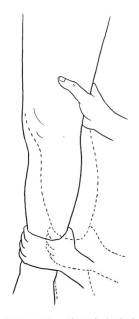

图2-2-45　外翻应力试验

（5）内翻应力试验：患者取仰卧位，膝关节伸直。检查者一手握住患肢小腿端，将小腿内收；另一手按住膝关节内侧，将膝向外侧推压，使外侧副韧带仅承受外展张力。若出现疼痛或异常的外展摆动即为阳性，表示外侧副韧带松弛或断裂。

（6）轴移试验：患者取仰卧位，完全伸直膝关节，检查者一手握住患肢小腿端，将小腿外展；另一手按住膝关节外侧，将膝向内侧推压，此时逐渐屈曲膝关节。若在屈膝接近20°时感觉到外侧胫骨平台有向前移位的弹响，则继续屈曲膝关节；在接近40°时可以感觉到外侧胫骨平台复位的弹响，此为轴移试验阳性。提示前交叉韧带受伤或松弛（图2-2-46）。

（7）反向轴移试验：患者取仰卧位，检查者一手握患者足部，另一手握小腿，先屈曲膝关节至最大限度，同时外旋小腿。若有外侧胫骨平台向后外侧脱位的弹响，则施以外翻应力，并逐渐伸直膝关节，在接近屈膝40°时，可以感到外侧胫骨平台复位

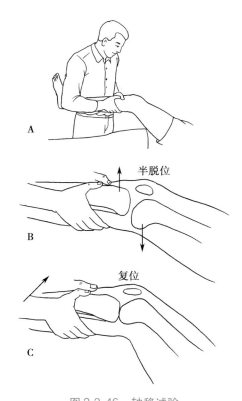

图2-2-46　轴移试验

A.检查者将膝关节向内侧推压，逐渐屈膝；B.屈膝20°时外侧胫骨平台有向前移位的弹响；C.屈膝40°时有外侧平台复位的弹响

的弹响，此为阳性。提示后外侧角（外侧副韧带、股二头肌腱和腘肌腱）受损。

（8）抽屉试验：患者取仰卧位，屈膝90°，屈髋45°，检查者坐于检查床上，轻压患肢足作为固定，双手握住小腿，做向前或向后的推拉动作，观察胫骨向前移位程度。当向前拉时，称为前抽屉试验，若出现超过健侧的异常活动，则为阳性，提示前交叉韧带损伤。当向后推时，称后抽屉试验，若较健侧活动度增大，则为阳性，提示后交叉韧带损伤（图2-2-47）。

（9）Lachman试验：屈膝30°的前抽屉试验。对于不同体型的患者可以采用不同的检查方法。

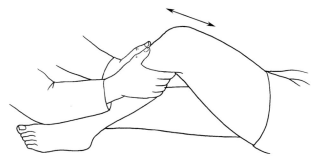

图2-2-47　抽屉试验

111

1）对于瘦小的患者,检查者一手握持大腿远段,一手握持小腿近段,在患者仰卧位即可进行检查。

2）对于大腿较粗的患者,不能够用一只手握持,让患者仰卧,检查者可屈曲自己的膝关节垫于大腿远段之下,再用一手自上固定大腿进行检查。

3）如果患者非常肥胖,一只手不能握持小腿者,可使患者坐于检查台边,屈膝约30°,检查者用双膝部固定患侧足,双手抱小腿近段进行检查。

在检查时不但要检查胫骨的前移程度,更重要的是检查韧带的终止点。相比前抽屉试验,Lachman 试验在急性或陈旧性损伤时均可使用。Lachman 试验阳性并伴有软性终止点,说明前交叉韧带完全断裂;Lachman 试验阳性并伴有硬性终止点,说明前交叉韧带部分损伤,或者单单关节囊韧带

松弛。

（10）回旋研磨试验:又称 McMurray 试验,患者取仰卧位,使膝关节最大屈曲,检查者一手握住患侧足,一手置于关节间隙(图 2-2-48)。

1）检查内侧半月板:外旋患侧足并同时施以膝关节内翻应力,若此时出现内侧关节间隙的疼痛或弹响,则提示内侧半月板后 1/3 损伤可能。逐渐伸直膝关节,在屈膝 90°时若出现膝关节内侧的疼痛或弹响,则提示内侧半月板中 1/3 损伤可能。

2）检查外侧半月板:内旋患侧足并同时施以膝关节外翻应力,若此时出现外侧关节间隙的疼痛或弹响,则提示外侧半月板后 1/3 损伤可能。逐渐伸直膝关节,在屈膝 90°时若出现膝关节外侧的疼痛或弹响,则提示外侧半月板中 1/3 损伤可能。

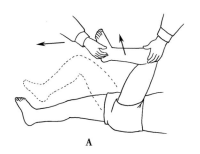
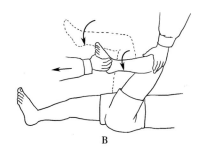

图 2-2-48　回旋研磨试验
A. 检查内侧半月板;B. 检查外侧半月板

需要注意的是,该试验对急性半月板损伤敏感性高,但是特异性低;对于陈旧性损伤,往往难以诱发出典型体征。对内侧半月板的敏感性要高于外侧半月板,但是该试验不能检查半月板前角损伤。

（11）研磨提拉试验:患者取俯卧位,膝关节屈曲 90°,检查者用小腿压住患侧大腿下端,双手握住足跟沿小腿纵轴方向施加压力的同时做小腿外展外旋或内后内旋活动。若有疼痛或弹响,即为阳性,提示外侧或内侧半月板损伤。提起患侧小腿做外展外旋或内收内旋活动,若出现疼痛,则提示外侧副韧带或内侧副韧带损伤(图 2-2-49)。

## 六、踝关节与足部

足踝外科的基本检查与骨科的基本检查相同,包括视诊、触诊、关节运动检查和测量这四方面内容;在进行物理检查之前,病史采集不可忽视,尤其要掌握对于患者特征性诉求的把握。

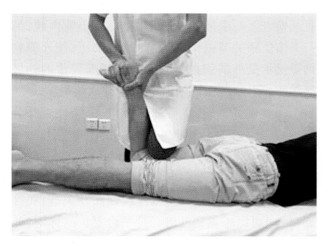

图 2-2-49　研磨提拉试验

（一）病史采集

足踝部位最常见的主诉即疼痛、畸形、肿胀,麻木以及感觉异常。医者应了解到患者的年龄、性别、职业,以及疾病发生发展的过程,从而进行有的放矢的检查。如马蹄足是由于先天因素造成,即由于宫内缺

氧造成先天性马蹄足,还有由于手术或者创伤造成腓总神经引起的马蹄足畸形。对于疾病成因的理解和掌握有助于医生采取最适合患者的治疗方案。对于足而言,由于承担全身的负重,运动量与足踝部的损伤以及职业对于足踝有着不可忽视的作用,并且会进一步影响到患者术后功能的恢复。职业需要站立时间,穿着鞋子的喜好,是否进行重体力劳动,站立和行走是否会加重症状等都必须仔细询问。

　　位于骨性隆起或者关节周围的疼痛往往是局部异常造成的,而整个前足的跖骨痛多是由于不平衡的负重与肌肉劳损造成。对于患者足部疼痛的主诉,还应确定疼痛部位以及症状程度是否能与影像学的表现一致,即影像学成像能否解释患者的疼痛部位和疼痛程度也应是医者着重考量的问题。正确理解主诉,必须询问发病时的情况、经过以及与全身状况的关系。外伤时特别询问分析受力的方向程度,从而明确诊断。对于女性拇外翻患者,需考虑的高跟鞋对于拇外翻的影响。了解家族史和过去史,如拇外翻和平足往往呈现家族聚集性;部分全身性疾病如糖尿病等,以足部溃烂呈现,不可忽视其全身性疾患。

　　对于畸形的患者,如拇外翻等,我们进行矫形手术时应和患者作好沟通,患者的诉求是改变外形还是功能恢复,以及医者能够做到的效果和手术是否能够解决患者的诉求,沟通上的误差会导致即使是成功的手术,患者个人依旧是不满意的,从而造成不必要的麻烦。肿胀可以分为单侧和双侧,局部和整体等,第一跖骨头的内部凸起(拇囊炎)常见于老年女性。麻木与感觉异常可以出现在全部足趾间或者某单根神经控制区域,具有腰椎间盘突出症神经根性症状的患者,$L_5$神经根受压常出现足背与外侧腓肠肌感觉减退,$S_1$神经根受压出现足外侧缘感觉减退。

（二）物理检查

1. 视诊

（1）站立视诊:要求患者充分暴露足部,直至膝部,必须让患者在站立时进行观察,因为某些严重的畸形只有在负重位的情况下提供给医生必需的信息,例如拇外翻、前足的内收或者外展畸形、足弓高度等。先让患者面朝医生进行观察,再让患者背对医生,观察后足力线、跟腱情况、是否有多趾征等,即扁平足前足外展表现。通过足印法观察负重点,正常足部在站立或运动时,体重经踝关节至距骨,以后经足弓分布于3个负重点,即跟骨、第一和第五跖骨头。通过足印法确诊平足(图2-2-50)。

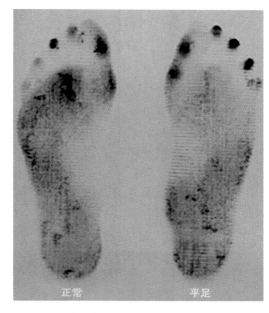

图 2-2-50　足印法确诊平足

正常　　　　　　平足

（2）步态观察:要求患者来回步行,明显的拇指僵直、跖筋膜炎、足跟痛或者应力性骨折、踝关节病等如有足够症状,均能从步态上看到端倪。足部以上的骨科疾病,如膝关节炎、外翻膝盖等改变足的负重,背部疼痛均能影响到步态。常见异常步态包括:马蹄足(图2-2-51)时造成的“跨域步态”,即跨

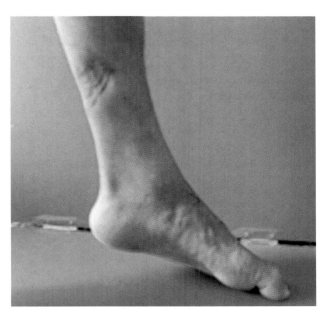

图 2-2-51　马蹄足

步时需要将小腿提高一些才能使足离地面,足跟不能着地;由于足跟或者前足疼痛造成的疼痛性跛行;两下肢长度不一时造成的短肢性跛行;肌肉瘫痪或肌力不足时,需要上肢协助造成的特征性步态;下肢痉挛性步态,俗称"剪刀脚"。

(3)静坐检查:当患者处于静坐时,医生应仔细检查患者足背部皮肤皮温,观察足底部的胼胝,提示足底部负重过重或者可能与足底疣相关。足底部的溃疡也应该仔细检查,尤其在伴有周围神经系统疾病的糖尿病患者。溃疡应该衡量其位置、尺寸、溃疡周围的组织和浸润关系、是否存在骨髓炎等。大致观察包括:

1)瘀斑:踝关节骨折与扭伤时,常见踝外前方跗骨窦处有皮下瘀斑(图2-2-52)。

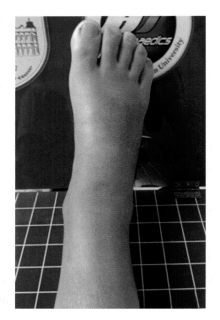

图2-2-53 关节肿胀

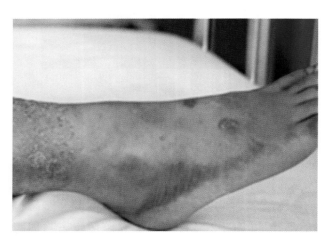

图2-2-52 足部瘀斑

2)鸡眼和胼胝:两者多发生在足底负重部位摩擦所致,扁平足患者常见于足底,畸形足患者足底受力不均匀,如拇外翻患者第二跖骨底部胼胝易发等。

3)肿胀(图2-2-53):注意内、外踝下方,足背、跟腱两侧有否肿胀,这些都显示踝关节、距下关节是否有病变。正常踝关节两侧可见内、外踝轮廓,跟腱两侧各有一凹陷区,踝关节背伸时,可见伸肌腱在皮下走行,踝关节肿胀时以上结构消失,见于踝关节扭伤、结核、化脓性关节炎及类风湿关节炎;足背或内、外踝下方的局限肿胀见于腱鞘炎或腱鞘囊肿;跟骨结节处肿胀见于跟腱周围炎;第二、三跖趾关节背侧或跖骨干局限性肿胀,可能为跖骨头无菌性坏死或骨折引起;足趾皮肤温度变冷、肿胀,皮

肤呈乌黑色则常见于缺血性坏死。

4)骨质隆起:足背部骨性隆起可见于外伤,骨质增生或先天性异常,内、外踝明显突出,见于胫腓关节分离,内、外踝骨折;踝关节前方隆起,见于距骨头骨质增生。

5)畸形足部常见畸形有如下几种:①扁平足(图2-2-54):内侧纵弓塌陷,负重下足正面观示足外侧缘凹陷,距骨头突出,具有多趾征,跟骨外翻足底前部形成胼胝。②高弓足:足纵弓高起,横弓下陷,足背隆起,足趾分开。③马蹄足:踝关节跖屈,前半足着地,常因跟腱挛缩或腓总神经麻痹引起。④跟足畸形:小腿三头肌麻痹,足不能跖屈,伸肌牵拉使踝关节背伸,形成跟足畸形,行走和站立时足跟着地。⑤足内翻(图2-2-55):跟骨内旋,前足内收,足纵弓高度增加,站立时足不能踏平,外侧着地,常见于小儿麻痹后遗症。⑥足外翻:跟骨外旋,前足外展,足纵弓塌陷,跟腱延长线落在跟骨内侧,见于胫前胫后肌麻痹。⑦趾间关节畸形,如爪形趾(图2-2-56):DIP和PIP均屈曲;锤状趾(图2-2-57):PIP屈曲,DIP伸直;槌状趾(图2-2-58):DIP屈曲,PIP伸直或稍屈曲。(DIP指远侧趾间关节,PIP指近侧之间关节)

2. 触诊 首先,医生应当检查足背动脉,了解足和下肢的血液循环状态。医生将示、中和无名指末节指腹并拢,放置于足背1~2趾长伸肌腱间触及

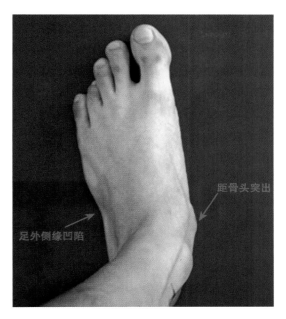

图 2-2-54　扁平足

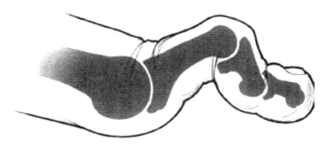

图 2-2-57　锤状趾

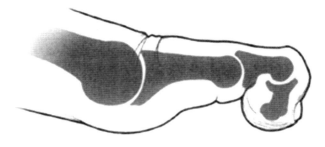

图 2-2-58　槌状指

有无搏动感。其次,评估患者足部感觉是否存在异常,可令患者主动活动或医师检查时做被动活动,主要包括踝关节、距下关节、跖趾关节等,可以通过比较患者双足之间的活动度差异来确定。大多数情况下,疼痛是足部主要的症状,必须要精确找到压痛点的位置,可以让患者用一根手指指出足部最痛的地方。内外踝骨折,跟骨骨折,韧带损伤在其解剖局部均可出现压痛,第 2、3 跖骨头处压痛,见于跖骨头无菌性坏死;第 2、3 跖骨干压痛,见于疲劳骨折;跟腱压痛,见于跟腱腱鞘炎;足跟内侧压痛,见于跟骨骨棘或跖筋膜炎。其他触诊出疾病主要包括足部隆起、关节周围的骨赘、软组织钙化造成的外生骨疣、跟腱或筋膜相关疾病、软组织肿块等,其他触诊应注意跟腱张力、足底内侧跖筋膜有无挛缩等。

精确叩击出疼痛部位以及掌握其含义,熟悉解剖层次是正确诊断重要的环节。

（1）前足:籽骨:压痛提示籽骨炎、应力骨折或缺血坏死,Freiberg 病（跖骨头骨软骨炎）或 Morton 病（跖间神经瘤）均可伴有前足压痛。挤压前足,趾蹼间出现疼痛、麻木、咔哒声,提示跖间神经瘤病（Morton 病）可能;第 1、2 跖骨间压痛提示 Lisfranc 损伤,第 5 跖骨基底部压痛提示 Jones 骨折等。

（2）中足:舟骨结节压痛:提示胫后肌腱止点

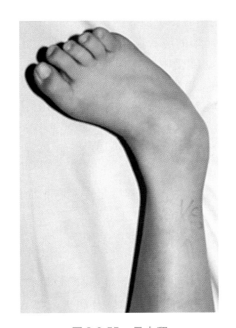

图 2-2-55　足内翻

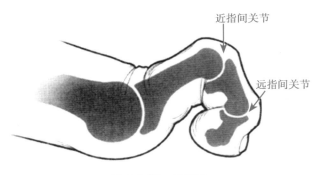

图 2-2-56　爪形趾

近指间关节

远指间关节

病变,或舟骨应力骨折或缺血坏死;足底纤维瘤病:可在足底触及无痛小结节。

(3)后足:包括肌腱的触诊,腓骨肌腱:外踝后方稍下方可触及到腓骨长短肌肌腱,抗阻力外翻、跖屈时更加明显;胫后肌腱:位于内踝与跟骨之间,抗阻力内翻、跖屈时更加明显,胫后肌腱功能不全(PTTD)往往指胫后肌腱腱病患者伴发进展性平足畸形;胫前肌腱:抗阻力背伸时更加明显,是最强的足背伸肌,位于内踝前方背伸内翻时最显著部位,肌力减弱时会造成足下垂;拇长伸肌腱,趾长伸肌腱分别位于胫骨前肌腱的内外侧,抗阻力伸拇、伸趾时更加明显;跟腱:跟腱长约15cm,是人体最粗大的肌腱,由小腿三头肌(比目鱼肌、腓肠肌内、外头)肌腱在足跟上方约15cm处融合形成,位于小腿下1/3至小腿后方足跟处。跟腱挛缩亦可造成马蹄足以及特征性跨域步态,跟腱止点炎或者跟腱断裂时,局部有压痛,Thompson腓肠肌挤压试验阳性可用于鉴别是否跟腱断裂。

韧带主要包括有,三角韧带:起自内踝,分别止于舟状骨结节、跟骨载距突和距骨后缘,检查时将手指置于内踝下方,使足外翻时可以体会到三角韧带的紧张感;距腓前韧带:起自外踝止于距骨颈,可令患者极度跖屈内翻时牵张该韧带协助触诊,是踝关节损伤中较为常见的韧带,表现为跗骨窦处出现瘀斑、压痛;跟腓韧带:患者足内翻时明显,可发生断裂从而造成踝关节外侧不稳定。

其他包括跟骨内侧结节压痛提示跖筋膜炎或跟骨骨刺;跟骨后方压痛提示跟腱止点炎或骨突炎(儿童);小腿挤压试验可诱发下胫腓联合处疼痛。

3. 动诊　人体运动的方向有3平面,即冠状面、矢状面和横断面,而足部的运动可视为围绕三条轴即冠状轴、矢状轴、垂直轴做旋转运动。其中绕冠状轴:跖屈、背伸;绕矢状轴:旋前、旋后;绕垂直轴:内旋、外旋;内翻:合并旋后、内旋、趾屈;外翻:合并旋前、外旋、背伸。

如出现以下关节异常,则可以影响到正常踝关节的运动,大致包括:①关节挛缩,即关节周围组织挛缩引起的关节活动度异常,如腓肠肌或者跟腱挛缩造成的马蹄足畸形;②关节强直,如风湿性关节炎后期症状,或者创伤后关节内瘢痕粘连致病等;③关节囊破坏或者支持韧带撕裂造成关节活动范围超常等;④由于肢体骨折不愈合形成假关节或骨缺损所造成的假关节运动等。

在下肢的活动度中,最重要的是以下3个关节:

(1)第一跖趾关节:由于50%的体重均负荷在第一趾骨上,比如隐匿性拇强直会导致避免第一趾骨负重的步态出现。评估第一跖趾关节时应踝关节放松处于跖屈状态,因为医生更关心的是关节内部病变造成的活动度限制。

(2)踝关节:正常踝关节的活动度,平均为跖屈48°,背屈18°。当膝关节伸直时,踝关节的背屈≤10°,称为马蹄足畸形(equinus)。马蹄足的原因主要包括:①软组织挛缩,如腓肠肌和(或)跟腱、关节囊挛缩等造成;②骨性阻挡,如踝前撞击征,当踝后方结构限制了踝关节背伸活动时,踝关节前方压力会增大,继而引起踝前方炎症或软骨损伤,踝前方骨赘形成,以减小单位面积的压力;③神经肌肉功能紊乱,如创伤后腓总神经损伤等。许多情况下,具有慢性平足畸形的患者也会发生腓肠肌挛缩从而造成踝关节活动度受限。在伸膝关节和屈膝关节状态下,分别被动背伸踝关节。如果屈膝时,踝关节可背伸超过10°,而伸直膝关节不能超过10°,表明腓肠肌有挛缩。如果无论是否伸屈膝关节,踝关节背伸均不能超过10°表明有跟腱挛缩。此检查又被称为Silverskiold试验。

(3)距下关节:正常后足在冠状平面的活动完全依赖于距下关节与距舟关节。

针对青少年平足,可以采用距下关节制动术进行治疗。

4. 量诊　包括长度测量、周径测量和角度测量等。比较双侧之间的差异以及病史采集必不可少。负荷力线包括下肢负重力线、小腿轴线、胫骨轴线、外踝轴线等(图2-2-59)。

其中外踝轴线为经外踝尖向下的垂直轴线,正对足外侧长度后、中1/3交界处,其临床意义为:踝关节脱位时此轴线发生改变。内外踝之间的距离为踝宽度;足弓高度:正常足弓指数=足弓高度/足长度×100=29~31,轻度平足时,其指数为29~25,<25时诊断为严重平足。足弓角测量,在负重位侧位片上进行测量,连接距骨头最低点与第1跖骨最低,以及距骨头最低和跟骨接触水平点;再连接跟骰关节最低点与第5跖骨最低,第一跖趾关节最低,上

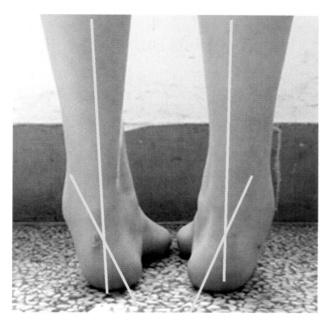

图 2-2-59　跟骨轴线与胫骨轴线

述 5 个标记点进行测量,足弓正常角度:内弓、外弓、前弓、后弓都在 130° 以下。足顶角测量,该角由第 1 跖骨头、跟骨结节和内踝 3 点所形成,正常为 95°,平足为 105°~120°,高弓可达 60°。针对拇外翻(图 2-2-60)的患者,我们在正位片上测量其拇外翻角度。

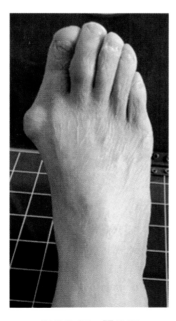

图 2-2-60　踇外翻

5. 特殊物理检查

(1) 提踵试验(图 2-2-61):受检者正常站立,健侧先做提踵 60° 及 30° 动作,再使患侧做同样动

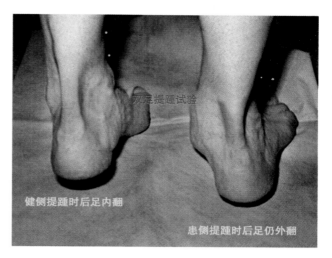

图 2-2-61　提踵试验

作。若跟腱断裂,则只能做 60° 提踵而不能完成 30° 提踵。

(2) Strunsky 征:患者仰卧,检查者握住患肢足趾迅速使之跖屈,若前足弓有炎症可发生疼痛,则为阳性。

(3) Mulder 征(图 2-2-62):检查者一手张开,拇指和其他 4 指分别从患足第 1 与第 5 跖骨头处向中间挤压,同时用另一手的拇、示指分别置于相邻跖骨间隙中自足背、跖两侧对向挤压,若引发局部疼痛,并向两指远侧放射为阳性,提示跖间神经瘤可能。

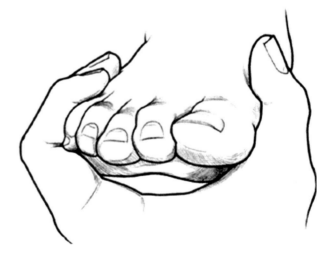

图 2-2-62　Mulder 征

(4) 跗管综合征(图 2-2-63):在跗管内,胫神经可被屈肌支持带卡压而产生跗管综合征,此时,叩击内踝下方可引出 Tinel 征。

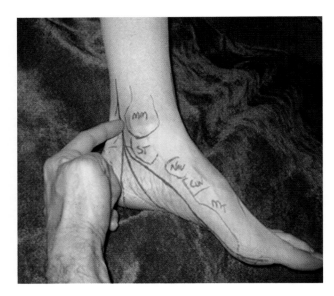

图 2-2-63　跗管综合征

（5）踝关节前抽屉试验（图 2-2-64）：患者取坐位，双小腿悬于床边。检查者一手固定小腿，另一手握住跟骨，跖屈踝关节 20°。检查者用握跟骨的手用力向前拉跟骨，试图将跟骨与距骨向前脱离踝穴。若足能过分前移（常伴随一声闷响）即为阳性，提示距腓前韧带、踝关节前关节囊与跟腓韧带断裂。

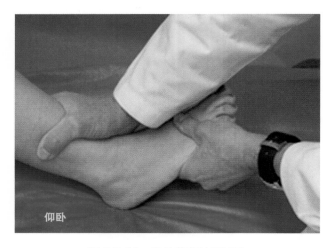

图 2-2-64　踝关节前抽屉试验

（6）Keen 征：踝关节 Pott 骨折脱位时，内外两踝横径增大，即为阳性体征。

（7）Helbing 征：两足正常站立时，跟腱长轴与下肢长轴平行，足外翻时跟腱长轴向外偏斜，偏斜程度与外翻程度成正比。

**（夏军　陈飞雁）**

# 第三节　运动功能检查

## 一、肌容积

### （一）肌容积概念

肌容积（muscle volume）反应肌肉生理大小及强度，是肌肉机械力的决定因素，对运动员的比赛表现及患者日常活动功能有重要影响。最大肌力取决于平行肌束数量，与肌肉生理最大横截面积成正比，通过肌容积与肌筋膜长度进行计算可获得；而肌肉功率则取决于肌容积的大小，相比肌力能更好地反映日常活动功能。在制动导致的肌肉退变、年龄老化、失重状态、长期失用及其他肌肉萎缩性疾病时肌容积减小；锻炼、机械负重增加等因素使肌容积增大。肌容积减少与肌萎缩性疾病的功能性分级进展密切相关。此外，在肌肉收缩的数字模型中肌容积大小决定了能量消耗以及肌肉效能。

### （二）测量方法

1. 肢体周径测量　可以间接反映肢体肌容积大小总和，受脂肪结缔组织干扰较大，测量时患肢和健肢必须放在对称位置，以相同的解剖标志为起止点，双侧对比测量，可反映肌萎缩的程度与康复训练的效果。

上肢周径：通常测两侧肱二头肌肌腹部分，前臂在最粗的部位；大腿周径：通常在髌骨上 10cm 或 15cm 处测量，小儿在髌上 5cm；小腿周径：通常在近 1/3 腓肠肌肌腹最粗部位测量周径。

2. 磁共振测量法　通过磁共振信号能够较好地区分肌肉与脂肪组织及结缔组织的边界，测量结果精确性较高，是目前广泛应用的测量方法。磁共振扫描获得目标肌肉的横断面，通过计算机软件对目标肌肉进行三维重建，将横断面积与层厚的乘积累加后计算获取目标肌肉的肌容积。缺点是极其耗费时间，需要手动标记横断面上目标肌肉的轮廓；对于无法较长时间保持静止的患者，常常需要纠正运动伪影；不适用于安装心脏起搏器或有金属植入物的患者。

3. CT 测量法　与磁共振相似，通过扫描获得目标肌肉的横断面，根据 CT 密度值的设定，通过计算机软件自动对肌肉组织进行识别获取目标肌肉组织的横断面积。该方法将肌肉组织半自动地与周围组织区分开,因此操作简便。并且适用于无法使用磁共振的患者;缺点是对肌肉与结缔组织无法精确区分,受试者的辐射暴露并且该方法无法评估小于300cm³肌肉。

4. B超测量法 与磁共振相比有小于16%的误差,误差来自B超测量过程中B超探头对肌肉软组织压迫所导致的形变。优点是对设备的要求较低,便于携带,操作较省时间,费用低廉。

5. 双能量X线吸光测定法(dual-energy X-ray absorptiometry,DXA) 用于全身肌容积的测量,可区分人体骨组织、脂肪组织与无脂肪软组织的质量。但对四肢肌容积进行测量时需要手动对肢体与躯干部分进行分割容易产生误差,无法测量单独骨骼肌的肌容积大小。

## 二、肌力

### (一)肌力概念及评级标准

肌力指肌肉主动收缩的力量,肌力评级标准目前通用的是Code六级分法:

0级:肌力完全消失,无活动;

Ⅰ级:肌肉能收缩,关节不活动;

Ⅱ级:肌肉能收缩,关节稍有活动,但不能对抗肢体重力;

Ⅲ级:能对抗肢体重力使关节活动,但不能抗拒外来阻力;

Ⅳ级:能对抗外来阻力使关节活动,但肌力较弱;

Ⅴ级:肌力正常。

### (二)肌力检查方法

在关节主动活动时施加阻力与所测肌肉对抗,测量其肌力,并进行双侧对比,全身肌肉大致可分为颈部和躯干肌肉、肩带和上肢肌肉、骨盆带和下肢肌肉3组。各肌肉肌力检查法如下:

1. 胸锁乳突肌 由$C_{2\sim3}$副神经颈丛肌支支配,检查时嘱患者头向一侧倾斜,脸转向对侧,检查者对此动作给予阻力;

2. 斜方肌 由$C_{3\sim4}$副神经外侧支支配:检查时嘱患者耸肩,检查者对此给予阻力;

3. 菱形肌 由$C_{1\sim5}$肩胛脊神经支配,检查时嘱患者用力向后内收一侧肩胛,肩胛内缘上提,检查者予对抗阻力。(胸锁乳突肌、斜方肌、菱形肌的肌力检查可见本章第一节颈部检查,图2-1-7~10)

4. 前锯肌 由$C_{5\sim7}$胸长神经支配,检查时嘱患者双手用力推一物体,如斜方肌用力时,该肌正常使肩胛内缘紧贴胸壁,麻痹时肩胛骨与胸壁分离呈"翼状肩"(图2-3-1)。

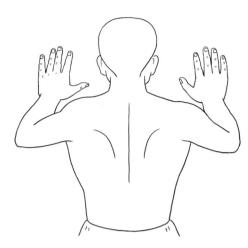

图2-3-1 前锯肌的肌力检查

5. 胸大肌 由$C_5\sim T_1$胸前内侧皮神经支配,检查时嘱患者肘关节稍屈曲,上肢外展,然后内收上臂,检查者给予阻力(图2-3-2)。

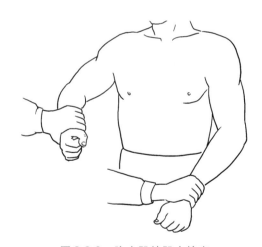

图2-3-2 胸大肌的肌力检查

6. 冈上肌 由$C_5$肩胛上神经支配,检查时嘱患肩外展,医者给予阻力(图2-3-3)。

7. 冈下肌 由$C_{5\sim6}$肩胛上神经支配,检查时嘱患者肘关节屈曲,再使上臂外旋,医者给予阻力(图2-3-4)。

8. 背阔肌 由$C_{6\sim8}$胸背神经支配:检查时嘱患者上臂外展至90°后,作内收动作,医者一手抵住患者的肘部,并给予阻力,一手触摸肩胛下角肌肉的收缩(图2-3-5)。

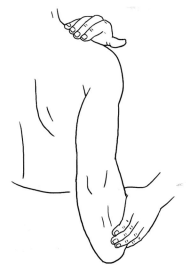

图 2-3-3 冈上肌的肌力检查

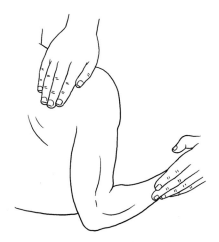

图 2-3-4 冈下肌的肌力检查

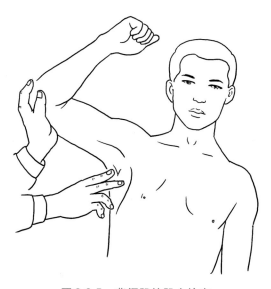

图 2-3-5 背阔肌的肌力检查

9. 三角肌 由 $C_{5\sim6}$ 腋神经支配,检查时嘱患者将上肢外展由 15°~90°,医者对此动作给予阻力(图 2-3-6)。

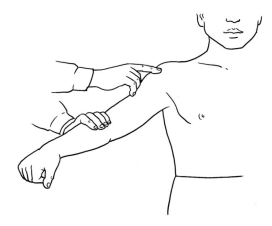

图 2-3-6 三角肌的肌力检查

10. 肱二头肌 由 $C_{5\sim6}$ 肌皮神经支配,检查时嘱患者前臂置旋后位,然后屈肘,医者对此动作给予阻力(图 2-3-7)。

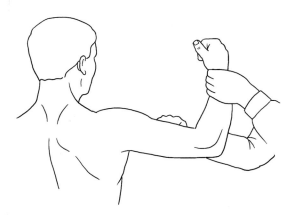

图 2-3-7 肱二头肌的肌力检查

11. 肱三头肌 由 $C_{7\sim8}$ 桡神经支配,检查时嘱患者肩外展肘屈曲,做抗阻力伸肘动作,并触摸肱三头肌、肘后肌之收缩(图 2-3-8)。

12. 肱桡肌 由 $C_{5\sim6}$ 桡神经支配,检查时嘱患者前臂置于中立位与旋后位之间,嘱其前臂旋前并屈肘(图 2-3-9)。

13. 桡(尺)侧腕伸肌 由 $C_{5\sim6}$ 桡神经支配,检查时嘱患者腕关节于外展位,并做伸腕动作(图 2-3-10)。

14. 旋后肌 由 $C_{5\sim6}$ 桡神经支配,检查时患者前臂置于旋前位,嘱其做旋后动作,医者对此动作给

120

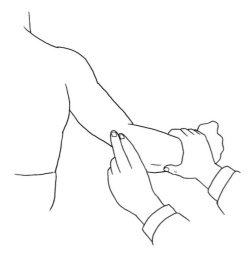

图 2-3-8 肱三头肌的肌力检查

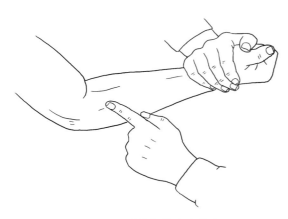

图 2-3-9 肱桡肌的肌力检查

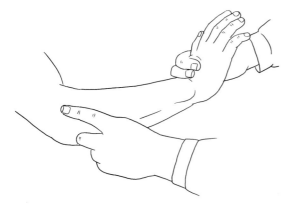

图 2-3-10 桡侧腕伸肌肉的肌力检查

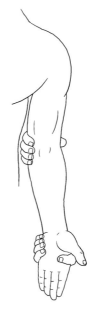

图 2-3-11 旋后肌的肌力检查

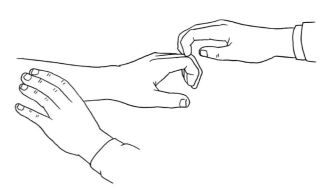

图 2-3-12 伸指总肌的肌力检查

患者拇指做外展动作,医者对此动作给予阻力(图 2-3-13)。

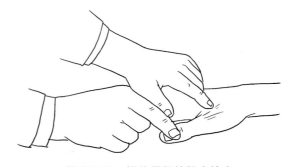

图 2-3-13 拇外展肌的肌力检查

予阻力(图 2-3-11)。

15. 伸指总肌 由 $C_{5~6}$ 桡神经支配,检查时嘱患者掌指关节伸直位,中、末节手指屈曲位,然后做伸直手指的动作,医者给予阻力(图 2-3-12)。

16. 拇外展肌 由 $C_{5~6}$ 桡神经支配,检查时嘱

17. 旋前圆肌 由 $C_{6~7}$ 正中神经支配,检查时患者肘伸直,前臂旋后位,嘱其前臂旋前,医者给予阻力(图 2-3-14)。

18. 桡侧腕屈肌 由 $C_{6~7}$ 正中神经支配,检查

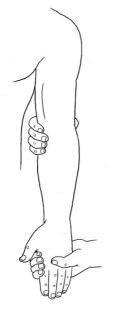

图 2-3-14 旋前圆肌的肌力检查

时嘱患者腕关节背伸,做屈腕动作,医者对此给予阻力(图 2-3-15)。

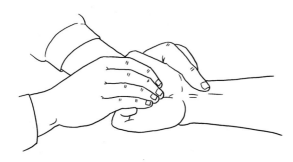

图 2-3-15 桡侧腕屈肌的肌力检查

19. 拇收肌 由 $C_8$,$T_1$ 尺神经支配,检查时嘱患者做拇指内收动作,医者给予阻力(图 2-3-16)。

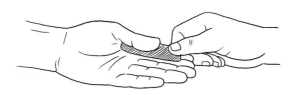

图 2-3-16 拇收肌的肌力检查

20. 尺侧腕屈肌 由 $C_8$,$T_1$ 尺神经支配,检查时嘱患者腕关节呈内收位,在此位置上,做屈腕动作,医者对此动作给予阻力(图 2-3-17)。

21. 蚓状肌 第 1、2 蚓状肌由 $C_{6\sim7}$ 正中神经支配;第 3、4 蚓状肌由 $C_8$,$T_1$ 尺神经支配;骨间肌:由

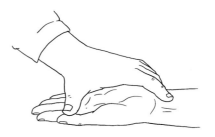

图 2-3-17 尺侧腕屈肌的肌力检查

$C_8$,$T_1$ 尺神经支配,检查时嘱患者示、中、环、小指在近端和远端指间关节伸直位时,屈曲掌指关节,医者对此动作给予阻力(图 2-3-18)。

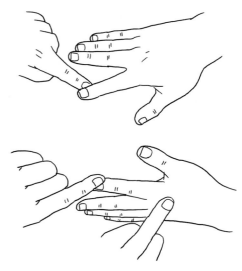

图 2-3-18 蚓状肌及骨间肌的肌力检查

22. 腹直肌 由 $T_{5\sim12}$ 肋间神经支配,检查时患者仰卧,做起坐动作,医者对此动作给予阻力(图 2-3-19)。

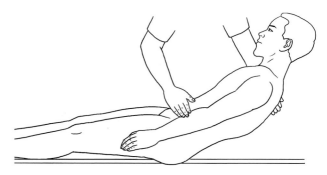

图 2-3-19 腹直肌的肌力检查

23. 髂腰肌 由 $L_{1\sim4}$ 股神经支配,检查时患者坐位或仰卧位,先屈曲膝关节,再做屈髋动作(图 2-3-20)。

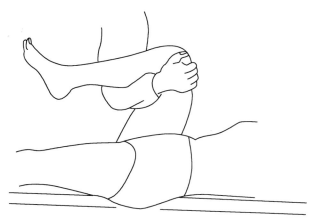

图 2-3-20 髂腰肌的肌力检查

24. 缝匠肌 由 $L_{1~3}$ 股神经支配,检查时患者坐位,膝关节半屈曲位,嘱其外旋大腿,医者对此动作给予阻力(图 2-3-21)。

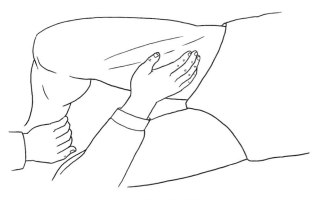

图 2-3-21 缝匠肌的肌力检查

25. 股四头肌 由 $L_{2~4}$ 股神经支配,检查时患者坐位或仰卧位,膝关节屈曲,嘱其伸直膝关节(图 2-3-22)。

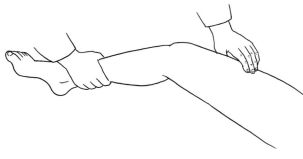

图 2-3-22 股四头肌的肌力检查

26. 股内收肌 由 $L_{2~4}$ 闭孔神经支配,检查时患者仰卧,先将双下肢伸直外展,然后做夹腿动作(图 2-3-23)。

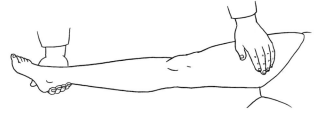

图 2-3-23 股内收肌的肌力检查

27. 股外旋肌 由 $L_4 \sim S_2$ 坐骨神经支配,检查时嘱患者屈膝,略屈髋,在膝外侧、踝内侧施阻力,髋用力外展(图 2-3-24)。

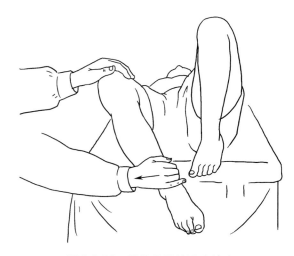

图 2-3-24 股外旋肌的肌力检查

28. 股后肌 由 $L_4 \sim S_2$ 坐骨神经支配,检查时患者仰卧位,髋、膝关节屈曲至 90°,在此位置上嘱患者屈曲膝关节,医者给予阻力(图 2-3-25)。

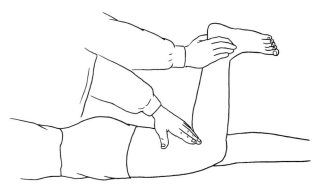

图 2-3-25 股后肌群的肌力检查

29. 臀中肌 由 $L_4 \sim S_1$ 臀上神经支配,检查时患者侧卧位,下肢伸直内旋,大腿做外展动作,医者给予阻力(图 2-3-26)。

30. 臀大肌 由 $L_4 \sim S_1$ 臀下神经支配,检查时

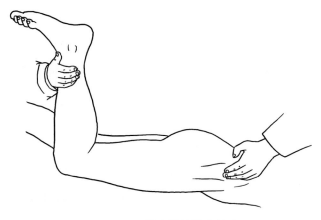

图 2-3-26　臀中肌的肌力检查

患者俯卧位,小腿屈曲,大腿后伸,医者给予阻力(图 2-3-27)。

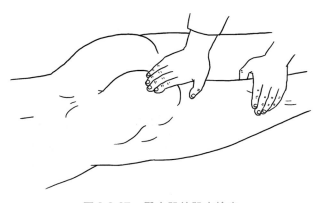

图 2-3-27　臀大肌的肌力检查

31. 胫前肌　由 $L_6 \sim S_1$ 腓深神经支配,检查时嘱患者足背伸、内翻,医者给予阻力(图 2-3-28)。

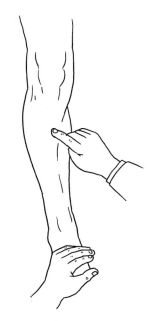

图 2-3-28　胫前肌的肌力检查

32. 趾长伸肌　由 $L_4 \sim S_1$ 腓深神经支配,检查时嘱患者伸 2~5 趾末节,医者对趾端背侧给予阻力(图 2-3-29)。

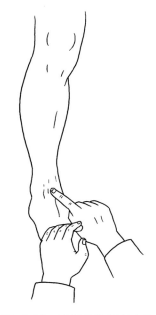

图 2-3-29　趾长伸肌的肌力检查

33. 腓骨肌　由 $L_4 \sim S_1$ 腓浅神经支配,检查时嘱患者足尽量跖屈,并使足外翻,医者给予阻力(图 2-3-30)。

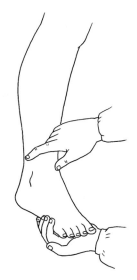

图 2-3-30　腓骨肌的肌力检查

34. 趾屈肌　由 $L_5 \sim S_2$ 胫神经、$L_5 \sim S_1$ 足底内侧神经支配,检查时患者近端趾节伸直位,嘱其屈曲 2~5 趾之末节,医者在其趾端跖面给予阻力(图 2-3-31)。

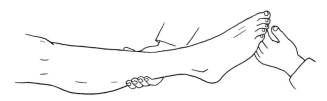

图 2-3-31　趾屈肌的肌力检查

35. 胫后肌　由 $L_5 \sim S_2$ 胫神经支配,检查时嘱患者足部跖屈并同时做足的内收、内旋动作,医者对此动作给予阻力(图 2-3-32)。

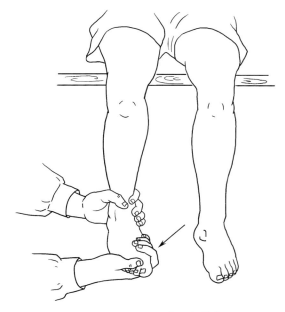

图 2-3-32　胫后肌的肌力检查

36. 小腿三头肌　由 $L_4 \sim S_2$ 胫神经支配,检查时患者俯卧位,膝关节伸直。嘱其踝关节跖屈,医者给予阻力(图 2-3-33)。

## 三、肌张力

肌张力是指肌肉在静止状态下的紧张度。一定的肌张力是维持肢体位置、支撑体重的基础,也是保证肢体运动制控能力、维持空间位置、进行各种复杂运动的必要条件。

（一）对肌张力的检查应包括以下方面:

1. 静止性肌张力　在肢体静息状态下,通过观察外观、触摸硬度、被动牵伸运动时肢体活动受限的程度及其阻力来判断;

2. 姿势性肌张力　在患者变换各种姿势过程中,观察肌肉的阻力和肌肉的调整状态;

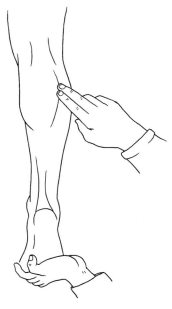

图 2-3-33　小腿三头肌的肌力检查

3. 运动性肌张力　在被检查者完成某一动作的过程中,检查相应关节的被动运动阻力。

（二）临床上肌张力的异常可表现为肌张力减低、肌张力增高和肌张力障碍

1. 肌张力减低　又称为肌张力迟缓,常表现为降低和缺乏、被动运动时的阻力消失、牵张反射衰减、肢体处于关节频繁的过度伸展而易于移位(松软)等现象。肌张力弛缓时,运动的整体功能受损,且伴有肢体肌力弱、麻痹或瘫痪。肌张力降低可见于脊髓损伤早期脊髓休克阶段,或颅脑外伤、脑血管意外早期,也可由下运动神经元损害或原发性肌病所致;

2. 肌张力增高　表现为肌肉较坚实,被动运动时阻力较正常增大,活动幅度受限。常可分痉挛性、强直性两种形式。痉挛性的肌张力增高伴发于锥体束损害,脊髓反射受到易化。上肢屈肌张力增高,呈折刀状,下肢伸肌张力增高。被动运动患者关节活动时,在肌张力增高情况下出现阻抗感,这种阻抗感与被运动的速度有关。快速地牵伸在缩短状态中的肌肉时立即引起收缩、感到痉挛状态,牵伸到一定幅度时,阻力又突然消失,即所谓"折刀状",见于锥体外系病变,如震颤麻痹等。痉挛性肌张力增高常由上位运动神经元损伤后所致,常见疾病包括脊髓损伤、脱髓鞘疾病、脑血管意外后、脑外伤、去皮层强直、去大脑强直、脑瘫等。在临床上可表现为肌张力

增高、腱反射亢进、阵挛、异常的脊髓反射、被动运动的阻力增加和运动协调性降低。

强直性肌张力增高见于某些锥体外系病变中的特殊张力变化,其肌张力增高有选择性,上肢以内收肌、屈肌与旋前肌为主,下肢以伸肌肌张力增高占优势。被动运动患者肢体活动时所遇到的阻力一般比痉挛性者小,但与肌肉当时的长度即收缩形态并无关系,在伸肌和屈肌间也没有区别。无论动作的速度、幅度、方向如何,都遇到同等的阻力。这种肌张力增高称为铅管样强直,如因伴发震颤而产生交替性的松、紧变化,称为齿轮样强直。

3. 肌张力障碍 是一种以张力损害、持续的和扭曲的不自主运动为特征的运动功能亢进性障碍。肌张力障碍可由中枢神经系统缺陷所致,也可由遗传因素(如原发性、特发性肌张力障碍)所致。其特征是肌肉收缩可快或慢,且表现为重复、模式化(扭曲),张力以不可预料的形式由低到高变动。张力障碍性姿态为一持续扭曲畸形,可持续数分钟或更久。

(三)临床评定

1. 肌张力降低的分度

(1)轻度:肌力下降;将肢体置于可下垂的位置上并释放时,肢体只能短暂地抗重力,旋即落下;仍存在一些功能活动;

(2)中到重度:包括肌张力显著降低或消失;徒手肌力评定肌力 0 级或 1 级;将肢体置于可下垂位置上并释放时,立即落下;不能进行任何功能活动。

2. 对肌痉挛的评定方法常采用 Ashworth 分级法(表 2-3-1)

表 2-3-1　评定肌痉挛的 Ashworth 分级法

| 分级 | 表现 |
| --- | --- |
| 0 级 | 肌张力降低 |
| 1 级 | 肌张力正常 |
| 2 级 | 肌张力稍高,但肢体活动未受限 |
| 3 级 | 肌张力高,肢体活动受限 |
| 4 级 | 肌肉僵硬,肢体被动活动困难或不能 |

## 四、不自主运动及步态分析

### (一)不自主运动

1. 概念及临床表现 不自主运动是指患者在意识清楚情况下,身体某些部分或某些肌群出现的主观意志不能控制的肢体动作或肌肉收缩,常常表现为无目的、不自主的病态动作。不自主运动与基底核病变有密切关系。其主要症状包括震颤、舞蹈样运动、手足徐动症、扭转痉挛、肌阵挛、肌束震颤、肌痉挛等。

2. 体格检查 不自主运动可受运动、睡眠、精神状况及温度等影响。因而体格检查应在室温、环境良好、安静的状态下进行。注意检查不自主运动的部位、方向、频率、速度、幅度、规律性、持续时间、静止状态、运动时及姿势变化时的变化,观察时间需要稍长些。体格检查注意事项主要如下。

(1)震颤:是身体的一个部位还是全部,是遵循一定方向的、不自主的、节律性的还是无节律性的颤动,是静止性震颤还是动作性震颤。

(2)舞蹈样运动:应注意检查头面部和肢体躯干,上肢症状重还是下肢症状重,注意耸肩、转颈、伸臂、摆手、伸屈手指等特点。另外应检查肌张力的情况。

(3)手足徐动症:应注意手足扭转运动时的肌张力,肌痉挛、肌松弛时的肌张力,随意运动和安静状态时的肌张力。

(4)肌张力改变:应注意肌肉强直是齿轮样或铅管样强直还是折刀样,是变换不定的肌张力,还是游走性肌张力增高,是否与情绪激动有关,患者安静或睡眠时肌张力是否改变。

(5)肌阵挛:应注意是否就有节律性。

(6)肌束震颤:应注意其部位以及震颤的性质、范围、幅度及时间等。

(7)肌痉挛:应注意是阵发性还是强直性的痉挛。

### (二)步态分析

1. 步态评定内容 正常的步态是神经系统支配有关的躯体和双下肢协同收缩或舒张,并借助地面反作用力,推动人体前进的一种运动。步态评定的内容主要包括异常步态出现的原因,它依据疾病的种类不同而异。在评价步态时必须清楚患者的基本诊断,对全身状况、平衡能力、耐力、关节活动度、肌力等进行全面评价。

2. 步态观察注意事项 观察步态时应让患者在放松的状态下往返步行,然后在同一高度的四个方向观察步行时的全身姿势是否协调,双下肢关节的姿势和活动幅度是否正常,骨盆的运动、重心的转换及上下肢的摆动是否对此,行走的速度和节律是否恰当。并可根据实际需要让患者做快速或慢速行走、上下坡或上下楼梯台阶行走。

3. 异常步态　异常步态出现的原因有多种情况,生理结构、关节、肌肉、神经系统调节功能障碍均可导致。常见的异常步态及表现如下。

（1）不等长步态:一侧下肢由于各种疾患引起的短缩,一般一侧短缩在 3.5cm 以内可通过代偿来弥补。但是超过 3.5cm 时,则会出现骨盆摇摆,肩膀倾斜,健侧髋、膝过度屈曲及踝关节过度背伸来代偿。这时的步态又称为斜肩步(常见于截肢术后及小儿麻痹症患者)。

（2）关节挛缩强直步态:髋关节强直表现为腰段脊柱和健侧髋关节过度运动,行走时步幅缩短,躯干前后摆动加大。膝关节强直表现为健侧髋部下沉,足尖步行,患侧划弧来回旋代偿;膝关节屈曲挛缩超过 30°,可表现为下肢不等长跛行步态。踝关节跖屈挛缩及马蹄足患者,行走时足跟不能着地,摆动时髋膝关节过度屈曲。

（3）疼痛步态:因患者负重时引起疼痛,因此患者步行的支撑期短,缩短步长来减少患肢的负重时间,严重者可呈现跳跃式步态。

（4）偏瘫步态:因神经系统损伤如脑卒中导致患侧肌张力高,膝关节僵硬伸直,患足下垂、内翻,摆动时骨盆上提,髋关节外展外旋,使患肢经外侧划一个弧形前进,又称划圈步态。

（5）剪刀步态:髋肌内收痉挛,行走时摆动腿向内侧迈出,双膝内侧互相碰撞,又称交叉步(常见于双下肢痉挛性瘫痪)。

（6）慌张步态:行走时上肢交替动作消失,下肢阵发性加速,不能骤停或急速转弯,慌张前冲(常见于帕金森综合征)。

（7）醉酒步态:左右摇摆,不能走直线,双上肢外展来帮助平衡(常见于小脑病变)。

（8）鸭步:步行时左右摇摆如鸭步,常见于佝偻病、大骨节病、进行性肌营养不良、先天性髋关节脱位等。

## 五、共济运动检查

### （一）共济运动的定义

机体任一动作的完成均依赖于某组肌群协调一致的运动,称共济运动(coordination)。这种协调主要靠小脑的功能以协调肌肉活动、维持平衡和帮助控制姿势;也需要运动系统的正常肌力,前庭神经系统的平衡功能,眼睛、头、身体动作的协调,以及感觉系统对位置的感觉共同参与作用。这些部位的任何损伤均可出现共济失调(ataxia)。

### （二）共济失调的分类

临床上常见的共济失调是小脑性共济失调(cerebellar ataxia),其次是感觉性共济失调(sensory ataxia)和前庭性共济失调(vestibular ataxia)。

1. 小脑性共济失调　睁、闭眼均有共济失调表现,肌张力减低。小脑半球病变以肢体共济失调为主,小脑蚓部病变以躯干共济失调即平衡障碍为主。

2. 感觉性共济失调　深感觉缺失所致,故睁眼视力代偿后,共济失调不明显。多累及下肢,出现肌张力减低、腱反射消失、震颤觉和关节位置觉丧失、行走时有如踩棉花感,为此,行走时举足过高,踏地过重,呈现"跨阈步态"。黑暗中症状更加明显。见于脊髓后索及严重的周围神经病变。

3. 前庭性共济失调　从前庭器、前庭神经到前庭核及其中枢联系通路的损害,均可引起共济失调。前庭周围部(前庭器和前庭神经)病变造成晕眩、站立和步态不稳、躯体偏斜和对指试验时手指偏斜,方向与眼震的慢相方向一致。眼球震颤与眩晕程度一致。发作时间不长,并有反复发作的倾向。伴有迷走神经刺激症状如恶心、呕吐、出汗、面色苍白等。前庭中枢部(前庭神经核及其中枢联系和中枢)病变引起平衡障碍较轻,眩晕轻,病程时间长、迷走神经刺激症状轻,眼震与眩晕和躯体倾斜方向无一定关系。

### （三）共济运动的常用检查方法

1. 指鼻试验(finger-to-nose test)　嘱患者前臂伸直、外旋,以示指接触距其前方 0.5m 检查者的示指,再以示指触自己的鼻尖,由慢到快,先睁眼、后闭眼,重复进行。小脑半球病变时同侧指鼻不准;如睁眼时指鼻准确,闭眼时出现障碍则为感觉性共济失调。

2. 对指试验(pointing test)　被检者张开双上肢,使双手示指由远而近互碰指尖,观察动作是否准确。

3. 跟-膝-胫试验（heel-knee-shin test） 嘱患者仰卧，上抬一侧下肢，将足跟置于另一下肢膝盖下端，并沿胫骨前缘徐徐向下推移直达踝部，先睁眼、后闭眼，双下肢分别进行。小脑损害时，动作不稳；感觉性共济失调者则闭眼时足跟难以寻到膝盖。

4. 快速轮替动作（rapid alternating movements） 嘱患者伸直手掌并以前臂做快速旋前旋后动作，或一手用手掌、手背连续交替拍打对侧手掌，共济失调者动作缓慢、不协调。

5. 闭目难立征（romberg's test） 嘱患者双足平行靠拢直立，闭目，双上肢向前平伸，先睁眼后闭眼，观察其姿势平衡。感觉性共济失调时，睁眼站立稳，闭目时不稳，称为 Romberg 征阳性，为后索病变；小脑性共济失调时无论睁眼闭眼均站立不稳，闭眼更明显，为小脑病变。

（马　昕）

## 第四节　感觉功能检查

### 一、概述

人体的皮肤感觉都是由从椎管内脊髓发出的无数支细小的感觉神经纤维来支配的，并且神经纤维呈节段性分布。临床上通常把感觉分为特殊感觉（视、听、嗅、味觉等）以及一般感觉。一般感觉包括浅感觉、深感觉和复合感觉。浅感觉主要来自皮肤和黏膜，有痛觉、温度觉和触觉。深感觉来自肌腱、肌肉、骨膜和关节等部位，包含运动觉、位置觉和振动觉。复合感觉是指皮质感觉，包含了定位觉、两点辨别觉、图形觉、实体觉、重量觉等，是大脑顶叶皮质对深浅等各种感觉进行分析比较和综合而形成。感觉神经末梢均有其特有的感受器，接受刺激后传向中枢，感觉系统受到刺激或兴奋性增高时，会引起感觉过敏、感觉过度、感觉异常、感觉倒错及疼痛等。感觉系统被破坏或功能受到抑制，出现感觉减退或缺失。感觉通路中的受损平面不同，其产生的感觉障碍分布区也有差异，体格检查时要辨别感觉障碍分布区的特征，做出诊断。

在检查感觉功能时，尽量要控制周围相对的环境条件，能够保持在相对安静、温度适宜的条件下进行。并且在检查进行之前，需要和患者充分沟通，说明相应的检查方法和可能的引起的结果反应，只有让患者理解后，才能配合检查的顺利进行，并得到相应的检查结果。

在临床上感觉神经病变较为常见，总体来说要对病变神经进行准确的感觉检查还是比较困难的，其中一部分原因在于对许多不同的感觉异常，我们可以选择不同的测试方法；另一部分原因是即使对相同的感觉异常，不同的临床医生也会选择不同的测试方式；还有一部分是因为许多常见的测试方法依赖于患者的主观反应，而在不同患者之间的主观反应表达也存在差异。因此在日常临床工作中，我们需要寻找到最敏感的、特异性强的、可靠的和具有时效性的测试方法来协助工作。

神经感觉功能检查应建立在对病理生理学掌握的基础上，临床上表现出的各种类型感觉功能异常，例如感觉过敏、感觉过度、感觉异常、疼痛、感觉缺失或减退等，在病理生理学上最主要的区别就是基于受影响的神经元大小，可分为粗纤维感觉神经病变、细纤维感觉神经病变和是否由于病理性脱髓鞘或轴索损伤引起的感觉功能障碍。粗纤维感觉神经病变常表现为轻触觉、关节位置觉、振动觉以及两点辨别觉的障碍，这种精细的空间分辨率在上肢体现为能灵活使用操作工具以及对周围环境的良好适应性，而在下肢则表现为能维持良好的身体平衡性和保持平稳的行走步态。通过相关的刺激可以激活有髓鞘纤维，从病理生理学基础上解释是通过影响背侧传导途径至躯体感觉皮层。粗纤维感觉神经病变的诊断金标准是神经活检，但操作本身具有侵袭性，因此神经传导研究是更常见的替代标准，运用神经传导研究能区分脱髓鞘的轴突性神经病变。与细纤维感觉神经病变有关的是疼痛和温度感觉障碍，相关的刺激主要激活慢传导、薄髓鞘或无髓鞘纤维。对于细纤维感觉神经病变的确诊，皮肤活检纤维计数是最接近金标准，但在临床上这个测试并没被广泛使用。标准神经传导研究通常不评估慢传导神经元的，因此在单纯的细纤维感觉神经病变中，神经传导研究得出的结果往往是正常的。替代皮肤活检纤维计数测试则包括定量感官测试如热阈测试。由于自主神经功能也是由有髓鞘纤维和无髓鞘纤维来传导的，因此自主神经测试例如定量催汗轴突反射试验可以提供相关的细纤维感觉神经病变的间接依据。

临床对于类似的感觉异常症状的描述往往被归纳集中在一起。缺失型症状例如对于"失去知觉"和"麻木"常被比作"戴着长袜或手套"，或"走在棉花堆上"，这些通常是粗纤维感觉神经病变患者的主要症状。激发型症状，如"放射状"或"电击样"的痛苦，"烧灼样感受"或不愉快的"刺痛"，通常是细纤维神经病变患者的主诉。这些主诉通常不伴有显著的功能障碍，但往往有明显的（通常是消极的）情绪表现，甚至影响到日常休息，并且经常干扰睡眠。

感觉神经系统病变时的发生机制、各种病变的部位以及感觉神经功能系统的解剖、生理都是感觉神经系统疾病定位诊断的基本知识。

## 二、神经的感觉功能

神经功能分为运动及感觉功能。感觉（sensory）是机体通过感觉装置接受内外环境的各种刺激，将其转变为神经冲动，传入中枢神经的各个水平，产生各种不同的反应。感觉系统损害所引起的感觉障碍可有不同的性质和分布，即感觉障碍的功能类型和解剖类型。

感觉可分为特殊感觉（包括视觉、听觉、味觉、嗅觉）和一般感觉（躯体感觉），前者主要由脑神经传导、支配，后者可再分为：

浅感觉：皮肤及黏膜的痛觉、温度觉及压触觉。

深感觉：肌腱、肌肉、骨膜和关节的本体感觉，包括运动觉、位置觉和振动觉等。

复合感觉：大脑顶叶皮质对深浅感觉分析、整合而成的，又称皮质感觉，有实体觉、图形觉、两点辨别觉、定位觉、重量觉等。

神经感觉传导通路由三级神经元构成，顺序如下：各种感受器→周围神经→后根节（第Ⅰ级神经元）→后根→脊髓后角或延髓薄束核、楔束核（第Ⅱ级神经元）→脊髓丘脑束或延髓丘脑束→内侧丘系→丘脑腹后外侧核（第Ⅲ级神经元）→内囊后肢→中央后回。

其中，深感觉在脊髓后索上升至延髓薄束核、楔束核，交叉后→延髓丘脑束→内侧丘系→丘脑；痛觉、温度觉经由脊髓后角→前连合交叉→脊髓丘脑侧束→内侧丘系→丘脑（面部由三叉神经半月节→脊束核，交叉→三叉丘系→丘脑）；触觉则在以上两条通路中传导。（图 2-4-1）

需要特别注意的，在传导束中，痛、温觉与深感觉的纤维交叉部位不同，同时周围神经则呈节段性支配，每条脊神经后根支配相应的皮肤区域，在胸段最为明显。两者形成的临床特征，对确定病变部位有重大价值。

浅感觉、深感觉以及复合感觉的具体内容、特性、感觉传导通路以及临床相关体格检查等内容将在后续章节分篇介绍。

## 三、浅感觉

浅感觉包括皮肤及黏膜的痛、温、触和压觉，受外界环境的理化刺激而产生，感受器大多浅表，位于皮肤内。

浅感觉检查方法：

### （一）触觉

触觉小体位于真皮乳头处。分布于手足及前臂掌面等处，但以手指掌侧的无毛皮内最多。因此检查触觉时，应以手指掌面最灵敏，是触觉检查最好的部位。嘱患者闭目，检查者用棉签或软毛笔轻触患者的皮肤。正常时有感觉并可定位。临床检查患者时，首先令其用手指划出大致麻木区，然后用棉絮或软毛笔在此处轻划皮肤，毫无感觉者，则视为触觉消失，再由此向皮肤正常区触扫，当患者有感觉时，用记号笔在皮肤上做一标记点，每隔 5cm 左右进行一次，将皮肤诸标记点相连，即可找出触觉消失区。若用棉花絮或软毛笔触及皮肤时，患者诉感觉是"好像隔着一层东西似的"，说明此范围是触觉减退区。测试时注意两侧对称部位的比较，刺激的动作要轻，刺激不应过频。检查四肢时，刺激的走向应与长轴平行，检查胸腹部的方向应与肋骨平行。检查顺序为面部、颈部、上肢、躯干、下肢。触觉障碍常见于后索病损。

### （二）痛觉

嘱患者闭目，分别用大头针的尖端和钝端以同等的力量随机轻刺患者身体两侧对应部位的皮肤，要求每侧刺激点的强度应一致，不应有伤害性。要求患者立即说出具体的感受（疼痛、疼痛减退/消失、感觉过敏）及部位，还要说明两侧痛的程度是否

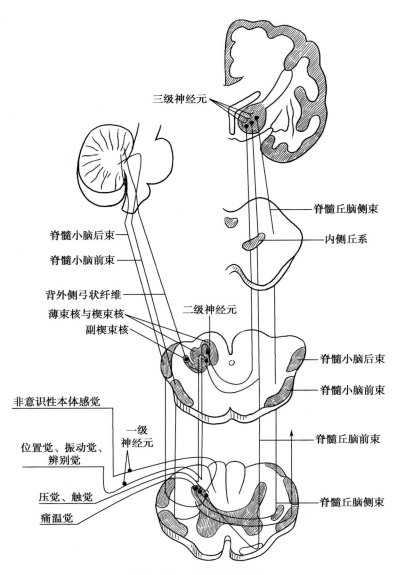

三级神经元

脊髓丘脑侧束

内侧丘系

脊髓小脑后束

脊髓小脑前束

背外侧弓状纤维

薄束核与楔束核

副楔束核

二级神经元

非意识性本体感觉

一级神经元

位置觉、振动觉、辨别觉

脊髓小脑后束

脊髓小脑前束

压觉、触觉

脊髓丘脑前束

痛温觉

脊髓丘脑侧束

图 2-4-1　感觉传导通路

相同。毫无痛感者为"痛觉消失",痛感比健侧轻者,则记录为"痛觉减退"。对痛觉减退的患者检查要从正常部位逐步移行,而对痛觉过敏的患者要从正常部位向障碍部位逐渐移行。测试时注意两侧对称部位的比较。有障碍时,要记录障碍的类型、部位和范围。局部疼痛常为炎性病变影响该部末梢神经;烧灼性疼痛见于交感神经不完全损伤。

**（三）温度觉**

用盛有热水（40～45℃）及冷水（5～10℃）的试管,在闭目的情况下冷热交替接触患者的皮肤。选用的试管直径要小,管底面积与皮肤接触面不要过大,接触时间以 2～3 秒为宜。检查时应注意两侧对称部位的比较。患者回答"冷"或"热"。温度觉障碍见于脊髓丘脑侧束损伤。

**（四）压觉**

检查者用拇指或指尖用力压在皮肤表面。压力大小应足以使皮肤下陷以刺激深感受器。要求患者回答是否感到压力。

## 四、深感觉

深感觉是深部组织的感觉,又称本体感觉,是由于体内肌肉的收缩,刺激了肌、腱、关节和骨膜等处的神经末梢,即本体感受器（肌梭、腱梭等）而产生的。本体感觉障碍主要表现为协调障碍,即运动失调。

深感觉检查方法：

### （一）关节觉

是指对关节所处的角度和运动方向的感觉，其中包括关节对被动运动的运动觉和位置觉，一般两者结合起来检查。

1. 位置觉（position sense）　令患者闭目，检查者将其肢体移动并停止在某种位置上。让患者说出肢体所处的位置，或另一侧肢体模仿出相同的位置或角度。

2. 运动觉（movement sense，kinesthesia）　令患者闭目，检查者在一个较小的范围里被动活动患者的肢体，让患者说出肢体运动的方向。如检查者用示指或拇指轻持患者的手指或足趾两侧做轻微的被动伸或屈的动作（约5°左右）。如感觉不清楚可加大活动幅度或再试较大的关节。让患者回答肢体活动的方向（"向上"或"向下"），或用对侧肢体进行模仿。患者在检查者加大关节的被动活动范围后才可辨别肢体位置的变化时，提示存在本体感觉障碍。

### （二）振动觉（vibration）

用每秒振动128～256次（Hz）的音叉柄端置于患者的骨隆起处。检查时常选择的骨隆起部位有：胸骨、锁骨、肩峰、鹰嘴、尺桡骨茎突、腕关节、棘突、髂前上棘、股骨粗隆、腓骨小头及内、外踝等。询问患者有无振动感，并注意振动感持续的时间，两侧对比。正常人有共鸣性振动感。关节觉障碍、振动觉障碍均见于脊髓后索损害；由本体感觉障碍引起的运动失调以脊髓痨、多发性神经炎多见。

## 五、复合感觉

复合感觉是大脑综合、分析、判断的结果，也称皮质感觉。由于复合感觉是大脑皮质（顶叶）对各种感觉刺激整合的结果，因此必须在深、浅感觉均正常时，复合觉检查才有意义。

复合感觉检查方法：

### （一）皮肤定位觉（tactile localization）

皮肤定位觉是测定触觉定位能力的检查，嘱患者闭目，用手指轻触皮肤某处，让被检者用手指出被触部位，正常误差手部<3.5mm，躯干部<1cm。皮肤定位觉障碍见于皮质病变。

### （二）两点辨别觉（two-point discrimination）

嘱患者闭目，采用心电图测径器或触觉测量器沿所检查区域长轴刺激两点皮肤，两点的压力要一致。若患者有两点感觉，再缩小两点的距离，直到患者感觉为一点时停止，测出此时两点间的距离。患者回答感觉到"1点"或"2点"。

身体各部位对两点辨别感觉灵敏度不同，以鼻尖、舌尖、手指最敏感，四肢近端和躯干最差。检查时应注意个体差异，必须两侧对照。正常值为指尖2～4mm，手背2～3mm，躯干6～7mm。当触觉正常而两点辨别觉障碍时则为额叶病变。

### （三）图形觉（graohesthesia）

嘱患者闭目，用铅笔或火柴棒在其皮肤上写数字或画图形（如圆形、方形、三角形等）。患者说出所画内容并左、右对比。如有障碍，为丘脑水平以上病变，常见于脑皮质病变。

### （四）实体觉（stereognosis）

实体觉是一种复杂的感觉，在实体感觉过程中有许多不同的感觉参与，特别是触觉和关节肌肉觉。实体觉检查是测试手对实物的大小、形状、性质的识别能力。检查时令患者闭目，将日常生活中熟悉的物品放置于患者手中（如火柴盒、小刀、铅笔、橡皮、手表等）。检查时应先测患侧。让患者抚摩后说出该物的名称、大小及形状等。实体觉功能障碍提示丘脑水平以上的病变。

### （五）重量觉（barognosis）

重量觉检查是测试分辨重量的能力。检查者将形状、大小相同，但重量逐渐增加的物品逐一放在患者手上；或双手同时分别放置不同重量的上述检查物品。要求患者将手中重量与前一重量比较或双手进行比较后说出谁比谁轻或重。

### （六）材质识辨觉（recognition of texture）

材质识辨觉检查是检测区别不同材质的能力。将棉花、羊毛、丝绸等一一放在患者手中，让其触摸。回答材料的名称（如羊毛）或质地（粗糙、光滑）。

### （七）双侧同时刺激（bilateral simultaneous stimulation）

双侧同时刺激是检查同时感受身体两侧、肢体或身体远近端的触觉刺激的能力。检查者同时触压：①患者身体两侧相同部位；②身体两侧远、近端；③身体同侧远、近端。要求患者说出感受到几个刺激。"消失现象（extinction phenomena）"指患者仅能感受到近端刺激，而不能感受到远端的刺激。

## 六、周围神经感觉障碍特点及分级

### （一）感觉障碍的症状分类

根据病变的性质，周围神经感觉障碍可以分为两类，其特点分别为：

1. 刺激性症状　感觉径路刺激性病变可引起感觉过敏（量变），也可引起感觉障碍如感觉过度、感觉倒错、感觉异常、感觉分离及对位感觉和疼痛等。

（1）感觉过敏：一种或数种浅感觉和（或）深感觉的感觉阈值降低，即轻微的刺激引起强烈的感觉，如用棉花刺激皮肤却引起针刺样疼痛感。

（2）感觉过度：用较强的刺激后，经一潜伏期患者才感受到强烈的定位不明确的不适感，患者不能指出刺激部位、不能判别刺激的强度和性质。

（3）感觉倒错对刺激性质判断错误：如将冷觉误认为热觉，将痛觉误认为触觉等。

（4）感觉异常：没有外界刺激即可发生感觉，常见有麻木感、痒感、针刺感、蚁走感、肿胀感、束带感等。

（5）感觉分离：在同一区域内，一种或数种感觉消失而其他感觉存在，如脊髓空洞症时的痛、温觉消失而触觉存在。

（6）对位感觉：刺激一侧肢体，对侧相应部位也能感受到刺激。

（7）疼痛：感受器、感觉传导通路或感觉中枢受损或对痛觉起到抑制作用的正常结构受损都会发生疼痛。不受外界刺激而感受到的疼痛称为自发性疼痛，系由机体内的病灶刺激痛觉结果所致。

自发痛按分布表现为局部痛、放射痛、扩散痛和牵涉痛；按部位表现为神经痛、脊髓痛、脑干痛及幻肢痛；按性质则表现为烧灼痛、电击痛、闪电痛、刺痛、切割痛、撕裂痛和捣碎痛等。

1）局部性疼痛：病变部位的局限性疼痛。如神经炎所致的局部神经痛。

2）放射性疼痛：疼痛不仅仅发生于受刺激部位，而且沿受累神经扩展到其支配区。如神经干、神经根刺激性病变时，疼痛由局部扩展到受累感觉神经支配区，如椎间盘突出压迫脊神经根。

3）扩散性疼痛：疼痛由受刺激神经分布区延展至邻近神经分布区。如手指远端挫伤可扩散至整个上肢疼痛。

4）牵涉痛：由于内脏与皮肤传入纤维都汇聚到脊髓后角神经元，内脏病变疼痛可扩散到相应体表节段，如心绞痛引起左侧胸及上肢内侧疼痛。

2. 抑制性症状　感觉径路破坏性病变引起感觉减退或缺失。

（1）感觉减退：感觉敏感度下降即感觉阈值升高，对刺激感受力低下但程度比感觉丧失轻。

（2）感觉丧失：意识清楚的情况下，患者对刺激不能感知。

### （二）感觉障碍的解剖分类

根据解剖部分，周围神经型感觉障碍可以分为以下4类：

1. 神经末梢型　常出现肢体远端对称性感觉障碍，越向远端越重，呈手套、袜套型分布，伴相应区运动及自主神经功能障碍。多见于多发性神经病。

2. 神经干型　周围神经某一神经干受损害时，其支配区域的各种感觉成条、块状障碍，常伴有疼痛、肌肉瘫痪、萎缩及自主神经功能障碍。因为周围神经干不仅包含运动神经纤维，还包含有感觉神经纤维和自主神经纤维。感觉神经纤维在皮肤上是有一定分布区的。根据感觉减退或消失的范围，可以判断出是哪条神经受损。但由于相邻的感觉神经分布区内有重叠支配表现，故在临床上常常出现神经损伤初期有较大范围的感觉障碍区，经过一段时间后，其感觉障碍区却逐渐缩小，这是由于邻近神经重叠支配的感觉纤维，在进行代替功能有限度的扩大，并不是神经恢复现象。最后只有该神经单独支配区的感觉无任何恢复，存留局限性的感觉完全消失。例如正中神经受损时出现手掌桡侧三指和环指桡侧一半的感觉障碍，尺神经受损时出现手掌和手背尺侧整个小指和环指尺侧一半的感觉障碍。

3. 神经丛型　感觉障碍的分布范围较神经干型大，包括受损神经丛在各神经干内感觉纤维所支配皮肤区域，例如臂丛神经损害时，肩部以下整个上肢的各种感觉都可以发生障碍，并与神经干型一样，伴有疼痛和运动障碍等表现。又如坐骨神经丛损害（sciatic nerve plexus lesions），小腿前外侧、足的后外侧及第4、5趾感觉减退或丧失，常有感觉过敏和坐骨神经病,并放至腓神经支配区。系 $L_4 \sim S_3$ 神经损害引起。

4. 神经根型  脊神经后根或后根神经节受害时,在其支配的节段范围皮肤出现带状(躯干呈环状、四肢呈条状)分布的各种感觉减退或消失,并常伴有放射性疼痛,即神经根痛。常见于脊髓髓外肿瘤或神经根型颈椎病)。例如 $L_5$ 神经根损害表现为小腿外侧、足跟背面、拇趾背面及外侧感觉减退,疼痛自臀后经大腿、膝关节、小腿外侧斜向足背放射至拇趾。

（三）自主神经功能障碍的特点

关于肢体的副交感神经支配,目前尚不清楚。交感神经在肢体各神经内的数量是不一致的。以上肢为例。如支配手的正中神经和尺神经含交感纤维数量较多,而肌皮神经、腋神经和桡神经中比较少。因此,不同神经损伤引起的交感效应也不相同。如肌皮神经和桡神经损伤后引起的交感失调较轻,而正中神经核尺神经损伤后,其交感障碍较为明显,尤其是手和手指。临床表现为三大障碍,即皮肤、皮下、肌肉及骨关节营养障碍;汗分泌障碍;周围血管舒缩功能障碍。其检查方法如下:

1. 营养障碍  在感觉消失区可见肌肉萎缩,皮肤光泽消失,表面有脱屑,汗毛增多。指端尖细,指腹干瘪,指纹模糊或消失,指甲退化增厚、生长缓慢。X 线检查可见骨质费用脱钙性骨质疏松。

2. 汗腺功能检查

（1）眼看手摸:用手触摸感觉障碍区皮肤,局部有湿润感表示有汗,若局部是干燥光滑感表示无汗。

（2）碘淀粉试验:先在被检肢体的皮肤上涂以含碘溶液或碘酒,干燥后再均匀地撒上一层淀粉,然后用发汗法刺激汗腺分泌,当出汗后,出汗部位的碘与淀粉作用呈蓝黑色,不出汗的部位仍保持干燥而不变色。

（3）茚三酮试验:先在被检指指腹印在涂有茚三酮的试纸上,若指腹有出汗,汗液内含有的微量氨基酸就能与茚三酮结合成紫色物质,便能印出指纹形态,表示有出汗功能。无汗则不变色。

（4）肽醛试验:将 5% 肽醛二甲苯溶液涂于被检皮肤区,如有汗,则与汗中的胺结合使皮肤变为黑色。无汗则不变色。

3. 血管舒缩功能检查

（1）寒冷反射试验:室温 25℃ ,将手浸入 5℃ 水中 5 分钟,测试指端温度变化。正常时出现手指血管收缩,皮温下降。离水短时间后则血管扩张,皮温上升,很快即可恢复正常,甚至稍升高。若神经损伤后则测不出以上指温变化,离开冷水后指纹恢复很慢。

（2）组胺潮红试验:用 1:1000 磷酸组胺做皮内注射,正常者应出现三联反应,即①注射部位立即出现直径为 10cm 左右的初级红斑;②半分钟后在初级红斑的周围有出现一圈 $2 \sim 4cm$ 的次级红斑;③注射部位出现风团。若神经损伤有交感功能障碍者,只出现皮肤潮红而没有三联反应。

（四）感觉功能评定标准及记录方法

临床常按英国医学研究会 1954 年提出的 $0 \sim 4$ 级分类法评定感觉功能。即:

S0:神经支配区感觉完全缺失。

S1:深部痛觉存在。

S2:部分浅痛觉和触觉存在。

S2+:浅痛觉存在,但有皮肤感觉过敏现象。

S3:浅痛觉和触觉存在,但无皮肤感觉过敏现象。

S3+:除 S3 外,尚有定位能力,两点辨别觉接近正常。

S4:感觉正常,恢复两点辨别能力。

## 七、主要感觉神经分布定位

（一）颈部神经

颈部感觉神经的支配主要来自颈丛神经,由 $C_{1\sim4}$ 神经根组成。颈丛的皮支在胸锁乳突肌深面集中后从后缘浅出,分布于一侧颈部皮肤。

1. 枕小神经  由 $C_2$ 神经根组成,分布于枕部及耳廓背侧部皮肤。

2. 耳大神经  由 $C_{2\sim3}$ 神经根组成,支配耳廓及附近皮肤感觉。

3. 颈横神经  由 $C_{2\sim3}$ 神经根组成,支配颈前部皮肤感觉。

4. 锁骨上神经  由 $C_{3\sim4}$ 神经根组成,共有 $2 \sim 4$ 条分支,呈辐射状分布,支配颈部侧面、胸壁上部和肩部的皮肤感觉。

（二）上肢神经

上肢的神经支配主要来自臂丛神经,由 $C_5 \sim T_1$

神经根组成(见本章第一节颈部检查,图2-1-12)。主要有桡神经、正中神经、尺神经和腋神经(图2-4-2)。通过对神经支配区感觉的检查可初步明确病变部位。

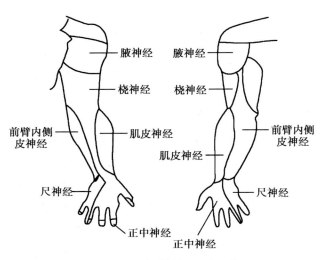

图2-4-2 上肢神经支配区域

1. 桡神经 由$C_5 \sim T_1$神经根组成。发自臂丛后束,为臂丛神经最大的一支。在上臂发出较多分支,其中皮支共3支:臂后皮神经在腋窝发出后支配上臂后部的皮肤感觉;臂外侧下皮神经在三角肌止点远侧浅出,支配臂下外侧部皮肤感觉;前臂后皮神经自前臂中部外侧浅出支配前臂后部的皮肤感觉。

桡神经在肘关节水平分为深、浅两支。桡神经浅支为皮支,沿肱桡肌下行最后达到腕部背侧,支配腕、手背部桡侧半皮肤和桡侧3个半手指近节背侧的皮肤感觉。

2. 正中神经 由$C_5 \sim T_1$神经根组成,发自臂丛内侧束的正中神经内侧头和外侧束的正中神经外侧头。支配桡侧半手掌及桡侧3个半手指掌侧皮肤感觉以及桡侧3个半手指背侧远端部分的皮肤感觉。

3. 尺神经 由$C_8$、$T_1$神经根组成。发自臂丛内侧束,在上臂没有分支,从桡腕关节上方发出手背支,支配尺侧手掌及尺侧1个半手指掌侧及背侧的皮肤感觉。

4. 腋神经 发自臂丛后束,由$C_{5\sim6}$神经根组成,感觉纤维自三角肌后缘穿出后延为皮神经,称为臂外侧上皮神经,支配肩外侧部和上臂后部的皮

肤感觉。肱骨外科颈骨折、肩关节脱位或使用腋杖不当时,都可损伤腋神经,导致肩部感觉丧失。

5. 臂内侧皮神经 发自$C_8$、$T_1$神经根,支配上肢内侧部感觉。

6. 肌皮神经 发自$C_{5\sim7}$神经根,皮支在肘关节下方,自肱二头肌下段外侧穿出称为前臂外侧皮神经,支配前臂外侧皮肤感觉。

7. 前臂内侧皮神经 由$C_8$、$T_1$神经根组成,在前臂分为前、后两支,分别支配前臂内侧部前面与后面的皮肤感觉。

(三)胸腹部神经

胸椎背侧神经根与腹侧神经根汇集成胸神经干,在根管出口处分为腹侧支与背侧支。腹侧支共有12对,第$1 \sim 11$对均位于相应的肋间隙,称为肋间神经,第12对胸神经腹侧支位于第12肋下方,故名肋下神经。胸神经腹侧支支配胸腹部前侧与外侧部皮肤感觉。胸神经背侧支支配胸背部后侧皮肤感觉。

1. 肋间神经 发自$T_{1\sim11}$神经根。其皮神经分为两类,外侧皮支在肋角前方发出,斜穿前锯肌浅出后分为前、后两支,分别向前、后行走分布于胸外侧壁和肩胛区的皮肤;前皮支在近胸骨侧缘处浅出,分布于胸前壁的皮肤。第$7 \sim 11$肋间神经在相应肋间隙内向前下方走行,进入腹壁后支配腹部皮肤感觉。

2. 肋下神经 发自$T_{12}$神经根。支配胸部至腹部前侧及外侧部皮肤感觉。

3. 后侧支 发自$T_{1\sim11}$神经根。支配胸背部后侧部分皮肤感觉。

(四)下肢神经

下肢感觉神经主要来自腰骶丛(图2-4-3)。主要有股外侧皮神经、股神经、闭孔神经、坐骨神经、胫神经及腓总神经(图2-4-4)。

1. 髂腹下神经 由$T_{12} \sim L_1$神经根组成,在髂嵴后份上方进入腹肌,支配臀外侧区、腹股沟区及下腹部的皮肤。

2. 髂腹股沟神经 由$L_1$神经根组成,在髂嵴前端附近穿腹横肌浅出,支配腹股沟部、阴囊、大阴唇的皮肤感觉。

3. 股外侧皮神经 由$L_{2\sim3}$神经根组成,在髂前上棘下方约$5 \sim 6cm$处穿深筋膜支配大腿外侧部的皮肤感觉。

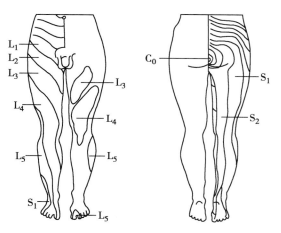

图 2-4-3　腰骶丛神经分布区域

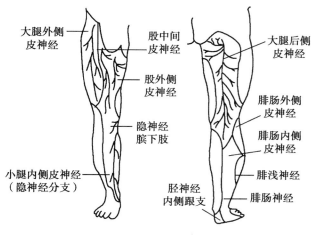

图 2-4-4　下肢感觉神经分布区域

4. 股神经　由 $L_{2\sim4}$ 神经纤维组成，为腰丛最大分支。皮支中行程较短的股中间皮神经和股内侧皮神经分布于大腿和膝关节前面的皮肤区。皮支中最长的隐神经于缝匠肌下端浅出至皮下支配髌下、小腿内侧面及足内侧缘的皮肤感觉。

5. 闭孔神经　由 $L_{2\sim4}$ 神经纤维组成，其皮支主要分布于大腿内侧部。

6. 生殖股神经　由 $L_{1\sim2}$ 神经纤维组成，在腹股沟韧带上方分为生殖支和股支。股支支配股三角区的皮肤感觉。

7. 股后皮神经　由 $S_{1\sim3}$ 神经纤维组成，于臀大肌下缘浅出，支配臀部、股后区和腘窝的皮肤感觉。

8. 阴部神经　由 $S_{2\sim4}$ 神经纤维组成，主要分支有肛神经、会阴神经和阴茎（阴蒂）背神经。肛神经支配肛门部皮肤感觉；会阴神经分布于阴囊或大阴唇的皮肤；阴茎（阴蒂）背神经支配阴茎（阴蒂）的皮肤感觉。

9. 坐骨神经　由 $L_4\sim S_3$ 神经根组成，在腘窝上方分为胫神经和腓总神经两大终支。

10. 胫神经　在小腿分出皮支腓肠内侧皮神经支配小腿后内侧部皮肤感觉，并与来自腓总神经的腓肠外侧皮神经吻合为腓肠神经，支配足背及小趾外侧缘皮肤。胫神经在屈肌支持带的踝管内分为足底内侧神经和足底外侧神经两终支。足底内侧神经支配足底内侧半皮肤及内侧 3 个半足趾跖面皮肤；足底外侧神经支配足底外侧半皮肤和外侧 1 个半足趾跖面皮肤。

11. 腓总神经　发出腓肠外侧皮神经分布于小腿外侧面皮肤，并于来自胫神经的腓肠内侧皮神经吻合。在小腿上段绕腓骨头分为腓浅神经和腓深神经两大终末支。腓浅神经在小腿中下 1/3 交界处浅出为皮支，支配小腿外侧、足背和第 2～5 趾背侧的皮肤感觉。腓深神经皮支支配第 1、2 趾相对缘的皮肤感觉。

（陈文钧）

# 第五节　神经反射检查

神经反射是通过反射弧来完成的。反射弧包括感受器、传入神经、中枢、传出神经及效应器 5 部分（图 2-5-1），并受高级中枢的控制。正常人可引出的反射称为生理反射，依据刺激部位不同分为浅反射和深反射；而正常人不能引出仅在某些神经系统疾病时出现的反射称为病理反射。

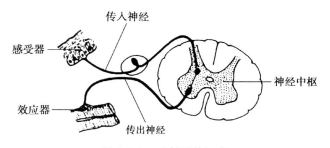

图 2-5-1　反射弧的组成

## 一、浅反射

刺激皮肤或黏膜引起反应称为浅反射，浅反射是刺激皮肤或黏膜引起的反射，健康人存在，属生理反射。浅反射的反射弧除了脊髓节段的反射弧外，还有冲动沿脊髓上升至大脑皮质的中央后回、中央前回，下降的通路经由锥体束至脊髓前角细胞。因此,脊髓反射弧的中断或锥体束病变均可引起浅反射较弱或消失,即上运动神经元和下运动神经元损伤均可表现浅反射减弱或消失。

临床常用以下几种:

**(一)角膜反射**

角膜反射的反射弧中感受器是角膜,传入神经为三叉神经眼支,传至脑桥,脑桥为中枢,传出神经为面神经,效应器为眼轮匝肌,引起眼睑闭合。

1. 检查法  嘱患者眼睛注视内上方,医师用细棉絮轻触患者角膜外缘,正常时该侧眼睑迅速闭合,称为直接角膜反射,对侧眼睑也同时闭合称为间接角膜反射。

2. 临床意义  ①如直接角膜反射存在,间接角膜反射消失,为受刺激对侧的面神经瘫痪;②如直接角膜反射消失,间接角膜反射存在,为受刺激侧的面神经瘫痪;③若直接、间接角膜反射均消失为受刺激侧三叉神经病变,深昏迷患者角膜反射也消失。

**(二)腹壁反射**

腹壁反射的感受器为腹壁皮肤,传入神经为脊髓感觉神经,通过脊髓传入大脑皮质,大脑皮质为其中枢,再由锥体束传出,通过脊髓,经脊髓运动神经传至腹部肌肉引起收缩。(图2-5-2)

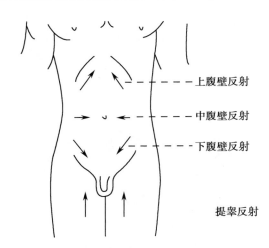

图2-5-2  腹壁反射与提睾反射检查方法

1. 检查法  患者仰卧,两下肢稍屈曲,使腹壁放松,然后用叩诊锤柄部末端钝尖部迅速从外向内分别轻划两侧上、中、下腹部皮肤。正常人在受刺激部位出现腹肌收缩。

2. 临床意义  ①上腹壁或中腹壁或下腹壁反射减弱或消失分别见于同侧胸髓7~8节、9~10节、11~12节病损;②一侧上、中、下腹壁反射同时消失见于一侧锥体束病损;③双侧上、中、下腹壁反射均消失见于昏迷和急性腹膜炎患者。应注意,肥胖者、老年人、经产妇患者由于腹壁过松也可出现腹壁反射减弱或消失。

**(三)提睾反射**

提睾反射的反射弧类似腹壁反射,其感受器是大腿内侧皮肤,通过腰髓1~2节,效应器为提睾肌。(图2-5-2)

1. 检查法  患者仰卧,双下肢伸直,用叩诊锤柄部末端钝尖部从下向上分别轻划两侧大腿内侧皮肤。健康人可出现同侧提睾肌收缩,睾丸上提。

2. 临床意义  ①双侧反射减弱或消失见于腰髓1~2节病损;②一侧反射减弱或消失见于锥体束损害。老年人腹股沟斜疝、阴囊水肿等也可影响提睾反射。

**(四)跖反射**

检查时,嘱患者仰卧,髋及膝关节伸直,医师以手持患者踝部,用钝头竹签由后向前划足底外侧至小趾掌关节处再转向趾侧,正常表现为足趾向足跖面屈曲,反射中枢在骶髓1~2节。跖反射是由胫神经传入,经$S_{1~2}$,仍由胫神经传出。足跖反射减弱或消失,提示上述反射弧有损害。

**(五)肛门反射**

肛门反射属于浅反射的一种,患者平躺,将下肢高举伸直,检查者用棉花签轻划或用大头针轻刺患者肛门周围会阴部皮肤,正常时,即刻见肛门收缩。若上述反应迟缓或不发生反应,即为肛门反射减弱或消失。肛门反射减弱或消失说明有双侧锥体束或马尾神经损害。

**(六)咽反射**

用压舌板轻触咽后壁,正常时引起软腭上提及恶心反射(咽肌收缩),反射中枢在延髓,咽反射是一种防止吞咽异物的生理反应。咽反射亢进一般提示有呼吸道疾病、咽喉部位炎症等,再就是个别正常人也可以出现这个情况。如果是咽反射减弱或迟钝,一般见于中枢神经系统病变,或阻塞性睡眠呼吸暂停低通气综合征患者。

## 二、深反射

深反射(deep reflex)是刺激肌腱、骨膜的本体感受器所引起的肌肉迅速收缩反应,也称为腱反射或者肌肉牵张反射,其反射弧是由感觉神经元和运动神经元直接连接组成的单突触反射弧。通常叩击肌腱引起深反射,肌肉收缩反应在被牵张的肌肉最明显。临床上常做的腱反射有肱二头肌反射($C_{5\sim6}$)、肱三头肌反射($C_{6\sim7}$)、桡骨膜反射($C_{5\sim8}$)、膝腱反射($L_{2\sim4}$)、跟腱反射($S_{1\sim2}$)等。

### (一)病损表现及定位诊断

1. 深反射减弱或消失 反射弧径路的任何部位损伤均可引起深反射的减弱或者消失,如周围神经、脊髓前根、后根、后根节、脊髓前角、后角、脊髓后索的病变。深反射减弱或者消失是下运动神经元性瘫痪的一个重要体征。在脑和脊髓损害的断联休克期可使深反射消失,肌肉本身或者神经肌肉接头处发生病变也影响深反射,如重症肌无力或周期性瘫痪等;精神紧张或者注意力集中在检查部位的患者也可以出现深反射受到抑制;镇静安眠药物、深睡、麻醉或者昏迷等也可出现深反射减弱或者消失。

2. 深反射增强 正常情况下,运动中枢对深反射的反射弧有抑制作用,当皮质运动区或锥体束损害而反射弧完整的情况下,损害水平以下的腱反射弧失去来自上运动神经元的下行抑制作用而出现释放症状,表现为腱反射增强或者扩散现象(刺激肌腱以外区域也能引起腱反射的出现)。深反射亢进是上运动神经元损害的重要体征。在神经系统兴奋性普遍增高的神经症、甲状腺功能亢进、手足搐搦症及破伤风等患者虽然也可以出现腱反射增强,但并无反射区的扩大。Hoffmann 征和 Rossolimo 征的本质应属牵张反射,一侧出现时有意义,常提示锥体束损害,双侧对称出现无意义。临床上深反射的节段定位见表2-5-1。

表2-5-1 深反射定位

| 反射 | 检查法 | 反应 | 肌肉 | 神经 | 节段定位 |
|---|---|---|---|---|---|
| 肱二头肌反射 | 叩击置于肱二头肌肌腱上的检查者的手指 | 肘关节屈曲 | 肱二头肌 | 肌皮神经 | $C_{5\sim6}$ |
| 肱三头肌反射 | 叩击尺骨鹰嘴上方肱三头肌肌腱 | 肘关节伸直 | 肱三头肌 | 桡神经 | $C_{6\sim8}$ |
| 桡骨膜反射 | 叩击桡骨茎突 | 肘关节屈曲、旋前和手指屈曲 | 桡肌<br>肱三头肌<br>旋前肌<br>肱二头肌 | 正中神经<br>桡神经<br>肌皮神经 | $C_{5\sim8}$ |
| 膝反射 | 叩击髌骨下髌韧带 | 膝关节伸直 | 股四头肌 | 股神经 | $L_{2\sim4}$ |
| 跟腱反射 | 叩击跟腱 | 足向跖面屈曲 | 腓肠肌 | 坐骨神经 | $S_{1\sim2}$ |
| 肩胛反射 | 叩击两肩胛间 | 肩胛骨向内侧移动 | 大圆肌、肩胛下肌 | 肩胛下神经 | $C_{5\sim6}$ |
| Hoffmann 征 | 弹刮中指指甲 | 其余各手指屈曲 | 指深屈肌 | 正中神经 | $C_7\sim T_1$ |
| Rossolimo 征 | 叩击足趾基底部跖面 | 足趾向跖面屈曲 | 足底肌 | 胫神经 | $L_5\sim S_1$ |

反射的检查比较客观,较少受到意识活动的影响,但检查时患者应保持安静和松弛状态。检查时应该注意反射的改变程度和两侧是否对称,后者尤为重要。

反射强度通常分为以下几级:

0:反射消失。

1+:肌肉收缩存在,但无相应关节活动,为反射减弱。

2+:肌肉收缩并导致关节活动,为正常反射。

3+:反射增强,可为正常或病理状况。

4+:反射亢进并伴有阵挛,为病理状况。

### (二)临床上常见的深反射

1. 肱二头肌反射 检查者以左手托住患者的肘部,左拇指置肱二头肌腱上,嘱患者将前臂半屈并稍旋后,搭在检查者的左前臂上,检查者用叩诊锤叩打自己的左拇指,则可见患者的前臂做快速的屈曲运动,同时拇指可感到肱二头肌肌腱收缩(坐位)。患者卧位,肘部屈曲成直角,检查者左中指置于患者肘部肱二头肌肌腱上,用右手持叩诊锤叩击左手指,反射为肱二头肌收缩,引起屈肘(见本章第一节颈部检查,图 2-1-13)。肱二头肌的反射弧中枢在 $C_{5~6}$,冲动沿肌皮神经传到。

2. 肱三头肌反射 检查者用左手托住患者肘部,让患者将前臂搭在检查者的左前臂上,上臂稍外展,用叩诊锤叩打患者尺骨鹰嘴突上方约 1cm 处的肱三头肌肌腱,则可见前臂做伸展运动(见本章第一节颈部检查,图 2-1-15)。肱三头肌反射弧中枢在 $C_{7~8}$,冲动沿桡神经传导。

3. 膝腱反射 患者取仰卧位时,检查者以前臂托住腘窝部,使膝关节屈曲,嘱患者将腿部肌肉放松;患者取坐位时,可嘱其两腿自然下垂。用叩诊锤叩打髌骨下缘与胫骨粗隆之间时股四头肌收缩,小腿弹向前方。不论卧位和坐位,还可以让患者将被检测的腿搭在对侧腿上,使小腿自然下垂,脚悬空,叩打部位同上。膝腱反射的反射弧中枢在 $L_{2~4}$,冲动沿股神经传导(图 2-5-3)。

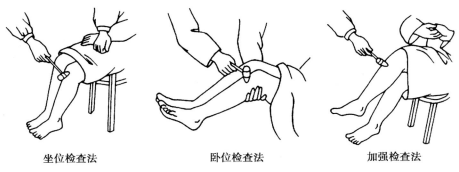

坐位检查法　　　　卧位检查法　　　　加强检查法

图 2-5-3 膝腱反射

4. 踝反射(跟腱反射) 患者仰卧,被检测髋、膝关节微屈,股稍外展并外旋,检查者以手轻推患者脚掌,使踝关节轻度背屈,另手持叩诊锤叩打跟腱,则可见足向跖面屈曲;或俯卧位,屈膝 90°,检查者用左手按足跖,再叩击跟腱;或患者跪于床边,足悬于床外,叩击跟腱。踝反射的反射弧中枢在 $S_{1~2}$,冲动沿胫神经传导(图 2-5-4)。

5. 桡骨膜反射 其反射弧通过 $C_{7~8}$。叩击桡骨茎突,产生前臂的屈曲以及外旋(图 2-5-5)。

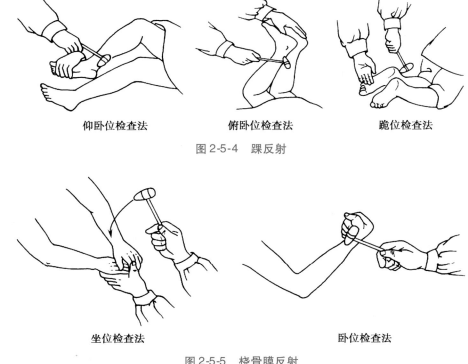

仰卧位检查法　　　俯卧位检查法　　　跪位检查法

图 2-5-4 踝反射

坐位检查法　　　　　　　　　卧位检查法

图 2-5-5 桡骨膜反射

6. 尺骨膜反射　其反射弧通过 $C_8 \sim T_1$。患者肘关节半屈曲,前臂半旋前位,用叩诊锤叩击尺骨茎突,可引起前臂旋前(图2-5-6)。

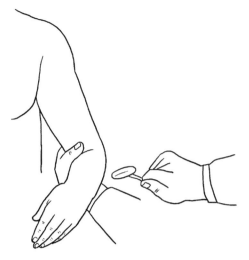

图2-5-6　尺骨膜反射

7. 梅尔(Mayer)反射　检查者将患者中指或者无名指用力向掌面屈曲,其拇指呈现内收与伸直现象,双侧分别检查对照(图2-5-7)。

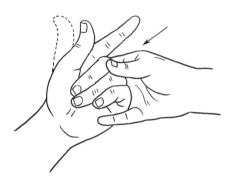

图2-5-7　梅尔反射

8. 勒李(Leri)反射　使患者手臂伸直,医生逐渐屈其手与腕关节,则其前臂产生屈曲现象(图2-5-8)。

9. 屈指反射　被检者掌面向上,手指半屈,检查者以左手的中指及示指置于被检者四个手指上,然后检查者叩击自己的手指,该反射是以四指及拇指末节发生屈曲反应。腱反射活跃时可出现,锥体束损伤时活跃或亢进(图2-5-9)。

10. 腹肌反射　患者仰卧位,检查者以压舌板或者左手指置于腹壁前方,然后用叩诊锤叩击之。正常人反射不明显或者对称性出现。但在 $T_7$ 以上

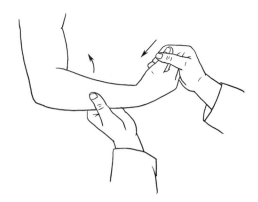

图2-5-8　勒李反射

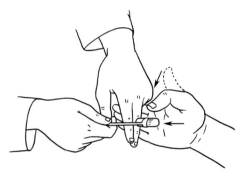

图2-5-9　屈指反射

锥体束损伤时则出现患侧腹肌反射活跃或者亢进,甚至叩击肋缘、髂前上棘、耻骨等均可引出(图2-5-10)。

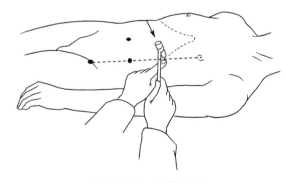

图2-5-10　腹肌反射

11. Hoffmann 征　由 $C_7 \sim T_1$ 支配,经正中神经传导。患者手指微屈,检查者左手握患者腕部,右手示指和中指夹住患者中指,以拇指快速地向下拨动患者中指指甲,阳性反应为拇指屈曲内收和其他各指屈曲。(见本章第一节颈部检查,图2-1-22)

12. Rossolimo 征　由 $L_5 \sim S_1$ 支配,经胫神经传导。患者仰卧,双下肢伸直,检查者用手指或者叩诊锤急促地弹拨或叩击足趾跖面,阳性反应为足趾向

跖面屈曲。以往该征与 Hoffmann 征被列入病理反射,实际上是牵张反射,阳性可视为腱反射亢进表现,见于锥体束损伤,也见于腱反射活跃的正常人(图 2-5-11)。

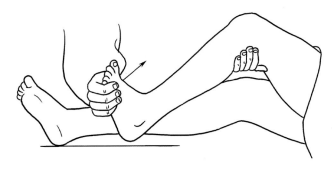

图 2-5-12　踝阵挛

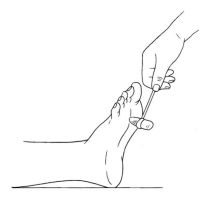

图 2-5-11　Rossolimo 征

13. 阵挛　锥体束以上病变导致深反射亢进时,用力使相关肌肉处于持续性紧张状态,该组肌肉则发生节律性收缩,称为阵挛,常见的有以下两种:

(1)踝阵挛:患者仰卧,髋与膝关节稍屈,医生一手持患者小腿,一手持患者足掌前端,突然用力使踝关节背屈并维持之。阳性表现为腓肠肌与比目鱼肌发生连续性节律性收缩,而使足部呈现交替性屈伸动作,系腱反射极度亢进(图 2-5-12)。

(2)髌阵挛:患者仰卧,下肢伸直,检查者以拇指与示指控制住其髌骨上缘,用力向远端快速连续推动数次后维持推力。阳性反应为股四头肌发生节律性收缩使髌骨上下移动,意义同踝阵挛(图 2-5-13)。

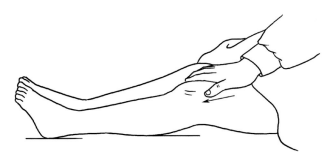

图 2-5-13　髌阵挛

## 三、逆转反射

逆转反射,又称倒错反射,是指某个肌腱反射消失,而其拮抗肌或者邻近肌腱反射出现或者亢进的特殊现象。

逆转反射是因刺激部位的深感觉传导在脊髓前角细胞发生扩散作用,引起拮抗肌反射性收缩。引起该反射的脊髓病变部位和正常部位是密切邻近的,特别是对于颈膨大和腰膨大的病变定位有重要意义,此时如果合并锥体束损害则该反射更加明显。常用的逆转反射见表 2-5-2。

表 2-5-2　逆转反射定位

| 名　称 | 检 查 法 | 反 应 | 损害节段 |
|---|---|---|---|
| 桡骨膜逆转反射 | 同桡骨膜反射叩击法(图 2-5-14) | 不出现桡骨膜反射征象,而出现手的屈曲 | $C_{5\sim8}$ |
| 肱二头肌腱逆转反射 | 同肱二头肌腱反射叩击法(图 2-5-15) | 不出现肱二头肌腱反射征象,而出现肱三头肌腱反射—伸肘 | $C_{5\sim6}$ |
| 肱三头肌腱逆转反射 | 同肱三头肌腱反射叩击法(图 2-5-16) | 不出现肱三头肌腱反射征象,而出现肱二头肌腱反射—屈肘 | $C_{6\sim7}$ |
| 尺骨膜(旋前肌腱)逆转反射 | 前臂处于旋前旋后之中间位,垂直叩击前臂下端尺骨茎突处(图 2-5-17) | 不出现前臂旋前,而出现前臂旋后 | $C_{7\sim8}$ |
| 膝腱逆转反射 | 同膝腱反射叩击法(必须坐位)(图 2-5-18) | 不出现膝腱反射征象,而出现小腿屈曲 | $L_{2\sim4}$ |
| 跟腱逆转反射 | 同跟腱反射叩击法(必须跪位)(图 2-5-19) | 不出现跟腱反射征象,而出现足背屈 | $S_{1\sim2}$ |

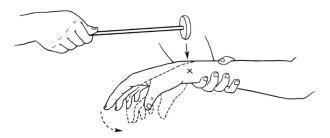

图 2-5-14　桡骨膜逆转反射

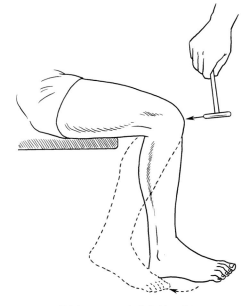

图 2-5-18　膝腱逆转反射

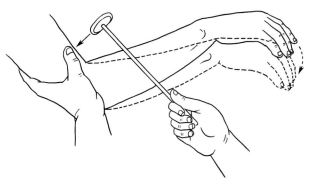

图 2-5-15　肱二头肌腱逆转反射

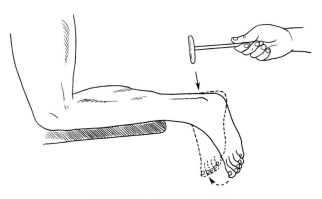

图 2-5-19　跟腱逆转反射

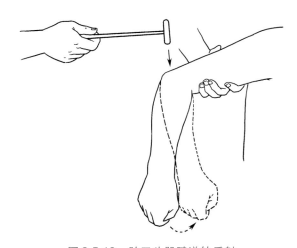

图 2-5-16　肱三头肌腱逆转反射

## 四、病理反射

### （一）病理反射的产生机制

病理反射本质上是一种原始的防御性反应，在正常情况下受到高级运动中枢大脑皮质的抑制而不显示，在锥体束有病变时，下级运动神经元脱离上级运动神经元的控制而"释放"，此时呈现的防御性反应现象称之为病理性反射。

过去，大量讨论集中于刺激诱导技术、反应的确切性质和意义，以及优缺点等方面，甚至讨论从足部和腿部引出的多种病理反射在上运动神经元病变时哪个最为多见。并且赋予了这些反射多个不同的术语，这造成了无数理解上的歧义。目前，更多的学者从病理发射产生的机制进行分析，以期更好地理解

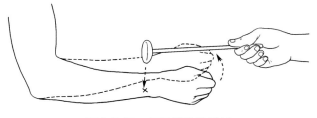

图 2-5-17　尺骨膜逆转反射

病理反射的临床意义。

中枢神经系统的功能区域并非按照解剖结构而是由不同的运动模式所构成。其中最主要的运动模式即为肢体感受疼痛刺激时产生退缩的防御性反应。这一复杂的反应过程通常被生理学家称作屈曲反射（flexion reflex）。在高级脊椎动物，这一反射运动包括髋部、膝部、踝部和足趾的屈曲，而在人类和黑猩猩还包括蹲趾的伸展（背屈）。大脑运动皮层神经元通过其投射（锥体束或皮质脊髓束），对屈曲反射保持抑制作用。因此，在上运动神经元正常时，临床上采用诱导病理反射的各种刺激均不能引出屈曲反射。但是，在上运动神经元出现异常时，其对屈曲反射的抑制功能解除，屈曲反射就受到了易化，从而释放出来。当有足够的易化时，多种刺激均可引出屈曲反射，包括在引导 Babinski 征、Chaddock 征和 Oppenheim 征时采用的浅刺激和肌牵拉刺激。实际上，当存在严重的上运动神经元病变时，几乎任何令人不适的刺激，诸如搔抓、针刺或捏挤。均可引出屈曲发射，甚至对大腿这样远离常见的反射引导区的部位进行刺激亦可引出。甚至可以出现自发且持续的屈曲反射，表现为患者躺在床上，髋部和膝部屈曲，踝部和蹲趾背屈。

（二）病理反射的临床意义

病理反射通常是在神经系统发生器质性病变时出现的异常反射。Babinski 征和其他有关的病理反射是皮质脊髓束功能障碍的结果。通常，病变位于皮层第 4 区或运动皮层和脊髓腰部最下节段之间的皮质脊髓束，但是并非总是如此。在严重的低血糖或全身麻醉时，可出现 Babinski 征和其他病理发射（如 Chaddock 征），静脉注射葡萄糖或者麻醉复

苏后短时间即可消失。因此，在没有组织学可见的病灶时，由于功能障碍亦可造成病理反射。1 岁半以内的婴幼儿由于神经系统发育未完善，也可出现这种反射，属于正常现象。有时可能会出现模棱两可的反应，甚至与 Babinski 征和其他反射难以区别，但是经过长时间随访观察却没有发现严重的神经系统疾病。另一方面，当引出可疑的病理反射时，不要轻易接受，因为它们通常提示较为严重的中枢神经系统疾病，临床上需要进行慎重地核实。需要指出的是，单侧性病理反射（征）较双侧性更有确切的临床意义；脊髓的锥体束损伤比脑（及脑干）的锥体束损伤时，病理反射更明显而持久。

（三）具体的病理反射

病理反射可包括头面部病理反射、上肢病理反射和下肢病理反射，但以下几种病理反射在临床上较为常用且具有代表意义。

1. Babinski 征　传入神经为胫神经，中枢在 $S_1$ 的后角细胞—$L_{4\sim5}$ 和 $S_{1\sim2}$ 的前角细胞，传出神经为腓深神经。Babinski 征是锥体束损害相当可靠的指征，多见于锥体束损伤，亦可见于深睡、深度麻醉、药物或酒精中毒、脊髓病变、脑卒中、癫痫发作后的 Todd 麻痹时和低血糖休克等。疼痛过敏者、足刺划疼痛过重者，舞蹈症或手徐动症常有不随意运动，可出现 Babinski 征，这是由于患者多动之故。检查方法：患者仰卧位，用一钝尖刺激物刺划患者的足外侧缘，由足跟向前至小趾根部再转向内侧，引起拇趾背屈，其余四趾屈及扇形展开，称"开扇征"，是典型的 Babinski 征阳性表现（图 2-5-20）。临床上有足趾"开扇征"而无拇趾背屈，只能认为有锥体束损伤的可能性，不能肯定为 Babinski 征阳性。此征在锥体

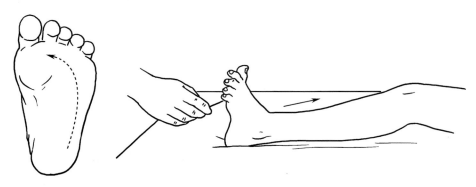

图 2-5-20　Babinski 征检查方法

束病变时阳性率高达90%以上。

2. Chaddock 征　刺激足背外侧缘及外踝区，引起拇指背屈及四肢扇形分开为阳性（图 2-5-21）。此征在锥体束有病变时，其阳性率不低于 Babinski 征。

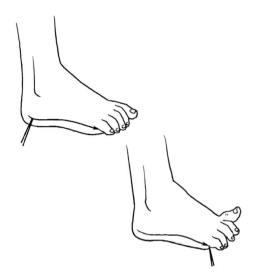

图 2-5-21　Chaddock 征检查方法

3. Oppenheim 征　以手指压患者的胫骨前缘，由上向下推压，出现与 Babinski 征同样的表现为阳性（图 2-5-22）。亦见于锥体束损伤时。

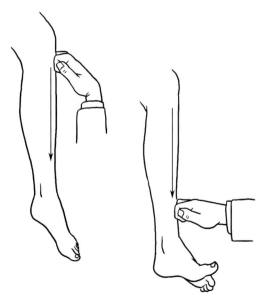

图 2-5-22　Oppenheim 征检查方法

4. Gordon 征　用手指捏压患者小腿腓肠肌，出现与 Babinski 征同样的表现为阳性（图 2-5-23），临床意义相同。

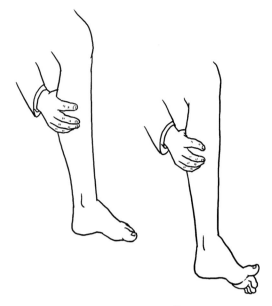

图 2-5-23　Gordon 征检查方法

5. 掌颏反射　传入神经为正中神经，中枢在 $C_{5\sim8}$ 和 $T_1$ 的后角细胞柱，脊髓丘脑束—脑桥面神经核。传出神经面神经。在皮质脑干束病变时此反射出现，尤其双侧皮质脑干束病变时明显亢进，累及面神经的核上纤维时可出现此反射。可见于脑动脉硬化、肌萎缩性侧索硬化、周围性面神经麻痹、球麻痹、多神经炎，因影响传入或传出神经时，而出现此反射，皮质桥延束（尤其是双侧）损害时亢进，额叶病变时对侧掌颏反射亢进。检查方法：用钝针轻划或用针刺手掌大鱼际部皮肤，引起同侧下颌部颏肌收缩。正常人也可出现此反射，但双侧收缩对称，反射性肌肉收缩幅度甚小，下颏肌收缩不持续，但正常人出现者与病理性的表现不同，病理性掌刻反射范围比较广泛，不单纯限于大鱼际，而在手背、上肢、躯干、甚至刺激下肢也可出现。病理性掌颏反射肌肉收缩幅度大，而且持续时间长。

6. 吸吮反射　传入神经为三叉神经第一支，中枢在前桥三叉神经感觉主核—网状结构—面神经核，传出神经面神经。此反射出现多见于额叶病变、假性球麻痹。检查方法：轻划或轻叩唇部，立即出现口轮匝肌收缩，上下唇噘起，引起"吸吮"动作。正常人无此反射。

7. Hoffmann 征　通常认为是病理反射，但也有认为是深反射亢进的表现，反射中枢为 $C_7\sim T_1$。检查者左手持患者腕部，然后以右手中指与示指夹住患者中指并稍向上提,使腕部处于轻度过伸位。以拇指迅速弹刮患者的中指指甲,可见其拇指屈曲内收,其他四指亦屈曲,呈对掌动作为阳性(图2-1-22)。

8. 强握反射　多见于额叶病变,尤其见于运动的前区病变。一侧存在时意义较大,提示对侧额叶病变。两岁以下的儿童有此反射为生理性的,无临床意义。强直性蹠反射多见于病变对侧,偶见于同侧,此反射属原始反射。检查方法:用移动着的物体(如叩诊锤柄)或手指接触患者手掌时,引起该手持续的握持,即为强握反射阳性。两岁以后此反射消失。或此反射持续存在,是锥体束受损症状。

## 五、脊髓自动反射

脊髓自动反射在脊髓受到横贯性损害时出现,系脊髓损害的一种自动病理性反射征象,为脊髓失去了高级中枢的控制后刺激扩散的结果。脊髓自动反射大多与刺激部位相关,刺激颈部可引起头部转动。刺激上肢可引起上肢的屈曲、伸展、上举、旋前和旋后。当病变在下胸髓时,刺激患者腹股沟以上的腹部皮肤,可出现两侧腹肌较大范围的收缩,同时有下肢的屈曲。其与腹壁反射的区别在于该反射从刺激到腹肌收缩的潜伏期长,另外腹壁一侧受刺激可引起两侧腹肌反射性收缩,且比腹壁反射要强。若给瘫痪肢体轻微的刺激能引起肢体强烈的屈曲性收缩,大小便自动排出,同时伴有自主神经系统反应,如出汗、竖毛、战栗等,也可称为总体反射。脊髓自动反射必须与肢体自发运动区别,脊髓自动反射固定出现于刺激特定的部位,而自发运动通常在无刺激时发生,多为一侧性。

## 六、自主神经反射

自主神经系统(autonomic nervous system)又称植物性神经系统或内脏神经系统。和躯体神经一样,含有内脏感觉和内脏运动两种纤维成分。内脏感觉神经元的胞体也位于脑、脊神经节内,其周围突分布于内脏和心血管等处的内感受器,把感受到的各种刺激通过中枢突传到各级中枢,到达大脑,经中枢整合后,再通过内脏运动神经调节器官的活动,保持机体内、外环境的动态平衡。自主神经系统是由交感神经系统和副交感神经系统两部分组成,支配和调节机体各器官、血管、平滑肌和腺体的活动和分泌,并参与调节葡萄糖、脂肪、水和电解质代谢,以及体温、睡眠和血压等。

自主神经的功能很复杂,主要功能是调整内脏、血管、竖毛肌、汗腺等的活动。常用的检查方法有眼心反射、卧立试验、竖毛反射、组胺试验、体位变换试验等。

### (一) 常用的检查方法

1. 一般观察　皮肤及黏膜注意色泽(苍白、潮红、红斑、发绀、色素减少、色素沉着等)、质地(光滑、变硬、增厚、脱屑、潮湿、干燥)、水肿、温度、溃疡、压疮等。有无多毛、少毛、局部性脱毛、指甲变形变脆等。有无全身或局部出汗过多、出汗过少、无汗。

2. 眼心反射　仰卧闭眼,用手指轻压患者眼球的两侧,20～30秒后(有轻度疼痛)开始数脉搏,记录每分钟的脉搏数,并与检查前的脉搏数相比较。正常人检查后可减少10～12次/分。若患者减少12次/分以上者为阳性,说明迷走神经张力增高;减少18～24次/分以上者,迷走神经张力显著增高。除心率减慢外,脉搏力量也常常减弱,临床上可有眼前发黑、头晕、恶心甚至呕吐,通常称为迷走神经紧张症。反之,若压眼球后脉搏反而增加,称为倒错反应,说明患者有交感神经张力增高。迷走神经麻痹则无反应。

注意事项:体质特别虚弱者,严重脏器功能衰竭者,对老年人心率缓慢者、高度近视、青光眼或其他眼病者均禁忌此项检查。检查前不要做剧烈运动。

医生用右手中指及示指置于眼球两侧加压时若感到疼痛要及时告知医生,以便医生调整检查力度。检查过程中要身心放松,防止因过度紧张而脉搏增加,影响检查结果。

3. 白色划纹症　用竹签或指甲轻而快地划过皮肤(下肢表现较为明显),8～20秒内出现白色划纹,持续3～5分钟。这是由于神经性反射引起血管收缩所致,表明交感神经兴奋性增高。

4. 红色划纹症　用竹签稍加压力划过皮肤,正常3～5秒出现红色划纹,持续8～30分钟。若红纹较宽、持续时间较久,可能与副交感神经兴奋性增高有关。严重时,划过皮肤 1 ~ 2 分钟方可出现,且持续 1 ~ 12 小时。引起划纹处皮肤隆起、水肿,系血管扩张并有血液渗出所致。皮肤划纹症在正常人也可出现,只有在持续时间过长,或无论轻重划法均出现一种反应时,才有临床参考意义。

5. 卧立试验　让患者平卧,计数 1 分钟脉搏;然后坐起,再计 1 分钟脉搏。由卧位到立位脉搏增加 10 ~ 12 次/分,为交感神经兴奋性增强;由立位到卧位若减少 10 ~ 12 次/分,为副交感神经兴奋性增强。

6. 竖毛反射　将冰块或其他寒冷刺激物置于患者颈后或腋窝皮肤上数秒,可见竖毛肌收缩,皮肤毛囊处隆起呈鸡皮样外观。该反射受交感神经节段性支配,根据不同部位的反应,可对交感神经功能障碍进行定位诊断。如 $C_8$ ~ $T_3$ 支配头面部、颈部,$T_{4~7}$ 支配上肢,$T_{8~9}$ 支配躯干,$T_{10}$ ~ $L_2$ 支配下肢。

7. 发汗试验　常用碘淀粉法,即以硫磺 1.5g,蓖麻油 10g 经 96% 酒精混成淡磺酊涂布全身,待干后再敷以淀粉,皮下注射毛果芸香碱 10mg。正常会引起全身出汗,出汗处淀粉变蓝色。无汗处,皮肤颜色无变化,可帮助说明交感神经功能障碍的范围。头、颈和上胸的交感神经支配来自 $C_8$ ~ $T_2$ 的脊髓侧角,节后纤维由颈上神经节(至头)及颈中神经节(至颈、上胸)发出。上肢交感神经支配来自 $T_{2~8}$,节后纤维由颈下神经节发生,躯干交感神经支配来自 $T_{5~12}$,下肢来自 $T_{10}$ ~ $L_3$,但这种节段性分布在个体间存在很大的差别。

8. 微量发汗测定法　皮肤湿度与汗腺的功能是有关联的。温热性出汗主要与环境温度有关,可调节人体体温。神经性发汗主要由自主神经功能控制。汗腺受胆碱能交感神经的节后纤维支配,通过监测皮肤的神经性微量汗腺分泌,可以及时判定交感神经的紧张度。

9. 肌肉交感神经电位测量　肌肉交感神经电位测量来源于 20 世纪 70 年代微小神经照相术的发展。Vallbo 等首先介绍了这种方法,他通过将直径为 0.2mm 的钨电极插入骨骼肌上的神经纤维中,来测定腓神经或桡神经等多单位的交感神经节后纤维的动作电位。研究者可通过检测交感神经的动作电位来评估其兴奋性的高低。目前认为,肌肉交感神经电位基本上能反映整体交感神经活动的变化,成为交感神经功能评价的重要手段。

10. 微小神经电极法　采用硅碳微小神经电极,尖端直径 0.1μm,可以插入单个神经细胞内,在铜网屏蔽的环境下,通过电子仪器放大,直接引出交感神经的冲动发放。这是判断交感神经功能最直接的方法之一。

11. 诊断性交感神经阻滞　是临床上最常用的方法。选择性阻滞支配病变部位的交感神经,若阻滞后疼痛迅速缓解,患病部位由阴冷潮湿转为舒适的温暖感,面部皮肤温度升高,发汗减少;则说明该痛症的发生与交感神经密切相关。

（二）脊髓损伤后自主神经系统的改变

脊髓损伤后交感神经失去脊髓上的控制,交感神经张力降低。在早期,副交感神经的活动相对占优势,经过一段时期的调整后,机体为维持稳态,副交感神经的活动也相对减弱。

1. 脊髓损伤后交感神经活性的变化　脊髓损伤后,交感节前神经元在失去脊髓上神经元的控制后,传出冲动减少、减弱,对于高位损伤的患者可以出现低血压,反射性心动过缓或心搏骤停,压力感受反射减弱等交感冲动减少的表现。用电生理检查脊髓损伤患者的皮肤和肌肉,只能记录到很低的交感神经的冲动,内脏交感神经的放电频率通常也降低。在慢性阶段,基础血压逐渐恢复至接近正常水平。

2. 脊髓损伤后副交感神经系统的改变　自主神经系统的功能在于调节心肌、平滑肌和腺体的活动,交感-副交感神经对内脏的调节具有对立统一的作用。脊髓损伤早期,交感神经系统功能低下,副交感神经活动相对占优势。但在后期,为维持机体功能的稳定,副交感神经活性通常相应下降,以与交感神经形成平衡。

3. 自主神经反射异常（autonomic dysreflexia, AD）　AD 是一种交感神经反应异常的状态,通常发生于 $T_6$ 及以上的脊髓损伤患者,由交感神经系统对有害刺激的过度反应而产生,以血压阵发性骤然升高为特征的一组临床综合征。AD 的临床表现均与交感神经兴奋、肾上腺素类递质大量释放有关,包括:血压升高、脉搏变慢、剧烈头痛、颜面潮红、鼻黏膜充血堵塞、损伤平面以上出汗、寒战、发冷、焦虑不安、恶心、有尿意,亦可有短暂的视物不清、口腔金属味、头昏、头晕、惊厥以及脑出血等。临床诊断标准:收缩压上升大于原来正常值的 20% 以及至少伴有下列症状之一者:出汗、寒战、头痛、面部充血、发冷。

AD 多在脊髓损伤后 2～6 个月出现。颈髓损伤 AD 发生率在 60% 左右,胸髓损伤发生率在 20% 左右。损伤平面以下的不良刺激或恶性刺激可诱发 AD,包括刺激张力感受器和痛觉感受器。其中泌尿系因素(膀胱膨胀或导尿管堵塞)占 80% 左右,消化道因素(直肠扩张、粪便嵌塞等)占 15% 左右。

AD 发病机制包括异常交感神经系统过反射、血管儿茶酚胺受体的增量调节、儿茶酚胺的神经释放增加、儿茶酚胺突触前的重吸收减少、压力感受器反射丧失、脊髓神经元中谷氨酸物质的变化、延髓对脊髓神经元的抑制丧失、降钙素基因相关肽纤维的增生等。

AD 的产生多与异常交感神经系统过度反射活动有关。正常的交感神经输出调节由高级中枢的输入控制,血压控制依靠脊髓节前交感神经元的向上调节,在中枢神经系统抑制和兴奋传导途径完全正常情况下,脊髓环路反射对心血管控制作用不大,然而脊髓损伤后,高级中枢的输入功能丧失,仅依靠脊髓环路来控制损伤平面以下的交感神经活动。损伤平面以下的刺激经腹下神经(交感)和盆神经(副交感)从脊髓背外侧向上传入,但在脊髓损伤处被阻断,兴奋中间神经元,继之与交感神经节前神经元发生突触联系,引起交感神经传出纤维反射性兴奋,激发损伤平面以下的内脏和肢体血管收缩,导致血压上升。通过副交感神经活动,损伤平面以上降低血压的代偿机制发挥作用,因此,患者有出汗、鼻充血、脸红等表现。

(吕飞舟)

参 考 文 献

[1] Zheng C, Zhu Y, Lu F, et al. Abnormal flexor carpi radialis h-reflex as a specific indicator of c7 as compared with c6 radiculopathy. J Clin Neurophysiol, 2014, 31(6): 529-534.

[2] Rubinstein SM, Pool JJ, vanTulder MW, et al. A systematic review of the diagnostic accuracy of provocative tests of the neck for diagnosing cervical radiculopathy. Eur Spine J, 2007, 16(3): 307-319.

[3] El-Hawary R, Chukwunyerenwa C. Update on evaluation and treatment ofscoliosis. Pediatr Clin North Am, 2014, 61(6): 1223-1241.

[4] Hasler CC. A brief overview of 100 years of history of surgical treatment for adolescent idiopathic scoliosis. J Child Orthop, 2013, 7(1): 57-62.

[5] 陈仲强, 刘忠军, 党耕町. 脊柱外科学. 北京: 人民卫生出版社, 2013.

[6] 冯华. 实用骨科运动损伤临床诊断. 北京: 人民军医出版社, 2010.

[7] David J. Magee 原著, 罗卓荆 主译. 骨科检查评估(Orthopedic Physical Assessment). 北京: 人民军医出版社, 2007.

[8] Hausman MR, Lang P. Examination of the elbow: current concepts. J Hand Surg Am, 2014, 39(12): 2534-2541.

[9] Reiman MP, Mather RC 3rd, Cook CE. Physical examination tests for hip dysfunction and injury. Br J Sports Med, 2015, 49(6): 357-361.

[10] Coughlin MJ. Mann's surgury of foot and ankle 9th edition. Saunders: an imprint of Elsevier Inc, 2014: 139-198.

[11] Chester VL, Biden EN, Tingley M. Gait analysis. Biomed Instrum Technol. 2005, 39(1): 64-74.

[12] 范振华. 肌力检查及关节活动范围检查. 中国康复医学杂志, 1987, (6): 112-128.

[13] Albracht K, Arampatzis A, Baltzopoulos V. Assessment of muscle volume and physiological cross-sectional area of the human triceps surae muscle in vivo. J Biomech, 2008, 41(10): 2211-2218.

[14] Williams D, Conn J, Talley N, et al. Reviewing the evidence base forthe peripheral sensory examination. Int J Clin Pract, 2014, 68(6): 756-760.

[15] 贾建平. 神经病学. 第七版. 北京: 人民卫生出版社, 2013.

[16] 邱贵兴. 骨科诊疗常规. 北京: 中国医药科技出版社, 2013.

[17] Campbell, William W. DeJong's The Neurologic Examination, 6th ed. Philadelphia: Lippincott Williams &

Wilkins,2005.

[18] 吕传真,周良辅.实用神经病学.第四版.上海:上海科学技术出版社,2014.

[19] Machleidt F,Simon P,Krapalis AF,et al. Experimental hyperleptinemia acutely increases vasoconstrictory sympa-

thetic nerve activity in healthy humans. J Clin Endocrinol metab,2013,98(3):E491-496.

[20] Krassioukov A,Claydon VE. The clinical problems in cardiovascular control following spinal cord injury:an overview. Prog Brain Res,2006,152(6):223-229.

# 第三章

# 骨科影像学

## 第一节　骨科 X 线检查

### 一、普通 X 线检查在骨关节外科的应用

骨骼是人体结构中显示密度最高的组织，它和周围组织有良好的对比，而骨本身的皮质骨、松质骨和骨髓腔之间有足够的对比度。因此，常规 X 线片就能对一般骨关节疾病进行诊断，仅在必要时才辅以特殊检查或造影检查。

#### （一）平片

X 线片在骨关节外科学中应用得很广泛，主要由于其对比度和清晰度均较好，而且它具有较高的空间分辨力。另外，它可作为客观记录，便于随时研究或在复查时进行对照、比较。X 线片不仅可以用来发现病变，明确病变的范围和程度，而且对很多病变能做出定性诊断。加之常规 X 线的设备和检查费用都较低，检查过程简便易行，它至今仍是骨关节病变的首选检查方法。

一般来说，对于骨的外伤、感染、肿瘤和肿瘤样病变、全身性骨疾病等，当 X 线片表现特征明确，且与临床表现和实验室检查结果相符时，相关病变即可获得确诊。但当病变未造成骨质的显著改变时，常规 X 线检查往往难于发现，不少骨关节病变的 X 线表现比病理改变和临床表现出现晚，所以初次检查结果阴性并不能排除早期病变的存在，应做定期复查或其他影像学比如 MR 检查。再者，X 线片是二维图像，在这种图像上人体的各种结构相互重

叠，部分区域如椎体等难于观察。此时 CT 检查是很好的补充手段。另外，骨骼肌肉系统的各种软组织之间缺乏良好的天然对比，各种病变组织的密度又多与其相似，在 X 线下也很难识别，因此常规 X 线检查在软组织病变的诊断中受到较大的限制，此时 MR 检查可弥补其不足。一些特殊的摄影方法可在一定程度上弥补常规 X 线片不足。如 X 线放大摄影可用来显示骨骼的细微结构和微血管系统，检查出不能见之于普通平片的微小病变；而低千伏软组织摄影有助于检查软组织病变。但后两种检查方法目前在临床上已经为 CT 和 MR 检查所取代。

在分析骨骼肌肉系统 X 线片时，必须注意以下几点：

1. 要注意 X 线片的质量　X 线摄片应注意以下几点：①通常摄取正侧位片，必要时辅以斜位，切线位或其他位置，X 线球管的中心应对准病变中心，符合诊断要求的照片应当是投照部位正确，包括病变区及邻近的全部骨和软组织并且包括至少一个邻近的关节。②对一侧病变有疑问时，应加摄对侧片进行比较，以确定病变是否先天变异，或病变是否对称性。X 线片应标注投照位置，有良好的空间分辨力和密度分辨力，即能显示细微的结构如骨小梁和细薄的骨膜反应，能较好地显示软组织的层次。

2. 应熟悉骨和关节的解剖和正常变异。

3. 观察 X 线片要全面，即片上所包括的全部组织和器官都应观察到。为了帮助诊断，在发现骨或关节病变后加摄其他部位的 X 线片是很有必要的，如发现骨关节结核时常要加摄胸片，以了解肺部有

无活动性结核。

4. 要掌握基本病变的 X 线表现并明确其病理意义。

### （二）透视

透视常用于观察四肢骨、肋骨的外伤和异物的寻找和定位等情况,但不适合观察头颅、脊柱骨盆等厚的部位。在取异物或骨折复位时,透视时间不宜过长,以免发生放射线灼伤事故。透视可以同时观察有关结构的解剖和功能情况,方法简单且价格低廉。但是透视的荧光影像不如照片清晰,而且不能留下长久记录,故透视和摄片结合起来才能最大地发挥其作用。

在肌肉骨骼系统,对于一些发生在复杂部位的骨折、关节脱位以及肿块性病变等,透视通过转动患者观察,可以帮助确定进行投照的最佳体位然后再行摄片,从而使病变得以清晰显示;另外对于一些怀疑是全身多发的疾病,可以先行透视检查了解哪些部位有异常,再对可疑或病变部位进行有针对性的摄片,具有非常高的实用价值。除了诊断方面的作用外,透视还可指导临床医生进行异物摘除和创伤后的解剖结构复位等治疗工作。

## 二、骨关节正常 X 线表现及变异

### （一）骨骼

#### 1. 骨发育与结构

（1）骨的发育:骨的发育从胚胎期开始,包括骨化与生长。膜内化骨和软骨内化骨是骨化的 2 种方式,前者是间充质细胞演变为成纤维细胞,形成膜状结缔组织,在膜的一定部位开始化骨,产生针状骨样组织,并钙化成为骨化中心后逐步扩大的过程,主要见于颅顶等扁骨。后者是由间充质细胞演变为原始软骨,后由成骨细胞的成骨活动而形成原始骨化中心,以后出现继发骨化中心。骨化中心不断扩大,最后原始软骨全部骨化,原始与继发骨化中心互相融合而完成骨骼的发育,躯干、四肢骨和颅底与筛骨均属软骨内化骨。锁骨及下颌骨则兼有两种骨化形式。

骨骼的生长发育主要是以成骨和破骨的形式进行并不断增大,根据生理功能的需要,通过破骨细胞的骨质吸收活动而改建塑型。

（2）影响骨骼发育的因素:成骨细胞活动、矿物盐沉积和破骨细胞活动发生变化等因素都将影响骨骼的发育,其中钙磷代谢、内分泌激素(如生长激素、甲状旁腺激素)和维生素 D 等与之关系最为密切。

（3）骨的结构:骨质按其结构分为密质骨和松质骨两种。密质骨主要为骨皮质和颅骨的内外板,由多数哈弗系统组成。松质骨主要由骨小梁组成,骨小梁互相连接形成细网状结构,其间充以骨髓。

1) 骨皮质:X 线片上呈致密影。外缘光滑而整齐,内缘与骨松质相接分界不甚清晰。在肌肉、肌腱附着处或脉管孔等处,骨皮质凹凸不平或出现隆突、凹陷和切迹,骨的营养动脉孔或裂隙在皮质上可表现为圆形或椭圆形的透亮影,当管道倾斜时则呈长条状的透亮影。

2) 骨松质:由骨小梁和其间的骨髓所构成。其排列形式、粗细、大小和数目的多少与骨骼的所在部位、功能和持重密切相关。在 X 线上呈现为细致而整齐的骨纹理结构。

3) 骨髓腔:位于长骨中央,含造血和脂肪组织,X 线表现为无结构半透明区。

4) 骨膜:骨皮质内外(关节囊内部分的骨表面除外)均覆有骨膜,正常骨膜在 X 线片上不显影。

#### 2. 分类
人体骨骼根据形状不同可分长管状骨(长骨)、短管状骨(短骨)、扁骨和不规则骨。长骨呈长管状,位于人体四肢,包括肱骨、尺骨、桡骨、股骨、胫骨和腓骨;短骨包括掌骨、指骨、跖骨和趾骨等短小的管状骨;扁骨是指颅盖骨、部分面骨、肩胛骨、胸骨、肋骨和髂骨等扁而宽的骨骼;不规则骨的形状不规则,包括脊椎骨、颞骨、蝶骨、颧骨、腕骨、跗骨等。各类骨在影像学上形态各异,但其密度相近,故以长管状骨为例叙述。

（1）儿童长骨:处于生长发育的长骨两端仍为软骨,即骺软骨。长骨可分为骨干、干骺端、骨骺和骺板等部分(图 3-1-1)。

1) 骨干:影像表现为管状,由中部较厚、两端逐渐变薄的骨皮质构成;中央为骨髓腔。

2) 干骺端:为骨干两端向骨骺移行的增粗部分,周边为薄层骨皮质;内为骨松质;顶端为临时钙化带,X 线呈横行薄层致密影。

3) 骺板:为骨骺的二次骨化中心与干骺端之间呈板状的软骨组织,X 线上呈横行半透明带。骺板不断变薄,呈线状时称为骺线,最后消失,即骨骺与干骺端结合,完成骨的发育。部分骺线所在部位可见不规则线样致密影,即永存骨骺线。

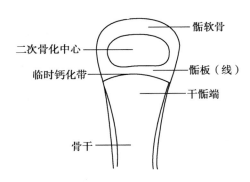

图 3-1-1　儿童长骨线图

4）骨骺:位于儿童长骨末端。在胎儿及幼儿时期为软骨,即骺软骨,X 线片上不能显示。当骺软骨出现二次骨化中心时,X 线上表现为点状或类圆形骨性密度影,随着发育,边缘由不规则变为光滑整齐。

（2）成人长骨:成人长骨已完成发育,骨骺与干骺端结合,骺线消失,仅由骨干和骨端构成。X 线上骨端有骨性关节面,表现为一薄层致密影,表面光滑;其外方为关节软骨,X 线不能显示;内为骨松质。骨干骨皮质较厚,X 线表现与儿童骨相似（图3-1-2）。

3. 骨龄　在人体生长发育过程中,骨骼原始骨

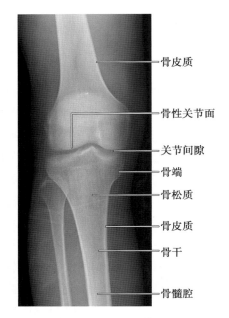

图 3-1-2　X 线平片正位
正常成人膝关节

化中心和二次骨化中心的出现及骨骺与干骺端的结合时间,具有一定的规律,通常以年月来表示,称骨龄（图 3-1-3）。被检查者实际骨龄与正常儿童骨龄标准相比,差别超出一定范围,常提示骨发育过早或过缓,对诊断某些先天性畸形和内分泌疾病有一定的价值。

骨龄是判断骨骼发育的参考标准之一。但受种族、地区及性别等因素影响,正常标准也有一个

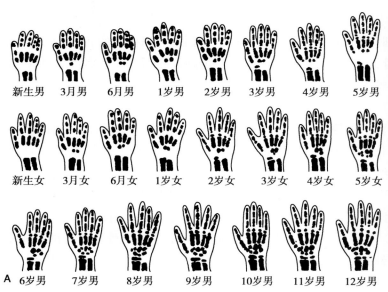

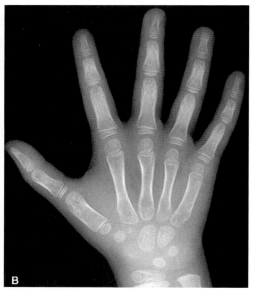

图 3-1-3
A. 骨龄线图;B. 手正位 X 线骨龄片

范围,所以骨龄判定必须综合考虑。

4. 变异

(1)子骨:位于骨骼附近的肌腱中,以手、足部多见,呈圆形或椭圆形,常两侧对称(图3-1-4),髌骨是人体最大的子骨。

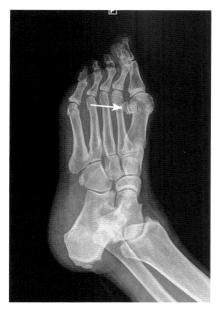

图 3-1-4　足 X 线正位片示子骨(箭)

(2)副骨:是骨的多个骨化中心在发育过程中未完全融合,形成额外的一块或多块骨,也可由一个独立的骨化中心发育而来。腕部及跗骨多见,其特点是双侧对称、轮廓光整(图3-1-5)。副骨有时易与骨折碎片或骨骺分离混淆。

(3)骨化中的骨骺:骨骺在生长发育过程中可有多个骨化中心,其形态、大小和轮廓可不一致,易引起诊断上的困难。颗粒状骨骺多见于股骨大小转子、尺骨鹰嘴及跟骨结节等部位,分节状骨骺见于胫骨结节和跟骨结节,X 线表现与骨骺无菌性坏死有时较难区别。骨骺可长期不融合或部分融合,可见于尺骨鹰嘴、肩峰、肩胛骨下角、第 5 跖骨端、脊椎横突和关节突等部位,应注意与骨折鉴别。

(4)营养血管沟:X 线上进出骨骼的营养血管表现为光滑低密度透亮影,在长骨呈线状,肩胛骨及髂骨呈放射状,股骨髁间窝处呈圆形、条带影或斑点状,椎体上呈切迹状凹陷,应与骨破坏或骨折线鉴别。(图3-1-6)

(5)骨岛和软骨岛:骨岛是骨松质内局限性骨

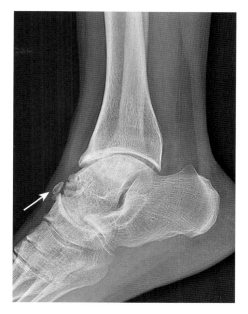

图 3-1-5　足侧位片示副骨(箭)

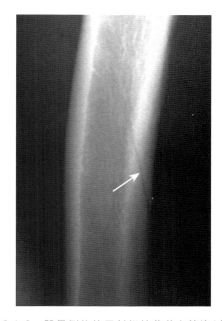

图 3-1-6　股骨侧位片示斜行的营养血管沟(箭)

质生长变异,表现为圆形或卵圆形边缘清晰的高密度影,直径多为 2~4mm,可见于腕部、骨盆、足部等处(图3-1-7)。软骨岛为骨骼发育过程中部分软骨保持原态而不钙化,X 线表现为在正常骨质中边界清楚圆形透亮区,周围可见硬化环,常见于股骨头或颈部(图3-1-8),软骨岛如发生钙化时可呈圆形致密阴影。

(6)生长障碍线:X 线上有时在长骨骨端可见一条或数条平行的横行致密线,在髌骨表现为弯曲

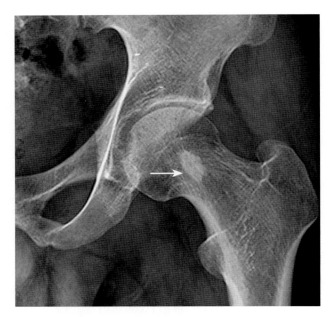

图 3-1-7　骨盆 X 线片示左股骨颈类圆形
高密度骨岛(箭)

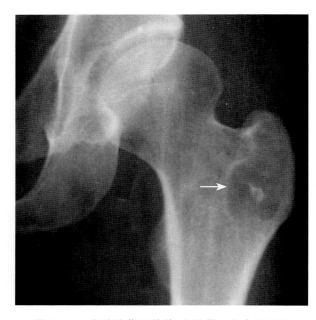

图 3-1-8　左髋关节 X 线片,左股骨上段类圆形低
密度软骨岛(箭),其内可见高密度钙化灶

线状高密度影,原因不明,被认为是由于骨骼生长暂时受障碍所致。

**(二) 关节**

1. 结构　关节是连接两块或两块以上骨骼结构,由关节软骨、关节腔、关节囊及关节辅助结构组成。以上结构为软组织密度,缺乏自然对比,X 线无法清楚显示。但 CT 可以显示其部分结构,MRI 能清楚显示关节结构,是目前影像最佳检查方法。

(1) 关节软骨:主要为透明软骨,中央及凸面最厚,边缘最薄,其厚度为 2~4mm。关节软骨通过承受力学负荷、润滑作用以及力的吸收对软骨下骨质起保护作用。

(2) 关节腔:由关节囊滑膜层和关节软骨共同构成,含少量滑液,呈密闭的负压状态。X 线片上关节腔呈透亮影。

(3) 关节囊:包在关节的周围,附着于与关节面周缘相邻的骨面。分外表的纤维层和内面的滑膜层,X 线片上与周围软组织难分辨。

(4) 关节辅助结构

1) 韧带与肌腱:韧带是连于相邻两骨之间的致密纤维结缔组织束,与肌腱一起加强关节的稳固性。位于关节囊外的称囊外韧带,可与囊相贴,如髂股韧带;也可与囊分离存在,如膝关节的腓侧副韧带等;位于关节囊内的称囊内韧带,被滑膜包裹,如膝关节交叉韧带等。

2) 关节内软骨:为关节腔内关节盘、关节唇,均为纤维软骨。

3) 滑膜襞和滑膜囊:滑膜襞为滑膜重叠卷褶突向关节腔而形成,其内含脂肪和血管,即成为滑膜脂垫。

关节软骨、关节间纤维软骨和真正的关节腔均不能在 X 线上显示,在骨性关节面间形成低密度间隙,称关节间隙。双侧关节间隙通常等宽对称,不同关节间隙宽度不一致,关节间隙往往随年龄的增长逐渐变窄。

2. 分类　人体关节按活动范围分为不动关节、少动关节、活动关节。

(1) 不动关节:只具有关节的形式。但无关节的功能,仅为相邻两骨的紧密相接,中间有软骨组织或结缔组织相连。

(2) 少动关节:指关节活动范围较小的关节,如椎间关节和骶髂关节。

(3) 活动关节:全身关节大部属于此种关节,由两骨或数骨组成。关节面均覆盖关节软骨,关节可以自由活动。在关节内有纤维软骨性关节盘或半月板,防止振动,使关节更适合于运动。

**(三) 脊柱**

1. 结构　脊柱椎体和椎间盘组成,通常有 7 个颈椎、12 个胸椎、5 个腰椎、5 个骶椎、3 个尾椎。成年时,颈椎前突,胸椎后突,腰椎前突,骶骨及尾骨后突。除 $C_{1\sim2}$ 外,每个脊椎由椎体和椎弓组成,椎弓包括椎弓根、椎板、横突、棘突和上下关节突。相邻上下关节突组成椎小关节,有关节软骨和关节囊。椎体上、下面各附有一层纤维软骨板,椎间盘居椎体之间。

2. X线片表现　$C_{1\sim2}$ 张口位显示寰椎侧块与枢椎齿状突构成寰枢关节,两者在齿状突两侧形成距离相等的低密度间隙,连接寰椎两侧下关节突最外缘的连线为寰底线,在其中点做轴线为寰椎轴线,沿齿状突正中作轴线为齿状突轴线,正常情况下两轴线最大距离不超过 2mm。侧位寰椎前部为一骨性隆起,称前结节,与齿状突间隙约 2～3mm。$C_3$ 至腰椎椎体结构相似,正位片上椎体呈长方形,从上向下依次增大。$C_{3\sim7}$ 上缘两侧倾斜向外上方的致密小突起与上一椎体后外下缘构成钩椎关节。椎体上下缘致密线状影为终板,其间半透亮间隙为椎间隙。椎间盘的纤维软骨板、髓核及周围的纤维环系软组织密度,呈宽度匀称的半透明影。椎体两侧可见横突影,横突内侧可见椭圆形环状致密影,为椎弓根轴位投影。椎弓根的上下方为上下关节突。椎板由椎弓根向后内延续,在中线联合成棘突,投影于椎体中央的偏下方,呈尖向上似长三角形致密影,大小与形状可有不同。

侧位片上,椎体呈长方形,其上下缘与前后缘成直角,椎弓居其后方。椎体后方纵行的半透明区为椎管。椎板位于椎弓根与棘突之间。棘突在上胸段斜向后下方,不易观察,腰段则向后突,易于显示。上下关节突分别起于椎弓根与椎板连接处之上、下方,上关节突在前,下关节突在后形成半透明影为椎小关节间隙,颈、胸椎小关节侧位显示清楚,腰椎则正位清楚。胸腰椎侧位可显示椎间孔,位于相邻椎弓、椎体、关节突及椎间盘之间呈半透明影。

斜位片上,颈椎椎间孔显示清楚,呈类圆形半透明影。腰椎斜位椎弓及附近结构构成类似"猎狗"影(图 3-1-9),鼻为同侧横突,狗眼为椎弓根切面,狗耳代表上关节突,狗颈为椎弓峡部即同一脊柱的上下关节突之间椎板有椎弓根向后内方延续的关节间部,前后腿为同侧和对侧的下关节突,狗体为椎弓。

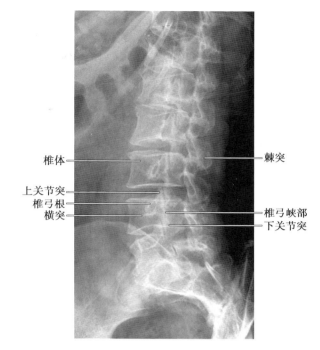

图 3-1-9　X线正常腰椎斜位片

3. 脊柱变异

(1)永存骨骺:为椎缘骨,X线表现为位于椎体前缘的三角形骨密度影,腰椎多见,常发生于 $L_4$ 椎体,其次为 $L_3$ 和 $L_5$ 椎体,少数见于胸椎和颈椎,绝大多数发生于椎体前上角,且为单发(图 3-1-10)。

(2)腰椎后缘软骨结节:指发生于腰椎后缘凸入椎管内的类圆形软骨结节,多见于 $L_4$ 椎体,其次为 $L_5$ 和 $L_2$ 椎体,大多为单发,偶见多发。男女发病

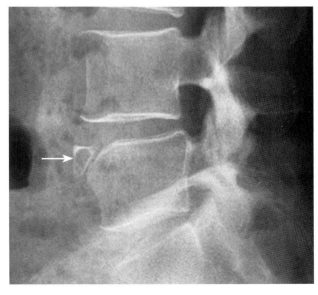

图 3-1-10　X线片腰椎侧位示 $L_4$ 椎体前缘的三角形骨密度影为腰椎永存骨骺

率相近,平均年龄 30 岁。

X 线片表现:腰椎侧位片见椎体后下角(偶见于后上角)圆形或锥形骨块凸入椎管内。相对的椎体后下角有骨缺损,局部凹陷呈切迹状,骨块与缺损间有透明间隔即软骨结节。发病机制为先天性解剖缺陷,慢性创伤起催化作用,最后出现骨内软骨结节,与椎缘骨为同类病变。

(3)移行椎:为常见的脊柱发育变异,由脊柱错分节所致。通常脊椎总数不变,而颈、胸、腰、骶或尾椎数目出现变化。常见的有腰椎骶化,骶椎腰化。$L_5$ 全部或部分转化为骶椎,成为骶椎的一部分者,称为腰椎骶化;如 $S_1$ 演变成为腰椎形态者,即称之为骶椎腰化。

腰骶部移行椎按 Castellvi 等标准分 4 型:Ⅰ 型为横突肥大,横突呈三角形,其宽度超过 19mm,根据其发生于单侧或双侧分 Ⅰ A 和 Ⅰ B 两个亚型。Ⅱ型为不完全腰(骶)化横突肥大,形状类似骶骨翼,与骶骨相接触形成假关节,根据其发生于单侧或双侧分 Ⅱ A 和 Ⅱ B 两个亚型。Ⅲ 型为完全腰(骶)化,表现为横突与骶骨发生骨性融合,Ⅲ A 型单侧融合,为 Ⅲ B 型双侧融合。Ⅳ 型为混合型,双侧横突肥大,一侧与骶骨相接触为 Ⅱ 型表现另一侧与骶骨形成骨性融合为 Ⅲ 型表现。

**(四)软组织**

包括肌肉、血管、神经等,X 线片上因缺乏自然对比,无法显示其各自的组织结构,仅可大致观察到皮下脂肪层和肌肉之间的轮廓,其余均为中等密度。

观察血管需行 X 线造影或 CT、MR 血管成像,他们可显示血管的解剖结构,并根据需要显示动脉或静脉。

**(五)易误诊的正常影像**

1. 手和腕

(1)第 1 掌骨和大多角骨之间的关节腔较宽,易误认为半脱位。

(2)尺骨远端和腕骨间有三角软骨,因此,在正位片上尺骨远端距离腕骨较远,尤其在偏向桡侧的掌正位片上,尺骨远端和腕骨分离更远,容易被误认为半脱位。

2. 前臂与肘

(1)尺桡骨骨干中 1/3 处的骨崤有时突出,形

成边缘致密的阴影,容易误认为皮质增厚。

(2)肘部骨化中心最为复杂,在诊断骨折和骨骺分离时应十分谨慎,必要时可与对侧比较,尺骨鹰嘴骨化中心亦可为多个,并且边缘不整齐(图 3-1-11)。

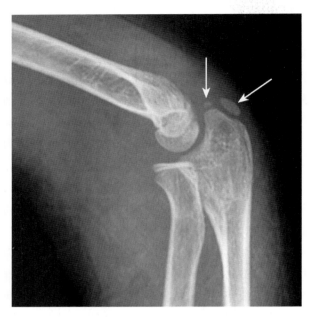

图 3-1-11　X 线肘关节侧位片见尺骨鹰嘴多骨化中心

3. 上臂与肩　成人肱骨大结节部皮质较薄,松质骨较多,密度较低,易误认为骨质破坏。

4. 足与踝

(1)跖骨近端互相重叠,似骨折线(图 3-1-12)。

(2)婴儿和儿童的跟骨后缘是不整齐的,跟骨结节的骨化中心最初多为不整形的分节状,以后又较其他部分致密,均为发育中的正常现象。

(3)胫骨骨干远端外侧面有一条浅沟样结构,即腓骨切迹(图 3-1-13)。

5. 膝与小腿

(1)胫腓骨骨干和尺桡骨骨干一样,由于骨间膜的附着而皮质可变得较厚和不整齐,在胫骨轻度外旋的前后位片上,胫骨前崤重叠在外侧皮质上似皮质增厚。

(2)腓骨头松质骨较多,X 线片表现为局部骨质密度减低,不可视为破坏。

6. 髋与骨盆

(1)股骨颈及粗隆间可见环形或圆形影,内可见重叠的松质骨结构或骨化影,为软骨岛。

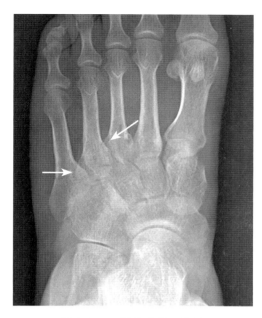

图 3-1-12　X 线右足正位片
跖骨近端互相重叠,甚似骨折线(箭)

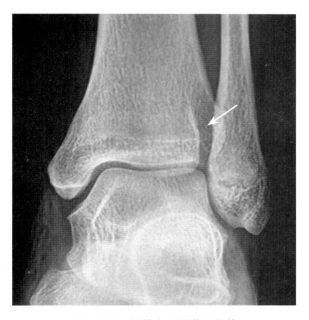

图 3-1-13　X 线左踝关节正位片
左胫骨远端外侧面腓骨切迹(箭)

（2）骶髂关节旁沟即解剖学上的耳前沟,位于小骨盆腔后缘,骶髂关节下方髂骨侧表现为半圆形或浅弧形切迹,为骶髂韧带附着处,也是女性骨盆特征之一,此切迹有时可出现于骶髂关节的骶骨侧。

7. 躯干

（1）腰大肌外缘的脂肪线与腰椎横突重叠时,易误认为骨折线。

（2）肋骨的骨性联合由肋骨的分节不全所致,常发生于第 2～5 肋骨的前、后部,由肋骨骨桥所连接,肋骨分叉为一个或多个肋骨的胸骨端分叉。

## 三、骨骼肌肉系统基本病变及 X 线表现

### （一）骨骼

1. 骨质疏松　骨质疏松指单位体积内骨量减少,即骨组织的有机成分和钙盐同时减少,而比例保持正常。其发病机制是骨吸收速度超过骨质形成所致,可分为全身性和局限性两类,前者多见于老年、绝经期后妇女、营养不良、代谢或内分泌障碍等;后者见于外伤骨折后、感染、恶性肿瘤等因素导致关节活动障碍。组织学变化是骨皮质变薄,哈弗管扩大和骨小梁减少。

X 线表现:主要是骨质密度普遍性减低（图 3-1-14）。骨皮质变薄,可出现分层现象;骨松质中骨小梁变细、数目减少、间隙增宽。严重骨质疏松的脊柱椎体变扁,而椎间隙相对增宽,其上下缘内凹,呈鱼脊样改变。骨质疏松易发生骨折。

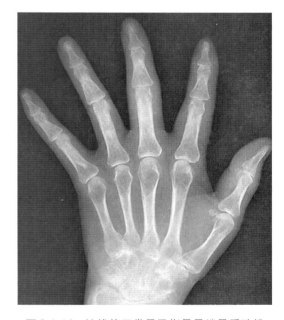

图 3-1-14　X 线片示掌骨及指骨骨端骨质疏松
骨密度减低,骨皮质变薄

2. 骨质软化　骨质软化指单位体积内骨组织矿物质含量减少,而有机成分相对正常,骨发生软化。组织学上可见未钙化的骨样组织增多,常见骨小梁中央部分钙化,骨骼硬度减低。骨质软化系全身性骨病,造成钙盐沉积不足的原因可以是维生素

D缺乏、肠道吸收功能减退、肾排泄钙磷过多和碱性磷酸酶活动减低等,发生于儿童为佝偻病,成人为骨质软化症。

X线表现:与骨质疏松相同的是骨密度减低、骨皮质变薄、骨小梁减少变细等改变,以腰椎和骨盆为明显;不同的是骨小梁和骨皮质边缘模糊,是由于骨组织内含大量未经钙化的骨样组织所致。承重骨骼因骨质硬度减低易发生弯曲畸形,如膝内翻、髋内翻等。儿童期可见干骺端和骨骺的异常改变(图3-1-15)。

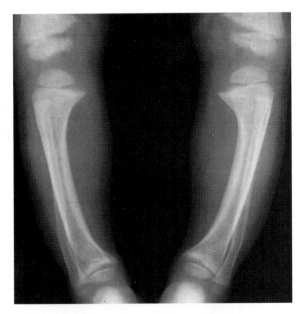

**图3-1-15 X线片示双胫腓骨骨质软化**
弯曲畸形,骨小梁和皮质模糊

3. 骨质破坏 骨质破坏是正常骨组织被病理组织所代替,可以是病变组织本身或由它引起破骨细胞生成和活动亢进所致。松质骨或密质骨均可发生破坏,常见于炎症、肿瘤或肿瘤样病变。

X线表现:骨质局限性密度减低,骨小梁稀疏消失而形成骨质缺损,其中全无骨质结构。早期骨皮质破坏因哈氏管扩大而呈筛孔状改变,其表层的破坏则呈虫蚀状,早期骨松质破坏则表现为斑片状的骨小梁缺损。

骨质破坏的原因不同,其影像表现因病变的性质、发展和对邻近正常骨质的影响而有所差异。如急性炎症或恶性肿瘤的骨质破坏常较迅速,表现为轮廓不规则,边界模糊;慢性炎症或良性骨肿瘤的骨质破坏进展缓慢,显示边界清楚,有时可见破坏

区边缘硬化,局部骨骼膨胀等改变。

4. 骨质增生或硬化 骨质增生或硬化是单位体积内骨量的增多。组织学上可见骨皮质增厚、骨小梁增粗增多,骨小梁间隙变小或消失,皮质与松质骨界限模糊,髓腔变窄甚至消失。这是由于病变影响成骨细胞活动,致使机体代偿性反应所致,少数是因病变本身成骨,如肿瘤细胞成骨。骨质增生或硬化多为局限性,可见于慢性炎症、外伤、重金属中毒和某些原发性骨肿瘤,如骨肉瘤或成骨性转移瘤;少数为普遍性,如某些代谢内分泌障碍(甲状旁腺功能低下)或中毒性疾病(氟中毒)等。

X线表现:骨质密度增高,骨小梁增粗、增多、密集,骨皮质增厚、致密,可伴有骨骼的增大(图3-1-16)。发生于长骨可见骨干粗大,骨髓腔变窄或消失。

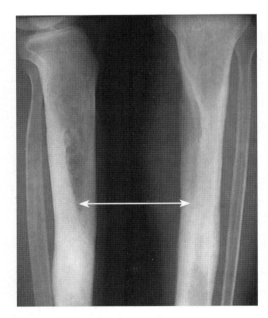

**图3-1-16 X线片示骨质增生**
胫骨中下段骨密度增高,髓腔闭塞(箭)

5. 骨膜反应与骨膜新生骨 骨膜反应是因骨膜受到刺激增厚;骨膜新生骨为骨膜内层成骨细胞活动增强而形成新生骨。组织学可见骨膜增厚、水肿,骨膜内层成骨细胞增多,有新生的骨小梁,多见于炎症、外伤、肿瘤等。

X线表现:骨膜反应不能显示,骨膜新生骨早期为长短不定的线样致密影,同骨皮质间可见1～2mm宽的透亮间隙。继而骨膜新生骨增厚,可表现为线状、层状、针状及花边样。随着病变的好转,骨

膜新生骨可变得致密,逐渐与骨皮质融合,表现为骨皮质增厚;痊愈后可逐渐被吸收。如病变进展,形成的骨膜新生骨可被破坏,于破坏区两侧的残留部分呈三角形,称为 Codman 三角(图 3-1-17)。

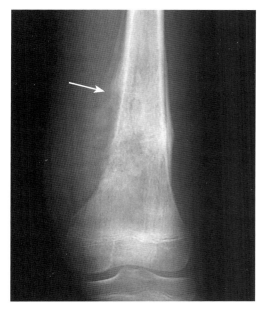

图 3-1-17　X 线片示股骨下段骨膜三角
骨皮质旁三角形骨膜新生骨(箭)

骨膜新生骨的形态、厚度和范围与病变的发生部位、性质和发展阶段有关。发生于长骨骨干的较明显,炎症者较广泛,而肿瘤者则较局限。

6. 骨质坏死　骨质坏死是骨组织丧失局部代谢能力,形成死骨,主要原因是血液供应的中断。组织学上是骨细胞死亡、消失和骨髓液化、萎缩。多见于慢性化脓性骨髓炎,也见于骨缺血性坏死和骨结核等。

X 线表现:早期骨小梁和钙质含量无任何变化,此时无异常表现。当血管丰富的肉芽组织长向死骨区时,则出现许多破骨细胞包围死骨,并将其溶解、吸收,骨小梁破坏、中断或消失,死骨被清除,形成囊变。死骨表现为骨质局限性密度增高,其原因为:①死骨骨小梁表面有新骨形成,骨小梁增粗,骨髓内亦有新骨形成即绝对密度增高;②死骨周围骨质被吸收,或在肉芽、脓液包绕衬托下,死骨显示为相对高密度。死骨的形态因疾病的发展阶段而不同,并随时间而渐被吸收囊变。

(二)关节

1. 关节积液　关节积液为关节内液体异常增多、集聚,多为外伤、炎症所致。X 线片上大量关节积液时可见关节间隙增宽。

2. 关节肿胀　关节肿胀为关节周围软组织肿大,常由关节囊及其周围软组织急慢性炎症和损伤所致。X 线表现为关节周围软组织肿胀,脂肪间隙模糊或消失。

3. 关节破坏　关节破坏是关节软骨及其下方的骨质为病理组织所侵犯、代替。常见于关节的急慢性感染、肿瘤及免疫代谢性疾病的关节损害。当累及关节软骨时,X 线仅表现为关节间隙狭窄;累及关节面骨质时,则出现相应的骨质破坏和缺损。关节间隙狭窄和骨质破坏重时可引起关节半脱位和变形。

4. 关节退行性变　关节退行性变的基本病理变化为关节软骨变性坏死,逐渐被纤维组织取代,可引起不同程度的关节间隙狭窄。随着病变进展可累及软骨下的骨质,导致骨质增生硬化,关节面凹凸不平,并于关节边缘形成骨赘。骨端变形增大,关节囊肥厚、韧带骨化。多见于老年人、慢性损伤、关节负担过重等。

关节退行性变的早期 X 线表现主要是骨性关节面模糊、中断和部分消失。中晚期表现是关节间隙狭窄,骨性关节面模糊增厚,关节面下骨质增生并可出现大小不等的囊变区,关节面边缘骨赘形成。

5. 关节强直　关节强直为骨组织或纤维组织连接相应关节骨端的病理过程,分骨性和纤维性强直。骨性强直是关节明显破坏后,关节骨端由骨组织所连接,常见于化脓性关节炎。X 线表现为关节间隙明显变窄或消失,两骨端有骨小梁通过。纤维性强直也是关节破坏的后果,常见于关节结核、类风湿关节炎。虽然关节活动消失,但 X 线片仍显示狭窄的关节间隙,且骨端无骨小梁通过。

6. 关节脱位　关节脱位是构成关节的两个骨端的正常相对位置的改变或距离增宽。关节组成骨完全丧失正常的对应关系为全脱位,部分丧失为半脱位,X 线表现为相对的关节面尚有部分对应在一起。

关节脱位从病因上可分为外伤性、先天性和病理性三种。外伤性脱位有明显的外伤史并常伴有关节骨折;先天性脱位常见于婴幼儿,且有一定的好发部位,如先天性髋关节脱位;继发于关节和邻近组织疾病的脱位为病理性关节脱位，如化脓性关节炎、结核和类风湿关节炎均可引起关节脱位。

### （三）软组织

1. 软组织肿胀　软组织肿胀主要由炎症和外伤出血引起。X线表现为局部软组织肿胀，密度增高，软组织内的正常层次模糊不清。开放损伤、产气细菌的感染于皮下或肌纤维间可见气体。

2. 软组织肿块　软组织肿块多因软组织肿瘤或恶性骨肿瘤所致，某些炎性病变也可形成软组织肿块。一般地，良性肿块境界清楚，形态较规则；恶性肿块境界多不清楚，形态不规则。含脂肪组织肿块因其特殊的密度或信号易于辨认，有助于诊断，其他不同软组织来源肿块的鉴别较难。

3. 软组织萎缩　软组织萎缩常见于肢体运动长期受限，表现为肢体变细、肌肉萎缩变薄。先天性骨疾病也可引起全身肌肉发育不良，从而导致肌肉软组织萎缩。

## 四、X线检查常见的骨科临床应用

### （一）骨关节创伤

骨关节创伤是临床常见疾病，包括骨折、关节脱位及软组织创伤等。X线诊断能很好地确定骨关节创伤的存在。

1. 骨折　骨折是骨和（或）软骨的完整性或连续性中断。创伤性骨折有明确外伤史，多为直接暴力如摔倒、撞击、砸压、火器伤等和间接暴力如外力传导、肌肉强烈收缩牵拉所致。产钳助产可致颅骨凹陷骨折，接生牵引不当可致新生儿锁骨、肋骨或股骨干骨折。某些疾病（如肿瘤）破坏骨骼可致局部骨质硬度和韧度下降引起病理性骨折。

临床表现为局部疼痛、肿胀、压痛以及肢体缩短、局部变形和功能障碍等，体检时活动伤肢可闻及或触及骨擦音。严重创伤常合并广泛的软组织撕裂伤、内脏损伤或外伤性休克。

X线表现：

（1）骨折线：由于骨皮质和骨小梁的断裂，X线片上表现为透亮的裂隙，骨折线的宽窄和清晰度与断裂程度有关。新鲜骨折线的边界一般都清晰而锐利，可呈直线状、锯齿状或不规则状。不全或细微骨折有时看不到明确的骨折线，而表现为骨皮质的皱褶、隆起、凹陷或裂痕，松质骨小梁的中断、

紊乱、扭曲或嵌插。嵌入及压缩骨折时不仅看不到透亮的骨折线，反而因骨质的镶嵌重叠而显示为不均匀的带状致密影，位于干骺端的骨折线须与骨骺板鉴别；骨干的骨折线须与营养血管沟鉴别；颅骨的骨折线须与颅缝及血管压迹鉴别。

（2）骨折的分类：对骨折准确地分类有助于选择合适的治疗方法。

1）依据骨折是否与外界相通：可分为①开放性骨折：骨折附近的皮肤或黏膜破裂，与外界相通。X线征象包括局部软组织缺损、断端突出软组织表面、皮下或关节内积气、皮下异物和骨折片缺损。耻骨骨折引起的膀胱或尿道破裂，尾骨骨折引起的直肠破裂，因与外界相通，此类骨折处受到污染，亦为开放性骨折。②闭合性骨折：骨折处皮肤或黏膜完整，不与外界相通，此类骨折没有污染。

2）依据骨折的程度分类：①完全性骨折：骨的完整性或连续性完全中断，横形、斜形、螺旋形及粉碎性骨折均属此类。②不完全性骨折：骨的完整性或连续性仅有部分中断，如颅骨、肩胛骨、长骨的裂缝骨折以及儿童的青枝骨折等。

3）依据骨折的形态分类：①横形、斜形及螺旋形骨折（图 3-1-18A）。②粉碎性骨折，骨碎裂成两块以上。③压缩骨折，松质骨因压缩而变形，如椎体和跟骨骨折。④星形骨折，多因暴力直接着力于骨面所致，如颅骨及髌骨骨折。⑤凹陷性骨折，颅骨因外力使之发生部分凹陷。⑥嵌入性骨折，发生在长管状骨干骺端骨皮质和骨松质交界处，骨折后骨皮质嵌插入骨松质内，多见于股骨颈和肱骨外科颈等处。⑦青枝骨折，多发生于儿童，由于未成熟骨骼柔韧性较好，外力仅致其骨质部分断裂，可表现为管状骨非贯穿的骨折线、骨皮质的隆起、凹陷或皱褶（图 3-1-18B）。儿童骨折的特殊类型，表现为骨骺与干骺端间的距离增大或错位。

4）依据解剖部位分类：如脊柱的椎体骨折、附件骨折、长骨的骨干骨折、干骺端骨折、关节内骨折等。

5）依据骨折前骨组织是否正常分类：①创伤性骨折：骨结构正常，因暴力引起的骨折；②病理性骨折：其特点是在发生骨折以前，骨本身即已存在某些疾病。

6）依据骨折稳定程度分类：①稳定性骨折：复

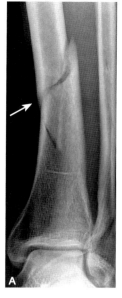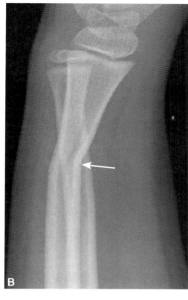

**图 3-1-18　骨折的形态**
A. X线片，左腓骨下段螺旋形骨折；B. 左桡骨
远段青枝骨折侧位

位后经适当的外固定不易发生再移位者，如青枝骨折、嵌插骨折、长骨横形骨折等；②不稳定性骨折：复位后易于发生再移位者，如斜形骨折、螺旋形骨折、粉碎性骨折等，股骨干即使是横形骨折，因其肌肉强大的牵拉力不能保持良好对位，也属不稳定骨折。

7）依据骨折后的时间分类：①新发骨折：新近发生的骨折和尚未充分纤维连接，还可能进行复位者，通常指 2~3 周以内的骨折，但儿童因新陈代谢较旺盛，一般超过 10 天即较难整复；②陈旧性骨折：已有充分纤维性或骨性骨痂形成的骨折，一般在 2~3 周以上。

（3）骨折的愈合：是一个连续的过程，与许多因素如年龄、骨折部位和类型、营养状况、治疗方法等有关。先形成肉芽组织，然后由成骨细胞在肉芽组织上产生新骨即骨痂，依靠骨痂重新使骨折断端连接并固定。一般分为炎症期、修复期和塑形期。

炎症期：骨折后断端及周围软组织出血并形成血肿，损伤和坏死组织造成急性炎性反应。X线表现主要为局部软组织肿胀和血肿，骨折线略模糊，但骨折端因死骨吸收而显示骨折线稍增宽。

修复期：血肿开始机化进入修复期，大约发生在骨折 1 周后，包括骨痂形成期和骨痂连接期。骨

痂有两种，即外骨痂和内骨痂，外骨痂位于骨皮质外、骨折周围及断端之间，X线显示骨膜新生骨（膜内化骨，密度较淡且均匀）和骨折端旁及软组织内的斑片状密度不均匀分散出现的骨化影（图 3-1-19A）。

内骨痂生长在骨皮质内面、松质骨及骨髓腔，主要是膜内化骨，X线表现为断端模糊后逐渐硬化高密度阴影。随时间的推移，骨痂逐渐增多直至骨性愈合，X线表现为两断端的骨痂连接在一起，此时看不出骨小梁结构，但边缘光滑，密度较高且不均匀，骨折线可存在较长时间。

塑形期：骨性愈合后，多余的骨痂通过破骨细胞吸收，骨小梁沿着应力线增生。X线表现为骨膜反应及骨痂逐渐吸收缩小，密度变均匀，逐渐出现骨小梁结构，皮质形成，骨髓腔再通（图 3-1-19B）。

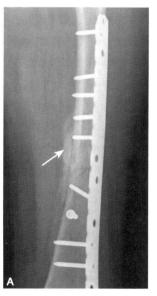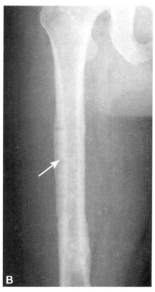

**图 3-1-19　骨折愈合的修复期与塑形期**
A. X线片股骨中下段骨折愈合，股骨中段骨折修复期，骨痂生长（箭），可见金属内固定影，骨折塑形期；B. 金属内固定拆除后，骨折处骨皮质增厚（箭），骨髓腔再通

（4）骨折并发症：常见的并发症如下，在治疗及复查过程中加以注意。

骨质疏松：骨折后活动减少是骨质疏松的主要原因，临床中较常见。X线表现为骨质密度降低、骨小梁减少及皮质变薄，严重时，皮质下可见斑片状透亮区。

骨折延迟愈合或不愈合：复位不良、固定不佳、局部血供不足、全身营养代谢障碍等都可以引起延

迟愈合或不愈合。延迟愈合 X 线表现为骨痂出现延迟、稀少或不出现,骨折线消失迟缓或长期存在;不愈合的 X 线表现为断端由密质骨封闭,致密光整。

骨缺血性坏死:骨折时由于骨营养血管断裂,致断骨的血液供应障碍而发生缺血性坏死,如股骨颈骨折后股骨头坏死。X 线表现坏死骨的密度相对增高,周围的骨质表现为骨质疏松。

骨折畸形愈合:骨断端复位不佳可造成畸形愈合,可有成角、旋转、缩短或延长等改变,重者可造成功能障碍。

骨关节感染:开放骨折常合并感染致骨髓炎或化脓性关节炎。X 线早期仅表现为骨质疏松或轻微的骨膜反应;晚期可表现为骨质破坏、增生、骨膜反应活跃、死骨形成等。

2. 关节脱位　关节脱位指关节组成骨之间失去正常解剖对应关系。依据病因可分为创伤性、病理性和先天性脱位;依据程度分为半脱位和完全脱位;依据时间分为新发、陈旧和习惯性脱位;依据是否合并骨折分单纯性和复合性(合并骨折)。

创伤性关节脱位大多数发生于活动范围大、关节囊和周围韧带不甚坚韧、结构不甚稳固的关节,因暴力造成关节囊、韧带及附近的肌腱广泛撕裂。有明显的外伤史,受伤关节疼痛、肿胀及固定于受伤姿势的畸形位置,关节功能障碍。病理性关节脱位是在原有关节病变的基础上,骨关节或关节囊韧带等严重破坏,关节内大量积液等引起关节脱位。由于原发病的存在,脱位的关节难以复位,可引起关节强直或退行性骨关节炎。先天性关节脱位的特点是自幼发病,关节发育及功能障碍。先天性髋关节脱位最常见。

陈旧性关节脱位一般指关节脱位后 20 天未复位的脱位,主要原因是关节内和损伤的关节囊与韧带周围有大量肉芽组织增生,关节周围肌肉和韧带短缩,造成关节不能正常复位。习惯性关节脱位常见于肩关节和颞颌关节,主要原因是关节缘的缺损、关节囊松弛或缺损。

影像表现:若是完全脱位,X 线表现为关节组成骨失去正常的解剖对位关系,完全分离;若是半脱位,X 线表现为关节面部分分离,关节间隙增大、变窄或消失。关节脱位常合并骨折,如肩关节脱位合并

并肱骨大结节的骨折,髋关节脱位合并髋臼后缘的骨折等。

(二)骨关节感染

1. 化脓性骨髓炎　化脓性骨髓炎好发于四肢长管状骨,常见致病菌为金黄色葡萄球菌或溶血性链球菌,主要感染途径有 3 个:①血行感染;②邻近软组织感染直接蔓延;③开放性损伤或术后继发感染。

(1)急性化脓性骨髓炎:致病菌随血流停留于干骺端形成局限性骨髓炎,可通过 3 种途径蔓延:①炎症直接侵犯骨皮质,经骨营养血管孔向骨表面扩散;②炎症沿骨髓腔向骨干蔓延;③炎症向骺端发展。

急性化脓性骨髓炎可见于任何年龄,多数发生在 10 岁以下儿童,男多于女。起病急,血行感染者先有身体他处化脓灶,起病时高热、寒战和局部红、肿、热、痛、功能改变等,逐日加重,实验室检查白细胞总数和中性粒细胞升高。

不同的感染途径影像表现可略有不同,血行感染的化脓性骨髓炎 X 线表现如下:①软组织肿胀:为早期 X 线表现,发病后约 12～24 小时开始出现,并逐渐加重,约 7 天左右可出现骨膜下脓肿,此时 X 线片上无明显骨质破坏或仅见局部松质骨骨小梁稀疏。②骨质破坏:发病后约 10 天左右干骺端松质骨内开始出现细小斑片状骨破坏,随病变进展破坏区扩大,骨皮质也出现破坏,呈虫蚀状改变。③骨膜新生骨:出现较晚,起初表现为沿骨表面平行的断续细线状淡条影,以后密度逐渐增高、增厚,范围也渐趋广泛,呈花边样。

(2)慢性化脓性骨髓炎:多由急性化脓性骨髓炎治疗不及时或不彻底转变而来,通常病史较长,局部可形成窦道流脓流水,全身症状不明显,但抵抗力下降时可急性发作。

X 线表现:主要为广泛的骨质增生硬化,死骨与无效腔形成。骨膜新生骨与骨皮质融合使干骺端和骨干不规则膨大变形,骨皮质增厚(图 3-1-20)。骨内广泛增生使髓腔狭窄或闭锁,大部分骨质破坏区消失,残存少数骨质破坏区称无效腔。残存死骨位于四周增生硬化的无效腔内,此死骨与周围硬化的无效腔称为骨柩。窦道表现为通向软组织表面的条状透亮影。

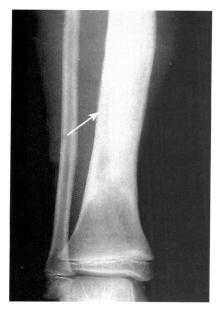

图 3-1-20　X 线片胫骨慢性骨髓炎
正位示胫骨中下段骨质密度增高,皮质增厚,
髓腔消失,骨骼轻度变形

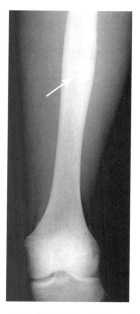

图 3-1-21　X 线片右股骨正侧位硬化性骨髓炎
中段骨质密度明显增高,骨髓腔消失,
骨骼呈梭形膨胀(箭)

（3）特殊类型的化脓性骨髓炎:

1）硬化型骨髓炎:硬化型骨髓炎又称 Garre 骨髓炎,属于低毒性骨感染。病理改变以骨质增生硬化为主,一般很少有骨破坏或死骨。常见于青年和成人,发病比较缓慢,缺乏急性阶段,主要表现是局部酸痛,多无全身症状。

X 线表现:X 线显示局部骨干呈梭形膨大,广泛骨质增生硬化,骨皮质增厚,髓腔明显狭窄或闭锁,很少形成死骨和无效腔,亦无骨膜新生骨与窦道形成(图 3-1-21)。

2）慢性局限性骨脓肿:慢性局限性骨脓肿(Brodie 骨脓肿)是慢性骨髓炎的一种。病灶局限,相对静止,骨破坏腔被肉芽组织填充,外包有纤维囊壁,脓肿周围骨增生硬化明显。常见于青少年,男孩多见,多发生于长管状骨的两端。临床表现可不明显,部分有局部软组织轻度肿胀、疼痛和压痛,白细胞总数升高。

X 线表现:X 线片示长骨的干骺端或骨端松质骨中央圆形或椭圆形骨破坏区,边界较清,周围绕以境界不清的硬化带,破坏区内偶有小死骨。当病变累及骨皮质时,可出现骨膜新生骨,患骨区可出现轻度骨膨大变形(图 3-1-22)。局部软组织稍肿,一般不形成瘘管。

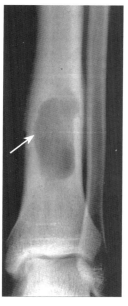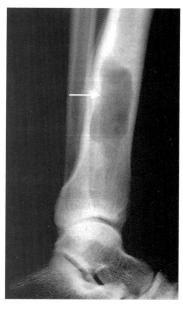

图 3-1-22　X 线片胫骨下段正侧位
慢性局限性骨脓肿,局限性透亮影(箭),边缘硬化

（4）脊椎化脓性骨髓炎:脊椎化脓性骨髓炎多为血源性感染,常见于成年人,男性多于女性,以胸腰段椎体多见。病理改变与一般化脓性骨髓炎类似,早期为椎体前部软骨下骨质破坏,突破终板累及椎间盘,并向邻近椎体及椎旁软组织侵犯,可形成脓肿、隧道、病理性骨折或脱位,后期病变周围出现骨质增生硬化。临床急性起病,全身症状重并出

现背部剧痛而卧床,脊髓和神经根受累可出现疼痛症状。查体背部肌肉痉挛、叩痛。化验检查白细胞增高、血培养阳性。慢性,发病缓慢,全身症状不明显,可有局部酸痛。

X线表现:病变早期可无阳性发现。发病15天左右开始出现骨质破坏,边缘模糊,病变可累及椎体中央或边缘,附件受累少见。如病变累及椎间盘,出现椎间隙狭窄或消失,椎体破坏严重者可发生压缩性改变,较少发生椎旁脓肿或死骨。病变发展迅速,周围很快出现骨质增生。慢性期,椎骨破坏区周围出现明显增生硬化,境界模糊,椎间隙变窄或消失,椎体间出现粗大骨桥将相邻椎骨融合。广泛骨质增生硬化和粗大骨桥是本病特征表现。

2. 化脓性关节炎　化脓性关节炎是化脓性细菌感染所引起的关节急性炎症。致病菌主要为葡萄球菌、链球菌等,以金黄色葡萄球菌常见,主要感染途径有①血行感染;②邻近软组织或骨骼感染直接蔓延;③外伤或术后直接感染。

细菌侵入关节后,首先引起急性滑膜炎,使得关节液增多,内含大量中性白细胞,白细胞死亡后释放出大量蛋白溶解酶,对关节结构进行普遍性溶解破坏。关节囊破坏后脓液侵入关节周围软组织,可引起周围组织炎性浸润、脓肿及瘘管。关节软骨和骨端普遍破坏,使关节间隙变窄,两侧骨端接触,最终形成关节骨性强直。

临床上多累及髋、膝等大关节。常单侧发病,起病急骤,高热寒战,全身中毒症状重,白细胞增高,关节局部红、肿、热、痛和功能障碍等。病情发展迅速,如治疗不及时则短期内形成关节强直。

X线表现:早期,关节周围软组织肿胀明显,关节腔积液致关节间隙增宽,骨端局部骨质疏松。由于关节内大量积液、关节囊松弛及肌肉痉挛,可出现病理性关节脱位。随病变进一步发展,关节软骨破坏,关节间隙变窄,继而骨端骨质出现弥漫破坏,先是关节面模糊和毛糙,继之则出现不规则骨缺损,局部可形成块状死骨,骨端破坏以承重区为重(图3-1-23)。恢复期,骨端破坏区边缘呈不规则硬化,严重者可出现骨性关节强直。如早期及时治疗,软骨破坏轻微,关节功能可部分保留,晚期可继发退行性骨关节病。

3. 骨与关节结核　骨与关节结核多继发于肺

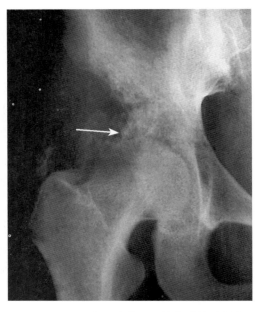

图3-1-23　X线髋关节正位片化脓性关节炎
关节间隙狭窄,股骨头及髋臼骨质破坏(箭)

结核,好发于儿童和青年。以脊椎结核发生率最高,其次为关节结核。结核分枝杆菌经血行到骨,易停留在血管丰富的椎体、短管状骨、骨骺及干骺端松质骨内和负重大、活动较多的髋、膝关节等关节而发病。

(1) 脊柱结核:脊柱结核是最常见的骨关节结核,发病部位以腰椎最多,其次为胸椎,少数病例可间隔多段发病。

按照最先发生骨质破坏的部位,分为椎体结核和附件结核,椎体结核又分为中心型、边缘型和韧带下型。约90%的脊柱结核发生在椎体,单纯附件结核少见。临床上,大多数患者发病隐匿,病程缓慢,症状较轻。全身症状可有低热、食欲差和乏力。局部脊柱活动受限,颈、背、腰痛痛或脊椎后凸畸形,以及出现附近冷脓肿和脊髓受累症状。

X线表现:

1) 骨质破坏:①中央型多见于胸椎,椎体内骨质破坏,椎体可塌陷变扁或呈楔形(图3-1-24A);②边缘型为椎体的上下缘局部骨质首先破坏,再向椎体和椎间盘侵蚀蔓延,使椎间隙变窄(图3-1-24B);③韧带下型主要见于胸椎,病变在前纵韧带下扩展,椎体前缘骨质破坏;④附件型较为少见,以脊椎附件骨质破坏为主,累及关节突关节时常跨越关节。

2) 椎间隙变窄或消失:由于结核病变易引起

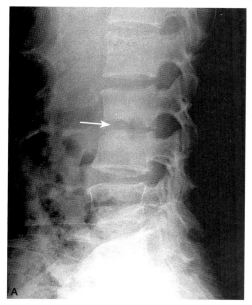
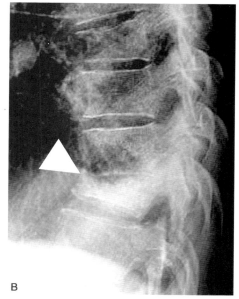

图 3-1-24

A. X 线片腰椎侧位腰 2、3 椎间隙变窄（箭），椎体相对缘缘骨质破坏；胸椎侧位；
B. 胸 10 椎体变扁（箭头），胸 9-10 椎间隙狭窄

软骨板破坏而侵入椎间盘，使椎间盘破坏，相邻椎体互相融合，为诊断脊柱结核的重要依据。

3）脊柱后凸畸形：多见于胸椎结核，因病变累及多个椎体及椎体压缩变形所致。

4）冷脓肿形成：脊柱结核易侵入周围软组织形成干酪性脓肿称为冷脓肿。颈椎椎前脓肿为椎前软组织影增宽，胸椎椎旁脓肿为椎旁梭形软组织肿胀，腰椎形成腰大肌脓肿为腰大肌轮廓不清或呈弧形突出。长期的冷性脓肿可有不规则形钙化。

5）死骨：较少见。在中央型结核时，有时可以看到砂粒状死骨。

（2）管状骨结核：管状骨结核包括长骨结核和短骨结核。长骨结核以骨骺、干骺端结核最为多见。短骨结核好发于近节指（趾）骨。

病理改变为骨质不规则破坏，活动期破坏区周围无增生硬化，干骺端结核可突破骺板侵犯骨骺，邻近关节病灶常侵入关节形成关节结核。结核灶内出现死骨为砂粒状，周围出现的骨膜反应多较轻微。结核灶可形成窦道在软组织内形成冷脓肿。愈合期病灶缩小，周围修复可见骨质增生硬化。临床上骨骺、干骺端结核起病缓慢，多见于股骨上端、尺骨近端及桡骨远端，其次为胫骨上端、肱骨远端及股骨下端，多为单发，发病初期，邻近关节活动受

限，酸痛不适，负重、活动后加重，局部肿胀，功能障碍。实验室检查常有红细胞沉降率增快。短管骨骨干结核也称结核性指（趾）骨炎或骨气鼓，多见于 5 岁以下儿童。病变常为双侧多发，好发于近节指（趾）骨。可有肿胀等轻微症状，本病大多可自愈，偶有破溃形成窦道。

X 线表现：

1）骨骺、干骺端结核：分为中心型和边缘型，中心型多见。①中心型早期表现为骨骺、干骺端局限性骨质疏松，随后出现一局限性、类圆形及不规则的骨质破坏区；可跨越骨骺线，其中可见不规则砂粒状死骨，病灶周围无明显骨质增生，骨膜反应轻微（图 3-1-25）；②边缘型病灶多见于骺板愈合后的骺端，特别是长管状骨的骨突处，早期表现为局部骨皮质破坏，病灶进展，可形成不规则的骨质缺损，可伴有薄层硬化边缘，周围软组织肿胀。

2）短管状骨结核：常累及多指和多骨，早期软组织肿胀，局部骨质疏松，骨干出现圆形或卵圆形囊状骨质破坏，病灶多位于骨中央，长轴与骨干平行，内见粗大而不整的骨嵴，边缘清楚，可有轻度骨硬化，并可见层状骨膜新生骨。骨皮质变薄，骨干膨胀，称"骨气鼓"。

（3）关节结核：关节结核以髋和膝关节常见，

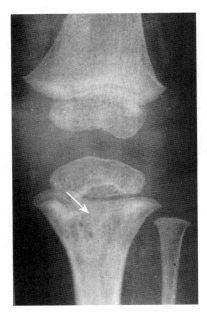

图 3-1-25　骨骺、干骺端结核 X 线片
膝关节正位示骨骺、干骺端见不规则、
半圆形骨破坏（箭头）

发展,出现关节面的虫蚀样骨质破坏,关节间隙变窄,多为不对称狭窄（图 3-1-26）,可伴有关节脱位或半脱位。

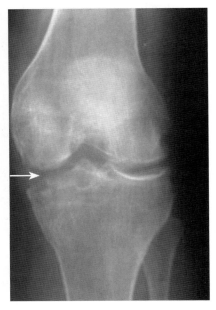

图 3-1-26　左膝关节结核 X 线片
正位示关节间隙变窄,关节边缘不规则
骨质破坏,骨端骨质疏松（箭）

按发病部位分为骨型和滑膜型。

骨型关节结核先为骨骺、干骺端结核,然后蔓延至关节,侵犯滑膜,渗出液较多时关节间隙增宽;继之出现关节边缘局限性骨侵蚀,之后破坏全关节。关节间隙变窄,可合并关节脱位。滑膜型关节结核为结核分枝杆菌首先侵犯滑膜,表现为滑膜明显肿胀充血,表面有纤维素性渗出物或干酪样坏死物覆盖。晚期纤维组织增生致滑膜增厚,关节渗出液中常缺少蛋白溶解酶,较晚才破坏关节软骨及骨端。

临床上,多数患者发病缓慢,症状较轻。活动期可有自汗、低热、乏力、食欲减退、消瘦,关节局部疼痛、肿胀,活动受限。

X 线表现:

1）骨型关节结核:在骨骺、干骺结核的基础上,出现关节周围软组织肿胀,关节骨质破坏,首先发生在非承重关节边缘部分,关节间隙不对称性狭窄,骨端骨质疏松,关节周围形成冷脓肿,局部肿胀,层次模糊,可穿破皮肤形成窦道。

2）滑膜型关节结核:早期表现为关节囊和周围软组织肿胀,密度增高,关节间隙正常或增宽,邻近骨质疏松,诊断比较困难。病程发展缓慢,上述改变可持续数月至 1 年以上。关节的各骨随着病变

关节结核晚期,随着病变修复,关节面及骨破坏边缘出现增生硬化;重者病变愈合后产生关节强直,多为骨性强直。

**（三）骨缺血性坏死**

骨缺血性坏死的分类和命名仍然比较混乱,有骨软骨缺血性坏死、骨软骨病、骨软骨炎或无菌性坏死等。目前,多数学者将骨坏死作为这一组疾病的总称,分为缺血性骨坏死和骨梗死。前者多指发生软骨下或骨骺的病变,后者多指发生在干骺端和骨干的病变。骨坏死的病因为各种因素导致骨的较大血管闭塞引起的骨缺血坏死;与慢性反复创伤或应力改变有关;还有一些病因仍不明了。

1. 股骨头缺血性坏死　股骨头缺血性坏死发病相关因素包括过量应用皮质激素、外伤、放射治疗后、酒精中毒等。好发于 30 ~ 60 岁男性,单侧发病多于双侧,50% ~ 80% 的患者最终双侧受累。

股骨头易发生坏死,与其解剖及血液供应相关。圆韧带动脉仅供应股骨头紧邻凹陷部分,股骨头其余部分和股骨颈部由旋股内动脉和旋股外动脉供血。当股骨头血供发生障碍时,引起骨细胞变

性、坏死,关节周围软组织充血、水肿、渗出,淋巴细胞和浆细胞浸润的病理改变。随后出现修复反应,坏死的骨组织被肉芽组织清除代替,周围出现成骨活动。多数进而发生股骨头塌陷变形,关节间隙改变,髋关节半脱位、畸形,髋关节退行性骨关节病。

临床上,疼痛通常为首发症状,多位于髋部或腹股沟,活动受限、跛行,局部压痛,4字试验阳性。晚期,髋关节活动受限并加重,同时还伴有肢体短缩、屈曲、内收畸形、肌肉萎缩等。

X线表现:早期:股骨头骨质、髋关节间隙可无异常,股骨头无变形,坏死区骨质密度可相对增高。中期:股骨头内增生硬化和大小不等的囊变区或骨质吸收带;股骨头斑片状骨硬化,股骨头皮质下骨折,出现新月状的透光影,呈"新月征"。晚期:股骨头变形,股骨头内增生硬化及囊变区混合存在,大块骨碎裂、塌陷及股骨头不完整;股骨头呈蘑菇状变形,关节间隙变窄,关节退行性变(图3-1-27)。

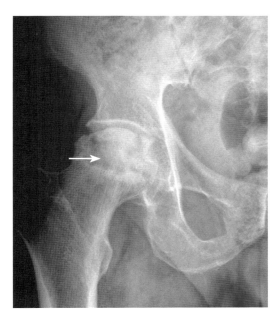

**图 3-1-27　股骨头缺血性坏死**
X线片显示右侧股骨头塌陷、变扁,大块致密骨碎裂影(箭);周围透亮带、外周围透亮带、外围硬化边、髋关节间隙变窄

2. 其他骨缺血性坏死　骨缺血性坏死还可见于胫骨结节、腕舟骨、腕月骨、跖骨头、跗舟骨、椎体骺板等。此类缺血性坏死发病机制尚不明确,部分与外伤有关,外伤造成相应骨质血供中断,进而出现缺血性坏死。临床表现为局部疼痛、肿胀和活动受限。

影像学表现:缺血性坏死骨骼变形、碎裂,其中可见斑片状骨质密度增高影,周围见大小不等囊性变及骨质疏松带,相邻关节面不光整,关节间隙增宽等表现。

### (四)退行性骨关节病

退行性骨关节病又称为骨性关节炎,人体的生理性老化、关节外伤、先天畸形、感染、地方病等因素影响关节软骨的新陈代谢,最终使其变性、坏死引发退行性骨关节病。多见于40岁以上,男性多于女性,分为原发性和继发性两种。原发性者多见,主要累及髋、膝、脊柱等关节,其次为肩关节及指间关节;继发性者可出现原患病的任何关节,原发病控制后或愈合后遗留程度不同症状和体征。

1. 四肢关节退行性骨关节病　原发性退行性骨关节病为各种原因致关节软骨营养障碍,使软骨变性坏死、关节面骨质吸收及坏死,关节面下和骨内形成假囊肿,周围骨质发生增生硬化。坏死的软骨碎片脱落骨化后形成关节内游离体。关节边缘骨赘和关节面增厚、硬化,使骨端变形。继发性退行性骨关节病是原发病损伤关节软骨后,关节自身修复产生上述病理变化,既有原发病的病理改变又有关节修复的表现。临床上多见于中老年人。起病缓慢,关节活动时有僵硬感,逐渐为关节钝痛、刺痛,活动受限。

X线表现:

(1)关节间隙不匀称狭窄:早期软骨变性可无明显X线表现,软骨变薄后出现关节间隙变窄,严重的不匀称间隙狭窄可导致关节半脱位。

(2)关节面骨硬化和变形:关节两端的骨性关节面都有不同程度的骨质增生,以承重部位为明显。

(3)唇样骨刺:骨质增生在韧带肌腱附着处为明显,关节边缘呈刺状突起。

(4)关节面下假囊肿:假囊肿表现为关节面下圆形或卵圆形的透亮区,外围骨质硬化,以髋关节多见。

(5)关节内游离体:游离体呈圆形或椭圆形,边缘光滑锐利,大小不等,直径0.1~1.5cm,以膝关节多见。(图3-1-28)

2. 脊柱退行性改变　脊柱退行性改变十分常见,包括椎体、椎弓、椎间盘、韧带等的退行性疾病,

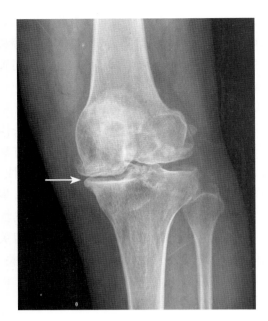

图 3-1-28　X 线片退行性骨关节病
左膝内侧关节间隙变窄,关节面及关节
边缘骨质增生(箭)

各结构的病变相互影响、互为因果。

病理改变与四肢关节退行性骨关节病类似,主要是关节软骨变性,软骨钙化和骨化,骨质增生硬化,椎体边缘形成骨赘,椎间盘、椎小关节和韧带的退变,可引起椎管、椎间孔及侧隐窝的继发狭窄。本病一般无明显的临床症状,或有颈部、腰背部僵硬或疼痛,运动受限,当并发椎间盘突出,脊椎滑脱及椎管狭窄时,压迫脊髓、神经根引起相应的下肢麻木等临床症状。

X 线表现:

(1) 脊柱生理弯曲变直、侧凸。

(2) 唇样骨赘和骨桥:骨质增生在椎体边缘处最明显,呈唇状、刺状突起,也可相连形成骨桥。椎体后缘骨赘可凸入椎间孔或椎管内,压迫脊髓和神经根。

(3) 椎间关节间隙变窄,关节面增生硬化。

(4) 关节突增生变尖,颈椎钩突增生变尖。

(5) 脊椎不稳,向前滑脱移位、异常旋转等。

(6) 椎管狭窄,由于后纵韧带、黄韧带和小关节囊的增生肥厚、骨化,可出现椎管狭窄,并压迫脊髓。

(五) 骨肿瘤

发生在骨内或起源于骨各种组织成分的肿瘤,分为原发性和继发性。骨肿瘤可有多种起源,其临床、病理及影像表现均复杂多变,X 线检查对诊断具有重要意义,但常需与临床、病理等结合才能做出正确诊断。

根据组织来源,2002 年世界卫生组织(WHO)对骨肿瘤进行分类(表 3-1-1)。

表 3-1-1　世界卫生组织骨肿瘤分类(2002 年)

| 分类 | 良性 | 恶性 |
| --- | --- | --- |
| 软骨肿瘤 | 骨软骨瘤、软骨瘤、软骨母细胞瘤、软骨黏液样纤维瘤 | 软骨肉瘤 |
| 成骨肿瘤 | 骨样骨瘤、成骨细胞瘤(骨母细胞瘤) | 骨肉瘤 |
| 纤维源性肿瘤 | 结缔组织增生纤维瘤 | 纤维肉瘤 |
| 纤维组织细胞肿瘤 | 良性纤维组织细胞瘤 | 恶性纤维组织细胞瘤 |
| Ewing 肉瘤/原始神经外胚层肿瘤 | | Ewing 肉瘤 |
| 造血系统肿瘤 | | 浆细胞性骨髓瘤、恶性淋巴瘤 |
| 巨细胞肿瘤 | 骨巨细胞瘤 | 恶性骨巨细胞瘤 |
| 脊索肿瘤 | | 脊索瘤 |
| 脉管组织肿瘤 | 血管瘤 | 血管肉瘤 |
| 平滑肌肿瘤 | 平滑肌瘤 | 平滑肌肉瘤 |
| 脂肪组织肿瘤 | 脂肪瘤 | 脂肪肉瘤 |
| 神经组织肿瘤 | 神经鞘瘤 | |
| 其他肿瘤 | | 造釉细胞瘤、转移性肿瘤 |

骨肿瘤男性较女性稍多,良性多见,良性以骨软骨瘤、软骨瘤发病率较高,恶性以骨肉瘤、软骨肉瘤和纤维肉瘤好发。发病年龄对骨肿瘤的诊断有一定意义,如骨肉瘤多发生于儿童和青少年,而骨巨细胞瘤主要发生于成人。肿瘤发生的解剖部位对诊断也有重要意义,干骺端生长发育最为活跃,是骨肿瘤多发的部位。

临床表现为:①疼痛与压痛,疼痛是生长迅速的肿瘤最显著的症状。良性肿瘤多无疼痛,但骨样骨瘤可因反应骨的生长而产生剧痛。恶性肿瘤几乎均有局部疼痛,开始为间歇性、轻度疼痛,以后发展为持续性剧痛,并可有压痛。良性肿瘤恶变或合并病理骨折,疼痛可突然加重。②局部肿块和肿胀,良性肿瘤常表现为质硬而无压痛,肿胀迅速多见于恶性肿瘤,局部血管怒张反映肿瘤的血管丰富,多属恶性。③功能障碍和压迫症状,脊髓肿瘤不论是良、恶性,都可能引起截瘫;邻近关节的肿瘤,由于疼痛和肿胀而使关节功能减退。④局部皮肤改变,若肿瘤有丰富的血管,局部皮肤可发热,浅静脉怒张。

X线表现:根据肿瘤部位、数目、形态、大小、密度、邻近骨组织及软组织等改变,多数能判断肿瘤的良恶性(图3-1-29~33)(表3-1-2)。影像诊断基本要求:①是否为肿瘤;②良性还是恶性;③原发还是继发;④肿瘤侵犯范围;⑤推断肿瘤组织学类型。

表 3-1-2　良恶性肿瘤鉴别诊断

| | 良　　　性 | 恶　　　性 |
|---|---|---|
| 生长情况 | 生长缓慢,不侵及邻近组织,但可引起压迫移位 | 生长迅速,易侵及邻近组织、器官 |
| 局部骨变化 | 呈膨胀性骨质破坏,与正常骨界限清晰,边缘锐利,骨皮质变薄、膨胀,保持其连续性 | 呈浸润性骨破坏,病变区与正常骨界限模糊,边缘不整,累及骨皮质,造成不规则破坏与缺损,可有肿瘤骨 |
| 骨膜新生骨 | 一般无骨膜新生骨,病理骨折后可有少量骨膜反应,骨膜新生骨不被破坏 | 多出现不同形式的骨膜新生骨,并可被肿瘤侵犯破坏 |
| 周围软组织变化 | 多无肿胀或肿块影,如有肿块,其边缘清楚。 | 侵入软组织形成肿块,与周围组织分界不清 |
| 转移 | 无转移 | 有转移 |

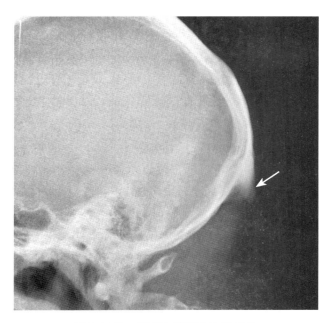

图 3-1-29　骨瘤头颅切线位 X 线片
枕骨骨瘤(箭)表现为骨性突起,病灶与颅骨外板延续,无骨膜反应和软组织肿块

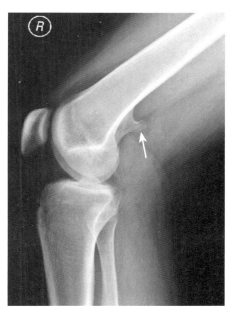

图 3-1-30　骨软骨瘤
右膝关节侧位 X 线片,右股骨下端后方骨软骨瘤(箭),为与骨相连的低透光病灶,病灶边缘锐利,边界清楚,无骨膜反应和软组织肿块

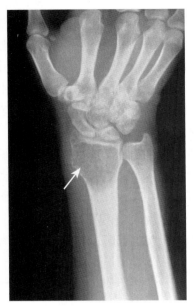

图 3-1-31 骨巨细胞瘤

右腕关节 X 线正位片,右桡骨下端膨胀性透光
病灶(箭),为骨巨细胞瘤,病灶内骨破坏,未见
钙化,也未见骨膜反应和软组织肿块

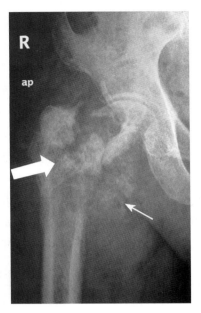

图 3-1-32 骨肉瘤

右髋关节 X 线正位片,右股骨上段骨肉
瘤表现为广泛骨破坏(粗箭)和软组织肿
块(箭)形成

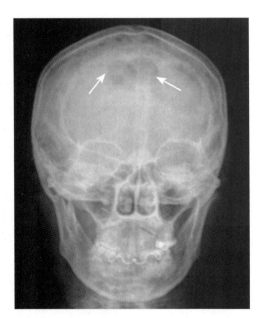

图 3-1-33 多发骨髓瘤

颅骨 X 线正位片,颅骨多发骨髓瘤表现为
多发穿凿样骨透光影(箭),边界清晰

## 五、骨科 X 线检查原则

对于骨骼系统来说,X 线摄影条件选择必须保
证影像的锐利度,能辨认骨纹理细微结构的变化。
骨科 X 线检查原则应包括:

1. 选用小焦点,以求得最小的几何模糊。尽可
能使摄影部位紧贴着胶片。

2. 同一部位不同厚度,采用固定管电流量
(mAs)和摄影距离 100cm,而调整管电压的
方法。

3. 厚度超过 10cm,应使用滤线器,特别是头
颅、脊椎、髋关节,必须选用栅比 6 或 8 的滤线器。

4. 骨结核、老年骨质疏松,摄影条件应减少
20% ~ 25%;慢性骨髓炎、梅毒、大理石骨等增生病
变,应增加管电压;湿石膏固定照片应增加管电压
5 ~ 8kV。

5. 骨萎缩较正常摄影条件要减少。单纯骨折
后短期复查可做小幅度调整。6 个月以上治愈后照
射量减少 50%;多发骨折、重度骨折、手骨骨折后,3
个月以上者应减少 20% ~ 30% 的照射量。脊髓损
伤,下肢截瘫者的下肢骨关节摄片,应视脊髓损伤
水平的高低与负伤时间长短而减少。

6. 骨骼系统中,脊柱的摄影条件选择难度较
大。一方面,要考虑不同管电压下应选择的管电流
量;另一方面,还要考虑滤线器的使用,采用小焦点
是必要的。

(姚振威 许茂盛)

## 第二节　骨与关节各种造影检查

各种X线检查和造影在骨关节疾病的诊断中占据重要地位，它的正确应用不但可确定病变的性质，而且可了解病变的侵犯范围，给手术治疗提供可靠的信息，通过随访可观察疾病的演变，或可了解手术治疗的效果。近来介入性放射学（interventional radiology）的应用，也给某些骨关节疾病提供诊断和治疗手段。如果这些检查和造影处理不当或失误，则会给患者带来严重后果。

### 一、X线透视和摄片检查可能出现的失误及处理

X线透视是利用X线透射人体骨关节后产生荧光影像，近来普遍使用影像增强器电视透视，影像的分辨率大为提高，并可减少X线对人体照射的剂量。骨关节外伤性骨折和脱位的复位，常要使用X线荧光透视或电视透视，骨科医生特别要注意保护患者和自己，绝不应该在透视下操作复位，或尽量减少不必要的X线照射。不适当的长时间X线照射，轻则对人体产生暂时性放射损伤，重则可产生放射病。例如某医院一位骨科医生，由于长期不注意X线防护，在骨折复位时经常不适当地把自己双手暴露在X线下，导致以后双手出现萎缩和放射性坏死，被迫脱离年工作。此等事例不一而足，国内外均有报告，应引起特别重视。

正确使用X线透视复位外伤骨折和脱位，应从下列几方面着手：

1. 尽量减少X线照射剂量，使用增强器电视透视，不但可提高影像分辨率，还可减少X线剂量。医生在骨折复位时可使用间歇照射方法，需要观察时开启X线透视，手法复位时应及时关闭，特别是严禁在X线下操作。间歇透视可明显减少X线剂量。

2. 做好X线透视的防护工作，X线防护可分为对患者和对医生两个方面，对患者的防护常不被医生所重视，因为不少医生存在偏见，认为患者偶尔照一次X线无关紧要，忽略了X线对患者的危害。在骨折复位时，应使用铅橡皮遮盖患者非骨折复位部位。对医生自己防护，应强调尽量使用铅橡皮围

裙和手套保护，必要时亦可隔室透视复位。X线摄片亦可能出现失误和处理不当，在X线摄片前，骨科医生应该详细检查患者情况。对外伤性骨折脱位的患者，应密切注意其血压、心脏和意识情况，有休克的患者应先纠正休克，以免在放射科摄片中发生休克，不能得到及时抢救。例如1例车祸患者，送来放射科摄片，摄片有骨盆骨折，当时没有及时发现内出血而发生休克，虽经全力抢救，仍未能换回其生命。又如一位学生发现外伤性骨盆骨折后，立即测量血压，发现有休克，及时抢救了患者的生命。因此对一些危重患者，骨科医生能随同患者来放射科，观察患者的病情变化，是很必要的。外伤骨折脱位患者，在摄片过程中，放射科医生和技师不能随时或粗暴地搬动患者，尤其如脊柱骨折脱位患者，不适当的搬动会加重患者的错位，以致影响患者的治疗。另外，对骨的正常解剖、正常变异、正常软组织影和正对的投照位置不熟悉或疏忽必将出现诊断上的某些失误。

### 二、X线和MR关节造影的临床应用及相关处理

关节造影系将造影剂注入关节腔内，用来显示X线片不能显影的关节软骨、关节囊、韧带和其他软组织结构病理变化。

目前，磁共振成像广泛应用于肌肉骨骼系统疾病的诊断，由于其良好的软组织分辨率，基本上全面取代了常规X线的地位，然而对关节内的结构尤其是关节软骨如肩胛骨盂唇或髋臼唇的显示欠佳。$T_2WI$关节内积液有助于关节结构的显示，称为造影效应，关节造影的原理就是应用关节内液体的这种效应。磁共振关节造影（magnetic resonance arthrography，MRA）是指经皮关节穿刺并将对比剂注入关节腔内，使关节内结构显示更清晰，并根据对比剂的形态与位置分析病变。

对对比剂的选择文献报道较多，如生理盐水、白蛋白和气体等。气体可提供充分对比，但难以观察低信号结构的轮廓，而且气泡容易影响观察。生理盐水和白蛋白均表现为长$T_1$、长$T_2$信号，信号与关节软骨不同；12%的白蛋白可用于$T_1WI$，但其分子较大，难以进入小的缺损区。生理盐水与关节内正常滑液不易区分，易导致假阳性。目前普遍认为

Gd-DTPA 是最理想的对比剂。动物实验表明,钆对比剂在数小时内被滑膜再吸收,24 小时后滑膜和软骨均无钆残留。临床研究目前尚未见有不良反应的报道。文献报道,在 1.5T 和 3.0T 场强下对比剂的浓度与剂量选择对图像的影响是一致的。

穿刺方法:大部分研究者用关节镜引导穿刺针进入,可注入少量碘对比剂以明确穿刺针是否位于关节腔内。引流关节腔内的积液,并避免注入气体。20 分钟至小时后行 MR 造影。Gd 的最佳浓度是 2mmol/l,配制方法为 0.2ml 钆加入 50ml 生理盐水或 1ml 加入 250ml 生理盐水。注射至轻度抵抗感。剂量:肩 12 ~ 25ml,肘 10ml,腕 3 ~ 4ml,拇指 1 ~ 2ml,髋 8 ~ 20ml,膝 40 ~ 50ml,踝 12 ~ 19ml。活动关节,一般于注射 45 分钟后成像,腕关节应于注射对比剂后 45 分钟内扫描;肩、髋关节应于 90 分钟内扫描。若浓度高于 45mmol/L,则延至 1.5 ~ 3.0 小时成像。获取 MRI $T_1$WI 的 2 个或 3 个方位的图像,注射对比剂后至少做一个脂肪抑制序列,以减少关节旁脂肪干扰对比剂观察。其他同常规检查。本项技术的主要禁忌证有感染、反射性交感神经营养不良、出血性疾病、坏死性血管炎和对比剂过敏。有文献报道关节内注射对比剂不慎过量时可导致图像信号减低,解决办法为延时扫描。有研究表明向对比剂中注入利多卡因可减少不适而并不影响图像质量。

关节造影大多用于肩关节、膝关节、腕关节,偶然亦可做肘关节、髋关节、踝关节和颞颌关节造影。

关节造影的适应证:可用于检查关节软骨及关节内半月形软骨盘、关节内游离体、关节囊和韧带的病变。关节感染和急性外伤者应暂缓做造影。

（一）上肢

1. 肩关节　盂肱关节应用关节造影较早,,主要用于肩袖病变和肩关节不稳定。评价肩袖病变时,多数研究者倾向于 MR 关节造影优于常规 MRI。有研究认为对年龄<40 岁的需进行肩关节 MRI 的患者,均应进行关节造影,因为可能发现一些意外的盂唇病变。对有肩关节疼痛的职业篮球运动员进行 MR 检查,发现 MR 关节造影诊断完全性或部分性冈上肌肌腱撕裂、上盂唇前后撕裂等病变较常规 MRI 检查能提供更多的信息。肩袖部分撕裂和完全撕裂的敏感度和特异度分别为 90% 和 75%,用脂肪抑制后均为 100%。完全撕裂的表现为肩袖边缘带出现线样或球形与对比剂相似的信号,或肩峰-三角肌下间隙内出现高信号,代表液体外渗。关节表面肌肉部分撕裂表现为局灶性高信号伸入下表面但未达到上表面。检查体位对病变显示也有较大影响,外旋位对肩关节盂唇与关节囊附着处病变的显示率高于内旋位。肩关节不稳定是一种常见病,尤其好发于爱好运动的年轻人,其主要受损结构为肩关节盂唇,特别是前上方盂唇。文献报道对尸体的肩关节标本进行 MR 关节造影检查,并和断层解剖进行对比,结果表明,本技术对显示肩关节上盂唇附着处和盂唇-二头肌复合体分类的符合率为 79%,内唇隐窝前后延伸的显示率为 59%。对肩关节粘连性滑囊炎的检查,MR 关节造影与关节镜具有很好的一致性(95% CI,0.72 ~ 0.95)。

2. 肘关节　尺侧副韧带(ulnar collateral ligament,UCL)是肘关节抵抗外翻的主要固定装置。常规 MRI 可有效评价 UCL 完全性撕裂,但难于发现部分性撕裂。但部分性撕裂常需要外科手术重建,故其诊断具有必要性,表现为对比剂流至尺侧副韧带的远端附着点,但不进入软组织内。此外,研究表明 MR 关节造影检测关节内游离体的敏感度为 86%。

3. 腕关节　对查找腕关节疼痛的原因,评价近侧列腕骨间韧带和三角纤维软骨复合体的情况,关节造影仍然是诊断的金标准。MR 成像技术获得了较大的进步,可获取薄层高分辨力图像,可直接观察关节内部的固定装置。有研究对 24 例腕关节标本进行检查,以尸体解剖所见为金标准,结果发现 MR 关节造影对三角纤维软骨缺损的敏感度(100%)和准确度(95%)均高于常规 MRI(敏感度和准确度分别为 86% 和 70%),特异度两者无差别(85%)。

（二）下肢

1. 髋关节　髋臼唇撕裂是髋痛的原因之一,撕裂原因可为自发性,也可为外伤或髋关节发育不良所致。盂唇表面在注入对比剂后更易显示。研究表明,股骨颈处注射对比剂比股骨头处注射引起的不适感要轻,但关节外对比剂泄漏明显增多。因两者均在可忍受的范围内,故应优先选择在股骨头处注射。研究认为 3.0T 场强较 1.5T 场强的成像系统能更好地显示髋臼唇的病变,同时研究认为 MR 关节造影检查时采用水激励 3D 双回波稳态序列对软骨病变形态的显示较 SE $T_1WI$ 显示得更为清晰,但并未提高诊断价值,文献报道,102 例临床怀疑髋臼唇撕裂者进行关节镜及 MR 造影检查,结果对髋臼唇病变的敏感度和特异度分别为 71% 和 44%,阳性预测值和阴性预测值分别为 93% 和 13%,准确度为 69%;对关节软骨病变的敏感度和特异度分别为 47% 和 89%,阳性预测值和阴性预测值分别为 84% 和 59%,准确度为 67%,该研究表明 MR 关节造影对髋臼唇和关节软骨病变的阳性预测值较好但敏感度欠佳。Blankenbaker 等通过 MR 关节造影对髋臼唇撕裂进行钟表式定位,并与关节镜下 Czerny 分级进行对照,发现具有较好的一致性。此外,本项技术还有助显示髋臼软骨缺失与髋臼唇病变的关系。

2. 膝关节　常规 MRI 难于准确显示术后半月板复发撕裂。有学者评价了 MR 关节造影发现半月板复发撕裂的价值,常规 MRI 诊断准确率为 66%,MR 关节造影为 88%;残余半月板的大小影响诊断的准确率,半月板切除小于 25% 时 MRI 和 MR 造影的准确率均为 89%,切除 25% ~75% 后再发撕裂,前者的准确率为 65%,后者为 87%;对切除超过 75% 的患者,前者为 50%,后者为 100%。文献报道 MR 关节造影检测膝关节软骨病变的价值,61 例软骨缺损中,MR 关节造影显示 52 例,敏感度为 85%,MRI 仅显示 42 例,敏感度为 69%。作者还比较了剥脱性骨软骨炎的 MRI 和 MR 关节造影,24 例进行了造影前后的 $T_1WI$ 和 GRE 平扫,39% 的患者可由 MRI 准确分期,GRE 为 57%,注入对比剂后 $T_1WI$ 为 93%,GRE 为 100%。Harman 等对髌骨软化症的 MRI、MR 关节造影和 CT 关节造影进行研究,也得到了类似的结果。

3. 踝关节　在踝关节韧带撕裂患者中,距腓前韧带撕裂占 66%,距腓前韧带和跟腓韧带撕裂占 20%。距腓后韧带很少撕裂。大部分外伤预后都很好,然而 10% ~30% 的患者会发展为踝关节不稳定,此类患者常需手术修复。对制订手术计划来说,准确诊断韧带撕裂非常重要。踝关节韧带撕裂的 MRI 表现为韧带形态消失、中断或呈波浪状,或与骨折并存。文献报道比较了 50 例关节不稳定的

患者的 MRI 和 MR 关节造影对侧副韧带异常的敏感度,结果表明 MR 关节造影诊断距腓前韧带和跟腓韧带撕裂的敏感度显著高于 MRI。由于关节腔扩张和高空间分辨力,MR 关节造影可显示 MRI 显示不清的结构和病变,并可评估韧带肌腱撕裂端的情况及外科修复使用的肌腱的情况,提高了诊断的可信性。MR 关节造影获取的关节其他信息可协助临床医生决定哪些需要手术修复,哪些只需要保守治疗。

MR 关节造影也存在一定局限性,如在诊断肩袖撕裂时,肌腱关节囊侧部分撕裂的诊断较困难。关节腔较小的部分如掌指关节,关节腔扩展困难,导致该技术应用受限制。结果不明确的 MR 关节造影最终仍难以避免诊断性关节镜检查。目前,MR 成像技术已较以前显著进步,也为本技术的进一步研究提供了更广的空间。因此,尽管本项技术的临床应用价值仍有一定争议,MR 关节造影仍是一项具有广阔应用前景的检查技术,值得进一步研究。

### (三)关节造影的失误或处理

1. 关节造影穿刺不当　关节造影成功与否,关键是把穿刺针穿入关节囊内,根据不同的关节造影,穿刺的部分、方向、深度各不相同。穿刺不当可穿入血管腔内,注射的造影剂全部流入血管,导致造影失败。穿刺不当有可能破损关节囊,破损后造影剂一部分在关节囊内,一部分在关节囊外的软组织中,这有可能给诊断带来困难,例如肩关节造影,诊断外伤性关节囊劈裂的依据是在关节囊内的造影剂外溢如软组织筋膜中,但是穿刺不当有可能出现类似的假象。此外,膝关节、腕关节的侧副韧带撕裂诊断亦有相似情况。穿刺不当还有可能完全位于关节囊外,造影剂全部注入关节腔外的软组织中,X 线造影片显示为一对不规则造影剂积聚,与关节腔不同,造影宣告失败。由于目前使用造影剂的毒性很低(如 60% 泛影葡胺),外溢的造影剂大都会被吸收消失,必要可用热敷或对症处理。

2. 无菌操作不正规　关节造影伴继发感染,关节的感染有可能完全破坏关节的功能。但在严格无菌操作下的关节造影,一般不会引起关节感染。如消毒不严操作不当时,则有机会把细菌带入关节腔内,引起化脓性关节炎。

3. 造影剂误入血管内　关节造影使用的造影

剂量很少,在关节腔内的造影剂吸收较慢,一般很少有造影剂反应。如果做关节双重对比造影时,应防止把气体造影剂注入血管内。穿刺时应试抽无回血,可防止气体注入血管内。

### 三、血管造影可能出现的失误及处理

血管造影是使用一定方法把造影剂引入人体各部位血管腔内,用来显示血管内腔的解剖和血流动力状态的变化。常用的造影剂为含碘水溶液,如泛影钠和泛影葡胺等。血管造影主要有两种,即动脉造影和静脉造影,对骨关节系统的疾病常有一定诊断价值。

（一）血管造影的适应证

1. 血管性疾病　血管先天异常、动脉瘤、动静脉瘘、动脉粥样硬化、血管闭塞性脉管炎、血管栓塞等。

2. 骨和软组织的肿瘤　提示诊断和鉴别诊断,指示肿瘤活检的部位。

3. 外伤性病变　可了解血管损伤情况,在外伤后期可了解血供状态,有利于矫形或血管移植术。

4. 作为介入性放射学的协同步骤之一。

（二）血管造影可能出现的问题

血管造影是一种较复杂的检查方法,由于技术的发展,可分为经皮直接穿刺血管造影和经皮穿刺插导管做选择性血管造影。静脉造影除上述两种方法外,还有骨髓穿刺法深静脉造影。血管造影由于准备不充分或处理不当,有可能产生失误,并给患者造成严重后果,现将可能出现的问题叙述如下:

血管造影的造影剂用量较多,直接注入血管腔内,有些患者会出现反应和并发症。造影剂大都为含碘有机溶液,所引起的反应大多认为是过敏反应,但其发病机制较复杂,尚不完全清楚,可能和造影剂所含的化学结构性状、给药的剂量和注射速度、患者的过敏体质等相关。主要的不良反应为:

1. 喉部、气管和支气管痉挛所致的胸闷、气急、呼吸困难。

2. 血管舒张血压下降和循环衰竭的休克症状。

3. 血管神经性水肿、皮疹、肺水肿。

4. 发热寒战、头痛、昏迷、心律不齐和心跳停止等。

为了防止造影剂反应,应采取各种预防措施,首先应详细询问对药物过敏,尤其是对碘剂过敏的病史。其次是给患者做碘过敏试验,过敏试验以静脉注射造影剂法较可靠,方法是将 1ml 造影剂缓慢注入静脉管腔内,观察有无反应。有造影剂过敏史或造影剂过敏试验阳性的患者,应禁忌做血管造影。目前使用的造影剂种类很多,应选择毒性更低的造影剂,有些患者对某种造影剂(如泛影葡胺)过敏,而对另一种造影剂(如 Conray 或碘卡明)并不过敏,则可更换造影剂。预防造影剂反应的另一方面在于造影过程中严密观察,并且作好可能发生各种反应的抢救准备,特别要准备好各种抢救药物和设备。在发生造影剂反应时,根据患者症状,可用收缩血管药物升高血压,解除喉部和气管支气管痉挛,如去甲肾上腺素注射液 1～2ml,加到葡萄糖液中静脉滴注,或用氨茶碱 0.25g 稀释于葡萄糖液内静脉注射。为了转化机体的过敏反应,可用氢化可的松 100mg 加入至 5% 葡萄糖液内静脉滴注,亦可用地塞米松 20mg 静脉注射,此外还应对症治疗,必要时给氧、插管、人工呼吸、心脏按压等抢救。

（三）血管造影技术失误和并发症

血管造影过程中不适当的操作可损伤血管,轻则导致血管造影失败,重则形成血肿,甚至使血管破裂。质量不佳的导管,可在造影操作过程中断裂,成为血管腔内异物,并阻塞血管,不适当的操作还可导致血管腔血栓形成。血管造影由于导管规格选择不当,未能插到应造影的血管腔内,或在经皮直接穿刺时,穿刺针未能穿入应造影的血管腔,在骨髓穿刺法深静脉造影时,骨穿针未穿到骨髓腔内;诸此种种原因,均可导致血管造影失败。为防止上述各种情况发生,在血管造影前,应做好下列各项准备工作。

1. 应在血管造影前准备好合适的造影器械,包括穿刺针。穿刺针应附有钝形的套管和锐利的针芯,针芯移去后套管不会损伤血管壁。亦有用锐利的斜形套管,内有较套臂长的钝形针芯。有弹性的导引铜丝,具有相对的柔韧性。用聚乙烯制成不同型号导管,导管端部可弯成各种不同形态,端部并有顶孔和侧孔,为注射造影剂的出路。此外,还有血管扩张器等。

2. X 线机械设备,要有大功率的 X 线机,并附

影像增强器和电视设备,还需有快速摄片机和压力注射器。

3. 在造影过程中必须准确无误地将穿刺针或导管头端置于正确的位置,不能顶在血管壁上,在电视监视下先试注少量造影剂以观察效果,还要用含有肝素的生理盐水在造影间隙时间维持冲洗,防止血管内血栓形成。造影成功后,穿刺针部位要有充分时间压迫,防止出血或形成血肿。

### 四、椎管造影和髓核造影可能出现的失误及处理

#### (一)椎管造影

椎管造影亦称脊髓造影,用造影剂注入脊蛛网膜下腔,使椎管显影用来诊断椎间盘突出症、椎管狭窄症、蛛网膜粘连和椎管内占位病变,即为椎管造影的适应证。但在急性蛛网膜下腔出血、造影剂过敏、穿刺部位有感染时应视为禁忌证。根据造影剂的不同,有气体、碘苯酯和水溶有机碘液,可分为气体椎管造影、碘苯酯椎管造影和水溶有机碘液椎管造影。气体椎管造影由于显影效果较差,气体引起的反应较大,目前已被淘汰,碘苯酯椎管造影使用碘苯酯,水溶有机碘液椎管造影使用非离子型水溶有机碘液,如 Amipaque,Iohexoe 等,但如今大部分已被无创性的 MRI 造影所取代。

椎管造影的失误和处理不当,根据造影剂的不同和造影方法的差异,产生的反应和并发症有轻重不同。轻者只需休息和对症治疗即可缓解;重者后果严重,如不及时抢救处理,可危及患者生命。

造影剂反应和副作用:

1. 碘苯酯注入椎管后,可引起体温上升、神经根痛、瘫痪加重、大小便功能障碍。晚期的后遗症状,可出现油质性肉芽肿和慢性脊蛛网膜炎,一般在造影数年后出现。有学者从实验证明,碘苯酯在合并椎管内出血情况下,更易引起脊蛛网膜炎,因此有蛛网膜下腔出血的患者,应禁忌做碘苯酯椎管造影。如果椎管营造影的碘苯酯流入颅内,分布在脑底的基底池,则很难使其排出,由于碘苯酯的刺激可引起脑蛛网膜炎和颅神经根炎,少数对造影剂过敏者,还可出现过敏性脑脊膜炎,并引起神经组织坏死和脑脊膜炎性增厚等。鉴于上述情况,无手术指征的椎管病变,应严格控制作此造影,造影后

应尽量从腰穿抽出碘苯酯,做手术者在手术中应把造影剂清除。有时少量碘苯酯残留,仍有可能发生上述的并发症。碘苯酯椎管造影,如腰穿针误穿入脊椎静脉丛,可能把碘苯酯注入血管内,随体循环回流入肺,形成肺栓塞,症状轻则仅有咳嗽,重则可引起发热、胸痛、咳嗽、气急,胸部摄片可见两肺有多数小点状阴影,数天后消退。故椎管造影若发现血性腰穿,应终止造影,以防造影剂进入血管内。综合上述,碘苯酯椎管造影由于反应较多,临床应用已逐渐减少,将被非离子形水溶有机碘剂椎管造影所取代。

2. 水溶有机碘剂可分成离子形和非离子形两大类,前者由于毒性和刺激性,可破坏血-脑屏障和产生神经组织坏死,引起抽搐、昏迷甚至死亡,一般禁忌作椎管造影,如泛影钠、泛影葡胺、Conray 等。离子形造影剂毒性较低的如碘卡明,可作腰骶段椎管造影,但仍禁忌把碘卡明向上倒流至胸段和颈段椎管,作颈胸段椎管造影。例如某医院放射科用泛影葡胺作椎管造影,患者造影后死亡,另一医院用 Conray 作颈胸段椎管造影,发生严重反应,抢救无效死亡。非离子形水溶有机碘剂,如 Amipaque,Iohexol 等,可作椎管任何节段造影,造影剂的浓度和剂量需按照造影剂说明书所示,不能任意加大剂量。

3. 造影操作失误和并发症 椎管造影通常作腰椎穿刺注入造影剂,偶尔作小脑延髓池穿刺。从并发症来说后者的危险性大,要求术者有熟练的技术,熟悉局部解剖,并经充分准备以免误伤延髓或血管。腰椎穿刺作椎管造影,常见的失误是腰穿针进入硬脊膜下腔、硬脊膜外或脊椎静脉丛内,其中尤以硬脊膜下腔更多见,误穿可由于穿捌针斜面针孔一半在蛛网膜下腔,另一半在硬脊膜下腔,虽有脑脊液流出,但注射造影剂时,大部分造影剂流入硬脊膜下腔;另一种原因是在椎管造影前数天曾作腰椎穿刺,损伤蛛网膜,使脑脊液通过损伤的缺口流入硬脊膜下间隙,并形成脑脊液局限性积聚,椎管造影再次腰穿,穿刺针刺入硬脊膜下局部积液处,即有脑脊液流出,误认为穿刺针已达蛛网膜下腔,导致造影失败或误诊。造影剂误入硬脊膜下腔或硬脊膜外,一般不需特别处理,有症状者可作对症治疗,水溶有机碘剂会自行吸收。造影片上如何鉴别造影剂进入蛛网膜下腔、硬脊膜下腔和硬脊

外，前者椎管蛛网膜下腔内充满造影剂，显示为宽带状云白阴影，其中有柱形透光脊髓，在腰骶椎管内则为多数细条形马尾终丝，椎管造影腔的外缘，可见对称的神经根鞘袖显影。造影剂进入硬脊膜下腔，显示为圆管状增白影，管壁厚约 2～3mm，中心为条状透光宽带。造影剂进入硬脊膜外，显影的外形和硬脊膜下腔所显示的相似，所不同者为硬脊膜外显示的圆管外缘很不规则，造影剂向外渗漏。为了避免上述的造影失败，患者在造影前一周前后不宜作腰穿。造影腰穿时发现脑脊液流出不畅，或回抽穿刺针有血液者不宜作造影。如果造影失败时，可调换腰椎间隙穿刺，或改作小脑延髓池穿刺，作下行性椎管造影。

### （二）髓核造影

髓核造影系将造影剂通过穿刺针直接注入髓棱内，使髓核显影，用来诊断髓核变性或突出。近来由于椎管造影和 CT 的广泛应用，髓核造影已很少应用。髓核造影的穿刺途径，虽有经硬脊膜旁、经硬脊膜腔或椎体侧方穿刺等，尤经经硬脊膜腔常用，但不管用何种径，都有可能损伤硬脊膜腔，使造影剂流入蛛网膜下腔，导致严重的造影失误。因此，髓核穿刺针必须在穿刺过程中，使用 X 线摄片或电视透视定位，确定已达髓核后才注射造影剂，常用造影剂为水溶有机碘剂，如用非离子形水溶有机碘剂则更佳。在穿刺不当使离子形水溶有机碘剂流入蛛网膜下腔时，可刺激神经发生抽搐。例如某医院做髓核造影因穿刺不当，使造影剂流入蛛网膜下腔，产生强烈两下肢抽搐致使股骨颈骨折。髓核造影还有可能发生继发性化脓感染，因此必须在严格无菌条件下作髓核穿刺。

### 五、X 线计算机体层摄影（CT）可能出现的失误及处理

X 线计算机体层摄影简称 CT，是 X 线与电子计算机技术相结合摄影，将被检查人体层面进行图像重建以矩阵形式显示出来。现在 CT 已广泛应用于人体各部位，诊断各种疾病，亦应用于骨关节系统，用来诊断椎间盘突出症、椎管狭窄症，腰椎和颈椎椎管更为优越，还可用来诊断骨和软组织肿瘤，显示肿瘤的性质和侵犯范围，也可用 CT 诊断炎性病变、外伤性病变，如炎性脓肿、外伤性血肿和膝关节

半月板损伤等。

CT 摄影具有分辨率高、检查快速和对患者无创伤的特点，一般来说，很少会出现失误或处理不当。但是为了提高 CT 检查的诊断准确性，检查时常配合一些方法，来增加 CT 的影像效果，如从静脉内注射一定量的造影剂，做增强扫描，常用 60% 泛影葡胺 100ml 在静脉内滴注，偶尔亦可用 200ml 做双倍剂量滴注，造影剂增强扫描时，个别患者会出现造影剂过敏性反应，其出现率一般比血管造影时出现的过敏性反应要多，反应也较严重，这可能和造影剂注射量较多有关，例如某医院在做 CT 增强扫描时，患者出现过敏性休克，由于抢救不及时而死亡。因此，做 CT 静脉内注射造影剂增强前，应进行过敏试验，阳性者禁忌增强扫描，造影剂滴注时必须严密观察患者，患者如出现造影剂反应，应及时抢救，其抢救用药详见本章血管造影章节。

CT 脊椎椎管扫描，在必要时需做椎管造影来增强显示效果，椎管造影的造影剂一般常用非离子形水溶有机碘剂（如 Amipaque），但造影剂用量和浓度应减少，约为常规椎管造影剂量的一半，如在常规椎管造影后加 CT 椎管扫描，应延迟到造影后 6 小时，再做 CT 检查，因为过浓的造影剂会影响 CT 椎管的详细结构。碘苯酯一类造影剂也不宜做 CT 椎管扫描的造影剂，由于该造影剂浓度过高，分布弥散不良，常产生高密度的噪声，影响 CT 的图像质量。

### 六、介入性放射学可能出现的失误及处理

介入性放射学又称手术放射学，运用放射诊断的手段以及新的影像学方法，放射科医师在诊断的同时，做介入性的治疗操作，这些操作都在手术条件下进行，如通过血管造影介入栓子予以栓塞止血，通过血管造影介入血管扩大器扩张狭窄的血管，通过 X 线电视或 CT 导向下做经皮穿刺脏器组织活检，或做脓肿和囊肿的吸取或引流，凡此种种，都称为介入性放射学。介入性放射学亦应用于骨关节、肌肉系统，常用的有骨和软组织活组织检查，介入性关节造影，亦有用于恶性骨肿瘤栓塞疗法等。介入性放射学的操作不当或失误可引起严重后果，现将骨关节系常用的介入放射学及其失误介

绍如下：

经皮穿刺骨组织活检，主要用来明确骨肿瘤的定性诊断，亦适用诊断肿瘤样病变、感染性疾病、骨纤维异常增殖症、Paget 病等，主要的禁忌证为有出血倾向者，如血小板计数少于 50 000 或出血凝血时间不正常者。根据病变性质的不同，如成骨性病变、溶骨性病变或混合性病变，可采用不同的穿刺针，有的如锯齿状针芯，可钻锯成骨性骨组织；也有远端针尖呈刺刀状，宜用于混合性病变或溶骨性病变，用细针做穿刺可用于软组织病变。施行手术前1 小时应给镇静剂，如肌内注射 50～70mg 哌替啶及口服安定 10mg 经皮穿刺骨组织活检，如果操作者技术熟练，严格掌握无菌操作，注意穿刺指征，选择理想的穿刺针和正确的穿刺部位，手术应该相当安全，有人曾统计了骨组织活检 9500 例的随访，并发症发生率仅 0.2%，死亡率只有 0.02%。可见的失误和并发症有气胸、血肿、神经损伤、肺炎、结核性隧道以及穿刺针折断等，因此在经皮穿刺时，为了使穿刺针能达到正确的解剖部位，尽可能避免损伤邻近的血管、神经和其他脏器，患者需做 X 线电视透视、CT 或超声定位，在穿刺过程中，不断矫正其方向，才能得到正确的结果。

关节造影中因造影而缓解了患者的症状，达到治疗目的时亦称介入性关节造影，如肩关节纤维收缩造成疼痛和活动障碍，经关节造影时注入气体或温水使关节囊膨胀，使纤维组织拉长而缓解症状。

此外，骨骼和软组织的恶性肿瘤，有学者主张做血管栓塞治疗或作为手术前的辅助治疗。血管栓塞术失误或处理不当，也会产生严重的后果，如血肿、动脉闭塞、假性动脉瘤、导管和导丝断裂以及心脏血管意外等。其预防和处理详见血管造影节。

（陈　爽）

## 第三节　CT 扫描

### 一、CT 扫描的原理、适应证和禁忌证

#### （一）CT 扫描原理

电子计算机断层扫描（computed tomography，CT）是计算机与 X 线技术相结合的产物，现已广泛应用于全身各部位的扫描中。在骨关节系统中它弥补了普通 X 线摄影的影像重叠及软组织结构分辨不清的缺点，把毗邻的不同器官及组织直接显示成清晰的图像，极大地提高了病变的检出率和诊断的准确性。

多排螺旋 CT（multi-slice CT，MSCT）和单排螺旋 CT 的基本工作原理是相同的，都是 X 线球管探测器围绕人体旋转，同时配合以检查床的匀速运动，探测器接收穿过人体的 X 线，并将其变成电信号，再由数据采集系统（DAS）进行重建处理（图 3-3-1）。但两者最本质的区别是探测器数量，MSCT 把探测器的列数增加至 4～320 排。MSCT 通过锥形线束及宽探测器技术来激发不同排数的探测器，并调节层面的厚度，最薄可达 0.5mm 层厚。图像重建与单螺旋 CT 相比也有进步，包括优化采集螺距和特殊的内插重建，例如多点内插、选择合适的过滤宽度和形状、改变层面矢状剖面曲线、减少噪声等。采用了特殊探测器和新的成像技术使扫描速度明

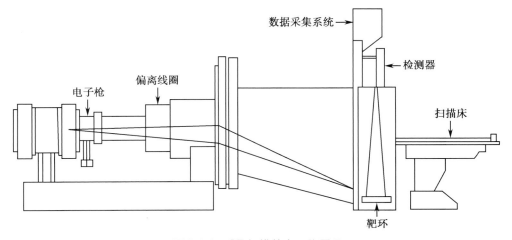

图 3-3-1　CT 扫描基本工作原理

显提高。MSCT 获得的大容量信息能用于各种重建和进行后处理,大大提高了时间及空间分辨率。由此可见 MSCT 的优点是:扫描速度快;时间分辨率和空间分辨率明显提高,有利于微细结构的显示;进行图像重建的时间缩短,图像质量提高。

MSCT 由于设备上的优势和强大的图像后处理功能,其三维容积成像技术可以逼真地再现骨骼系统及其与周围结构的空间形状,立体、直观且较全面地显示骨骼系统的解剖关系。工作站强大的后处理软件能显示病变直观的立体形态、丰富的密度层次、清晰的细微结构以及明确的空间关系。能全面地对病变情况做出判断和评价,并准确地进行分型,特别是在创伤患者中具有广泛的应用前景。采用三维容积成像重建技术,克服了 CT 轴状位和 MPR 冠、矢状位方法的不足,真实、立体和全面地再现了骨折的病理解剖关系及形态学上的改变,为临床诊断、制订合理的手术方案以及术后疗效的评价提供了极大的帮助。

CT 检查用于骨关节系统的优势:①CT 扫描的断面图像将平片中前、后的重叠影像呈横断面图形展开,明确区分病变位于骨或关节内、外,在肌肉内还是肌间隙或皮下组织中;骨破坏区内的小骨影是破坏的残留骨还是新出现的钙化;观察骨软骨瘤骨性肿块顶部软骨帽的厚薄,以确定其是否生长活跃或恶变;观察环绕骨干的骨旁成骨肉瘤是否侵入骨内等,这些都对治疗方案的制定至关重要。②有极好的密度分辨率,能很好地显示各种组织结构层次,能把 X 线片中无结构的软组织影像分别显示出皮肤、皮下脂肪、筋膜、肌肉束及某些血管神经;在骨结构上可区分松质骨、皮质骨及骨髓,可显示骨质的破坏、增生等。③对多种结构可避免影像重叠。如病变与肩胛骨及胸壁的关系,骶髂骨相重叠处的病变及骨折,尤其是脊柱的病变和骨折是否累及椎管或压迫脊髓,以及椎管内病变是囊性或实性等都能很好地区别。④对关节结构的显示在很大程度上代替了有创检查和关节造影,如对膝关节的韧带、半月板及滑膜的显示,对关节内游离体及软骨结节的观察优于平片及造影。用于椎间盘扫描可以确切诊断椎间盘突出的方向、程度及合并退化、钙化的形态。用于骨盆创伤中观察骶骨的隐性骨折、显示骶髂关节分离、平片未显示的髋臼骨折

及关节脱位,以及复位后夹于关节内的碎骨片等。⑤MSCT 的三维重建后处理的应用:MSCT 扫描是横轴位,扫描范围最好包括一个关节。重建时根据骨骼的长轴进行平行和垂直于长轴的层面的 2D MPR 和 3D VR 重建。发现肿瘤或炎性病变尽可能做增强扫描,可做二期增强扫描。

螺旋 CT 目前有三种重建技术:多平面重建(multi-planar reconstruction,MPR)、表面遮盖显示(shaded surface display,SSD)和容积显示(volume rendering,VR)。MPR 重建技术是在横断面图像上按要求任意画线,然后沿该线将横断面上二维体积元重组,即可获得该平面的二维重建图像,包括冠状面、矢状面、任意斜面和任意曲面的图像重建,能够对病变有全面准确的认识,是骨骼系统疾病三维重建中常用方法之一,为首选的重建方法。通过调节窗宽和窗位很容易地在软组织窗和骨窗之间相互切换,除能显示骨质病变情况,还能够清晰显示病变周围软组织损害的情况,特别适用于脊柱病变。SSD 具有清晰、直观、逼真、立体的特点,成为最受临床医生欢迎的重建技术。其根据 CT 阈值表现为“有”或“无”的概念,阈值以上的相邻像素连接而重建成图像;阈值以下的像素则不能重建而无法显示。因此,SSD 重建技术的 CT 阈值的选择是关键,阈值太高则骨质较薄处信息丢失,容易造成假象;太低则周围轮廓分辨不清,一些组织结构层次不清,干扰观察。应该根据具体情况,在清晰显示组织结构而又不形成明显的“假孔”为原则,另外采用切割技术去掉不必要的影像或分离技术保留需要观察的结构。SSD 的优点是重建图像立体感强,可逼真再现大体解剖外形,解剖关系清晰。但由于 SSD 是表面成像技术,容积资料丢失较多,其缺点是细节不够丰富,对于移位不明显的线样骨折不易显示,缺乏透明效果,无法观察骨骼内部形态和密度。VR 是将每个层面的容积资料中的所有体积元加以利用,因此,VR 获得的是真实的三维显示图像。由于其容积资料不丢失,对比度好,层次清晰,显示细节效果较好,所以在显示细小骨折方面优于 SSD,是 SSD 图像的有益补充。VR 存在一定透明度,造成重叠影像,空间立体感不如 SSD。VR 重建技术主要是通过调节 CT 值范围和选择透明度来得到满意的图像。

原始二维图像的扫描质量直接影响到三维重

建图像质量，它是三维重建图像的基础。影响扫描技术的最主要的三个参数是：X线准值宽度（层厚）、螺距比、重建间隔。层薄，能够提高分辨率。增加螺距比，会导致分辨率的降低；但对于层厚较小的扫描，适当提高螺距比，不会明显影响分辨率，并可扩大扫描范围。重建间隔的缩小可以提高图像质量，最明显地表现在VR中，图像的"阶梯"感不明显，一般选用的重建间隔应相当于层厚的一半。骨骼系统的三维重建总的原则：小范围的细小结构宜采用薄层（<3mm）、小螺距，必要时增加电流（mA）以提高分辨率；较大范围，如长骨、脊柱、肢体等层厚可增加，但最好不要超过5mm；亦可加大螺距，但最好不要超过2.0。

### （二）CT扫描的适应证

扫描部位的不同，CT扫描的适应证也不同，常见有①脊柱：各种原因引起的椎管狭窄及椎管内占位性病变；椎间盘病变：脊柱外伤，如骨折、脱位等；椎骨骨病，如结核、良恶性肿瘤等；椎骨及脊髓先天性变异。②四肢与关节：骨折，CT扫描对骨折不仅能清楚显示骨折碎片情况，同时还能显示软组织的情况，如肿胀、出血及异物等；骨肿瘤，CT通过平扫及增强可以观察和显示病变的部位、形态、范围及血供等情况，对肿瘤性质的判断有一定的临床应用价值；此外，骨髓炎、骨结核、骨缺血坏死等情况，也可以通过CT的检查得到较明确的诊断。

### （三）CT扫描禁忌证

CT扫描一般没有绝对禁忌证，但对于孕期前3个月的妇女，由于胚胎处于干细胞分化发育期，容易受外界各种物理因素的损伤，故一般不主张对孕3个月以内的妇女进行CT扫描。同时对于孕中晚期妇女，在进行腹部防护以及告知患者危险因素的前提下，才可进行CT扫描。新生儿对CT剂量耐受能力差，生长旺盛组织容易受到辐射损伤，故也不主张进行CT扫描。碘对比剂过敏者、重症甲状腺疾患（甲亢）以及严重心、肝、肾衰竭者不宜做增强扫描。对一些不能配合的患者，如婴幼儿、昏迷的患者，需要事先给予镇静剂，如无法使用，则为相对禁忌证。

## 二、各种类型CT的特点

1972年CT的诞生，是医学影像学的一个里程碑，将疾病的诊治提高到一个新阶段，历经了第一代到第五代非螺旋CT；1989年，螺旋CT的发明是CT技术的飞跃，从单排到多排，从2排、4排、16排、64排，甚至更多排数，在临床应用更加广泛；2008年能谱CT的问世，改变了人们对传统CT的认识，为CT领域的研究提供了新的方向。

### （一）多排螺旋CT

螺旋CT是在旋转/旋转扫描技术基础上，采用滑环技术和连续进床理念开发出来的。滑环技术是CT技术的重大突破，使扫描装置可以顺着一个方向连续旋转，配合连续进床，扫描轨迹呈螺旋状，所以称之为螺旋CT（helical CT或spiral CT）。

多排螺旋CT（multi-detector row CT，MDCT）也被称为多层螺旋CT（multi-slice helical CT，MSCT），是指能同时采集超过一层图像数据的螺旋CT。单排螺旋CT应用扇形X线束和单排探测器，旋转一周获得一个层面图像。多排螺旋CT应用锥形X线束和多排探测器，通过多个数据采集系统，每旋转一周获得多层图像，排数通常大于或等于其所能同时产生的图像层数，又称为宽探测器多排采集螺旋CT。与常规CT相比，多排螺旋CT将分辨率、覆盖面和扫描速度有机结合在一起，有两大优势：一是一次扫描可以重建不同厚度的图像，图像质量非常高，可以发现微小病灶，并进行任意层厚三维成像和任意多平面重建（multiplanar reform，MPR）、表面遮盖显示（surface shaded display，SSD）、体积重建（digital radiography，VR）等后处理；二是成像速度快，覆盖范围广，可以容积扫描，有助于外伤和其他不合作患者的检查。

1. 骨与关节创伤　螺旋CT可以发现X线片难以发现的隐匿性骨折，显示骨质断裂、移位、关节脱位等情况，并显示周围血肿、软组织损伤，螺旋CT任意多平面重建及容积重建使病变显示更加直观。

2. 骨与关节发育畸形　螺旋CT图像重建后可以显示病变部位的整体形态，解剖对应关系。

3. 骨与关节感染　螺旋CT具有高分辨率，可以清晰显示骨质破坏、小死骨、小脓肿及周围软组织改变。

4. 骨肿瘤及肿瘤样病变　骨肿瘤及肿瘤样病变病理、影像学表现复杂多样，除少数病例影像学典型易于确诊，大部分病例缺乏特征性，需要临床、病理、影像学三结合。螺旋 CT 可以观察细微的骨质改变、骨膜范围及软组织肿块。

5. 关节病变 对于类风湿关节炎、退行性骨关节病、强直性脊柱炎等导致的关节病变,CT 图像可以显示关节面的破坏、硬化情况,周围软组织肿胀及关节间隙改变。

6. 脊柱病变 脊柱退行性变在临床上最常见,包括椎间盘、小关节及韧带退行性变,CT 轴位可以显示椎间盘膨隆、突出、真空及钙化,显示小关节骨质增生硬化,间隙变窄以及一个或多个节段韧带肥厚、钙化情况;矢状位、冠状面 MPR 重建除了显示上述表现,还可以观察脊柱生理曲度的改变、椎体滑脱状况等;VR 重建则可以立体显示脊柱整体形态。

（二）能谱 CT

能谱 CT 改变了传统 CT 扫描模式,将 kVp 混合能量成像(polychromatic)转变为 keV 单能量成像(monochromatic),除了提供传统图像,还提供单能量图像、基物质图像、能量曲线以及有效原子序数等信息,并进行物质分解和组织定性,也就是说,在常规 CT 所具备的高空间分辨率和时间分辨率基础上,又增加了能量分辨率和理化性质率这两项参数,对被检组织的性质和功能状态提供了更多的参数评价。

1. 骨与关节金属植入物的术后评估 由于医学材料学进步,越来越多金属假体植入到人体,但同时也带来了许多问题:诸如临床上常见的人工关节、金属义齿、骨折髓内钉或接骨板周围会产生放射状或星芒状金属伪影,对显示假体植入状况、骨折愈合情况、与周围组织关系等方面带来了比较大困难。对于体内金属所产生的伪影,常规 CT 减轻其影响的办法是:薄层扫描抑制其部分容积效应,选择较高千伏值减低其射线硬化影响等,但无法根本解决。所以目前术后检查首选 X 线检查,对 CT 与 MR 为检查相对禁忌证。

宝石能谱 CT 能谱检查中特有的金属伪影移除技术可以有效去除骨科术后致密金属植入物引起的组织放射伪影,还原被伪影掩盖的图像细节,从而可以清晰观察骨科金属植入物及其周围软组织结构,为术后复查提供清晰的解剖成像;能谱成像中的单能量成像可以有效去除射线硬化伪影;能谱成像中的骨钙定量分析可以提供各骨组织的骨钙含量,从而可以量化分析组织钙含量的差别。因此,可常规用于各种骨科治疗如骨折固定、人工关节植入术后的观察、疗效评估及跟踪随访。

骨折髓内钉植入术后通常需要定期复查骨折愈合情况,以便决定是否在骨折愈合后及时移除体内的金属植入物。骨折临床愈合的标准是 CT 图像上观察到骨小梁愈合,如果能去除金属伪影的干扰,使得骨折处的原貌呈现出来,这对疗效评估意义重大。keV 单能加金属伪影移除技术可以很好地清除各种金属固定物造成的严重伪影,为骨科固定术后评估、随访提供了很好的方法(图 3-3-2)。

2. 骨密度的评估 常规 CT 对骨质疏松的征象主要是骨密度减低、骨小梁稀疏、皮质变薄等,CT 值受诸多因素影响,不能客观反映骨质密度情况。能谱 CT 的物质分离技术可以测量骨质中钙/水的相对含量,间接反映骨质密度。

3. 骨肿瘤的诊疗评估 常规 CT 可以显示骨质破坏情况,但是组织密度对比欠佳,一些细节容易受到硬化伪影和部分容积效应的影响而难以发现。能谱 CT 单能量影像提高了组织对比,特别在较低单能量成像时,显示不同组织的密度差别,并且消除硬化伪影的影像,显示病灶细节。

4. 软组织病变的诊疗评估 软组织肿瘤内成分复杂,其鉴别主要依靠 CT 值的测量,但常规 CT 值的测量容易受硬化效应、部分容积效应等影响,不准确。能谱 CT 的单能量影像能够降低硬化伪影的影响,使 CT 值测量相对准确,且能提供物质特征性的能谱曲线。

## 三、CT 技术在骨科病变中的应用

（一）骨骼结构细节高清

近年来,CT 扫描技术的发展迅速提升,硬件上采用先进的探测器及大功率球管,在软件方面也显著提升重建算法及后处理技术,从而在技术上较之常规 CT 有极大的优越性,具有快速、高质、三维重建特点。高分辨率 CT(high resolution CT,HRCT)可以取得薄层图像,可显示细微结构,并配有相应的一系列后处理软件。HRCT 扫描速度更快,静态器官扫描需 1 秒,全身扫描只需 10 秒。HRCT 可以取得有良好空间分辨率,另外还进一步提高了对比度,在相同条件下提高了解剖结构的清晰度,从而

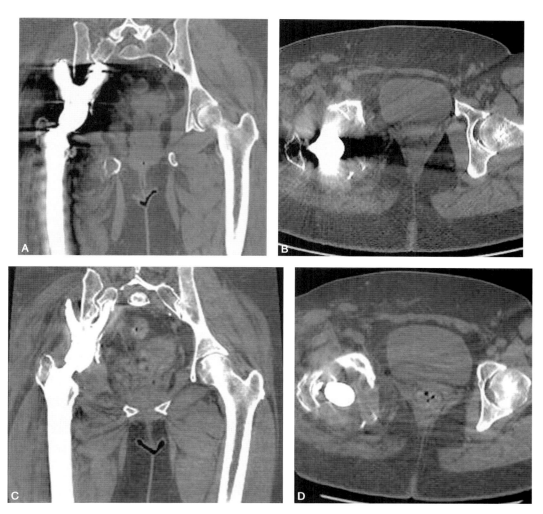

图 3-3-2 人工髋关节植入术后去伪影配图

男,50 岁,因右侧股骨头坏死行人工髋关节植入术,术后患者出现不明原因高热。A、B. 常规混合能量 140Kvp 图像:人工髋关节处及其周围组织见明显金属伪影,无法观察人工髋关节本身结构和周围组织情况;C、D. 140keV 单能加金属伪影移除技术图像:人工髋关节金属伪影被明显清除,其大小及位置显示清晰,发现在右侧人工髋关节周围液性密度影包裹,据此诊断为脓肿。后经穿刺抽液证实

进一步提高图像质量,包括运动伪影的进一步减少,进行薄层扫描及多平面三维重建。

HRCT 主要包括两方面内容,薄层扫描和高空间频率(骨)算法重建。HRCT 的薄层扫描层厚可达 1~1.5mm,分辨率可达 0.25~0.68mm(常规 CT 层厚则为 10mm)。由于层面薄,层面内重叠的组织结构较少,因此薄层有减少部分容积效应的干扰,减少骨骼伪影充分显示较小病灶。CT 的重建算法概括起来主要分为软组织算法、标准算法和高分辨算法。重建算法不同影响最终图像分辨率。常规 CT 只能进行低空间频率(软组织)算法重建。而 HRCT 最大特点就是可以进行高空间频率(骨)算法,因此

HRCT 图像的像素小,数目多,图像细致清楚,层次丰富,空间分辨率高。HRCT 也可以提高颅底图像的空间分辨率,使得图像边缘锐利,清晰、细微的结构可以清楚显示。HRCT 可以显示病变的细微结构,而常规 CT 能显示 HRCT 中的 30%~47.8%(图 3-3-3)。

(二)三维重建

三维重建可以显示骨骼形态,了解正常和病变的结构,对许多骨关节疾病的诊断产生影响,包括畸形、创伤及肿瘤。而且三维重建图像具有立体感,比断层图像更为直观,更容易解读。最常用的重建技术有三种:表面遮盖显示(shaded surface dis-

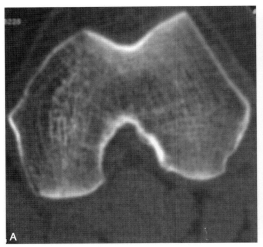
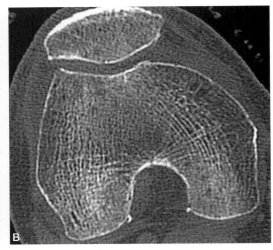

图 3-3-3 胫骨平台的断面 CT 图像
A. 普通 CT 断面图像,成像参数:kVp 120,mA 58,骨皮质及小梁显示欠清;B. 高分辨率 CT
断面图像,成像参数:kVp 120,mA 71,骨皮质及小梁显示清晰

play,SSD)、最大密度投影(maximal intensity projection,MIP)及容积再现(volume rendering,VR)(图 3-3-4)。三维重建图像的质量取决于断层图像的空间分辨率,选择合适的准直宽度和螺距,可以提高空间分辨率,形成的三维图像越清晰、平滑,但限制了扫描范围且增加了 X 线照射剂量。由于三维重建图像的质量对密度分辨率要求不高,因此可适当降低毫安。一般准直宽度为 2.5 ~ 4mm,螺距为1.0,重建间隔 1 ~ 3mm。

SSD 技术是以薄层断层图像为基础,将 CT 值高于固定阈值的所有像素组成一个表面模型,即将二维图像中高于该阈值的所有像素均作为等密度

处理,舍弃低于此阈值的所有像素,从而构建成三维结构模型。如果阈值选择过高,骨密度略低的部位会被漏掉;而阈值选择过低,骨周围的其他组织也会包括在重建图像内,使图像模糊。因此,选择合理的阈值较为重要,一般以 200 ~ 230HU 为宜,并需要根据骨密度的具体情况作调整。SSD 弥补了CT 断面图像单一层面的不足,可以直观地显示骨折线的位置、类型、走向、范围和骨折移位、脱位情况,还可以任意角度旋转,以最佳的视角显示病变形态,使病灶定位更准确,有助于正确诊断及临床医生整体、全面地认识病变。但是,SSD 对于细线形骨折显示不佳,细节方面的显示不如 MPR,并且 SSD

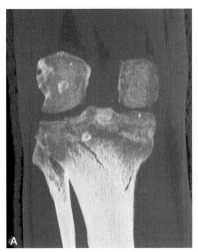
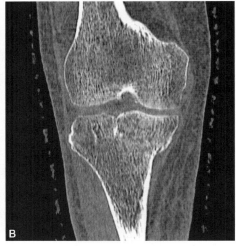
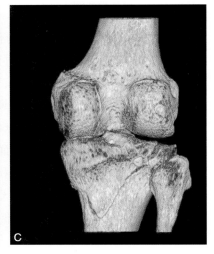

图 3-3-4 胫骨平台骨折,扫描参数:mA54,KVp120。分别由 MIP(A),
MRP(B)及 VR(C)技术进行重建后处理

对于小的、未移位的骨折观察易漏诊。而且由于SSD仅显示表面的形态,不能显示骨质下方的信息。尤其当病变位于皮质下或被重叠的骨质覆盖时,SSD则不能显示病变。

MIP技术是沿着观察者视线的方向,计算投影线穿过容积数据时遇到的最大密度值,将最大密度相关的数据值投影在对应的屏幕上。MIP对于形态简单且密度值比较均匀的物体最有效,其有良好的抗噪特性,可以产生直观清晰的图像。是显示骨骼和软组织等结构的最常用的重建方法。但是MIP图像不能反映空间的解剖关系,不能区分前后位置关系。而多平面重建(multi-planner reformation,MPR)技术可以从任意斜位逐层前后或左右观察病变,在骨盆复杂创伤中,MPR可以了解各部位关系,可以从任意平面进行逐层观察骨折的形态、程度、范围及与周边组织的关系。此外,通过MPR调整距离,可以消除扫描时体位不正造成的骨盆两侧不对称,可以精确地测量骨折及其移位、脱位的程度,特别是对于显示髋臼各壁、股骨头骨折、移位及脱位的形态,对细微骨折、隐蔽部位的骨折及复杂解剖部位的骨折显示良好。对于脊柱病变,MIP及MPR能够较清晰地显示脊柱及周围组织的情况,并有效指引手术方式的选择。

VR技术对容积内不同的像素加以不同的透明度,以观察其后方的结构。由于该重建方法将容积内的所有数据都结合到被显示的图像中,数据重现的精度很高。利用VR技术不仅可以显示骨质表面的病变,还可以得到骨质内部的信息。在SSD上难以发现的小病变均可利用VR技术实现,尤其在评价膝关节病变方面VR优于SSD。而且VR可以进行任意方位切割,并容易地删除某些组织的信息,突出感兴趣区的信息。VR对于植入物的准确放置、关节的恢复极为重要,并可以减少术中、术后并发症的发生。VR更有助于动态观察骨质的立体结构,并且可以同时显示骨骼与其邻近的血管。对于骨盆肿瘤,特别是复杂的恶性肿瘤,VR可显示其内部情况及与周围组织器官的解剖关系,可以作为骨盆肿瘤切除术前的重要检查手段。

（三）植入物扫描

随技术的发展,越来越多的材料被用于人体植入,其中大部分为金属植入物如人工关节及固定接骨板等。这些植入物在骨科患者术后的常规CT检查中,容易在植入物周围出现黑影和向周围扩散的条纹样伪影,这些伪影严重影响CT图像质量,并给重建等后处理工作中带来麻烦,会给临床诊断带来较大困扰(图3-3-5)。金属伪影是影响CT检查效果的最大因素,但能量CT的应用,可以有效地解决此问题。能量CT是指利用物体在不同能量的X线下产生不同的吸收,从而提供更多的影像信息。能量CT经历了双能减影(双源CT)和能谱成像两个发展阶段。能谱CT是指通过单球管瞬时改变keV来实现成像。与常规CT不同,其不单纯使用软件算法去除金属伪影,能谱CT在采集图像的同时采集投影数据,从而避免金属伪影。

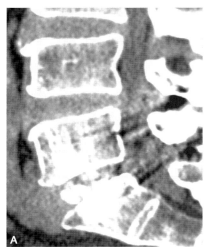
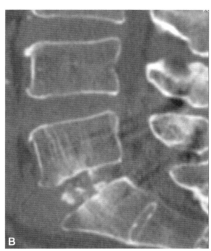
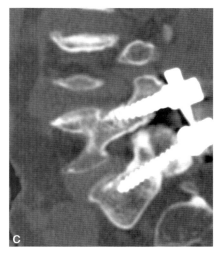

图3-3-5 $L_5 \sim S_1$ 椎体术后金属内固定CT扫描图像,MRP重建
A. 软组织窗可见椎间盘形态,$L_5 \sim S_1$ 椎间盘钙化;B. 骨窗;C. 可见金属螺钉

能量 CT 的后处理技术金属伪影消除重建（metal-artifacts reduction system，MARS）技术可以进一步有效地去除金属伪影，为骨科材料植入术后的检查提供定性定量的分析方法。MARS 技术其将射线通过高密度金属物体后产生的低信号，进行数据处理，去除金属投影部分数据，并对植入物及周边组织提供对应的投影数据，因此可以有效地去除伪影干扰，充分显示出植入物及其周围组织整体的细节情况。

对于能谱 CT 而言，随着 keV 的升高，植入物引起的伪影逐渐减少。在 90～140keV 的区间内，金属伪影可以有效地降低 60% 左右。当结合了 MARS 技术后，keV 可以降低至 60～140keV。由于血管成像的有效区域为 60～80keV。因此如需观察植入物和骨组织情况，可以选用较高的 keV（110～140keV）；如需观察软组织则可以选取 100～130keV，而需要同时观察植入物及周围血管情况，则可以结合 MARS 后处理技术并减低 keV（60～80keV）。能谱 CT 利用硬件手段减少金属伪影，但是图像的后处理同样决定伪影去除的效果。

### （四）定量扫描测量

骨密度（bone mineral density，BMD）是指单位体积骨组织内骨矿物质的含量，能够准确反映骨组织的数量，因此目前临床上用于引起骨质变化的相关疾病的诊断及评价疗效。

目前，BMD 定量检测方法包括双能 X 线吸收法（dual X-ray absorptiometry，DXA）、定量 CT 法（quantitative computed tomography，QCT）、MRI 及超声等。其中常用的方法是 DXA 和 QCT。BMD 测量是诊断骨质疏松症的重要依据，DXA 为目前测量 BMD 的金标准。但 DXA 所测骨密度为二维面密度，而非三维容积密度。双能 CT（dual energy CT，DECT）为容积扫描，可实现 BMD 三维容积测量。DECT 可通过一次性扫描获得两种能量的数据，基于不同物质双能指数存在差异可进行物质分离测算，可通过分离骨组织中的骨矿质、红骨髓及黄骨髓，从而获得单独钙值图，实现定量测量 BMD。

CT 层析成像是将三维人体结构划分为若干断层薄片，测定断层内各个方向投影时 X 射线强度的衰减量，通过运算求得断层图像内各体素的衰减系数相对变化值，并将该值赋予各体积元所对应像素的灰度变化量，从而得到人体内部组织结构图像。利用 X 射线穿过不同物质时衰减系数的不同原理，以水吸收系数为标准，根据 CT 值与衰减系数关系式，即 CT 值 = [（Ux－Uw）/Uw]×K（式中 K 是分度因数，常取 1000，Ux 为 X 线穿过某物质的衰减系数，Uw 为水衰减系数）可计算某物质的 CT 值。CT 值单位为 Hounsfield 单位（HU），水的 CT 值为 0HU。

骨质疏松症为单位体积内骨量减少，骨小梁稀疏的一类疾病，可增加骨折风险，BMD 测量是诊断骨质疏松症的重要依据。常发生于深部骨盆及腰椎，腰椎是骨质疏松最早和最常见受累部位。BMD 测量是诊断骨质疏松症的重要依据，DXA 为目前测量 BMD 的金标准。QCT 可以用于诊断骨质疏松，检测骨量变化，预测骨折风险。

基于 DXA 测定：骨密度值低于同性别、同种族正常成人的骨峰值不足 1 个标准差属正常（图 3-3-6）；降低 1～2.5 个标准差之间为骨量低下（骨量减少）；降低程度≥2.5 个标准差为骨质疏松（图 3-3-7）；BMD 降低程度符合骨质疏松诊断标准同时伴有一处或多处骨折时为严重骨质疏松。骨密度通常用 T-score（T 值）表示，T 值 = （测定值－骨峰值）/正常成人骨密度标准差。

T 值用于表示绝经后妇女和年龄>50 岁男性的骨密度水平。对于儿童、绝经前妇女以及年龄<50 岁的男性，其骨密度水平建议用 Z 值表示，Z 值 = （测定值－同龄人骨密度均值）/同龄人骨密度标准差。

常规的 X 射线吸收成像并不能显示软骨，上海光源是国家新建的科技平台，其生物医学应用线站提供了同步辐射相位对比成像技术（phase contrast imaging，PCI）。PCI 是一种新型的 X 线成像技术，在生物组织中可提供较高的成像对比度。与吸收对比成像不同的是，PCI 利用的是 X 线在穿过物体时不仅可以被吸收而且可以被折射的性质。这两种性质可以用复数折射率来描述，即 n = 1－δ－iβ。其中代表折射的 δ 与相位有关，而 β 与吸收有关。因为对于硬 X 线而言，δ 至少比 β 大两个数量级，所以在医学诊断所需的能量范围和软组织成像方面，相位对比效应比吸收对比效应要强 1000 倍以上，可

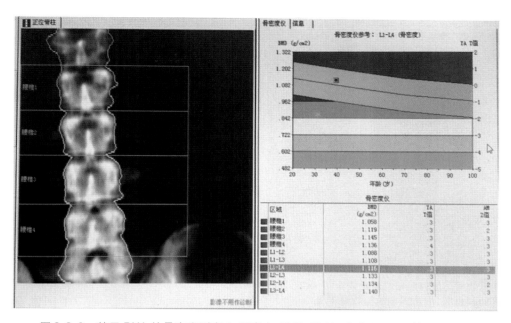

图 3-3-6　基于 DXA 的骨密度测定 1：亚裔人，男性，39 岁，身高 167cm，体重 75kg，
BMD 为 1.116g/cm² , Z 值为 0.3，属于正常

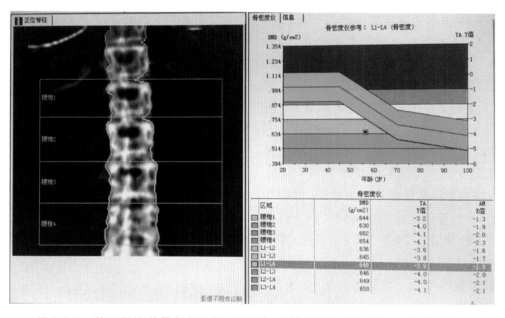

图 3-3-7　基于 DXA 的骨密度测定 2：亚裔人，女性，56 岁，身高 154cm，体重 44kg，
BMD 为 0.648g/cm² , T 值为 −3.9，为骨质疏松

以更清晰地显示出软组织的结构特征（图 3-3-8）。同时，同步辐射 X 线还具有高亮度、高准直、单色性好、空间分辨率高（可达微米级）等特点。Coan 等利用相位对比成像技术不但可以对软骨细胞结构特征进行观测，而且可观察到传统 X 线成像中不可见的早期骨赘形成。Mori 等证实使用相位对比成像技术能够观察到一般成像技术无法观察到的软骨表面细微裂纹。Mollenhauer 等发现使用相位对比

成像技术能够很好地区分降解与非降解软骨。因此，利用同步辐射相位对比成像技术，能够得到更清晰的软骨图像及对比剂浓度分布图像。

（五）低剂量扫描

CT 成像因其检查无创、使用方便、各种三维重建技术、植入物扫描、定量扫描等，可及早发现病变以及对恶性病变临床分期提供影像证据等优点而得到临床医生的重视和普遍应用，尤其骨科患者接

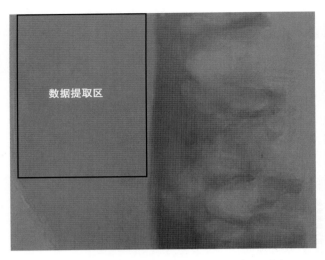

图 3-3-8　示软骨同步辐射相位对比成像图,数据摄取区为软骨区,右边黑色的为软骨下骨

受 CT 检查有日益广泛化的趋势。但它是把"双刃剑",它为临床医生提供影像诊断的同时,也存在因滥用或使用不合理而使受检者患癌风险增加的问题。虽然每次 CT 检查的辐射剂量水平较低(远远低于导致细胞死亡的致死生物效应剂量),但国内外越来越多的人开始关注辐射可能导致癌症发生的随机效应,因此有必要采取有效措施降低 CT 检查的辐射剂量。

在满足诊断和治疗要求的前提下,采取一些有效的措施来降低受检者的辐射剂量的扫描方法统称为低剂量扫描。不仅在临床诊断方面,在治疗方面如 CT 引导下经皮穿刺活检、椎体消融、金属粒子植入等方面更具有重要意义(图 3-3-9)。目前可采取的措施包括:

1. 优化常规扫描参数　降低管电压、管电流、曝光时间;增大螺距、准直器宽度等。但降低管电压会降低 X 线的质,使穿透能力下降,噪声加大;降低管电流和曝光时间,会影响低对比分辨力,使低对比组织的图像质量明显下降;增大螺距和准直器宽度会影响图像 Z 轴的空间分辨率。这些扫描参数的变动,相互影响,需根据实际情况合理地选择。

2. 个体化智能化扫描　根据身体质量指数(body mass index,BMI)为基础调节管电压,再使用自动管电流调制技术(automatic tube current modulation,ATCM)进行扫描。获得稳定图像质量的同时,降低辐射剂量,有学者报道可降低 40% 左右。

ATCM 技术可根据人体不同部位对射线的吸收及扫描对象的体型计算出有效管电流并自动调节,从而降低辐射剂量。在使用 ATCM 技术时,操作者必须准确定位患者左右部位的中心线,以达到最佳管电流调制的目的。

3. 使用新型的图像重建算法　虽然通过优化扫描参数和实施个体化扫描可降低辐射剂量,但扫描剂量的降低带来的是图像噪声和伪影的增加、对比噪声比的降低,有时会降低图像质量而影响诊断。这时可通过使用新型的图像重建算法来保证图像质量。从重建算法应用的技术原理及对临床影像结果产生的影响角度,大体可以划分为两代:

(1) 第一代是滤波反投影法(filtered back projection,FBP),应用广泛,是 CT 图像重建算法的基础和"金标准"。其优点是重建速度快,但它要求投影数据完备并且精确定量,该算法易受统计波动的影响,对噪声和伪影都非常敏感,投影数据量如果不足时,重建的图像质量就会明显下降。高质量的影像图像是以高辐射剂量为代价获得的。这种算法明显已跟不上潮流了。

(2) 第二代是迭代重建算法(iterative reconstruction,IR),克服了传统 FBP 重建技术的不足,其特点是基于统计学原理进行数据空间和图像空间迭代运算。用迭代计算方法达到高的图像分辨率,有效降低噪声,可解决 FBP 因剂量降低产生的噪声问题;所需的投影数少,具有可在数据不完全和低剂量条件下成像的优点。但该技术的一个不足之处是计算量较大,重建时间较长。

各厂商迭代算法的原理基本相同但名称略有不同,如 GE 有 ASiR、Veo,Siemens 有 iRISSAFIRE,Philips 有 iDose 4 等。目前,国内外普遍认为迭代算法在获得较高图像质量的同时大大降低了辐射剂量。

4. 放射检查剂量实时动态监测　放射性辐射损害是可以管控和改善的风险因素。只有具备可以跟踪记录患者受照剂量、受检时的扫描参数的工具才能真正实现降低扫描剂量、优化扫描参数的目标。商业用途的辐射剂量自动监测软件应运而生,即体型特异性扫描剂量评估(size-specific dose estimates,SSDE)。SSDE 可以帮助评估受检者体型特异性的扫描剂量,"量身定制"扫描条件,降低不必

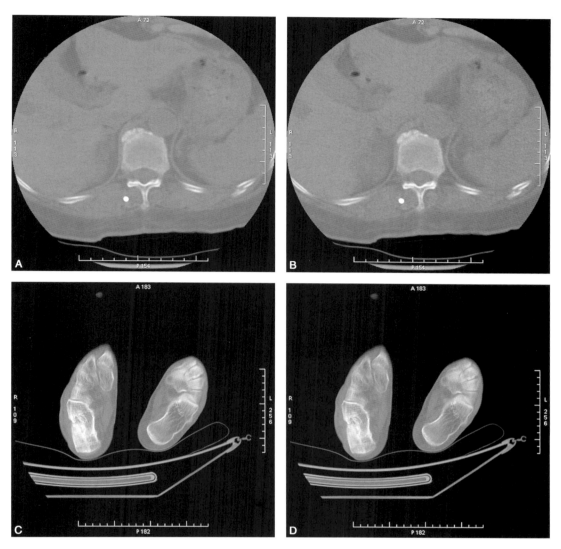

图 3-3-9　低剂量 CT 扫描在骨科应用图像
A. 常规腰椎扫描图像；B. 低剂量腰椎扫描图像，腰椎椎体内固定术，椎体骨折伴左侧肋骨骨折，DLP
下降近 60%；C. 常规踝关节扫描图像；D. 低剂量扫描图像，右侧跟骨骨折预后，DLP 下降近 36%

要的曝光剂量。辐射剂量实时监测软件可以从该患者扫描前提供有用参考建议，帮助估算特异性扫描剂量，优化扫描技术和扫描参数，最终实现患者辐射安全的目的。目前，商业辐射测量软件（Radiometrics，Bayer HealthCare）已在美国部分医院试用中。

2010 年，美国加州法律规定，放射成像设备必须报告患者 CT 检查时的曝光剂量，从而判断受检者是否存在过度曝光的情况；特别强调容积 CT 剂量指数（CTDIvol）和剂量-长度积（DLP）两个指标也必须包含在放射报告中。对于多排螺旋 CT，这两个概念能很好地反映其剂量特性。CTDIvol 描述每层的平均剂量，并且反映了扫描器的技术（探测器的

效率），以及扫描时选择的参数（Kv，mAs，pitch 等）；DLP 则反映了扫描的长度及所采集的层数，以及一次扫描的总剂量，由 DLP 乘以转换系数 k 来估计有效剂量（effective dose，ED）。正是这些数据为辐射剂量实时监测软件提供了基础。

随着 CT 机硬件技术和重建算法的不断进步，具有适宜图像质量和超低剂量的 CT 检查将会成为现实，低剂量扫描会成为主流扫描方式。

（六）CT 引导下介入诊治

随着 CT 介入治疗技术的不断成熟和完善，由于其有着定位精准的特点，在骨科临床中得到了广泛推广和应用。

1. 椎间盘髓核消融术　颈腰椎间盘突出症是

椎间盘发生退行性病理改变，纤维环发生破裂，当髓核退行性病理改变较纤维环慢时，髓核易突出。糖蛋白等物质是髓核的主要成分，髓核突出造成糖蛋白等物质在神经根周围扩散，造成神经根充血、水肿、粘连；突出的髓核可引起组织胺类物质大量释放，无束膜保护的神经根易发生缺血坏死而导致相应部位发生疼痛。其病理特征对于颈腰椎间盘突出症治疗方案的选择尤为重要，对于陈旧性颈腰椎间盘突出症经保守治疗无效后常选择臭氧髓核消融术等微创介入手术治疗。

臭氧髓核消融术用于颈腰椎间盘突出症的机制：①臭氧具有极强的氧化作用，通过臭氧释放活跃的氧原子可对髓核内蛋白多糖进行氧化，使髓核细胞变性坏死，降低髓核内渗透压，使其水分减少，造成髓核体积减小，发生固化回缩，减轻机械性压迫作用；②椎间盘突出后，髓核释放出大量的炎症介质，使其周围组织出现粘连水肿及无菌性炎症，

形成神经根牵拉疼痛症状，臭氧能抑制某些炎性因子的释放，使血管得到扩张，缓解神经根水肿，使局部有害代谢产物得以排出；③臭氧对抑制性中间神经元具有刺激作用，可引起脑啡肽等物质的合成和分泌，起到镇痛的效果。纤维环和髓核中含有大量的胶原蛋白，胶原酶能特异性水解该类胶原蛋白，使其发生断裂，降解为氨基酸被人体吸收，使突出髓核（包括纤维环）缩小、变软或回缩，减轻或解除对神经根及硬膜囊的压迫，达到缓解临床症状的目的，胶原酶对正常的组织和细胞无影响。射频热凝术是属于物理治疗的范畴，其通过微创介入的方法，将射频电流通过已经突出压迫或刺激脊髓、血管及神经甚至突入椎管的髓核组织，通过离子振荡而产热，通过所产生的热量使髓核萎缩、缩小髓核体积，使糖蛋白释放减少，缓解神经根水肿，降低椎间盘内压力以达到治疗椎间盘突出的目的，其对正常的组织无影响（图 3-3-10）。

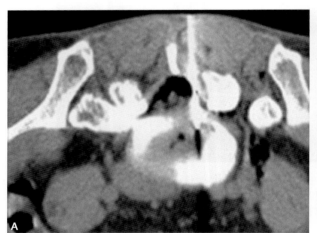

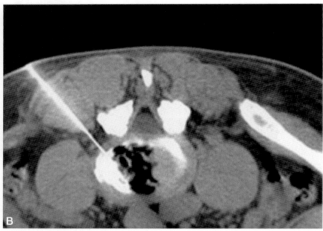

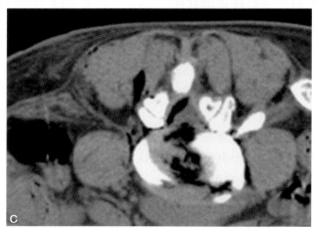

图 3-3-10
A. 侧后方进针；B. 经侧隐窝进针；C. 注入臭氧后在硬膜外间隙及腰肌间隙分布情况

臭氧髓核消融术可抑制胶原酶注射后产生的疼痛现象,同时可减少胶原酶的用量;射频热凝术可在髓核中形成许多空隙,给臭氧的弥散创造有利条件,臭氧髓核消融术、胶原酶和射频热凝术在治疗时发挥协同作用的效果。手术时经 CT 引导可以使穿刺部位、深度都更加精确,可随时观察臭氧弥散情况,有利于对臭氧用量的把握。

2. 椎体成形术　经皮椎体成形术(percutaneous vertebroplasty,PVP)是在影像技术的引导下经皮肤将骨水泥注入病变椎体内,从而达到治疗目的的一种技术。自从 Galibert 等首先应用经皮椎体成形术治疗疼痛性脊椎血管瘤之后,PVP 在骨质疏松性椎体压缩骨折、脊柱肿瘤的治疗中得到广泛的应用并被迅速推广。PVP 的作用机制尚未完全明确,一般认为是机械性、血管性、化学性和(或)放热性等因素可使肿瘤坏死及周围感觉神经末梢破坏而起作用,微小骨折的固定和应力的降低也可起到止痛作用。疼痛缓解与充填率不成正比,有时充填不足也有良好效果。

相对于 C 形臂机下的操作,CT 引导下的小剂量、高浓度缓慢多次推注骨水泥操作更加安全。可更精确地观测到穿刺针的角度和位置以及骨水泥在椎体内扩散——向椎体周围渗漏的情况。C 形臂机操作中,术者直接暴露于 X 线辐射,对身体极为不利,而间断性使用 CT 则可充分保护术者。由于 C 形臂机在骨水泥注射过程中仅能做到侧位透视,对椎体后缘的渗漏有监控作用,而椎体内的骨水泥影与侧方渗漏的骨水泥影重叠,导致无法早期发现椎体侧方的渗漏,而以断层 CT 扫描引导下的操作则不存在此缺点。

PVP 联合放射性粒子植入治疗椎体恶性肿瘤,在骨水泥填充的基础上,增加放射性粒子内放疗作用,以进一步提升肿瘤局部治疗的效果。由于放射性粒子的“适形放疗”作用,可有效控制肿瘤向椎管内继续生长,并能对已经突入椎管内生长的肿瘤发挥治疗作用,有效避免和减轻肿瘤进展对脊髓、神经的压迫和侵犯,避免或延缓患者瘫痪的发生,提高患者生存质量。联合治疗中,由于骨水泥只填充在肿瘤前、中部,在一点程度上减少骨水泥的注入量,相对降低了骨水泥渗漏的风险,且能够避免骨水泥对肿瘤后部植入粒子的“淹没”,其治疗活性不受影响。

3. CT 引导下脊柱结核的介入诊治　脊柱结核是炎性反应性疾病与肿瘤性疾病不同,不需要扩大切除病灶。研究显示当全身化疗时病灶内的药物浓度是 0.5μg/ml,而局部化疗时药物浓度为 1～50mg/ml,是全身用药的 2000～10 万倍。持续局部化疗可以迅速杀灭结核分枝杆菌,遏止病灶内病理改变的进展。微创手术局部用药药物浓度远远大于口服药物时的血浆药物浓度。提高局部病灶内药物浓度到一定程度后,就可以杀死病灶内的血浆药物浓度下的耐药结核分枝杆菌。同时病灶内放置局部给药管,克服了口服用药无法解决的问题,避免了门静脉系统吸收带来的不良反应。对于活动期脊柱结核,等病灶稳定后,根据病情的严重程度再进行矫形等治疗。经皮介入置管灌洗、局部持续化疗治疗活动期腰椎结核核心机制:①提高病灶内药物浓度;②尽早治疗,终止脊柱结核的病理进展。微创手术不需要术前准备,即刻诊断,即刻治疗,缩短了术前准备的时间;③持续化疗。

在 CT 导引经皮介入置管灌洗、局部持续化疗,治疗中出现的问题包括:①引流管堵塞;②出入液体量差;③引流管滑脱;④冲洗液由伤口渗出或漏出。防止的措施是保持引流管通畅。通过临床观察,总结微创介入适应证为:①单纯椎体内结核;②椎旁或腰大肌脓肿;③合并轻度、可逆神经压迫症状;④根治术后病灶复发;⑤全身情况差无法耐受根治手术。

微创外科是外科学的发展趋势,可以预见,不远的将来,通过介入的手段,在 CT 引导下会有更多新技术、新的治疗方法逐渐应用到骨科的临床实践中来。

### (七) CT 引导下 3D 打印

3D 打印(three-dimensional printing,3DP)技术起源于 20 世纪 80 年代,是一种快速成型技术;它由计算机辅助设计数据及成型设备将成型材料以“分层制造,逐层叠加”的原理,快速制作所需物件三维实体的一种分层制造技术。3D 打印技术引入医学领域 20 多年来,一直被硬组织外科重视和应用,该技术尤其对骨外科领域的影响最为深刻。CT 扫描是骨科疾病诊疗最常用的数据来源,通过 CT 扫描可方便获取扫描部位的二维断层数据,因此基于 CT

扫描的 3D 快速成型技术在医学领域应用更为广泛。

1. CT 引导下的 3D 打印快速成型技术主要步骤如下：

（1）数据获取：利用 CT 检查获取扫描对象的二维断层图像资料。3D 模型的精度取决于 CT 数据源的准确性，CT 扫描层越薄，信息丢失越少，所制作的模型精度就越高。

（2）CT 图像预处理：通过对 CT 图像的滤波、平滑去噪、二值化等获取待建区域的轮廓边缘。

（3）CT 图像的轮廓跟踪及精简：通过跟踪 CT 边界轮廓，对轮廓进行优化和精简。

（4）三维重建及快速成型：利用医学影像三维处理软件（经典的是比利时公司的 Mimics 软件）将二维断层图像重建为三维虚拟模型，并生成为快速成型机可以接受的 STL（Stereo Lithography）格式图形文件，最终制造出生物产品三维实体模型。

2. 临床应用

（1）颅骨缺损修复

1）适应证：预制个性化颅骨缺损修复体。

采用螺旋 CT 扫描结合计算机辅助设计/计算机辅助制造技术制成的三维颅骨修复体在提高修复效果和缩短手术时间方面较传统修复取得显著的进步。目前，国内外研究的热点集中在修复材料的应用价值比较方面。根据患者颅骨缺损的临床特点不同，采用不同的颅骨修复材料，可以有效兼顾外观修复效果和手术并发症（如头痛、皮下积液等）等。

2）材料：包括覆盖性植入材料和嵌入性植入材料。前者以钛网为代表，其组织相容性好，术后并发症少，但美观要求苛刻部位的修复效果较后者略差；后者包括硅橡胶、骨水泥、EB 人工骨等，植入材料完整嵌入缺损部位，修复外形美观，但并发症的整体发生率较前者高。有研究证实：大面积的颅骨缺损选择钛网修补，小面积的选择钛网和嵌入性材料修补。

（2）脊柱外科适应证

1）脊柱畸形 3D 立体模型：脊柱三维模型能够立体显示病变区的畸形情况，使病变部位的解剖形态具体化。立体模型常用于术前观察和测量，帮助医生决定手术方案；并且，医生可进行术前手术操练，如切除、钻孔和重新定位、椎弓根钉植入、棒的预弯等，从而减少术中损伤和并发症。3D 打印快速成型技术尤其在重度脊柱畸形的治疗中意义显著。

材料：胸椎、颈椎、股骨、血管打印可采用聚乳酸（PLA）材料，骶骨采用液态光敏树脂，但成本高，不能循环利用，而无色蜡质耗材则可重复利用，节能环保。

2）椎弓根螺钉内固定的个体化导板、骨肿瘤切除重建术的手术导板：数字化个性化导航模板，可通过术前模拟置钉入路并制定参数，从而指导术中精确操作，明显缩短手术时间，手术安全性也显著提高。该方法尤其对置钉难度高的寰枢椎脱位和胸椎手术意义显著。3D 打印手术导板实现了骨肿瘤手术个体化的要求，不同 3D 打印技术制备的手术导板各有优势，需根据具体手术方式选择。

材料、器械：①ABS 树脂材料、设备便宜，加工速度适中，但精度较低，适合体积较大的导板；②石膏材料便宜、加工速度快，精度高，但设备较贵，材质较脆，不宜加工成薄、细的导板；③光敏树脂加工速度快，精度极高，具有一定强度，适合体积较小、有一定应力的导板，但材料、设备均较贵，且设备维护成本高；④金属材料包括钛合金、医用不锈钢、铝合金，精度高，强度极高，可加工成导板直接引导钻头、摆锯甚至骨刀，但材料、设备均较昂贵，操作及维护成本较高，加工周期较长。

注意：长骨中段手术一般不适用导板。术中导航模板必须紧密贴合椎体的后部，对骨面软组织剥离的程度要求较高，否则致导航钉道发生移位，定位不准确。

3）应用展望：三维重建技术结合三维有限元可以分析脊柱各部分的受力情况及固定器械的应力状态，为开发更加坚固的椎弓根内固定材料提供了技术支持。

（3）颌面骨性结构修复重塑

适应证：颌面部骨组织缺损\畸形的骨骼模型、预制个性化假体及术中导板、骨肿瘤切除术中截骨导板。

材料：假体采用多孔钛、导板可采用 Ti64 粉末。

注意：骨骼模型的强度不需要太高，需要通过调整成形的粉末材料及成型参数实现。

（4）口腔修复

适应证：精确种牙的手术导板设计制作。

禁忌证：戴有金属义齿（伪影影响导板精准性）。

材料：美国3D公司的DuraForm尼龙材料是导板基体制造的首选。

（5）骨盆骨折

适应证：复杂骨盆骨折模型。

材料：高分子树脂。

（李　克）

## 第四节　磁共振成像

### 一、磁共振成像原理、适应证和禁忌证

#### （一）磁共振成像的原理

磁共振成像（MRI）检查技术是在发现磁共振现象的基础上，借助电子计算机技术和图像重建数学的进展和成果而发展起来的一种医学影像检查技术。

首先，我们来了解一下MRI的基本组成部分：医用MRI通常由主磁体、梯度系统、射频系统、计算机系统及其他辅助设备（检查床、液氮及水冷却系统、空调、图像存储和打印设备）等五部分组成。①主磁体最重要的技术指标包括磁场强度、磁场均匀度及主磁体的长度。主磁场的场强可采用高斯（Gauss，G）或特斯拉（Tesla，T）来表示，特斯拉是目前磁场强度的国际单位。目前一般把0.5T以下的MRI仪称为低场机，0.5～1.0T者称为中场机，1.0～2.0T者为高场机（1.5T为代表），大于2.0T的称为超高场机（3.0T为代表）。②梯度系统由梯度线圈、梯度放大器、数模转换器、梯度控制器、梯度冷却装置构成，梯度线圈安装于主磁体内。梯度线圈的主要性能指标包括梯度场强和切换率（slew rate）。梯度线圈性能的提高对于MRI超快速成像至关重要，但是需要指出的是，由于梯度磁场的剧烈变化会对人体造成一定影响，特别是引起周围神经刺激，因此梯度磁场场强和切换率不是越高越好，而是有一定限制的。③射频系统由射频发生器、射频放大器和射频线圈等构成。表面相控阵线圈（phased array coils）是线圈技术的一大飞跃。一个相控阵线圈由多个子线圈单元（element）构成，同时与多个数据采集通道（channel）相匹配，目前临床上应用相控阵线圈的子单元和与之匹配的数据采集通道都在8个以上。

此外，简单介绍一些MRI相关的基本概念。①质子的纵向磁化：人体的常规MRI信号主要源于水分子中的质子，含量十分丰富；部分组织的信号也可来源于脂肪中的质子。进入主磁场前，人体内的质子自旋，由于这种小磁场的排列处于杂乱无章状态，使每个质子产生的磁化矢量相互抵消，因此人体在自然状态下并无磁性；进入主磁场后，人体内质子呈有规律排列。主要有两种排列方式：与主磁场方向平行，与主磁场方向相反。与主磁场平行同向的质子处于低能级，其磁化矢量方向与主磁场一致；平行反向的质子处于高能级，其磁化矢量与主磁场相反。由于低能级质子略多，使人体产生一个与主磁场方向一致的宏观纵向磁化矢量。②进动（procession）：在进入主磁场后，有序排列的质子不是静止的，除自旋外，还绕主磁场轴进行旋转摆动（类似陀螺的快速锥形旋转），称之为进动。进动速度用进动频率表示，即每秒进动次数。主磁场场强越强，进动频率越快。③横向磁化：由于进动的存在，质子自旋产生的小磁场与可以分解成两部分，一个是方向恒定的纵向磁化分矢量，其与主磁场方向相反的处于高能级，与主磁场方向相同的处于低能级；另一部分是以主磁场方向（$B_0$）即Z轴为轴心，在X、Y平面旋转的横向磁化分矢量。由于旋转的横向磁化分矢量所处的相位不同，相互抵消，无宏观横向磁化矢量产生。综上可见，人体进入主磁场后，仅产生宏观的纵向磁化矢量（图3-4-1）。④磁共振现象：当向主磁场中的人体发射与质子进动频率相同的射频（radio frequency，RF）脉冲时，质子才能吸收RF的能量，即受到刺激，由低能级跃迁到高能级，从而使纵向磁化减少。⑤弛豫和弛豫时间：当90°RF脉冲关闭后，组织的宏观磁化矢量会逐渐回到平衡状态，该过程称为核磁弛豫（relaxation）。核磁弛豫又可分解成相对独立的两个部分：纵向磁化矢量逐渐恢复直至最大（平衡状态），称为纵向弛豫；横向磁化矢量逐渐减小直至消失，称为横向弛豫。纵向磁化由零恢复到原来数值的63%时所需的时间，称为纵向弛豫时间，简称$T_1$；横向磁

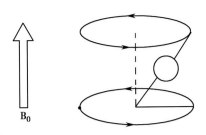

图 3-4-1　进动质子的纵向及横向磁化矢量示意图

化由最大衰减到原来值得 37% 时所需的时间，称为横向弛豫时间，简称 $T_2$。$T_1$、$T_2$ 反映物质的特征，而不是绝对值。人体正常与病变组织的 $T_1$ 和 $T_2$ 值是相对恒定的，而相互之间有一定的差别，这种组织弛豫时间上的差别，就是 MRI 的成像基础。⑥信号加权（weighting）：所谓加权即重点突出某方面特性的意思。MRI 成像过程中，组织的各种特性（$T_1$ 值、$T_2$ 值、质子密度）均对图像的信号强度有贡献，调整成像参数使图像主要反映组织的某方面特性，而尽量抑制组织对其他特性 MRI 信号强度的影响，就是"加权"图像。$T_1$ 加权成像（$T_1$-weighted imaging，$T_1$WI）就是重点突出组织的纵向弛豫的差别，$T_2$ 加权成像（$T_2$-weighted imaging，$T_2$WI）则重点突出不同组织的横向弛豫差别，质子密度加权成像（proton density weighted imaging，PDWI）则主要反映不同组织的质子含量差别。⑦脉冲序列：施加 RF 脉冲后，纵向磁化减少、消失，横向磁化出现。使纵向磁化倾斜 90° 的脉冲为 90° 脉冲，而倾斜 180° 的称为 180° 脉冲。施加 90° 脉冲后，等待一定时间，施加第二个 90° 脉冲或 180° 脉冲，这种连续施加脉冲即为脉冲序列。脉冲序列决定着将从组织获得何种信号。MRI 脉冲序列有多种分类方法，目前最常用者是按采集信号类型进行分类：自由感应衰减（free induction decay，FID）类序列，自旋回波类序列，梯度回波类序列，杂合序列。⑧脉冲序列相关概念：重复时间（repetition time，TR）是指脉冲序列执行一次所需要的时间。回波时间（echo time，TE）是指产生宏观横向磁化矢量的脉冲中点到回波中点的时间间隔。

那么，简单描述一下 MRI 扫描的过程：MRI 是通过对主磁场中的人体施加某种特定频率的 RF 脉冲，使人体组织中的氢质子受到激励而发生磁共振现象；当 RF 脉冲终止后，质子在弛豫过程中感应

MR 信号；通过对 MRI 信号的接收、空间编码和图像重建等处理过程，即产生 MR 图像。

（二）磁共振在骨科应用的适应证

1. 骨肿瘤及瘤样病变；

2. 软组织肿瘤；

3. 骨的损伤：MRI 对观察创伤后骨髓水肿、隐匿性骨折非常有优势；

4. 骨的缺血坏死，如股骨头、月骨的坏死；

5. 骨髓病变，如血液系统疾病累及骨髓、骨髓放疗后改变；

6. 关节及其病变，如肌肉、肌腱、软骨、滑囊的病变；

7. 神经根病变：如臂丛的损伤或肿瘤病变。

（三）磁共振在骨科应用的禁忌证

1. 安装金属起搏器、体内除颤器；

2. 电子耳蜗、磁性眼内植入物；

3. 部分动脉瘤夹、血管止血夹，具有弱磁性，应在检查前明确动脉瘤夹的型号和可否做 MR 检查；

4. 带有胰岛素泵的患者在进入 MR 检查室时应移除胰岛素泵，在 MR 的状态下，磁场可引起胰岛素泵的损害；

5. 妊娠前 3 个月：由于胚胎处于细胞分化发育期，容易受外界各种物理因素的损伤，胎儿各结构刚发育完成，一般不主张对孕 3 个月以内的胎儿行 MRI 检查；

6. 幽闭恐惧症。

## 二、磁共振各种成像序列特点

### （一）常规成像序列

所谓常规成像序列，是指各受检部位进行 MRI 检查时需要常规进行的 MRI 成像序列。

1. 自旋回波（spin echo，SE）序列　SE 序列是 MR 成像的经典序列，其他序列的结构和特点均需要与 SE 序列进行比较。因此在介绍其他序列和成像技术之前有必要重点介绍 SE 序列。该序列在 90° 脉冲激发后，利用 180° 复相脉冲，以剔除主磁场不均匀造成的横向磁化矢量衰减。SE 序列在临床上得到广泛应用，具有以下特点：①序列结构比较简单，信号变化容易解释；②图像具有良好的信噪比；③图像的组织对比良好；④对磁场的不均匀敏感性低，因而没有明显的磁化率伪影；⑤利用 SE 序

列进行 $T_1WI$，采集时间一般仅需要 2~3 分钟，常用于骨关节、软组织、脊柱脊髓等部位的常规 $T_1WI$ 序列；⑥由于采集时间较长，很少利用 SE 序列进行 $T_2WI$ 和 PD 成像。

利用 SE 序列可以进行 $T_1$ 加权成像、$T_2$ 加权成像及质子密度加权成像。SE 序列中，组织的纵向弛豫特性（即 $T_1$ 值）在图像中所充当的角色，也就是说图像的 $T_1$ 成分主要由重复的时间（repetition time，TR）决定；组织的横向弛豫特性（及 $T_2$ 值）在图像中所充当的角色，也就是说图像的 $T_2$ 成分主要由回波时间（echo time，TE）决定。如果选用的 TR 很长，在下一个 90°脉冲激发前各种组织的纵向弛豫已经完成，则图像的对比几乎不受组织纵向弛豫的影响，即选用很长的 TR 可以基本剔除组织的 $T_1$ 值对图像对比的影响。如果选用的 TE 很短，每一次 90°脉冲产生的宏观横向磁化矢量还没来得及发生横向弛豫就已经采集信号，则图像的对比几乎不受组织横向弛豫的影响，即选用很短的 TE 可以基本剔除组织的 $T_2$ 值对图像对比的影响。

通过对 SE 序列的 TR 和 TE 调整，我们可以决定在 MR 图像中所含有的 $T_1$ 和 $T_2$ 成分，获得不同的加权图像。SE 序列 $T_1WI$ 应该选用最短的 TE，一般为 8~20ms。根据所需要的 $T_1$ 权重选用不同的 TR，TR 一般为 200~600ms。在一定的范围内 TR 越短，$T_1$ 权重越重。SE 序列 $T_2WI$ 应该选择很长的 TR，以尽量消除组织纵向弛豫对图像对比的污染。当然 TR 的延长将成比例的增加 MR 信号的采样时间，因此利用 SE 序列进行 $T_2WI$ 时 TR 也不宜过长，一般在场强为 0.5T 以下的低场机，TR 选择 1500~2000ms，在 1.0T 到 1.5T 的高场机一般 TR 选择 2000~2500ms。选择不同的 TE 则可得到不同的权重的 $T_2WI$，TE 一般为 50~150ms，TE 越长 $T_2$ 权重越重。采用长 TR、短 TE 得到的是质子密度加权成像。质子加权序列目前认为是显示半月板的最佳序列，利用 SE 序列进行质子密度加权成像，TR 应该与 $T_2WI$ 的 TR 相似，而 TE 应该与 $T_1WI$ 的 TE 相似。

2. 反转恢复（inversion recovery，IR）序列　IR 序列是个 $T_1WI$ 序列，该序列先施加一个 180°反转预脉冲，在适当的时刻施加一个 90°脉冲，90°脉冲后马上施加一个 180°复相脉冲，采集一个自旋回

波，实际上就是在 SE 序列前施加一个 180°反转预脉冲。IR 序列中，把 180°反转脉冲中点到 90°脉冲中点的时间间隔定义为反转时间（TI），把 90°脉冲中点到回波中点的时间间隔定义为 TE，把相邻的两个 180°反转预脉冲中点的时间间隔定义为 TR。为了保证每次 180°反转脉冲前各组织的纵向磁化矢量都能基本回到平衡状态，要求 TR 足够长，至少相当于 SE $T_2WI$ 或 FSE $T_2WI$ 序列的 TR 长度。因此 IR 序列中 $T_1$ 对比和权重不是由 TR 决定的，而是由 TI 来决定的。

IR 序列具有以下特点：① $T_1$ 对比最佳，其 $T_1$ 对比相当于 SE $T_1WI$ 的 2 倍；②一次反转仅采集一个回波，且 TR 很长，因此扫描时间很长，TA 相当于 SE $T_2WI$ 序列。鉴于上述特点，IR 序列一般作为 $T_1WI$ 序列，在临床上应用并不广泛，主要用于增加脑灰白质之间的 $T_1$ 对比，对儿童髓鞘发育研究有较高价值。IR 序列也可用作脂肪抑制（STIR）或水抑制（FLAIR），但由于扫描时间太长，现在 STIR 或 FLAIR 一般采用快速反转恢复序列来完成。

（二）特殊成像序列

1. 快速成像序列

（1）梯度回波（gradient echo，GRE）序列：SE 序列得到的图像质量稳定，并有很好的信噪比和对比，但成像速度慢是其明显缺点。GRE 序列的出现使 MR 成像速度大大加快，所谓梯度回波序列，即采集到 MR 信号是梯度回波信号的脉冲序列。梯度回波序列具有以下特点：

1）采用小角度激发，加快成像速度：在梯度回波中我们一般采用小于 90°射频脉冲对成像组织进行激发即采用小角度激发。在实际应用中，我们通常称小角度脉冲为 α 脉冲，α 角常介于 10°和 90°之间。小角度激发有以下优点：①脉冲的能量较小，SAR 值降低；②产生宏观横向磁化矢量的效率较高；③小角度激发后，组织可以残留较大的纵向磁化矢量，纵向弛豫所需要的时间明显缩短，因而可选用较短的 TR，从而明显缩短 TA，这就是梯度回波序列相对 SE 序列能够加快成像速度的原因。

2）反映的是 $T_2^*$ 弛豫信息而非 $T_2$ 弛豫信息：GRE 序列中的聚相位梯度场只能剔除离相位梯度场造成的质子失相位，但并不能剔除主磁场不均匀造成的质子失相位，因而获得的只能是组织的 $T_2^*$

弛豫信息而不是 $T_2$ 弛豫信息。

3）GRE 序列的固有信噪比较低：GRE 序列利用梯度场切换产生回波，因而不能剔除主磁场不均匀造成的质子失相位，因此在相同的 TE 下，GRE 序列得到的回波的幅度将明显低于 SE 序列，即便有时 SE 序列的 TE 长于 GRE 序列，其回波的幅度也常常大于后者。另一方面，GRE 序列常用小角度激发，射频脉冲激发所产生的横向磁化矢量本来就比 SE 序列小。不难理解，GRE 序列图像的固有信噪比将低于 SE 序列。

4）GRE 序列对磁场的不均匀性敏感：这一特性的缺点在于容易产生磁化率伪影，特别是在气体与组织的界面上。优点在于容易检出能够造成局部磁场不均匀的病变，如出血、血色病等。

5）GRE 序列中血流常呈现高信号。

（2）快速自旋回波（fast spin echo，FSE）序列：FSE 序列目前在临床上得到广泛应用，FSE 一些参数的选择将会影响图像的质量，因此有必要介绍一下 FSE 序列的特点：①快速成像；②回波链中每个回波信号的 TE 不同；③FSE 序列图像的模糊效应；④脂肪组织信号强度增高；⑤对磁场不均匀性不敏感。这一特点的优点在于磁化率敏感伪影不明显；缺点在于不利于一些能够增加磁场不均匀的病变如出血等的检出；⑥能量沉积增加，可引起体温升高等不良反应，这在高场强的 MRI 仪中将表现得更为突出。

（3）回波平面成像（echo planar imaging，EPI）序列：EPI 是目前最快的 MR 信号采集方式，利用单次激发 EPI 序列可在数十毫秒内完成一幅图像的采集，在该序列基础上施加扩散敏感梯度场即可进行水分子扩散加权成像（DWI）。EPI 是在梯度回波的基础上发展而来的，EPI 技术本身采集到的 MR 信号也属于梯度回波。

2. 抑制信号技术

（1）Dixon 脂肪抑制技术：某些情况下，为了能清晰显示病变，通常需要将某些很强信号的组织加以抑制，如对脂肪信号抑制。目前，在低磁场磁共振扫描仪中常使用 Dixon 脂肪抑制技术，它是利用水的质子和脂肪中质子共振频率的差异来抑制脂肪信号。在 SE 序列的不同回波时间点，分别采集水和脂肪的质子 M 一致的及相反的磁共振信号，两个磁共振信号相加可除去脂肪质子的信号，得到纯水的质子图像；如果这两个信号相减，可除去水的质子信号，得到纯脂肪的质子图像，由于各扫描层之间的定位差异及信噪比比较小的缘故，后者不适合于骨与肌肉的成像。

（2）短反转时间的反转恢复（short TI inversion recovery，STIR）序列：STIR 序列最初采用的是 IR 序列，目前一般采用 FIR 序列来完成。主要用于 $T_2WI$ 的脂肪抑制，因为脂肪组织的纵向弛豫速度很快，即 $T_1$ 值很短，在 1.5T 的扫描机中，脂肪组织的 $T_1$ 值约为 200～250ms，180°脉冲后，脂肪组织的宏观纵向磁化矢量从反向最大到零所需要的时间为其 $T_1$ 值的 70%，即 140～175ms，这时如果施加 90°脉冲（即 TI=140～175ms），由于没有宏观纵向磁化矢量，就没有宏观横向磁化矢量的产生，脂肪组织的信号被抑制。采用很短的 TI 是该序列名称的来由。

在 1.5T 的扫描机中，STIR 序列一般 TI 选择在 150ms 左右，TR>2000ms，ETL 和有效 TE 根据不同的需要进行调整。利用 STIR 技术进行脂肪抑制比较适用于低场强 MRI 仪。针对不同组织具有不同的 $T_1$ 特性选择不同的反转时间，例如脂肪组织，选取反转时间为 0.69 $T_1$（脂肪），使脂肪的信号强度在恢复过程中接收不到。这种成像方法的缺点是成像时间长，同时信噪比低。

（3）频率饱和法：也是一种常用的脂肪抑制技术，采用带宽较窄且与脂肪共振频率一致的射频脉冲，使脂肪产生饱和，然后再施加一个频带宽的脉冲对成像范围内的所有质子进行激励，其中脂肪已被抑制，发出的信号很弱或无信号产生。但此种抑制方法的缺点是，由于射频脉冲的不均匀性，导致整个图像范围内对脂肪抑制的不均匀。这种方法对运动性器官敏感，仅适合于二维成像。

（4）频谱空间法（spectral-spatial）：这种方法不仅利用了频率选择法，而且又对空间具有选择性能，对脂肪的空间频谱进行抑制。在成像序列中采用的是针对水的质子频率且具有窄的空间选择性的射频激励脉冲，来取代带宽的空间选择激励脉冲。也就是说，在成像序列开始的层面选择激励脉冲只是对水的质子进行激励，而对脂肪的质子不进行任何处理。这种脂肪抑制技术的优点是，射频脉冲不均匀性对图像的影响较小，只对水的质子产生偏转角的偏差,而对脂肪的质子无任何影响。用这种方法对骨骼周围区域、骨髓成像的图像质量得到很大的改善。

（三）成像序列的选择

1. 脊柱脊髓MRI扫描 MRI是目前检查脊柱脊髓最佳的无创性检查方法。脊柱脊髓MRI扫描应该选用脊柱专用线圈,最好选用相控阵列线圈。常规扫描序列包括:①矢状面SE(或FSE)$T_1$WI:TR=300～400ms;TE=8～15ms;层厚3～4mm,层间距0.5～1.5mm,层数10～15层,矩阵256×192～512×256,FOV=250～320mm,NEX=2,相位编码选择上下方向以减少心脏大血管搏动伪影;②矢状面FSE $T_2$WI:TR>2500ms;TE=100ms;ETL=12～16,其他参数同矢状面SE $T_1$WI;③横断面FSE $T_2$WI:层厚3～5mm,层间距1～2mm,其他参数同矢状面FSE $T_2$WI;④根据需要可增加冠状面扫描、脂肪抑制技术或增强扫描等。

2. 四肢大关节的MRI检查 一般采用FSE PDWI或$T_2$WI、SE $T_1$WI、扰相GRE $T_1$WI及扰相GRE $T_2^*$WI等序列。大关节检查有其一定的特殊性:①由于软骨、韧带、肌腱及骨组织的$T_2$值较短,因此只采用FSE PDWI或权重较轻的$T_2$WI,一般TE应该在80ms以下(多为15～60ms),否则图像的信噪比太低;②扰相GRE $T_2^*$WI有助于纤维软骨病变的显示(如半月板损伤);③扰相GRE $T_1$WI有助于透明软骨的显示。各关节由于解剖特点不同,采用的扫描方位也有特殊要求:①膝关节半月板检查以矢状位和冠状位为主;②膝关节侧副韧带检查以冠状位为主;③膝关节交叉韧带检查以斜冠状位和斜矢状位为主;④髌股关节面关节软骨的检查以横断位为主,辅以矢状位;⑤肩袖损伤的检查以斜冠状位为主,辅以斜矢状位和横断位;⑥髋关节的检查以冠状位为主,辅以横断位。

3. 序列选择的原则

（1）在3个扫描断面上一般应有其他形式的$T_2$加权,如STIR序列等,可以弥补常规$T_2$加权的不足,以便更清晰地显示骨挫伤和肌肉损伤,甚至是软骨损伤。

（2）根据不同序列的特点来选择对所要显示的结构能最好成像的序列,如FSE序列对半月板内轻微的信号和形态改变的显示比较困难,而使用矢状面GRE序列$T_1$序列$T_1$加权、$T_2$加权扫描可以提高半月板病变诊断的准确性。

（3）不能用某些特殊序列取代常规序列,例如,$T_2^*$加权辐射状扫描对于半月板-关节囊解剖关系的显示及评估周边性半月板撕裂很有价值,但不能替代常规的矢状面扫描,因辐射状扫描对其他结构的显示欠佳。

### 三、磁共振在骨科病变中的应用

（一）磁共振骨骼成分成像

MRI描述的是组织内质子的加权平均信号强度,因此MRI不能检测出骨皮质的病变。但是MRI对骨髓的微结构的变化较为敏感,并可以反映骨小梁的容积和体积变化。随着MRI技术的发展,使之从不同角度测量骨髓组织中的水、脂肪含量的变化成为可能。

骨髓基本结构包括骨小梁及其间的各种细胞(红细胞、白细胞、网状细胞和脂肪细胞)。骨髓分为红骨髓和黄骨髓。骨髓的成分并不恒定,胎儿全部为红骨髓,正常情况下,从出生开始向黄骨髓进行生理转化。若身体因某种疾病而需要增加造血功能,则黄骨髓可反转换为红骨髓,但反转换正好相反于骨髓的转换,多由中轴骨向四肢骨进展。通过观察正常骨髓MRI信号的变化,可以了解正常骨髓MRI信号随年龄、性别增长变化的规律;可以作为与病变相鉴别的依据,,避免将正常现象误诊为病变;可以作为研究各种疾病信号的基础,为疾病的正确诊断提供帮助。

某些情况下,为了更清晰地显示骨髓病变,使用技术将某些很强的信号加以抑制,如抑脂技术。使用脂肪抑制技术能够很好地抑制骨髓中的脂肪信号,从而凸显出病变,提高了诊断敏感性(图3-4-2)。

化学位移选择性激发序列(chemical shift selective,CHESS)属于脂肪抑制技术中的一种。用合适的回波时间在质子磁矢量分别位于同相位和反相位时采集信号,从而获得同相位和反相位图像。这一检查技术对含有相当量脂、水混合物的病变具有极高的诊断价值。

成像参数:In Phase序列TR/TE:250/4.47ms,偏转角:45°,带宽:63.7kHz,层厚:3mm,层间距:

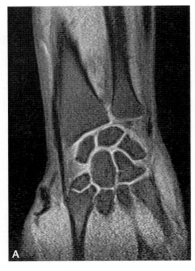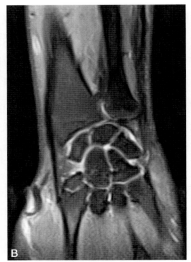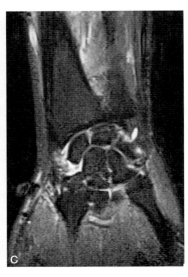

图 3-4-2　使用不同抑脂技术的腕关节 MRI 冠状位图像

A. FS 技术的 T1 序列,扫描参数:TR 600ms,TE 10ms,层厚 2.5mm;B. FS 技术的质子像序列,扫描参数:TR 4000ms,TE 40ms,层厚 2.5mm,可见呈高信号的关节液;C. IR 序列,扫描参数:TR 4000ms,TE 40ms,TI 150ms,层厚 2.5mm,也可见高信号的关节液,但图像清晰度不及 FS 技术的质子像序列

0mm,矩阵:256×256,信号激励次数 2。Out Phase 序列 TR/TE:250/6.71ms,余参数同前。

脂肪频率饱和法(fat saturation,FS)也是一种常用的抑脂技术,其采用与脂肪共振频率一致的预饱和脉冲使脂肪产生饱和,在后续的激励过程中,由于脂肪被抑制,发出的信号很弱或无信号产生。这种方法的缺点是,由于激励脉冲的不均匀性,可能会产生脂肪抑制不均匀的现象。而且,当周围组织或病变的信号与脂肪接近时,也会受到抑制。

反转恢复序列(inversion recovery,IR)利用不同组织纵向弛豫时间的不同,信号恢复经过零点的时间也不同。因此可以主动设定时间,抑制某种组织的信号。例如脂肪组织,选取 TI 为 0.69 $T_1$($T_1$ 为脂肪弛豫时间),使脂肪的信号强度处于 0 点,所以接受不到其信号。但该方法成像时间长,信噪比低。成像参数:TR/TE:6500/30ms,TI:140ms,偏转角:180°,带宽:63.7kHz,层厚:3mm,层间距:0mm,矩阵:256×256,信号激励次数 2。

磁化转移序列(magnetization transfer,MT)是近来出现的一种较新的磁共振检查技术,其应用非共振射频脉冲作用于同时含有自由水和结合水的组织,使组织的核磁信号强度明显下降,增加病灶与周围组织的对比,从而反映基本的组织病理学改变,因此 MTR 的差异主要取决于含有结合水的大分子的浓度和不同的基本组织学结构的交换率,如蛋白质的 $T_2$ 值比水的 $T_2$ 值短得多,先直接饱和蛋白质自旋系统,所有与蛋白质相结合的水分子(结合水)与蛋白质进行磁化交换,使结合水和游离水的对比度增加,从而将彼此区分开来。成像参数:TR/TE:500/20ms,偏转角:30°,带宽:63.7kHz,层厚:3mm,层间距:0mm,矩阵:256×256,信号激励次数 2。无磁化转移增强成像(without MTC)不施加去共振 RF 脉冲成像,成像参数同上。

骨关节的磁共振抑脂成像在诊断创伤及肿瘤中应用广泛,脂肪受到抑制后,骨关节的损伤往往在质子像序列、反转恢复序列及 $T_2$ 加权序列表现为高信号。在诊断骨肿瘤方面,由于良、恶性骨肿瘤及肿瘤样病变的病理组织成分比较复杂,不管是良性还是恶性,MRI 上信号大多比较混杂。因此,不能仅依靠病灶内信号是否均匀或骨髓是否有水肿来判断肿瘤的良恶性。总的来说,肿瘤周边情况主要取决于病变的生长速度和周围骨的反应。良性肿瘤由于膨胀性生长可有包膜,边缘相对清晰,而恶性肿瘤浸润性生长,边缘相对模糊可以呈锯齿状或波浪状。

(二)磁共振三维重建

螺旋 CT 的工作站可以将断层图像进行重建,并可通过软件根据要求任意显示高密度或低密度灶,既能充分骨质部分,又有丰富的软组织构成,但

194

CT 重建出的图像对软组织病变分辨率低,显示不如磁共振直观真实。CT 重建技术能够清晰、直观地显示骨性结构方面优于 MRI。而 MRI 可清晰显示软组织形态和内部病理改变,并可提供量化数据,目前的 MRI 后处理软件基本上都有重建的功能,可以按任意方向进行数据重建,不会受层厚和层间距的限制,空间分辨率也不会受影响,可以显示关节软骨各个部位,不会因层面的限制而遗漏细微的病变。

MRI 三维重建可以采用 2D 薄层无间隔扫描,可以减少容积效应,具有良好的空间分辨率。尤其是重建后图像的敏感性、特异性、诊断正确率均明显高于常规断面图像。薄层扫描一般采用梯度回波(gradient refocused echo,GRE)技术结合脂肪抑制技术:TR 7.8ms,TE 3.4ms,翻转角 7°。也可以使用 3D 序列结合抑脂技术,各向同性 3D-MRI 成像具有较高的空间分辨率,可获取被检部位的容积数据。应用 3D 序列所得到的原始薄层图像可用 MPR 重建,并明显减低部分容积效应、提高微细损伤的检出率,目前已被用于肩关节、膝关节检查。但是 3D 序列扫描时间较长,对于部分不能耐受的患者尤其是对有金属植入物的患者应慎重选择。

MRI 的三维重建可以进行任意多平面重建,但是重建方位的选择影响最终的诊断。如对于肩关节的重建,为较好显示关节盂情况,可选择斜冠状重建,使肩关节骨性结构及韧带结构充分显现,利于诊断(图 3-4-3)。而如果需要观察肌腱损伤情况,则可以按照肌腱走行的平行方向进行重建,使损伤的肌腱与未受损部分形成鲜明对比。尤其是在膝关节损伤中,分别于前、后交叉韧带走行平行的 MPR 重建图像,并可清晰的显示前、后交叉韧带的情况,从而最大限度地减少漏诊、误诊,提高对交叉韧带撕裂诊断和分级水平。

### (三)植入物磁共振成像

对有植入物的患者进行 MRI 检查,应考虑以下方面:①植入物是否有铁磁性;②植入物升温;③局部电流的产生;④局部伪影产生。如血管内过滤器和支架在植入几周后,可以与血管壁连接,即使具有铁磁性,在检查时也不会轻易脱落。而铁磁性的动脉瘤夹、止血夹则是 MRI 检查的禁忌。心脏起搏器、电子耳蜗、有铁磁性物质的义眼等,磁场会严重干扰这类植入物正常运行,因此严禁 MRI 检查。此

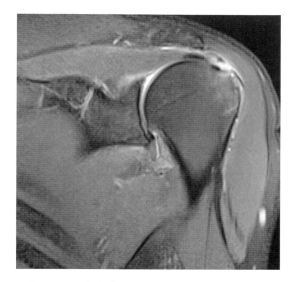

图 3-4-3　肩关节斜冠状位 MRI 图像,FS 技术的质子像序列,扫描参数 TR 4000ms,TE 40ms,可见损伤的肱二头肌肌腱、肩关节盂及肱骨大结节呈高信号

外 MRI 检查过程中,铁磁性金属温度会小幅上升,虽然对绝大多数组织没有不良影响,但是也应该控制检查时间避免不良影响。

近年,随着外科植入物手术的不断增加,在很多情况下需要对术后患者进行 MRI 检查。由于金属植入物的存在,MRI 图像的信号会发生改变使图像变形影响图像质量,因此需要采取一些方法来减少的金属伪影。骨科金属植入物在 MRI 上产生的伪影取决于材料的成分:含有镍、钴和铁的材料产生的伪影较重,钛合金产生的伪影明显较小。而氧化锆、银、金、陶瓷、骨水泥和移植骨等填充材料一般不引起明显的 MRI 伪影。

植入物的方向对伪影的产生有一定的影响。主磁场方向与植入物长轴方向垂直时伪影较重,而两者方向平行时伪影减小。频率编码梯度和选层梯度比相位编码梯度更易受金属材料影响。频率编码方向可以控制金属伪影出现的方向。因此有金属植入物存在时,了解其形状和所关心的解剖区域,可以通过调整频率编码方向(如与植入物长轴方向平行),从而使兴趣区内的金属伪影最小。

植入物伪影与磁场强度有关,场强越高,产生的伪影越重。通常高场强可以提高软组织对比度,但是有金属植入物存在的情况下,则需兼顾两者以获得最佳的图像质量。同时,有些 MRI 序列比其他序列更易产生伪影。梯度回波(gradient echo,GRE)

序列无180°脉冲矫正相散,因此对金属极其敏感,金属植入物引起局部磁场不均,导致局部组织整个信号的丢失,表现为在金属植入物周围出现暗区或黑区。自旋回波(spine echo,SE)序列用180°重聚焦脉冲矫正相散,可以减少体素内失相位的信号丢失,在一定程度上可以减轻金属伪影。而快速自旋回波(fast spin echo,FSE)序列有数个180°脉冲,且180°脉冲和回波间隔很短,所以伪影最轻。另外短回复时间反转回复(short time inversion recovery,SITR)序列的伪影也轻。其他减轻金属伪影的方法有:缩短回波时间(TE)、减小体素大小、增加宽读出带宽等,可降低MRI图像的金属伪影。然而,这些技术的作用较为有限。综上所述,合理选择植入物材料、成像序列和参数均可减轻伪影(图3-4-4)。

### (四) 磁共振功能成像

传统MR序列在骨关节系统中已得到广泛的应用。MR多种新技术的出现,包括扩散成像、灌注成像、$T_1$ mapping、$T_2$ mapping、磁化传递技术等,提供了除解剖学之外的生化成分改变信息,进一步拓展MR在骨关节疾病的诊断和研究中的应用。

1. 早期关节软骨病变中的磁共振成像新技术

(1) $T_1$ mapping:延迟动态增强磁共振成像技术(delayed Gadolinium-Enhanced MRI of cartilage,dGEMRIC)被认为是用于分析关节软骨蛋白多糖变化较敏感技术检查。患者行该检查1.5~2小时前经静脉注射Gd-DTPA造影剂,多采用多次翻转恢复扰相自旋回波序列成像(multi-inversion recovery turbo-spin-echo imaging),并导出$T_1$图像曲线,以色阶或灰阶后处理方式制作出$T_1$图($T_1$ mapping)。dGEMRIC检查现在已开始广泛应用于临床,不仅用于诊断早期软骨退变,而且可以用于长期观察软骨移植后蛋白多糖的变化,以及用于早期干涉软骨病变疗效评价(图3-4-5)。

(2) $T_2$ mapping:是目前讨论较为热门的一种技术。软骨超微结构改变导致$T_2$值升高,是$T_2$分布图用于临床应用基础。$T_2$分布图常用技术是多回波自旋回波序列(multi-echo spin-echo sequence),然后通过对数据进行非线性计算和伪彩编码以得到$T_2$分布图(图3-4-6)。

(3) 弥散加权成像(diffusion-weighted imaging,DWI):对水合作用非常敏感,关节软骨的弥散系数与软骨内水含量有直接的关系。正常关节软骨中大分子基质限制其水的自由弥散,水分子弥散是各向同性的;而在骨关节炎早期,由于大分子基质减少即细胞外基质位阻(包括体积分数、成分等)减小,而致水分子弥散加快,改变了其各向异性,因此病变软骨的ADC(表面弥散系数)便会升高。目前,弥散加权单次激发自旋平面回波(diffusion-weighted single-shot spin-echo echo-planar imaging)是国外使用最为普遍的弥散成像技术。为了得到较为精确

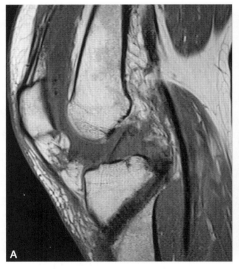
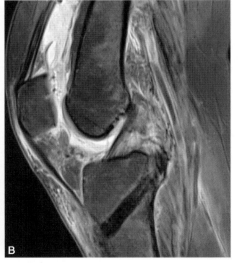

图3-4-4 膝关节术后矢状位的MRI图像,植入物周围软组织清晰可见,未受到明显的伪影影像
A. $T_1$序列,扫描参数:TR 500ms,TE 13ms,层厚3mm;B. FS技术质子像序列,扫描参数:TR 4000ms,TE 15ms,层厚3mm

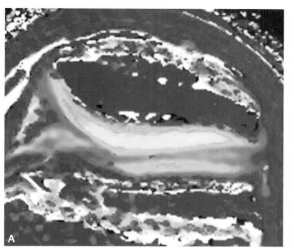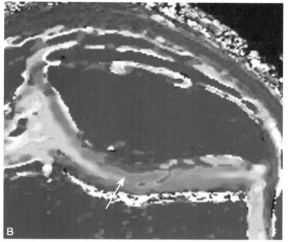

图 3-4-5

A. 正常膝关节髌软骨 $T_1$ mapping 图;B. 轻度 OA 组髌软骨 $T_1$ mapping 图。软骨轮廓尚
完整连续,病变区可见片状深紫色异常色阶(箭头)

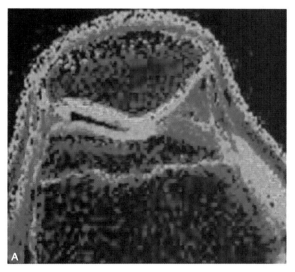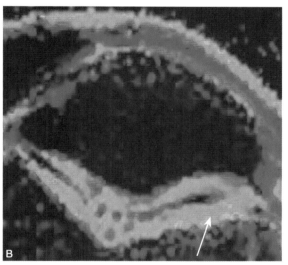

图 3-4-6

A. 正常组膝关节髌软骨 $T_2$ mapping 图;B. 轻度 OA 组膝关节髌软骨 $T_2$ mapping 图。软骨轮廓
尚完整连续,病变区分层现象消失,呈斑片状蓝色异常色阶影(箭头)

的 ADC 图,采用不同的弥散梯度值(b 值表示)从而
得到一系列图像,以保证弥散信号的稳定、均衡。

(4) 磁化传递对比(magnetization transfer ratio,
MTR):由于组织中的自由水和受大分子物质限制
的水分子之间存在动力学平衡,利用一个偏移共振
的射频脉冲选择性饱和大分子结合水池中的质子,
减少自由水的稳态磁化,使自由水信号衰减。正常
软骨可发生磁化传递,而脂肪和关节滑液则不表现
任何的磁化传递,因此使用 MTC 序列,能减低正常
软骨的信号强度;异常软骨因磁化传递的敏感性降
低,导致软骨信号的相对增加。梯度回波序列是目

前常用的磁化传递成像序列(图 3-4-7)。

(5) 预磁化技术:$T_1\rho$ 弛豫时间变化对蛋白多
糖的降解具有较高的敏感性和特异性。蛋白多糖
的丢失与 $T_1\rho$ 时间延长有较强的相关性。目前常采
用的技术为:标准快速自旋回波序列前加自旋锁定
预脉冲进行预磁化。由于它不需要使用对比剂、进
行关节活动及长时间等待,这方面优于 dGEMRIC。

2. 骨肿瘤应用中的磁共振成像新技术 DWI
反映组织水分子随机布朗运动特点,进而间接反映
组织结构微观结构变化。但在实际情况中,由于受
到病变区域特殊细胞形态的影响,水分子弥散呈非

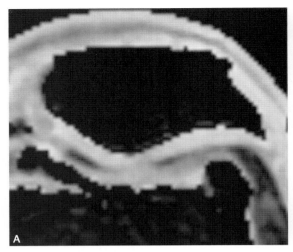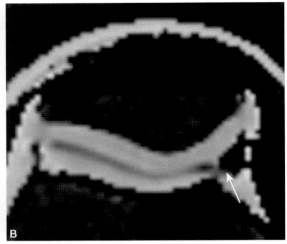

图 3-4-7　正常及骨关节炎髌软骨 MTC 减影图

A. 正常组膝关节髌软骨 MTC 减影图；B. 轻度 OA 组髌软骨 MTC 减影图。软骨中部局部变薄（箭头）

高斯分布即扩散峰度成像（diffusion kurtosis imaging，DKI）；活体组织中的水分子弥散受到微血管灌注的影响，因此可将水分子弥散分为灌注相关扩散与纯水扩散的双指数模型即体素内不相干运动（ntravoxel incoherent motion，IVIM）。DKI、IVIM 以其无辐射、反映肿瘤级别、不打造影剂情况下反映肿瘤灌注特征、灌注与弥散的定量分析等优势，成为肿瘤研究中非常有前景的新序列。

（1）DWI-DKI 多 b 值成像：采用多 b 值（≥3 个较大 b 值）成像，所得图像体素内信号与 b 值关系为：$S(b) = S0 \cdot exp(-b \cdot ADC + 1/6 \cdot b2 \cdot ADC2 \cdot AKC)$，计算得到 MK 值（平均峰度）与 MD 值（平均扩散率）以及两者的影像图，理论上组织成分越复杂，分

子非高斯运动受限越明显，MK 值越大，而 MD 值越小。目前，DKI 已经广泛应用于乳腺癌、前列腺癌的临床评估及分期。DKI 也广泛用于脑外伤、脑卒中、阿尔茨海默病、帕金森病及脑白质疾病等中枢系统疾病，以及肾脏移植、肾脏结构的研究。

（2）DWI-IVIM 多 b 值成像：采用多 b 值（8～13 个，较小 b 值）成像，一般 b≤200 区域反应微血管灌注信号，b＞200 反应水分子弥散信号，现今 IVIM 参数同 DCE-MRI 参数对照，用于多种肿瘤研究，包括乳腺良恶性肿瘤鉴别、前列腺癌分级、鼻咽癌及颈部转移淋巴结临床治疗疗效评估、脑胶质瘤分级、胰腺肿瘤的鉴别诊断以及肝脏肿瘤鉴别诊断（图 3-4-8）。

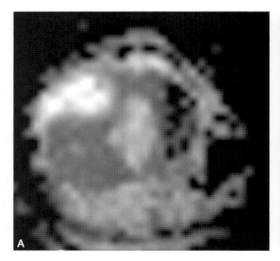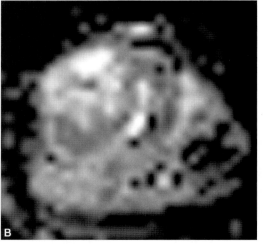

图 3-4-8　患者男性，骨肉瘤，行辅助化疗前后 DWI-DKI

A. 为化疗前 ADC 图；B. 化疗后 ADC 图，ADC 图改变很大提示化疗效果良好，图像上 ADC 越低，弥散越高

3. 骨质疏松应用中的 MRI 功能成像　骨质疏松症是以骨量减少和（或）骨组织微细结构被破坏，骨强度下降，骨脆性增加，极易发生骨折为特征的全身性骨骼疾病。骨密度仅仅是评估骨强度和骨折风险的最重要因子之一；研究显示，除骨密度外，骨质量和骨结构亦可独自对骨强度和骨折风险大小构成影响。MR 功能成像能够从骨髓化学成分变化及分子运动水平反映骨髓的病理生理变化，进而反映骨质量的改变。

（1）骨质疏松的磁共振波谱（MRS）研究：MRS 作为一种无创性影像学检查方法，通过测量骨髓中水和脂肪含量，可以了解骨质疏松骨髓的生理、病理变化，为评价骨质疏松的骨质量及预防其引发的骨折提供一个全新的思路。多采用点解析波谱序列，主要测量指标有脂水比（LWR），即脂峰与水峰峰高比；脂肪比例（FF），即脂肪相对信号强度振幅与总信号强度振幅（水和脂肪）的百分比；线宽（LW），即水峰和脂峰 1/2 峰高处的波峰宽度。

（2）骨质疏松的 MR 动态增强与灌注研究：骨髓拥有再生能力，这对维持骨骼的正常状态以及减小骨折风险起了很多的作用。骨质疏松患者显微镜下活体标本中显示单位面积内毛细血管和血窦数目减少，脂肪细胞数量增加，导致脂肪含量增加。国内外对此均有相关研究，证明 MR 动态增强及灌注扫描对于骨质疏松的检测具有重要价值。MR 动态增强与骨髓灌注研究的相关参数主要有最大增强百分比和增强斜率。

（3）骨质疏松的弥散加权成像研究：骨质疏松者比骨密度正常者弥散系数（ADC）值低；女性绝经后较绝经前 ADC 值低；老年组比年轻组 ADC 值低，已有学者采用 DWI 获取的 ADC 值区别良性及转移性骨质疏松性骨折。关于骨质疏松 ADC 值降低，可能与年龄增大，骨量下降，椎体内脂肪相对增多并聚集，使细胞外间隙减少从而导致水分子弥散减弱有关。

（4）骨质疏松的扩散张量成像（DTI）研究：DTI 在骨骼肌肉上的研究较少，在骨骼肌肉的 DTI 研究中的参数主要是扩散各向异性值（FA），采用 SSPG-SE-EI 序列。DTI 和 DWI 一样，对骨质代谢的早期改变有较大的潜能。

## （五）神经根磁共振成像技术

磁共振成像技术是利用人体组织中氢原子核（质子）在磁场中受到射频脉冲的激励而发生磁共振现象，产生磁共振信号，经过电子计算机处理，重建出人体某一层面的图像的成像技术。由于技术的局限性，对神经根进行成像存在很多挑战，例如神经根较小，走行迂曲、复杂。目前，弥散张量成像（diffusion tensor imaging，DTI）、神经纤维束示踪成像（diffusion tensor tractography，DTT）、扩散加权成像（diffusion-weighted imaging，DWI）及选择性水激励脂肪抑制技术（principle of selective excitation technique，PROSET）是近年来研究得比较热门的几种技术。

1. 弥散张量成像（DTI）及神经纤维束示踪成像（DTT）　DTI 成像是一种基于 MRI 图像特征的成像方法，主要通过检测具有各向异性的周围神经水分子弥散运动探讨组织微观结构完整性。而 DTT 技术是 DTI 技术的进一步发展，其必须基于 DTI 的原始图像，再通过计算机软件重建神经的三维图像并进行量化分析。神经根是各向异性组织，沿着神经纤维走行方向的分子运动较快，垂直与神经纤维方向的运动较慢，神经根在损伤后水分子的各向运动快慢发生变化，但大体形态在早期可能未发生明显改变，通过 DTI 及 DTT 技术可以发现神经弥散参数的异常，从而为早期诊断神经根病变带来了可能。DTI 所测量的数据，主要包括各向异性分数（fractional anisotropy，FA）、平均扩散率（mean diffusivity，MD）、径向扩散率（radial diffusion rate，RD）和轴向扩散率（axial diffusion，AD）。

2. 弥散加权磁共振成像（DWI）　是最近被引入作为可视化神经的另一种方式。DWI 可提供有价值的结构信息，可能有利于神经根病理改变的评估。DWI 在评估中枢神经方面已被广泛运用于临床，扩散加权神经成像（DW MRN）基于弥散加权全身成像和背景的信号抑制，它允许获得多个薄层 DWI 的数据集。通过这一技术，神经周围组织结构而被很好地抑制，而神经的轨迹可在图像上被很好地成像。使用更精细的多波段系统和专用的线圈也许可以增加 DW MRN 对骶神经丛成像的质量。但目前 DW MRN 技术所能产生的临床影响还未在患者中进行评估。

3. 选择性水激励脂肪抑制技术（PROSET）
PROSET 是一种选择性激励技术，将频率及空间选择性激励脉冲应用于三维快速梯度回波（3D-FFE）序列，选择性地激励水或脂肪，得到水或脂肪激励成像，主要应用于神经根、关节及血管成像中。神经根 PROSET 成像技术参数：TR 27～52ms，TE 18.42ms，flip angle 8°，NSA 3；将采集到的冠状面脊髓及脊神经根 PROSET 原始图像在工作站上进行三维（3D）最大信号强度投影（MIP）重建，运用兴趣向量技术编辑去除重叠结构，如慢血流的斜行血管，对感兴趣的区域进行三维旋转观察，可 360°观察。PROSET 序列对显示腰骶神经根解剖具有独特优势，背景脂肪信号全被抑制，留下含水的结构呈高信号，清楚显示硬膜囊、神经根鞘外形及脊神经根的节内段、神经节和部分节后段的走行（图 3-4-9）。它可部分替代磁共振脊髓水成像，为临床诊治腰骶神经根病变提供满意的影像学依据。

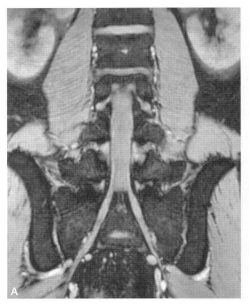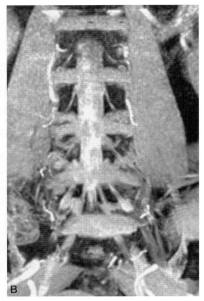

图 3-4-9

A. 为原始图像清楚显示硬膜囊、硬脊膜鞘外形及脊神经根的节内段、神经节和部分节后脊神经的走行；B. 为 MIP 图像可旋转不同的角度观察神经根走行和部分椎旁小血管，但不及原始图像清晰

### （六）磁共振立卧位成像

磁共振立卧位成像分别是患者在仰卧位及站立位时成像检查，为开放式磁共振，国内目前使用较少。主要适用早期、隐匿性椎间盘突出的诊断，又称为脊椎功能位磁共振。

目前，国内检查椎间盘突出主要运用仰卧位，这时人体在直立位时脊椎所承受的生理负荷消失，椎间盘、硬膜囊等结构在生理负荷状态下的生理或病理改变不能真实地反映出来。脊椎功能位检查能够真实地反映人体站立时硬膜囊、椎间隙等结构的病理生理变化。站立位较仰卧位时椎间盘突出程度、椎管管腔狭窄程度及硬膜囊受压程度加重。

检查方法：检查时嘱患者先进行仰卧位检查，患者仰卧位，双腿自然伸直，设置扫描序列，进行扫描；结束后，患者姿势及位置、线圈保持不动，嘱患者双脚尽量踩牢床的脚踏板，然后操作检查床使之成 90°，患者由仰卧位变成站立位（此时尽量保持患者不动），即成为生理承重位，按卧位的扫描序列重复进行站立位扫描。根据临床需要，还可进行动态功能位扫描，如过伸、过屈位等。

目前较常采用 G-SCAN 0.25T（图 3-4-10A），脊椎专用表面线圈（ESAOTE 永磁型，百胜公司，意大利）。每一患者均行矢状 $T_1$ 加权自旋回波序列图像（TR：680ms，TE：22ms，层厚：4.0mm）；矢状 $T_2$ 快速自旋回波序列（TR：3560ms，TE：120ms，层厚：4.0）。横断 $T_2$ 快速自旋回波序列（TR：600ms，TE

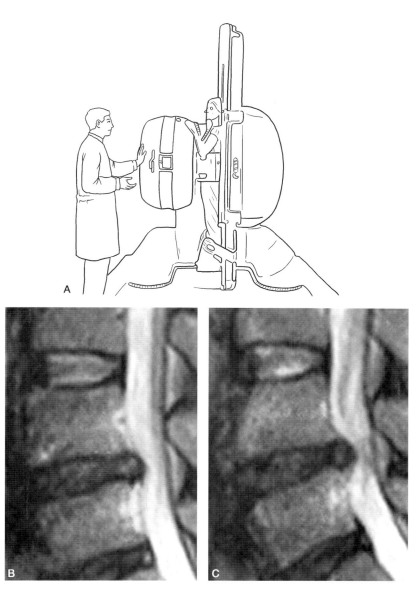

图 3-4-10
A. 立卧位专用 MRI 设备 G-SCAN;B. 腰椎卧位 MRI 显示腰椎间盘突出;
C. 腰椎立位 MRI 显示突出髓核较卧位面积大,椎管较卧位更狭窄

26ms,层厚:4.0mm)。(图 3-4-10B,C)。

（七）磁共振动态成像

动态成像是用于监测靶组织变化的快速成像方法。磁共振可在亚秒时间内获得组织图像,监测受试者体位改变或者负荷状态下组织的形态改变。是一种非侵入性动态观测组织在体内位置、形态变化的方法。

动态磁共振成像主要运用于可运动的组织,如四肢关节、颞颌关节、脊柱、肌肉等。

四肢关节主要运用于:目前应用较为广泛的是四肢关节的损伤(包括韧带、肌腱、软骨、骨挫伤以及隐匿性骨折等);关节不稳,如髌骨不稳等;四肢关节滑膜炎,显示滑膜、骨髓水肿、软骨及骨侵蚀、肌腱、韧带等病变。

脊柱主要运用于研究脊柱节段动态运动:如椎间盘突出在不同体位下的移动度;只在患者直立时才表现出的椎间盘突出症;测量脊柱承受轴向负荷或过伸或过屈时椎间孔及椎管的直径改变;测量滑脱部位的相对移动量;脊柱序列不稳。

目前,也有研究者用于监测整个舌头运动期间肌肉、关节运动的研究。

检查方法:以踝关节为例:Atorscan 0.2T(图 3-

4-11）四肢关节专用诊断仪（百胜公司永磁型，热那亚，意大利），踝关节表面线圈。常规序列包括矢状面、冠状面和横断面 $T_1WI$（TR 700ms/TE 26ms）、$T_2WI$（TR 640ms/TE 18ms）和 STIR（TR 1780ms/TE 26ms/T1 75ms），矩阵 256×192，FOV 179mm×179mm，层厚 3.0mm，层间距 0.3mm。患者仰卧，髋关节及膝关节屈曲，踝关节跖屈约 20°，内外踝连线中点置于线圈中心，行横断面、冠状面和矢状面扫描，横断面分别垂直于胫骨的矢状面及冠状面，冠状面垂直于胫骨的横断面，且平行于内外踝的连线，矢状面垂直于胫骨的横断面，且垂直于内外踝的连线，3 种平面均扫描 11～13 层。扫描结束后，根据需要，退出磁体，让患者稍加运动，如关节听到或自觉有弹响或其他异常，立即停止，摆其他体位，进入磁体，再进行扫描。如 20°斜断面可较好地观察距腓前韧带；15°斜断面在观察跟腓韧带时是首选扫描体位，若此时仍显示不佳，可向 25°方向适当倾斜；冠状面扫描观察距腓后韧带为首选。

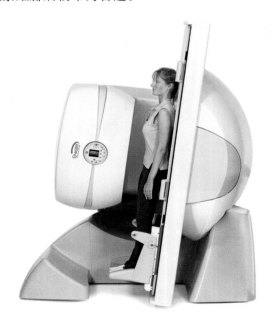

图 3-4-11　四肢关节专用 MRI 设备 G-SCAN

脊柱：G-SCAN 0.25T，脊椎专用表面线圈（ESAOTE 永磁型，百胜公司，意大利）。嘱患者行中立、过屈及过伸及扭转位对脊椎进行动态扫描。

### （八）MRI 引导下介入诊治

1. MRI 介入的扫描序列　MRI 介入扫描序列与应用于诊断性扫描序列有很大不同，主要目的是在尽可能缩短扫描时间的前提下，便利靶定病变位置、范围、程度，导引治疗并在手术中监控治疗过程。快速自旋回波、场地回波序列和完全平衡稳态序列是 MR 介入的基本扫描序列。

（1）快速自旋回波（fast SE，FSE）序列，其成像时间较短，主要用于术前确定靶点和术后扫描观察穿刺针尖的准确位置。FSE $T_1WI$、$T_2WI$ 图像上形成的穿刺针轨迹伪影最小。

（2）场地回波（field echo，FE）序列，其扫描图像接近 $T_1WI$ 图像。穿刺针在该序列上常显示为较明显的磁敏感伪影，有利于确定穿刺针的实际位置，是术中迅捷观察穿刺针的第一选择。

（3）完全性平衡稳态梯度回波（completely balanced steady state，CBASS）序列，是一种梯度回波稳态序列。CBASS 对脊椎扫描具有较明显的优势，脑脊液等液体在 CBASS 序列上显示为高信号，由于其信噪比及组织分辨能力均较高，因此可更清晰显示椎体、椎间盘、椎管及脊髓形态以及与周围组织器官的关系，在腰椎扫描尤其冠状位扫描时，可清楚地观察到马尾神经形态、走行及与椎管、椎间孔的位置关系，由此进一步扩展了磁共振观察脊柱的范围，并提高了磁共振对脊椎疾病的诊断准确性。由于 CBASS 序列对流体不敏感，因此不会出现在 $T_2$ 加权像中出现的脑脊液搏动伪影。CBASS 序列既具有常规 $T_1$ 加权像一样的高组织分辨力，又具有常规 $T_2$ 加权像对病理组织内水分敏感性高的特点，因此能够更准确地判断病变位置及病灶与周围正常组织的关系。穿刺针的伪影在 CBASS 序列图像被中度夸大，通过采用此种序列扫描，便于术者快速辨认和明确穿刺针的大致位置及与周围组织的关系。

（4）其他：若要显示药物液体分布，采用单激发快速自旋回波（single shot FES，SSFES）序列，又称重 $T_2WI$ 脂肪抑制序列，它能使肌肉和脂肪组织成像模糊而液体呈明显高信号，同时 SSFES 序列扫描时间非常短。

2. 腰椎间盘造影术的适应证及意义　椎间盘造影术是将造影剂直接注入病变椎间盘内，以显示髓核的造影方法。其适应证及意义：①患有持续腰或背部神经根疼痛，且其他诊断方法如常规 MRI、CT、肌电图无法诊断者；②用以明确其他诊断方法未能明确的诊断如椎间盘膨出；③椎体融合术前，以明确具体融合哪些椎体；④曾接受椎体融合术，用以明确融合上或下方是否仍为疼痛原因；⑤其他诊断方法难以区分的椎间盘突出复发与术后瘢痕（图 3-4-12）。

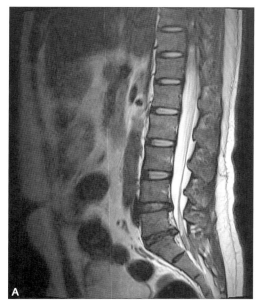
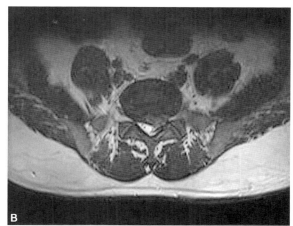

图 3-4-12

A. $L_5 \sim S_1$ 椎间盘髓核脱出，压迫马尾神经；B. $L_5 \sim S_1$ 髓核向左后脱出

3. 采用低场开放 MR 结合光学导引系统行椎间盘造影术的可行性及优越性　开放式 MR 使手术者可从任何方向接近患者，方便手术操作。MR 能清晰显示脊柱、神经、血管等的精细结构，无骨骼和穿刺针伪影及电离辐射。与传统 X 线及 CT 导引的髓核造影技术相比，有其独有的优势。

光学导引系统能实时自动跟踪穿刺平面，让施术者实时了解在三维空间内进针方向是否正确，极大地提高了操作的准确性，解决了穿刺过程中精细定位的困难。介入操作中，选择与持针器相关的交互垂直的三个平面建立图像，当选择"在平面"时，在包含器械长轴的平面建立图像。当选择"垂直平面"时，在垂直于器械长轴的平面建立图像，所显示的平面由器械的长轴所决定，而不是由病变位置决定，因此，磁共振介入治疗过程中，所扫描的图像总能显示穿刺针的全长，而且穿刺针的伪影总是垂直显示在图像的中心，有利于手术者辨认穿刺针的位置及与周围组织的关系。MR 介入的专用快速扫描序列能清楚显示局部精细解剖结构，穿刺可精确到毫米，从而减少并发症的发生，SSFSE 序列能清楚显示阻滞液的分布范围。

MR 介入可以自由选择任何平面，允许非轴位进路，这是 X 线、CT 难以做到的，尤其对 $L_5 \sim S_1$ 椎间盘尤为重要。当部分患者的 $L_5 \sim S_1$ 髓核造影利用侧方椎管外侧缘入路受到髂骨棘阻挡时，可以采取小关节内侧缘入路的方法穿刺，该方法于确定针尖位于椎管内硬膜囊外后，推注 2ml 空气推移同侧硬脊膜囊为针道留出空隙，从而得以保证穿刺的准确性及安全性。

4. MR 介入的局限性　装有心脏起搏器及金属植入物的患者不宜采用此项技术。光学导引系统是以假设穿刺针为直线作为前提，一旦穿刺针过细因手术需要或操作误差而弯曲时，虚拟针与实际针道即存在误差，从而造成潜在性神经根损伤危险，因此在穿刺过程中，需要多次重复扫描确认穿刺针的实际位置。总之，开放式 MR 结合光学导引系统用于引导椎间盘造影术是可行的、安全的。其对髓核的显示及诱发的疼痛程度，可用于 MR 介入技术导引的臭氧髓核溶解治疗术适应证的选择。

MR 引导介入技术正处于一个快速发展时期，在 MR 介入治疗中，由于 MR 图像的高软组织分辨率，术前用导航系统进行三维立体解剖定位，能清晰显示手术部位周围和深部解剖关系，在术中和术后实时成像，监视手术情况和结果，提高手术效果，这一技术的应用在外科领域发挥了越来越重要的作用，MRI 技术的发展将深刻地影响介入性放射学的未来。

### （九）MRI 引导下 3D 打印

3D 打印技术自引入医学领域起，就被硬组织外科关注和应用，其中，绝大部分数据采集依赖 CT 扫描。3D 打印模型的精度取决于 CT 数据源的准确性，CT 扫描层越薄，信息丢失越少，所制作的模型精度就越高，当然患者接受辐射的剂量也大，由此导致的电离辐射安全和潜在致癌风险也引起了学术界的关注和重视。而 MRI 检查无放射辐射，对需要采集大量二维数据的患者或者敏感人群是绝对安全的，并且 MRI 对软组织的成像有较高的分辨率，可以任意方位成像，非常方便三维重建。本节将详细介绍 MRI 在 3D 打印领域的发展应用现状。

1. 基于 MRI 数据进行 3D 打印步骤大致如下：

（1）MRI 成像：需要行造影剂对比增强磁共振检查（CE-MRA）。

（2）图像处理：主要应用最大密度投影（MIP）和 3D 容积再现后处理技术。

（3）三维重建及快速成型：利用医学影像三维处理软件将二维断层图像重建为三维虚拟模型，并生成为快速成型机可以接受的 STL（Stereo Lithography）格式图形文件，最终制造出生物产品三维实体模型。

2. 临床应用现状　目前，国内外学者在基于 MRI 数据基础上的 3D 打印研究报道数量有限，主要集中在以下几个方面。

（1）心血管系统：心血管磁共振成像（cardiovascular magnetic resonance，CMR）检查无辐射损伤，可提供任意方位或截面的容积数据供三维重建使用；并且，有文献认为 MRI 是测量心腔体积的金标准。最近 20 年，随着 MRI 成像新技术的发展和图像后处理技术的进步，利用 MRI 检查进行心血管疾病诊疗的应用呈明显上升趋势，尤其在先天性心脏病的外科治疗领域。Shi-Joon Yoo 等列举了多个典型病例来证明基于心血管 MRI 数据进行 3D 打印的术前指导意义，并且和术中进行对比，充分肯定了 MRI 检查在先天性心脏病外科诊疗中的重要作用。因此，MRI 适用于外科解剖复杂、很难单纯凭借心脏超声来明确解剖细节或者需要定量分析心腔和血流量来决定治疗方法等情况。

MichaelMarkl 等将 3T 场强 MRI 仪与快速成型技术结合起来，基于 MRI 扫描数据进行三维重建，该研究中立体模型清晰显示患者轻度主动脉瘤，作者在文中指出 MRI 可以继续支持血管的血流动力学方面的研究。

（2）神经系统：Wurm 等将快速成型技术应用于颅内动脉瘤患者的手术治疗，术中根据患者基于三维计算机断层扫描制造颅内动脉瘤的立体模型和基于三维旋转血管造影成像制造的生物模型，用于诊断和制订手术计划，同时予经验不足的医生进行术前模拟和术中指导，以及患者宣教。研究结果证实了 3D 快速成型技术在脑外科手术的可行性和实用性。

有研究者用 3D 打印技术制造复杂的脑室系统模型，结果表明 3D 模型的可视化有助于医生和患儿家属了解病变的确切形态。3D 快速成型技术为观察和测量脑室的复杂形态提供唯一的可能性。

（3）应用展望：MRI 扫描在快速成型技术领域应用有限，距离临床外科的推广应用还有很长的路要走。MRI 扫描无辐射损伤、软组织分辨率高、支持软组织的功能性研究，相信在 3D 打印时代，其前景必将广阔。

### （十）脊柱 CT 和 MRI 检查各自的优势

1. 脊柱外伤中 CT 及 MR 应用　CT 的横断面能敏感地发现脊柱椎体的纵行骨折、爆裂骨折移位的骨折片；可清楚地显示急慢性损伤时骨性椎管大小、形态、完整性；能鉴别由移位骨折片或陈旧性骨折愈合增生引起的椎管狭窄，CT 能更清楚显示椎体附件骨折；还能对弹片或其他异物正确定位；矢状重建可发现水平骨折线，有助于显示脊柱序列的改变及骨折片与椎管的关系，可做椎管狭窄程度的测量，并确定脊柱损伤的纵向范围。MR 显示脊柱骨折不如 CT 敏感、直观、准确，即使在 MR 和 CT 图像上都发现了骨折，CT 也更易识别，在 MR 图像上，骨折线因发生的部位和病理演变过程不同，在不同部位和各个时间表现不一，但均取决于毗邻松质骨或密质骨的信号强度。皮质骨内骨折线容易认识，边界清晰锐利，几乎与 CT 所见相似，松质骨内骨折线由于椎体碎裂信号强度不均匀而表现为模糊不清的阴影，显示不理想；附件骨折的发现 MR 亦不如 CT，胸腰段脊柱附件在周围韧带、脂肪、肌肉衬托下，MR 图像显示骨折相对容易，颈段附件因本身骨结构体积较小，且无良好周围衬托，如不结合 CT 图像,横切面 MR 图像则难以显示骨折。

MR 的矢状面能够清楚显示脊柱序列,能敏感、直观地发现脊椎脱位、半脱位、椎小关节脱位或交锁;且能直接显示脊柱各支持韧带结构完整性。而 CT 矢状重建图像软组织分辨率较差,不能敏感显示韧带损伤。

脊柱软组织损伤方面,MR 较 CT 更有优势。MR 能够显示硬膜内外间隙细微结构,准确判断硬膜外或硬膜下血肿的定位及分期。MR 可以较 CT 更敏感显示脊髓的挫伤或损伤,表现为脊髓增粗、信号改变。

CT 及 MR 估价脊柱损伤各自有一定的优点和限制。CT 对脊柱骨性损伤的诊断优于 MR,而 MR 在显示脊柱软组织损伤及脊柱序列、脊髓损伤改变方面优于 CT。

2. 脊柱肿瘤及感染性病变中 CT 及 MR 应用 CT 和 MR 可以早期发现椎体及附件的骨质破坏,观察椎旁软组织肿块的范围及侵犯椎管等情况。CT 可更敏感、直观显示病变区骨小梁结构的破坏、骨膜反应以及成骨、钙化情况,CT 扫描较 MR 优势在于发现松质骨死骨片和椎旁腰大肌影内的细小钙化,椎弓根和椎间小关节的骨质改变。MR 对脊柱肿瘤(转移瘤)的检出具有高度敏感性,能发现核素、X 线及 CT 不易检出的病变,依据是骨髓内脂肪受浸润,脂肪信号为肿瘤信号所替代,所以它可以较早地显示骨转移。MR 可直接显示椎管受累程度,定位或定性诊断十分准确。对于脊柱肿瘤或脊柱感染性病变,建议进行 CT 与 MR 检查,更有利于疾病的鉴别诊断,提高确诊率。

（李　克）

# 第五节　肌肉骨骼系统的超声诊断

20 世纪 90 年代开始,骨科和运动医学在我国飞速发展,影像医学的发展起了至关重要的作用。特别是超声诊断仪的不断改进、超声新技术的迅速发展以及超声诊断经验的不断积累,使得超声在肌肉骨骼系统的应用日益广泛,在骨科和运动医学一些疾病的诊断和治疗中发挥着越来越大的作用。超声在该领域中的应用正受到前所未有的高度重视。

超声对肌肉、筋膜、肌腱、腱膜、腱鞘、滑膜、韧带、软骨、神经、血管及其周围的脂肪或结缔组织的分辨率较高,能清晰地区分和显示它们的解剖层次和内部结构。尤其是超宽频高分辨率探头的诞生,使得图像质量更加细腻,诊断信息更加丰富。对于这些组织所发生的病变,如肿瘤、炎症、损伤、畸形、异物等,超声能获得准确的诊断信息,其敏感性和特异性很高,并成为唯一可以显示肌腱、神经内部结构的影像手段,是软组织疾病诊断的首选方法;由于超声能透过软骨结构和骨间隙,所以超声能够显示关节结构及病变;虽然超声对正常骨骼的显像受到其物理性质的限制,超声不能穿透骨皮质显示其深部结构,从而不能得到其完整图像。但在病理情况下,骨皮质遭到破坏,变薄、断裂或溶解,超声就能穿透骨皮质显示骨的病变及其深部结构。临床实践证明:只要经过严格培训,操作规范,超声能够对肌肉骨骼系统疾病提供非常有价值的诊断信息。

## 一、超声诊断基础

超声是一种高频振动的机械波。频率高于人耳听觉最高频率 20kHz。临床超声诊断常用的频率范围为 2.5 ~ 14MHz。低频超声分辨力低,但穿透力高;高频超声穿透力低,但分辨力高。

超声在人体软组织中传播时,遇到不同声阻抗的界面,会产生反射。声像图中各种回声显像均主要由于声阻抗差别造成。正常情况下,人体致密坚硬的骨组织声阻抗最高,软组织次之,液体最低。越坚硬致密的组织超声波声束越不易穿入,反射回来的信号也越强。故骨组织、钙化等均显示为强回声,骨骺、软骨及软组织多显示为低回声,液体显示为无回声。反射波有很好的指向性。频率越高,波长越短,波传播的方向性越显著,这就是利用超声波回声探测的基础。

超声诊断仪的工作原理是由压电材料制成的探头既向人体内发射超声波,同时又接收人体内反射和散射回来的声波。这种压电材料具有电声转换功能,既可将高频电磁振动的能量转换为超声机械振动的能量,又可将超声振动的能量转换为电磁能量。超声探头将回声信号转换为电磁射频信号后,将这些包含了许多信息的射频信号经过解调、滤波、相关运算、模数转换等过程,将所需要的信号信息以不同的模式显像。

目前,最常用的显像方式为 B 型二维灰阶超声和彩色多普勒血流成像超声(color doppler flow image,CDFI)。B 型二维灰阶超声即亮度调制显示(brightness modulation display),是利用回声原理做诊断,即发射脉冲超声进入人体,然后将回声脉冲电信号放大后送到显示器的阴极,使显示的亮度随着回声信号的强弱而变化。同时加在显示器垂直方向的时限扫描与声束同步,从而得到一系列二维切面声像图。在切面声像图上,以回波的幅度调制光点亮度,以一定的灰度级来表示。B 型二维灰阶超声不仅利用组织界面的反射回波,而且十分重视组织的散射回波。它利用这些回波来传达人体组织和脏器的解剖形态和结构方面的信息。优点是直观性好,诊断方便。

彩色多普勒血流成像超声是利用多普勒现象做诊断。即波源和靶目标之间的相对运动会使观察到的波动频率发生变化。在超声诊断中,不动的超声探头向人体内发射超声波,遇到血流等运动目标时发生反射,反射波携带了目标运动的信息。这种反射波再被探头接收,经过处理,加以显示。彩色多普勒血流成像是将脉冲多普勒与二维灰阶超声相结合,显示血流方向和相对速度二维分布的动态情况,采用超声多普勒技术,根据血流动力学理论,对血管中的血流做出直观、迅速和准确地显示,使超声诊断系统从形态学进入到与血流动力学相结合的"形态生理学"的诊断范围。

声像图特征主要决定于组织间的声学特征,而与大体病理之间或可相符,也可不符。超声图像特征与病变的大体病理一般有如下关系:

（一）炎症

急性炎症早期显示炎症脏器的肿胀。如水肿明显则声像图上显示光点稀疏,回声减低;如出现较大区域出血则呈现局限性无回声暗区;急性炎症充血明显时,声像图上表现为光点致密、变亮;慢性炎症常伴随脏器内部纤维化而显示内部回声增粗增强、分布不均匀。

（二）液性

在液体与周围软组织之间因声阻抗差别较大而出现清晰的边缘。液性区因衰减很小,后方呈明显增强。脓肿因感染后形成,内部可显示大小不等、形态可变的可动性反射体,周围常具炎症性亮度递减带。

（三）实质性占位

呈现局灶性回声增强、减低或等回声区。良性者边界清晰,内部回声较均匀;恶性者边界不清,内部回声不均匀。

（四）纤维化

纤维化为炎症或外伤后修复的病理变化。纤维组织中成分主要为胶原蛋白,而胶原蛋白其声速、密度及衰减均较正常组织为大。故在声像图上可出现界面回声增强及后方衰减增大。

（五）钙化

钙化病变较纤维组织声阻抗更高,其与软组织界面间反射系数更大,故形成前方强反射,后方强衰减的图形特征。

（六）气体

气体的声阻抗最低,其与软组织间声阻抗差别最大,气体的衰减系数最高。处于浅部的气体常可造成多次反射出现振铃样闪动彗尾。

相比于其他影像诊断手段,超声具有许多其独特的优点。价廉、无射线损伤、无痛苦、便捷等特点使患者易于接受检查,且短期内可重复检查,便于随访观察;超声检查不需要特殊准备,不受患者状态或金属植入物等影响,且超声仪便于携带,故可进行床旁、术中或事故灾害现场检查;不需要造影剂,仅用 CDFI 就能实时观察病变内及其周围组织的血供;一旦发现病灶,更容易在超声准确定位引导下穿刺进行组织学检查和治疗。

超声在肌肉骨骼系统检查中还有其更具独特的优势。超声对浅表软组织细微结构分辨率甚高,优于电子计算机断层扫描(computed tomography,CT)和磁共振成像(magnetic resonance imaging,MRI);超声能够对比扫查和动态扫查。对比扫查即病变与病变周围正常区域比较或病变侧与健侧比较。动态扫查包括探头加压观察病变的可压缩性、主动或被动活动关节观察相应结构的变化以及连续动态观察病变与周围正常组织的延续性。通过在肌肉、肌腱、关节的主被动运动中进行实时动态观察、双侧对比检查和多方位多角度观察,可提供其他影像学方法无法得到的只有在运动过程中才能发现的异常和病变，从而获取病变的全方位信息。

随着数字化高性能超声诊断仪、超宽频高分辨率探头、各种多普勒检查技术、超声造影技术、弹性成像技术、超宽视野成像技术、三维成像技术的开发应用，使得超声在肌肉骨骼系统疾病的诊断准确率大大提高，应用范围越来越广，成为重要的筛选性和补充性检查手段。

超声造影即静脉注射声学造影剂如 SonoVue 等，使组织器官的二维灰阶图像更加清晰，并且可以显著增强 CDFI 信号，使常规 CDFI 难以显示的低流速的微小血管得以显示。在肌骨系统可以观察肌肉、肌腱、滑膜、神经等微循环灌注情况，对免疫及代谢性疾病的早期诊断及疗效观察意义重大，可为肌腱术后的功能评估和远期预后提供一定的参考。

弹性成像是对生物组织弹性参数或硬度的成像和量化，能反映组织硬度变化，在软组织肿瘤及肌肉炎症或纤维化诊断方面有独特作用。

超宽视野成像是通过探头的移动获取一系列二维切面图像，利用计算机重建的方法把这一系列二维图像拼接为一幅连续超宽视野的切面图像。超宽视野成像在平面上扩展了视野，特别适用于范围宽广比较平整的躯干、肢体软组织大范围的扫查。采用高频线阵探头可以获得从皮肤、皮下组织、肌肉、肌腱、血管、周围神经干以及骨膜的正常和病变体层解剖图像，易于分析病灶与周边正常组织的关系，确定病变周边重要器官是否受累，能显示整块肌肉及体积大的肿物，能准确测量，且重复性好。

三维超声也是近年来超声技术飞跃发展的重大进步之一。它能获得感兴趣区域完整的容积数据，从而可以完成人体解剖结构的三维重建。三维超声较之传统的二维超声最大的优点在于对检查者个人经验的依赖性较小，在立体空间上扩展了视野，可获取肌骨系统直观的立体结构和病理特点的信息，对于病灶的空间定位和容积测量更准确，比二维的空间信息更直观、更丰富。

但是超声也存在一定的局限性。超声专业经验依赖性较强，骨科和运动医学疾病的超声诊断尤

其如此，这也是目前肌肉骨骼系统超声推广相对缓慢的原因。肌骨超声检查对超声诊断医生的要求较高，需超声诊断医师对肌骨系统的解剖结构和病理生理有深刻的理解，对骨关节及软组织疾病有深刻的了解，对骨科辅助试验有一定的了解；需进行严格规范的培训，掌握骨关节及软组织检查的各种扫查体位；需不断与手术结果随访总结，如此其做出的诊断报告结果才能对骨科和运动医学领域提供可靠有价值的信息。

## 二、检查方法及适应证

仪器：现用的高性能超声诊断仪均可使用。带有宽视野成像扫描、Graf 髋关节测量程序、彩色多普勒血流显像及能量多普勒（Power Doppler，PW）装置更具优势。一般首选线阵高频探头。对于深部软组织、骨及关节，多选用 3.5～5.0MHz 凸阵探头；病变位置表浅或检查手指时，多选用 12MHz 以上频率，必要时涂布大量耦合剂来减少近场伪像。一般选择肌肉骨骼超声模式。

检查前准备：患者一般不需要特殊准备。

体位和肢体位置：根据病变部位、观察病变的需要和便于操作，而选取不同的体位。

扫查方法：采用直接扫查法。探测过程中，首先需详细询问病史，尤其是疼痛、麻木、肿块、外伤、手术等病史；注意在外伤部位、淤血部位、疼痛最明显部位、肿块部位或其他影像学检查资料显示阳性部位进行探查；必要时需进行两侧双图像对比检查，检查时手法体位注意尽量一致；检查时，相关肢体配合自主或被动运动和相应的骨科辅助试验进行动态观察，更容易发现异常部位并定位；根据需要对病变进行纵、横、冠状或多方位分段分区扫查；有时还需要采用探头加压扫查；有条件者，可利用宽视野扫描成像及三维超声成像，因为宽视野扫描成像及三维超声成像提供了病变及其周围毗邻结构的整体图像，使之更加直观，更利于与患者及临床医师沟通。采用宽视野扫描方法时，探头的运行要匀速稳定；特别要强调的是，由于肌肉骨骼系统的某些结构走行方向并非完全与人体长轴方向一致，甚至相反。所以超声检查时应按所检查结构的长轴切面、短轴切面进行超声扫查和报告描述；肌肉骨骼系统超声扫查过程中最常见各向异性伪像，

见于肌腱、韧带、神经和肌肉组织。线阵探头扫查时，声束不能同时保持与组织内各部分纤维均呈垂直方向，形成不同部位的回声强弱不同，与声束垂直的部分回声强，与声束倾斜角度的部分回声低，甚至低至无回声。故在检查上述结构时，应不断改变探头方向，使声束与观察感兴趣区结构相垂直。

适应证：从病因学角度分有以下几类：①急、慢性运动损伤或外伤；②免疫性及代谢性疾病，如类风湿关节炎、痛风、强直性脊柱炎等；③骨关节退行性变，如骨关节炎；④骨与软组织肿物。

## 三、超声在肌肉与软组织中的应用

人体肌肉及软组织结构中存在多种声阻抗差的界面，高频超声对其有着良好的组织分辨力。在声像图上，肌束表现为低回声，肌束外周包绕的肌束膜、肌外膜、肌间隔及薄层纤维脂肪组织，均呈较强的线状或条状强回声。纵断面两者互相平行，排列自然有序，成羽状、带状或梭形，轻度倾斜于肢体长轴。横断面每条肌肉略呈圆形、梭形或不规则形，肌束呈低回声，肌束间可见网状、带状强回声分隔。肌肉整体回声低于肌腱和皮下组织。

传统的 X 线片对于评价肌肉病变缺乏足够的对比分辨率，价值很小。CT 检查肌肉疾病时，空间分辨率不足，不能很好地分辨肌肉细微结构。MRI 具有多平面成像能力和较 CT 更好的组织分辨力，适用于评价肌肉病变。但是 MRI 无法进行实时动态检查，对于那些只有在运动时或某种特殊姿势下才能表现出来的肌肉病变，MRI 无能为力。超声检查对肌肉细微结构的分辨能力优于 MRI，可以提供更详尽的诊断信息。特别是在运动过程中或在特殊姿势下用超声进行实时动态检查，能敏感地发现那些隐匿性的肌肉病变。近年来宽视野成像技术的应用，更为肌肉软组织肿块及损伤的诊断提供了直观、准确的证据。这些独特的功能使超声在肌肉疾病的诊断及在疾病进展和疗效的随访中呈现明显的优势和价值，使得超声成为评价肌肉软组织疾病的首选检查方法。

超声评价肌肉系统疾病大概分为损伤和非损伤两大类。肌肉损伤较常见，大多与运动有关。临床可根据病史对肌肉损伤做出初步诊断，但对损伤的性质、部位、损伤程度等难以做出准确判断。高频超声能清晰显示皮下软组织各层结构，对肌肉损伤发生的部位、范围、程度、是否合并血肿、骨筋膜室综合征、横纹肌溶解症、骨化性肌炎等能快速准确地做出诊断。超声还可以对肌肉软组织等损伤恢复情况进行跟踪随访，为运动员适时恢复适当有效的训练提供影像学证据。

这里特别要提一下超声在骨筋膜室综合征（osteofascial compartment syndrome，OCS）诊断中的作用。OCS 是指由骨、骨间膜、肌间隔和深筋膜形成的骨筋膜室内肌肉、神经、血管等组织因急性严重缺血而产生的一系列征候群。常并发于四肢骨折，最多见于前臂掌侧和小腿。该病起病急、进展快、危害大，如早期诊断及治疗不及时，会导致肌肉神经功能永久性受损，甚至截肢。因而早期诊断极为重要。OCS 声像图表现为患侧肌肉体积增大，包绕肌肉的筋膜呈弓形凸出并显著移位，肌纤维回声增强；当肌肉由缺血向坏死进展时，正常肌肉结构消失，肌肉内出现无回声区。通过健患侧肢体的对比探查，超声能够对 OCS 早期诊断提供重要依据。超声检查不仅成为直接压力测量的一个很好替代方法，而且还可排除其他需要与 OCS 相鉴别的疾病，如损伤后血肿、脓肿、深静脉血栓及腘窝囊肿破裂等，还可随访评估筋膜切开术后的疗效。

超声对肌肉及软组织内的肿瘤、炎症能获得准确的信息。超声灵活而多方位扫查的特点，使之能很好地显示病变的范围、深度及特征，分辨肿物病变的囊实性，对软组织肿块的组织学来源可提供较准确的依据，还可明确肿块与周围骨骼、神经、血管的毗邻关系，为手术切除提供指导。彩色多普勒应用可显示肿块内部及周边的血流情况，有助于对肿块性质的鉴别。通过实时超声检查还可以详细评估因肌肉纤维化或骨化引起的功能受损及其程度。

超声对软组织内异物的定位有较高的敏感性。人体内异物多种多样，常见的有金属、玻璃、木质、沙石、塑料等。异物不能被吸收，时间久了会引起周围组织局部感染、化学损伤及其他继发损伤。异物应尽早取出，正确的定位是手术成功的前提。X 线仅能显示部分异物，而超声不受异物物理性质的限制，能够探查 X 线不显影的异物。超声对所有的异物都显示为强回声或高回声；异物周围的肉芽肿、水肿、出血、蜂窝织炎表现为低回声区，周围组织的反应能增加异物在超声上的显示,其敏感性、特异性和准确性均较高。

## 四、超声在四肢关节中的应用

近年来,超声在四肢关节疾病的诊断中应用越来越广泛,特别是在诊断肌腱、韧带、滑囊、滑膜、关节囊疾病方面,超声可以准确地判断急慢性损伤时肌腱、韧带连续性是否存在、关节疼痛或肿胀时滑膜有无增厚、滑囊关节囊有无积液。在检查中可主动或被动活动肢体,以便实时观察肌腱、韧带及关节的动态变化。

在声像图上,肌腱表现为纵断面呈束带形排列的规则的纤维状强回声,外层由两条光滑的强回声线包绕。有腱鞘的肌腱,腱鞘呈一薄层低回声,厚度小于 1～2mm。在做相关运动时,可见肌腱在腱鞘内自由滑动。韧带的组织构成与肌腱一致,其声像图也表现为纵断面呈束状或带状强回声。一般肌腱及韧带 CDFI 检查无血流信号显示。在检查肌腱韧带时,务必注意声束与肌腱韧带相垂直,否则容易引起各向异性伪像,影响诊断结果。

超声对肌腱、韧带完全性撕裂可帮助确诊,其敏感性和特异性与 MRI 相似。但超声对肌腱、韧带部分撕裂具有一定的假阳性和假阴性;超声诊断滑囊积液、滑液囊肿、腱鞘囊肿准确可靠,敏感性及特异性可达 100%。特别对深部滑囊积液的诊断更有价值;超声检查诊断关节积液和滑膜炎的准确性很高;超声对软骨损伤,如半月板损伤的诊断准确性受检查者技术水平及经验影响,存在较高的假阳性和假阴性,仅可作为关节镜的筛选检查手段。

值得一提的是,近年来超声在类风湿关节炎(rheumatoid arthritis,RA)诊断中的价值越来越得到人们的认可和重视。

RA 是关节病变的常见原因,是一种以滑膜关节进展性损害为主要特征、以慢性炎症性病变为主要表现的全身性自身免疫性疾病。临床常表现为慢性、对称性、累及多滑膜关节炎和关节外肌腱、腱鞘、韧带等广泛病变。RA 多累及小关节,最常见于近节指间关节,但也不乏见于膝、肩、肘等大关节。

由于 RA 的早期诊断和治疗可以改变其预后,可以提高患者的生活质量,故 RA 的早期诊断尤为重要。迄今为止,X 线片仍是 RA 的首选方法,但是

X 线片只能间接反映滑膜炎症变化,继发的骨质改变也一般晚于临床症状。而灰阶超声能在关节炎症的早期阶段就较敏感地发现关节腔积液、滑膜增生、软骨的破坏和骨质侵蚀等。能量多普勒超声在对 RA 活动期的评估、判断病情进展、预测病情预后等方面有着巨大的优势和潜力,正逐渐成为评估 RA 活动性和进展性的一个有效的方法。超声造影和三维超声的应用,显著提高了超声对于检测 RA 增殖的滑膜血管翳的敏感性。与 MRI 相比,超声因其方便、廉价的优势,在 RA 的早期诊断、治疗监测及预后评估等方面起着越来越重要的作用,提供了更为敏感和准确的途径。

下面分别描述超声在各关节中的主要应用及价值:

(一)肩关节

肩部的临床症状多由肩袖、盂唇及其周围组织病理变化引起。超声能够有效地显示肩袖冈上肌、冈下肌、小圆肌、肩胛下肌及其肌腱,肱二头肌长头肌腱,还可以显示肩峰下-三角肌下滑囊、肱二头肌长头腱鞘等滑膜结构,观察是否有积液及滑膜增厚。正确规范的超声检查能够有效评价肩袖及非肩袖病变。肩袖病变包括肩袖肌腱炎、肌腱病及肩袖撕裂等;非肩袖病变包括肱二头肌腱病变、关节病变及肩峰下-三角肌下滑囊病变等。虽然超声对盂唇损伤的评价效果并不理想,但在评价冈上肌腱撕裂、钙化性肌腱炎、肩部囊性病变及积液方面准确性较高。近年来,超声在肩关节的影像诊断中的地位越来越重要,逐渐成为许多肩关节病变首选的影像学检查手段,具有很高的敏感性和准确性,在许多方面甚至优于 MRI。

以肩袖撕裂为例:肩袖撕裂最好发于冈上肌腱前部,接近大结节附着处,此处为肌腱的乏血供区。任何一个撕裂的测量都应包括肌腱的长轴和短轴两个方向。根据所属肌腱在长、宽和厚三个方向评价撕裂程度:

1. 根据撕裂累及的厚度可分为部分撕裂和全层撕裂。部分撕裂可发生在肌腱的滑囊面、关节面和腱体内。全层撕裂裂口深度贯穿肌腱全层。

2. 根据裂口的宽度也可分为部分撕裂和全宽撕裂。全层、全宽撕裂即完全撕裂,通常发生在冈上肌腱,多伴有断端回缩。

3. 根据裂口的前后径将撕裂分为小撕裂（前后径<1cm），大撕裂（前后径在1～3cm）和巨大撕裂（前后径>3cm）。

肩袖撕裂声像图表现复杂，有原发和继发征象两类，超声诊断主要依据原发征象，继发征象对超声诊断起支持和补充作用。

肩袖撕裂的共同超声表现是肌腱内出现低回声区，增加肌腱应力时，裂口可见增大；全层撕裂时，原发征象包括：肩袖部分不连续、缺损或不显示、断端回缩、三角肌下或肩峰下滑囊至肱骨头间距变小，三角肌与肱骨头紧贴（图3-5-1）。继发征象表现为大结节表面骨皮质不规则、软骨回声增强、三角肌下滑囊炎和盂肱关节积液；部分撕裂时，主要累及冈上肌腱。声像图上，滑囊面部分撕裂可表现为肌腱局部变薄、表面向内凹陷、大结节附着部局部缺损或滑囊面出现局灶性低回声（图3-5-2A）。通常伴有三角肌下滑囊少量积液或三角肌下滑囊滑膜增生；关节面部分撕裂表现为关节面出现局灶性低回声或混合回声，伴有纤维连续性中断及二头肌腱鞘内少量积液（图3-5-2B）；腱内撕裂并不多见，在腱内出现局灶性低回声或混合回声。部分撕裂除了上述原发征象外，继发征象包括大结节表面骨皮质不规则，可见缺损或骨质增生改变。

在肩袖损伤病例中，部分撕裂发生率远高于全层撕裂，但超声检查部分撕裂的敏感性较全层撕裂低；有血肿形成时，局部出现低回声；当肌腱断端有增厚的滑膜或肉芽组织充填时，则呈低回声；陈旧性肩袖撕裂内部纤维状结构消失，肌腱断端瘢痕化，出现弥漫性或局限性回声增强，边界不清；发现钙化时，则出现灶性强回声，后伴声影。

（二）肘关节

肘部的主要韧带和肌腱位置表浅，很适合超声检查，如肘部的屈肌群及其肌腱、伸肌群及其肌腱、肱二头肌腱、内外侧副韧带、肱三头肌远端肌腱及鹰嘴滑囊等结构，超声均可清晰显示。故超声显像可评价肘部急慢性损伤时的软组织病变，较常见的包括：慢性肌腱病变，以外上髁炎即网球肘最为常见；鹰嘴滑囊炎；肌腱撕裂等。超声对于评价各类关节炎尤其类风湿关节炎很有价值，可显示关节腔内有无积液、滑膜有无增厚，了解炎症严重程度及范围，发现肌腱撕裂等并发症，评价疗效以及引导滑膜活检、关节积液抽吸或介入性治疗，如激素封闭注射等。

（三）腕、手

手腕部最主要的应用是评价肌腱病变，以及判断局部软组织肿胀的原因。超声可以诊断手腕部创伤引起的屈伸肌腱撕裂、关节炎性病变及狭窄性腱鞘炎等病变，对于软组织异物及关节游离体超声有很高的敏感性。目前，超声已取代MRI成为评价软组织损伤的首选方法。

手腕关节是全身活动最活跃的结构，也是最容易受创伤的部位。常伴有屈伸肌腱的断裂。超声实时动态扫查可以进一步明确断裂的部位、断端回缩的位置、缺损的长度，从而指导手术方案的选择。

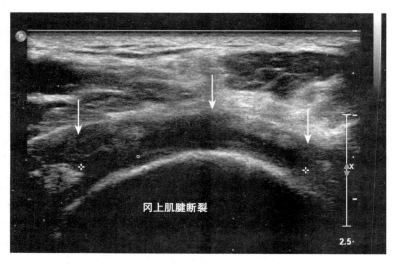

图3-5-1 冈上肌腱完全断裂、缺损，断端回缩，三角肌下滑囊（白箭头）至肱骨头间距变小

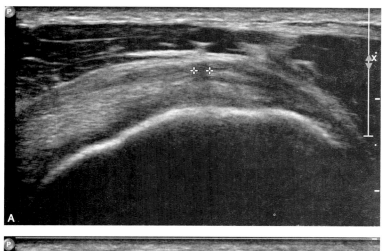

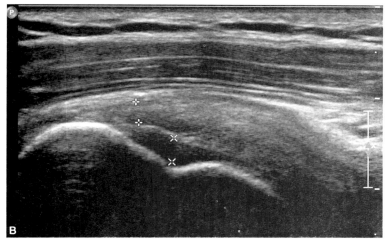

图 3-5-2 冈上肌腱部分撕裂
A. 滑囊面部分撕裂；B. 关节面部分撕裂

另外，超声还可以评价手术修复后或功能重建后的肌腱缝合状况、有无错接、有无再断裂、有无粘连等。

（四）髋关节

超声除了诊断发生于髋关节的各种关节所共有的疾病外，更重要的是在发育性髋关节发育不良（developmental dysplasia of the hip，DDH）诊断中的应用。发育性髋关节发育不良是小儿最常见的骨骼肌肉系统疾病之一。DDH 包括髋臼发育不良的稳定髋关节、髋关节半脱位、髋关节完全脱位但可以复位、完全脱位且不能复位。DDH 的主要特点是髋臼发育不良或关节不稳定。DDH 预后的关键在于早期诊断和早期治疗。出生后 6 个月内是治疗的最佳时期，可以达到髋关节完全复位。由于小儿髋关节大部分是由软骨成分构成，骨化中心尚未形成，普通 X 线不能充分显示小儿髋关节结构，而超声检查可清晰显示髋关节及周围软组织解剖结构以及股骨头与髋臼的相对位置，直观观察髋关节的软骨及骨性结构，评价髋臼发育情况及股骨头位置，尤其对股骨头骨化中心尚未出现的 4 个月以下的婴幼儿显示尚好。

1980 年，奥地利医师 Reinhard Graf 教授首次将超声技术引入髋关节检查，使众多 DDH 患儿得到及时诊断和治疗。美国超声医学协会"发育性髋关节发育不良超声检查实践指南 2013 年版"指出，超声在发育性髋关节发育不良的早期诊断和治疗中具有重要价值和明显优势，超声已成为对临床检查阳性及高度可疑的新生儿进一步筛查和早期诊断 DDH 的首选方法。

Graf 法是根据髋关节标准平面超声图像（图 3-5-3），沿髂骨表面强回声画出一直线称基线，髂骨下缘与骨性髋臼顶连线称骨顶线，两者间夹角为 α

角;骨性髋臼顶外侧角与纤维软骨盂唇连线称软骨顶线,此线与基线的夹角称β角。正常α>60°,β<55°。按照不同角度将测量结果分为α组和β组。α角是评价髋臼骨顶发育状况的重要参数,α角决定了髋关节的主要类型。β角是评价髋臼软骨顶发育状况的重要参数,β角是在α角的基础上确定髋关节的亚型。Graf法图像中有3个必要条件:平直的髂骨、关节盂唇、髂骨下肢。其要领为:①髂骨平直是取得基线的前提,关节盂唇的出现是测量β角的必备条件,髂骨下肢形态完整则是观测α角的重要因素;②要求小儿侧卧位;③运用超声探头固定装置较易取得正确的图像;④标准平面的判断非常重要,它是减少测量误差的前提;⑤获得标准髋关节冠状面声像图需要准确熟练的手法和反复实践。检查医生必须经过严格专业培训和技术指导才可进行髋关节超声检查操作和诊断。

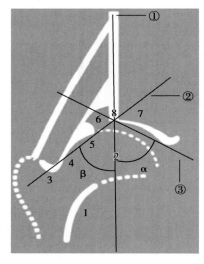

图 3-5-3 髋关节超声检查"标准平面"
1. 软骨和骨的结合部(股骨的骺板);2. 股骨头;3. 滑膜皱褶;4. 关节囊;5. 髋臼盂唇;6. 髋臼软骨顶;7. 骨性臼顶;8. 骨性边缘-凹面向凸面的转折点。①为基线;②为骨顶线;③为软骨顶线

**(五)膝关节**

膝关节是人体最复杂的关节,也是最容易受到损伤的关节。膝关节疾病种类繁多,常见疾病有滑膜炎、骨关节炎、半月板损伤、膝关节韧带损伤、膝关节感染及肿瘤等。高频超声能够清晰显示膝关节诸多结构,特别是可以在关节活动状态下实时检查,这点是 MRI 无法实现的。超声检查对于膝关节

病变的敏感性和特异性均较高。对于膝关节腔及周围滑囊积液、游离体和腘窝囊肿的诊断准确率几乎可达100%,结合彩色多普勒,可以明确囊肿与腘动静脉的关系,以鉴别囊肿和动脉瘤;对于运动性及外伤性损伤中,肌腱的部分撕裂和完全撕裂、内外侧副韧带的急慢性损伤,超声均有较高的敏感性;在膝关节炎病变的早期病理变化如滑膜增厚、关节腔积液或髌上囊积液、软骨面毛糙检查等方面远较 X 线片敏感,并且对膝关节病变的晚期病理变化如软骨变薄、软骨下骨质破坏等也有较高的敏感性和特异性,而常规 X 线片对关节病变早期软骨变化和股骨关节面不易显示。目前,超声已成为膝关节周围的肌腱、韧带、滑囊损伤的首选影像学方法。但对于关节腔内病变,因受声窗的限制,超声诊断价值有限,敏感性不高,仅可作为辅助检查手段。如半月板损伤,超声仅可观察体部和后角撕裂,难以清晰显示半月板全貌;交叉韧带撕裂,超声也只能显示一部分前交叉韧带,后交叉韧带位置较深,需用频率较低的探头扫查,分辨率不够理想,细微的损伤容易漏诊。

**(六)足、踝**

足及踝部由于所负担的重量及活动量大,故易发生韧带、肌腱、骨关节的损伤。常见的有踝关节损伤、跟腱损伤、韧带损伤等。超声除了能清楚显示关节、腱鞘等积液外,还可以确定肌腱韧带完全或部分断裂,并能够在很大程度上区别急性与陈旧性损伤。急性损伤多表现为肌腱及韧带增厚,回声减低;陈旧性损伤多表现为稍高回声。

踝部肌腱的常见疾病为外伤和感染。与运动有关的踝部肌腱损伤常见的有腓肠肌腱损伤、跟腱损伤以及拇长屈肌腱损伤。虽然 MRI 为评价踝部病变的常规检查手段,但高频超声能非常清晰地显示肌腱结构,对诊断踝部肌腱病变具有较高的准确性,已作为肌腱检查的首选方法。其检查范围广泛,囊括了自肌腱炎至肌腱断裂的所有肌腱病变。踝关节处的韧带损伤也很常见。尤其外侧副韧带损伤。而外侧副韧带损伤中,又以距腓前韧带损伤最为常见。超声检查因其即时、无放射性、可行动态检查等优点,非常适合急性期外踝损伤以及疼痛持续4~6周后的评估。但因没有统一的标准切面、探头与外踝接触不佳等原因使得超声评价韧带病

变有一定的局限性。

## 五、超声在骨骼中的应用

超声在骨骼疾病诊断中应用较少，主要是因为骨皮质致密坚硬，超声产生较强的声反射和声衰减，当骨皮质完整、厚度没有改变时，超声很难穿透骨组织显示骨皮质深面的骨髓腔结构。但骨表面的强反射特征使得超声成为评价骨骼形态的极佳方法。通过多平面、多角度扫查，超声可以完整地观察骨骼表面结构。

鉴于超声能够显示骨皮质是否完整，所以它可以对骨折进行诊断。高分辨率超声检查骨折非常敏感。虽然 X 线是骨折的首选检查方法，但是对于一些投照角度不佳的特殊部位及细微骨折，X 线往往呈阴性。而超声对于一些没有移位的小骨裂或隐匿性骨折的检查效果优于 X 线。最常见的例子是肩袖超声检查时，发现肩袖损伤同时，常可发现肱骨头的 Hill Sachs 压缩骨折，此类骨折 X 线很难发现。长骨的隐匿性骨折，探头在患者肢体最疼痛处采用长轴与短轴交替仔细扫查骨皮质，多可发现局部骨皮质强回声线连续性中断。如能发现局部骨膜下血肿，则诊断更为明确。青少年患者，干骺部尚未完全骨化，骺分离骨折 X 线检查有时非常困难。超声则能够清晰显示骺软骨，双侧对比检查，通过准确测量骨骺骨化中心与干骺端的距离可诊断骺分离骨折。同样，肋软骨骨折也是超声检查的优势。超声对于诊断出现影像学变化前的应力性骨折也是很有用的。此外，超声还可观察骨折后骨痂形成及监测骨折愈合情况。当评估骨折部位存在不愈合时，应用超声的实时动态性，通过在断端两侧主动和被动运动时超声扫描来诊断也是很有用的。因超声诊断仪携带方便，可以在地震等大型自然灾害急救中弥补缺乏其他影像设备的不足。

同样，超声对骨皮质完整的感染性病变及肿瘤的发现和诊断较困难，对大多数软骨瘤、骨纤维增生及微小病灶不能有效显示。骨皮质发生病理变化时，超声可以敏感地发现骨皮质的变薄、缺损、破坏、相邻软组织的继发改变等。炎症、肿瘤一旦破坏骨皮质，超声便能清晰显示。超声可以观察骨髓炎、骨结核病变骨周围软组织肿胀，骨皮质受损处粗糙不平，骨膜下梭形脓肿，骨膜抬高。超声可以观察肿瘤形态，测量肿瘤大小，显示肿瘤与周围组织关系，病灶侵犯及破坏的范围，同时可以观察肿瘤及其周围软组织血流状况，可为临床骨肿瘤良恶性的判断和疗效动态观察提供重要信息，从而成为 X 线检查的重要补充。

脊柱是人体数目最多、结构最复杂的骨骼，椎管内容纳脊髓和神经根等重要组织，因部位较深且椎体骨性结构的遮挡，经腹部超声探查椎管内结构较困难。但是术中超声检测仍然是一项简便、有效、无创实用的方法。脊椎后路手术切除椎板后提供了良好的声窗，超声可清晰显示椎管内正常结构和病变组织，观察脊膜囊和神经组织的动态变化。可用于诊断低位脊髓症等脊髓的结构先天异常，还可用于椎管内肿瘤、异物、外伤性血肿的定位，判定脊髓和脊膜囊受压迫的程度和部位；诊断脊髓损伤并发症，判断椎管减压或肿瘤切除范围是否充分。

## 六、超声在外周神经病变中的应用

随着高分辨力的高频超声探头的出现，目前高频超声能获得大部分外周神经的清晰图像，包括指神经。在高频声像图上，外周神经在长轴切面上表现为不连续强回声分隔的相互平行的低回声束状结构；在短轴切面上表现为多发小圆形低回声周边包绕强回声线的巢状结构。在进行扫查前，先详细询问病史，患者有无感觉或运动障碍及其范围，有无外伤史，有无手术史，包括手术术式。然后用高频超声探头直接循神经走行扫查。先沿神经短轴进行横断面扫查，再追踪神经长轴进行纵断面扫查。注意与血管、肌腱、韧带相鉴别。当肢体运动时，肌腱和韧带的位置、粗细会发生变化，而神经的粗细、位置则相对固定。且肌腱、韧带相对神经回声较强，呈均匀束状强回声，以此可鉴别。当确定神经后，仔细观察外周神经的走行、连续性、粗细均匀度、回声强弱、神经外膜及内部结构，与周围组织关系，有无缩窄、卡压、粘连、占位，注意与正常段神经或对侧神经比较；有手术史的要注意观察神经吻合是否正确、吻合口的连续性、吻合口内神经束延续情况，是神经束连接还是瘢痕连接等。

高频超声能帮助诊断不同类型的外周神经疾病。对于各种骨纤维管道内的神经卡压综合征及其他原因所致的神经卡压综合征，超声能提供卡压的部位、范围、程度、原因等信息。但声像图上形态学的改变与肌电图的变化两者严重程度并不平行。常常肌电图已提示有神经损伤而声像图上并没有形态学改变；对于神经纤维瘤及神经鞘膜瘤两类神经源性包块的定位及定性有着较高的诊断价值，对术前拟定手术方案提供参考意见；对于一些神经炎，超声有着特征性的"腊肠样"表现；对于神经创伤，超声能判断神经是否断裂、部分断裂还是完全断裂、断裂的神经有无回缩、有无缺损、缺损长度多少，以判断是否需要手术缝合以及是否需要神经移植。神经损伤但未断裂的可了解神经损伤的范围，周围有无瘢痕卡压等。对于切割伤，神经损伤较易诊断，可为手术方式的选择提供准确的依据；而碾压伤神经与周围组织的解剖层次较难分辨，对诊断带来困难。

缝合后神经再生状况的监测一直是临床的一个难点和热点。目前，临床判断缝合后神经再生情况主要通过以下途径：沿神经缝合口远端进行Tinel征测定；肌电图测定再生神经支配区肌肉的电生理表现；临床检查神经所支配肌肉的功能。这均需在神经再生至效应器-肌肉后才能测定。故此三种方式均无法早期判断神经再生情况，从而延误了神经修复的"黄金时期"。肌电图作为最主要的神经功能辅助检测手段也有其局限性。它不能对神经再生不良明确定位；且皮肤软组织缺损、表面瘢痕形成、人为操作或判断失误也会对神经再生的状况产生误判。高频超声可对外周神经吻合后再生状况做出较早判断，为尽早二次手术提供有价值的依据。超声可根据声像图而早于肌电图发现一些导致缝合后神经功能仍然障碍的原因，如缝合后张力过高导致再断裂、错误缝合、瘢痕愈合、瘢痕卡压等。但由于吻合口周边及内部瘢痕组织增生的影响，可导致神经束对位不良，并影响声束的透射，难以分辨吻合口内部神经束的再生状况。

高频超声虽然存在操作者依赖性强及培训时间长等缺陷，但仍可为临床提供许多有价值的信息。它既可作为怀疑外周神经病变时的首选检查方法，也可用于治疗后的追踪随访。

在外周神经损伤中，最严重的是臂丛神经损伤。大多损伤给患者带来不可恢复的后果，预后较

差。根据解剖位置，将神经节之前的硬膜囊内神经根称为臂丛神经节前部分，神经节之后的椎管以外者称为臂丛神经节后部分。因此，臂丛神经损伤也分为节前损伤和节后损伤两大类。节前损伤又称臂丛神经根性撕脱伤，节后损伤指各根、干、股、束、支的损伤。

对臂丛神经节前还是节后损伤的判断又是临床上的一个难点和热点。臂丛神经节前损伤常因椎板切开的手术难度大和并发症多而无法修复，临床上多数只能行神经转位重建肌皮神经和肩胛上神经功能。因此，术前对臂丛神经节前还是节后损伤以及节后损伤平面的准确判断是确定治疗方案和估计预后的关键。

随着超声技术的发展，对臂丛神经节前和节后损伤的诊断成为可能，超声能够直观地显示神经走行的连续性、损伤的形态变化及椎管内或周围脑脊液漏情况，高频超声可作为检查臂丛神经节前、节后损伤的首选方法。

超声一般能显示出椎间孔后的神经。臂丛神经超声检查首先在前中斜角肌间隙的横切面上寻找 $C_{5\sim8}$ 四个类圆形低回声的神经根横断面，然后沿臂丛神经根长轴扫查，观察神经的形态有无撕脱，周围血肿粘连情况，其次分别于锁骨上、下区连续进行扫查，观察臂丛神经干、股、束、支情况。

高频超声对臂丛神经各根、干、股、束、支的显示，使超声具有精确定位的可能。其中，$C_{5\sim7}$ 神经根在超声上可以 100% 清晰显示；上、中、下干在锁骨上前中斜角肌间隙可以 100% 清晰显示；但 $C_8$、$T_1$ 神经根由于位置较深常不易显示，尤其 $T_1$ 神经根因位于锁骨后而难以清晰显示；束支部因位置太深、神经较细不易清晰显示；对椎间孔内的损伤容易出现漏诊、误诊，尤其损伤时间过长，瘢痕粘连形成者，故对节前损伤诊断率不高。

与多数外周神经不同，臂丛神经的声像图大多仅表现为低回声的带状结构而无明显线样强回声穿行其中，可能是神经位置深在所致。

锁骨上臂丛神经损伤声像图常可分为 4 型：①节后神经断裂：神经根干连续性中断。②节前神经根性撕脱（图 3-5-4）：臂丛神经根发出处变细，连续性中断或消失，或神经外膜存在，而内部神经轴束中断或消失，神经根性撕脱后回缩至椎

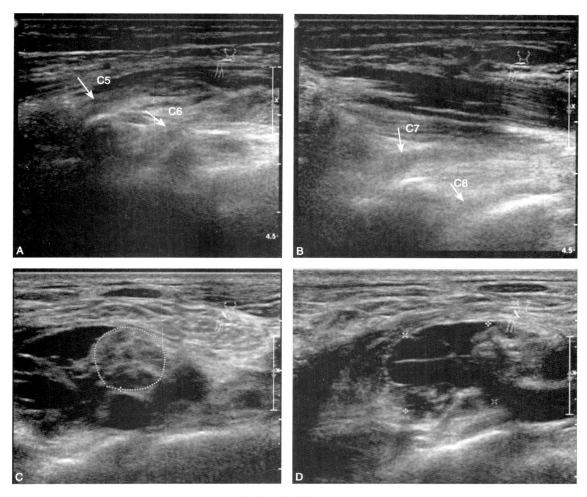

图 3-5-4　全臂丛神经节前损伤的超声表现

A. $C_5$、$C_6$ 神经根于椎间孔处明显变细；B. $C_7$、$C_8$ 神经根于椎间孔处明显变细；C. 回缩至椎间孔外的远端神经根聚集呈低回声瘤样膨大的断端；D. 椎管旁脑脊液漏

间孔外的远端神经根增粗或见低回声瘤样膨大的断端，椎管旁可伴有脑脊液囊性聚集，部分患者于肌间沟锁骨下动脉旁臂丛神经干周围粘连血肿形成。③节前损伤但神经根未回缩或节后损伤瘢痕粘连卡压：神经连续性正常，横断面较正常侧臂丛神经明显水肿、增粗，呈低回声，并与周围组织有粘连，可伴周边低回声瘢痕组织压迹；纵切面呈不均匀粗细的带状低回声，神经束状回声消失模糊。④神经肿胀，连续性存在：臂丛神经回声减低、增粗。

综上所述，超声对臂丛神经根性撕脱诊断价值有限，尤其上述③型声像图。超声仅对撕脱端回缩至椎间孔外的类型有肯定意义。在臂丛神经节后损伤的病因诊断或损伤平面判断，超声可提供帮助，为临床治疗提供有价值的信息。

## 七、介入性超声在肌肉骨骼系统中的应用

近年来，超声显像不仅逐步成为肌肉骨骼系统检查的重要手段，更为重要的是，超声的实时特性使之成为一种理想的介入性引导工具。介入性超声可用于：

### （一）诊断

肌肉骨骼系统病灶的细针抽吸、组织活检等；由于是在直视条件下进行操作，可以针对性地对高度怀疑异常的部位进行准确穿刺取材，从而大大提高活检的检出率。超声引导下肌肉骨骼系统活检，包括关节滑膜活检、软组织肿瘤活检、骨肿瘤活检。活检分开放性活检即手术中活检和闭合性活检即经皮穿刺活检两大类。与手术中活检相比，经皮活

检的优点在于花费低、节约时间、不需要住院、没有全身麻醉的并发症、减少病理性骨折发生的可能性、能够用于手术不易达到的部位或多发性病灶。

1. 超声引导穿刺活检的适应证　①用来确定孤立性肌肉骨骼病灶的性质；②用于诊断原发性肌肉骨骼肿瘤；③已知原发病灶，需用活检来证实转移病灶；④用于肿瘤患者术后评价肿瘤有无复发；⑤用来确定化疗是否有效；⑥确定压缩骨折是否由于转移性肿瘤引起；⑦用于感染性病灶的诊断；⑧穿刺活检还用于确定良性病灶的性质，帮助治疗骨质疏松、骨营养不良等。

2. 超声引导穿刺活检的禁忌证　①出凝血功能障碍；②怀疑胸椎血管病变，如穿刺出血可能会导致脊髓受压；③紧邻骨的软组织受感染，穿刺可能引起骨髓炎；④穿刺针难以到达的部位，例如 $C_1$ 颈椎；⑤不合作的患者；⑥不能找到安全穿刺路径。

3. 常见并发症　超声引导穿刺活检的并发症取决于穿刺针的类型和病灶所处的位置。常见的并发症包括：①出血；②感染；③神经损伤，造成局部麻痹和瘫痪；④气胸；⑤骨折，特别是承重骨的骨折；⑥肿瘤沿着针道种植；⑦感染沿着扩散，形成窦道。

### （二）治疗

超声引导下肌肉骨骼病变的治疗分为下列几类：穿刺抽吸、引导定位和穿刺注药。抽吸治疗包括血肿抽吸、脓肿抽吸、腱鞘囊肿抽吸、关节积液抽吸、通风结晶抽吸等。引导定位包括超声引导术前定位临床不能触及或位置深在的浅表软组织肿瘤、超声引导下摘取异物、超声引导射频消融治疗等。穿刺注药最常用于其他保守治疗无效的肌肉骨骼性疼痛，包括关节囊内注药、腱鞘及滑囊注药、Morton 神经瘤注药、钙化捣碎治疗钙化性肩袖肌腱炎。同样，因为在直视条件下进行操作，可以选择最佳穿刺路径，避免盲穿可能带来的血管及周围重要结构的损伤，极大地减低并发症的发生，提高治疗成功率。

介入性超声在祖国中医康复治疗中的作用也逐渐突显。祖国传统医学小针刀结合现代超声影像的引导，可以达到提高疗效，减少并发症的效果。

近年来，药物神经阻滞已广泛地应用于临床麻醉、疼痛治疗及康复治疗。传统的神经阻滞多为盲穿，对于操作者的经验及对神经走行解剖知识的熟悉程度要求较高。在神经阻滞时使用超声定位，可以有效地提高操作成功率和准确性。超声引导臂丛阻滞可以适时观察局麻药的扩散情况，并减少不良反应及并发症，提高阻滞的安全性。

介入性超声的最大优点是可以实时观察穿刺针尖的部位和注药过程，使诊断和治疗更为有效；而新一代的超声仪器又能够更清晰地观察病变部位和周围结构，避免损伤重要组织和器官，显著减少并发症，增加安全性。与 CT 及 X 线透视引导下穿刺进行比较，超声引导的优点在于：

1. 无 X 线辐射，特别有利于儿童和妊娠妇女；

2. 能够实时监控进针的方向和位置；

3. 相对价廉；

4. 图像分辨率高，可以清晰显示软组织与病灶的细微结构和边界。

介入性超声在肌肉骨骼系统的应用，尤其对四肢软组织内病灶的引导介入将有其广阔的前景。

（秦茜淼）

## 第六节　骨关节系统放射性核素检查

### 一、骨显像

#### （一）显像药物

骨显像剂自 20 世纪 70 年代应用 $^{99m}Tc$ 标记的双膦酸盐以来，由于它具有亲骨性强、很少与软组织及蛋白质结合、血液清除快、$^{99m}Tc$ 的 γ 射线能量合适、人体的辐射剂量小等优点，目前仍是骨显像的主要显像剂。

#### （二）骨浓集显像剂的原理

骨显像剂被骨骼浓集与骨骼内的矿盐和胶原有关。现在骨显像剂均为 $^{99m}Tc$ 标记的双膦酸盐。它具有 P-C-P 键，其优点是不能被磷酸酶所降解。这类化合物浓集在生长活跃的骨髓骨内膜、骨膜表面、骨小梁内，不浓集在已破坏的细胞和致密的骨组织，在血内的清除速率比 P-O-P 键（如 PYP）类化合物迅速，这种化合物的药代动力学不像钙的药代动力学，且不弥散入骨小梁。

双磷酸盐主要浓集在骨的矿物相内，骨内的矿物

2/3 为碱式磷灰石,1/3 为无定形磷酸盐,碱式磷灰石吸附双磷酸盐的竞争力比有机的骨基质要高 40 倍,显微照相显示长骨钙化的软骨内摄取双磷酸盐最多。碱式磷灰石具有直接化学吸附(chemisorption)作用。开始时为一快速阶段,显像剂进入晶体外层的水壳内,然后慢慢进入晶体,首先是灌注阶段,再弥散穿过血管周围液体,通过骨并缓慢地结合。虽然骨显像一般在注射显像剂后 2.0 ~ 3.0 小时,但是骨浓集显像剂在注射后 30 分钟已经完成。骨骼转换迅速的部位,而新生的碱式磷灰石在这些部分沉积也多,如骨转移癌、活动性 Paget 病、骨折愈合的部位、儿童长骨生长的部位等,这些部位浓集显像剂也多。图 3-6-1 为正常骨显像图像。

（三）显像技术

1. 注射显像剂　静脉注射 740 ~ 1110MBq(20 ~ 30mCi)$^{99m}$Tc-MDP(成人剂量),注射部位避开已知或怀疑有病的一侧或部位。

2. 显像前患者准备　注射显像剂后鼓励患者饮水 1000ml,显像前排空膀胱;取出衣袋内的金属物品如项链、钥匙、硬币及裤带等。

3. 显像　静脉注射后 2 ~ 4 小时显像,采用高分辨率低能准直器,分别采集前后位及后前位图;

全身显像采集计数 1000×10³;必要时取斜位、侧位片或断层显像,显像后鼓励患者多排尿,以减少核素对膀胱壁照射。

4. 三时相及四时相显像　血流相,1 期,注射显像剂后立即每 2 ~ 3 秒采集 1 帧,共采集 30 秒;血池相,2 期,注射显像剂后 5 分钟采集 1 帧;延迟相,3 期,注射显像剂后 2 ~ 4 小时显像(三时相对骨髓炎的诊断有价值);4 期,注射显像剂后 24 小时显像(对肢体骨髓炎诊断有价值)。

5. 断层显像(bone tomography)　为了达到精确的解剖定位,现在的骨断层显像将骨断层图像与 CT 或 MRI 图像融合,提高了诊断的准确性。实际上,在核医学领域,骨断层显像已成为除心肌断层显像外,最常用的断层显像技术。近两年来,已经研制成功并在临床上使用的 SPECT/CT 或 SPECT/MR 系统,通过一次检查,可同时获得显示骨解剖结构的 CT 图或者关节结构的 MR 图像和显示骨功能的 SPECT 图,实现了两者同机图像融合,对提高骨显像的诊断水平有重要价值。

（四）骨显像指征

1. 乳腺、前列腺、肺、肾等恶性肿瘤疑有骨转移;

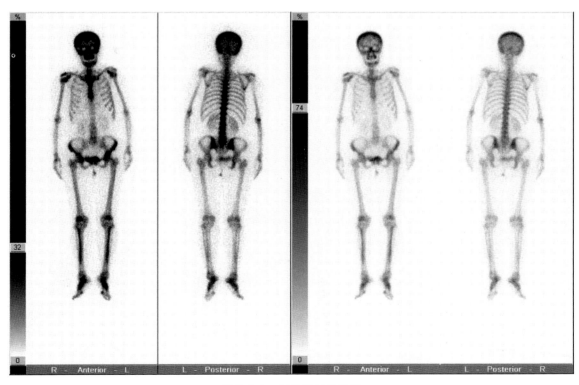

图 3-6-1　正常骨显像图像

2. 早期骨髓炎；

3. 早期无血管性坏死；

4. 应激性骨折及其他隐匿性骨外伤；

5. Paget 病及其他代谢性骨病；

6. 关节炎及关节内疾病；

7. 骨移植存活情况；

8. 骨及关节病的病因；

9. 单骨性或多骨性原发骨肿瘤或其他骨骼疾病；

10. 不明原因的骨痛；

11. 评价治疗后效果。

## 二、转移性骨肿瘤

转移性骨肿瘤（bone metastases）是骨显像的首选适应证。

转移性骨肿瘤又称继发性骨肿瘤、骨转移瘤，系指身体其他组织或器官的恶性病变转移至骨骼。其发病率在人体各系统的转移中，仅次于肺脏和肝脏，位居第 3 位，约是原发骨肿瘤的 35 ~ 40 倍。近年来，骨转移瘤不仅随癌症的增加而渐多，而且因原发肿瘤患者寿命的延长和现代化技术手段的应用，使骨转移瘤得以识别和更早地被发现。许多学者报道过至少50%的癌症患者死后尸检发现有骨转移，其中仅一半有临床症状。实际上，即使做尸检也不可能将全身骨骼都经过病理切片做彻底的检查。

骨转移瘤可发生于全身任何骨骼，但以中轴骨如脊柱、骨盆、肋骨和胸骨最为常见，颅骨和四肢骨较为少见。从病理学变化分析，骨转移瘤能够在骨内产生成骨性、溶骨性或混合性反应。临床表现最先出现的症状是疼痛和压痛，约 1/4 的患者合并病理骨折，位于脊椎的转移瘤因肿瘤压迫或病理骨折常产生不同程度的脊髓压迫症状，如截瘫和神经根刺激症状等，晚期患者常伴有消瘦、贫血和低热等癌性恶病质全身变化。

20 世纪 90 年代至今，尽管骨显像的适应证不断向骨良性疾病扩展，但同时仍在原发性骨外恶性肿瘤中广泛应用，主要是用于判断有无骨转移，以决定初诊患者的分期，评价骨痛，评估预后，追踪各种治疗方案的效果，探测病理性骨折的危险部位。

（一）显像类型

依在骨显像上的表现和对骨转移的诊断价值分类如下：

1. 多发非对称无规律放射性浓聚　这是骨转移癌最常见的典型表现（图 3-6-2）。当骨显像显示

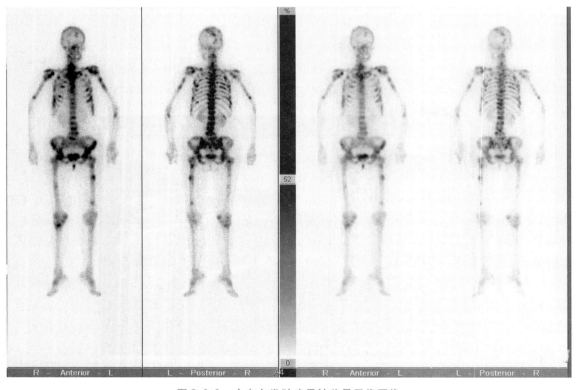

图 3-6-2　全身多发肿瘤骨转移骨显像图像

有多发、无规律、大小不等和形态各异的放射性浓聚区时，首先要考虑是否为骨转移。骨转移病灶80%以上位于红骨髓丰富的中轴骨（脊柱、骨盆、肋骨和胸骨），20%以下位于四肢骨和颅骨。这种类型多发生在以成骨性反应为主的恶性肿瘤，如前列腺癌、甲状似髓样癌和支气管类癌等，或溶骨性和成骨性反应同时存在的恶性肿瘤，如肺癌、乳腺癌、结肠癌等。

2. 多发无规律放射性浓聚合并放射性缺损比较少见，主要发生在溶骨性和成骨性反应同时存在的恶性肿瘤。

3. 放射性缺损区（冷区） 较少见，冷区因局部骨被肿瘤替代或血供阻塞引起，其周围常因放射性增加形成环线，呈"炸面圈"样改变。纯溶骨性转移出现在为溶骨性反应的肿瘤，如肾癌、甲状腺癌等。骨显像的放射性摄取程度和X线片透亮区不相关，前者反映的是血流和代谢活动，后者代表钙丢失的状况。

4. 弥漫性病变也称超级影像（superscan） 较少见，一些恶性肿瘤，如前列腺癌、乳腺癌和胃癌等，在其他器官系统被累及之前有先播散到骨骼的倾向，由于广泛的骨转移引起高度的成骨性反应，弥漫且相对均匀地累及全身骨骼，易误认为是正常图像，称之为超级影像。在这种情况下，有一些线索提示骨转移的诊断，包括骨与软组织本底的高对比度，肾脏不显影或呈淡影，中轴骨对四肢骨的放射性摄取比值增加，为避免误诊，可结合至少一个部位的X线检查诊断。随着显像技术的进步，典型的超级显像已经比较少见了。

5. 孤立性放射性浓聚病灶（热区） 在恶性肿瘤骨显像发现孤立性热区很常见而且较难判断，因为孤立性热区可以是早期骨转移时的指征，亦可由良性病变引起。一项对连续的1129例骨外恶性肿瘤患者的骨显像进行分析研究，报告了孤立性病灶的发生率和意义，发现孤立性异常172例（15%），在已明确病因的90例中，58例（64%）源于骨转移，32例（36%）继发于良性过程，后者甚至出现在已证明有骨转移的患者。孤立性病灶最常见于肋骨，仅约10%~17%，单个肋骨病变是骨转移；其次常见于脊柱，有的学者指出29%以上单个脊柱病变是骨转移；约有1/4的孤立性病灶出现在肢体。至少一半在临床上没有症状，从而说明全身骨显像的必要性。北京医院分析的一组资料表明，从发现孤立性骨转移灶到发展至全身多发性骨转移，生存期4个月至13年，平均2.2年。

6. 正常图像（假阴性） 当肿瘤转移不伴有典型的成骨性反应，此时骨显像可以完全正常。这种假阴性结果可反映病变性质较不活跃，也可能是病变缺乏修复反应所致，后者提示肿瘤的侵袭性，预后不良。

7. "闪耀"现象（flare phenomenon） 在乳腺癌和前列腺癌常见，患者对化疗或放疗有较好的治疗反应，治疗后6个月内，临床上改善，但骨显像似有恶化的表现（最明显在治疗后3个月），称之为"闪耀"现象。解释这种现象的假说是随着治疗后病灶的缓解，有成骨性反应的增加，不仅导致原有病变放射性摄取增高，而且也使原来未能发现的病灶显示出来。有的患者在化疗开始后可有骨痛的症状，从临床反应容易与转移灶相混淆，当用X线检查这些病灶时，在2~6个月内骨硬化有所增加，说明"闪耀"现象时，示踪剂摄取不是在肿瘤中，而是在周围骨中。有"闪耀"现象存在，揭示治疗成功，缺乏"闪耀"现象并不意味着治疗失败。治疗6个月后做骨显像，如病灶数减少，范围缩小，是延长存活的指征。

### （二）骨转移瘤的诊断与鉴别诊断

众所周知，骨显像灵敏度高，特异性差，在判断结果时，对良恶性的鉴别关重要。

1. 骨显像诊断骨转移瘤要点 ①新病灶；②随时间病灶增大和（或）放射性增高；③在一块骨非对称性损害；④散在、无规律分布；⑤伸进骨髓；⑥放射性缺损区；⑦靶形损害；⑧边缘放射性增加，中间放射性减少；⑨超级影像：肾脏不显影或呈淡影；⑩X线片不能解释的骨显像异常。

2. 多发放射性浓聚病灶的鉴别 许多疾病可有多发的放射性浓聚表现，骨转移、关节炎、创伤、骨质疏松的不全骨折、Paget病、其他代谢性骨病、骨髓炎、其他疾病（纤维性骨结构不良、多发性内生软骨瘤、骨梗死等），以上发病的可能性由大到小。且不可一概诊断为骨转移，其鉴别关键点是异常病灶的分布类型。同时要注意多发病灶也很有可能由两种以上病因造成，要逐个分析判断。

在老年人的骨显像，几乎都可见骨性关节炎的表现，其识别依据是特征性的部位，同时可注意到病灶部位有很强的放射性摄取，但不一定与当时的症状密切相关。最常见显像异常的部位是肩关节、膝关节、手和腕关节(特别是第一掌骨底)，多累及一个关节的两侧，如膝关节的内侧和外侧部分。下腰椎退行性变的诊断有时是困难的，因为在该部位的骨转移和退行性变都有很高的发生率。典型的退行性变累及小平面和椎体终板，伴有骨刺；转移性疾病更典型的表现是累及椎弓和椎体。常规平面骨显像由于空间分辨率的限制，不足以判别脊椎的解剖部位，常需加做后斜位和断层显像。

创伤是多发病灶常见的原因。追问患者是否有创伤史对图像的判断有很大帮助。由于在摔倒或事故中损伤机制的缘故，在肋骨常呈特征性垂直排列的骨折病灶，这种有规律的放射性异常病灶分布类型不符合骨转移的表现。错位骨折因结构畸形而易于识别。在骨质疏松症，骨摄取放射性普遍较低，骨与软组织比例减少，椎体轮廓较差，背部的脊柱后凸，合并的脊椎压缩骨折、肋骨骨折和骶骨的 H 形骨折等，可为正确诊断提供线索。

多发性骨髓炎能有类似转移性疾病的表现，但从临床实际观察，在肿瘤患者多发性骨髓炎并不常见；与之相反，Paget 病在肿瘤年龄组相对多见，Paget 病可因病变受累类型和对放射性极强摄取的图像特征，与骨转移相鉴别。当然还需结合放射学的检查进行诊断。

多发性骨梗死早期表现为多个放射性缺损，在梗死后和愈合阶段，因有骨修复，在梗死区周围放射性摄取增加，与骨转移表现相似，这常见于镰状细胞贫血。镰状细胞贫血可产生骨和骨髓梗死，该病不仅罕见，而且骨显像有特征性表现，如颅骨和膝、踝关节放射性增加，脾显影、肾影较正常人大。核素骨髓显像是诊断骨髓梗死很灵敏的手段。

3. 多发放射性浓聚合并放射性缺损病灶的鉴别 应注意与多发性骨髓瘤和甲状旁腺功能亢进相鉴别。骨髓瘤因为能分泌一种作用于破骨细胞的多肽，产生溶骨作用，出现缺损性病灶，但当发生骨折时，则放射性摄取明显增加。对于多发性骨髓瘤的影像学诊断，X 线与骨显像两者起互相补充的作用，特别是当有骨痛的症状时，骨显像因能较 X 线更早地发现骨折，而具有较大的价值。甲状旁腺功能亢进所致纤维囊性骨炎，常表现为多处异常的放射性增高和放射性缺损，酷似多发性骨转移，易误诊，其鉴别要点是纤维囊性骨炎同时可见代谢性骨病的特征性表现。

4. 超级影像 超级影像不总是代表恶性，可由一些良性疾病所致，如常见的代谢性骨病，包括甲状旁腺功能亢进、软骨病、维生素过多症和肾透析患者合并的肾性骨病等。在诊断中，观察四肢骨的放射性分布有一定的鉴别价值，代谢性骨病四肢骨放射性增高总是呈弥漫性，而骨转移主要是在四肢骨的近侧端；还有随着 SPECT 分辨率的提高，骨转移典型的超级影像较少，仔细阅片常见累及肋骨和长骨的弥漫性病变有不均匀的表现，呈多个小的不连续的异常。另外，弥漫性累发骨髓的恶性肿瘤，如白血病，也可以呈超级影像。

5. 冷区的鉴别 冷区的诊断较为困难，冷区由多种原因引起，如人工伪影、无血管性坏死、骨囊肿、血管瘤、放疗、骨髓炎和多发性骨髓瘤等。鉴别时需密切结合临床和其他医学影像。

6. 孤立性热区的鉴别 在孤立性良性异常中，骨折愈合后引起的退行性关节炎性改变多见，其他的良性骨病变包括单骨性 Paget 病、内生软骨瘤、额骨骨瘤、纤维性骨结构不良和骨髓炎等。不同部位孤立性病灶骨转移的发生率与原发性肿瘤有关，如乳腺癌患者的孤立性病灶在肋骨，骨转移机会较少；若在胸骨，很可能是转移(76%)。

病灶的部位对鉴别诊断十分重要，如肋骨与肋软骨相关节处的热区，X 线检查正常，常因微小创伤所致；脊椎的孤立性病变位于小平面关节或椎间盘多考虑为良性病变，若累及椎体或椎体加椎弓根源于转移机会较多。

病灶的形态对判断病变的性质有一定的价值，如侵犯肋骨的转移灶沿肋骨伸长，而肋骨骨折的病灶更为局限。

对孤立性病变，经常需结合其他医学影像技术检查结果判断，必要时做活检，特别是当判断结果直接影响对患者的治疗方案时。

### 三、常见骨转移的恶性肿瘤

#### （一）肺癌

肺癌（pulmonary carcinoma）是最常见的恶性肿瘤之一，发病率在多数国家都有明显增高的。近年来我国肺癌发病率迅速增高，在城市居恶性肿瘤的首位，在农村居第四位。有关肺癌骨发生率，国外报道为19%～32%，国内大样本资料报道是42%～52%。转移部位主要是在红骨髓丰富的中轴骨，肿瘤栓子亦可到达肢体的远端，如掌骨、指骨和趾骨。肺癌转移灶可为溶骨性、成骨性或混合性，病灶最多见于$T_{12}$椎体。外周骨有时被转移，周围性肺癌易转移到附近的锁骨及上部肋骨。小细胞肺癌很早即转移到骨髓。非小细胞肺癌可以手术切除，肺癌切除同时被切除的肋骨部位呈放射性缺损区，切除的边缘放射增高。骨显像、骨髓显像、MRI在小细胞肺癌骨髓转移时比骨髓活检更为灵敏。不过MRI在诊断脊柱及盆骨上较小的转移灶时，比骨显像更佳，而骨显像在评价颅骨、肋骨及四肢骨的病灶较为清晰。

一般认为，如果肺癌患者拟行手术治疗，宜做骨显像，如因发现有局部侵犯或纵隔转移，采用姑息治疗，则骨显像应用明显减少。这是因为骨显像对Ⅰ、Ⅱ期肺癌最大的价值是避免不必要的手术以及围术期的死亡；另外，由于手术后骨显像有可能发现可疑或肯定的骨转移病灶，所以主张肺癌术前均先做骨显像（基线图像），以便和术后的图像进行对比分析。肺癌骨显像阳性是预后差的指征，在一组587例的研究中证实，肺癌的存活率与年龄、性别细胞类型无关，而与骨痛和骨显像异常相关。

肺癌骨显像术后与术前相比可有一些良性变化，如手术过程中对肋骨的创伤造成局部放射性增高，随着术后时间的推移，其放射性异常摄取程度会渐减低，甚至恢复正常。术后常见术侧半个胸部软组织放射性增高，其解释不尽相同，有的学者认为是由于在那个部位部分肺被切除使容积减少所致，也有的提出因局部炎症或术后造成胸膜血液循环的改变引起。经过放疗数周的病例，常出现照射侧软组织放射性摄取的增加，可能的原因是辐射使照射野的软组织，尤其是胸膜血液循环改变，促使细胞损伤，引起血循环中羟磷灰石在局部沉着增

加；放疗4～6个月后常见照射野内胸椎放射性减低，这是由于辐射效应造成血流减少的缘故；当胸腔内有恶性积液时可见患胸呈放射性浓集，这是因胸膜血液循环增加，显像剂随渗液渗至胸腔内所致。

肺癌可以发展为肥大性肺性骨关节病（HPO）并引起骨痛，其发生机制尚未阐明，有的学者提出主要是骨膜新骨形成，病灶产生毒素和自主神经紊乱有关。骨显像图的典型表现是沿长骨内外侧缘呈平行放射性摄取，这种典型的表现称"平行轨"（parallel track）征或"双轨"征（double striple）。一般情况下，放射性分布相当均匀，有时呈斑片状影，也可见不对称性放射性增高。对1537例肺癌骨显像的回顾性分析中，发现HPO 51例（占3.3%），好发于下肢骨，尤其是胫骨、腓骨和股骨；其中8例（15.7%）伴有不对称性放射性增高。随病情好转、恶化、稳定，HPO特征性表现亦有相应改变，部分病例经化疗临床有所缓解，骨显像显示"双轨"征消退，通常骨显像对骨转移和HPO不难鉴别，因两者的分布完全不同。转移灶多累及中轴骨，不规律，局灶性，异常的放射性主要在骨髓腔；而HPO主要影响肢体骨，规律，弥漫性，异常的放射性主要在皮质。

#### （二）乳腺癌

乳腺癌（breast carcinoma）是国内外女性最常见的恶性肿瘤之一，近年其发病率几乎在世界范围内呈明显上升趋势，在有的国家或我国有的大城市居女性恶性肿瘤之首。乳腺癌骨转移发生率也在上升，国外报道为57%～73%，国内报道是28%～69%。

关于骨显像在乳腺癌的应用是有争议的。合理的方案是对初次诊断为乳腺癌的患者如有骨痛的症状，或属Ⅲ、Ⅳ期，或其化疗方案需要骨显像结果，或有其他恶性肿瘤病史，则有必要做骨显像。

另一个争论的问题是关于乳腺癌没有骨痛的患者是否需要做骨显像。骨转移与骨痛的关系研究发现，32%骨转移患者无骨痛症状，目前推荐定期做骨显像，包括一些没有骨痛症状的患者。

骨显像对预测患者预后的价值有两点，其一是有骨转移的较无骨转移的预后差，其二是化疗或放疗后约有10%～15%的患者有"闪耀"反应，6个月后会有改善的表现。X线检查对评估治疗反应有较

好的价值,血清学指标变化与 X 线检查结果密切相关。

乳腺癌除经血行播散造成转移外,还可局部侵犯肋骨,或经受累的内乳淋巴结转移至胸骨。在一组回顾性分析 1104 例乳腺癌骨显像的研究中,发现3.1% 有孤立性胸骨病变,其中 76% 证实为骨转移。如果胸骨病变并非靠近胸骨柄关节,且不规则、非对称、偏心,高度可疑骨转移。

在乳房切除术后的患者,可见同侧肋骨对放射性摄取高于对侧,这可能是由于手术切除了软组织,减少了组织衰减,或继发于乳房切除术愈后血流效应所致。乳腺癌经放疗的患者,可见放疗野内的肋骨由于放疗引起骨坏死致骨折的放射性浓聚病灶。

乳腺癌患者骨显像阳性,其预后较差,生存期约为 24 个月左右,但经治疗后也会出现"闪耀"现象,这种现象提示了良好的预后,因为它反映了成骨活性增加,从时间上看,这种现象出现在治疗后 3个月最多,需与疾病进展区分开。

（三）前列腺癌

前列腺癌( prosstatic carcinoma)是老年男性常见的恶性肿瘤。在欧美国家占男性恶性肿瘤第二位,东方国家发病率较低。但近年来,由于我国生活条件的改善,寿命延长,随着人口的老龄化加重,前列腺癌发病率逐年提高。有关前列腺癌骨转移发生率。国外报道为 57% ~84%,国内报道是 57% ~75%。死于前列腺癌的大多数患者有骨转移。

众所周知,在前列腺特异抗原(PSA)被发现以前,骨显像是发现前列腺癌骨转移最灵敏的方法,在骨显像异常的病例中,约有 30% X 线检查正常。这是因为前列腺癌主要是成骨性反应。有学者对69 例前列腺癌骨显像的结果进行了分析,骨转移发生率 60.9%,骨显像诊断骨转移的灵敏度高达100%。其中 10 例(23.8%)因骨显像首先发现骨转移而后确诊,说明骨显像对早期诊断前列腺癌有一定的价值。其中的 19 例广泛骨转移中,10 例(52.6%)呈超级影像表现。前列腺癌不仅常见超级影像,也可见"闪耀"现象。为此,化疗后多次显像很有必要,病变的缓解能十分明显地体现。

大量研究表明,血清 PSA 水平与骨显像结果密切相关。但对于激素治疗的患者需慎重对待。激素

治疗的患者与没有接受激素治疗的患者进行比较,结果发现,未接受激素治疗患者 PSA 全部升高,抗雄激素治疗组,即使骨显像有明显的骨转移,PSA 还在正常水平。结果表明,用激素治疗的患者 PSA 水平可被抑制,不能反映骨转移的情况。手术后的患者当PSA 开始升高时,骨显像有特别的价值,如果骨显像阴性,而 PSA 升高,存在软组织转移的可能。

前列腺癌骨转移放射性摄取的强度易与 Paget病相混淆,特别是当病变扩散至半个骨盆时,需结合其他影像学检查确诊。另外,需要注意的是前列腺癌多发于老年人,在判断图像结果时应与老年人常见良性骨病,如骨关节退行性病变和骨质疏松所致骨折等加以鉴别。

骨显像的结果能够预测前列腺癌的预后。一组研究表明。前列腺癌骨转移病灶数与预后相关。病灶数<6 个(1 级),2 年生存率 94%;病灶数 6 ~20个(2 级),2 年生存率 74%;病灶数>20 个(3 级),2年存活率 68%;超级影像(4 级),2 年存活率 40%。

（四）甲状腺癌

甲状腺癌( thyroid carcinoma)易被转移的部位有颈周软组织、肺和骨骼。骨转移可为溶骨性或成骨性,病灶可为单个,也可为多个;可在中轴骨也可在周围骨骼。由于甲状腺癌分化良好的转移灶能吸收$^{131}$I,故$^{131}$I 骨扫描具有重要作用。确定能吸收$^{131}$I 的骨转移灶即为甲状腺癌骨转移。国外报道甲状腺癌骨转移的发生率是 19% ~50%,以滤泡状癌较多。有研究结论是甲状腺癌当临床和(或)实验室检查提示骨转移,而$^{131}$I 显像阴性时,应当做MDP 骨显像。

（五）肿瘤骨转移的机制

有许多恶性肿瘤转移到骨骼的学说,1989 年Paget 提出了种子和土壤( seed and soil)学说,即某些组织比其他组织更支持肿瘤细胞的繁衍,宿主组织所产生的物质允许肿瘤的扩张,肿瘤细胞从原发部位落户在某一部位的组织是由通路决定的,主要通路包括:①邻近部位的扩散;②通过血行;③通过脑脊液;④通过淋巴系统。骨内转移主要通过血行,通过正常的静脉系统(偶为动脉系统)或通过Batson 静脉丛,这里压力低,无瓣膜,有多支静脉交汇,肿瘤细胞通往胸腰和盆腔,如此系统的压力增加,则使肿瘤细胞通往特殊部位的骨骼而不需通过

下腔静脉。

前列腺癌或乳腺癌于脊椎及盆腔的转移，是由于肿瘤细胞经过 Batson 静脉丛，而肺癌细胞则是主要通过静脉，可在多处骨骼内发生转移，甚至可见于四肢；甲状腺癌转移栓子经上腔静脉至右心、肺动脉达肺部发生肺转移，然后又继续分离，肿瘤细胞经左心至体循环，引起骨转移。肿瘤细胞通过 CSF 扩散，由于重力作用，转移常发生在下脊柱区，直接由淋巴转移尚未发生，但肿瘤在淋巴结内转移后能进入到附近的骨组织内。一旦肿瘤细胞散落入血，很少能存活，并建立一个新的肿瘤病灶。为何骨内会发现肿瘤细胞，其机制可能是血供丰富，血管间隙大，使得血液停留时间长。这些环境很适合恶性细胞繁殖。骨内肿瘤细胞首先进入红骨髓，因为此区血运丰富。骨皮质沉积肿瘤细胞较少，开始时肿瘤细胞触及内皮细胞表面，接着繁衍并侵犯骨组织，这种转移仅为显微状。在肿瘤转移后，恶性细胞由于分泌许多因子，如前列腺素，发挥溶骨活性，溶骨细胞被激活，发生骨吸收，这样又使得附近的正常骨的成骨细胞产生补偿作用，形成新骨，有些转移灶能在局部分泌些物质激发了成骨细胞的活性，因此，骨转移病灶可以是溶骨性、成骨性和两者混合型。表 3-6-1 为骨转移灶为成骨性和溶骨性的恶性肿瘤分类。

表 3-6-1　成骨性和溶骨性肿瘤

| 成骨性骨转移肿瘤 | 混合型骨转移肿瘤 | 溶骨性骨转移肿瘤 |
| --- | --- | --- |
| 前列腺癌 | 乳腺癌 | 肾癌 |
| 髓样母细胞癌 | 肺癌 | 甲状腺癌 |
| 甲状腺髓样癌 | 膀胱癌 | 子宫癌 |
| 支气管类癌 | 直肠-结肠癌 | Ewing 肉瘤 |
| | 胃癌 | 肾上腺癌 |
| | 神经母细胞瘤 | Wilm 肿瘤 |
| | 鼻咽癌 | 恶性嗜铬细胞瘤 |
| | 胰腺癌 | 恶性黑色素瘤 |
| | | 肝癌 |
| | | 皮肤鳞状细胞癌 |
| | | 头颈部鳞状细胞癌 |

## 四、原发性骨肿瘤

### （一）良性骨肿瘤

1. 骨样瘤（osteoid osteoma）　本病有骨痛，夜间加剧，用止痛药有效，多见于青少年，儿童于下肢及髋骨常见发病。骨显像尤其 SPECT 检查，见病灶呈放射性浓集，可帮助手术定位。X 线检查病灶呈高密度区，病灶如在脊柱，可表现为细微的溶骨性影像。

2. 巨细胞瘤（giant cell tumor）　骨显像表现为病灶区放射性缺损，而病灶周围呈面包圈状，引起慢性和深部疼痛，好像血管疾病，病理性骨折和膝关节渗液常为临床第一征象，远端股骨及近端胫骨的骨骺端易发，但桡骨远端、肱骨近端、胫骨远端、骶骨亦会发病。它还能侵及软骨，造成关节软骨损伤。与其他良性肿瘤相比较，有时会转移，故有时称它为过渡性肿瘤。X 线片见到较大的透明区，透明区周围有反应区，骨皮质被侵蚀，骨小梁充盈在髓腔内。

### （二）其他良性骨病

1. 血管瘤及动脉瘤样骨囊肿（hemangiomas and aneurysmal bone cysts）　骨显像可为摄取增高区或放射性缺损表现。而血管瘤 SSECT 血池显像能与软组织血管瘤相区别。

2. 单纯性囊肿（simple cysts）　除非合并骨折，均为放射性缺损区。

3. 内生软骨瘤（enchondroma）　为良性无症状的软骨肿瘤，认为是中央生长板发育异常，开始在骨骺端，以后延伸至骨干内。年轻人常为单个病损，常见的部位是手、足小的管状骨和肱骨，其他任何骨骼均可累及。单个病损很少发展为软骨肉瘤，多发性内生软骨瘤称为 enchondromatosis、Ollier 病、Maffuci 综合征，发展为恶性病变的几率约为 10%。单个无症状的内生软骨瘤一般不需要治疗，但应定期检查，如见病损增大应密切观察。骨显像是良好的诊断方法，在病损区见摄取显像剂增多则可能转变为恶性，尤其是年轻人如有多发性病变，经常做骨显像和常规 X 线检查是必要的。

4. 非骨性纤维瘤（nonossifying fibromas）　是最常见的良性骨肿瘤之一。常称为"纤维性皮质缺失（fibrous cortical defect）"，其病理是局部不能骨化，股骨、胫骨远端易发病，病变近骨皮质。男孩比女孩发病率高，长骨如侵及直径 50% 以上，则会产生病理性骨折。在发育期间，此病为无活性，最后形成骨化，除非发生骨折，不需要外科介入。骨显像常无异常可见。但病损部位为放射性缺损区或放射性略增高。长骨的皮质缺损常在近骨骺处的骨干上。X线常规摄片能帮助诊断。颅骨上的良性肿瘤诸如骨样瘤、血管瘤、纤维样发育不良以及脑膜瘤呈局部放射性浓集。

### （三）恶性骨肿瘤

1. 成骨肉瘤　成骨肉瘤（osteogenic sarcoma）为血管极丰富的高度恶性骨肿瘤。骨显像受到肿瘤周边血管极丰富的影响，放射性浓集灶比实际肿瘤大小要大些，病灶部位的显像形态奇特，放射性分布不均匀，好发部位为远端股骨，多为单发性，骨外的转移灶，如肺转移灶，常有骨基质形成，也能浓集骨显像剂，在病肢的同一侧，可由于血运丰富或骨重建而出现病灶上方比正常侧浓集更多的放射性，对转移灶而言，骨显像比 X 线诊断敏感。

2. 尤文肉瘤　尤文肉瘤（Ewing sarcoma）是多见于儿童的高度恶性骨肿瘤，来源于骨髓结缔组织。髋、股骨为好发部位，骨显像可以早期发现病灶。可能由于骨膜新骨形成，可为多骨性病变，也可能是转移至其他骨骼，软组织也可被转移，多见于肺，多数病变外的放射性分布均匀。

3. 网状细胞肉瘤　网状细胞肉瘤（reticulum cell sarcoma）亦是原发性肿瘤之一，常侵犯长骨的骨干，患者年龄常在 40 岁以上，由于骨膜新骨形成，使骨显像在早期即呈阳性。

4. 多发性骨髓瘤　多发性骨髓瘤（multiple myeloma）为红骨髓的恶性疾病，常侵犯椎体、髋骨、肋骨、颅骨等扁平骨，为浆细胞单克隆增殖。骨显像可见到放射性浓集于病损部位，但由它引起溶骨性病变，由于没有明显的成骨活性，骨显像常为正常，如合并有骨折，骨显像可出现阳性结果，X 线片见病灶外为骨质缺失，同样如发生骨折或局部有浆细胞瘤，X 线片可见到异常。对红骨髓被侵犯范围的评价，MRI 是最好的方法。

骨显像在原发性恶性骨肿瘤的诊断中，虽有早期诊断价值，但常不能满足骨外科需要了解的肿瘤的准确边缘、软组织受侵的范围，而 X 线片、CT 或 MRI 能更好地回答以上问题，原发性骨肿瘤多数为单发病灶，有时可为多发或转移至其他骨骼，全身骨显像对这些患者的诊断有重要价值。需注意的是，有些软组织恶性肿瘤可侵犯附近的骨骼。

### （四）良性、恶性疾病的鉴别

骨显像具有很高的灵敏度，但它的特异性不高，骨显像异常反映了成骨活性和血供状态的改变。重要的是如何能从异常的骨显像图中判断出疾病的性质，这除了结合临床及其他检查方法外，以下几点对异常骨显像图的分析和诊断可有帮助。

1. 病损部位摄取放射性药物的量；

2. 病损的数量；

3. 病损显像的形态；

4. 病损的部位；

5. 患者的年龄。

恶性病变浓集放射性药物的程度一般高于良性病变。但少数良性病变也能呈现出放射性药物的高度浓集。X 线摄片未见病变，骨显像发现有少许异常浓集，但可能为良性病变。多个病损恶性几率比单个病损的高。单个病损为恶性肿瘤的几率为 6% ~8%，国内报道为 7.3%。

乳腺癌、肺癌同为血行转移，83% 的病损在胸部，只有 15% 的病损在四肢；前列腺癌的转移病灶多数在骶骨及腰骶部。

显像形态有助于鉴别，例如肋骨上很局限的病损，尤其是在连续数根肋骨的相同部位放射性浓集，很可能为肋骨骨折；如肋骨上的病损呈延伸状放射性增高，很可能是恶性病变。

常见骨肿瘤的好发年龄：

1 岁以下：成神经细胞瘤；

1 ~10 岁：长骨尤文肉瘤；

10 ~20 岁：骨肉瘤，软骨母细胞瘤，尤文肉瘤（扁骨）；

20 ~30 岁：巨细胞瘤、骨肉瘤、软骨肉瘤；

30 ~40 岁：巨细胞瘤、软骨肉瘤、纤维肉瘤、网状细胞肉瘤、恶性纤维组织细胞瘤；

40 岁以上：骨髓瘤、转移性肿瘤、软骨肉瘤。

常见骨肿瘤的好发部位：

干髓端：骨肉瘤、软骨瘤、软骨肉瘤、骨软骨瘤；

骨端、骨髓：巨细胞瘤、软骨母细胞瘤；

干骺端偏骨干侧：非骨化性纤维瘤、纤维肉瘤、骨囊肿；

骨干区：纤维结构不良，小圆细胞性肿瘤；

骨皮质：骨样骨瘤、纤维性骨皮质缺损症；

扁骨：骨髓瘤、转移癌、软骨性肿瘤。

骨显像的形态有助于鉴别,例如肋骨上很局限的病损,尤其是在连续数根肋骨的相同部位放射性浓集,很可能为肋骨骨折;如肋骨上的病损呈延伸状放射性增高,很可能是恶性病变椎体几乎所有部位都可被癌肿侵犯,但一些良性骨病也会出现在椎体不同部位,后棘突较少发生恶性病变,横突和小关节多为良性病变。

（五）骨肿瘤的辅助检查

1. $^{67}Ga$ $^{67}Ga$ 显像对一些恶性疾病如淋巴瘤、黑色素瘤、肝细胞肝癌等软组织肿瘤的诊断很有价值。有的学者甚至认为淋巴瘤患者必须进行 $^{67}Ga$ 显像,而不需要进行骨显像,$^{67}Ga$ 同样能检出淋巴瘤的骨转移病灶,对这些疾病治疗后疗效的随访也有价值。

2. $^{201}Tl$ 及 $^{99m}Tc$-MIBI 骨显像中的异常病灶 201-Tl 及 $^{99m}Tc$-MIBI 显像能帮助良恶性的区分,能较准确显示病灶大小,对治疗后疗效的随访有帮助。在探索恶性骨病时,其灵敏度高于骨显像。201-Tl 的特异度也高达 100%。

3. $^{18}F$-FDG, $^{131}I$, $^{131}I$ ($^{123}I$)-MIBG 应用 $^{18}F$-FDG PET 显像能检出骨显像异常的病原,$^{131}I$ 能测定甲状腺癌骨转移,$^{131}I$ ($^{123}I$)-MIBG 能探查恶性嗜铬细胞瘤及神经母细胞瘤,奥曲肽（octreotide）能有效探查骨转移疾病,一些单抗经放射性核素标记后可探查乳腺癌及前列腺癌等疾病的骨转移。

## 五、缺血性骨病

缺血性骨病有多种原因,但最后将使得患处畸形,骨强度下降,造成骨折,如缺血程度严重,缺血时间长,骨及软骨细胞以及成骨细胞死亡。缺血性骨病可见于多个部位,但具有代表性的是骨软骨炎（Legg-Calve-Perthes's disease,LCPD）。

（一）骨软骨炎

LCPD 又称无菌性股骨头骨骺坏死症,为儿童的骨病（骨坏死）。男女比为（4~5）:1,好发于 2~12 岁,平均诊断年龄为 7 岁,多数为单侧性,双侧患病约为 20%。

LCPD 的病因虽不十分清楚,但基本原因是股骨头骨髓的血流受到阻断,引起缺血,可能是先天性或后天性的原因,使囊内压力上升,滑膜炎、静脉血栓、血黏度上升均可能是病因,使得成骨细胞、骨

髓细胞及骨细胞死亡。软骨骨化也因生长板软骨细胞的血供受损而停止。关节软骨因由滑膜液提供营养而保留完好。如能进入到血管重建时,自股骨头骨髓的周围向中心部分发展。如未发生骨折,最后会痊愈,患者可无症状。但如发生骨折,则出现症状,骨小梁进一步压缩引起再次缺血,长骨停止生长,生长板提前关闭,股骨头再次骨化。根据机械压力而塑成其形态。

儿童的主诉为膝部和前大腿疼痛,有跛行,下肢活动特别外展与内展时更受限制,存在摇摆步态（Trendelenburg 征）,如治疗失败,则髋部内收,呈屈状收缩,大腿肌肉也萎缩。

X 线检查有多种表现,并随疾病的病情变化而不同,骨显像在缺血性坏死早期,血管再生期（坏死后 6~8 周）以前,缺血的骨骼区为放射性缺损区,在血管再生期以后,则见放射性浓集区。而 X 线检查至少在梗死发生后 10 天内见不到异常。但患者的骨龄常较正常儿童延迟 1~3 年。MRI 是诊断早期骨梗死最敏感的方法,有时会出现假阴性;CT 对近端股骨坏死特别有帮助。骨密度的改变是 X 线所见病灶的主要表现,见到软骨下半月形透明区,硬化及透明的斑块样表现,骨骼塌陷,骨干区骨膜炎,骨骺区改变,而关节间隙仍可保持良好达数月之久。

（二）成人缺血性骨坏死（ischemic bone necrosis）

成人股骨头供血由股骨内外动脉分枝组成血管环,附着于股骨颈的基底供应股骨头的血液。

成人缺血性骨坏死的病因尚不完全清楚,一些非外伤性缺血性坏死的部位可能是由于年长后外周骨骼内红骨髓从远端向近端转变为黄骨髓,脂肪细胞的大小和数量增加,骨髓内血流量下降,压迫了血窦,使骨坏死,酒精中毒,柯兴氏病也是病因。成人股骨头坏死常见的原因是外伤使供血血管中断,骨髓内脂肪细胞压迫和栓塞血管,关节腔内出血,引起内压增加等也是致病因素。骨质的丢失造成股骨颈骨折而最后引起股骨头坏死也是常见原因。

成人软骨及骨缺血性坏死的病因有:①内分泌及代谢;②糖皮质激素治疗;③原发性皮质醇增多症;④酗酒;⑤外伤（脱位、骨折）;⑥气压改变（深潜

水);⑦血管胶原病;⑧辐射(常见于外照射过量);⑨痛风(gout);⑩骨软化症;⑪高雪氏病;⑫胰腺炎;⑬肾移植;⑭原发性。

骨显像在不同阶段有不同表现,怀疑有缺血性骨坏死时,必须及时诊断,以便及时治疗。以股骨头缺血性坏死为例,可以分为3个时期:

1. 早期　起病数小时至3周,此时骨细胞渐渐因缺血而死亡,髓腔内细胞消失,但骨小梁及关节软骨尚无改变。

2. 血管重建期　起病后6~8周开始至数月甚至数十年,血管纤维细胞由骨折处向股骨头内增生,成骨细胞的活性增加,出现新生骨。

3. 骨髓细胞再生期　新生的骨组织在软骨下生长,新生骨小梁重新排列,细胞及脂肪重新进入髓腔,股骨头恢复活力。

早期骨显像于股骨头坏死部位成放射性减低区或无放射性,此时X线片见不到异常,在血管重建期及骨髓细胞再生期,坏死部位呈放射性浓集区。但在早期的放射性减低区可由于感染或邻近骨炎,出现局部放射性浓集而干扰了诊断。在早期的放射性减低区经过较长时间的随访,未见放射性浓集,则提示预后不佳。

## 六、代谢性骨病

### (一)骨软化症

骨软化症(osteomalacia)的病因可因肾小球或肾小管的功能损害,饮食不调,消化道吸收障碍,肝功能不全,其中肾功能不全者可存在不同程度的骨软化症及继发性甲状旁腺功能亢进症。

骨软化症的骨显像也与病情有关,早期骨显像正常,但以后由于骨矿化障碍继续进行,摄取骨显像剂增多,以中枢骨、长骨两端、腕骨、颅骨及肋软骨处明显,但也可以是弥漫性增高,可能由于继发性甲状旁腺功能亢进症所致。有时发生多支肋骨骨折,也可能存在假性骨折。骨显像则是检查假性骨折敏感的方法。这些表现并无特异性,也可见于其他代谢性骨病(metabolic bone diseases),肺部可因严重钙化而呈热区。骨骼与软组织放射性比值较正常人增高。骨软化症进行骨显像检查可以反映甲状旁腺功能亢进症存在的程度。

### (二)肾性骨病

肾性骨病与其他代谢性骨病一样,表现为周身骨骼摄取${}^{99m}$Tc-MDP增多,严重的肾性骨病是代谢性骨病最典型的骨显像图,同时24小时骨内滞留率增加,骨与软组织的放射性比值增加,偶尔在胃、肺、肾内见到异位钙化灶,铝中毒的病例很少见,如患者有铝中毒,由于铝抑制了骨摄取显像剂,骨显像图本底增高,骨骼显示不清,铝能封闭局部的矿化,并沉积在钙化处。代谢性骨病的骨显像特点见表3-6-2。

表3-6-2　代谢性骨病骨显像特点

| 常见 | 不常见 |
| --- | --- |
| 中轴骨、长骨、四肢骨放射性增高 | 椎体压缩,椎体处呈高摄取 |
| 颅骨放射性异常增高 | 骨折、假性骨折、应力性骨折使得肋骨或其他部位放射性增高 |
| 上、下颌骨放射性增高 | |
| 肋软骨联合处呈串珠状 | 肾脏疾病造成肾脏呈高摄取 |
| 胸骨"领带征" | 软组织钙化呈高摄取 |
| 肾影变淡或不显影 | |

### (三)原发性甲状旁腺功能亢进症(primary hyperparathyroidism)

患者存在甲状旁腺腺瘤(原发性)或甲状旁腺增生(继发性)分泌了过多的甲状旁腺素(PTH)激活了破骨细胞对骨的吸收,提高了骨的转换率。有的患者有骨痛,易骨折,高血钙,低血磷,血PTH升高,有的反复发生尿路结石,但大多患者症状不明显,骨显像也仅少数患者见异常,骨摄取显像剂的多少随病情程度而不同,如病情程度不严重,或无骨症状,骨摄取显像剂不高,骨显像为正常;如病情严重,则全身骨骼摄取显像剂增多,有典型的代谢性骨病征象。

代谢性骨病骨显像的特点是:全身骨骼(中轴骨及外周骨骼)呈超级显像;颅骨、下颌骨放射性增强;肋软骨联合处呈佛珠状放射性热点;胸骨如同"领带状";肾影不清或完全不显影。

这些改变甚至在甲状旁腺腺瘤切除后1年仍存在,有些重度患者的胃和肺亦见高度浓集骨显像剂。在恶性肿瘤患者也发生肺显影,在有较好治疗后可见消失,原发性甲状旁腺功能亢进症骨显像由于PTH的作用引起的棕色瘤(brown tumor),形似骨转移灶,24小时全身$^{99m}$Tc-MDP的滞留量对诊断有帮助,患者滞留量增高。

#### (四) 畸形性骨炎(Paget 病)

Paget病为一慢性骨骼疾病,被侵及的骨骼呈现肿胀及畸形。可见于各个骨骼,如髋骨、股骨、颅骨、胫骨、椎体和肩胛骨等,其发病部位的次序为髋骨、脊柱、股骨、胫骨、肱骨、颅骨、肩胛骨、足部、肋骨、胸骨、前臂及手。患者单处发病的约占1/40。

本病欧洲等西方国家常见,55岁以下发病很少,超过55岁的发病率约为3% ~ 4%,超过80岁的发病率约为10%。多数因其他病情而检查发现,绝大部分患者无症状,我国发病率不高。

本病的病因可能为病毒感染,过去认为病毒感染破骨细胞,而现今则认为是成骨细胞被感染,被感染的成骨细胞产生大量的IL-6刺激骨的吸收,并激活c-fos原始致癌基因而干扰正常骨的形成,使局部破骨细胞的活性增高致Paget病。Paget病可分为3个时期,开始阶段为溶骨期,接着由于成骨细胞的作用而形成新骨进入混合性的溶骨硬化期,此时骨小梁重组,骨皮质变厚,呈不规则形状,由于成骨细胞活性增加,破骨细胞活性下降,而进入硬化期。血AKP升高,反映了全身新骨形成,但并不说明局部骨的代谢,如患者长时间处于硬化期,酶的水平并不升高。

Paget病骨显像呈不对称性异常,骨盆病变有时为半个骨盆高度浓集显像剂,有时见一侧股骨全部呈放射性增高。不同阶段的Paget病摄取显像剂的情况不同,早期呈弥散性摄取,到硬化期呈斑块状摄取,在长骨病灶开始在骨髓端,后扩张至骨干,以每月1 ~ 2mm的速度向另一端扩张。骨显像常与K线检查结果不相一致,K线诊断为完全溶骨性病变,但骨显像在溶骨为主的病灶中有43%呈高摄取,成骨性的病灶有47%,混合性的病灶有43%呈高摄取。因此K线摄片并不能说明成骨细胞的活性。

Paget病骨显像有时难与恶性转移相区分,而这种情况并非少见,有少数病变会转变为骨肉瘤样改变,X线诊断有帮助。成骨肉瘤可能扩张至软组织。$^{67}$Ga对骨内和软组织的病灶均呈高浓集,如骨显像呈低浓集区,则提示该局部为肉瘤样变性。$^{67}$Ga已被证明是浓集在Paget病破骨细胞核内,经过有效的治疗,能使破骨细胞的数量和活性下降。$^{67}$Ga的

摄取会在病灶部位下降,因此$^{67}$Ga的显像也是Paget病治疗后的一种有效的随访手段。

#### (五) 骨质疏松

骨质疏松症(osteoporosis)是绝经后妇女和老年人常见的骨代谢疾病。各种原因诸如绝经、老年、药物、营养、遗传、生活习惯等因素引起的骨质(骨矿物质)减少,骨的显微结构(主要是骨小梁)退化,骨的脆性增加,使骨折的危险性增加。在骨显像中由于骨质稀疏,摄取骨显像剂相对减少。如由于骨质疏松而发生骨折,骨折处呈局部高浓集区。椎体压缩骨折而呈局部高浓集区,易与转移性骨肿瘤相混淆,如能从以下要点进行分析,有助于两者的区分:①患者有无恶性肿瘤病史;②患者有无较长腰背痛病史;③患者是否为老年妇女;④患者是否有多次骨折史。

### 七、骨髓炎与关节炎

#### (一) 骨髓炎

骨髓炎按感染途径、起病表现、病因及患者年龄而分为不同的类型。

1. 急性骨髓炎 急性血源性骨髓炎诊断紧急,多见于男孩,病灶多侵及长骨的骨髓端,这些部位血供丰富并有较广的髓间静脉窦,适合于细菌发展与繁殖,新生儿和成人在骨与骨髓端之间存在血管交通,能使附近的关节感染。

非血源性骨髓炎常因穿透性外伤或附近软组织(多数为金黄色葡萄球菌)感染而引起,急性骨髓炎的早期诊断极为重要,延迟诊断会影响治愈率和增加并发症。X线摄片常因骨密度需丢失30% ~ 50%方能见到骨质破坏和骨膜反应,此时需在起病后10 ~ 21天。而且以往如已有骨病,则X线诊断又难以可靠。

骨显像在有骨髓炎可疑时应为首选。骨三相显像很有价值,如增加注射后24小时检查(四时相),则因增加了病骨与正常骨的放射性比值而提高诊断的准确性。骨显像可在起病后24 ~ 48小时出现阳性结果,但在疾病缓解以后仍见骨显像异常。

骨三相显像在骨髓炎可见到病灶处血流和血池相灌注增加,延迟相见同样的放射性增高。而蜂窝织炎则见血流和血池灌注相增加,而延迟相则不

见放射性增加或因附近软组织感染充血而出现的轻度或局灶性摄取增加。但有少数作者发现有些患者特别在新生儿早期急性骨髓炎骨显像为正常图像或呈摄取显像剂减少,如临床仍高度怀疑为急性骨髓炎,可应用$^{67}$Ga 或$^{111}$In 标记的白细胞显像。$^{67}$Ga 显像不仅在急性骨髓炎为阳性,还可见于其他疾病,它可在骨髓炎起病后 24 ~ 48 小时即呈阳性,经过有效的治疗后,转为正常,其特异性大约为70% ,有学者介绍提高特异性的方法,即$^{67}$Ga 摄取超过$^{99m}$Tc-MDP 摄取,或分布不同,则提示骨髓炎;如$^{67}$Ga 摄取低于$^{99m}$Tc-MDP 摄取,则提示无感染。有时两者的显像结果相同,说明已存在骨骼局部异常,由糖尿病或外伤引起的骨髓炎,$^{67}$Ga 不能区分骨髓炎与神经关节病或愈合的骨折,但$^{67}$Ga 对脊椎骨髓炎有着与 MRI 相似的诊断准确性。

2. 慢性骨髓炎　约30% 的急性骨髓炎会转变为亚急性或慢性骨髓炎,它们少有炎性细胞反应,多数细胞为淋巴细胞、浆细胞,很少中性白细胞,纤维组织增多,因为无血管使得抗生素无法到达病灶而消灭细菌,放射科诊断既不灵敏也不特异,骨显像比较敏感,但不特异。由于急性骨髓炎治愈后骨显像可持续阳性较长时间,因此骨显像不能判断疾病是否活动。但骨显像为阴性则排除此病。MRI在诊断慢性骨髓炎时比骨显像有更高的特异。而$^{67}$Ga也有同样价值,但在愈合性骨折、肿瘤、非感染性人工关节可出现假阳性,$^{111}$In 标记的白细胞显像灵敏度及特异性均未超过$^{67}$Ga。骨显像与$^{67}$Ga 显像相结合可以做出慢性活动性骨髓炎的诊断,并用MRI 和 CT 相辅助以诊断可疑的病例,可取得满意的结果。

3. 糖尿病性骨髓炎　糖尿病患者常有神经关节病,症状与骨髓炎相似,常合并感染。骨显像虽敏感但缺少特异性,即使骨三相显像也难于区分。$^{67}$Ga 在感染有新骨形成时见阳性,$^{111}$In 标记的白细胞显像,结合骨三相显像对糖尿病感染的诊断最可靠。

4. 椎体骨髓炎(感染性脊柱炎)　此病多发生于腰椎,金黄色葡萄球菌是病原,从血源感染,外伤或附近感染性病灶或外科手术后也是病因。X 线检查不灵敏,骨显像灵敏但不特异,在退行性关节炎或骨折愈合处也可见到摄取显像剂增多。$^{111}$In 标

记白细胞对此病的诊断不灵敏,特异性也不高。$^{67}$Ga 与骨显像结合应用既提高了特异性,也提高了灵敏度。MRI 显像具有与骨显像与$^{67}$Ga 结合的灵敏度与特异性。

5. 骨髓炎与人工关节　膝或髋部人工关节发生松动及感染者是最常见的并发症。骨显像及$^{67}$Ga 显像即使不存在感染者,局部持续高摄取可达 2 年以上。术后单次骨显像或$^{67}$Ga 显像不能区分松动、感染或骨重建。$^{111}$In 标记白细胞显像较骨显像结合$^{67}$Ga 显像准确性高些,但也存在假阳性。$^{111}$In 标记的 IgG 在测定人工关节感染上有价值。

（二）关节炎

关节炎(arthritis)患者常因关节疼痛、肿胀、活动受限等症状而就医。最先多数是摄取有关关节的 X 线片,对有些病例需进行进一步的影像学检查,如需要确定是否存在关节炎时,需与骨折、骨髓炎、肿瘤等鉴别时,了解疾病范围时,帮助判断是否需外科介入时,了解治疗后的效果时。最常见的炎性关节病是类风湿关节炎、强直性脊柱炎、红斑狼疮、Reiter 综合征、痛风等。关节病开始时为滑膜炎,为关节内病变,时累及骨骼,滑膜炎的特点是血容量增加,间质水肿,细胞浸润。由于滑膜血管网与骨骺附近的血管相吻合,因此摄取显像剂增多。

有多种显像剂曾用于滑膜炎的检查,$^{131}$I-人血清白蛋白及$^{99m}$TcO$^-$,放射性碘标记的 IgG 均用来检查炎性关节。$^{99m}$Tc 或$^{111}$In 标记的白细胞可显示骨骼及关节的炎症。$^{67}$Ga 及$^{111}$In 对类风湿关节炎的诊断有用。骨显像还是最常见的方法,它对手、膝、足、腕部、踝部的病变比常规 X 线片敏感,但有时会因双侧放射性均增加,对肩、肘、膝关节的病变不能与正常人相区分,此外,在外伤、肌腱炎、骨关节炎时也见浓集。关节炎在有效治疗后,病灶摄取放射性减少,但骨显像在治疗后较长时间也可呈持续阳性结果。

（三）骨关节炎

骨显像及常规 X 线检查可诊断骨关节炎,多数表现为非对称性,X 线片对远端的指关节异常能清楚显示,骨显像对于拇指基底部、腕部、膝关节、脊柱的病灶的灵敏度高。骨关节炎的骨显像于疾病早期呈阳性,以后 X 线片方见异常,但在疾病进一步改变时,骨显像则见放射性减低。在骨关节炎中

最常见的部位是膝关节,骨显像时呈放射性增高,但这还可见于滑膜炎,股骨髁状突坏死,也难鉴别半月板撕裂和软骨破损。膑骨如呈热区,最常见的病因是退行性变引起,但也见于骨折、骨髓炎、骨转移等。

## 八、骨显像剂的骨外摄取

许多疾病可见骨骼以外的组织浓集骨显像剂,其原因可能有细胞外液容量扩张,局部血管通透性增加,组织中钙的沉着及存在其他的金属离子(铁、镁)等。

### (一)恶性肿瘤

有些恶性肿瘤如成骨肉瘤的骨外组织或转移灶产生了骨基质,因而能浓集骨显像剂。如胸膜、肾上腺、心包、肾脏也能浓集骨显像剂。肺癌、结肠癌可能由于恶性细胞坏死和(或)钙化而浓集骨显像剂。在软组织转移具有较大的组织间隙和缺少淋巴管引流的部位,常见轻度的放射性增高,半侧胸腔内见放射性弥漫性增高,提示有恶性胸水存在,也见于曾做过放疗的患者,而胸水中的细胞检查常为阴性。

### (二)良性疾病引起骨显像异常

原发性甲状旁腺功能亢进症由于 PTH 作用使骨显像呈异常浓集区(棕色瘤,brown tumor),经过治疗的 Paget 病的骨显像似转移性骨肿瘤,骨质疏松引起多发性骨折,尤其是胸腰椎压缩骨折的多个浓集区,在膝关节、股骨头、肱骨头的骨髓区呈对称性放射性增高,提示为骨髓扩张。

### (三)钙的影响

在存在钙离子时,$^{99m}$Tc 骨显像剂能凝集成一种不可溶的化合物而浓集在肝、肺等软组织中。正常人血清钙含量约为 0.097mg/ml,一半是离子型,妇女血清钙水平终身稳定,而男性则从 20 岁时的 0.097mg/ml 减少到 80 岁时的 0.092mg/ml,甲状旁腺功能亢进症则可增加到 0.24mg/ml。在细胞溶解破裂时,如心肌梗死时,局部的钙的浓度可增加到数千倍,与骨显像剂相互作用,形成一大分子化合物而被浓集。高血钙可使肺呈弥漫型摄取骨显像剂。肝浓聚骨显像剂则常因骨显像剂已形成了胶体化合物被枯氏细胞所吞噬。慢性淋巴细胞白血病合并溶血性贫血,可能因铁离子从破坏的细胞中释出与 $^{99m}$Tc-双膦酸盐结合而使脾区浓聚。

### (四)药物的影响

有些药物可改变骨显像,如曾用过 didronil,可使骨骼不摄取骨显像剂,而同类药物 chlodronate 用后 3 周内不影响骨显像,但近期许多报告介绍用 etidronate 后则对骨显像有影响,使显像不清。这些药物主要用于恶性肿瘤骨转移及骨质疏松等病的治疗。

### (五)放射治疗

在骨显像前,如患者曾接受放射治疗,开始数周内,摄取骨显像剂增多,如果肾在放疗视野内也表现为高浓集。在 4~6 周后在放射野内骨骼摄取骨显像剂减少,形成与被照部位相同的清晰边界。骨髓显像比骨显像摄取减少的时间更长,摄取骨显像剂减少与放疗的剂量有关,如总剂量低于 20Gy(200rad),一般不影响骨显像,如剂量超过 30Gy,则常见摄取减少甚至完全不摄取,其时间可达 1 年、数年甚至为永久性。儿童骨髓被抑制,约 6 个月后方能恢复。

### (六)化疗及其他因素

化疗可以引起骨髓抑制,约停药后 6 个月方能恢复。其他如进展迅速的恶性肿瘤、AIDS 病或癌肿患者,应用 CSFs(colony-stimulating factors)以减少抗癌药物对骨髓的毒性,特别是颗粒白细胞巨噬细胞(granulocyte macrophag)及颗粒白细胞刺激因子 G-CSF(granulocyte stim-Mating factors)这些因素可使骨髓增生,并动员骨髓内未成熟的细胞入血,使周围血液中的中性白细胞及单核细胞增多,骨显像可见放射性在骨内浓集不均匀,往往难以解释检查结果。骨髓增生还可以引起骨骼疼痛,骨显像在近关节处放射性增高,膝关节及踝关节处最为明显,呈"闪耀"现象。

其他药物如 tidronate(HEDP)也用于治疗 Paget 病、高血钙,服药超过 2 周,会使骨摄取骨显像剂减少。

**(刘兴党　桂继琛)**

## 第七节　骨密度定量分析方法

骨矿盐含量能够反映 70% 的骨强度,因此骨矿盐含量的测定,对骨健康的评估、骨折风险的分析具有很重要的临床意义。单位体积的骨矿盐含量（体积骨密度）或者单位放射学投影面积上的骨矿盐的含量（面积骨密度）即是我们临床上常用的骨密度指标。骨密度的定量测量是骨质疏松诊断的重要手段，对原发性或继发性骨丢失、治疗后随访和疗效评估以及骨折风险评估具有不可忽视的作用。

X线摄片能够通过X线片的透光程度，了解患者骨质密度情况，常用椎体侧位片和手正位片。骨质疏松的影像特征包括：骨皮质变薄、横向骨小梁减少或消失、透光度增加等。但正如外科医生于手术当中发现的骨质疏松一样，X线摄片只能定性地评估患者骨质密度，而无法进行定量的分析。而且，当X线片反映骨密度下降的时候，其骨矿盐的丢失已达到30%以上，无法进行早期的发现，也不能够观察到骨密度在随访过程中的缓慢和细微变化。

临床上最常用的能够进行骨密度定量分析的方法包括：双能X线吸收法（dual-energy X-ray absorptiometry，DXA）、定量CT（quantitative computed tomography，QCT）和定量超声（quantitative ultrasound，QUS）。

DXA是利用高低两种能量的低剂量X线通过骨骼和软组织的衰减的差异进行骨密度的测量，是临床最常用的骨密度测量方法。它所测量的是X线单位投影面积上的骨矿盐含量（g/cm$^2$），故无法将皮质骨、松质骨分别测量，因而更容易受到骨质增生、椎体压缩等的影响。因为是面积骨密度，在患者体型较常模过大或过小的情况下，其可能带来误差。然而，DXA具有的优势是测量技术最为成熟，具有极佳的重复性，是WHO推荐的骨质疏松诊断的"金标准"，其低剂量的X线，允许能够进行反复多次的测量，是多数流行病学研究所采用的方法。在本节中将重点介绍DXA骨密度测量。

QCT是利用CT进行单位体积的骨密度的测量，能够真正反映密度骨骼体积密度（g/cm$^3$）的情况，并且利用软件可以将皮质骨和松质骨分别测量，从而能够单独观察骨代谢转换更快的松质骨的密度变化。另外，椎体的大小不会影响测量的结果，对于一些退行性变化，如骨质增生，在QCT测量骨密度时能够不受其干扰。但QCT对患者的辐射

剂量大，设备庞大，设备和检查费用高，使得在临床上的应用受到一定的限制。

QUS测量的是超声在骨骼中传播的速度和衰减，不同于QCT和DXA测定的骨矿盐含量。QUS能够一定程度上反映骨骼的密度和强度，而骨强度对于骨折危险的评估具有重要价值。尽管QUS没有辐射，但其精确性受到更多因素的影响，只能测量外周骨（四肢骨），在临床上的使用价值一直存在争议。不过，QUS设备便携，价格便宜，适合进行筛查，但在筛查时需要结合其他危险因素，忌单独凭借QUS结果评估骨折风险或进行骨质疏松诊断。

## 一、双能X线骨密度测定方法

### （一）DXA的发展历程

双能X线吸收法测量骨密度是从用同位素单光子衰减吸收法慢慢演变和发展过来的。早期的骨密度仪使用$^{125}$I同位素发出的单光子，经过骨衰减后和已知密度的体模衰减率进行比较得到骨密度值。但放射性同位素因为自然的衰变而不稳定。于是，在此基础上发展了单能X线吸收测量法，用X线球管代替放射性同位素，得到更为稳定的射线源，也提高了测量的精确度。但单能的射线衰减受到骨周围肌肉、脂肪等的影响，需要将测量的肢体放在特定的水槽中进行测量，而且只能测量外周骨。为了解决这个问题，双能单光子测量仪被设计出来，用两种发射不同能量γ光子的同位素作为射线源，通过不同能量在软组织和骨骼中吸收衰减效率不同，用以去除软组织对骨密度的影响。同样的由于同位素的不稳定，射线较弱等原因，能够产生高低两种能量的X线的球管装置代替了同位素，这就是DXA设备。

DXA出来后，因为其极高的准确性、精确性以及稳定性，迅速得到了临床的广泛使用和认可，大量的研究和流行病学调研基于该设备，形成大量大样本的参考数据库等，从而成为临床诊断和治疗的重要手段。

### （二）双能X线吸收法测量骨密度原理

如图3-7-1所示，高低不同能量的X线，在通过身体时有着不同的衰减方式。低能X线（能量一般在30~50keV之间），在骨骼（羟基磷灰石）的衰减要比在软组织中的衰减更大，而高能X线（能量一

般大于70keV），在骨骼和在软组织中的衰减基本相似，通过这种差异，从而计算出骨骼和软组织的含量。成像的图像是X线投射面上的平面显像，因而用测量的骨矿盐含量（bone mineral content，BMC）除以投射面积得到了面积骨密度值。

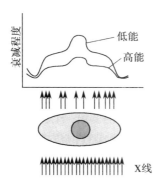

图3-7-1　双能X线吸收法测量骨密度原理

根据射线形状的不同，DXA的扫描模式分笔束扫面、扇形扫描、窄角扇形扫描等。笔束扫描的X线始终垂直于检查床面，不会受到受检查骨骼离开射线源的距离变化而产生投影面积的变化，相对更为准确。而扇形扫描，在腰椎不能平直、受检者过于肥胖或过于消瘦时，椎体或髋部离开床面的距离不同，容易产生投影面积的变化，从而影响骨密度的真实值，尤其是对于同一位患者前后随访过程中体重发生较大变化时更为明显。但笔束扫描相对用时较多，而扇形扫描则更为迅速。

（三）DXA骨密度测量的临床应用

骨密度测量可以用于骨质疏松的诊断、骨量变化的监测。主要适用人群包含男性或女性老年人、绝经后妇女、有过脆性骨折的成年人、患可引起骨丢失疾病的成年人、服用可导致骨丢失药物的成年人、接受骨质疏松治疗的患者等。由于DXA检测方便便捷、辐射剂量低（每次检测在1~5μSv左右），不少单位已将其纳入健康体检项目，对于骨丢失的发现和骨质疏松的早期发现具有意义。

中轴骨是DXA最常用的测量部位，主要是腰椎（$L_{1~4}$或$L_{2~4}$）和髋部。髋部常选用左侧髋部，在左侧髋部因为手术、外伤或过度硬化无法测量时，可以选择右侧。外周骨也在临床上有一定的应用，如前臂桡骨远端DXA骨密度测量。常规可以测量中轴骨的DXA设备都可以进行前臂骨密度测量。也有专用于前臂的DXA设备（peripheral DXA，

pDXA），pDXA体积小，相对成本较低，但其人群的参考数据库还需要进一步建立和完善，检测结果在骨折风险评估中价值还需要进一步研究。对于一些可能较早在外周骨发生骨量改变的疾病，如甲状旁腺功能亢进等，使用DXA测量桡骨远端1/3，能够较早知道该部位的骨丢失。

一些骨密度设备在配备了专用软件后，能够检测任意感兴趣区的骨密度值，这对外科手术前评估局部骨密度情况，以及假体植入物周围骨质密度的评估可能具有价值。

通过体模的校正，可以使用DXA进行全身扫描，能够将体内肌肉、脂肪和骨矿盐的含量分别计算出来，进行身体成分分析，从而可以了解脂肪在身体内的分布情况以及治疗后的随访，可以了解全身或局部肌肉含量，以及全身的骨矿盐含量等。全身体脂分析在临床上具有非常广泛的应用前景。

一般情况下，骨量的改变是个比较缓慢的过程，因此我们建议骨密度随访的周期在1年左右。在一些患者使用了导致骨丢失的药物时，如大剂量使用糖皮质激素、乳腺癌患者内分泌治疗等，我们建议3~6个月就进行随访，以更早地观察骨量的改变。

（四）DXA骨密度报告

在DXA报告中，除了直接给出BMD和BMC结果外，还使用T值和Z值来表示骨密度与参照人群的相差水平，并据其来进行诊断。介绍T值之前，需要先介绍人群峰值骨量。峰值骨量是一生中达到的最大的骨量或骨密度，即骨尺寸不断生长和骨矿含量不断积累达到稳定时的骨量。峰值骨量由遗传和生活方式决定。遗传包括性别和种族（决定了70%~80%），生活方式包括钙、维生素D、锻炼、吸烟等（决定了20%~30%）。如图3-7-2所示，T值代表的是测量得的骨密度与该检测部位的人群的峰值骨密度进行比较，相差多少个标准差，而Z值则是与该检测部位的同年龄人群的骨密度均值进行比较，相差多少个标准差。在临床上，老年人一般使用T值来评估骨健康状况，Z值辅助参考，而对于50岁之前的检查者建议使用Z值作为评价的指标。

如图3-7-3，目前，普遍使用的诊断标准将1994年WHO公布的白人女性骨质疏松诊断标准延伸至

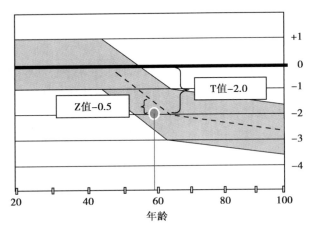

图 3-7-2　T 值和 Z 值

其他人群。选取 T = −2.5 这个截断值,即 T ≤ −2.5 时,来诊断骨质疏松。这个界值的选取是在脊椎、髋部或前臂测量时,能够发现大约 30% 的绝经后女性患骨质疏松,这个界值与这些部位的终生骨折风险基本一致。

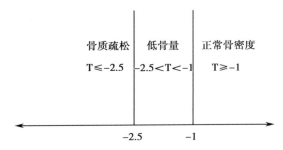

图 3-7-3　WHO 推荐使用 T 值诊断
骨质疏松的标准

## (五) DXA 骨密度的质量保证

DXA 检查的质量保证是临床能否准确判断患者病情的基础。设备需按照厂商建议,定期进行质控和体模扫描,对发现的偏移、漂移及时进行校正。检查过程中需要进行正确的体位摆放,如图 3-7-4 所示,可以作为扫描时体位摆放的参考,或按照设备生产商的要求进行操作。对于近期使用过静脉增强造影剂、胃肠道造影检查、使用过放射性同位素药物的,建议择期再进行检查,以避免对结果的干扰。对于有植入物部位的检查,可以使用软件剔除植入物,或检查其他部位。

随访的患者应尽量保持与初次检查一致的体位,进行比较分析,并报告骨量变化。

## 二、定量 CT 骨密度测量方法

一般的 CT 机器配备了专用的软件后就可以进行 QCT 骨密度测定。由于椎体含有较多的松质骨,腰椎是 QCT 常用的测量部位,通常选取 $L_{1\sim4}$ 或 $L_{2\sim4}$ 椎体。在常规的腹部 CT 图像上,参照骨骼周边的肌肉和脂肪,可以计算得到骨密度,但这样的方法精确性往往不高。更好的做法是在测量时,在患者身体下方放置已知密度的参照体模,进行同时扫描(也有设备是分别扫描),通过腰椎感兴趣区的 CT 值和体模 CT 值的换算,计算出骨密度值。螺旋 CT 的普及,使得 QCT 测量的精确性得到改善,并且新的设备的发展,可以使用更少的辐射剂量,这些都

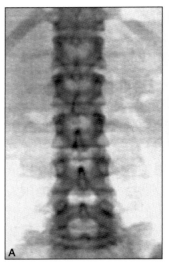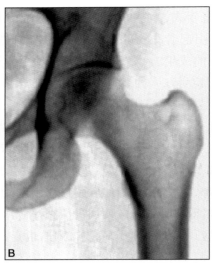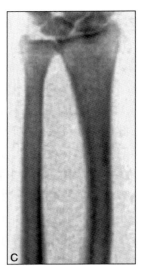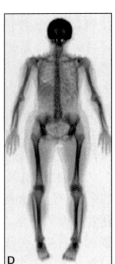

图 3-7-4　DXA 扫描位置参考
A. 腰椎扫描;B. 左髋部扫描;C. 左前臂扫描;D. 全身扫描

可能使 QCT 在临床上得到更广泛的应用。

外周骨 QCT（peripheral quantitative computed tomography，pQCT），是测量桡骨远端骨密度的小型定量 CT，它可以分别测量桡骨远端的皮质骨和松质骨的骨密度。桡骨远端皮质骨的骨密度减低在年龄性骨丢失中最为显著，因此通过 pQCT 测量该部位的皮质骨骨密度，能够用于骨量减少的观察，此外通过软件还可以计算桡骨横截面积和皮质骨惯性力矩等参数来评估骨折风险。由于临床使用并不广泛，所以目前更多的用于科研工作中。

## 三、定量超声测量方法

超声骨测量因为便捷、无辐射、容易普及等优点，近年来受到了越来越多的关注。超声一般是指频率超出人耳听阈范围的 20kHz 以上的声波。当超声通过身体组织的时候，将发生传播速度的变化和波的振幅的衰减。骨骼不是均匀物质，内部骨小梁的结构影响超声波的变化，因而，测得结果不仅反映了骨质密度，还在一定程度上反映了骨的应力结构。

QUS 测量一般使用超声速度（speed of sound，SOS）和波宽衰减（broadband ultrasound attenuation，BUA）作为结果指标。SOS 只是超声波通过被测骨的直径或长度所经过的时间，单位是米/秒（m/s），可以反映骨的密度和骨的弹性。BUA 则受到骨密度和骨小梁的数目及其排列决定，其单位是分贝/兆赫（dB/MHz）。有些设备从定量超声指数衍生出估计的 BMD，作为检查的结果。

市面上的 QUS 设备以测量跟骨最为常见，也有测量胫骨、髌骨和指骨。为了减少软组织对测量结果的影响，这些部位的选择既要富含骨松质，也要求周边软组织尽量菲薄。每个人的后跟部位大小不同，通常设备取一个固定值作为超声传播的距离计算声速。

超声测量的不是骨密度，很多研究报道了超声结果与骨密度的关系，与跟骨骨密度的相关性为中度相关，与腰椎或髋部骨密度相关性较差。但研究显示，成年女性跟骨 QUS 测量的 SOS 和 BUA 随着年龄增加而下降，定量超声具有独立评估骨折风险的价值。

QUS 在临床应用中面临几个问题。和所有骨密度仪一样，需要建立本地区大样本不同年龄层的参考数据库，国内这方面的工作有待开展。关于 T 值，选用 WHO 推荐的 −2.5 作为 QUS 的 T 值截值缺乏足够的依据，两者是完全不同的方法，有着不同的随年龄变化的过程。此外，QUS 是否能够用来诊断骨质疏松尚存在争议。

（刘兴党　刘从进）

## 参 考 文 献

［1］上海第一医学院《X 线诊断学》编写组. X 线诊断学. 上海：上海科学技术出版社，1983：359-646.

［2］Castellvi AE，Goldstein LA，Chan DP. Lumbosacral transitional vertebrae and their relationship with lumbar extradural defects. Spine，1984，9（5）：493-495.

［3］王云钊，梁碧玲，等主编. 骨科影像学. 第二版. 北京：科学出版社，2010：106-109.

［4］周海宇，陈喆，陆勇，等. 人关节软骨中对比剂扩散系数的同步辐射研究. 中国医学计算机成像杂志，2015，21（1）：57-60.

［5］付军，郭征，王臻，等. 多种 3-D 打印手术导板在骨肿瘤切除重建手术中的应用. 中国修复重建外科杂志，2014，28（3）：04-308.

［6］江浩主编. 骨与关节 MRI. 第 2 版. 上海：上海科学技术出版社，2011：127-137.

［7］Huang M，Schweitzer ME. The role of radiology in the evolution of the understanding of articular disease. Radiology，2014，273（2 Suppl）：S1-22.

［8］陈克敏，潘自来，姚侃敏，等. 磁共振检查以及体内植入物的安全性. 中国医学计算机成像杂志，2014，20（5）：430-434.

［9］Eguchi Y，Ohtori S，Yamashita M，et al. Clinical applications of diffusion magnetic resonance imaging of the lumbar foraminal nerve root entrapment. Eur Spine J，2010，19（11）：1874-1882.

［10］周永昌，郭万学主编. 超声医学. 第六版. 北京：科学技术文献出版社，2012：1332-1457.

［11］王金锐，刘吉斌，Rethy KC 等主编. 肌肉骨骼系统超声影像学. 北京：科学技术文献出版社，2007：1-208.

［12］涂长玉，赵亮. 新生儿髋关节超声检查方法与技巧. 中华医学超声杂志（电子版），2012，9（3）：259-263.

［13］曹来宾主编. 实用骨关节影像诊断学. 济南：山东科学技术出版社，998：406-410.

［14］张莉华，谢文晖，俞志昌. 1500 例肺癌患者核素骨显像结果分析. 中华核医学杂志，1999，19（1）：6-7.

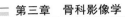

［15］肖壮伟,李俊雄,欧阳亮,等.核素骨显像对能骼关节、髓关节及脊柱关节病的诊断.中华核医学杂志,2000,20(5):211-212.

［16］Yang H,Liu T,Wang X,et al. Diagnosis of bone metastases:a meta-analysis comparing[18]FDG,PET,CT,MRI and bone scintigraphy. Eur Radiol,2011,21(12):2604-2617.

［17］World Health Organization. Assessment of fracture risk and its application to screening for postmenopausal osteoporosis. Report of a WHO Study Group. WHO tech rep ser,1994,843:1-129.

［18］Majumdar S. Current technologies in the evaluation of bone architecture. Curr Osteoporos Rep,2003,1(3):105-109.

［19］徐苓.骨质疏松症.上海:上海科学技术出版社,2011.

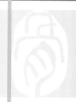

第四章

# 骨科电生理学

## 第一节　周围神经电生理学

### 一、电生理基础

#### (一)神经传导检测(nerve conduct study，NCS)

1. 电生理特性　从神经电生理的角度来看,人类体内的各种信息传递都是依赖动作电位的传导来实现的,而神经的兴奋性则表现为神经冲动的传导。对于运动神经来说,动作电位的产生是由于刺激了运动神经纤维,冲动又通过神经肌肉接头而到达肌肉,从而产生肌肉动作电位;对于感觉神经来说,电位是通过刺激感觉神经感受器产生,并且沿着神经干传导。神经冲动按一定的方向传导,感觉神经将冲动传到中枢,即向心传导;而运动神经纤维则将兴奋冲动传向远端肌肉,即离心传导。但所有神经均能双向传导。

2. 运动神经传导

(1)复合肌肉动作电位(compound muscle action potential，CMAP):通过对神经干进行超强电刺激后,在该神经所支配的远端肌肉上,可以记录到电刺激所诱发出的电位即为CMAP。一般可通过对此CMAP的波幅、潜伏期、时程等进行分析,来判断运动神经的传导功能。

1)潜伏期(latency):是指从刺激伪迹开始到肌肉动作电位负向波偏离基线起点之间的时间。它反映了神经轴索中快传导纤维到达肌肉的时间。

2)波幅(amplitude):是指从基线到负向波波峰间的距离,也可以用负向波峰到其后正向波波峰之间的距离。它反映了参与复合动作电位的肌纤维数量。

3)面积(area):从基线开始到负向波区域内面积。反映了参与肌肉动作电位的肌纤维数量

4)时程(duration):是指从肌肉动作电位偏离基线开始,到再次回到基线这段时间。反映了每个单个肌纤维是否能在同一时间同时放电(图4-1-1)。

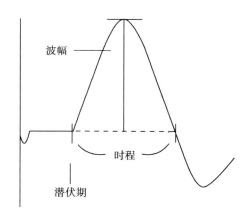

图 4-1-1　复合肌肉动作电位(CMAP)

(2)运动神经传导速度(motor nerve conduction velocity，MNCV):在神经干通路上选择两个以上的点,在各点分别施以超强刺激,并从该神经支配的远端肌肉上记录由刺激点诱发的 CMAP。两个CMAP的潜伏期之差称为传导时间。

再从人体测两点间距离,代入下列公式,即为传导速度(图4-1-2):

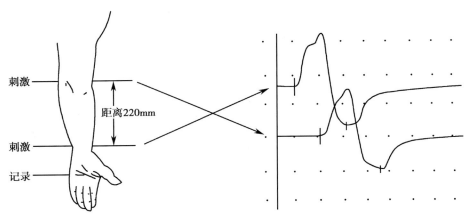

图 4-1-2 运动神经传导

运动神经传导速度（m/s）=（近端、远端刺激点间的距离）（mm）/（近端刺激 CMAP 之潜伏期–远端刺激 CMAP 之潜伏期）（ms）

传导速度和潜伏期一样，反映了轴索中快传导纤维的传导功能。

3. 感觉神经传导

（1）感觉神经动作电位（sensory nerve action potential，SNAP）：通过刺激一端的感觉神经，电冲动沿着神经干传导，在感觉神经的另一端记录到这个冲动，此种形式产生的电位称为 SNAP。测定方法有顺向法和逆向法。顺向法：在神经干远端刺激，在近端记录神经的感觉电位；逆向法：在近端刺激神经干，在远端记录神经的感觉电位。感觉电位一般很小，故要求仪器有高增益、低噪声性能，并采用叠加平均技术。（图 4-1-3）

1）潜伏期（latency）：是指从刺激伪迹开始到电位偏离基线起点之间的时间。它反映了刺激点到记录电极之间的传导时间。

2）波幅（amplitude）：是指从基线到负向波波峰间的距离，也可以用负向波峰到其后正向波波峰之间的距离。它反映了去极化感觉纤维的数量。

3）时程（duration）：是指从感觉动作电位偏离基线开始，到再次回到基线这段时间。

（2）感觉神经传导速度（sensory nerve conduct velocity，SNCV）：感觉神经传导速度检测只需要一个刺激点，用刺激点到记录点之间的距离除以起始潜伏期即可得出 SNCV。它反映了快传导、有髓鞘的感觉神经纤维传导速度，通常比运动神经纤维传导速度要快。

4. 混合神经干动作电位（nerve action potential，NAP） 由于感觉神经的最快传导速度比运动神经逆行传导速度快，刺激阈值也低，以此方法测定的传导速度原则上可以代表感觉神经传导速度。在神经干通路上选择刺激点与记录点，采用叠加平均技术记录诱发电位。测量刺激点至记录点的距离，以此距离除以动作电位的潜伏期，即表示混合神经

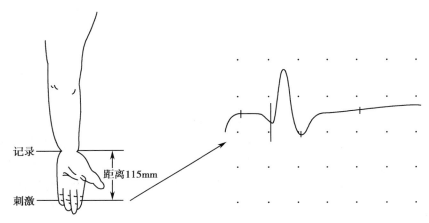

图 4-1-3 感觉神经传导

的传导速度。

5. 外界客观的影响因素

（1）技术因素：影响传导速度测定的技术因素，如肌电图仪的放大倍数、扫描速度的选择、刺激电极的极性位置、测量距离的准确性等均对其有影响。

（2）温度：温度对传导速度有明显的影响，皮肤温度降低时，传导速度减慢、潜伏期延长。一般认为，温度下降 1℃，运动传导速度减慢 2~2.4m/s，感觉传导速度改变 2m/s。故测定前需测量皮肤温度，低于 30~32℃ 时，应采用室内调温设备或热水袋提高皮肤温度，但须防止皮肤烫伤。

（3）年龄：新生儿的传导速度仅为成人的一半，2~5 岁期间有明显增快，接近于成人值，而超过 60 岁传导速度又呈快速下降、波幅降低，尤其是感觉神经更为显著。

（4）此外，不同神经及同一神经不同部位的传导速度不同。上肢神经的运动神经传导速度比下肢快，近端神经传导速度比远端快，感觉神经传导速度比运动神经快。

6. 影响神经传导速度的病理因素

（1）髓鞘脱失：髓鞘脱失时传导速度明显减慢，速度在 20m/s 以下。快速传导的兴奋（去极化）只发生在郎飞结处，冲动在神经干上以跳跃式传导。当髓鞘脱失时，神经传导以局部电流形式扩散，则传导减慢。

（2）神经轴突直径改变：神经外伤使神经轴突断裂，神经在一定时间后传导性完全消失。当神经轴突变性、再生、直径变细时，传导速度减慢，诱发电位波幅减低。在神经顺向变性、再生过程中，神经发生了综合变化：包括神经纤维退变、轴突直径变细、髓鞘脱失及新生的郎飞结间距较短等，均使神经传导速度变慢。

（3）机械压迫：严重的机械压迫可使神经轴索中断和远端轴索变性，较轻的压迫可使局部脱髓鞘而使传导减慢或传导中断。

（4）缺血：各种原因引起肢体缺血或直接使神经缺血，造成神经缺氧和髓鞘的相应改变，可出现传导速度减慢。此外，神经炎症、中毒、代谢障碍均可引起轴突变性或节段性脱髓鞘。

（二）肌电图（electromyography，EMG）

1. 正常肌电图

（1）针电极插入及肌肉放松时的肌电图

1）插入电位：这是指针电极插入挪动时，因针电极对肌肉纤维或神经的机械刺激及损伤作用而猝发的电位。正常肌肉插入电位持续时间短，针电极一旦停止移动，插入电位也迅速消失。在示波屏上只能看到伴随针极移动、基线漂移，不能看到具体插入电位形象。

2）终板噪声活动：终板电活动有两种：终板噪声和终板负电位。系针极插在终板区或肌肉神经纤维引起。患者诉进针处疼痛。针极插入正常肌肉运动终板时，出现不规则的电波动，听到海啸样杂音，为终板噪声。而终板负电位常称神经负电位，须与纤颤电位相鉴别。

3）电静息肌肉完全放松时，不出现肌电位，示波屏上呈一条直线。

（2）轻收缩时的肌电图

1）正常肌肉随意收缩时出现的动作电位称为运动单位电位。它不是指来自肌肉的单根纤维，而是指来自一个运动单位成组肌纤维发放出来的电位。从一块肌肉可以记录到不同形状、不同时限的运动单位电位。这些差异不只是由于每个运动单位本身的结构、空间排列和兴奋时程不同引起的，也取决于电极与受检运动单位的彼此位置关系。

2）运动单位的分析有 3 个参数：时限、相位、波幅。全身不同运动单位电位的时限有很大差异：面部肌肉较短（2~9ms），四肢肌肉较长（7~15ms）。低温缺氧可使时限增宽，它也随年龄的增长而增长。

3）运动单位电位的时限：是指运动单位电位变化的总时间。测定的时限是指从离开基线的偏转返回基线所经历的时间。在测定平均时限时，应注意从肌肉的不同部位记录的不同电位中进行测量，避免将同一个运动单位重复发放算成不同运动单位电位而影响结果正确性。超过正常值±20% 以上属异常。

4）运动单位电位的波幅测量：运动单位电位的波幅代表肌纤维兴奋时所产生的动作电位幅度的总和，可通过对最高的正向和负向间的距离来进行测定。正常情况下，在轻收缩时记录的运动单位电位中最高的幅度一般不超过 5.0mV。

5）运动单位电位的波形测量：运动单位电位的波形由离开基线的偏转次数来决定。根据偏转次数的多少分为单相、双相及多相电位，5 相以上则成为多相电位。正常情况下多相波见图 4-1-4。

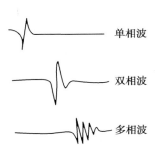

图 4-1-4　运动单位图

（3）肌肉不同程度用力收缩时的肌电图：肌肉收缩时因用力程度不同，加上收缩的运动单位数目和放电频率也随之不同，故可出现不同形状的波形。（图 4-1-5）

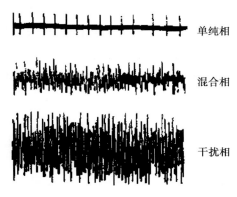

图 4-1-5　募集相

1）单纯相：轻度用力收缩，只有几个运动单位参加收缩，肌电图上出现孤立的运动单位电位。

2）混合相：中等度用力，动员较多的运动单位参加收缩。致使有些区域电位密集，不能分辨出单个电位，有些区域仍可见单个运动单位电位。

3）干扰相：肌肉最大用力收缩时，动员更多的运动单位参加工作，并且放电频率增高，致使运动单位电位彼此重叠而无法分出单个电位。

有时用力程度不同，放电波形不完全与上述波形一致，可出现上述波形的各种形式。

2. 异常肌电图

（1）针电极插入及肌肉放松时的异常肌电图

1）插入电位延长：针极插入、挪动时骤然出现电位排放，其频率可达 150Hz，针极挪动停止后电位并不立即消失，但数量、频率逐渐减少以致消失，挪动针极后又重新出现。插入电位可由纤颤、正向电位等低电压电位组成。病理意义：插入电位延长者常见于神经源性疾病，这是肌肉失神经支配后肌膜兴奋性异常增高的结果，在周围神经损伤中最常见，多发性肌炎、皮肌炎中也可见到，任何肌肉纤维化后，则插入电位消失。

2）纤颤电位：是单根肌纤维自发性收缩产生的电位，以起始为正相、短时限、低电压节律较整齐为其特点：时限大多<3.0ms，电压<300μV，波形可呈单相、双相、三相，以双相多见，在扬声器上可出现尖调叩击声，音响特殊，可以凭听觉识别。切记对偶见的、孤立的局部纤颤电位做出神经源性受损的诊断。病理意义：以前认为此系肌肉失神经支配的特殊改变，但近年来认识到，纤颤电位只是反映肌膜兴奋性改变，可见于多种原因：①失神经支配，特别在神经损伤时出现，具有定性意义；②电解质改变；③肌炎；④肌纤维的破坏等。

3）正相电位：又称正尖波，常为双向，起始呈宽大的正相，其后接续一负相。时限变化较大，平均 5.0ms 左右，电压 20～200μV，频率通常间隔较规律，扬声器上可听到粗钝的"砰砰"声。病理意义同纤颤电位。（图 4-1-6）

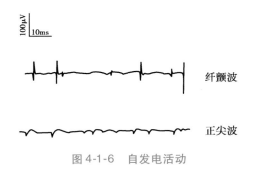

图 4-1-6　自发电活动

4）束颤电位：是一自发的运动单位电位，与轻收缩时运动单位电位的区别：①自发的，时限宽，电压高；②频率慢，节律性差，发放不规则，病理意义常见于前角细胞病变，必须与纤颤、正向电位同时存在才有意义。

5）强直样电位与肌强直电位：见于肌强直疾病，少数神经源性疾病和肌源性疾病。①肌强直样电位:是指针极插入肌肉继发的一系列高频电位,特点是突然出现,突然消失,波幅和频率通常没有变化。扬声器上可听到"咕咕"样蛙鸣声。②肌强直电位:是插入电位延长的一种特殊形式,属针极插入挪动的瞬间所猝发的高频放电,其典型特征是波幅和频率递增递减,扬声器上可闻及俯冲轰炸机样的特殊音响。

(2)轻收缩时异常肌电图

1)运动单位电位时限、波幅改变:运动单位电位时限的平均值偏离正常值的20%,则考虑时限缩短或延长。运动单位电位电压的差别甚大,当电压超过5.0mV,时限增宽,有明显的诊断价值,称为"巨大电位"。病理意义:①时限延长、电压增高,见于脊髓前角细胞病变及陈旧性周围神经损伤、卡压、小儿产伤等;②时限缩短、电压降低,见于肌源性疾病;③时限延长、电压降低,见于周围神经损伤。

2)多相电位数量增多(>12%),多相电位波形特点对诊断价值较大,按多相电位波形特点可分为:①短棘波多相电位:此波时限短,呈毛刷状样波,时限<5ms,波幅不等,为300~500μV,在神经再生早期称新生电位,见于肌源性疾病时可称之为肌病电位;②群多相电位:此波时限较长,可达20~30ms,多见于陈旧性神经损伤、脊髓前角细胞疾病。

(3)重收缩时异常肌电图

1)完全无运动单位电位:肌肉做最大用力时,不出现任何运动单位电位,表示运动功能完全丧失,见于严重的神经肌肉疾患、神经失用及癔症性瘫痪。神经失用及癔症性瘫痪刺激可诱发运动单位,而在肌肉放松时,可无纤颤波、无正尖波。

2)运动单位电位数量减少:单纯相或少量运动单位电位出现是神经源性病变的典型表现。因为运动单位脱失,单个运动单位的放电频率增加可部分代偿运动单位数目减少。

3)病理干扰相:肌病患者运动单位的肌纤维数目减少、肌力减退,随意收缩困难。为了产生一定的力量,运动单位频率发放要比正常肌肉高,以动员更多的运动单位工作。所以当运动单位数目正常时,仍能记录到干扰相。又由于肌纤维坏死,多相电位增多,肌电图上表现为浓密、破碎的电位,扬声器上出现碎裂的高音调,称为病理干扰型。严重受累肌肉,出现病理干扰相肌力减退程度和干扰型减退程度明显不成比例,也是肌病的有力证据。

(4)注意事项

1)异常的自发电位只能反映肌膜兴奋性改变,并非肌肉失神经支配所特有,尚可见于肌炎、电解质紊乱等疾病。

2)检查要求全面、系统、有逻辑性,防止漏检或误诊,应力求弄清邻近肌肉的功能情况。在周围神经损伤的病例中,从远端肌肉向近端肌肉检测,才能对损伤神经定位、定性做出正确判断。

3)当肌肉不易松弛时:取拮抗肌功能位或在肢体下垫一个软枕改善,嘱咐患者收缩、放松肌肉数次来得到满意的检测状态。在必要时可给予患者服用适量镇静剂达到检测目的。

(三)F波

1.定义  F波(F-wave)是神经干在超强刺激下,于肌肉动作电位M波后出现的一个小的动作电位。F波的命名是由英文字母Foot而来,因为最早它是在脚部肌肉上被记录下来。不论在上肢或下肢刺激时,如果将刺激点逐渐向近端移动,M波潜伏期逐渐延长,而F波潜伏期逐渐缩短,这证明F波电兴奋是先离开肌肉记录电极而朝向脊髓,然后再由脊髓前角细胞返回到远端记录肌肉上来。F波实际上是一个小的肌肉动作电位,其环路不论是传入还是传出,都是纯运动纤维,它是由1%~5%的逆行兴奋运动神经元发放,此环路没有突触,所以,它不是一个真正的反射,而在那些选择性损害感觉神经或感觉神经根的病变,F波完全正常。正常时,F波形状多变,可以在任何一条运动神经上诱发出,但在腓总神经上有时比较困难,F波在睡眠或用镇静药的患者可能诱发不到。F波通常在远端刺激比较容易得到,而近端刺激由于容易和肌肉混合动作电位重叠,所以,一般只采用远端刺激来诱发F波。

2.方法  刺激电极置于神经某一端点,阴极置于远端,以表面电极在相应支配肌肉处记录,宽度为0.2ms,频率为0.7Hz,扫描速度为5ms/d,均行双侧测定。由于F波之波幅、潜伏期、波形多变,应记录10~20次,选择最短潜伏期,也可选择各F波潜伏期的平均数或测定最长、最短潜伏期以了解其离散程度。(图4-1-7)

3.F波预测公式(尺神经为例)  预测潜伏期

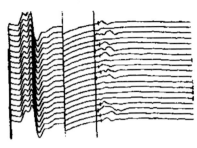

图 4-1-7 F波

=0.31×(距离 cm)+11.05−0.123×尺神经运动传导速度(前臂段传导速度 m/s),距离为 C$_7$ 隆突到尺骨茎突之距离,测量上肢距离时,使上肢外展 15°。双侧比潜伏期>1.0ms,预测值和实测值>2.5ms 为异常。

4. 潜伏期与波幅的意义  F波的潜伏期和波形变化很大,不像直接从肌肉记录到的动作电位那样稳定。这是由于每次所兴奋的前角细胞数量不一样,而且神经传导快慢也不一样,大而快的运动纤维传导快,小而慢的运动纤维传导慢,所以,每次刺激所得到的 F波潜伏期都不一样,最短和最长潜伏期之间相差几个毫秒。在一般检查时,通常选择连续刺激 10 次来观察 F波,然后测量最短潜伏期,同时观察 F波出现率,正常时其出现率平均为 79%。F波潜伏期测量是从刺激伪迹开始到 F波起始部,通常测量最短潜伏期。尽管 F波通常是用来估价近端神经的功能状态,但实际上它也可以检查全部神经传导状态。例如:常规运动末端潜伏期延长时也可以造成 F波潜伏期延长,周围神经病造成广泛的神经传导减慢时也可以出现 F波潜伏期延长。此外,F波潜伏时长短与神经的长度也就是说与身高有关,身高越高,肢体越长,则 F波潜伏期就越长,所以在检查 F波时,要将这些因素考虑在内。

5. 轴索反射  在记录 F波时,经常可以记录到轴索反射(axonal reflex),它通常出现在 M波和 F波之间,多于次强刺激时出现,常出现于再生的神经上。这是由于轴索近端发生侧支芽生来支配已经失去神经支配的肌纤维,当一个次强刺激引起这个分支兴奋,则这种冲动就逆行传导到分叉点,之后再传导回来,最后引起所支配肌纤维兴奋,就形成一个轴索反射。在每次刺激时它的潜伏时和波形基本一致,重叠性很好。当刺激增强时,就可以使

两个分支同时发生兴奋,都有逆行冲动,这样两者就在分叉点相互碰撞和抵消,使得轴索反射消失。在测定 F波时,需要用超强刺激,此时,一般的轴索电位都被碰撞抵消,故而不能表现出来。轴索反射几乎全部是在神经源性损害的患者中出现,尤其是在一些慢性神经病和卡压性神经病中多见,它的出现仅提示是慢性神经源性损害。因此,F波对于神经根或神经丛病变、臂丛神经血管受压征(TOS)均有一定诊断价值。

(四) H 反射

1. 定义  H 反射(H-reflex)是在 1918 年由 Hoffmann 首次发现。和 F波不同,它是一个真正的反射,是用电生理方法刺激胫神经后,由 Ia 类感觉神经传入,经过突触,再由胫神经运动纤维传出,从而导致它所支配的腓肠肌收缩。F波几乎可以在所有的运动神经上引出,而 H 反射在新生儿到 1 岁的婴幼儿期可以在很多周围神经上引出,但在成人仅能在胫神经上引出。和 F波一样,它也反映了周围神经近端的功能状态,但两者传导通路是完全不同的。

2. 方法  让患者俯卧位,两腿伸直,在小腿下面放一个垫子,使小腿充分放松,记录电极放在腓肠肌内侧和外侧头之间形成的三角形顶端,可让患者的脚用力向下蹬,此时,此三角形顶端就会明显显出,参考电极放在跟腱上,地线放在记录电极和刺激电极之间。机器设置应为:灵敏度是 200 ~ 500μV,扫描速度为 10ms/cm,重要的是刺激强度时程应为 1ms。在腘窝处刺激胫神经,阴极朝向近端,从较低刺激强度开始。其实,H 反射最佳刺激强度是既最大限度兴奋了 Ia 类感觉传入纤维,又不同时兴奋运动纤维。但这种理想状态在实际操作中很难达到。在刺激过程中,如果出现了 M 波,就说明有一定运动纤维被兴奋了。在检查时,H 反射出现在 M 波后,开始时 H 反射波幅随着刺激强度增大而增加,但当 M 波出现,刺激强度再增大时,H 反射波幅反而减小,当强度继续增大,M 波波幅继续增大时,H 反射逐渐减小并消失,被 F 波取而代之。在检查时,通常连续做几个 H 反射,每次大约间隔 3 ~ 5s,选潜伏期最短的测量,其正常值和身高有关(图 4-1-8)。

3. H 反射测定公式  预测潜伏期 = [0.1617×

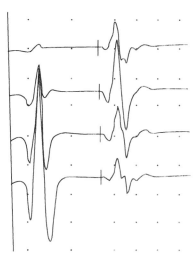

图 4-1-8 H 反射

身高(cm)+0.0558×年龄(岁)-1.0953]±1.4ms;通常要两侧对比,而且两侧刺激点到记录点的距离要相等,如果当双下肢实测值之差>1.2ms,或实测值>预测值,均为异常。

4. 临床运用 当上运动神经元病变时,除胫神经外其他神经也可引出 H 波。测定 H 反射可以了解反射弧通路的传导状况及中脑以下中枢神经系统的损害、近段周围神经的损害,对近端胫神经损伤、坐骨神经损伤、腰骶丛神经损伤或 $S_1$ 神经根损害具有很好的诊断价值。

(五)体感诱发电位

1. 背景 一个多世纪以前,英国学者 Richard Caton 进行了一系列著名的动物实验,首先诱发出视觉电位,随后又诱发出体感电位。由于当时没有照相机,因而直到 1913 年 Pravdich-Neminsky 才首次记录到动物的诱发电位。30 多年后,Dawson(1947)首次在人的头皮记录到躯体感觉诱发电位(somatosensory evoked potential,SEP)。在最近 20 ～ 25 年,人们才进一步认识到 SEP 的临床应用价值(及其局限性)。

感觉刺激经感觉传入纤维、后根进入脊髓以后,在脊髓中上行,现一般认为其上行途径很可能是后柱,然后在楔束核(上肢)或薄束核(下肢)发生突触联系,其纤维再通过脑干(丘系)上行至丘脑,与腹后外侧核发生突触联系,最后,冲动经第三级神经元到达感觉皮层。有鉴于此,SEP 可用来研究脊髓、脑干、丘脑或感觉皮层的病变。

与常规的传导检测一样,SEP 必须收集大量正常人的数据以确定正常值。在新生儿和年轻人中要考虑到年龄因素,因为直到 8 岁左右时,神经系统才完全成熟。另外,在老年人中一些数值会发生变化。较短的通路(如视、听)可能与身材无关,但在体感的检测中,所获数据与长度(如肢长、身高)呈非常显著的函数关系。在诱发电位的检测中,温度一般不会有太大的影响,但温度变化非常大时则不然。通常,在室温条件下就足够了。

2. 定义 传统的感觉传导技术,主要是用于评价周围神经的远端段,而对于难以接近的近端神经,则很少能够进行。

SEP 刺激和记录技术多变,可根据临床所需采取不同的方式。通常选用电刺激,但也可选用机械刺激。采用常规电刺激周围神经诱发 SEP 时,优先激活的是直径较大、传导较快的Ⅰa 类肌肉传入纤维和Ⅱ类皮肤传入纤维。在人类,Gandevia 等(1984)采用选择性束内刺激的方法,发现肌肉传入纤维(Ⅰa 类)是直接投射到体感皮层的。记录 SEP 时,只需要大约 2 ～ 3 倍于感觉阈值的刺激强度即可。

应用各种机械刺激的方法,也可能引出 SEP;虽然可选择性兴奋特殊的感觉纤维,但引出的 SEP 的波幅通常较小,需要数百次平均,这样机械刺激诱发 SEP 在临床上的应用就受到了限制。

3. 刺激特点 通过对混合神经和皮神经的电刺激、自然刺激(natural stimulation)以及自身控制运动节律(self-paced movement)的刺激,均可诱发出 SEP。每种方法各有其优缺点,最好结合临床选用诊断价值最大的方法。

一般来说,在临床实践中,多采用电刺激的方法。在任何水平给予电刺激或机械刺激,都可引出 SEP。常用部位包括对腕部正中神经或尺神经、踝部胫神经以及腘窝处腓总神经的刺激。

(1)电刺激强度:引起神经所支配肌肉细小抽动的电刺激强度,并足以激活全部有髓大纤维,且感觉纤维更容易兴奋。这样可很方便地确定出刺激强度,即肌肉抽动阈值以上数毫安即可。如果采用时限为 0.1 ～ 0.2ms 的方波,通常的强度范围在 10 ～ 30mA;也就是说,皮肤电阻为 5kD 时的强度为 50 ～ 150V。如果将针电极插入皮下,靠近神经,则所需刺激电流强度就要小得多。

（2）电刺激频率和刺激次数：记录较小的脊髓电位以及头皮短潜伏期 SEP 时，如果欲获得与其后晚成分相同的清晰度，所需刺激次数，就比记录晚成分时要多得多。对最初 20ms 之内的短潜伏期电位来说，一次检测需多达 4000 次的刺激。刺激速率最好不高于 4～5 次/秒（Hz），因为大多数人对较高频率的刺激难以耐受。在 20～200ms 间期的中、长潜伏期成分，以 1～2Hz 速率，随机地刺激 200～400 次即可。如果刺激速率非常慢，如 1 次/30 秒，那么最初刺激所引出的反应，会不相称地大于以后刺激的反应，这可能与习惯或适应有关。

（3）皮神经刺激：实际上任何可接近的皮神经，都可用于刺激以记录 SEP：①评价特定皮神经功能和（或）结构的完整性，例如股外侧皮神经，传统的神经传导检测技术难以进行；②测量周围感觉传导：因感觉神经动作电位（SNAP）缺如或太小，而用其他技术不可能测到时；③评定单一神经根的功能：这是由于皮神经刺激可提高节段的特异性；④（在法医学方面）评价可疑的片状麻木区：刺激皮神经终末支分布的同源"受累"区域和正常区域的皮肤（以进行比较）。

（4）皮区刺激：皮区刺激（dermatomal stimulation）比皮神经刺激更具有节段特异性，因为皮神经刺激，总是兴奋来自一个以上皮区的纤维。但皮区刺激时，上行冲动的同步性非常差，有时使 SEP 难以解释。皮区刺激最常用于评价腰骶根的功能。评价 $L_5$，在第一跖趾关节内侧面或第一、二足趾之间足的背面刺激；评价 $S_1$，在第五跖趾关节的外侧面刺激。应注意避免刺激扩散到邻近皮区、皮区下的肌肉（将引起 Ia 类传入纤维兴奋）以及趾的皮神经。2.5 倍于感觉阈值的刺激强度，可获得 80% 最大波幅的 SEP。

（5）棘旁刺激：沿脊柱各连续节段的棘旁区刺激，可引出 SEP。这可"免去"肢体中较长神经的周围输入，因而更易于识别脊髓的病变。可在中线旁开 2cm 处两侧同时给予刺激，刺激强度以引起可见的肌肉抽动为准，在头皮上（Cz-Fz）记录电位。传入冲动主要是兴奋脊神经后支的皮肤分支，后者含有某些来自棘旁肌的 Ia 类传入纤维。正常人 $T_{12}$ 和 $T_1$ 间脊髓传导速度大约为 64m/s，但最好还是用传

导时间这一参数，在这同一节段为（5.4±1.6）ms。

4. 记录

（1）表面电极或针电极都可用于记录 SEP，其结果没有明显差异。当于腕部刺激正中神经或尺神经，在绝大多数健康人，可记录到颈部电位以及短潜伏期皮层 SEP；对于下肢神经的刺激来说，颈部电位和短潜伏期皮层 SEP 就不如上肢；置于腰骶棘突的电极，一般都可记录到脊髓电位；如果将记录电极插入硬膜下或硬膜外，脊髓电位的波幅会明显增大。（图 4-1-9）

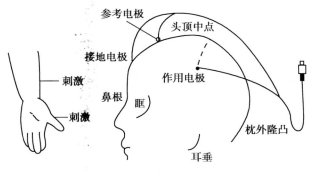

图 4-1-9 SEP 记录

（2）可按国际脑电图 10/20 系统，根据各成分特定的解剖部位安放记录电极矢状位以及两侧耳前点连线的冠状位，按 10% 和 20% 划分刺激正中神经或尺神经时，最佳头皮电极（G1）包括刺激对侧的 P3、P4、C3 或 C4；刺激腓神经或胫神经时，G1 置于 C1、C2 或 Cz。共同参考电极（G2）通常置于 Fz、下颌或两耳联线 A1 和 A2。

（3）在脑和脊髓诱发电位的记录中，一般都要使用平均技术。对于上肢刺激的 SEP，通常要平均 500～2000 次，而对于下肢刺激的 SEP，有时需平均 2000～4000 次。为了确保结果的可重复性，至少应重复测试两次（图 4-1-10）。

（4）如果欲分析 SEP 的局部解剖（topogra-

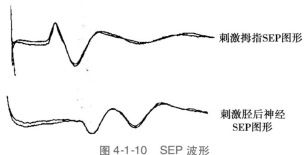

图 4-1-10 SEP 波形

phy)，或者在场分布的研究中，则需要采用 16 个或更多的导程从各头皮区域同时记录;而在以 SEP 测量周围传导速度时，仅用 1 个导程就足够了。但在临床常规检测中，精心选择 2~4 个导程，以能够包括几个最佳记录部位为原则。

（5）臂丛神经损伤神经肌电检查，记录 SEP 时，一般采用"头部双极导联法"（cephalic bipolar montage），将两电极安置于头上。

5. 临床应用

（1）间接测量周围神经传导速度。

（2）臂丛神经根性损伤（节前、节后）的鉴别诊断。

（3）脊髓病变和脊柱侧凸手术时的监护。

（4）臂丛神经根性撕脱伤及周围神经损伤的术中测定。

（5）癔症或其他。

### （六）运动诱发电位

1. 定义　运动诱发电位（motor evoked potential，MEP）是应用电或磁刺激皮层运动区产生的兴奋通过下行传导径路，使脊髓前角细胞或周围神经运动纤维去极化，在相应肌肉或神经表面记录到的电位。早在 1954 年，Patton 和 Amassion 等用重复电刺激经颅兴奋猴的皮质运动区，在颈髓部用球状电极记录到 MEP。但由于刺激局部剧痛，患者难以忍受，故临床应用受限。20 世纪 80 年代初，Merton 和 Morton 使用高压脉冲电流（750V，5μs，1200mA）作为刺激源，局部疼痛明显减轻。1985 年，Barker 等首先应用经颅磁刺激人运动皮层技术诱发 MEP，由于磁性刺激在头皮上产生的诱导电流很弱，不足以兴奋痛觉感受器，因此受检者无任何不适，使 MEP 真正得以在临床上越来越广泛应用。

MEP 的传导途径，各作者尚有不同看法。多数学者认为，MEP 是沿皮质脊髓束、红核脊髓束等位于脊髓前索和前外侧索的运动束传导。Levy 等在动物实验中发现，手术显微镜下单独切断皮质脊髓束，MEP 的大部分波形消失，进一步论证了皮质脊髓束是 MEP 的主要传导途径。但也有作者提出 MEP 的传导途径中，同样包含了可逆行传导的感觉束，其依据为保留后束的脊髓切除术并不能完全消除 MEP。

MEP 是继体感诱发电位（SEP）后，为检查运动

神经系统功能而设计的一项神经电生理学检查方法。目前也已广泛应用于运动神经系统疾病的诊断、术中监护和预后估计，尤其是这几年，随着经颅磁刺激技术（TMS）和电生理学、叠加平均技术的完善，MEP 的适用范围日益拓广。

本章节主要阐述电刺激诱发的 MEP。

2. 技术特征　MEP 是由一组不同极性的波组成，其潜伏期和波幅各不相同。通常第一个波叫 D 波或直接波，呈单个的正相波，它的潜伏期较短，是皮层运动区第 V 层锥体细胞的轴突始段兴奋的结果，其传导不经过突触传递，受麻醉药物的影响最小。D 波之后的一系列波称为 I 波或间接波，表现为 5 个左右的正相/负相波，是联络纤维间接兴奋锥体细胞所致，潜伏期长，易受外界因素影响。所以，临床上多用 D 波的潜伏期和波幅作为监护指标。

3. 电刺激

（1）刺激部位

1）经颅骨刺激大脑运动皮质（$C_3$，$C_4$，$Cz$）。

2）经脊椎骨刺激脊髓运动神经根（$C_6$，$C_7$，$L_1$ 或 $L_4$）。

（2）刺激极性

1）经颅骨刺激大脑运动皮质采用阳极刺激，阴极置于其前方。

2）经脊椎骨刺激有效极为阴极，阳极置于其上方。

（3）记录位置:在肌肉放松状态下记录肢体远、近端靶肌的肌肉复合动作电位，亦可选择躯干肌。

（4）测量条件:放大器灵敏度 1~5mV/d;扫描速度 5~50ms;刺激强度 500~1000mV。

（5）测量指标:诱发电位的起始潜伏期;诱发电位的波幅值。

（6）注意事项:获得的 CMAP 应重复性好;双侧对比，再结合正常值作出评定。

## 二、周围神经损伤

### （一）概述

1. 周围神经损伤原因

（1）牵拉伤:最常见为肢体被机器卷入所致的神经损伤，分娩时牵拉上肢导致的产瘫亦是。

（2）切割伤:锐器切割所致，如玻璃割伤、刀刺

伤等。

（3）挤压伤：骨折或重物挤压所致。

（4）枪弹伤：子弹、火药等穿透或爆炸引起的损伤。

（5）医源性损伤：药物注射于神经内或附近、手术损伤、放射性损伤等。

2. 神经损伤的分类

（1）神经失用：神经传导功能暂时丧失，外膜和轴索均完整。

（2）轴索断裂：神经外膜完整，但轴索部分或完全断裂，运动和感觉功能部分或完全丧失。

（3）神经断裂：神经的连续性中断，神经的运动和感觉功能均完全丧失。

3. 神经损伤的临床表现

（1）运动功能障碍：损伤神经支配肌肌力减弱或消失，靶肌肉萎缩。

（2）感觉功能障碍：损伤神经支配区域感觉异常、感觉减退、感觉过敏、感觉丧失等。

（3）自主神经功能障碍：汗腺分泌异常，血管收缩、舒张功能失常等自主神经紊乱。

4. 神经损伤后的电生理演变　急性神经损伤后出现电生理改变需要一定的时间。刚开始时，神经传导检查在刺激损伤处近端时没有任何反应，而刺激远端时，神经传导功能尚可以保留一段时间。通常远端肌肉动作电位可以持续保留 3~5 天，然后才逐渐减小，直到 6~8 天后完全消失，而感觉神经电位在 5~8 天内都可以正常，有些可持续 10~12 天。这种远端感觉和运动神经传导在时间上的差异是由于当轴索仍具有传导功能时，神经和肌肉接头之间传导功能已经丧失，这导致神经损伤后远端感觉神经功能保留的比运动神经功能要长几天，此时，神经传导速度尚没有改变，表明大的有髓鞘的神经纤维仍具有传导功能。这种远端残存神经纤维的兴奋性持续时间的长短取决于神经长度，远端残存的神经越长，神经兴奋性保留的时间就越长。

在神经失用和轴索断裂刚开始时，电生理改变很相像，即近端刺激没有任何反应，而远端刺激时反应正常，两者的鉴别需要经过一定的时间（至少 1 周后才能鉴别出）。此时，如果是神经失用，则近端刺激时肌肉动作电位波幅逐渐恢复，而轴索断裂时，其肌肉动作电位波幅持续很低或消失，而此时

如果这种运动神经干在跨过损伤部位的近端被刺激后，在其所支配肌肉上出现反应，即使是波幅很低的反应，也提示轴索连续性仍然存在。而感觉神经电位存在提示损害靠近神经根，是节前损害，预后较差。

在受损伤神经支配肌肉上出现肌电图改变则需要更长的时间。在神经完全损伤早期，没有任何随意的和自发电活动。神经部分损伤早期，开始会出现运动单位电位募集减少，大约在 1~4 周后就会出现自发电位如纤颤电位。出现自发电位时间的早晚和远端残存神经长短有关，如神经根损伤时，椎旁肌大约 5~10 天就可以出现纤颤电位，而同样肌节的远端肌肉大约需要 2~4 周才可以出现纤颤电位。判断轴索损害程度最好的方法是肌电图检查，但也可以用神经传导检查中动作电位波幅来初步判断，但其价值较小，而且受检查者技术因素影响，所以其价值相对有限。

5. 神经修复过程中电生理变化　神经损伤的修复主要取决于轴索损害的严重程度，存活的运动轴索可以通过神经芽生方式来重新支配那些已经失去神经支配的肌纤维，通常轴索芽生在神经损伤 24 小时后即开始，而评价轴索损伤严重程度的最好方法就是肌电图检查。在损伤早期，没有自发电位出现；而当神经损伤 1~4 周时，由于远端轴索变性，导致神经失去对肌纤维的支配，此时会出现大量的纤颤电位；随着时间推移，残存的近端轴索开始芽生，使得一个运动单位所支配的肌纤维数量逐渐增多，但早期由于枝芽和神经肌肉接头功能尚不成熟，其传导很慢，被枝芽重新支配的肌纤维会产生一种叫新生电位的小电位，离主要的运动单位电位距离较远，在肌电图检查时，可以看到当患者轻收缩时，主要的运动电位旁有一个小的新生电位；当芽生和神经肌肉接头传递功能逐渐接近成熟时，其传导速度加快，新生电位距主要的运动单位电位的距离逐渐缩短，最终加入到运动单位电位里，使其时程加宽，波幅增高。

在上述芽生过程中，由于新生枝芽的传导速度不一，还会出现多相运动单位电位。残存轴索通过芽生方式对肌肉重新支配的过程大约需要 3~6 个月，当肌肉被重新支配后，自发电位明显减少，直到消失，而轻收缩时，运动单位电位将从正常逐渐过

渡到多相电位,最终成为高波幅、长时程的大的运动单位电位。在神经修复过程中神经传导检查也会发生一系列变化,在神经重新支配早期,由于芽生的纤维其直径很短并且髓鞘很薄,它们传导很慢,其速度可以慢到小于 10m/s。此时,由于肌肉动作电位波形很小,并且很离散,所以要记录到肌肉的动作电位比较困难。不过,虽然其肌肉动作电位波形很小,但说明神经的连续性和再生功能仍然存在。

当神经功能还没有完全丧失或只要还有一点点轴索存活,它就可以通过芽生方式再生,而神经电生理检查能确定其是否有存活的轴索。当跨越损伤神经处的运动传导仍可以诱发出反应,而即使它的肌肉动作电位波幅很低,说明部分轴索还具有传导功能,也就是说在生理上神经连续性仍部分保留;而当临床和电生理检查在神经损伤后半年内仍无恢复迹象时,说明神经完全断裂,则需要考虑外科手术探查和神经移植。当神经完全断裂后,由于断端神经已无能力自发修复,则需要急诊外科手术修复,但如果断端有明显挫伤、出血或感染,则手术修复需要延迟。

6. 周围神经损伤的电生理诊断要点

（1）完全失神经支配:损伤后 2～3 周,肌电图检测出现自发电活动,任意收缩时均无运动单位,刺激远端神经干无法于靶肌肉诱发动作电位,则属神经断裂。

（2）部分失神经支配:损伤后 2～3 周,肌电图检测时出现自发电活动,任意收缩出现各种形式的运动单位数量减少,并有神经再支配的运动单位表现。如果排除靶肌肉的双重神经支配,则为部分神经损伤。

（3）神经传导功能障碍:损伤后 2～3 周,放松时无自发电位,随意收缩时无运动单位或只出现少量运动单位,远端刺激神经干可诱发正常的动作电位,在损伤近端刺激可见动作电位波幅减小、波形离散或无法诱发动作电位,这些表现均提示神经的传导功能障碍或神经失用。

（二）正中神经损伤

1. 解剖　正中神经为混合神经,起自于 $C_6 \sim T_1$ 神经根,含有从臂丛外侧束和内侧束发出的纤维,

其肌支支配几乎全部前臂屈肌和鱼际肌,皮支分布于手掌外侧,以及拇指、示指、中指和无名指的桡侧半皮肤。其中,外侧束纤维来自于 $C_6$、$C_7$ 神经根,其内感觉纤维分布于手掌外侧面、拇指、示指、中指的皮肤,而运动支支配前臂近端肌肉包括桡侧腕屈肌和旋前圆肌;内侧束纤维来自于 $C_8 \sim T_1$ 神经根,其内仅有很少部分感觉纤维支配无名指桡侧半皮肤,而运动纤维支配前臂远端和手部肌肉。正中神经在上臂未发出任何分支,在肘窝处,它和肱动脉毗邻,然后通过旋前圆肌两个头之间进入前臂,在前臂发出的第 1 个分支支配旋前圆肌,然后支配桡侧腕屈肌、掌长肌和指浅屈肌;之后又分出一个分支是纯运动支,叫前臂骨间神经,支配拇长屈肌、旋前方肌和第 2、3 指深屈肌;在接近腕管处,进入腕管之前,正中神经又发出一手掌感觉支,支配鱼际肌表面的皮肤,然后正中神经进入腕管。腕管是由骨和软组织组成的一个狭窄通道,其底和侧面都是由腕骨组成,而顶部是由腕横韧带组成,在腕管内,除了正中神经以外,尚有其他 9 个肌腱穿过。在手掌,正中神经又分成运动支和感觉支,运动支又分出一支支配第 1、2 蚓状肌和另一支环绕支,支配大鱼际肌包括拇指对掌肌、拇短展肌、拇短屈肌短头,其感觉支支配拇指内侧、中指、示指和无名指桡侧半(图 4-1-11)。

2. 腕部损伤

（1）临床特征

1）拇指不能掌侧外展和对掌对指,大鱼际肌萎缩。

2）手掌面的桡侧 3 指半皮肤感觉障碍。

（2）电生理表现

1）EMG:拇短展肌呈轴索性损害表现。

2）NCV:①完全损伤:拇短展肌不能记录到 CMAP(复合肌肉动作电位);示指、中指的 SNAP 缺失。②不全损伤:拇短展肌 CMAP 潜伏期延长,波幅下降;示指、中指-腕的 SNCV 减慢,SNAP 波幅下降。

3. 肘部损伤

（1）临床特征

1）拇指、示指处于伸直位,不能屈曲,中指屈曲受限;前臂屈肌萎缩。

2）拇指不能掌侧外展和对掌对指,大鱼际肌萎缩。

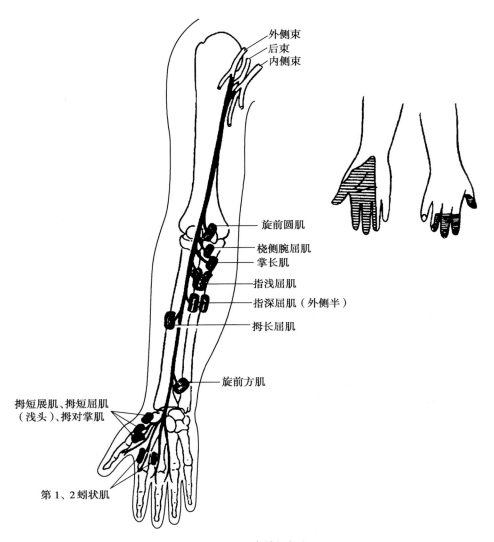

图 4-1-11 正中神经解剖

3）手掌面的桡侧 3 指半皮肤感觉障碍。

（2）电生理表现

1）EMG：正中神经支配肌（拇短展肌、屈拇长肌、桡侧屈腕肌等）轴索性损害，无运动募集反应或反应减弱。

2）NCV：①完全损伤：肘以下支配肌 CMAP、SNAP 消失。②不全损伤：肘以下各段 MNCV、SNCV 减慢，支配肌 CMAP、相应 SNAP 波幅下降。

4. 腋部损伤

（1）临床特征：与肘部损伤特点相同。

（2）电生理表现

1）EMG：同肘部损伤特点。

2）NCV：①完全损伤：肘以下支配肌 CMAP、SNAP 消失。②不全损伤：腋部以下各段 MNCV、SNCV 减慢，支配肌 CMAP、相应 SNAP 波幅下降。

（三）尺神经损伤

1. 解剖 尺神经感觉和运动纤维来源于 $C_8$ ～ $T_1$ 神经根脊神经根，其纤维走行和支配见图 4-1-12。在腋部其纤维经过臂丛下干及内侧束，内侧束终支最后形成尺神经，在上臂尺神经、肱三头肌和肱骨相邻近。在上臂尺神经没有发出任何分支，在肘部尺神经进入由肱骨内上髁和尺骨鹰嘴形成的尺神经沟，此处尺神经位置最表浅，容易受外伤。在前臂近肘部尺神经沟稍远端，尺神经出尺神经沟而进入由尺侧腕屈肌与肱骨内上髁和尺骨鹰嘴相连的两个头组成的一个弓形通道，又叫 Cubital 管。其体表的位置大概是：屈曲肘关节，在尺骨鹰嘴和肱骨内上髁连线中点向远端 1cm 处，此处受压在临床上叫肘管综合征，多为尺侧腕屈肌腱膜或韧带过紧所造成。在此处尺神经发出它的第 1 个分支，支

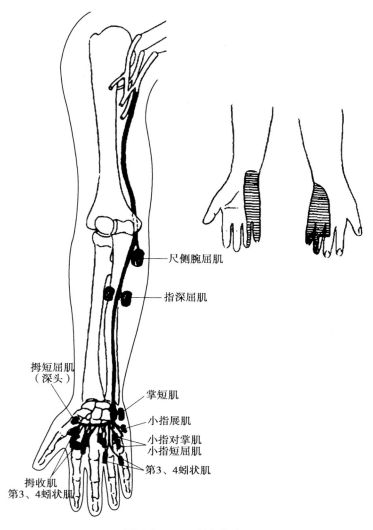

尺侧腕屈肌

指深屈肌

拇短屈肌
（深头）

掌短肌

小指展肌

小指对掌肌
小指短屈肌

第3、4蚓状肌

拇收肌
第3、4蚓状肌

图 4-1-12　尺神经解剖

配尺侧腕屈肌和第 4、5 指深屈肌。在前臂中下处尺神经又发出两支感觉支，而这两支感觉支不通过尺神经腕部的 Guyon 管道，一支叫手掌尺侧皮神经，它从前臂中部发出，支配手掌尺侧部分感觉；另一支是手背尺侧皮神经，它是从尺骨茎突近端尺侧面 6～8cm 处分出，支配手掌背侧及小指和无名指背侧皮肤感觉。在腕部，尺神经进入腕部 Guyon 管道，尺神经在此处受压叫 Guyon 管道综合征。在此管道内，尺神经分成浅支和深支，浅支为纯感觉支，支配手掌掌面、无名指和小指掌面皮肤感觉，深支支配小指展肌和骨间肌。

2. 腕部损伤

（1）临床特征

1）手指内收、外展动作受限，夹纸力减弱或消失，以环、小指最为明显。

2）手呈爪形，环指最为明显，Fowler 试验可呈阳性。

3）骨间肌萎缩和小鱼际肌群萎缩，第一背侧骨间肌最为明显。

4）手掌面尺侧一指半皮肤感觉障碍。

（2）电生理表现

1）EMG：骨间肌、小指展肌呈轴索性损害表现，无主动运动募集反应或募集反应减弱。

2）NCV：①完全损伤：骨间肌、小指展肌无法诱发 CMAP；小指刺激，腕部不能记录到 SNAP。②不全损伤：骨间肌、小指展肌的 CMAP 之潜伏期延迟，波幅下降；小指-腕 SNCV 减慢，SNAP 波幅下降。

3. 肘部损伤

（1）临床特征

1）腕部损伤的所有特征。

2）手背面的尺侧半皮肤感觉缺失。

3）伴或不伴屈腕时尺偏肌力减弱。

（2）电生理表现

1）EMG:肘以下尺神经支配肌(小指展肌、第一骨间肌、尺侧屈腕肌)有轴索性损害,无运动募集反应或募集反应减弱。

2）NCV:①完全损伤:肘部以下支配肌CMAP、肘以下SNAP均消失。②不全损伤:肘以下各段NCV减慢,支配肌CMAP波幅下降。

4. 腋部损伤

（1）临床特征:与肘部损伤特征相同。

（2）电生理表现

1）EMG:同肘部损伤特点。

2）NCV:①完全损伤:肘以下支配肌CMAP、SNAP消失。②不全损伤:腋部以下各段MNCV、

SNCV减慢,支配肌CMAP、相应SNAP波幅下降。

（四）桡神经损伤

1. 解剖　桡神经是臂丛后束的延续,其纤维来自全部臂丛各个神经根(图4-1-13)。在上臂,它位于肱骨内侧,首先发出分支支配肱三头肌3个头。在上臂中部桡神经进入桡神经沟以前,发出3个感觉支,即上臂后皮神经感觉支,支配肱三头肌表面皮肤;上臂下皮神经感觉支,支配上臂侧面皮肤;前臂后皮神经感觉支,支配前臂伸面皮肤。桡神经发出3支后就进入由肱骨内侧向外侧螺旋向下的桡神经沟内,出桡神经沟后发出分支支配肱桡肌和远端的桡侧腕长伸肌,在肱二头肌和肱桡肌之间的肱骨外上髁水平进入前臂,此时,它分出一支纯运动支叫后骨间神经和一纯感觉支叫桡浅神经。后骨间神经支配旋后肌,和前臂的全部伸肌包括桡侧腕伸

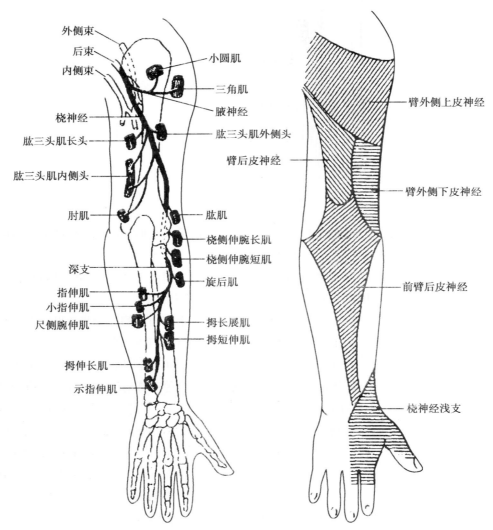

图4-1-13　桡神经解剖

肌、尺侧腕伸肌、指总伸肌、拇长伸肌、小指伸肌和示指伸肌。桡浅神经支配前臂桡侧下 1/3 皮肤和手背桡侧面的感觉。

2. 肘下损伤

（1）临床特征

1）腕关节能背伸但无力，前臂伸肌群萎缩。

2）拇指不能桡侧外展，指关节不能伸直。

3）各指掌指关节不能伸直。

4）手背桡侧皮肤感觉多数是减退，少数是正常或缺失。

（2）电生理表现

1）EMG：前臂伸肌群呈轴索性损害，桡侧腕伸肌、肱桡肌正常。

2）NCV：①完全损伤：前臂伸肌 CMAP 均不能引出；桡浅神经 SNAP 不能引出。②不全损伤：前臂 MNCV 减慢，支配肌 CMAP 波幅下降；桡浅神经 SNAP 多为波幅下降，也可正常或消失。

3. 肘上损伤

（1）临床特征

1）与肘下损伤特征相同，但腕关节不能背伸，腕下垂畸形。

2）肱桡肌及前臂伸肌群均萎缩。

（2）电生理表现

1）EMG：肱桡肌及以下所有伸肌群均有轴索损伤，肱三头肌正常。

2）NCV：①完全损伤：肱桡肌及以下所有伸肌不能诱发 CMAP；桡浅神经之 SNAP 缺失。②不全损伤：前臂、上臂 MNCV 均减慢，肱桡肌及以下所有伸肌 CMAP 波幅下降；桡浅神经之 SNAP 波幅下降、SNCV 减慢。

4. 腋部损伤

（1）临床特征

1）同肘上损伤特征。

2）伸肘关节功能障碍，上臂伸肌萎缩。

（2）电生理表现

1）EMG：桡神经所有支配肌均有轴索损害表现，主动募集反应减弱或消失。

2）NCV：①完全损伤：所有支配肌均不能诱发 CMAP；桡浅神经 SNAP 无法引出。②不全损伤：各段测定 MNCV 均减慢，支配肌 CMAP 波幅下降；桡浅神经 SNCV 减慢、SNAP 波幅衰减。

## （五）臂丛神经损伤

1. 应用解剖

（1）臂丛神经椎管内的结构

1）臂丛神经的 5 个根（$C_5$、$C_6$、$C_7$、$C_8$ 和 $T_1$ 神经根）在椎管内由相应颈部脊髓段的腹外侧沟及背外侧沟处发出的神经细丝组合而成。

2）背神经根细丝在与腹神经根细丝组合前，呈膨大的神经节称脊神经节，在其内为第一级的感觉神经元。

3）由于背神经根细丝较粗，而腹神经根细丝较细。因此，理论上推断一旦腹神经根细丝受到损伤，背神经根细丝也一定会受到损害。所以电生理检测的理论依据是检测背神经根细丝的功能，如感觉神经电位（SNAP）及体感诱发电位（SEP）作为判断椎孔内神经根丝有否损伤的重要手段。

（2）臂丛神经椎管外的结构

1）脊神经出椎管后在其出口处分为 3 支：前支、后支和脊膜支。

2）$C_5 \sim T_1$ 脊前支组成臂丛神经；后支在椎孔处又分为内侧支和外侧支，内侧支分布于最长肌半棘肌与斜方肌，临床通过颈部半棘肌的电生理检测，可以提示近椎间孔的根性损伤或根性撕脱而导致异常。

3）脊膜支：主要感觉纤维及交感纤维分布于脊膜、椎管、椎体、韧带等，因此上述部位的病变可产生疼痛和交感神经紊乱。

（3）臂丛神经的组成（图 4-1-14）

1）臂丛神经由 $C_5$、$C_6$、$C_7$、$C_8$ 和 $T_1$ 前支组成，$C_5$、$C_6$ 组成臂丛上干，$C_7$ 独立形成中干，$C_8$、$T_1$ 组成臂丛下干。

2）由臂丛上、中干的前股组成外侧束，臂丛下干的前股行成内侧束，3 个干的后股组成后侧束。

3）外侧束又分为肌皮神经和正中神经外侧根，内侧束分为正中神经内侧根与尺神经，后侧束出桡神经及腋神经组成。

（4）臂丛神经终末支

1）腋神经：腋神经是后束中较小的一个终支，由 $C_5$、$C_6$ 神经根纤维组成，其分出三角肌肌支及小圆肌肌支，同时发出皮支配肩外侧皮肤。

2）桡神经：桡神经也是从后束发出，由 $C_5 \sim T_1$ 神经根纤维组成，腋部即发出肱三头肌各个肌支。

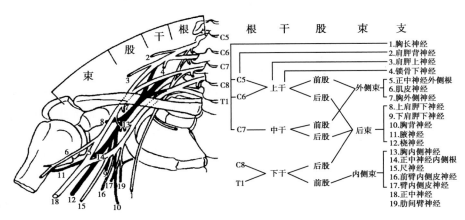

图 4-1-14　臂丛神经组成

3）肌皮神经:从外侧束发出,由 $C_5$、$C_6$ 神经根纤维组成,是外侧束外侧的终末支。

4）正中神经(外侧根):从外侧束发出,由 $C_5$、$C_6$、$C_7$ 神经根纤维组成,是外侧束的终末支,与正中神经内侧根联合组成正中神经主干。正中神经外侧根要支配旋前圆肌及桡侧屈腕肌,并含有较多感觉神经纤维支配手部感觉,亦可称为感觉根。

5）正中神经(内侧根):由内侧束发出,由 $C_8$、$T_1$ 神经纤维组成,是内侧束的终末支,正中神经内侧根神经主要支配掌长肌、全部屈指肌、大鱼际肌群、桡侧两块蚓状肌,并与少量感觉纤维共同支配手部感觉,故把内侧根称为运动根。

6）尺神经:从内侧束发出,由 $C_8$、$T_1$ 神经纤维组成,支配尺侧屈腕肌、屈指深肌尺侧半及小鱼际肌群、全部骨间肌、尺侧两块蚓状肌、拇内收肌及拇短屈肌尺侧半。

7）前臂内侧皮神经:从内侧束发出,由 $C_8$、$T_1$ 神经纤维组成,支配前臂内侧皮肤感觉。对于 $C_8$、$T_1$ 或臂丛下干损伤有重要的定位作用。

2. 臂丛神经损伤的诊断

（1）病史

1）上肢牵拉史或肩颈分离史,节前损伤的患者可伴有昏迷史、骨折及灼性神经痛。

2）臂丛神经损伤多出现全臂丛神经的麻痹,但在 2～3 个月后逐渐恢复部分功能。

（2）临床诊断

上肢五大神经(腋神经、肌皮神经、桡神经、正中神经、尺神经)任意两根神经非切割伤到的联合损伤。

（3）臂丛神经不同部位损伤的电生理检查要点

1）臂丛神经上干损伤:①EMG:三角肌、肱二头肌、肱桡肌、冈上肌、冈下肌出现失神经表现,募集反应减弱或消失;肱三头肌、旋前圆肌、桡侧屈腕肌可以伴或不伴异常。②NCV:前臂外侧皮神经、桡浅神经及拇指上记录的正中神经感觉电位异常;腋神经、肌皮神经、肩胛上神经支配肌 CMAP 波幅下降或无法引出。

2）臂丛神经中干损伤:①EMG:$C_7$ 神经根支配肌肱三头肌、旋前圆肌、桡侧屈腕肌、背阔肌出现失神经表现,募集反应减弱或消失。②NCV:中指上记录的正中神经感觉电位异常;$C_7$ 支配肌 CMAP 波幅下降或无法引出。

3）臂丛神经下干损伤:①EMG:$C_8$、$T_1$ 支配肌出现失神经表现,募集反应减弱或消失。②NCV:正中神经、尺神经支配肌 CMAP 波幅下降或消失,小指的感觉神经电位、尺神经手背支及前臂内侧皮神经 SNAP 波幅均可见下降或消失。

4）臂丛神经外侧束损伤:①EMG:肌皮神经和正中神经支配肌见自发电活动,主动募集反应减弱或消失。②NCV:肌皮神经、正中神经支配肌 CMAP 波幅下降或消失;前臂外侧皮神经、正中神经 SNAP 波幅下降或消失。

5）臂丛神经后束损害:①EMG:腋神经、桡神经和胸背神经支配肌见自发电活动,主动募集反应减弱或消失。②NCV:腋神经、桡神经和胸背神经支配肌 CMAP 波幅下降或消失;桡浅神经 SNAP 波幅下降或消失。

6）臂丛神经内侧束损伤：①EMG：正中神经、尺神经支配肌见自发电活动，主动募集反应减弱或消失。②NCV：正中神经、尺神经支配肌 CMAP 波幅下降或消失，伸肌群均正常；尺神经支配区 SNAP 波幅下降或消失，前臂内侧皮 SNAP 波幅正常。

（六）腓总神经损伤

1. 解剖　腓总神经起源于 $L_4 \sim S_2$ 的神经根纤维组成的坐骨神经，坐骨神经在大腿中下 1/3 处又分成了胫神经和腓总神经。腓总神经向下行到腓骨小头上发出一浅感觉支，支配髌骨外侧皮肤，之后就分成腓浅神经和腓深神经。前者支配使足外旋的腓骨长、短肌，并有感觉纤维分布于小腿下部前外侧皮肤和足趾背侧皮肤。后者支配足背屈肌群，包括趾短伸肌，胫骨前肌，并有感觉纤维分布于第 1、2 足趾间的皮肤。此外，尚有一变异的吻合支叫副腓总神经，它由腓浅神经在膝部分出，支配趾短伸肌的外侧部分。

2. 临床特征

（1）足下垂，踝关节不能背伸和外翻，足趾不能背伸。

（2）小腿外侧和足背皮肤感觉减退或消失。

（3）胫前肌与小腿外侧的肌肉萎缩。

3. 电生理表现

（1）EMG：腓总神经支配肌（胫前肌、腓骨长肌、伸蹈长肌、趾短伸肌）有神经源性损害；如损伤平面在腘窝以上，股二头肌短头有失神经改变。

（2）NCV：小腿段 MNCV 减慢，支配肌 CMAP 波幅降低或消失；腓浅神经 SNCV 减慢，SNAP 波幅降低或消失。

（七）胫神经损伤

1. 解剖　坐骨神经在近腘窝处分成胫神经和腓总神经，支配膝以下所有的运动和感觉，但除外腿和脚的内侧皮肤的感觉（由隐神经支配）。在腘窝处胫神经分出一支感觉支，叫腓肠神经，是一纯感觉支，它支配小腿后面和足外侧缘和小趾的皮肤感觉。但有 40% ~ 80% 的人腓肠神经里含有腓总神经的成分，所以，对这种人来说，低波幅的腓肠神经感觉电位并不能完全说明累及了胫神经，而腓总神经损害也可以出现腓肠神经感觉电位异常。腓肠神经也是临床上最常用作神经活检的一个神经。

胫神经远端在内踝下方，要通过一个管道叫跗管，此管道顶端是由连接内踝和跟骨的屈肌韧带组成，在此处胫神经和蹈长屈肌、趾长屈肌肌腱均通过此管道。在此管道远端胫神经又分为 4 个小分支，其中比较重要的 2 个分支是足掌内侧神经和足掌外侧神经，前者支配足内侧肌群包括蹈展肌、蹈短屈肌、趾短屈肌，以及足底内侧和第 1、2、3 趾感觉，后者支配小趾展肌和足底外侧面以及第 4、5 趾感觉。

2. 临床特征

（1）足趾不能跖屈，踝关节不能跖屈和内翻。

（2）足底和足趾跖面的皮肤感觉减退或缺失。

（3）小腿后肌群萎缩。

3. 电生理表现

（1）EMG：小腿后侧肌（腓肠肌、比目鱼肌）及足肌（趾短展肌）神经源性损害。

（2）NCV：小腿段 MNCV 减慢、支配肌波幅 CMAP 降低或消失；腓肠神经、足底内侧神经 SNCV 减慢，SNAP 波幅下降。

（八）坐骨神经损伤

1. 解剖　坐骨神经起源于 $L_4 \sim S_1$ 神经根纤维，其在大腿后面形成内、外侧支，内侧支又叫胫神经，外侧支又叫腓总神经，它们共同被包在坐骨神经干中，但彼此的神经纤维是分开的。坐骨神经通过坐骨切迹离开骨盆，然后穿过被臀大肌覆盖的梨状肌下面，此时与它伴行的还有一些腰骶神经丛，如臀上神经（支配臀中、小肌和阔筋膜张肌）、臀下神经（支配臀大肌）。坐骨神经在大腿后面还发出一些分支支配大腿后肌群，包括半腱肌、半膜肌、股二头肌长、短头，这些肌肉主要支配膝关节屈曲。这些大腿后肌群中除了股二头肌短头是由坐骨神经的腓总神经分支支配外，其余全都是由坐骨神经的胫神经分支支配。坐骨神经在近腘窝处分出胫神经和腓总神经。

2. 临床特征

（1）坐骨神经往往是部分受损，同时累及腓总神经及胫神经。

（2）股二头肌、半腱肌、半膜肌麻痹，膝关节屈曲受限。

（3）大腿后群肌、小腿肌萎缩，踝及足的屈伸肌萎缩。

（4）膝以下感觉功能障碍。

3. 电生理表现

（1）损伤部位在臀部以下：股二头肌及腓总神经、胫神经靶肌肉都有神经源性损害，且神经的MNCV、SNCV减慢，支配肌CMAP波幅降低或消失，感觉神经SNAP波幅降低或消失，但臀肌无异常。

（2）损伤部位在股部：股二头肌短头的失神经损害是特征性的定位指标；小腿部的腓总神经和胫神经有神经源性的损害表现。NCV同上。

### （九）腰骶丛神经损伤

1. 腰骶丛神经的应用解剖　腰丛由部分$T_{12}$脊神经前支、$L_1 \sim L_3$脊神经前支和部分$L_4$脊神经前支组成。$L_4$脊神经前支的余部，以及$L_5$脊神经前支合成腰骶干，向下加入骶丛。腰丛位于腰大肌深面，除发出肌支支配髂腰肌和腰方肌外，还发出数个分支支配腹股沟及大腿前部和内侧部的肌肉皮肤，其中最大的分支即股神经。

骶丛由腰骶干、骶神经（$S_{1 \sim 4}$）的前支组成。位于骶骨及梨状肌前，其分支分布于盆腔、臀部、会阴、股后部、小腿及足部的肌肉皮肤：主要分支有臀上、下神经，坐骨神经等。

尾丛由$S_5$脊神经前支及尾神经前支组成，$S_4$脊神经前支的下股也参与构成尾丛，分布于尾骨、骶尾关节及该处皮肤。

外伤牵拉、骨盆骨折、盆腔肿瘤等都可能导致腰、骶丛神经损伤。

2. 腰丛神经损伤的诊断

（1）临床表现

1）患肢大腿、小腿及足内侧麻木、无力，部分患者可有下肢疼痛。

2）屈髋、伸膝及大腿内收肌群肌力减弱。$L_2 \sim L_4$神经支配区皮肤感觉减退。膝反射减弱。

（2）电生理表现

1）患肢股四头肌、髂腰肌、股内收肌群可见自发电位（正尖波、纤颤波）而腰椎旁肌正常。

2）以上肌肉重收缩时募集反应减弱。

3）股神经运动传导速度减慢，波幅下降，甚至消失。

4）隐神经、股外侧皮神经感觉传导速度减慢，波幅下降，甚至消失。

（3）检测方法

1）EMG：腰丛神经支配肌是否有神经源性损害。

2）MNCV：股神经运动传导速度及波幅。

3）SNCV：股外侧皮神经、隐神经感觉传导速度及波幅。

（4）注意事项

1）腰丛损伤在症状、体征上与单纯股神经损伤相类似，注意鉴别。

2）注意与高位腰神经根损伤（如$L_{2 \sim 3}$、$L_{3 \sim 4}$椎间盘突出）相鉴别。

3）注意有无合并骶丛神经损伤，以免漏诊。

3. 骶丛神经损伤的诊断

（1）临床表现

1）患肢小腿及足部麻木、无力甚至瘫痪。部分患者可与下肢疼痛、会阴部麻木等症状。

2）伸髋、屈膝及膝以下肌肉肌力减弱，踝反射减弱。

（2）电生理表现

1）患肢臀大肌、臀中肌及坐骨神经支配肌可见自发电位（正尖波、纤颤波）而腰椎旁肌正常。

2）以上肌肉重收缩时募集反应减弱。

3）坐骨神经（腓总神经、胫神经）运动传导速度减慢，波幅下降，甚至消失。

4）腓浅神经、腓肠神经感觉传导速度减慢，波幅下降，甚至消失。

5）患肢H反射潜伏期延长，波幅下降，甚至H消失。

（3）检测方法

1）EMG：骶丛神经支配肌是否有神经源性损害。

2）MNCV：坐骨神经（腓总神经、胫神经）运动传导速度及波幅。

3）SNCV：浅神经、腓肠神经感觉传导速度及波幅。

4）双下肢胫神经H反射。

（4）注意事项

1）骶丛损伤在症状、体征上与坐骨神经损伤相类似，注意鉴别。

2）注意与腰神经根损伤（如腰椎间盘突出）相鉴别。

3）注意有无合并腰丛神经损伤，以免漏诊。

## 三、常见的卡压综合征

### （一）概述

1. 病因 各类卡压综合征的病因多种多样，往往与受压神经的纤维及周围神经的解剖结构有关。异常的纤维束带、增生的骨质、变异的肌肉或是局部的新生物均是引起卡压的因素；局部的创伤或劳损引起的组织反应及继发的纤维化也是常见的病因。

2. 解剖

（1）臂丛神经根自出椎间孔后，在根干交会后经过前斜角肌与中斜角肌间隙经第1肋上缘与锁骨之间进入颈根部和肩部；前斜角肌纤维起于 $C_{3\sim6}$ 或 $C_{2\sim7}$ 颈椎横突之前后结节，向前下偏外走行，止于第1肋前内侧端上缘、锁骨下动脉沟前方的前斜角肌结节。而中斜角肌纤维亦起于 $C_{2\sim7}$ 颈椎横突前后结节，肌纤维向外下止于第1肋上的锁骨下动脉沟后外侧。而小斜角肌起于 $C_7$ 横突或 $C_6$ 横突，其止点紧贴前斜角肌止点的内侧。因此，前、中、小斜角肌组成了斜角肌三角。臂丛神经与锁骨下动脉从此三角间隙穿出，进入锁骨与第1肋骨间形成的肋锁间隙。锁骨下动脉和静脉在锁骨下部并与臂丛神经同行，通过腋窝进入上肢。故斜角肌间隙与肋锁间隙是臂丛神经血管最易受压的部位。另外，锁骨下腋部胸小肌纤维的下方为臂丛神经通过的管道，此处亦可因各种病变造成的结构异常使臂丛神经束部受压。

（2）肩胛上神经起源于臂丛神经上干，从上干发出后沿斜方肌和肩胛舌骨肌深面外侧走行，通过肩胛横韧带下方的肩胛切迹进入冈上窝，而与其伴行的肩胛上动、静脉则从该韧带的浅层跨过，再进入冈上窝。该神经在经过肩胛切迹和肩胛上横韧带所组成的骨-纤维孔时较为固定。

（3）斜角肌

1）前斜角肌的起点：前斜角肌在 $C_{3\sim6}$ 或 $C_{2\sim7}$ 颈椎横突的前后结节均有起点，特别是在 $C_3$、$C_4$ 横突的后结节的起点，独立形成一条肌束，经 $C_5$ 神经根下方通过，再汇入前斜角肌肌腹。

2）中斜角肌的起点：中斜角肌起源于 $C_{2\sim7}$ 横突的前后结节。$C_5$、$C_6$、$C_7$ 神经根在椎间孔处有交叉的前中斜角肌起始纤维，$C_2$、$C_3$、$C_4$ 神经根也通过前中斜角肌的交叉起始纤维。

（4）四边孔是由小圆肌、大圆肌、三头肌长头和肱骨颈内侧缘组成的解剖间隙。大、小圆肌之间有一层筋膜组织，腋神经从后侧束发出后即斜向后行，贴四边孔上缘穿过该孔沿三角肌深层继续向外向前行走，沿途发出肌支支配三角肌，支配肩外侧皮肤感觉的皮支穿出肌肉进入皮下。当肩关节外展、外旋时，这三块肌肉均受到牵拉，从上方、下方及内侧对四边孔产生压迫。动态解剖学研究中见到腋神经在肩外展时，紧贴三头肌长头的腱性起始部表面滑动。

（5）桡管是从桡神经在分出感觉支和深支处，或更高一些在发出肱桡肌和桡侧腕长伸肌肌支以后，一直到旋后肌管这一段桡神经深支所行经的组织间隙。骨间后神经经过 Frohse 弓和旋后肌管。而在 Frohse 弓近段，即桡管的入口处的结构如下：桡神经内侧接近肱肌和肱二头肌腱，外侧近肱桡肌起始处，后面为肱骨外上髁，在远段桡侧腕短伸肌和它交叉，将神经压向肱骨小头。在一些标本上可以见到桡侧腕短伸肌有一纤维弓，当桡神经分成骨间后神经时，纤维弓在桡管的远侧将桡神经压向 Frohse 弓。

（6）肘管是由尺侧腕屈肌肱骨头、尺骨鹰嘴头之间的纤维性筋膜组织（弓状韧带）和肱骨内上髁后沟（尺神经沟）围成的骨性纤维性鞘管所组成。尺神经经肘管自上臂内侧下行至前臂屈侧。

（7）Guyon 管是位于小鱼际肌区的近端，豌豆骨和钩骨钩之间的一个狭窄的间隙。入口处边界组成是：上方为腕掌侧韧带，下方为腕横韧带的延续纤维，内侧为尺侧腕屈肌肌腱和豌豆骨。在管内，管壁的底部在桡侧是由腕横韧带组成，在尺侧是由豆钩韧带和豆掌韧带组成；管壁的顶部由腕掌侧韧带组成，韧带向远端延续为小鱼际肌筋膜，管的内侧壁由豌豆骨和小指展肌的腱性起点构成；管的外侧壁则由被覆有腕横韧带的钩骨钩和联系掌短肌筋膜与小鱼际肌筋膜之间的筋膜组织构成。在远端的出口处，可有从钩骨钩的顶部发出的腱弓样结构向内侧和近侧跨行至豌豆骨，并加入到小鱼际肌的腱性起点中。

（8）正中神经发出后在腋动脉的外侧沿内侧

肌间隔下行,在臂中部越过肱动脉的前方移至动脉的内侧下行,经肱二头肌腱膜的深面到达肘窝。主干进入旋前圆肌肱骨头、尺骨头之间旋前圆肌管后,继续下行于指浅屈肌与指深屈肌之间,浅出后于掌长肌与桡侧腕屈肌腱之间,经腕管达掌部。正中神经在整个行径上,于旋前圆肌管、前骨间神经发出处及腕管处易受到卡压。

3. 临床特点

（1）被卡压的神经支配区通常出现感觉异常,如麻木、疼痛和不适等,时轻时重,有逐步加重趋势。

（2）不少患者有夜间疼痛加剧的情况。神经所支配感觉区有感觉过敏或退化,严重时感觉丧失。

（3）卡压处存在压痛点或是 Tinel 征(＋)。

（4）受压的神经所支配的肌肉肌力减退或出现萎缩。

4. 电生理诊断要点

（1）定位诊断

1）病变神经支配的肌肉有自发电活动,如病程较长,轻收缩时可见高波幅、宽时限的运动单位电位,重收缩时运动单位电位减少。

2）病变段神经脱髓鞘而致病损段传导速度减慢或神经传导阻滞,复合肌肉动作电位波幅改变。

（2）定性诊断

1）全面评估单根神经的功能,了解卡压的程度。

2）结合病史排除双卡或多卡症,并排除多发性神经病的可能。

5. 电生理检测方法

（1）肌电图(EMG)。

（2）运动神经功能检测项目。

（3）运动神经传导速度(MNCV)。

（4）F 反应。

（5）感觉神经电位(SNAP)(大纤维)。

（6）感觉神经传导速度(SNCV)。

（7）H 反射。

（8）体感诱发电位(SEP)。

（9）小纤维功能测(定冷、热阈值测定)。

（二）腕管综合征

任何急性或慢性原因导致腕管内压力增高或

神经本身的病变,致正中神经受到卡压而发生的功能障碍。

1. 临床特征

（1）40～60 岁,女性好发,多为优势手,双侧也不少见。

（2）手部麻痛,以桡侧 3 指为主;有夜间麻醒史,甩手后缓解。

（3）大鱼际肌萎缩,拇对掌功能受限。

（4）Phalen 试验、腕部正中神经 Tinel 征阳性,两点辨别觉减退、桡侧三指针刺痛感下降。

2. 电生理表现

（1）EMG:严重卡压者拇短展肌可有正尖波及纤颤波等自发电位。

（2）正中神经远端运动感觉潜伏期延长(图 4-1-15)。

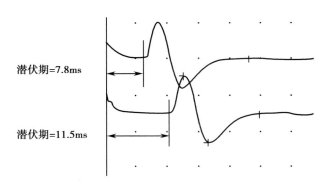

潜伏期=7.8ms

潜伏期=11.5ms

图 4-1-15　正中神经腕部潜伏期延长

（3）掌-腕或腕-指 SNCV 减慢、SNAP 波幅下降或缺失。

3. 检测方法

（1）正中神经远端运动潜伏期:在腕部横纹近端电刺激正中神经,用表面电极或针电极在拇短展肌处记录。

（2）正中神经不同段传导速度的比较:顺向法计算指-掌段及掌-腕段感觉神经传导速度。

（3）腕以下正中神经感觉传导及波幅的测量。

（4）潜伏期差值的比较

1）正中神经与桡浅神经潜伏期的比较:刺激拇指,比较相同距离正中神经与桡浅神经的潜伏期之差;

2）正中神经与邻近尺神经潜伏期的比较:刺激环指,比较相同距离正中神经与尺神经的潜伏期之差。

4. 注意事项

（1）正中神经腕部刺激所获 CMAP,必须排除尺神经影响。

（2）当正中神经严重卡压,桡浅神经不受影响,但扩散的电流会影响邻近桡浅神经的兴奋,即刺激拇指,腕部记录的 SNAP 呈驼峰状,此时必须认真鉴别,一般后峰才是正中神经刺激所致。

（3）对双侧同时为腕管综合征的患者,双侧正中神经之间无比较意义。

（4）当正中神经所获各指标处正常下限或与临床不符,除完成正中神经功能测量外可扩大检测范围,最后依据电生理提供的信息,结合临床做出合理的解释。

（三）前骨间神经卡压综合征

前骨间神经是正中神经的最大分支,在前臂近端穿过旋前圆肌的肱骨头及尺骨头之间,以及屈指浅肌内侧头和外侧头之间压迫神经,而称前骨间神经卡压综合征。

1. 临床特征

（1）在无明显诱因情况下,前臂掌侧自发性疼痛,常不能明确定位。

（2）在前臂反复用力活动或外伤后发生屈拇长肌,示、中指屈指深肌和旋前方肌麻痹。

（3）前臂近端旋前圆肌中部深压痛。

（4）拇、示指捏力减弱。

（5）无正中神经支配区感觉障碍,大鱼际肌无肌萎,拇对掌正常。

2. 电生理表现

（1）EMG:屈拇长肌、屈指深肌、旋前方肌有神经源性损害,募集力弱,而大鱼际肌正常。

（2）MNCV:旋前方肌末端潜伏期延长。

（3）SNCV:正常。

3. 注意事项

（1）前骨间神经为纯运动神经,所以此病仅累及在旋前圆肌下沿发出的前骨间神经受损,所以感觉不受累及,拇短展肌基本正常。

（2）肌电检查所显示的失神经电位分布是该病诊断的主要客观依据,所以对肌电硬件的灵敏度要求较高,对操作人员的技术要求也较高。

（四）旋前圆肌综合征

正中神经穿过旋前圆肌时被增厚的肌肉、异常束带、腱膜等卡压所致,除前骨间神经受累外,尚包括正中神经主干。

1. 临床特征

（1）前骨间神经卡压症状、体征。

（2）中年女性多见,症状多见优势侧。

（3）前臂近侧有疼痛或压痛,一般无夜间麻醒史。

（4）正中神经分布区有感觉减退,且劳累后加重。

2. 电生理表现

（1）EMG:桡侧屈腕肌、屈拇长肌、旋前方肌、拇短展肌有神经源性损害、旋前圆肌亦有不同程度损害。

（2）MNCV:前臂段可轻度减慢。

（3）SNCV:肘以下正常或轻度异常。

3. 注意事项　该病是由于正中神经由腹侧向背侧穿过旋前圆肌时卡压所致,因为是神经主干受损,所以肘以下正中神经支配肌均会有不同程度损害表现,有时前臂 MNCV 或 SNCV 也会有轻度影响。

（五）肘管综合征

肘管是尺侧屈腕肌肱骨头和尺骨头之间的纤维性筋膜鞘和肱骨髁后沟（又称尺神经沟）形成的骨性纤维鞘管,任何破坏肘管结构、压迫、牵拉、摩擦神经的因素均可引起尺神经肘管卡压。

1. 临床特征

（1）肘部有骨折外伤史者可出现肘外翻畸形,为肘管综合征患者的常见病因。

（2）尺神经支配区的感觉异常:手背尺侧半及手掌尺侧一指半的感觉减退、麻木不适。

（3）手的精细动作不灵活、肌萎、无力,小指处外展位内收受限;重者有爪形手畸形。

（4）肘部尺神经滑脱、增粗或疼痛。

（5）肘部 Tinel 征阳性;屈肘试验阳性。

2. 电生理表现

（1）EMG:第一骨间肌、小指展肌有轴索损害的依据;募集力弱,重者可无运动单位电位,尺侧屈腕肌可以不受其影响。

（2）MNCV:分段测定运动传导速度,肘段 MNCV 减慢、波幅下降且波形离散,这是最具特征的表现。

（3）SNCV：分段测定肘以下感觉传导速度，其感觉电位的波幅有下降现象。

（4）SSCT：肘段短距离卡压点电刺激神经所获CMAP的潜伏期延长，波幅及形态均有不同程度的异常改变。（图4-1-16）

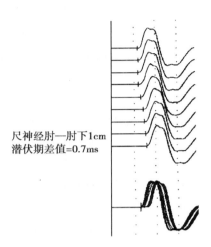

尺神经肘—肘下1cm
潜伏期差值=0.7ms

图4-1-16 尺神经SSCT

3. 检测方法

（1）分段测定尺神经运动传导速度：逐段测量腕～肘下5cm、肘下5cm～肘上5cm、肘上5cm～锁骨的MNCV、CMAP。

（2）分段测定尺神经感觉传导速度：逐段测量小指～腕、腕～肘、肘上～腋的SNCV、SNAP。

（3）肘段SSCT测跨肘段10cm，每隔1cm进行刺激，小指展肌记录CMAP之潜伏期及波幅。证实肘上段传导无异常。

（4）有必要时排除腕尺管综合征。

4. 注意事项

（1）肘管综合征最有价值的诊断指标是肘段尺神经传导速度的改变，为尽可能减少统计学上"稀释"的因素，肘段检测范围不能超过10cm。

（2）肘下段尺神经被肥厚的屈肌群覆盖，为了证实由于增加刺激强度而记录的波形非正中神经所致，特别强调各神经段上所获波形形态应一致；肘上段肌肉覆盖薄，尽可能减小刺激强度，并同时观察由电刺激引发尺神经靶肌肉的收缩，排除相邻正中神经的反应干扰。

（3）检测的体位与测量距离的体位应保持一致，减少计算的误差。

（4）检测SSCT时，刺激点精确定位，检查段应包括疑似病变段，检测中十分强调阳性病段的重复性。

（5）为避免正常人群中的个体差异及实验差异，除以正常值作为解释病变的依据外，健侧结果也是很好的参照指标。

（六）腕尺管综合征

尺神经经过腕部的Guyon管进入手掌，由于腕部的外伤、腱性组织增厚、腱鞘囊肿、掌长肌腱变性等因素压迫尺神经造成腕尺管综合征。

1. 临床表现

（1）环、小指麻木，感觉减退或消失（单纯尺神经深支卡压时，可无感觉障碍）。

（2）手指无力，尤其对捏功能及精细动作差。

（3）体格检查：手背尺侧感觉正常，而环、小指掌侧感觉异常，小鱼际肌、骨间肌萎缩，爪形手畸形，伴分、并指功能障碍。

（4）Froment征、夹纸试验、腕部Tinel征阳性。

2. 电生理表现

（1）EMG：第一骨间肌、小指展肌有神经源性损害。

（2）MNCV：骨间肌记录，腕部刺激而获得的CMAP，潜伏期延长。

（3）SNCV：浅支受累时小指感觉异常，单纯深支卡压时感觉正常；腕上至肘的混合神经干电位传导测定正常。

（4）精确测定法：腕部尺神经刺激，小鱼际肌和第一骨间肌同时记录CMAP，观察波幅和潜伏期；如第一背侧骨间肌的潜伏期明显延长，CMAP的波形异常，而小指展肌记录的CMAP之潜伏期和小指SNAP正常，提示掌深支发出小鱼际肌支以远卡压。

3. 检测方法

（1）EMG：腕以下尺神经支配肌，如骨间肌、小指展肌。

（2）CMAP：分别记录骨间肌及小指展肌的CMAP。

（3）SNCV：记录腕以下感觉传导速度及波幅值。

4. 注意事项

（1）同肘管综合征。

（2）"腕尺管""肘管"有时临床表现不十分典型，须增加腕以上及肘段检查项目，以明确排除肘管卡压或前臂尺神经病变之可能。

**（七）后骨间神经卡压综合征**

桡神经深支穿过旋后肌进入前臂时,在旋后肌的两头之间受增厚的肌肉或纤维束带形成的 Frohse 弓卡压引起桡神经深支损伤。

1. 临床特征

（1）肘外侧疼痛、酸胀不适,夜间加重。

（2）伸拇指无力、前臂旋后无力,甚至不能活动。

（3）肱骨外上髁下 3～4cm 处有一显著压痛,有时可摸及条索样肿块。

2. 电生理表现

（1）EMG:伸指总肌、尺侧腕伸肌、示指固有伸肌有神经源性损害,而桡侧腕伸肌、肱桡肌正常。

（2）MNCV:正常或轻度减慢（前臂中段—外侧肌间隔）。

（3）SNCV:桡浅神经(-)。

3. 检测方法

（1）EMG:后骨间神经支配肌如示指固有伸肌、尺侧腕伸肌、伸指总肌。

（2）NCV:前臂段运动传导及选择上述伸指肌的 CMAP 测定。

4. 注意事项

（1）后骨间神经为桡神经的一个运动分支,操作者首先要熟悉神经的解剖及分支的行径。

（2）桡神经浅支不受影响,旋后肌群(-)。

（3）后骨间神经卡压征的肌电检测是神经损伤后定性、定位的主要依据,所以不但技术要求高,而且硬件设备要达到一定的精度。

**（八）上臂桡神经卡压综合征**

桡神经在肱骨中上桡神经沟处最易受压而引起桡神经损害。

1. 临床特征

（1）有上臂剧烈活动史及肱骨中下段骨折史。

（2）伸指、伸腕无力,甚至垂腕、垂指。

（3）虎口背侧感觉减退。

（4）上臂中下段外侧可有一压痛点,且向手指放射。

2. 电生理表现

（1）EMG:肱桡肌、桡侧腕伸肌、伸指总肌、拇长伸肌有神经源性损害表现。

（2）MNCV:前臂中段—外侧肌间隔的 MNCV 正常或减慢、波幅下降。

（3）SNCV:正常或轻度异常。

3. 操作方法及注意事项　可参考后骨间神经卡压综合征。

**（九）桡浅神经卡压综合征**

由于反复的手腕活动,引起桡神经浅支在桡侧腕长伸肌与肱桡肌间由深层穿入浅层后引起神经的反复牵拉和摩擦造成神经损伤。

1. 临床特征

（1）部分患者有前臂外伤史或长期屈伸腕、旋转前臂史。

（2）手背桡侧及腕背痛,无固定痛点。

（3）握拳、屈腕、前臂旋前时疼痛加剧。

（4）虎口背侧感觉减退。

（5）前臂桡侧远处 1/3 交界处 Tinel 征阳性。

2. 电生理表现

（1）EMG、MNCV:无异常发现。

（2）SNCV:前臂桡浅神经 SNCV 减慢、SNAP 波幅衰减且波形圆钝。

**（十）肩胛上神经卡压综合征**

肩胛上神经穿越肩胛切迹这一骨性纤维管道受压而产生肩胛上神经卡压。

1. 临床特征

（1）曾有患肢外伤史。

（2）肩背部不适,肩外展无力,外旋受限。

（3）冈上、下肌肌萎缩。

（4）肩胛切迹处明显压痛。

2. 电生理表现

（1）EMG:冈上、下肌有神经源性损害。

（2）NCV:肩胛上神经之 CMAP 的潜伏期延长、波幅衰减且波形圆钝离散。

3. 检测方法

（1）肩胛上、下神经支配肌 EMG。

（2）肩胛上、下神经 CMAP,并作双侧潜伏期、波幅、时程等比较。

4. 注意事项

怀疑有肩胛上神经卡压的患者,除检测冈上、下肌外,可扩大检测肩胛带肌的范围,但此病仅限于冈上、下肌有神经源性损害,一旦神经源性损害范围扩大,就有可能为其他疾病。

（十一）四边孔综合征

腋神经的一个主要分支在四边孔处受压而引起的临床征候群。

1. 临床特征

（1）肩部疼痛不适,外展上举受限。

（2）三角肌萎缩。

（3）肩外侧皮肤感觉减退、消失。

（4）四边孔背侧压痛明显。

2. 电生理表现

（1）EMG:三角肌有纤颤波及正尖波,募集反应弱。

（2）NCV:腋神经 CMAP 潜伏期延长、波幅部分下降且波形离散度大。

（十二）胸廓出口综合征（TOS,又称臂丛神经血管受压征）

是臂丛神经及锁骨下动静脉在胸廓出口处受到各种先天或后天继发因素的压迫所致。可将 TOS 分为下干型、上干型、全臂丛型和非典型。在神经与血管的受压中,以神经受压常见,血管受压较少;其可单独出现,也可联合出现。

1. 下干型 TOS

（1）临床特征

1）多见于 20~40 岁女性。

2）颈、肩、臂及手不明原因的麻痛。

3）前臂内侧皮肤感觉麻木。

4）手部精细动作受限、乏力、手内肌萎缩。

5）手背、手掌及手指尺侧支配感觉减退。

6）特殊检查:Adson、Wright、Roos 试验等阳性。

7）影像学检查:$C_7$ 横突过长,颈肋等骨性异常。

（2）电生理表现

1）前臂内侧皮神经的异常:表现为波幅下降,尤其可与健侧作自身比较。

2）正中神经、尺神经受损:在整条神经的通路上,可同时或不同时累及运动及感觉纤维的传导及波幅;越是在病变的近端,潜伏期与波幅的变化越大,尤其波幅的改变是早期较灵敏的指标之一;在排除了神经通路上其他病变后,神经 MEP 传导减慢、F 反应减慢也能反映神经在胸廓出口处的传导受阻。

3）EMG:了解有无手内肌的神经源性损害及

主动募集反映减弱的程度,在慢性卡压患者中往往可见大运动单位电位。

2. 上干型 TOS

（1）临床特征

1）有 $C_5$、$C_6$ 神经根受压的临床表现,如与劳累有关的颈肩部不适与疼痛、屈肘和肩上举无力等。

2）肩胛上神经、腋神经、肌皮神经受压的临床体征,表现为肌肉萎缩、感觉减退、肌力下降,神经通路上有压痛点,肱动脉搏动减弱等。

（2）电生理表现

1）EMG:$C_5$、$C_6$ 支配肌肉失神经改变,主动募集反应减弱。

2）MEP:从诱发的复合肌肉动作电位（CMAP）的潜伏期、波幅来推测卡压对它的影响。

3）前臂外侧皮神经:表现为不同程度神经传导的减慢与波幅下降。

4）正中神经在肘-腋段加压感觉动作电位的波幅改变是较灵敏的检测指标之一。

3. 非典型 TOS

（1）临床表现

1）假性心绞痛:首先症状为心前区疼痛伴左上肢尺侧麻木感。

2）椎动脉受压型:除有典型的神经受压症状和体征外,还有椎动脉供血不足引起的症状。

3）交感神经刺激型:除受压上肢疼痛外,常有雷诺现象,表现为肢体的发冷、苍白发绀。

4）锁骨下动、静脉受压,疲劳后患肢乏力及桡动脉搏动减弱等。

（2）电生理表现

1）伴有下干型或上干型 TOS,最容易显示相应的电生理特征。

2）如考虑交感刺激型,皮肤交感反应（SSR 检测）可有异常表现。

（3）检测方法

1）根据 TOS 的临床的不同分型,选择相关的靶肌做 EMG 检查,如上干型选择肱二头肌、三角肌、冈下肌;下干型选择手内肌;全臂丛型选择 $C_5$~$T_1$ 支配的代表肌。

2）分段测定正中神经、尺神经的 MNCV、SNCV,计算传导速度、潜伏期、波幅,重点关注近段神经传导速度、波幅变化,同时排除相关疾病。

3）较有特异性的前臂内侧皮神经,通过双侧的波幅值比较后,了解波幅的衰减程度。

4）有目的选择正中神经或尺神经做 F 反应; $C_5 \sim T_1$ 的 MEP 检查。

（4）注意事项

1）TOS 是由某种因素累及的臂丛神经损伤,而且以近端为甚,早期可仅有感觉异常或运动异常,鉴于以上特点检测范围是综合感觉与运动,重点近端,不漏远端,应用多项电生理的量化指标。

2）TOS 的临床特征可以多样化,或者不典型,检测过程必须排除相关的疾病。

3）早期 TOS 卡压:各电生理指标仅表现轻度异常,健患侧比较不能忽略。

4）慢性 TOS 卡压征:手内肌在 EMG 检测常见高频高幅电位,但 CMAP 时限大多在正常范围内,即使呈巨大电位,也不能误诊为"运动神经元病",还要结合多项检查及临床表现。

5）正中神经、尺神经近段混合神经干电位、前臂内侧皮神经、运动诱发电位等检测项目对检测者技术要求较高,要反复寻找最佳刺激点及记录点,而被检者须处最佳放松状态。

（十三）腓总神经卡压征

腓总神经卡压征是腓总神经在腓骨颈部受压而引起的系列症状。

1. 临床特征

（1）除急性压迫外,起病缓慢,多有外伤史、不良体位等诱因。

（2）踝背伸和伸趾无力,重者不能背伸与外翻,跟腱反射存在。

（3）小腿外侧和足背感觉减退。

（4）腓骨小头处 Tinel 征阳性。

2. 电生理表现

（1）EMG:胫前肌、腓骨长肌、踇长伸肌有神经源性损害。

（2）MNCV:跨腓骨颈部上下段的 MNCV 减慢、波幅下降。SSCT:短距离的潜伏期差增大及波幅骤减。

（3）SNCV:腓浅神经 SNCV 减慢或正常。

3. 检测方法

（1）EMG:小腿腓深神经支配肌,同时加做股二头肌(长头、短头)。

（2）MNCV:腓总神经 MNCV,特别测量腓骨颈上、下段 MNCV。

（3）卡压点精确定位,可选择 SCCT 法

（4）SNCV:腓浅神经传导速度及波幅。

4. 注意事项

（1）SSCT 法请参照肘管综合征。

（2）通过胫后肌及股二头肌(短头)的检测,排除坐骨神经及腰神经根损伤。

（十四）跗管综合征

胫后神经在胫骨内踝下后方被屈肌支持带与跟骨组成的骨-韧带管受压而引起。

1. 临床特征

（1）起病缓慢,一般为单侧。

（2）足底有间隙性灼痛、麻木,长期站立可加重症状,常有夜间痛。

（3）足趾和足心疼痛,感觉减退或感觉异常,足背无感觉障碍。

（4）内踝后下方压痛;Tinel 征阳性。

2. 电生理表现

（1）MNCV:受压上、下段 MNCV 减慢。SSCT 示受压段潜伏期明显延长。

（2）SNCV:胫后神经感觉传导减慢,波幅变小及波形离散。

3. 检测方法

（1）内踝上下分别刺激胫神经,在趾短展肌记录并计算该段 MNCV。

（2）需精确测量可选 SSCT 法。

（3）用环状电极在踇趾刺激,内踝记录胫神经的 MNCV,应用叠加记录法。

## 四、神经根病

（一）颈神经根病变（颈椎病）

1. 概述　颈椎病,外伤致颈神经根撕脱等均可引起颈神经根病变的发生(颈神经根撕脱详见臂丛神经损伤章节)。颈椎病是一种常见的退行性疾病,随着年龄的增长,人体的椎间盘逐渐发生退行性变,纤维环弹力减弱,椎间盘向四周突出,椎间隙狭窄,椎体边缘骨质增生,椎间不稳定,黄韧带肥厚、变性,钩突关节增生、小关节继发性改变等。这些变化在活动度大,易遭外力损伤的下颈椎($C_5 \sim C_6$,$C_{6 \sim 7}$)更容易发生。这些结构上的变化必然导致

颈椎椎管或椎间孔的变形、狭窄,以致直接刺激、压迫,或通过影响血运使颈部脊神经根、脊髓、椎动脉及交感神经发生功能或结构上的损害,并引起各种相关的症状和体征,临床上称之为颈椎病。

2. 应用解剖　人体共有 7 节颈椎,普通颈椎椎骨均由椎体、椎弓和突起三部分组成。除 $C_1$、$C_2$ 以外,椎体间的主要连接是椎间盘,由纤维环和髓核组成。椎弓从椎体侧后方发出,呈弓形,由两侧椎弓根和一对椎板组成,椎弓根的上、下缘各有一较狭窄的凹陷,称为椎骨上、下切迹,相邻两个上、下切迹圈成椎间孔,其间有脊神经和伴行血管通过。椎板与两侧椎弓根合拢构成椎管。突起包括横突、上、下关节突和棘突,各椎体间靠椎间盘、关节突关节和前、后纵韧带、黄韧带等连接。

颈椎的椎管前壁为椎体、椎间盘和后纵韧带,后壁为椎板和黄韧带,后外侧壁为椎间关节,脊髓位于椎管中央,呈扁圆形,颈膨大位于 $C_4 \sim T_1$ 节段,以 $C_6$ 节段最粗。颈脊神经位于脊髓两侧,共 8 对,其前根和后根在椎管内向椎间孔延伸,并在椎间孔处合为颈神经根。脊神经后根主要为感觉性传入纤维,在其与前根汇合前,有一纺锤性膨大,为脊神经节。前根主要是运动性传出纤维。脊神经穿出椎间孔后即分为脊膜支、后支和前支。$C_{1\sim4}$ 脊神经前支组成颈丛,$C_{5\sim8}$ 脊神经前支组成臂丛。各脊神经后支向后行支配背部的肌肉,并分布于背部的骨关节及皮肤。脊膜支常与邻近的交感节相连,然后返入椎管分布于硬脊膜、韧带、血管等组织。

3. 颈椎病的诊断　根据临床表现可主要将颈椎病分为五型,即颈型、神经根型、脊髓型、椎动脉型及混合型。临床电生理检测主要针对神经根型、脊髓型这两类颈椎病。

(1) 神经根型颈椎病:颈神经根受累为主要临床表现的颈椎病称为神经根型颈椎病。

1) 临床表现:①颈、肩部疼痛,并沿神经根分布区向上肢放射,伴麻木,症状多为单侧。可伴头痛、头晕、耳鸣等症状。②颈椎棘突、棘旁可有压痛点,神经根牵拉试验、压头试验多阳性,受累神经根支配区皮肤感觉减退,上肢部分肌力减退,甚则肌萎缩;上肢腱反射迟钝甚至消失。③X 线片:椎体前后缘骨赘形成,钩椎关节增生、椎间隙变窄等。

2) 电生理表现:①患侧肢体相应神经根支配肌及颈椎棘旁肌的自发病理性电位(正尖、纤颤波)。②如果前根受压,会出现肌无力和肌萎缩,有时肌肉轻度收缩可见高波幅、长时限的运动单位电位。重收缩时募集反应减弱。③运动、感觉传导速度一般正常,部分受累神经根支配肌肉动作电位波幅可降低。④患肢 F 波潜伏期可较健侧延长,反应率下降,甚至 F 波消失。⑤患肢 SEP 潜伏期延长,波幅下降。⑥经颈椎刺激 MEP,患肢诱发动作电位波幅衰减,波形离散,潜伏期延长。

3) 检测方法:①EMG:患肢所检肌是否有神经源性损害($C_5$—三角肌、冈下肌,$C_6$—肱二头肌,$C_7$—伸指总肌,$C_8$、$T_1$—手内肌)。②MNCV 或 CMAP:患肢正中神经、尺神经、桡神经运动传导速度及波幅,或所检肌诱发电位的潜伏期、波幅。③SNCV:患肢正中、尺神经感觉传导速度及波幅。④双侧尺神经 F 反应。⑤双侧正中、尺神经腕部 SEP,臂丛 Erb 点 SEP 测定。⑥经颈椎刺激 MEP 测定。

(2) 脊髓型颈椎病:以颈脊髓受损为主要表现的颈椎病,称为脊髓型颈椎病。

1) 临床表现:①自觉颈部无不适。四肢麻木力弱、僵硬,胸腹部有束带感,行走不稳甚至不能行走,下肢有踩棉花感。②四肢感觉障碍,痛觉减退多见,少数患者下肢本体觉、振动觉消失;四肢肌张力增高,腱反射亢进,可引出病理反射,如踝阵挛、髌阵挛,Hoffman 征和 Babinski 征阳性等。③X 线片:椎间隙狭窄,椎体后缘骨质增生。④MRI:颈椎间盘突出,受压节段脊髓可有信号改变。

2) 电生理表现:①除有神经根型特征外,更强调 MEP 和 SEP 联合检测而作出全面评估。②上肢 MEP 特征:诱发电位波幅降低、波形离散,潜伏期延长或左右两侧差值超过正常范围。③下肢 MEP 特征:MEP 反应缺失或潜伏期延长;且下肢比上肢更为敏感,是发现脊髓功能性受压的早期电生理依据。④下肢 SEP 特征:SEP 的潜伏期延长、波形异常。

3) 检测方法:① ~ ④同神经根型颈椎病。⑤上、下肢 SEP 及 MEP 测定。

4) 注意事项:①颈棘旁肌的自发电位说明是在神经根后支分出以前的损害,以此作为鉴别神经根及周围神经疾病的重要诊断依据。②有肢体远端肌肉萎缩患者、症状不典型者须与运动神经元病用的是 Hibbs 融合术,后外侧融合术及 Moe 方法。其中后外侧融合术较为简单,是关节外融合。其植骨床范围:小关节外侧面、椎体横突的背侧面、需要融合的相邻椎体的小关节外侧面和椎体横突的背侧面,以及椎弓根的外侧面。

### (二)骨皮质移植

1. 单侧上盖植骨术 骨折后延迟愈合和骨折不愈合发生率为 5% ~ 10% ,翻修手术比较有挑战性。运用上盖植骨术既能稳定骨折,又能促进骨折愈合。显露骨折断端后,清除瘢痕组织及硬化的骨质,先将骨折端上下的皮质修平形成骨床,将取好的骨皮质块跨越固定于骨折端表面,再在周围加植部分松质骨。植骨后可联合接骨板固定,使骨折端更稳固。

2. 双侧上盖植骨法 双侧上盖植骨在单侧植骨对面再植入一块皮质骨,用螺丝将两骨块固定,在两断端间加填松质骨。对于难治的骨不连、老年骨质疏松、长骨髓腔扩大、邻近关节骨折不愈合等。

3. 嵌入或半嵌入植骨术 将骨折端两侧骨干分别做成槽形,可与髓腔相通或不通,取大小适合的条形骨嵌入骨槽内,骨缺损时可取相应骨块嵌入骨折端之间以减少长度的丢失,但应联合内固定使用。半侧嵌入是将骨折端两侧在同一面各切除一部分并使髓腔相通,取相应的松质骨块嵌入,在植骨块上再以接骨板固定,同时将植骨块与宿主骨之间紧密加压。这种方法比较适合对位、对线较好的骨折不愈合,如胫骨中下 1/3 的骨不连。

4. 滑行植骨术 在骨折端的两侧切取一段长条形骨,将切取的条形骨倒置,使较长的那部分骨块跨过骨折端,形成架桥。此法,术后不增加骨折部位体积,术后伤口容易闭合,不引起皮肤张力的增加,但术后骨干的强度可能会有所降低。

### (三)骨块或骨段移植

该法是将较大的骨块或骨段移植至骨缺损处,同时用内固定螺钉固定。骨段或骨块移植用骨量较大,除自体胫骨、腓骨取骨外,也可以瘤段骨灭活后再植,或者较多地使用同种异体骨。应根据骨断面选择植骨切面,合理选择内固定。无论上肢还是下肢骨移植,应尽可能选用髓内钉固定,加压接骨板可作为替代,断端周围应植入自体松质骨。对于关节移植,应对相应的韧带及肌腱予以固定。该术

式适用于:①肿瘤造成的大段骨缺损,②创伤后大段骨缺损,③恶性肿瘤保肢。

1. 骨干肿瘤切除大段同种异体骨移植术 手术步骤:①依据影像学资料,对肿瘤进行切除,肿瘤周围 3cm 以上部位可视情况予以保留。②制备同种异体骨:选取大小适配的骨段,复温,去髓,反复冲洗。③植入制备好的异体骨,两者之间可用加压接骨板或髓内钉固定,放置引流。适应证:四肢长骨骨干侵袭性肿瘤及早期的恶性肿瘤。恶性肿瘤以尤文肉瘤、皮质旁骨肉瘤、恶性纤维组织细胞瘤多见。

2. 股骨远端肿瘤切除同种异体骨植骨术 手术步骤:①常规手术切除肿瘤。②同种异体骨制备:术前经过 CT 测量相应截骨关节的三维大小,选取较为匹配的供体。在 39 ~ 42.5℃ 下复温,开窗,去髓,冲洗。③将制备好的异体骨植骨,用不可吸收缝线修复关节囊,用钢丝修复相应韧带(两侧副韧带、前后交叉韧带),用锁定加压板固定或髓内钉固定。宿主骨与移植骨之间应用自体松质骨植骨。适应证:股骨近端良性侵袭性肿瘤或早期恶性肿瘤。

3. 胫骨近端肿瘤切除同种异体骨移植术 胫骨近端骨肿瘤切除后重建是保肢术最关键、最复杂技术之一。

手术步骤:①常规手术取出骨肿瘤。②同种异体骨制备:使用 CT 三维扫描后选取适应的供体,在 39 ~ 42℃ 下复温,开窗,去骨髓,冲洗。③将制备好的供体植入缺损段,予以胫骨髓内钉或加压接骨板固定。缝合关节囊及前后交叉韧带。

4. 肿瘤段骨灭活再植术 对于病变局限,肿瘤段骨骨质较好的肿瘤,可采用肿瘤段骨灭活的方法修复重建。肿瘤段骨的灭活方法有:煮沸灭活,微波灭活,辐照灭活,酒精灭活等。肿瘤灭活必须保证肿瘤组织彻底杀灭,防止局部复发。

### (四)带血供骨移植

传统移植骨的愈合需经过漫长的"爬行替代"过程。尤其是对长段骨缺损的修复,移植骨很难被完全替代,常发生不愈合或移植骨被吸收等现象,难以获得满意效果。为此,自 20 世纪 50 年代起,一些学者就致力于通过肌蒂或皮蒂作为所附着部骨片的血供来源。1955 年,Davies 应用带阔筋膜张肌蒂的髂骨瓣行髋关节融合,1970 年 Snyder 应用带皮

蒂的下颌骨复合皮瓣修复颜面部骨缺损。

显微外科技术在骨移植术中的应用也是一个里程碑,既可以利用吻合血管实施远隔部位移植,也可用所带血管蒂行邻近移位,使传统植骨难以修复的大段骨缺损得到了一种有效疗法。

1. 带血管骨移植 带血管骨移植保证了移植骨的营养血供,移植骨90%以上的骨细胞可以存活,移植骨与宿主之间类似一般骨折愈合,大大加快了骨折愈合的速度。对于创伤、肿瘤或炎症造成6cm以上骨缺损的患者,或骨缺损部位血运较差,可考虑带血管移植。带血管移植的另一个优点是皮肤、肌肉、骨骼都损伤时,可以一次性修复。带血管游离骨移植中最常用的是髂骨、腓骨及肋骨。

2. 带肌蒂骨瓣移植 带肌蒂骨瓣移植是在肌肉附丽于骨骼处取骨,保留移植骨的肌肉附着部及骨膜,依靠肌蒂血液供应滋养移植骨。带肌蒂的骨瓣移植主要分为3种类型:①带恒定肌蒂骨块移植,其取骨部位恒定,取骨量多,肌蒂由恒定的一块肌肉或肌组构成,带蒂的游离范围较大。较为常用的有股骨粗隆区股方肌骨瓣、髂骨缝匠肌骨瓣、髂骨阔筋膜张肌骨瓣、锁骨胸锁乳突肌骨瓣、肩胛骨斜方肌骨瓣、肋骨胸大肌骨瓣、桡骨旋前方肌骨瓣等。其中,解剖位置较浅表的肌骨瓣还可连同皮肤和皮下组织一并切取,制成复合瓣。②带肌蒂骨段转移,是指采用同侧腓骨或尺骨转移修复胫骨或桡骨缺损,带肌蒂宽大,内有知名血管通过。③带肌蒂骨皮质片移植,又称骨皮质剥离术,采用四肢长管骨,取骨部位根据需要设计,但取骨量较少;由于蒂较短,移植距离有限。

带肌蒂骨瓣移植具有以下特点:①移植骨有来自肌蒂的滋养血管或知名血管供应血液,为活骨移植,抗感染能力强,骨愈合速度快,适用于感染性骨缺损、难治性假关节及骨缺血坏死的治疗。②在某些供区可根据需要制成复合瓣,一次修复多种组织缺损。③本法较吻合血管的骨瓣游离移植简单易行而可靠。④由于受肌蒂长度的限制,只能局部应用。⑤切取骨瓣时尽量保持肌肉附丽及骨膜完整,游离肌蒂应细心钝性分离,避免使用电刀;移植时切勿过度牵拉、扭转肌蒂,以免损害瓣的血液循环。

带肌蒂骨瓣移植方法繁多,本节仅介绍几种有代表性的带肌蒂骨瓣移植术。

(1) 带股方肌蒂骨瓣移植术:①切口:起自大转子后上方8cm处,弯向大转子后缘,再沿股骨外侧向下延伸15cm。②显露:逐层切开皮肤、皮下脂肪、深筋膜、髂胫束,翻开臀大肌,即显露股骨大转子、坐骨神经及外旋短肌群。股方肌在外旋短肌群中位于最下方。③股方肌骨瓣制备:在股方肌粗隆间嵴附着部用小骨刀划出切取骨块的范围,一般骨块长度为两端超出股方肌附丽部上下缘各1cm,总长度约6cm,宽度1.5cm,厚度1cm。为防止取骨时骨块碎裂,先用细钻头沿取骨线在其远侧骨皮质钻数洞,用锋利骨刀刺穿骨洞连接处,最后用弯骨刀完整取下骨块。向内游离肌蒂应紧贴闭孔外肌和关节囊,将肌肉、深筋膜和其他组织一并掀起。切忌硬性撕裂性和锐性剥离,以免损伤旋股内侧动脉升支。在分离股方肌下缘时,切勿损伤旋股内侧动脉干及其升支的起始段。分离股方肌上缘时,需小心保护臀下动脉外旋肌支。将肌骨瓣翻向内侧,连同坐骨神经妥善加以保护。④病变的处理及肌骨瓣移植:T形切开髋关节囊。对股骨颈骨折患者行骨折复位,复位满意后用1枚克氏针临时固定,沿股骨颈纵轴做一与骨瓣形状相仿的骨槽,骨槽近端用小圆凿潜行挖入股骨头内1~1.5cm。将骨瓣嵌入骨槽内,根据情况对骨折行多根骨圆针或其他方式内固定,再对股骨头坏死的患者,在股骨头颈上缘做一深骨槽,潜行挖入股骨头内,经骨槽向股骨头钻个洞,刮除死骨。将骨瓣适当修剪后嵌入骨槽内。骨瓣移植骨以股方肌水平部为基点旋转。股方肌上缘长度宽裕,其下缘较紧张。在肌蒂紧张度较大时,可考虑切断股方肌水平部深筋膜在坐骨结节外侧缘的附丽部下段,避免由于肌肉紧张和水肿而造成血管扭曲,保证骨瓣的血液供应及稳定性。骨瓣移植完成后,关节囊不做缝合。

(2) 带缝匠肌股直肌蒂骨瓣移植术:①切口:行髋前外侧Smith-Petersen切口,或行改良Smith-Petersen。②显露与骨瓣的制备:切开皮肤、皮下组织和深筋膜,找到股外侧皮神经,牵向内侧加以保护。分离缝匠肌髂骨附丽部的内外缘。在髂前上棘附丽处将腹股沟韧带切断,沿缝匠肌、骨直肌附丽部内外侧缘,自下向上,由浅入深剥离髂骨内外板,以保证不损害缝匠肌及股直肌在髂骨的附丽部。自髂骨翼前段连同髂前上、下棘凿取(5~6cm)

×2cm骨块,将骨瓣向下翻转切断股直肌返折头,紧贴关节囊向下游离肌蒂。③病变处理与骨瓣移植:以髋关节融合为例。切除关节囊及病变滑膜,将髋关节脱位,清除病变组织及残留软骨,再将关节复位并维持在功能位。自髋臼上缘髂骨开始,经股骨头颈至粗隆间线,做一与骨瓣相应的跨关节的骨槽。将骨瓣修整后嵌入骨槽,两端各用一枚螺丝钉固定。另取碎骨粒植入空隙及关节周围。放置引流,逐层缝合切口。

(3)带肌蒂腓骨段转移术:本手术适用于感染、创伤及肿瘤造成的胫骨大段缺损而同侧腓骨完好者。尤其适用于儿童及青少年患者。①切口:沿腓骨外后缘做纵向或波状切口。②显露:切开皮肤、皮下组织及深筋膜。锐性分开腓骨肌与比目鱼肌间隙,将比目鱼肌自其在腓骨的附丽处切断。距腓骨附丽处1cm切断趾长屈肌,显露并保护行走于该肌肉下面的腓血管。在腓血管内侧分离胫后肌,距腓骨内侧缘1cm切断该肌。贴骨间膜向内剥离胫后肌、趾长屈肌直至显露适当长度胫骨后侧面,包括骨损区。③腓骨段切取与转移:在下胫腓关节上方用1枚螺丝钉贯穿固定,以稳定踝关节。向前侧剥离掀起覆盖于腓骨肌和胫前肌群的深筋膜,切开小腿外侧肌间隔。腓骨段的长度依胫骨缺损大小而定,一般不带胫骨小头转移,否则骨段移动不便,且易造成腓总神经损伤。在选定的腓骨上、下截骨处切开骨膜,各剥离1.5~2.0cm处一段腓骨,用线锯截骨,并去除少量骨质以利于移动腓骨段。在胫骨两端的后侧面各凿去一层骨皮质,造成新鲜骨面。将带腓骨肌蒂的腓骨段向内推移,贴附于胫骨,在近、远端各贯穿2~3枚螺丝钉固定。取骨松质植于胫腓骨贴附处的周围。

(4)带肌蒂骨皮质片移植术:本法又称骨皮质剥离术,用于治疗四肢长骨的延迟连续与不连接,也用于截骨术和肢体骨骼延长术等。

切开皮肤后不剥离皮下组织、肌肉和骨膜各层,直达骨质,用锐利的平凿如剥皮一样,从骨皮质剥下1~3mm一层。应掌握剥下骨皮质的厚度,如骨皮质片剥离得太薄,容易使骨膜与骨片分离,太厚则容易进入骨髓腔。骨片的大小与形状应根据不同的需要确定。肌蒂的设计很重要,通常采取远端骨片时,应在近端留蒂;反之,采取近端骨折片时,则在远端留蒂。对局部病变给予适当处理,对骨折行常规内固定后,将带肌蒂骨片移至骨折线周围,其骨膜或肌肉与周围组织缝合1~2针以阻止其变位,但应避免张力,以防损害骨瓣血液循环。

3. 微创植骨术 常规植骨术需要较大切口,对软组织及骨膜的剥离较广,破坏了骨折端的血运从而影响骨折的愈合,所以尽管有效,但与骨折不愈合的微创治疗理念相背离。为了避免这种情况,微创植骨术随之诞生。微创植骨术就是借助微创外科的手段将移植骨材料植入骨折不愈合的部位从而达到治疗目的。通过精确的术中定位,应用特制的器械将准备好的骨移植物直接送达骨折端并进行加压,避免了局部软组织的过多剥离,从而有效地避免了局部血运的再次破坏,有效地促进骨折愈合。在临床工作中,对于较为严重的粉碎性骨折可以在微创应用髓内钉、Liss接骨板等治疗时,可结合经皮微创植骨术以期获得良好的疗效。

(杨惠林 陈亮 周军)

## 第三节 自体骨移植

自体骨移植不存在免疫排除反应,不像同种异体骨需要加工处理,能够最大限度地发挥骨生长因子的作用及保留存活的骨生成细胞,其生物学潜能最大,骨诱导作用及骨生成作用强。成骨效果最好,故至今仍奉为骨移植的"金标准"。

自体骨移植后大部分骨组织坏死,仅骨膜、骨髓及移植骨表面0.1~0.3mm以内的骨组织可能存活;来自受区骨膜骨髓和周围软组织的结缔组织侵入移植骨,从而完成修复与再生过程。自体骨皮质在植入后6天有血管侵入,1~2个月后才能完全恢复血供。血管芽通过原已存在的哈弗管或Volkmann管进入;在新血管形成同时,有破骨细胞活动并对管腔进行扩大,移植骨周边也有明显的吸收,结果移植骨孔隙率显著增加,而骨的质量则减少。在持续数月的骨吸收高潮过去后,会有大量新骨形成,使骨的质量和机械强度逐渐恢复正常。大块骨皮质只能部分与宿主骨融合,有大量间板残留,但对移植骨生物学或生物力学性能并无影响。自体骨松质植入后2天被血肿包围,2周后恢复血供。与皮质骨相比,松质骨之修复速度较快且较完全,最终可完全被宿主骨替代。

自体骨移植后,移植骨与受区骨的融合同移植骨的血管再生状况有密切关系。Stringe 的实验证明,只有在移植骨与周围软组织之间的剪力由于新生骨的形成而消除后,血管才能长入并使植骨最后融合。因此,骨移植后确切可靠的固定非常重要。

自体取骨手术增加患者创伤及痛苦,延长手术时间,增加手术并发症的发生率;不适于严重、多发、复合伤及年老体弱患者;取骨术会造成供区损伤,产生局部疼痛,骨强度减弱及外形改变等并发症;取骨来源及取骨量有限,尤其是幼儿患者,自体骨常不能满足植骨需要。

自体骨移植中松质骨移植、皮质骨移植,骨段移植在第二节中已叙述,下面主要介绍骨髓移植及带血供的骨移植。

## 一、骨髓移植

骨髓包含成骨性前体细胞,即骨髓间充质干细胞。由于它们能自我更新,有可分化为组成组织的功能细胞的内在能力,使其成为骨移植研究领域,特别是骨组织工程研究的热点;在骨科临床应用的相关研究中也不断取得新的进展。

在骨缺损的治疗中,Connolly 及 Shindell 首先报道了骨髓在胫骨骨不连治疗中的临床应用,在骨缺损部位注射新鲜骨髓,半年后临床及影像学显示出骨愈合,2001 年,Quarto 报道了从患者自身抽取骨髓,在体外培养和扩增后,将其复合在根据患者骨缺损大小设计的组织工程三维立体支架上,植入患者的骨缺损处(右胫骨 4cm 缺损,右尺骨 4cm 缺损,右肱骨 7cm 缺损)。分别外固定 6.5、6、13 个月后,观察发现患者骨缺损得到了很好修复,新形成的骨质与原有的骨质很好地融合,并有大量的骨痂形成,均获得良好的疗效。

骨髓移植还被应用于股骨头坏死的早期治疗。Gangji 等设立双盲对照的髓芯减压组和自体骨髓移植组,观察 13 例(18 髋)ARCO 分期为Ⅰ期或Ⅱ期的股骨头坏死,术后髓芯减压组 8 髋中有 5 髋进展到Ⅲ期,而自体骨髓移植组的 10 髋只有 1 髋变为Ⅲ期,证明局部移植 MSCs 对早期股骨头坏死治疗是安全有效的。目前需解决的问题是如何提高 MSCs 在骨髓和骨中移植的有效率。

## 二、带血供骨移植

自体骨移植虽无排斥反应,但因无血供,移植骨块大部分死亡,影响新骨形成及骨愈合。如骨缺损较大(超过 6cm),或受骨床曾经放射治疗或曾有感染或血供不良者,游离自体骨移植亦难成功。血管化自体移植骨因带有自身的血供系统,不会发生骨坏死和吸收,不需经过缓慢的爬行替代过程,直接与受区骨发生愈合,其修复过程类似骨折愈合,因而能达到愈合快、固定期短、有利于肢体功能恢复的目的。移植骨血供可来自肌蒂或吻合血管,常用的有股方肌蒂骨瓣、缝匠肌股直肌蒂骨瓣、带肌蒂腓骨段转术术和带肌蒂骨皮质片移植术,带血管自体游离骨移植适用于受骨床瘢痕多、局部循环差或常规植骨不易愈合时,常用方法有带血管肋骨游离移植,所用血管须有足够的长度和管径,技术要求高,并需要一定的设备,故应根据适应证选用。

## 三、常用取骨部位及方法

再次着重介绍游离骨移植的常用取骨部位及方法,带血供骨移植的取骨部位及方法详见各有关章节。

### (一)髂骨

全身可供骨松质移植的部位有骨盆骨、脊椎骨、肋骨、足跗骨、手腕骨及长骨两端,最常用的供骨部位是髂骨。下肢手术在硬膜外麻醉或腰麻下同时施行髂骨取骨及植骨术。上肢或脊柱手术在局麻下行髂骨取骨术。仰卧位时可采取髂骨翼前 1/3 部分骨质,俯卧位时取后 1/3 髂骨翼部骨质。髂骨翼中 1/3 较薄,前后 1/3 较厚,可提供丰富的骨松质。

1. 切口 由髂前上棘向后上沿髂嵴方向做 8～10cm 切口。由骨膜与臀大肌、腹壁肌起始线结合部切开,直至髂嵴骨面。骨膜下剥离,连同骨膜剥离外侧的臀中肌、阔筋膜张肌及内侧的腹壁肌、髂肌。向两侧拉开软组织充分显露髂骨。如需取髂骨外板,只需显露髂骨外侧面即可。根据需要,可选用下述取骨方法。

2. 取骨

(1)采取骨松质:由髂前上棘后方起,向髂嵴后上部 7～10cm 处做一连线如弓弦,用骨刀沿此线切下包括髂嵴的新月形骨块,在其近端及深面保留部分软组织相连,撬下骨块向内侧旋转180°,暴露断面的骨松质,用刮匙或小骨凿从内外侧骨皮质间采取骨松质骨粒;亦可由髂骨翼前部向内、向外楔形劈开髂嵴,连同内外侧骨皮质。用骨凿或小骨刀切取骨松质块。此法可保持髂骨外形完整,但取骨量少,适于修复小的骨缺损及充填小的骨腔。

(2)采取髂骨外板:先用骨刀凿出骨片的轮廓,再切透外板,用一宽骨刀自髂嵴切取撬下骨片。也可用刮匙或骨凿在暴露在骨松质面上采取较多量的骨松质,取下的骨片常用于脊柱融合术(H形植骨)。

(3)采取薄层骨片:在取骨之前用骨刀切除一层髂骨嵴,露出平整的骨松质面,然后将骨刀沿髂嵴方向放平,用骨锤向后上方轻轻捶击,这样可切取包括两侧骨皮质在内的薄层骨片,其厚度一般为2~3mm,长6~7cm。此法常用于脊柱融合术及骨折内固定术。

(4)采取楔形骨片:骨刀自髂骨冠状面截取一V形骨块。此法常用于先天性髋关节脱位髋臼加盖术。

(5)采取髂嵴长骨块:用骨刀在髂嵴部切下包括内外侧骨皮质的长骨块,常用于髂骨截骨肢体延长术,纠正儿麻后移植体短缩畸形;也用于修复长骨缺损。

(二)胫骨

骨皮质主要来源于长骨,如股骨、肱骨、胫骨和腓骨等骨干。胫骨是最常用的骨皮质供骨来源,取自胫骨的骨块强度较好。

1. 切口 在小腿前外侧做一弧形切口。因其下有肌肉组织,可避免术后瘢痕与骨面粘连。

2. 取骨 设计所需骨块大小,I形切开骨膜,用骨膜剥离器向两侧推开,显露胫骨内侧面。按所需骨块大小用骨凿作出记号,用手钻在画线上钻多个小孔,用刀将小孔连接成线,用电锯或气锯沿此轮廓线斜行锯下骨块。宜保留胫骨前、后缘,以免取骨后降低胫骨本身的坚固性,从而引发骨折。取下骨块后,在胫骨上端用刮匙刮取适量的骨松质,慎勿伤及骨骺及关节面。

(三)腓骨

腓骨具有一定的强度,通常取腓骨中1/3段或上1/2段作为骨段移植材料。腓骨不是主要负重骨,切取后对下肢功能无明显影响,但在取骨时仍须注意以下几点:①妥善保护腓总神经;②必须保留远侧1/3段腓骨,以保证踝关节的稳定性;③不能切断腓骨长短肌。屈膝的腓骨应用髓内穿针固定。适用于修复儿童长骨如尺桡骨骨缺损;某些骨病如桡骨远端新生物切除后,可切取腓骨近1/3代替桡骨远端。

1. 切口 在腓骨外侧做直切口,长度按取骨需要而定。在腓骨肌与比目鱼肌之间进行分离,显露骨膜,纵向切开,由远端向近端做骨膜下剥离,骨膜剥离器紧贴骨面,以避免损伤腓动脉及其他血管。

2. 取骨 显露腓骨后,确定所需骨块的长度,在两端各用骨钻钻多个小孔,用线锯或气锯锯断。如用骨刀截骨,应注意避免腓骨劈裂或骨折。如所取腓骨系用于替代桡骨远端,须取腓骨近侧1/3段。先在股二头肌腱后方显露腓总神经,逐渐向远侧游离至腓总神经绕过腓骨头颈部,此处腓总神经被腓骨长肌起始部覆盖。刀刃向外切开薄层肌纤维,使神经脱位并将其牵向前方,然后按上述方法切取腓骨。在继续行骨膜下剥离时,须小心勿伤及腓骨颈与胫骨之间的胫前动脉。

(四)骨髓的获取和加工

骨髓的获取主要是通过骨髓穿刺抽取的方法获得,部位一般选取髂前或髂后上棘,也可从胫骨、股骨、胸骨、腰椎等骨中获取。

采用抗凝注射器,根据术中体位,在患者髂嵴中后(或前)部至髂后(或前)上棘处,间隔2cm,进行多点穿刺,穿刺时避开骨骺,每点抽取红骨髓不超过3~5ml,然后将多点穿刺收集的有核细胞,直接注射到骨缺损或骨不连的局部。上述方法获得的MSCs浓度较低疗效并不满意。

随着细胞分离和培养技术的发展,可于术前20天左右进行骨穿,获得一定数量的MSCs,通过扩增获得大量细胞。目前主要的分离纯化方法为:密度梯度离心与贴壁筛选法;流式细胞仪法;免疫磁珠法。最近,为了提高MSCs的"产量",有学者还通过新型生物反应器、微载体培养技术、脉冲电磁场、生长因子等手段促进细胞的体外增殖,缩短患者等待手术的时间。

(陈亮 杨惠林)

## 第四节 同种异体骨移植

### 一、同种异体骨库及同种异体骨移植技术的发展

#### （一）引言

创伤、感染及骨肿瘤等原因造成的大段骨、关节缺损的修复是骨科领域较为普遍而又棘手的问题。骨移植是治疗骨、关节缺损的主要方法，同时也是骨科最常用的治疗方法之一。传统的移植材料是自体骨，它具有骨生成能力强、愈合率高的特点。但是自体骨供区骨量有限、造成二次伤害、增加手术时间和感染机会，并可产生顽固的术后供区疼痛等并发症。同种异体骨来源丰富，不受形态、大小限制，植入体内后成骨活性优良，临床需求日益增加。随着同种异体骨移植保存技术的发展和国内外众多骨库的建立，同种异体骨的研究和应用日趋活跃，异体骨移植也被普遍接受，并大量应用于临床。

#### （二）历史发展回顾

1880 年，苏格兰的 Macewen 医生完成了人类历史上的首例同种异体骨移植手术，他创造性地将一佝偻病患儿矫形手术切除的胫骨，作为移植物植入另一名因肱骨骨髓炎行肱骨骨干切除的患儿体内。Macewen 医生在随后 7 年的随访发现，胫骨在患儿体内逐渐在近端和远端与肱骨实现骨整合，不断塑形形成了新的肱骨骨干，从而修复了骨缺损。Macewen 医生的报道不仅证实了同种异体骨移植的可行性，同时也开创了一个新的骨缺损修复的时代——同种异体骨移植的时代。1907 年，德国著名的 Lexer 医生进行了同种异体骨关节移植，他将从尸体上取出的新鲜膝关节用于关节僵硬的患者，并取得了成功，在其随后的报道中，患者肢体保留的成功率约为 50%，但当时由于缺乏有效解决免疫排斥的方法和措施，这种同种异体骨的移植结果一直不令人满意，没有引起临床医生和研究人员的重视。直到1915 年，F. H. Albee 出版《骨移植外科》，同种异体骨移植技术才逐渐被全世界外科医生关注和应用。

由于当时的外科医生认为成骨作用主要依赖于骨膜，因此骨膜的保存是首先被广泛研究的，此后才是骨和软骨的保存。1899 年，Grohe 证明骨膜经冷冻后仍能存活，受此启发，1910 年 Bauer 发现异体骨可以在冷却环境中（4～10℃）储存 3 周，并随后在狗身上移植获得成功，提示了骨储存的可能。Alexis Carrell 在 1912 年提出建立组织器官库的构想，认为可以将组织器官储存起来以备今后医疗需要，这一构想逐渐被越来越多的人接受。第二次世界大战期间，Inclan 尝试将异体骨储存在含枸橼酸盐的冷血液中，并在随后的移植中获得成功。1942 年，他提出建立骨库的设想，为骨组织的储存进一步完善了理论基础。1947 年，美国马里兰国家海军医疗中心的 Bush 和 Wilson 借鉴了血浆的低温保存技术，将冷冻法应用于异体骨的保存中。

全世界众多临床医生在不断探索移植骨临床应用的同时，也有很多的学者在一直完善相关基础理论的研究。Ollier 于 1867 年提出成骨细胞学说，主张移植的骨与骨膜在移植到体内后仍然可保持存活并具有骨生成能力，移植的骨细胞积极参与到新骨的生成。Barth 于 1898 年提出骨传导学说，认为移植骨的细胞均要死亡，随着移植骨周围新生血管的侵入，逐渐被破骨细胞所吞噬，并逐渐被新骨组织所取代。在此基础上，Axhausen 于 1907 年提出了"爬行替代"理论，主张移植骨在骨愈合中起到的是一种支架的作用，骨组织的修复依赖于宿主骨外膜、骨内膜、骨髓及周围结缔组织的侵入，宿主自体成骨细胞产生新骨逐渐代替骨移植物。1965 年，Urist 提出了"骨诱导"学说理论，核心内容是证实了骨组织内含有骨诱导物质，并通过相关的实验研究，进一步从骨基质中提取出了骨形态发生蛋白（bone morphogenetic protein，BMP），这一类物质可以诱导骨髓基质细胞、成纤维细胞等分化形成成骨细胞、成软骨细胞，进而形成骨组织和软骨组织。

同种异体骨移植后的免疫排斥反应一直是困扰临床医生和研究人员的难题，在相关方面的研究也取得了进展。1956 年，Curtiss 等研究发现深低温冷冻可以降低异体骨的免疫原性，减少免疫排斥的发生。Friedlaender 在 1976 年报道冻干皮质骨抗原性几乎为零，冻干松质骨抗原性是轻度的，在进一步研究中，他通过实验证实轻度的免疫排斥反应对同种异体骨的骨愈合并不是一件坏事。在进行同种异体骨移植时是否需要配型也有不同看法，Stevenson 等通过动物实验的结果证实：成骨表面积在配型相合供体明显要大于不相合供体。Muscolo 等则认为 HLA 配型与同种异体骨移植的愈合没有明显的相关性。Heiple 实验研究的结果提示异体骨在宿主体内愈合的优劣顺序依次为：冻干骨>深冻骨>脱钙骨>冷冻+辐照骨>新鲜骨>脱蛋白骨。

### （三）骨库的建立和发展

由于低温异体骨储存技术使得异体骨的长期储存成为现实，"骨库"的成立也就成了水到渠成的事情。骨库（bone bank）是按照一定标准和技术选择供体，收集、加工、灭菌、检验、储存和发放骨组织的机构。人类历史上第一个骨库出现在 20 世纪 50 年代，美国马里兰国家海军医疗中心的 George Hyatt 建立了海军骨库以应对朝鲜战争中伤员的救治对骨组织的大量需求。他在该中心募集志愿捐献者，首次将供体筛选原则应用到骨库，并从尸体和截除肢体上获取骨供体组织。他还开创性地将储存血浆的冷冻干燥技术应用于骨存储方面，使得处理后的骨材料可以在室温下保存。然而，遗憾的是该骨库于 1982 年停止了运作，但在人类骨移植史上它仍有举足轻重的地位。1971 年，美国麻省总医院建立的院内骨库则可被认为是现代骨库的典型代表，目前大多数院内骨库均参照该骨库建立。

美国每个大型产业化组织库都有自己的高水平技术开发团队、先进的设备和大量的资金做支持，因此它们往往都具有自己知识产权的专利技术与产品。很多大型组织库已经通过国际 ISO 9000 质量体系认证。骨组织库的产业化发展，其自身的产品批量生产、质量安全保证、产品品种多样性上的优势以及快捷的联网供应使得很多分散的小型医院的骨库失去了竞争力，慢慢被大型骨库所兼并。美国的产业化骨库不仅提供传统的小块骨和大段骨，而且还开发了很多新技术和新产品。以美国 Osteotech 公司为例，该公司从 1986 年成立到 2007 年，这 20 年间已经为全世界 2 300 000 例患者提供过同种异体骨产品治疗。其产品主要应用于脊柱融合术、骨肿瘤切除术、关节手术以及修复韧带肌腱损伤，平均每天为 500 多例等待进行骨移植的患者提供相应的产品服务。欧洲和澳大利亚在 2000 年 APASTB 会议上也相继提出骨组织库产业化的问题，并逐渐在本国、本地区进行推进，如瑞士

的 SulzerMedica 公司。

我国的骨组织库起步较晚，但是国家卫生部有关部门对其非常重视，为进一步推动同种异体骨组织移植的开展，《中华外科杂志》和《解放军医学杂志》编辑部于 1995 年在山西太原联合召开全国首次骨移植讨论会，当时全国只有少数几个骨库使用深低温冷冻、冷冻干燥和辐照灭菌技术。目前，我国一些地方已经逐渐建立起现代化骨组织库，如北京积水潭医院、解放军总医院、解放军总医院第一附属医院（304 医院）、上海第九人民医院以及第四军医大学附属西京医院等。

## 二、同种异体骨移植产品

### （一）同种异体骨的制备及保存

同种异体骨的制备是建立在获得合法捐献供体的基础上的。目前，供体来源主要有两大类：一类为死亡供体，包括死亡前已立定遗嘱捐赠组织、器官者，亲属同意捐赠者及无人认领尸体。死亡供体必须是新鲜尸体，常温下只有死亡 12 小时之内的尸体骨才能取用；如死亡后尸体置于低温下保存，可于 24 小时内取骨。另一类为各种手术切除的骨质，如开胸术切下来的肋骨、无传染病及恶性肿瘤股骨颈骨折患者被置换下来的股骨头等。

防止通过同种异体骨移植导致疾病的传播是保证产品安全的基本要求，骨库也为此制定了严格的供体选择标准，重点是排除传染病和恶性肿瘤。解放军总医院结合 AATB 标准提出了一系列的供体选择标准。通过标准程序对供体进行检查和筛选，从而获得骨组织，按照组织库的技术标准进行制备、灭菌和保存，经过严格的质量检验合格之后方可进行临床应用。

1. 取骨 供体取骨应按骨、关节、韧带、肌腱的解剖学部位切取所需的骨骼。当从多处取骨时其顺序依次为：四肢、躯干、下颌骨。切取的骨段一般分为全关节骨段、半关节骨段和单纯骨段。全关节骨段的切取一般在该关节远、近端的骨干中段截骨，不仅要保留完整的关节囊，还要保留附近的主要韧带和肌肉附着处的腱性结构；半关节骨段一般在关节间隙平台面和远或近骨干中段截断，注意勿损伤关节软骨，保留大部分关节囊及附近主要韧带和肌腱附着点；单纯骨段多在两端干骺交界处截

骨,可根据需要保留骨段软骨和韧带。在清洁条件下切取脊柱、骨盆、肩胛骨、胸骨、肋骨。

异体骨取下之后,应尽量去除骨膜、多余的骨端附着组织及骨髓,然后用无菌生理盐水冲洗干净,并常规送骨膜、骨髓组织、附着组织做细菌培养(需氧、厌氧),三点取材,即异体骨两端及中间。此外还将上述组织常规做病理学检查,对有关节面、骨关节、半关节的异体骨应用 15% 的二甲基亚砜、甘油浸泡 30 分钟后,然后进行无菌包装,置 −30℃ 冰箱保存 8~12 小时后移入 −80℃ 超低温冰箱内保存,即便于长期保存,又可降低骨材的免疫原性。

2. 制备 根据临床需求的不同,可以将获取的同种异体骨分别制成长骨段、骨条、骨块、骨板、骨钉、骨粒、骨粉、脱钙骨、全关节移植物,以及骨-腱移植物等。通常的制备过程包括将经过深低温保存的同种异体骨解冻,在无菌条件下进一步去除残留的肌肉、骨膜、骨髓,用生理盐水或蒸馏水彻底清洗,洗净骨髓组织。根据需要将皮质骨和松质骨锯裁成不同尺寸的骨段、骨条、骨板等。更小颗粒的骨粒和骨粉则需要在低温保护下进一步粉碎制成。骨材通常可以用 1:1 氯仿甲醇混合液在室温下脱脂,清洗处理,冷冻干燥后得到冻干骨;蒸馏水冲洗后用 0.6mol/L 盐酸脱钙,以便使骨内活性成分充分暴露,增强其诱导成骨活性,得到脱钙骨基质。最终用蒸馏水冲洗至 pH 值接近中性。

骨是一种复合组织,骨组织本身由矿物质、胶原、非胶原蛋白和多种细胞成分组成,此外骨内一般还包括少量神经组织、脂肪组织、小血管、血液成分以及纤维结缔组织,除了矿物质外所有这些成分表面均具有特异性抗原,这些抗原成分一起决定了同种异体骨移植的免疫原性。

骨骼中的矿物质不具有抗原性,胶原和非胶原蛋白仅是弱抗原,异体骨移植的抗原刺激主要来自其细胞膜表面组织相容性抗(MHC)。MHC 抗原属脂蛋白类,与遗传密码有关,相关基因位于第 6 号染色体短臂上 6p21.3,全长 4000kb,它是由 200 个以上基因座位组成的基因复合体;是迄今已知基因中等位基因多态性最高的基因复合体。人的 MHC 就称 HLA(human leucocyte antigen),HLA Ⅰ类和Ⅱ类基因所表达的抗原位于细胞膜上,为 MHC-Ⅰ(A、B、C 位点编码)和 MHC-Ⅱ(D 区编码),Ⅰ类几乎分布于身体全部细胞表面,Ⅱ类主要是定位于巨噬细胞和 B 淋巴细胞表面的糖蛋白。新鲜异体骨移植的主要抗原刺激来自骨髓,骨髓含有多种细胞成分,它们多有Ⅱ类抗原的表达,可能起抗原呈递细胞(APC)的作用。

通过以下加工、处理过程可降低同种异体骨的免疫原性:

(1)深低温冷冻能有效降低同种脱钙骨基质的免疫原性:深低温冷冻破坏了细胞表面的抗原结构,虽不能完全消灭其抗原,却可以大大降低其抗原性,使移植后的排斥反应显著降低。研究显示,树突状细胞(DC)是一类重要的专职抗原呈递细胞(APC),其抗原呈递能力远强于 MΦ、B 细胞等其他抗原呈递细胞。树突状细胞(DC)作为专职 APC 具有以下特点:能高水平表达 MHC-Ⅱ类分子;可表达参与抗原摄取和转运的特殊膜受体;能有效摄取和处理抗原,然后迁移至 T 细胞区;能活化未致敏 T 细胞;抗原呈递效率高,少量抗原和少数 DC 即足以激活 T 细胞。故 DC 在机体免疫应答中起重要作用。树突状细胞对冷冻敏感,冷冻不仅使供体组织、器官得以保存,而且冷冻和解冻过程中能选择性杀伤与排斥反应相关的树突状细胞,从而降低免疫原性。经深低温冷冻后,由于骨组织细胞死亡或细胞膜表面抗原决定簇的结构发生改变,受者的 T 淋巴细胞通过间接途径致敏,因而仅引起慢性排斥反应或产生免疫耐受。

(2)软组织剔除和彻底清洗能有效降低同种脱钙骨基质的免疫原性:同种异体骨移植功能与实质脏器移植不同,移植骨可以没有存活细胞,因此可以采用多种方法,尽量去除或杀死移植骨内的细胞成分,以减弱其抗原性。通过彻底刮除移植骨的骨髓、骨膜,反复洗涤,是简单有效的去除抗原方法,超声波清洗能够有效破碎骨组织中细胞成分,通过反复清洗可以进一步减弱同种异体骨抗原性。

(3)冷冻干燥和辐照灭菌在一定程度上降低了同种异体骨的免疫原性:冷冻干燥和辐照灭菌均为物理方法处理同种异体骨,有利于其长期储存,同时这两种方法均能引起同种异体骨表面抗原结构发生改变,从而在一定程度上降低同种异体骨移植的免疫反应。

3. 灭菌 骨移植物的主要作用是提供具有一

定机械强度同时又有诱导成骨作用的载体支架,在植骨部位产生骨诱导和骨传导作用,同种异体骨灭菌的原则不在于成功保存移植骨的细胞代谢活性,而是在尽量不减少移植骨骨诱导活性物质以及机械性能的前提下,达到无菌要求。20世纪70年代末,美国肌肉骨骼组织库协会颁布了一份《肌肉骨骼组织库要领》,世界各国几乎都按照这一标准选择供体、保存标本。目前,国际通过的灭菌保证水平为SAL10⁻⁶。目前常用的灭菌方法有烷基化剂和辐照灭菌。

烷基化剂通过对微生物的蛋白质、DNA、RNA产生烷基化作用,引起微生物的新陈代谢失活而将其杀灭,常用其气体灭菌,具有杀菌谱广、杀菌能力强、毒副作用低等优点。骨库中应用最广泛的是环氧乙烷,它对细菌繁殖体及芽孢、真菌和病毒均有良好的杀灭作用。普遍认为其对同种异体骨骨诱导能力和力学强度不会造成损害,但可能损害冷冻骨移植物的骨传导性。另外,因为环氧乙烷是易燃、易爆、有毒性物质,滑膜及软组织对该气体的刺激会产生强烈反应,容易导致骨关节移植失败。加之其对皮质骨穿透能力差(仅能穿透6mm),目前仅推荐用于颗粒状骨材的消毒灭菌。

辐照灭菌是利用γ射线、X射线或电子辐射能穿透物品,杀灭其中微生物的低温灭菌方法,分为直接作用和间接作用。直接作用是射线激发的电子作用于DNA,使分子键断裂;间接作用是射线引起细胞内水的解离,生成H⁺、OH⁻离子以及H、OH自由基,从而生成过氧化物,作用于核酸、酶和蛋白质。γ射线辐照会导致移植骨的骨诱导活性和生物力学强度的降低,辐照后的异体皮质骨抗三点弯曲和剪切能力明显下降,25kGy γ射线辐照处理使脱钙骨诱导活性丧失40%。目前,大多数国家都是以平均吸收剂量25kGy作为医疗用品灭菌的合适剂量,可保证残存活菌减少至10⁻⁶,也可保证厚度5cm以下的皮质骨微生物、乙肝病毒、艾滋病等完全灭活。

4. 保存　目前,国内外骨库应用最多的同种异体骨保存方法是深低温冷冻法和冷冻干燥法,酒精等化学存储方法由于破坏成骨活性以及去抗原性不完全,目前已不推荐使用。深低温冷冻法对移植骨的生物学性能和生物力学特点无明显影响,是要求保留软骨活性的同种异体骨、关节保存的首选方法,同时也适应于各种骨移植材料的保存。在深低温(-80℃)状态下,酶的活性基本消失,对骨的破坏最小,胶原酶处于静止状态,一定程度上降低了免疫原性,同时力学强度保持不变。美国组织库协会骨保存标准为,深低温冷冻骨保存于-70℃以下,保存时间为5年;-20℃保存时间不超过半年。

冷冻干燥法开始应用于20世纪40年代的美国,当时为了使异体骨在常温下可以保存,方便运输和储存。骨组织内的水包括两部分:游离水(free water)和结合水(bound or structure water)。矿物质、糖、蛋白质等以游离或者水解的形式存在于游离水中,当冷却时,它结晶成冰。结合水参与微分子结构,结合于细胞结构内。冷冻干燥的原理是使同种异体骨内的水在结晶状态(冰)下直接升华成气态(水蒸气),然后抽真空去除。经冷冻干燥的异体骨含水量可降低到6%以下,密封后可室温保存5年,其生物学活性不变,便于运送和储存,但冷冻干燥会使所有的骨细胞死亡,处理后的异体骨的生物力学强度会降低。因此,对于大段骨和需要承重的骨材料,应避免使用此种方法。

(二)同种异体骨产品

骨库中的同种异体骨按加工工艺主要可分为:深冻骨、冻干骨和脱钙骨;按加工形态可分类包括:大段骨、骨块、骨板、骨条、骨钉、骨粒、骨粉、椎间融合器、专用骨件(包括股骨头、股骨髁、胫骨平台等)。此外,骨库产品中通常还包括异体软骨和半月板等。

国外一些知名组织库或组织生产企业如Osteotech、LifeNet、MTF等经过几十年的发展,已具备一定的规模,生产的同种异体骨修复产品种类多样,临床使用多年,其疗效得到了业内肯定。

在国内,山西组织库、解放军总医院第一附属医院(304医院)骨科研究所组织库较早地同国内多家医院相联系,根据这些医院的骨科专家的临床要求设计生产固定规格骨条、骨块、骨钉、脊柱融合骨笼等,已应用于临床,取得了不错的效果。同时按照国家药监局的管理要求进行了组织产品的医疗器械注册,对组织移植产品进行了研发和临床试用,开发出一系列新型产品,如脱钙骨基质、颈腰椎脊柱融合cage及其配套器械、异体半月板等,在临床上取得了较好的应用效果。

1. 深低温冷冻大段骨 骨肿瘤保肢治疗行广泛切除、严重的创伤骨折导致的骨丢失、骨病或者感染等是临床上形成大块骨缺损的主要原因,若不进行及时修复,将严重影响患者肢体的功能。如何修复、恢复骨的连续性仍然是骨科医生面临的主要问题之一。大段骨缺损的修复重建,目前主要分为自体骨移植、同种异体骨移植和人工假体植入。患者自体骨移植具有愈合迅速、无免疫排斥反应及并发症等优点,但因其来源有限,又有增加手术切口、供区伤口并发症等问题而受到一定限制。人工关节假体也适用于关节部位骨缺损的修复,但假体本身无生物活性,还存在松动、感染等并发症,需要后期翻修,另外重建关节周围韧带及肌腱附着处也有一定的困难。大段的同种异体骨移植,具有来源丰富、不受缺损形态大小限制、使用便利,并且具有生物活性等优点,在骨缺损重建中是常用方法之一。

深冻大段骨主要在临床上用于修复大段骨缺损,目的是要求骨端连接,并保持骨的力学强度。大段骨异体骨的移植并非要求将异体骨完全变为宿主骨,而是要求异体骨与宿主骨发生骨性连接,不被吸收,能够满足长期的支持和运动功能。

大段骨移植的原则有:①固定要牢固,在骺端和干骺端植骨最好使用接骨板固定,对长骨骨干应选用髓内钉,可通过阶梯截骨的方法防止旋转;②尽量避免使用螺钉,它会因应力集中导致骨折;③异体骨复合假体时可使用骨水泥固定,但不要把骨水泥注入宿主骨与移植骨断面之间;④尽可能在骨接合部位植入钳碎的自体骨以促进愈合;⑤将肌腱韧带软组织以适当张力牢固连接到植入骨上,以保持关节稳定性;⑥伤口仔细缝合,防止皮肤坏死。

2. 冻干松质骨 冻干松质骨含有丰富网眼,可以使新骨直接在骨小梁表面爬行覆盖,并逐渐吸收和重建。通常被制成不同尺寸的骨碎块和骨条,可以在室温下保存,植入前应复水。特别适合填充骨囊肿、纤维结构不良和巨细胞瘤等刮除后的骨空腔或者骨缺损,常需彻底清除或刮除组织,必要时可使用磨钻对侵犯局部的巨细胞瘤行电热烧灼瘤壁或者使用化学药物进行处理。彻底清创、大量冲洗之后,方可行紧密填充植骨。如涉及关节面塌陷,需要同时辅助皮质骨和内固定进行支撑和固定。

胫骨平台和跟骨本身就有大量松质骨,一旦发生骨折,需要支撑塌陷的关节面,在关节面下方可以行紧密植骨。因为植骨床血管和成骨组织丰富,容易通过骨传导达到骨愈合,临床报道的成功率达90%以上,并且极少出现严重的免疫排斥反应。近年来,随着髋关节置换患者的逐年增多,全髋关节翻修的病例也不断增加,大量的冻干松质骨被用于骨缺损后的充填固定,成为打压填塞植骨。其理论基础为:碎骨破碎产生大量折断表面,使骨内生物活性物质得到释放,填塞植骨可以改善植入骨的骨传导性能,使植入骨承受的负载增大,能够早期负重以促进成骨。

3. 脱钙骨基质 脱钙骨基质分为完全脱钙骨基质、部分脱钙骨基质、去抗原自溶同种异体骨等。通过改变制备过程中的脱钙时间长短可以得到不同强度的骨基质。完全脱钙骨基质具有骨诱导活性,但不具有力学强度。而部分脱钙骨基质具有一定的生物力学强度和具有骨传导性的良好孔隙结构,有利于微血管的长入和带来破骨细胞、骨髓基质干细胞、骨生成因子以及旧骨吸收和新骨形成。

Urist 等首次报告了脱钙骨基质(DBM)植入动物肌肉内可以诱导骨形成,从而证实了骨诱导的存在。并进一步从骨基质中分离出具有重要意义的骨诱导作用物质—骨形态发生蛋白(bone morphogeneticprotein,BMP)。脱钙骨基质的成骨作用机制:DBM 经过脱钙作用,解除了钙盐对 BMP 包绕,BMP 释放由间充质细胞分泌的内源 BMP,共同在植骨区形成浓度梯度。外源性和内源性的 BMP 与移植受区间充质细胞之间的反应,使得来源于骨膜纤维层、血管周围及软组织的具有多能、多向分化特点的骨祖细胞,被诱导向成软骨、成骨细胞方向转化,从而诱导成骨。并且 DBM 所具有的天然孔隙结构,也有利于 BMP 缓释及新生骨及其他组织长入,促进骨的形成。脱钙骨基质(DBM)具有良好细胞组织相容性,天然孔隙结构,并且具有可塑性和一定的机械强度。

临床上因各种原因造成的骨缺损形态常很不规则,而目前常用的颗粒或棒状植骨材料填充植骨会有颗粒脱落或残留无效腔,使骨缺损治疗失败。研究一种根据骨缺损形态塑型的植骨材料,有助于提高骨缺损的修复作用。可注射骨修复材料修复骨缺损,具有塑形好、组织损伤小、操作简便、手术并发症少等优点,具有良好的应用前景,受到高度重视。已经被美国 Osteotech 公司制成的具有骨诱导和骨传导功能的 Grafton 系列产品,已广泛应用于临床,效果较好。

4. 椎间融合器 椎间融合术是脊柱外科常用的手术技术。传统的植骨融合方法存在术后稳定性差,患者卧床时间长,椎间隙高度丢失等弊端。椎间融合器的发明较好地解决了上述问题,其设计原理是基于 Bagby 的撑开-压缩稳定效应,即在植入椎间融合器后,能够有效撑开融合区域周围的肌肉、纤维环和相关韧带并使软组织保持一定张力,将椎间融合器与椎体相互挤压达到三维超静力学固定,与此同时,椎间融合器表面的螺纹能够"咬住"上、下椎体,使 cage 与上、下椎体构成一个稳定的整体。相对于传统植骨融合术而言,融合器的植入可以显著地防止术后椎间隙的丢失及保持脊柱的生理弯曲,能够有效避免由此而引发的神经根的受压及椎管狭窄等并发症。除此之外,椎间融合器还能够提供术后的即刻稳定性,通过撑开-压缩效应所产生的压应力为骨生长创造良好的生物力学条件,促进早期融合,提高融合率,降低患者卧床时间。

同种异体骨弹性模量更接近人骨,生物力学性能优异;具有天然的生物骨质结构,利于自体骨的爬行替代;富含成骨所需的多种因子,具有独特的骨诱导优势。与金属材料、碳纤维材料、聚醚醚酮(PEEK)材料、生物可吸收材料等相比,更加适合制作椎间融合器。

## 三、同种异体骨临床应用情况

同种异体骨在临床上可应用于各类骨缺损的修复和填充,目前使用较多的是小块异体骨和大段异体骨。小块异体骨主要成分是松质骨,多用于骨腔隙的充填,可以避免取自体骨伴随的各种并发症;大段异体骨主要由骨干皮质骨和骨关节构成,大多用于骨肿瘤保肢术,与假体相比其强度不高,但可以达到骨性愈合。有时为了发挥自体骨的成骨活性,在使用小块或大段异体骨时应尽量利用已凿下的自体骨碎片将其掺入异体骨或置于接骨断端,以利于骨愈合。

### (一)同种异体骨在临床应用注意事项

同种异体骨在临床中的应用,除了常规的术前准备之外,还有适应证和禁忌证。

1. 适应证

(1)填充由于骨囊肿、肿瘤或其他原因所致的骨缺损或空腔。主要有:①良性骨肿瘤或肿瘤样病变局部搔刮术后残留的空腔;②切除良性、低度恶性或恶性肿瘤后造成的骨缺损;③骨结核病灶彻底切除后,残留骨缺损较大,自行修复困难。

(2)关节间桥接进行关节融合。

(3)桥接大的骨缺损或建立长骨连续性。

(4)提供骨性阻挡以限制关节活动(关节制动术)。

(5)促使假关节愈合。

(6)在延迟愈合、畸形愈合、新鲜骨折或进行截骨术时促进愈合或填充骨缺损。

2. 禁忌证

(1)凡肢体上有炎性病变时,需等待半年至1年炎症完全消除后,方可考虑行植骨术。

(2)有开放性创口存在时,一般需待创口完全愈合半年至1年后,方可行植骨术。

(3)肢体创伤后有广泛的瘢痕组织存在时,需先做手术处理,创造血液供应良好的软组织床3个月后,方考虑行植骨术。

前两条禁忌证主要是针对一般的择期手术而言,如特殊情况,例如窦道经久不愈的慢性骨髓炎,或者骨关节结核做死骨切除或者病灶清除术后遗留的空洞不能用其他方法消除时,可以考虑在彻底清创后,抗生素控制下行移植松质骨或做带蒂植骨。

3. 影响移植手术成功的因素

(1)植骨床和周围软组织血供:同种异体骨移植的成活与否,并不取决于它所包含成活的骨细胞多少,而是取决于异体骨周围的成骨细胞与破骨细胞能否完成爬行替代的过程。移植骨表面细胞的成活与植骨床和周围软组织的血运成正相关。植骨床和周围软组织血供丰富,则有利于受区有血运的骨与无血运的移植骨密切接触,使有活性的血管肉芽组织长入移植骨。

(2)移植骨块种类和大小的影响:研究表明松质骨的成骨能力优于皮质骨,但与松质骨块的大小不成正比。皮质骨主要是力学强度较好,起到一个支撑和支架的作用。松质骨块的大小要适宜,有研究认为其小于 1mm 时,会引起炎症反应而无成骨活性;厚度应限制在 5mm 以下,更有利于松质骨表面存活的细胞与周围组织的接触,利于血管的尽快长入。

(3)植骨术后的固定:术后植骨区肢体的固定,尤其是 3~4 周内,对早期骨长入以及周围软组织的恢复非常重要。例如肱骨骨折的治疗过程中,经术中完成骨折复位、内固定、周围植骨后,术后仍然要求辅助外固定来制动。一般在术后的 3~4 周内,要求臂部用宽胶布固定于胸侧,使之完全固定,仅保留手的活动。

4. 同种异体骨移植的临床愈合评价标准 1995 年在山西召开的骨移植专题座谈会上,与会者提出为了便于临床总结和交流,将骨移植的临床愈合及评价标准归纳参考如下:

(1)临床判断骨愈合的基本依据仍然是临床检查和 X 线检查;

(2)对于无骨缺损的植骨病例,植骨愈合可按骨折愈合标准进行判定;

(3)对大段骨移植或异体半关节置换时,当植骨与受区骨连结处发生融合,在一定的内固定或(和)外固定支持下,能够满足一般基本生理活动需要,可认为植骨愈合;

(4)只是作为骨腔填塞、无支撑作用时,当新骨生长,植入骨粒边界模糊,一般无功能不适者,可认为植骨愈合。

(二)同种异体骨临床病例

解放军总医院第一附属医院骨科利用组织库储备的同种异体骨资源,应用于临床,治愈了大量的骨缺损患者。以下是几个典型病例:

1. 深冻大段骨用于骨恶性肿瘤切除后肢体的重建病例 患者,女,56 岁,主因左侧髂骨疼痛 1 个月就诊,X 线片示左侧髂骨大面积骨质破坏,手术切除瘤段后给予异体半骨盆移植重建肢体,采用接骨板螺钉固定异体骨,术后患者功能良好(图 5-4-1)。

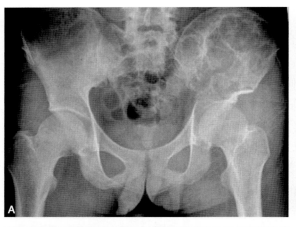
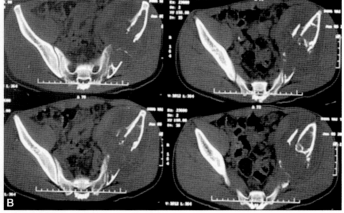
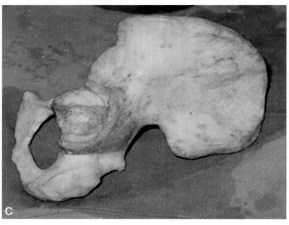
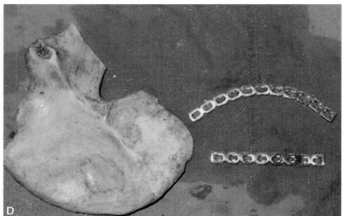

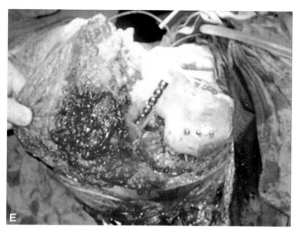

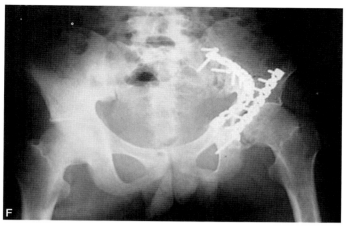

图 5-4-1 深冻大段骨用于骨恶性肿瘤切除后肢体的重建
A. 术前 X 线片;B. 术前 CT;C. 异体半骨盆;D. 修正后的异体骨;E. 术中进行骨移植;F. 术后 X 线

2. 深冻腓骨段用于肱骨近端粉碎性骨折的治疗 患者,女,75 岁,主因摔伤致左侧肱骨近端粉碎性骨折,X 线和 CT 均显示内侧皮质骨失去支撑。术中采用深冻腓骨段髓腔内植入,然后用肱骨近端锁定接骨板固定。术后 1 年显示骨痂生长,骨折愈合,未出现内固定失效(图 5-4-2)。

3. 冻干松质骨用于腔隙性骨缺损的修复 患者,男,18 岁,主因右腕关节疼痛 10 个月就诊,X 线片示右桡骨远端低密度区,手术刮除囊性物(病理提示为骨巨细胞瘤)后出现骨缺损,给予异体松质骨粒填塞,术后 1 个月显示有骨痂生长,移植物发生愈合(图 5-4-3)。

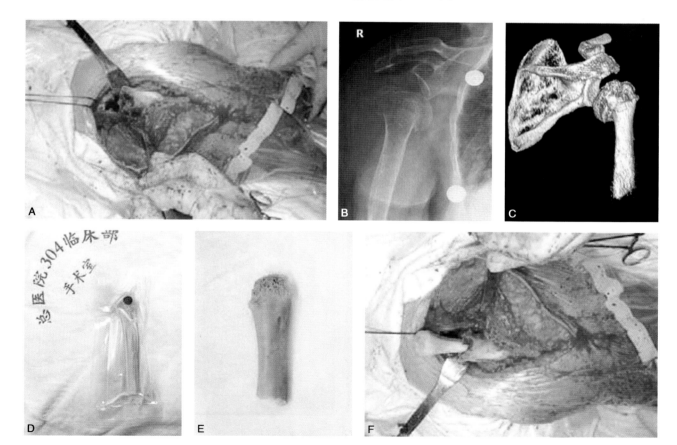

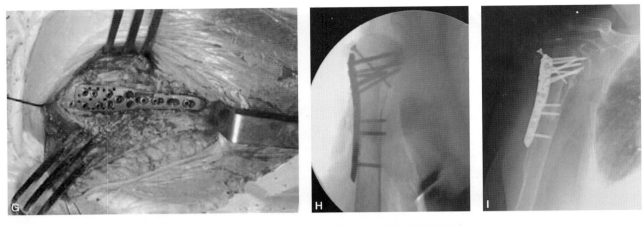

图 5-4-2　深冻腓骨段用于肱骨近端粉碎性骨折的治疗

A. 肱骨近端粉碎性骨折；B. 术前 X 线；C. 术前 CT；D、E. 术中异体骨准备；F. 术中异体骨植入；G. 钢板固定；H. 术后即刻；I. 术后 1 年

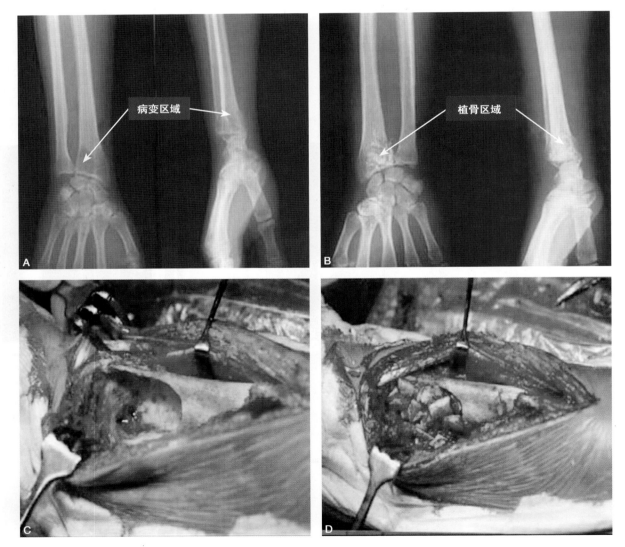

图 5-4-3　冻干松质骨用于腔隙性骨缺损的修复

A. 术前 X 线片；B. 术后 1 个月 X 线片；C. 术中刮除后；D. 术中植骨后

4. 脱钙骨基质用于腰椎椎间融合的治疗 患者,男,45岁,主因腰椎间盘突出症就诊,症状及影像学资料均提示 $L_{4\sim5}$ 椎间盘突出压迫神经。手术给予摘除 $L_{4\sim5}$ 椎间盘,通过植骨漏斗给予植入脱钙骨基质及自体骨碎块。术后1年半显示椎间植骨融合良好(图5-4-4)。

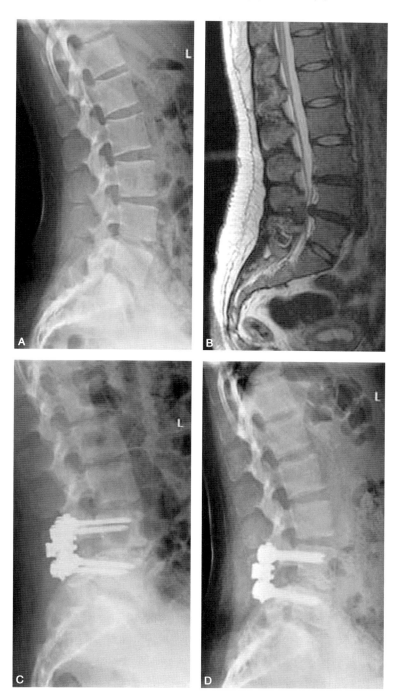

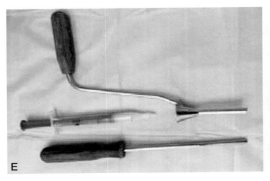
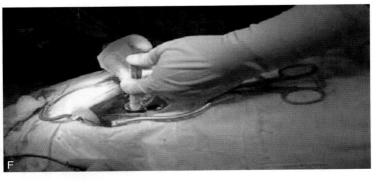

图 5-4-4 脱钙骨基质用于腰椎椎间融合的治疗

A. 术前 X 线片;B. 术前 MRI;C. 术后 X 线片;D. 术后 1 年半 X 线片;E、F. 术中通过植骨漏斗向椎间隙内植入脱钙骨基质

## 四、我国供体捐献的现状

同种异体骨的来源主要来自患者的遗体捐献。遗体捐献,是指自然人生前自愿表示在死亡后,由其执行人将遗体的全部或者部分捐献给医学科学事业的行为,以及生前未表示是否捐献意愿的自然人死亡后,由其家属将遗体的全部或部分捐献给医学科学事业的行为。对社会来说,遗体捐献对社会医疗卫生事业有极大的贡献。人体解剖、人体器官移植、创伤组织修复等都需要大量的遗体来源。对个人来说,遗体捐献是种高尚人格的体现,是一种对自身、对社会乃至对自然的一种科学的态度和价值观。组织器官捐献和移植的医学和人道主义价值得到美国社会的共识已有 40 多年。其重要标志就是建立在统一组织赠予法令基础上的相关立法。美国于 1997 年倡导了遗体捐献运动,并执行新的法令要求医院向器官获取机构(Organ procurement organizations,OPO)随时汇报所有的死亡病例,在全美各地的 OPO 机构共有 63 处,它们是骨组织材料获取的主力机构。

然而在我们中国,这项工作的进行则显得举步维艰,制约该项工作发展的主要问题包括有伦理观念障碍、法治建设滞后、人文关怀缺乏等诸多因素。我国组织库和骨库以前面临的问题是没有器官与组织捐献的立法,2006 年 7 月颁布施行的《人体器官移植技术临床应用管理暂行规定》,在法律上为遗体捐献扫清了障碍。为了推动我国遗体捐献工作,中国人民解放军骨科研究所同江西省红十字会一道经过多年的摸索,于 2007 年 10 月 10 日成立了江西红十字医用组织库——具有独立法人的一个非盈利、公益性组织机构。组织库的筹备和建立过程中,得到了全球最大的非营利性组织库——美国 LifeNet Health 的大力支持和帮助,是我国第一家完全依照人道主义伦理规范,采纳国际先进技术及运行模式进行工作的供体获取和处理机构,在国内乃至亚洲均具有标志性意义。组织库的宗旨是:遵守国家宪法、法律、法规和国家政策,弘扬"人道、博爱、奉献"的红十字精神,遵守社会道德风尚,大力推动江西志愿捐献遗体工作;建立科学规范的遗体接收模式,将志愿捐献的遗体进行安全、有效地采集,并科学处理、储存为医用组织材料,供医学科研及临床组织材料生产机构使用,实现救治患者的人道愿望。

为了整合民间爱心资源,宣传志愿捐献遗体的意义,维护捐献者权益,进一步推动遗体捐献工作,2008 年 11 月 5 日,江西省红十字会批准成立了"江西省红十字志愿捐献者之友"。这是一个由遗体志愿捐献者组成的民间组织,得到了广大爱心人士的大力支持。经过几年的运行和发展,江西红十字医用组织库已日趋成熟。组织库大力宣传了遗体捐献的目的和意义,引导民众认识到捐献遗体利国利民,是一项拯救他人,延续生命的事业,是一种文明的风尚。同时,组织库也建立了规范的服务来维护遗体捐献者的人权与尊严,为捐献者及家人提供人性化的服务。包括为捐献者举行庄严的追悼仪式;在环境优美的纪念园刻录捐献者的名字,以供后人缅怀;将每一位捐献者的资料汇编成光荣册,存入档案,永久保存,供后人查阅等。

为了进一步推动我国的遗体捐献工作,中国人民解放军骨科研究所先后又和南京红十字会、郑州红十字会合作,运用江西红十字医用组织库的成功经验,成立了南京红十字医用组织库和郑州红十字医用组织库。

（赵彦涛 李忠海）

## 第五节 异种骨移植

### 一、概述

1668 年,荷兰外科医师 Job van Meekeren 做了一个尝试,用一块犬的头骨修复了一名士兵的创伤性颅骨缺损。因为该治疗方法违背了基督教教义,这名士兵被逐出了教会。后来,为了能够重返教会,士兵希望 Meekeren 医师移除移植的犬骨。但 Meekeren 医师发现移植的犬骨已与士兵的头骨融合。这就是世界上首次有记载的骨移植,也是世界上首例异种骨移植。此后,骨移植已成为人类除输血以外最常见的组织移植,目前广泛用于骨折不愈合、骨缺损、关节重建和脊柱融合等。理想的骨移植修复材料应具备骨传导特性、骨诱导作用及促进骨生成的成骨细胞,同时还应具有良好的生物相容性、可降解性。根据骨移植的材料,可分为自体骨移植、同种异体骨移植、人工骨移植和异种骨移植。其中,自体骨移植是骨缺损修复的"金标准",但由于其增加创伤、取骨量有限、易导致取材部位并发症等问题,临床应用因此受到限制;同种异体骨来源较自体骨丰富,具有良好的生物活性,但存在抗原性,有乙肝、艾滋病等疾病交叉感染的风险;人工骨来源广泛、安全有效、无免疫排斥反应,但成骨方式单一、降解率与骨组织生成率不匹配,虽然经过原料及工艺逐步改善,临床应用逐步增多,但在生物性能等方面仍无法企及天然骨。

哺乳动物源性异种骨组织是与人骨组织结构相似的天然支架材料,具有骨传导作用与骨诱导活性,易发生爬行替代,可作为一种骨移植替代材料,且异种骨来源广泛,易于保存,移植时使用方便,可有效弥补自体骨移植及同种异体骨移植来源严重不足的问题,满足日益增多的患者对骨移植的需要,而且可避免自体骨移植二次手术可能造成的并发症,缩短手术时间。但由于种属间的抗原差异,移植后可能导致剧烈的免疫排斥反应。如能降低或消除其抗原性,减轻或消除排斥反应,异种骨将

会成为一种理想的组织工程材料,因此有着广泛的应用前景。

### 二、异种骨的免疫原性

#### （一）异种骨的抗原物质及分布

异种骨的抗原主要位于骨的有机质中,目前研究发现的异种骨抗原主要包括以下几种:

1. 天然异种抗原 α-半乳糖基抗原(α-Gal)是公认的主要存在于灵长目以外的哺乳动物体内的异种抗原,主要表达于骨髓细胞及骨细胞、成骨细胞细胞膜上及哈弗氏管周围,在骨组织中分布比细胞上少,主要参与体液免疫反应。

2. 主要组织相容性复合物(MHC) 根据结构和功能的不同,可分为 MHC-Ⅰ型和 MHC-Ⅱ型两类。其中 MHC-Ⅰ型抗原分布于所有有核细胞的表面,即在骨细胞、成骨细胞、破骨细胞等有核细胞的细胞膜表面均有分布;而 MHC-Ⅱ型抗原的组织分布存在种属差异性,其在骨组织中分布尚未明确。

3. 松质骨中骨髓和血液的细胞成分 在其细胞膜表面有 α-Gal 抗原和 MHC-Ⅰ抗原表达,因此也具有一定的抗原性。

4. 骨中的胶原和基质等 骨胶原主要为Ⅰ型胶原,目前研究认为各种系之间组成成分差异较小,抗原性较弱,骨中的矿物质成分无抗原性。

#### （二）异种骨移植术后的免疫反应

异种材料植入人体后,与人体血液直接接触,激活血液内含有的 α-半乳糖基天然抗体,其所介导的细胞毒效应,引起移植物血管内皮细胞溶破、血栓形成及炎症反应,导致超急性排斥反应;异种骨移植属于非吻合血管的游离组织移植,并不直接暴露于血液中,所以异种骨移植后并不出现明显的超急性排斥反应。但异种骨移植后,由于组织相容性差异较大,可发生急性排斥反应而影响移植骨的存活。

由于异种材料与人体的 MHC 分子差异较大,细胞因子及其受体不匹配,难以通过直接识别途径激发免疫应答,所以排斥反应主要通过间接识别途径而发生。通过 CD4[+]Th 细胞识别自身抗原呈递细胞呈递的异种 MHC-Ⅱ单态和多态决定簇,通过 Th1、Th2 细胞作用,发生急性排斥反应。较同种排斥相比,其反应更强烈,不易被免疫抑制剂所抑制。

其免疫排斥反应主要有以下两种方式:①体液免疫:异种骨的 α-Gal 抗原会与人血清中天然存在的抗 α-Gal 抗体相结合,通过替代途径和经典途径激活补体,从而对异种骨移植物进行攻击。②细胞免疫:异种骨移植后,机体将通过辅助细胞对抗原进行摄取、处理和呈递,进而引发 T 淋巴细胞和 B 淋巴细胞的活化、增殖和分化,并最终引起细胞免疫,从而产生排斥反应。在异种骨移植后的免疫排斥反应中,细胞和抗体均可介导细胞毒作用,其中细胞介导的细胞毒作用在整个免疫反应中占有极其重要的地位,它是由 $CD8^+T$ 淋巴细胞所介导的。该细胞的抗原受体与靶细胞表面抗原 MHC- I 类分子复合物结合,活化并释放出溶细胞性介质,从而导致靶细胞溶解破坏。而异种胶原虽能刺激受者产生抗体,但与移植排斥反应无明显关系。

## 三、异种骨的制备方法

目前,牛、猪、羊、兔等动物的骨骼均可作为异种骨的来源,其中以牛骨和猪骨多见。为了更好地发挥异种骨移植的优点,保证其在临床应用中的安全性和有效性,必须对异种骨进行制备处理。这也是异种骨移植取得成功的前提和关键。异种骨的制备处理目的是减少或去除异种骨中的抗原成分,降低或消除异种骨移植所引起的排斥反应,同时尽可能保留原骨组织的三维形态结构和其诱导成骨能力。这也是异种骨研究的核心问题。异种骨去抗原主要是通过脱细胞处理,处理目的是有效去除所有细胞及核质,并将对支架的组成成分、生物活性和机械完整性的干扰减到最弱以保留基质成分。目前,对异种去抗原处理方法通常采用不同的物理、化学及酶方法联合使用,但是各种方式对异种骨支架的脱细胞处理同时也不同程度的影响到了异种骨材料天然生物特性。

### (一)物理方法

物理方法破坏细胞膜使细胞内成分释放,然后进一步从支架上去除细胞内成分。但是,仅仅应用物理方法并不能完全去除细胞。

1. 高温煅烧法 高温煅烧法是将异种骨脱脂脱蛋白处理后再在空气中进行高温煅烧,煅烧可将骨中全部有机物氧化清除,彻底消除异种抗原,还能保留动物骨原有的无机盐骨架并形成高度多孔

的结构而适合于移植。经过煅烧的异种骨主要成分是高纯度的羟基磷灰石,因为有机成分都被除去,所以高温煅烧后可使骨力学强度低、脆性大、可降解。但该法使异种骨的诱导活性严重破坏,同时,煅烧骨颗粒的大小会影响细胞的植入和黏附、营养成分的渗入、细胞代谢产物的排出以及肉芽组织和新生骨组织细胞的长入。煅烧工艺条件的选择对异种骨的力学性能及降解性能有着显著的影响,其温度影响尤为重要。制备低结晶度的煅烧骨对骨修复更为有利,但结晶度过低时材料的力学强度又可能太低,不足以满足长骨缺损的修复,因此低结晶度与较高力学强度之间应有一个适当的平衡。长时间的高温煅烧可改变羟基磷灰石的结晶状态,进而影响骨的力学性能和可降解性。X 射线衍射(XRD)物象分析表明,600℃煅烧能够提高羟基磷灰石的结晶度,从而提高力学强度,但同时不可避免地降低材料的降解性能。在煅烧时加入焦磷酸钠(NP)可使羟基磷灰石(HA)变为磷酸三钙(TCP)。TCP 相对溶解速度较 HA 快,溶解度高,适合于细胞生长,利于血液和营养物质流经骨块缺损处,使之能转化为骨矿物质并最终达到骨重建。由于高温煅烧降低了骨的力学性能,所以一般不用于负重部位植骨。目前,最适合的煅烧温度及最优煅烧骨颗粒的确定仍存在争议。

2. 冷冻干燥法 低温冷冻法是常用于处理各种骨移植材料的方法之一,一般推荐温度低于 -70 ~ -80℃。低温冷冻技术可对细胞表面的抗原结构进行破坏,从而降低其抗原性,使移植后的免疫排斥反应降低,但其骨诱导活性也会降低,且单用此法不能将移植骨的抗原彻底消除。低温冷冻使异种骨免疫原性减低的机制并不十分明确,有学者认为低温时细胞内生成的冰晶,可以破坏细胞膜引起细胞的溶解,从而降低了异种骨的免疫原性。深低温冷冻的基础上真空干燥可以进一步降低其免疫原性,优于单纯脱钙和冷冻处理。但低温冷冻方法对异种骨材料的生物力学影响有争议,且冻干骨的临床应用结果评价不一。

3. 超声生物技术 包括超声碎细胞和超声洗涤等技术,在生物研究领域应用广泛。超声波可以引发强烈的振动,同时还有高速化、空化效应和搅拌作用。在一定的强度和频率条件下超声波在液

体中传播产生许多微小气泡,暴露在声场中的气泡先迅速膨胀到最大半径,然后被迅速压缩并瞬间崩溃闭合,所产生的瞬时高温、高压及强烈的冲击波与激射流将细胞击碎。目前的研究尚没有一个统一的频率和强度来破坏细胞。超声技术较常规方法处理脱细胞更彻底,而且缩短了异种骨支架材料制备周期,不影响支架材料的生物力学性能。探索超声去除异种松质骨抗原的最佳频率与强度,是研究该应用技术的关键和重点。

（二）化学方法

化学方法是指采用化学方法对异种骨支架材料进行脱脂、脱蛋白、脱细胞或脱钙等处理,主要是采用不同化学试剂浸泡异种骨,如甲醇、氯仿、乙醚、过氧化氢（$H_2O_2$）。通过不同试剂共同作用制备部分脱蛋白骨、完全脱脂脱蛋白骨、脱细胞骨基质及脱钙骨基质等。常用的脱脂化学试剂有乙醚、氯仿、甲醇及甲醛等有机溶剂,脱蛋白试剂有过氧化氢、乙二胺等。

1. 部分脱蛋白　脱蛋白法是去除有机基质,能消除由于供体与受体组织相容性差异而产生的不良后果,但仍保留植骨能力。脱蛋白骨保留了原骨组织的三维网状空隙结构,保存了天然骨的空隙率、孔径及孔间连接,蛋白质含量极低,主要成分由钙和磷组成的非结晶相羟基磷灰石。脱蛋白骨具有较好的生物力学性能,其羟基磷灰石结构具有较好的抗压强度,且具有一定的抗拉、抗折弯的强度,但脱蛋白法使部分Ⅰ型胶原蛋白变性,降低了骨力学强度和弹性。随其处理方法的不同其成分及生物力学强度有一定差异。在脱脂脱蛋白处理中,采用$H_2O_2$进行脱蛋白处理非常普遍,一般采用$H_2O_2$浸泡异种骨以去除有机基质。经过处理后的骨支架材料免疫原性低,因为部分脱蛋白,完整地保留了原料骨中的无机物框架和部分胶原蛋白,克服煅烧骨易脆或降解性能不佳的缺点,又避免了骨胶原骨基质强度太差的弱点,所以部分脱蛋白骨更宜作为骨修复支架材料。但由于脱蛋白处理过程中强烈的氧化作用引起胶原及其他蛋白化学变性所导致材料无骨诱导活性。$H_2O_2$作用时间越长,异种骨支架的免疫原性也就越低,但支架材料的生物力学强度也明显降低。在骨基质中氨基酸总量随着$H_2O_2$处理时间的延长并没有明显的变化,没有出现

大量蛋白质被去除的现象。所以,目前认为$H_2O_2$作用机制可能是其强氧化作用使得支架材料上的蛋白发生变性,并没有起到脱蛋白的作用。异种骨中的主要有机成分Ⅰ型胶原蛋白是维持骨韧性重要成分,其在$H_2O_2$作用下发生变性,可使得异种骨的脆性增加,强度降低。部分脱蛋白骨的典型代表为Kiel骨,其采用新鲜牛骨,机械方式去除软组织及骨髓,通过过氧化氢浸泡去除部分蛋白、脂溶剂脱脂、丙酮干燥、环氧乙烷消毒获得,具有良好的力学强度和组织相容性,是较理想的植骨材料。目前Kiel骨已经商品化应用于临床。

2. 完全脱脂脱蛋白　完全脱脂脱蛋白骨通常将异种骨经过氧化氢和乙二胺两次处理制备,从而完全去除其中的脂肪和蛋白成分。经过完全脱脂脱蛋白处理后异种骨的免疫原性明显下降,实验证明移植后不会引起强烈的排斥反应,有较好的组织相容性,但力学性能较差,且因为骨支架中的有机成分几乎全部被清除掉,经过处理的支架材料几乎没有骨诱导性,在成骨方面受到了限制。其典型代表、Oswestry骨等已应用于临床并取得了一定的效果。

3. 脱细胞骨基质　非离子洗剂Triton X-100是一种广泛使用的脱细胞洗剂,作用时间根据不同的组织从几个小时到两周。它主要是通过破坏脂类之间和脂类与蛋白之间的相互作用,经过处理后除去了基质材料上的脂类,有效保留了蛋白物质。用Triton X-100处理血管可以有效地除去血管内的细胞并保存血管的结构。但是Triton X-100脱细胞处理的过程中同时除去了支架材料中的黏多糖成分,不利于细胞的黏附。

4. 脱钙骨基质　脱钙法处理异种骨,是将异种骨进行酸处理,脱去矿物质后留有非胶原蛋白,骨生长因子及胶原复合物,即成为脱钙骨基质（DBM）,它可以制成粉末、颗粒、小块或凝胶等多种形式,均易于塑型。DBM有一定的力学强度,保留了骨基质中生物活性成分,能与骨基质内胶原紧密结合,可诱导间充质细胞向骨细胞和软骨细胞转化,有较强的骨诱导能力。研究认为脱钙由于能将成骨诱导因子释放出来使脱钙骨能更快地被新骨替代,而且部分脱钙骨甚至比不脱钙骨有更强的骨诱导能力。如果是完全脱钙骨,其成骨诱导活性虽

好,但天然骨中的无机羟基磷灰石晶体结构遭破坏,难以满足骨组织工程对支架材料的力学要求。

采用化学法降低异种骨材料的免疫原性主要是通过将异种骨浸泡于不同的试剂中,但是单纯的浸泡一方面提取液不易达到异种骨内部,另一方面提取液随着作用时间的延长,其浓度降低。一般采用物理搅拌、振荡及超声等方法与化学法联合应用,可以明显提高化学试剂的作用效率,缩短处理时间。

### (三)酶消化法

酶为蛋白酶的一种,作为消化酶而起作用。是肽链内切酶,它能把多肽链中赖氨酸和精氨酸残基中的羧基侧切断,从而起到消化酶的作用。胰酶可以使细胞间的蛋白质水解从而使细胞离散。经常作为一种脱细胞的处理方法。但是胰酶等蛋白酶长时间作用会清除异种骨中的层连蛋白、纤连蛋白、弹性蛋白和黏多糖等成分。此外,使用蛋白酶需要控制提取液的 pH 值及温度等条件,方能使蛋白酶可以有效地发挥其作用。

## 四、复合异种骨

由于异种骨的免疫原性和诱导活性具有共同的物质基础,在消除其抗原性的同时亦使成骨物质诱导过程遭到破坏。因此,采用上述方法进行制备处理的单纯异种骨无法解决消除抗原性和保持诱导活性之间的矛盾,临床效果并不理想。为解决这一问题,学者们将去抗原异种骨与骨活性物质进行复合,大大提高了骨移植的效果。

### (一)异种骨与骨形态发生蛋白(BMP)的复合

BMP 具有诱导类细胞向成骨细胞转化的能力。但值得注意的是异种 BMP 还有产生免疫排斥的危险。因此,有学者开始对基因重组人 BMP(rhBMP)与异种骨的复合进行研究。Gerhart 等将异种骨基质与 rhBMP 复合后对羊股骨缺损进行修复,术后 3 个月的影像学及生物力学结果证实 rhBMP 复合异种骨与自体骨的愈合能力相似。

### (二)异种骨与自体骨髓的复合

骨髓基质中含有定向性骨祖细胞和诱导性骨祖细胞,定向性骨祖细胞可直接分化为骨和软骨细胞,而诱导性骨祖细胞在坏死骨髓细胞释放的因子或活骨髓细胞分泌的骨诱导因子刺激下,也可分化为成骨细胞。骨髓单独使用时无支架作用,易扩散,且单纯骨髓移植并不能加快愈合的速度,而复合骨髓移植则能提高修复骨折骨缺损的能力。若异种骨与自体骨髓进行复合,则将提高其修复骨缺损的能力。

### (三)异种骨与骨基质明胶的复合

骨基质明胶是一种无定形的失去原纤维结构的母质,由于其制备过程中去除了 BMP 以外的占 95% 的非胶原性蛋白及脂类,其抗原性进一步降低。由于骨基质明胶不具一定的立体结构,缺乏支持作用,不能单独修复受力的大型骨缺损。如与异种骨复合,其与自体骨移植的愈合过程基本相同,可与受体骨床形成牢固骨性结合,为大块骨缺损修复提供有利条件。

### (四)异种骨与其他物质的复合

骨修复过程中,生长因子的序贯作用已被认为十分关键。目前已确切知道与骨修复有关的生长因子有 BMP、转移生长因子(TGF-β)、肿瘤坏死因子 α(TNF-α)、血小板源性生长因子(PDGF)、碱性成纤维细胞生长因子(bFGF)、血管内皮生长因子(VEGF)、胰岛素样生长因子(IGF)等。TGF-β 可刺激骨膜间充质细胞的增殖与分化,诱导软骨生成及软骨内骨化。bFGF 具有刺激成软骨细胞和软骨细胞增殖的作用,它还是毛细血管增殖刺激剂。VEGF 可增加血管渗透性,促进血管生成及血运丰富的骨组织的形成。有研究结果证实,异种骨复合 VEGF 基因转染骨髓间充质干细胞具有明显的成骨诱导作用。能有效促进非创伤性股骨头坏死的早期修复。此外,异种骨与抗生素的复合还可以在不影响成骨的情况下,减少感染的机会,加速移植骨的愈合过程。

## 五、异种骨的应用

目前,异种骨的应用主要包括以下方面:

### (一)异种骨在口腔颌面外科修复骨缺损的应用

由炎症、肿瘤、创伤及先天畸形等多种原因导致的颌骨缺损和牙周骨缺损较常见,是口腔颌面外科医生面临的难题。随着异种骨制备方法的不断改进。目前,在临床上异种骨材料已经被广泛用于修复牙周骨及下颌骨缺损,并取得了良好的修复效果。如有学者采用异种骨移植材料和胶原膜对 20 例牙槽骨骨缺损患者进行治疗,在治疗后 3 个月复查,发现在移植骨处有较多新骨形成,且未见明显的炎症反应。

### (二)异种骨在骨科修复骨缺损的应用

各种原因所导致的长骨骨缺损、大块骨缺损的修复和功能重建是骨科领域研究的热点。临床上对于大块骨缺损并无明确的界定,但长期动物研究发现长骨骨缺损的长度超过了其直径的 1.5 倍时就无法自行愈合。因此,不少学者将长骨骨缺损长度超过其直径的 1.5 倍界定为大段骨缺损,并将该理念应用于动物模型。经一系列理化因素处理后的异种骨保留了天然的多孔结构,降低了抗原性,被认为是修复骨缺损的有效方法。且在大块骨缺损的治疗中,除了以异种松质骨填充修复以外,还可使用异种皮质骨对其进行修复并提供结构性的支撑作用。

## 六、几种代表性异种骨

由于牛的骨骼较粗壮,有利于制备较大体积的替代材料,故几种代表性的异种骨均以牛骨为获取异种骨的原材料。

### (一)Kiel 骨

1957 年,德国 Keil 临床外科大学的 Maatz 等采用 $H_2O_2$ 浸泡等方法脱除牛骨的蛋白成分,获得了一种脱蛋白骨。该异种骨即是后来被商品化的 Kiel 骨。其制备方法为:新鲜牛腿骨经充分去除软组织、软骨和骨髓后,洗净,干骺端分离,骨干锯成一定的尺寸,将骨条放入 20% $H_2O_2$ 溶液中(38℃)72 小时,每 24 小时更换 1 次 $H_2O_2$ 溶液。换液时,再次去除软组织残渣,用流水冲洗后乙醇脱脂 24 小时,再用丙酮干燥。对 Kiel 骨进行红外、XRD 和 DSC 等各种理化性能测试,发现其无机成分主要是碳酸盐羟基磷灰石,与人骨的天然成分相同,因而具有较好的生物相容性。同时 Kiel 骨中有机成分的脱除并不彻底,脱蛋白和脱脂过程能够去除其中的细胞成分、酸溶性蛋白和脂肪等免疫原性较强的物质,但所含的胶原成分并没有被完全脱除,经 $H_2O_2$ 处理后,胶原蛋白发生变性而保留在骨块内部。Kiel 骨的免疫原性虽然较弱,但其缺点也很明显。首先,$H_2O_2$ 处理对材料的力学强度造成很大的影响。其次,$H_2O_2$ 处理使骨块中的胶原蛋白发生变性,使胶原难以发挥正常的生理功能,必然影响植入材料的成骨诱导能力,胶原不仅能为细胞提供支持和保护作用,而且与细胞的黏附、生长、表型表达均有密切关系。Ⅰ型胶原还对矿物沉积有重要的诱导作用。研究表明,Ⅰ型胶原的天冬氨酸-甘氨酸-谷氨酸-丙氨酸(Asp-Gly-Glu-Ala,DGEA)多肽序列是一种特异性的细胞黏附域,能够与成骨细胞膜表面的整合素受体作用,促进细胞黏附,介导细胞外信号进入细胞,激活细胞内外的各种信号传递通路,影响细胞的分化与生长。此外,由于 Kiel 骨的骨基质中还含有很多的蛋白质成分,在某种外界条件的诱导下,仍有潜在的抗原性。总之,虽然 Kiel 骨具有天然的三维网状结构和低免疫原性等特点,在临床上获得了初步应用,但 Kiel 骨本身还存在力学强度低、成骨能力差和潜在的免疫原性等缺点,限制了它在临床上的广泛应用,有必要对 Kiel 骨的加工方法进行改进以获得低免疫原性、高强度和高成骨能力的异种骨材料,满足临床的需要。

### (二)Bio-Oss 骨

是一种特殊的碳酸盐磷灰石结晶体,取自牛骨,为冻干的小牛骨通过脱有机质制成,经特殊处理,去除其中蛋白和其他有机成分,因此具有较弱的免疫原性,同时也具备较强的骨传导能力。Bio-Oss 骨保持多孔天然骨无机结构,与人体骨的结构几乎相同。Bio-Oss 作为一种新型的生物支架材料,其孔隙率为 70% ~75%,孔径 700μm。以往的研究也表明,Bio-Oss 多孔矿化骨,孔孔之间交通相连,形成网络立体空间结构,这种结构接近人体骨的结构,适合在骨组织工程中应用。因其疏松的内部结构,Bio-Oss 很容易被血管覆盖,对成骨细胞的迁移起到一定的促进作用。Bio-Oss 也同时被认为具有良好的生物相容性,且其较强的促成骨能力已经得到广泛的认可,同时不会引起免疫排斥反应,其性能已接近理想的骨代用品材料。在口腔颌面外科得到较广泛应用。

### (三)Oswestry 骨

是一种完全脱蛋白异种骨。具体制备方法为:将新鲜牛骨剥除软组织,浸泡于大量 38℃ 20% $H_2O_2$ 溶液中 24 小时,重新换液再浸泡 24 小时,反复流水冲洗除去软组织残渣。乙醚脱脂 24 小时,置于 Soxleht 容器中用乙二胺提取 24 小时,流水冲洗干净,再用乙醇浸泡 24 小时,用前取出,待乙醇挥发后消毒备用。Oswestry 骨虽然抗原性微弱,可通过骨传导作用表现出一定的成骨效应,但未表现出骨诱导活性。并且只有在置于血管丰富的松质骨床或与自体红骨髓复合使用才能取得成骨效果。因此,这些脱蛋白骨被认为仅仅适合作为一种骨缺损填充植入物,为新骨长入提供骨传导和保护性支架作用,故建议该异种骨以复合形式应用。

### (四) Tutobone 骨

Tutobone 骨是将牛松质骨经过化学和物理方法处理后制备成的一种支架材料。其具体的制备方法为:以不同浓度生理盐水清洗牛松质骨组织,将组织置于丙酮中经超声处理,以 $H_2O_2$ 和丙酮处理,最终以 17.8kGy 的 γ 射线辐照灭菌。该材料保留了组织的原有结构,不破坏其原有的生物力学性能,具有良好的强度和弹性,为无细胞含有天然 I 型胶原的骨基质。有学者将 Tutobone 应用于开放截骨成形术及髋关节成形术。术后组织学及放射学检查表明,患者均获得稳定的骨融合,显示出良好的生物相容性和成骨诱导性能。将其移植入取自体髂骨后的供区以填补缺损,显示出良好的骨整合性,高生物相容性,且无明显炎症反应。Tutobone 是代替自体骨移植的可行方法。

## 七、展望

理想的骨移植修复材料应具备骨传导特性、骨诱导作用及促进骨生成的成骨细胞,同时还应具有良好的生物相容性、可降解性。哺乳动物源性异种骨组织是与人骨组织结构相似的天然支架材料,天然的骨结构及其孔隙有利于细胞的黏附及增殖,生物力学与人骨相似,较其他来源的植骨材料有着其自身的优势,具有骨传导作用与骨诱导活性,易发生爬行替代,且来源广泛,可以大量提供,易于保存,移植时使用方便,能够满足日益增多的患者对骨移植的需要,而且可避免自体骨移植二次手术可能造成的如感染、供骨区疼痛等并发症,缩短手术时间。其可作为一种骨移植替代材料,有望解决自体骨与同种骨来源严重不足的问题,有着广泛的应用前景。目前,异种骨所面临的主要问题是如何降低或消除其抗原性。现有的物理、化学及酶的处理方式可以

有效地降低异种骨的免疫原性,但同时影响了异种骨的骨传导性、骨诱导性及生物力学性能等天然特性。由于这个原因,异种骨在作为骨代替材料的应用上受到了明显的限制。因此,目前需要解决的首要问题是如何有效的降低异种骨免疫原性,并且最大限度地提高异种骨的成骨能力。随着基础和临床研究的深入,异种骨移植将伴随着以干细胞为代表的骨组织工程学迅猛发展,不断取得新的进展。

(杨惠林 陈亮 周军)

# 第六节 骨形态发生蛋白与人工骨

## 一、骨形态发生蛋白

骨形态发生蛋白( bone morphogenetic proteins, BMPs)是一族独特的糖蛋白,是目前发现的唯一具有诱导骨祖细胞向成骨细胞方向转化的蛋白质。1979 年,Urist 首先从兔骨中提取出 BMP。1990 年,Ozkaynak 从牛成骨蛋白提取物中分离出 3 种 TGF-β 家族的同序物,为 BMP-2,3,7。BMP 最初是作为一种可在异位诱导骨和软骨形成的蛋白质被发现的,但 BMP 具有多种生物学功能,参与胚胎时期骨组织的发育、成年骨缺损修复及机体某些骨疾患的发生过程,并且在脂肪、肾脏、肝脏、骨骼及神经系统发育中起一定作用。

### (一) 骨形态发生蛋白家族及生物学特性

骨形态发生蛋白由一个结构和功能相似的多肽因子家族( BMP-1 除外)组成,属于转化生长因子β( transforming growth factor β,TGF-β)超家族的成员。这个家族有 43 个成员,TGF-β 家族的成员在大多数物种都可发现。其中,BMPs 家族包括 20 多种蛋白,根据结构的相似性。

应用基因重组技术进行 BMPs 制备与纯化后,单种 BMPs 的效应便可在动物模型中进行评价。在小鼠皮下放置重组 BMP,如 rhBMP-2,可引起间叶细胞聚集,软骨形成,随之出现骨替代、骨髓形成及骨塑型。BMPs 家族成员在结构上相似,但其功能在不同时期、不同阶段有着极大的差异。

BMPs 可诱导骨及软骨形成。BMP-1 是原胶原蛋白酶,属虾红素家族,参与组织的发生与发育,诱

导软骨和骨形成。BMP-2 的多样性效能涉及从骨骼、骨外器官形成到骨的发生与重建。人的 BMP-2 还可诱导关节软骨的形成。鼠 BMP-2a 基因位于染色体 2，与人染色体 20p 有同源序列。BMP-2a 基因靠近 tight skin(TSK)位置。BMP-3 在牙周韧带的粘连和牙周组织的发育中起一定作用。BMP-4 具有骨诱导作用，参与机体骨折后的正常愈合过程。BMP-4 基因主要在骨折早期血肿内细胞及骨折周围软组织内新出现的间充质细胞内表达，在正常组织及其周围组织中均无表达。

BMP-4 单独使用也可诱导新骨形成。BMP-6 可通过诱导特异性转录因子将生肌细胞分化途径转化为造骨细胞分化途径。BMP-6 加速矿物质沉积，促进结晶的形成。BMP-7 具有强烈的骨诱导活性，可在异位诱导新骨形成。它可促进成骨细胞增殖和碱性磷酸酶的表达，并促进软骨细胞蛋白多糖表达和关节软骨缺损的修复；在 BMP-7 作用下，软骨膜区的细胞增殖增强，成熟软骨细胞分化终止，进入肥大软骨细胞的过程受到抑制，提示 BMP-7 在软骨内骨化的级联机制中起重要的作用。另外，BMP-7 对黄韧带骨化和后纵韧带骨化等疾病的发生具有一定的促进作用。BMP-8 在发育的骨骼组织中表达，基因位于鼠染色体 4 近非软骨生成区。BMP-9 与 BMP-2 可增强人多能间质细胞分化为软骨，并对抗 IL-1 的抑制效应。

另外，BMPs 在胚胎发育、器官形成中起重要的作用。在早期胚胎发育时，BMPs 控制身体基本形态的形成，并在特定的部位指导组织形成。在器官形成阶段，BMPs 诱导身体特定部位的骨结构及其附属组织的形成。BMP-2 基因位点的缺失将导致心脏和羊膜的发育缺陷。而 BMP-2 的过量表达导致骨发育畸形；低浓度 BMP-2 可促进胆碱能神经元细胞的分化。BMP-3 在神经系统发育和维持、气管和肺上皮发育中起作用。BMP-4 基因的缺陷将导致早期中胚层发育的缺陷及动物的胚胎死亡；而在骨形成时，BMP-4 的过量表达则影响指/趾线形成的数量及指/趾间细胞的凋亡；BMP-5 在发育期和成人神经系统中调节交感神经元的树突生长。BMP-5 介导的增强树突活性的信号途径包括结合 BMPR-IA 和活化 Smad-1。小脑颗粒细胞中有 BMP-6 和 BMP-7 的表达，且有 BMPR-ⅠA 和 BMPR-Ⅱ受体表达，而只有 BMP-6 能刺激神经分枝生长。BMP-7 在胚胎期肌肉细胞发育中可促进肌原细胞的生长，在肾脏发育过程中能诱导后肾间叶细胞分化，缺乏后可导致小鼠肾、眼的发育缺陷。BMP-7 可减少急性或慢性肾衰巨噬细胞浸润和组织损伤，还抑制中心管上皮细胞释放的 TNF-α 和刺激产生的 IL-6、IL-1β、MCP-1、IL-8 细胞因子和血管紧张素 ET-2 的表达，可用于肾脏疾病的治疗。BMP-9 诱导乙酰胆碱转移酶和乙酰胆碱囊泡运输子的表达，上调原代培养的神经元细胞乙酰胆碱的合成。短耳鼠的发育畸形及特定部位骨折愈合的延缓正是由于 BMP-5 的基因突变所致；GDF5 缺失导致矮足鼠关节的发育畸形，而 BMP-13/GDF-6 可纠正许多 GDF-5 缺失造成的缺陷。此外，BMPs 及其受体的表达存在于神经发育的整个过程中。

（二）骨形态发生蛋白作用的分子生物学机制

BMPs 及其受体的表达对于胚胎发育、器官形成具有重要作用。脊椎动物胚胎发育的几乎所有步骤都受到了 BMPs 的调控。BMPs 是多效性生长/分化因子。通过负显性突变方法发现，BMPs 家族成员或 TGF-β 样配体与两种跨膜丝氨酸/苏氨酸激酶受体（即 BMPR-Ⅰ、Ⅱ）相结合，信号经与 Smad 蛋白的特异性相互作用传导至核内，从而激活或调整 BMP 反应基因的活性。如 BMP-4 结合两种 BMP-Ⅰ型受体-BMPR-ⅠA 和 BMPR-ⅠB，分别命名为 ALK-3 和 ALK-6。BMP-2、BMP-7、CDMP-1（GDF-5）也结合 BMP-ⅠA 型受体，诱导 Smad1 和 Smad4 活性。

Smad 的发现对于我们更深入了解 BMPs 信号转导的机制具有重要意义。Smad 是 Sma 和 Mad 两词融合形成的，Sma 是指 nemated 基因 Sma2、Sma3 和 Sma4 编码的蛋白；Mad 是指果蝇 Mad（mothers against decapentaplegic，dpp）蛋白。Smad 家族有 8 个成员。Smad1、Smad5 和 Smad4 磷酸化后介导 BMP 家族的信号转导。Smad1 和 Smad4 进入细胞核后，共同连接在 BMP 结合序列上，多拷贝共同结合序列的重复序列可增强异源性报告基因（GCCG-Lux）对 BMP 刺激的反应。Kawai 等用 CZC12 小鼠细胞系研究几种 BMP 信号下调成分在分化过程中的机制时，发现了两个新的一前一后结合 E 盒序列的双锌指子转录因子-δEF1 和 Sip1，可与 Smad 相互作用并调节 Smad1/Smad4 复合体与 DNA 的结合。

δEF1 灭活与小鼠骨骼畸形有关；Sip1 能够与 ALP 启动子的特殊序列相互作用，若过度表达可抑制 ALP 活性。另外，BMP-2 可活化 p21 启动子，而 Smad1C-末端 SSVS 区域是 BMP-2 活化 p21 启动子的必需区域。Smad2 和 Smad3 介导 TGF-β 和 activin 的信号转导。TGF-β 和 activin Ⅰ 型受体活化可增强 Smad3 的作用。Smad3 将 TGF-β/activin Ⅰ 型受体活化信号从细胞表面直接传导到核，从而作用于 TGF-β 转录调节因子和 activin 反应基因。新近发现，Smad3 与人增强子丝状 1 蛋自（HEF1）互锁，并通过蛋白酶降解途径调节多区域细胞质适应蛋白 HEF1 的稳定性。Smad6、Smad7 的作用相反，可抑制 TGF-β/BMP 超家族的信号转导。除此之外，BMP 受体信号转导也可通过分裂原活化的蛋白激酶途径传导信号。

BMPs 和 TGF-β 对间叶细胞的分化既有独特又有重叠的作用，具体机制尚不完全清楚。BMP 直接的靶基因是 Id1，一个基本的螺旋—环—螺旋蛋白的抑制因子。BMPs 以一种 Smad 依赖性的方式极强地活化 Id1 启动子，而 TGF-β 无此作用。已经用小鼠启动子 Id1 鉴定出 2 个 BMP-反应性区域，其包括 3 个区域序列元件：一个包括 2 个 Smad 结合元件（SBEs），另一个包括 GGCGCC 序列（两端有两个 CAGC 和两个 CGCC 序列）。而 SBEs 和 CGCGCC 序列是十分关键的，CAGC 和 CGCC 序列是 BMP 有效诱导 Id1 启动子活化所必需的。GCCGnCGC 是一个 BMP 样配体调节的共同结合序列。BMP/Smad-依赖性的特异增强子可特异性地活化目的基因。

转化生长因子-β（TGF-β）超家族成员在调控细胞生长和分化中起重要的作用。用酵母双杂交系统研究 Smad1 的作用时，发现一个新的 396 个氨基酸的核蛋白-SNIP1，其 C-末段区域与 Smad1 和 Smad2 相互作用，N-末段与 Smad4 和主要的转录共活化因子 CBP/p300 有独特的结合位点侧。SNIP1 和 Smad4 或 CBP/p300 相互作用被 NmuMg 细胞内和体外结合试验所证实。SNIP1 是 CBP/p300 潜在抑制因子。SNIP1 的过度表达或 CBP/p300 结合亚区的过度表达可抑制 TGF-β 和 BMPs（包括 Smads 和 CBP/p300）的多基因反应。如 SNIP1 的过度表达可抑制 TGF-β 和 BMPs 的中胚层诱导活性。

脊椎动物骨骼及关节形成的分子生物学机制尚不清楚。在关节表达的很多基因无法检测到其在关节进化中的作用，因为这些蛋白突变导致了早期胚胎的死亡。Gdf-5（又称 CDMP-1）是早期关节发育的特异性标志，是正常关节和骨骼发育所必需的。在正常关节和骨骼发育过程中，BMP-4、BMPR-1A、透明质酸合成酶与进行性骨硬化纤维发育不良的关系，正在研究之中。

## 二、人工骨

骨移植材料大体可分为：自体骨、同种异体骨和人工替代骨。自体骨由于可以通过以上 3 种机制共同促进骨再生，所以至今仍然是修复骨缺损的最佳材料。然而由于可供使用的骨量有限，对供骨部位有损伤，延长手术时间，影响术中体位的摆放，增加患者痛苦和潜在感染机会等不足，使其在临床实践中的应用受到限制。同种异体骨虽具有传导成骨的作用，但也存在许多不足之处，如有抗原性和传播病原体的可能性，来源有限，在机体内降解吸收过快和一些社会伦理的原因等，所以，也不能成为理想的骨移植材料。为了克服上述两类材料的缺陷，人们开始研究人工骨代替物，运用材料科学和生物医学技术，制造出强度和性能跟人体自然骨接近的人工骨。

近年来对骨替代物进行了大量的研究，主要是针对骨替代物材料的物理化学性能、生物相容性、可降解性、孔隙率及移植后与骨界面的反应等。理想的人工骨应具备传导性和诱导成骨双重作用，同时还具有良好的力学强度。在临床上应用的骨修复材料，还希望其在体内能发生溶解和生物降解，释放出较多 $Ca^{2+}$、$PO_4^{3-}$，参与钙磷代谢，并在植入的部位参与骨的沉积和骨重建。磷酸钙盐的溶解性随 Ca/P 比率的不同而不同。趋骨性材料指在定向性骨原细胞存在的条件下，骨替代物的化学及结构特性能促进骨生成。移植物可为实体也可以是多孔性结构，骨长入的最小孔隙为 $100\mu m$。生物惰性陶瓷如氧化铝涂层、氧化锆涂层及钛涂层等材料，在体内均有一定的降解功能，也部分参与体内的新陈代谢，对骨细胞的生长有一定的诱导作用，促进缺损部位骨组织的修复。

根据人工骨的生物学活性及构建，可将人工骨分为：无机生物材料人工骨、高分子材料人工骨、纳米材料人工骨、复合材料人工骨和组织工程化人工骨。

（一）无机生物材料

主要包括羟基磷灰石（hydroxyapatite，HA）、碳酸化羟基磷灰石（carbonated hydroxyapatite，CHA）、β-磷酸三钙（β-tricalcium phosphate，β-TCP）、生物活性玻璃（bioactive glass，BAG）等。

1. 羟基磷灰石 羟基磷灰石（HA）与人体骨骼矿物质晶体（碳酸磷灰石）成分和结构基本一致，其分子式为 $Ca_{10}(PO_4)_6(OH)_2$，晶体为六方晶系，结构为六角柱体。$PO_4^{3-}$ 四面体网络使得 HA 结构具有较好的稳定性。HA 理论密度为 $3.156g/cm^3$，相对分子质量为 1004，钙磷比为 1.67，呈弱碱性（pH 7～9），微溶于水而易溶于酸，难溶于碱。HA 有良好的稳固性，但不易被降解吸收。羟基磷灰石生物活性陶瓷植入体内不仅安全、无毒，还能传导骨生长，即新骨可以从 HA 植入体与原骨结合处沿着植入体表面或内部贯通性孔隙攀附生长，能与组织在界面上形成化学键性结合。它与骨形成键合表现在：在光学显微镜水平下，新骨和 HA 植入体在界面上直接接触，其间无纤维组织存在；HA 植入体-骨界面的结合强度等于甚至超过植入体或骨自身的结合强度，如果发生断裂，则往往是发生在陶瓷或骨的内部，而不是在界面上；HA 植入体-骨界面的高分辨率透射电子显微镜显示，新生骨中盐晶体系由植入体中晶粒外延生长形成。

国内外学者对合成 HA 的方法进行了大量研究与探索，主要包括固相反应法和湿法。固相反应法要求较高的温度和热处理时间，而且用该方法得到的粉末可烧结性较差。湿法主要有水解法、酸碱反应法、水热反应法、共沉淀法、溶胶凝胶法、气溶胶分解法和微乳液法等。因采用湿法合成 HA 时，HA 的洗涤较困难，到现在为止仍然没有实现产业化生产。然而，由于合成羟基磷灰石比较脆弱，其断裂韧性比较低（$K_{1C} \approx 1.2MPa^{m1/2}$），因而被严格限制在非承载环境中使用。迄今为止，合成羟基磷灰石能否广泛应用主要取决于是否能够有效地提高其强度和韧性。

2. 碳酸化羟基磷灰石 事实上，骨的矿物组分并非单纯的羟基磷灰石。关键的区别在于，骨含有 4%～8% 的碳酸根，因而其矿物组分为碳酸化羟基磷灰石（CHA）。CHA 在正常体液环境中非常稳定，而在破骨细胞形成的局部酸性微环境中则可被降解吸收。因而，CHA 在体内的吸收方式与自体骨相同，为细胞介导的生物降解，经过与骨改建相似的过程，CHA 将逐渐被骨组织替换，最终完全转化为骨组织。CHA 无法以常规制备 HA 的高温烧结法获得。因为 CHA 在高温下将分解，导致碳酸根丧失。近来国外有以磷酸氢钙水解反应制备 CHA 的最新报道。即以 $Ca(OH)_2$ 粉末为出发原料，经压缩成型、碳酸化以及磷酸化等过程，可以得到与天然骨碳酸根含量近似的 CHA。多孔性可以通过在 $Ca(OH)_2$ 粉末中添加颗粒状水溶性填料来获得。同样经磷酸化反应过程，可得到多孔性 CHA。

珊瑚羟基磷灰石（rHA）为三维多孔陶瓷，含羟基磷灰石钙，取自暗礁珊瑚，孔径在 190～230μm 之间，孔隙率为 68%，质地脆，便于修剪，在临床上已经用于脊柱融合并取得较为满意的疗效。海珊瑚的空隙结构与人工骨相似，溶解快，经热微交换反应可使其中的碳酸钙转变为珊瑚羟基磷灰石（CHA）。晶体结构相为 $Ca_5(PO_4)_3OH$，扫描电镜显示具相互通的微孔结构，孔径平均为 200μm，孔隙率为 53%。CHA 植入机体后 2 周，可见大量的成纤维细胞及毛细血管长入孔隙内。4～6 周后，出现大量软骨细胞样细胞和成骨细胞。8～12 周，新生骨贯穿整个移植物。到 16 周，骨组织成熟，骨髓腔形成。临床上应用的 CHA 虽然自体红骨髓未能浸入孔隙，但也取得了令人鼓舞的效果。

3. β-磷酸三钙 β-磷酸三钙（β-TCP）最突出的特点是可在生物体内降解。Okuda 等的实验发现 β-TCP 在植入日本白兔的股骨髁后 24 周基本完全降解。β-TCP 的生物相容性也非常好，在骨与材料之间无纤维组织间隔，骨与材料直接接触，植入体内后仅有轻度的巨噬细胞反应。Horch 等在治疗了 156 例下颌骨缺损后，认为 β-TCP 有良好的可降解性和生物相容性，且骨传导能力较强。但也有实验显示，β-TCP 在体内的吸收主要是体液介导的溶解反应，细胞介导的生物降解仅起次要作用。如果 β-TCP 溶解吸收过快，超过新骨形成速度，将无法有效恢复骨缺损。

4. 生物活性玻璃 生物活性玻璃（BAG）的主要成分除磷、钙外，还含有硅，其表面部分在水溶液中可形成富含氧化硅及钙、磷离子的胶样层。在沉积过程中可吸附其他的生物活性分子,从而形成一层对成骨细胞具有强烈亲和性的界面。Ducheyne等在多孔 BAG 上接种成骨细胞的研究表明,BAG 对成骨细胞的附着、增殖、表达具有促进作用,杨玉生等在 BAG 对鼠成骨细胞体外增殖的形态学研究中表明,生物活性玻璃可促进成骨细胞增殖。

5. 人工骨粒　人工骨粒(Bi-Ostetic™)为 60% 羟基磷灰石(HA)和 40% 磷酸三钙(β-TCP)混合组成的多孔颗粒。HA 植入体内后,在体液的作用下,Ca 和 P 自材料表面不断游离,与周围体液中的磷酸三钙进行离子交换,当达到动态平衡后,在 HA 与骨的界面上产生新的 HA,此层中的 Ca、P 离子与骨细胞的蛋白分子、周围骨组织形成紧密的键性结合,引导骨组织长入微孔中,形成牢固的骨愈合。磷酸三钙植入体内后,宿主的骨细胞可随着体液深入到磷酸三钙的表面与孔隙当中,骨细胞进行黏附生长、增殖并进行代谢。人工骨粒同时具有 HA 与 $Ca_3(PO_4)_2$ 双重生物学特性,溶解度更大,更易于降解,有利于受区骨的生长及重建。人工骨粒植入的量要充分,骨粒的充分填充不仅有利于创面止血,也有助于受区正常骨的爬行替代。Cem-Ostetic™液体人工骨的主要成分是磷酸三钙,植入人体后可以与周围的松质骨紧密结合,具有良好的生物学活性,能提供新骨形成的支架,经过初步的临床应用显示,人工骨的固化快,可任意进行塑形或注射,生物相容性好,能在体内降解吸收。尽管人工骨粒及液体人工骨有不少优点,但是对于较大的骨缺损或骨不连,仍然需要有牢固的内、外固定对骨折部位进行保护。

### (二) 有机高分子材料人工骨

在高分子降解材料中,目前常用的有聚丙交酯(polylactide,PLA)及聚乙交酯(polyglycolide,PGA)、左旋聚乳酸(poly L-lactide,PLLA)和聚乳酸-羟基醋酸共聚物(poly L-lactideco-glycolide,PLGA)。PLA 和 PGA 已被美国食品和药物管理局(FDA)批准在人体内使用,其应用的主要结构形式有纤维支架、多孔泡沫以及管状结构等,这些结构形式在骨组织工程研究中都显示出良好的成骨效应。

高分子降解材料属多孔或非编织纤维网结构,孔径>100μm,孔隙率占90%,可吸附大量细胞,保证细胞与外界的物质交换,PLA 及 PGA 为可降解材料,其降解产物无副作用,是软骨细胞良好的载体,易大量合成,有利于支架与细胞的相互作用;但由于其异源性,经常会出现炎症反应,增加组织感染的危险性。PLA 的力学性能介于皮质骨与松质骨之间,骨组织在与高分子降解材料结合后,其强度要大于材料本身的强度,这表明 PLA 与宿主骨界面结合后的固定强度会有所升高。PLA 通过非特异性水解及其他的生物学途径,裂解为乳酸单体,进入三羧酸循环,最终转变为 $CO_2+H_2O$ 由呼吸系统排出体外。PLA 植入机体后会被一层纤维组织包裹,呈现出一种正常的异物反应。PLA 裂解后,纤维组织及毛细血管长入,逐渐被修复替代。其弯曲和剪切强度为松质骨的 3~4 倍。将 PLA 植入股骨髁部修复骨缺损,术后 3 周内能维持足够强度,并保持负重部位的松质骨完成骨折愈合,但是其强度会随时间逐渐下降,剪切力在第 2 周降低 18%,到第 4 周降低 32.7%。PLA 的优点是:①降解相对缓慢,植入机体后 8 周,生物降解率为 50%,材料外形可保持相当长时间,完全吸收需要 4 年;②无毒,具有良好的生物相容性及可调性;③属延展性材料,可塑形,制成不同形状。PLA 可作为 BMP 的载体用于骨缺损的修复,BMP 在修复过程中被逐渐释放,使缺损部位的 BMP 维持在有效的浓度范围;高分子降解材料具有一定的强度,但强度随 PLA 的降解逐渐减弱,对骨折具有弹性固定作用。自身增强聚乙交酯(SR-PGA)为一种可吸收固定材料,用于治疗骨缺损,其初始强度为 370MPa,可满足固定的要求。应用 SR-PGA,在保证成骨正常发育的前提下,原始间充质细胞首先被激活,继而完成分化和机化。机体通过初始反应、信息传递和局部细胞的介质作用完成整个过程,大量胶原纤维产生纤维性骨痂,成纤维细胞和成骨细胞发育正常。随着时间的延长,固定物的刚度逐步降低,应力遮挡效应也逐渐降低。SR-PGA 愈合过程较慢,植入 4 周后,仍有大量的炎性细胞在局部浸润,尤其是中性粒细胞,说明炎性反应会持久存在,这种现象与材料的趋化性有关。巨噬细胞的活跃期在第 2 周,而到 6 周时,巨噬细胞仍然活跃,溶酶体、粗面内质网、线粒体等细胞器发育良好。

高分子合成材料如 HA、PLA、PGA、PLLA、

PDLLA 等均可吸附细胞,同时可以加入调控因子。人工合成的 HA/β-TCP 支架材料与 PDLLA 混合后,再加Ⅰ型胶原及 rhBMP-2,可以与兔骨膜成骨细胞及肾脏血管内皮细胞混合培养构建仿生组织工程的人工骨,植入体内后能够修复长骨干的较大骨缺损,此类骨再生的过程为软骨内成骨。

尽管 PLA、PGA 和 PLGA 类高分子有机材料有着良好的生物相容性、可降解性可吸收性、材料的吸收率可以通过共聚单位的相关比例来控制等优点,但亲水性差,细胞吸附力较弱,其酸性降解产物易引起无菌性炎症发生,机械强度不足、聚合物中残留的有机溶剂可引起细胞毒副作用,以及可能引起周围组织的免疫反应和纤维化。目前,该类材料的研究集中在材料的改性、表面修饰和复合不同材料,以克服上述缺陷。

### (三)纳米材料人工骨

随着材料的不断发展,应用纳米技术制备的生物材料-纳米人工骨,该生物材料模仿天然骨的成分及结构特征,可为细胞提供与天然骨相类似的微环境,展现了广阔的应用前景。

单位质量的纳米级粒子的表面积明显大于微米级粒子,使得处于粒子表面的原子数目明显增加,提高了粒子的活性,有利于细胞接种、迁移和增殖。纳米羟基磷灰石晶体与胶原成分组成的复合材料是最接近天然骨结构的组织工程材料。陈鹏等将纳米羟基磷灰石/胶原材料负载骨髓间充质干细胞修复兔颅骨缺损,结果表明修复区无炎症和排异反应,具有良好的组织相容性,8 周有较好的新骨组织形成并修复颅骨缺损区。纳米纤维材料的优点在于高孔隙率、可调节的孔径分布、高表面积体积比、天然细胞外基质相似的形态结构以及间充质干细胞的骨诱导性。Yoshimoto 等将从小鼠骨髓获得的骨髓基质细胞接种在电子纺丝制得的聚己内酯细胞支架上,在动态培养液中培养。1 周后发现,细胞进入支架,并产生大量细胞外基质。4 周后,发现钙化和Ⅰ型胶原。纳米材料的安全性能的科学评价将是纳米级骨组织工程支架材料和骨修复材料未来临床应用的挑战。

纳米人工骨具有良好的生物学性能,特别是运用仿生学原理和纳米自组装技术制备的纳米羟基磷灰石/胶原骨修复材料,具有与天然骨极其相似的超微结构;具有良好的生物相容性和骨传导性;其良好的材料-细胞界面使材料本身便具备与骨键合的能力;其三维多孔结构便于骨组织的长入;其生物降解性有利于骨组织的改建和塑形。

1. 纳米人工骨的制备 纳米人工骨可采用物理粉碎法、真空冷凝法、机械球磨法、沉淀法、水热合成法等制备。采用水热合成工艺在 140℃,0.3MPa 下获得人工合成的纳米磷灰石晶体,其晶体在形态、尺寸、组成和结构上与天然人骨中磷灰石晶体十分相似。水热合成法制备出纳米磷酸三钙,并将其与骨髓细胞复合植入兔颅骨缺损中,发现纳米级磷酸三钙不仅可作为骨髓细胞骨架,且还可以加速骨形成,该复合人工骨有类似自体松质骨的特点。用聚乳酸滴液和纳米级陶瓷粉末(经基磷灰石、氧化铝、二氧化铁)共混干燥热压制作人工骨,但由于干燥后,纳米级粉末团聚成微米级颗粒,影响了其在复合材料中的含量、均匀分散性以及与聚合物的界面结合,从而影响其性能。

用滴定共沉淀方法制得的羟基磷灰石,再加猪胶原纤维作为基础物质来合成复合材料,其在 200MPa 均衡压力下制备的自组装材料与天然骨有相似的纳米结构,其机械强度是天然骨的 1/4,它具有优良的生物学特性,可被骨样细胞吞噬吸收,并在周围区域诱导形成新骨。

采用常压共溶法直接用纳米磷灰石浆液制备聚酰胺/纳米磷灰石晶体生物活性材料,纳米磷灰石在该复合材料中含量达 65% 左右,接近天然骨中磷灰石水平且磷灰石以纳米级均匀地分散在聚酰胺基体中,在复合材料的两相界面有化学键形成,此复合材料的性能,特别是抗压、抗弯强度和弹性模量与人体皮质骨类似。

运用仿生学原理和纳米自组装技术,在常温常压下,用预先在磷酸根滴液中浸泡过的Ⅰ型胶原纤维浸入含钙离子的盐溶液中促进矿物沉积,将在 pH 14 处于亚稳态的 0.56M 磷酸二钠溶液在析出晶态磷酸二钠($Na_2HPO_4$)和 6 水合 3 磷酸钠时产生受控释放的正磷酸根离子加速后续的矿物质沉淀,得到矿物质含量占 60% ~ 70%,分散均匀的羟基磷灰石/胶原复合物,其成分结构与天然骨组织高度相似,经生物力学分析,复合物强度和杨氏模量达到天然骨正常范围的低值。而其采用特殊的增强工艺后制备的羟基磷灰石/胶原复合物,不仅使结构上与天然骨中胶原和矿物的组装结构相同,同时通过运用三维造孔技术,而制备成多孔框架材料用于骨组织工程。

2. 生物材料纳米人工骨的特性 纳米人工骨的多微孔结构在与骨组织的结合上有着重要的作用。孔径、孔隙率及孔内的贯通性是纳米人工骨植入人体后骨生长方式和数量的决定性因素。通过利用纳米技术和三维造孔技术,可制备成与天然松质骨类似的三维孔洞网络结构,形成多孔状、孔径范围达 50~300nm、孔隙率达 90% 左右的纳米人工骨基质材料。将这种材料植入到体内后,由于其比表面积(表面积/体积)的增大,有利于微小血管、纤维结缔组织的长入及营养和代谢产物的输送,引导成骨细胞的爬行;同时也有利于材料本身的降解吸收,使孔径进一步加大,更有利于骨细胞的移行和生长,促进新骨形成,从而使材料引导细胞的能力和生物降解性增加。

纳米人工骨具有良好的材料-细胞界面,特别是纳米晶羟基磷灰石/胶原复合材料模仿了天然骨的成分和微结构特征,使该材料本身便具备与骨键合的能力。该纳米人工骨材料中,胶原表面含有能与钙离子结合在一起的单糖类乳糖位点,能诱导矿物沉积,并对间质细胞有趋化、促分化和固定作用。羟基磷灰石则起核的作用参与基质钙化,促进新骨形成。动物实验证实,植入髓腔的纳米羟基磷灰石/胶原复合材料能够与骨形成直接紧密结合,材料植入人体后,能与宿主骨胶原蛋白末端的氨基或羟基结合,形成具有生物活性的化学结合界面。这些特点使材料本身便具有与骨键合的能力,材料能激活细胞的特异基因表达,维持细胞正常表型表达,一旦成骨细胞黏附于种植材料的表面,随后的骨生长便在细胞的调控下进行。实验表明,骨生长方向是从种植体界面向内进行,表现为典型的"键合型骨发生"这一成骨特征。

3. 纳米羟基磷灰石 纳米羟基磷灰石与人体骨组织成分更接近,具有更加良好的生物学性能,在机械强度、细胞亲和性、体内降解速率、骨诱导活性及对药物的缓释性等方面优势明显,可良好填充缺损并起到骨传导的作用,并可逐渐被骨组织取代。作为一种可吸收的人工骨材料,纳米 HA 已成为目前应用较多的生物材料之一。

纳米 HA 晶粒尺寸、晶界宽度均限于纳米量级水平。近年来有研究证实普通 HA 许多特性与其粒径大小密切相关。与普通 HA 相比,粒径为 1~100nm 的纳米 HA 具有溶解度较高、表面能较大、吸附性更强,有良好的生物相容性、无细胞毒性等优点,同时具有表面效应和体积效应,在力学和生物学方面有很大的优越性和应用潜力。

应用水电动力喷雾法制得纳米 HA,经体外研究发现人体类成骨细胞在此纳米 HA 表面生长速率明显提高。将人骨髓基质干细胞接种于纳米 HA 表面,并加入地塞米松、维生素 C、β-甘油磷酸钠组成的培养基中诱导分化、培养,结果显示人骨髓基质干细胞在纳米 HA 材料上生长良好,提示纳米 HA 适于骨髓基质干细胞的生长、分化,可作为骨组织工程用细胞外支架材料。体外实验证实球状颗粒的纳米 HA 的生物相容性明显优于棒状颗粒的纳米 HA,其机制可能为球状颗粒之间排列更加致密而具有较低的微观粗糙度,在单位面积上较棒状颗粒存在更多的晶体数量,可为成骨细胞细小伪足提供更多的附着点,表现出更加良好的接触引导作用。

### (四)复合材料

单一类型材料一般难以满足骨组织工程支架材料的要求,通过合适的方法将几种单一材料组合,综合考虑各种材料优缺点,取长补短,形成复合型材料,在实际应用中取得了良好的效果。

1. 无机有机复合材料 研究显示,在胶原中加入 HA 和 TCP 制得复合物,其骨再生能力得到明显提高。将 PLGA 支架浸入适当浓度的胶原溶液中,在支架海绵内的孔壁上形成一薄层胶原海绵,可提高材料的亲水性及细胞黏附性。β-磷酸三钙-壳聚糖-明胶网络复合多孔支架在植入初期引起轻微的炎症反应,随着植入时间的增加,支架逐渐降解,材料的炎症反应也相应减轻,到 12 周炎症基本消失,表明此复合材料可作为骨组织工程支架材料使用。BG/PLGA 三维复合骨架材料,其弹性模量要高于纯聚合物形成的骨架材料,而压缩强度则有所下降。体外细胞实验表明,该复合骨架材料能够促进 I 型胶原的形成和破骨细胞的增殖,并且其 I 型胶原的含量要高于纯聚合物骨架材料,此外复合骨架材料的表面还发现有纯聚合物骨架材料不具有的矿化物质沉积,这些都表明 BG/PLGA 复合骨架材料是一种比纯聚合物骨架材料更优越的可降解的骨修复材料。肖斌等选用改进的溶胶-凝胶法制备磷灰石/硅灰石(apatite/wollastonite,AW)前驱体粉末,采用有机泡沫浸渍工艺成型,再经高温烧结制备了 AW 生物活性玻璃陶瓷支架材料。并在此基础上,采用物理包被法来制备 AW+壳聚糖生物活性玻璃陶瓷复合支架材料。表面经过壳聚糖修饰后的支架材料机械强度、断裂韧性、生物相容性以及降解可控性得到了进一步的提高。

2. 纳米 HAP 复合材料 尽管纳米 HAP 作为医用生物材料优势明显,但仍存在脆性大、骨诱导活性差、强度低、力学性能较差的问题。为了克服这些弊端,许多学者进行纳米 HAP 复合材料研究。纳米 HAP 复合材料大致分为纳米 HAP 与天然生物材料复合、纳米 HAP 与非天然生物材料复合。

(1)与天然生物材料复合:骨的结构可以分成两个不同层次的复合,即 HA 增强胶原蛋白纤维构成 $3 \sim 7 \mu m$ 的同轴层环状结构和骨小管在微米-毫米尺度上增强间隙骨,因此人体骨可看成是一种天然无机物与高聚物的复合材料。制备仿天然骨成分、结构和特性的胶原-纳米 HA 复合支架材料,是生物材料研究的热点之一。根据复凝聚法原则制备三维立体胶原-纳米 HA 复合串珠,经体外实验证实此复合材料可极大地促进类成骨细胞 MG63 的增殖,也能增强该细胞的分化,适宜作为骨生物替代材料。Fukui 等将纳米 HA-Ⅰ型胶原复合人工骨植入兔下颌骨缺损处并观察早期骨组织反应,发现与对照组相比,纳米 HA-Ⅰ型胶原复合人工骨上新骨形成量较大,植入后 2 周该复合人工骨材料由新生骨替代的速度明显快于对照组。

移植骨成骨过程中移植物血管化是关键环节,对骨再生与骨融合效果起决定性作用。血管内皮生长因子是一具有特异性促进血管内皮生长和血管生成的诱导因子,但其半衰期短,代谢降解快,不能在局部形成有效浓度。动物实验证实,修复兔桡骨缺损过程中采用复合血管内皮生长因子的纳米 HA 人工骨、单纯纳米 HA 人工骨均可见新骨形成,前者早期血管化更明显,新骨形成更快,量更大,骨缺损修复能力明显优于后者。

壳聚糖是一种天然可降解的高分子物质,生物相容性良好,具有杀菌、抗炎、抗溃疡、促进伤口和骨折愈合等活性。纳米 HA 与壳聚糖复合后,可获得良好的骨诱导、适中的力学性能、可调控的降解速率等多方面性能。体外细胞培养证实壳聚糖-纳米 HAP 三维支架,经能促进成骨前体细胞 MC3T3-E1 的黏附,增强细胞增殖能力,且具有优良的结构形态及物理化学性质,骨细胞相容性良好,但其力学性能有待改进。体外检测发现壳聚糖-纳米 HA 多孔支架的压缩模量及抗弯曲能力均明显增强,且在模拟体液中表现出良好的生物活性;认为该材料良好的生物活性与纳米 HA 颗粒对磷灰石结晶起促进作用有关。纳米 HA-壳聚糖-羧甲基纤维素复合材料,其抗压强度明显强于纳米 HA-壳聚糖复合材料,体内降解速率可通过改变壳聚糖和羧甲基纤维素在复合材料中的比例进行调节,生物学活性良好。HA-壳聚糖-羧甲基纤维素复合支架具有相互连接的多孔结构及良好的抗压强度,可生物降解,结构稳定;对骨髓基质干细胞无毒,细胞组织相容性良好,具有很好的应用前景。

(2)与非天然材料复合:纳米 HAP 与体内不可降解的非天然材料复合,主要应用于需长期植入体内的人工髋关节及其骨水泥固定,而骨缺损植骨仍以可降解的纳米 HA,复合材料为主。将纳米 HA 与半水硫酸钙(CSH)复合,克服了单纯 HA 固型性能差的缺陷,且注射与塑型性能良好;经动物实验及细胞毒性试验证实,该纳米 HA-CSH 复合材料不引起全身毒性反应、皮内刺激反应和急性过敏反应且无 MTT 细胞毒性,细胞相容性良好。

Liao 等制备出纳米 HA-聚碳酸盐复合材料并检测其理化性质和生物相容,发现该复合材料具有良好的生物相容性,对骨髓基质干细胞无毒性作用。

(3)纳米 HA 生物安全性评价:大量研究证实纳米 HA 具有可靠的生物安全性。二制备出羧甲基壳聚糖-纳米 HA 复合材料并植入大白兔骨缺损处,未见引起骨组织明显的炎症反应及骨坏死,肝肾功能监测未发现有肝肾毒性。急性全身毒性试验、肌内埋植试验、骨内埋植试验、溶血试验等动物实验证实,载银二氧化钛纳米 HAP-聚酰胺 66 复合材料具有良好的生物安全性。

但有学者认为纳米颗粒粒径较小,可使原本无毒的物质出现毒性,并可经血液循环分布至全身其他脏器和组织,对健康组织造成危害。将同位素标记的钐-乙二胺四亚甲基膦酸(Sm-EDTMP)纳米 HA 复合材料经静脉注入新西兰兔体内,结果兔肝、脾和肾脏中均显影,且动态观察发现在血清中放射性下降较快,表明纳米 HAP 可迅速从血液中进入肝、脾等器官和组织并有一定蓄积,但是否造成慢性毒性反应,值得进一步研究。以上研究均根据传统的材料安全性评价标准进行评估,这些标准能否客观正确地评价纳米 HA 复合材料的安全性,值得进一步探讨,其生物安全性评价标准还有待进一步完善。

纳米 HA 具有良好的骨传导性及生物活性,是一种较为理想的抗生素局部缓释载体材料。当载入适当剂量的抗生素时,其理化特性并无显著变化,且能与骨组织形成牢固的骨性结合,在治疗感染的同时促进骨再生。提高制备工艺,产生外形、大小、孔径合适的纳米 HA,可提高载药和修复骨缺损能力,而制备复合材料可解决压缩强度低、体内降解缓慢的弊端。纳米 HA 颗粒经血液循环在体内迁移是否对机体其他器官组织造成危害,需进一步研究,进一步完善生物安全性标准值得期待。

### (五)骨形成蛋白复合人工骨

经长期实验及临床观察发现,对于较小的骨缺损,单独植入 BMP 可以达到较好的修复效果,但由于 BMP 产量低、植入体内吸收快,不能在有效的时间内作用于更多的靶细胞,对较大的骨缺损不能提供支架作用。为解决这些问题,国内外学者积极研究以寻找充当 BMP 缓解载体并能发挥支架作用的材料。经大量的研究发现,较为理想的载体材料应具备下列条件:①具有良好的生物相容性。②无免疫原性。③具有完全的生物降解性,并能在较短的时间内被新骨所取代。④具有较高的机械强度。⑤与 BMP 复合的方法简便,复合后不影响 BMP 的生物学活性。⑥来源广泛、价格低廉。

**1. BMP 复合非生物性材料**

(1) BMP 复合生物陶瓷 用作植骨材料的生物陶瓷主要有多孔型的磷酸三钙(TCP)和羟基磷灰石(HA)。TCP 是一种生物相容性很好的材料,植入体内与骨组织间无纤维组织界面。1984 年,Urist 等首先将 BMP 与 TCP 复合后植入小鼠肌袋内,2 周后新生骨量是同剂量 BMP 组的 12 倍,将这种复合材料植入狗的颅骨缺损中,发现骨缺损修复 91% ~ 100%、而单纯 TCP 组则只修复 0 ~ 8%。以上表明、BMP 复合 TCP 可引起骨诱导及骨引导双重作用,大大提高了材料的骨缺损修复能力。

疏松的 HA 作为人工松质骨,为缺损处新骨形成提供适宜的"骨支架",复合 BMP 后,活跃的成骨细胞及类骨质在 HA 表面重新形成板层状骨。Kawamura 等实验结果表明,BMP 成网状分布于 HA 孔隙壁上,复合材料骨生成明显多于单纯 HA。孔径 90 ~ 200μm 时骨生成较早。体内缺损填充观察,3 周即可见有软骨及网状骨形成。6 周则转为板状骨及具有造血功能的骨髓组织,新骨与 HA 之间有一定的亲和力。Levine 等应用多孔型 HA 与 BMP 结合后植入兔骨膜外肌肉内,7 天后可发现有骨组织生成,单用 HA 组 56 天后仍无新骨生成。

(2) BMP 和钙磷陶瓷复合人工骨 用作植骨材料的钙磷陶瓷主要有磷酸三钙(TCP)和羟基磷灰石(HA),根据它们的结构特点又可分为致密型和多孔型两种类型。致密型内仅有微孔(孔径 < 5μm),具有较大的强度;多孔型内除有微孔外,还有许多大孔(孔径为 100 ~ 500μm),其结构类似松质骨,利于新骨长入,但其强度较低。TCP 具有一定的生物降解性,在体内可被逐渐降解吸收;HA 的来源不同,其降解性亦有差异,人工合成的、珊瑚转化的或骨烧结的 HA 无生物降解性或降解性很低,而海藻衍生的 HA(algae-derived HA)在体内可被逐渐降解吸收。TCP 和 HA 均具有良好的生物相容性和骨引导活性,但是它们缺乏骨诱导活性,植入缺损区只能依靠骨床的骨组织长入来完成骨修复,速度慢,所需时间长,若与 BMP 复合可弥补这方面的不足。

Hotz 等为了研究不同来源的 HA 作 BMP 载体时对 BMP 活性的影响,将人工合成的致密型 HA、合成的多孔型 HA、珊瑚转化多孔型 HA 和海藻衍生的多孔型 HA 分别与 BMP 复合,再分别植入大鼠的腹部皮下,术后第 25 天,各种复合人工骨均诱导了新骨形成,其中 BMP 和海藻衍生多孔型 HA 复合物诱导成骨最多,BMP 和合成多孔型 HA 复合物及 BMP 和珊瑚转化多孔型 HA 复合物次之,BMP 和合成致密型 HA 复合物诱导成骨最少。他们认为出现这些差异的原因与各种 HA 的生物降解性和结构特点有关:可降解材料(如海藻衍生 HA)的降解给新生骨留下了可利用的空间；多孔结构给 BMP 提供了较大的附着面积并利于骨组织的长入。Kawamura 等进一步研究了 HA 作 BMP 载体时其孔径大小与诱导成骨的关系，发现孔径为 $90\sim200\mu m$ 的 HA 作 BMP 载体时诱导成骨最多，最适合作 BMP 的载体。

由 BMP 与不同化学成分和物理特征的钙磷陶瓷组合而成的多种复合人工骨可满足不同的临床需要，如颌面外科非受力区的外形整复可用多孔型载体，受力区的整复（如严重萎缩的牙槽嵴加高）可用强度大的致密型载体，强度小的可吸收 TCP 和海藻衍生 HA 可用于充填骨内缺损或牙周骨袋。

从钙磷陶瓷的理化性能可以看出，它们均存在一些不足之处：多孔型材料的强度不足；致密型材料不能给复合的 BMP 提供足够的附着空间，其微孔结构亦不利于新骨长入。无降解性的 HA 在体内长期不能被吸收，这将影响植入区新骨的改建和正常骨功能的发挥；TCP 虽具有一定的生物降解性，但作为植骨材料或 BMP 的载体仍显降解吸收太慢，这样在骨修复的早期它可能成为新骨生成的障碍，不利于骨缺损的快速修复。

（3）BMP 复合多聚体类目前常用的有多聚乳酸（PLA），多聚乙醇酸（PLGA）或两者的复合物。研究表明，它们是一种无毒、无抗原性的医用高分子材料，可被人体降解为二氧化碳和水。因其不影响骨的改建，而成为目前研究的热点，Miki 等将 BMP 与 PLA 复合修复大鼠颅骨直径 8mm 的圆形缺损时，术后 2 周的成骨量明显多于单纯 PLA 植入后 2 周或 4 周的成骨量。Zellin 等用 PLA-PLGA 复合物作为 BMP 的载体植入鼠颅骨直径 5mm 的骨缺损中，36 天后发现缺损完全修复、单用 BMP 组仅 53% 修复，而且可塑性也比单独使用 PLA 或 PLGA 更好。

（4）BMP 复合煅石膏（PLP）　PLP 作为一种无机材料，它的主要作用是骨传导，且无毒，无抗原性。过去，PLP 多作为骨缺损填充材料。Yasuharu 等首先将 1mg BMP 与 10mg PLP 复合后植入小鼠肌肉中。3 周后发现有软骨细胞生成，6 周后有骨组织出现，生成量比单用 3mg BMP 组多，说明 BMP 与 PLP 联合使用骨诱导能力明显提高。

（5）BMP 和 a-聚酯复合人工骨聚乳酸（PLA）、聚羟醋酸（PGA）和 PLA/PGA 共聚物等 a-聚酯是一些人工合成的、具有一定机械强度和成形性能的生物降解材料，有良好的生物相容性和骨引导活性，曾被广泛用作可吸收缝线、药物释放载体、骨折内固定的接骨板和螺钉及骨缺损修复材料。由于它们缺乏骨诱导活性，在被单独用于修复骨缺损时，成骨速度很慢，尤其对于大型的骨质缺损，仅用 a-聚酯难以达到完全的骨修复。因此，近年来人们致力于将 a-聚酯与 BMP 进行复合移植的研究，结果表明：BMP 和 a-聚酯复合人工骨在修复大鼠颅骨直径 8mm 的圆形缺损时，术后 2 周的成骨量明显多于单纯 a-聚酯植入后 2 周或 4 周的成骨量。Kenley 等认为这类复合人工骨的骨修复能力与其中所含 BMP 的量有依赖关系。BMP 含量越大，骨修复能力越强。当复合人工骨中 BMP 含量达 $200\mu g/cm^3$ 时，其骨修复效果与自体松质骨移植相近。

作为理想的植骨材料或载体材料，既要有较大的机械强度，又要有较快的降解速度。但于 a-聚酯来说，就很难同时达到这两项要求，因为这类聚合物的机械强度和降解速度均与其分子量大小有关，分子量越大，其机械强度越大，但降解速度越慢。因此人们需要研究以选择一种合适分子量的聚合物作 BMP 的载体材料，使其既具有能满足临床要求的机械强度，又能在较短的时间内被机体完全降解吸收。另外，临床研究发现：PLA 或 PGA 等植入人体后，约有 8% 的患者在局部出现迟发性炎症反应，这也有待于人们去进一步研究其预防和治疗的措施。

2. BMP 复合生物性材料

（1）BMP 复合纤维蛋白　临床所用的纤维蛋白是一种有机的、无抗原性的、可进行生物降解的物质，其生物及生理性能决定了其具有粘连、止血及骨引导作用。Kawamura 等研究发现，纤维蛋白是 BMP 的一种理想载体，BMP 复合纤维蛋白后诱导新骨的生成量大于 BMP 单独植入后新骨的生成量。Omera 等在动物实验中发现，纤维蛋白与 BMP 复合后可明显增强 BMP 的活性，与变性的胶原结合还可以延缓自身的降解。这是因为纤维蛋白有很强的黏附能力，可在植入区建立一个 BMP 的浓度梯度，延长 BMP 与周围靶细胞接触时间。

（2）BMP 复合胶原　胶原是用胃蛋白酶消化皮肤得到的一种抗原性较低的可溶性物质，具有良好的生物相容性、生物降解性及较高的抗张强度和弹性。Sasano等用牛Ⅰ型胶原制成纤维胶原膜作为BMP载体，植入大鼠股部皮下，1周时未见软骨或骨组织生成，3周后可见有明显新骨形成，10周后见到有骨髓出现，胶原已被完全降解，由于胶原有一定的黏附性、能够有效地吸附BMP分子，使之不能过快扩散、以至在宿主细胞趋化至植入物周围后，较长时间内仍存有有效浓度的BMP。另外，胶原中含有一些生长因子，还可以协同促进BMP的成骨作用。

（3）BMP复合脱钙骨基质（DBM）同种异体骨经脱脂，脱钙和盐酸胍处理后得出的DBM，免疫原性大大降低，保留了骨引导作用，有一定的骨诱导活性，单独应用时其骨修复能力较弱。为此，一些学者进行了将其与BMP复合移植的研究，结果表明，在修复动物颅骨，股骨或尺骨缺损时，BMP和DBM复合人工骨的骨修复效果要明显好于单纯的DBM或同种异体脱钙骨，与自体骨移植相当。

3. BMP与多种材料的复合　鉴于一些材料机械强度虽好，但可塑性较差，另一些则相反。为了使BMP复合材料在提高成骨诱导活性的同时，还具备较多的有利于增强BMP活性、促进伤口愈合、满足修复各部位、各种情况骨缺损要求的作用，许多学者研究了BMP与两种或两种以上材料的复合，并获得了较为满意的效果。

（1）BMP与HA、胶原复合单纯BMP与HA复合后，不能较大幅度地减慢BMP的吸收，而再将胶原与其复合则可以减缓BMP的释放速度，并防止其很快地被机体吸收，同时在植入物与宿区组织之间维持一个较高的、较持久的BMP浓度，从而使BMP的骨诱导活性得到充分发挥。Takaoka等将HA、胶原和BMP三者复合植入鼠的肌筋膜下发现，1周内即有软骨生成。他推测胶原作为BMP的载体，能预防BMP向外的快速扩散和被吸收，维持移植体内BMP的含量及界面间BMP的高浓度，使反应细胞有足够的时间与BMP接触，诱导成骨。

（2）BMP与HA、纤维蛋白复合　Levine等将HA与纤维蛋白复合后再与BMP结合植入兔股骨3mm×5mm的大缺损中，结果新骨生成速度明显比单用纤维蛋白或HA组快。这不仅因为纤维蛋白或胶原内的成分与BMP有协同作用，还因为它们与

HA复合后可以缚住HA颗粒，克服了HA颗粒易游走、难以成形、不易放置的缺点，且使血管和骨组织容易长入，具有很高的成骨诱导活性，并且机械强度与可塑性均比单用各种材料时高。

（3）BMP和DBM、骨水泥复合为修复骨肿瘤微波灭活术后遗留的骨缺损，有时甚至是巨大的骨缺损，范清宇等应用异体DBM复合骨水泥填充，得到了令人鼓舞的疗效。为了进一步提高该材料的成骨诱导活性，他们又在此基础上复合BMP，经研究证明BMP-DBM—骨水泥复合材料具有良好的骨诱导活性。该材料具有极好的可塑性，能根据不同形状的骨缺损进行塑形填充修复，因含骨水泥而具有良好的内固定作用，最终复合材料与界面之间通过新生骨连结，达到生物"铆定"。

总之，非生物性材料不易降解，与BMP复合适用于修复较大的骨缺损。生物性材料易于降解，机械性能差，适于充填较小的骨缺损腔。复合型材料具有以上两种材料的优点，应用前景最为广阔。我们有理由相信，经过大量的研究和观察，将会有更多、更好的生物活性材料问世，从而促进骨缺损这一难题的解决。

（六）组织工程化人工骨

利用骨组织工程培养的人工骨不仅可修复大面积的骨缺损，而且可按需塑形及大量制备，是一种理想的创伤修复及功能重建的材料。人工骨支架材料是组织工程骨的载体，按来源可分为天然支架材料和人工合成材料，其中人工合成支架材料逐渐成为主流。

组织工程是应用工程学和生命科学的原理和方法，将种子细胞与生物载体材料复合后进行培养，形成新的功能组织，来恢复、替代和提高丧失组织的功能。组织工程学研究的基本内容有：种子细胞，细胞外支架材料，种子细胞与支架材料的相互作用关系。骨组织工程是组织工程中发展较快的一个领域，对骨组织工程的研究主要集中在种子细胞的选择，细胞外支架的构建以及种子细胞与细胞支架复合植入体内后生存与生物相容性的情况。近几年来，随着材料学和生物化学的发展，骨组织工程已取得了很大的进展，构建组织工程化人工骨的希望正逐步走向现实。

1. 种子细胞的选择与提取　用组织工程学再

造组织为骨缺损的修复提供了新的材料和方法,而作为人工骨组织种子细胞的获取、选择、培养和增殖是骨组织工程的重要环节。理想的骨组织工程种子细胞应具备下列特点:①取材容易,损伤小。②体外培养具有较强的传代繁殖能力,在较短时间内能够得到大量定向分化的成骨细胞。③植入机体后能适应受区的环境并保持成骨活性。作为种子细胞的成骨细胞来源主要有骨、骨外膜、骨髓和骨外组织,现分述如下。

(1) 骨组织:骨源性成骨细胞能产生骨钙素,并有较高的碱性磷酸酶活性和对钙调节激素有明显的反应。Robey 采用胶原酶处理松质骨块,再将处理后骨块培养来获得纯净的成骨细胞。Jonsson 发现从松质骨中培养出的成骨细胞能够高水平的合成 1 型胶原,在维生素 D 诱导下能分泌较多的骨钙素,但成骨细胞从松质骨中长出需要时间较长,达到汇合的速度也慢于同源的骨髓基质细胞,表达碱性磷酸酶活性较低。Malekzadeh 从胎儿颅骨体外培养的成骨细胞在人工材料上继续增殖达 20 倍以上仍保持良好的成骨细胞活性,并具有高碱性磷酸酶活性。在对胎鼠颅骨细胞增殖动力学研究中发现细胞分化过程中有成骨细胞的特征,并最终形成骨性结节,证明细胞中有骨祖细胞存在。因骨组织取材和培养有一定的难度,目前对其研究应用较少。

(2) 骨膜:骨膜源性种子细胞的使用目前在研究中应用较多,骨膜源性种子细胞具有较强的成骨能力,表达碱性磷酸酶较高,动物实验也证实了骨膜源性种子细胞的可靠性。试验发现,体外培养的细胞在 4d 内从骨膜组织中长出,为成纤维细胞样的呈纺锤形结构,该细胞具有表达骨钙素、Ⅰ型胶原等成骨细胞的标记。将细胞放入三维多孔的细胞支架进行培养,细胞外形变为星形,植入体内成功地修复了兔颅盖骨缺损。因骨膜较易获得和培养,在骨组织工程学研究中应用较多,但临床上取骨膜相对创伤较大,限制了临床的应用。

(3) 骨髓间充质干细胞:骨髓基质细胞中存在能够分化为骨、软骨、脂肪组织的多能干细胞,在合适的条件下可生成骨、软骨、肌肉、脂肪及韧带。利用间充质干细胞在体外培养条件下能够分化为成骨细胞,并且体外培养的成骨细胞能够在培养中形成细胞外间质排列,这些排列很好的羟基磷灰石结晶可与自然骨矿物的排列相当,并被 X 线衍射和红外线光谱分析所证实,动物实验中也表现出很好的成骨能力。离体培养的骨组织在植入体内后表现为很好的成骨能力。Ohgushi 在生物材料表面扩增形成成骨细胞获得成功。骨髓中基质干细胞 MSCs 在体外培养增殖后,种植于羟基磷灰石和磷酸三钙载体,再将其植入同基因的动物体内,成功地修复了标准的股骨干骨缺损。MSCs 也可作为基因的载体。含有导入 BMP2 基因的 MSCs 细胞在研究中显示出更高的成骨效能,因此具有良好的应用前景。且骨髓采集容易,损伤小,在骨组织工程中具有良好的应用前景。

(4) 骨外组织:骨折部位及体外培养的成纤维细胞、骨髓脂肪细胞和胚胎干细胞经诱导分化和培养均可形成成骨细胞。成纤维细胞与骨系细胞一样起源于间充质细胞,在骨发生、骨修复过程中,成骨细胞、成软骨细胞和成纤维细胞可表达成骨的共有表型。一定浓度的 TNFa 和 BMP2 联合应用可诱导成纤维细胞向成骨细胞的转化。骨髓脂肪细胞能够去分化到可增殖状态并向成骨方向分化。胚胎干细胞(ES)是从早期胚胎中分离出来的全能细胞,它能在体外无限增殖并保持未分化状态。ES 分化是自发性的和难以控制的。

目前对种子细胞选择的方法和手段已基本成熟,但细胞增殖时间仍较长,以及异体细胞所引起的免疫排斥反应仍是影响骨组织工程临床应用的主要障碍,因此开发取材容易、可大量增殖批量生长,且不具有免疫源性的种子细胞是目前骨组织工程从实验室走向临床的一个关键步骤。

2. 细胞支架 组织工程研究中选择理想的细胞外基质材料一直是限制组织工程进一步发展的"瓶颈"。骨组织工程细胞支架材料的制备要求不同于其他组织。它要求有:①良好的生物相容性。无毒、不致畸,利于种子细胞黏附、增殖、生长和分化,降解产物对细胞无毒、不会引起局部炎症反应。②良好的生物降解性。基质材料在完成支架作用后能降解,降解速度应与组织细胞生长速度相适应,降解时间能根据组织生长特性进行调控。③具有三维立体多孔结构,孔隙率最好达 90% 以上,且有很高的面积体积比。高孔隙率和较大的面积体积比利于细胞黏附生长、细胞外基质沉积、营养和氧气进入、代谢产物排出以及血管和神经长入。④具有可塑性和较好的机械强度。可预先制作成一定形状，并具有一定的机械强度，为新生组织提供支撑，能保持一定时间直至新生组织具有自身生物力学特性。⑤材料表面微环境利于细胞黏附、增殖，能激活细胞特异基因表达，维持细胞正常表型表达。目前，骨组织工程研究中应用的细胞外基质材料主要有：生物类材料、生物陶瓷类材料、聚合物类材料以及复合类材料。

（1）生物类材料：生物类材料主要指同种异体骨和异种骨。两者都存在免疫原性和传播疾病隐患的问题。同种异体骨来源有限，而异种骨来源丰富、价格低廉，可降低抗原性，具有一定的开发应用前景。异种骨天然网状孔隙系统未受明显破坏，保留骨小梁、小梁间隙及骨内管腔系统，骨盐支架的三维结构形态存在，具有良好的孔隙率、孔隙交通以及孔径大小合适，有利于组织细胞黏附、生长并为细胞外基质分泌提供宽大的内部空间及表面积。其无机成分主要为羟基磷灰石，是人骨的天然成分，植入体内后易被宿主组织细胞接近而爬行替代，具有良好的生物降解性。但去除有机成分的骨矿材料疏松易碎，无机械强度，脱钙骨缺乏骨矿，质地柔软，不具有力学刚度，从而限制了异种骨在骨组织工程中的应用。并且异种骨的免疫原性尚有待进一步研究。

（2）生物陶瓷类材料：生物陶瓷类材料很多，主要由钙、磷元素组成，它们是人类骨组织的主要无机成分材料，可加工成多孔隙结构，利于组织细胞长入和代谢及营养物质出入。实验中显示出良好的生物相容性，植入骨断端易形成骨性结合，材料轻度溶解所形成的高钙离子层及微碱性环境，可有效促进成骨细胞的黏附、增殖及分泌基质，材料中微量氟元素能促进成骨细胞合成 DNA，并提高碱性磷酸酶活性。常用的有生物降解陶瓷［如磷酸三钙（TCP）等］和生物活性陶瓷［如羟基磷灰石（HA）、生物活性玻璃陶瓷（BGC）、双相钙磷陶瓷（HA/TCP）等］。其中 HA、TCP、BGC 和 HA/TCP 是骨组织工程中常用的细胞外基质材料。研究发现，大孔壁上富含微孔的多孔陶瓷可呈现骨诱导作用，而致密的和大孔壁致密的钙磷陶瓷无骨诱导作用。

其中 HA/TCP 能强烈吸附骨形态发生蛋白（BMP）、表皮生长因子（EGF）和睾丸素（testos-terone）等骨诱导因子。将高度多孔 HA 制成管状复合人骨髓基质细胞植入裸鼠背部带血管蒂背阔肌皮瓣，8 周后组织学证实，材料中可见新生骨组织，材料表面及内部高度血管化，偶可见骨髓腔结构，从而形成带蒂的骨肌皮瓣，展示出在临床应用中可喜的前景。戴红莲等观察了 β 磷酸三钙多孔生物陶瓷植入体内后的组成变化发现，β 磷酸三钙多孔生物陶瓷具有良好的降解性能和骨传导性。新骨能从材料周围不断向材料内部渗入，材料被分散、降解，最终材料被新骨所取代。植入后无生命的钙磷无机材料的降解产物一方面通过溶解沉积参与胶原纤维的矿化，另一方面通过 P 物质的活化合成磷蛋白参与新骨矿化，从而参与构成有生命的新生骨组织。生物陶瓷材料用于骨组织工程细胞生物支架材料效果肯定，并且单纯的多孔羟基磷灰石和生物活性玻璃已在临床上应用并未发现明显的不良反应，但该材料由于脆性较大和很快被吸收仍不尽人意。

（3）聚合物类材料：人工合成可降解聚合物主要有：聚乳酸（PLA）、聚乙醇酸（PGA）、聚原酸酯（POE）、聚己内酯（PCL）、聚羟丁酯（PHB）及其共聚物等。组织工程常用的是聚乳酸（PLA）、聚乙醇酸（PGA）及其共聚物。Vacanti 首先将 PGA、PLA 用作软骨细胞体外培养基质材料，通过组织工程方法获得新生软骨成功，显示出良好的成骨效应。Borden 在球形多孔 PLAGA 聚合体骨支架上的体外培养成骨细胞和成纤维细胞实验中发现，体外培养 14 天后成骨细胞已爬满骨支架的表面，并在各相通的小孔内连成一体，骨支架降解的速率可通过调节聚合体的分子量来控制。尽管 PLA、PGA 及其共聚物是应用最为广泛的组织工程细胞外基质材料，但也有缺点：①亲水性差，细胞吸附力较弱。②可引起无菌性炎症，临床上 PLA、PGA 的应用过程中发现患者出现非特异性无菌性炎症反应率较高。③机械强度不足，不具备抗压强度，通过聚合物包埋或热处理虽然可改善其机械强度，但仍然存在抗压强度不足的缺陷。④聚合物中残留的有机溶剂的细胞毒作用，可引起周围组织的纤维化及免疫反应。胶原也可作为骨支架材料，Ⅰ型胶原用作骨髓基质细胞的培养基质，发现骨髓基质细胞可定向分化为成骨细胞,最终形成含骨髓成分的新生骨组织,而Ⅱ、Ⅲ、Ⅴ型胶原上则未见新骨生成。但胶原缺乏机械强度、降解时间难以控制,难以单独作为组织工程中成骨细胞种植基质材料,还存在生理学性质不稳定及与外来胶原引起的免疫反应等问题。

(4)复合类材料:将碱性无机陶瓷类物质,如碳酸钙、碳酸氢钠、羟基磷灰石引入到人工合成聚合物中,可代偿聚合物降解引起的pH值下降,有助于防止无菌性炎症的发生,同时合成聚合物如PLA有助于改善陶瓷类材料的脆性。Lu研究PLAGA生物活性玻璃三维多孔复合材料的生物活性、组织相容性、生物降解性和物理强度和韧度,以及成骨细胞的黏附和生长等特性及体外的钙磷沉积,体内的骨形成特性,认为复合类材料有利于成骨细胞的黏附和生长,并有一定的骨诱导活性。将纤维粘连蛋白(Fibronectin,FN)预衬于生物活性玻璃表面,可显著增强其对成骨细胞的黏附力,并与FN的表面密度呈正相关。在PLA和Ⅰ型胶原组成的复合材料中引入rhBMP,作为细胞基质材料复合人成骨母细胞修复鼠颅盖骨缺损,2周和4周放射学及组织学检查结果发现成骨量均高于其他对照材料组。Zhang通过比较几种复合类材料的生物活性发现,羟基磷灰石混合支架可增强MG63成骨细胞活性表达,能提高MG63细胞碱性磷酸酶的活性和骨钙素的活性,但也影响成骨细胞的分化。

(5)纳米仿生骨支架:随着材料学的发展,已经制备出具有纳米结构的新型骨支架材料,该材料具有多孔、大的孔隙中具有纳米级的微孔以及较大的比表面积,体外试验发现具有明显的吸附组织液中的钙磷离子,在模拟生理溶液中于37℃恒温浸泡数小时后可形成类似天然骨中无机矿物的碳酸羟基磷灰石层。采用层压和缠绕的技术获得的纳米羟基磷灰石胶原复合骨支架,并在骨支架上种植成骨细胞体外培养及植入体内后证实成骨细胞在骨支架上生长良好,并且修复了骨缺损。采用氢氧化钙和磷酸一起滴定沉淀并加压制成羟基磷灰石/胶原复合纳米骨支架,动物实验发现骨支架在体内能被破骨细胞降解,成骨细胞能够长入骨支架。Liao构建的纳米羟基磷灰石/胶原/PLA复合人工骨在离体的细胞培养和动物骨缺损修补的试验中发现

纳米仿生骨支架可以很好地修补骨缺损。

3. 组织工程骨的构建 目前骨组织工程的构建多采用两种方法。其一为体外构建:把种子细胞和支架在体外培养液中培养使种子细胞增殖并爬满支架后植入体内,观察人工骨组织与自体骨的愈合情况,体外构建虽然具有一些在体内构建难以实现的优点,但是在传统的静态培养条件下不能建造出厚度>0.7cm的骨组织。随着生物反应器和灌注培养系统的先后出现,改善了细胞、组织在体外培养的条件,有助于模拟体内环境,获得营养、排除代谢产物和物质交换,促进组织工程产品实现商品化。其二为体内构建:把种子细胞复合到支架上,将成骨细胞/支架复合物植入体内,种子细胞在体内增殖分化形成骨组织,修复骨缺损。目前,这两种方法均在实验室中取得了成功。也有采用种子细胞和生物因子一起复合到细胞支架上进行培养后植入体内,或者采用细胞因子的缓释系统使细胞因子持续地发挥作用。Breitbart采用体外培养的骨膜细胞种植于PCA无纺网支架,移入体内,修复颅骨缺损,证明了组织工程化骨可用于修复骨缺损。韩亮用自体骨髓-珊瑚-rhBMP2复合物植入兔体内后成功修复了兔下颌骨缺损;Liao利用纳米-羟基磷灰石/胶原/聚酸 nano-hydroxyapatite/collagen/poly-lactic acid(nHAC/PLA)复合或不复合(rhBMP-2)后直接植入兔体内进行兔脊柱后外侧融合的实验结果显示,术后6周和10周材料的融合率和机械强度上与自体松质骨融合组相似,从标本的显微结构分析植入的nHAC/PLA和自体髂骨块相比无副作用,术后2周即使无rhBMP-2复合也有骨样组织形成。表明体外组装后植入体内具有与体外培养相似的效果。

目前,不论是种子细胞还是细胞支架的研究虽然有了很大的进展,但都还没有达到令人满意的地步,还有很多工作要做。目前需深入研究的问题:①深入进行基质材料和种子细胞的研究和开发,寻求更为理想的载体材料和细胞来源。②继续完善动物实验规范,得到确实可靠的证据,向临床应用过渡。③探索开发新型理想的载体材料。④进行影响骨生成有关生长因子的研究,确

定能有效促进新骨形成及影响其发挥最佳作用的因素等。

尽管骨组织工程人工合成支架材料研究日益深入,进展迅速,但尚未找到一种理想的材料,还有很多问题需要解决:人工合成支架材料降解速度与新骨形成速度不协调;支架材料与机体的免疫排斥反应;支架材料表面活性差,影响种子细胞的黏附、分布和功能发挥。相信今后的人工合成支架材料的发展方向是拟生态技术,并与分子生物学、生物力学和计算机技术相结合,寻找结构和功能与人体骨相似的支架材料应用于临床。

(杨惠林　陈亮　周军)

第七节　软骨移植

## 一、概述

人体正常的关节软骨呈亮白色、透明状,表面光滑,它是组成滑膜关节面的有弹性的负重组织,可减轻关节反复滑动中关节面的摩擦,具有润滑和耐磨损的特性,并且还能吸收机械性振荡,传导负重至软骨下骨,它对维持关节运动具有重要意义。关节软骨具有复杂的生物力学特征和高度的耐用性,但其没有血管、神经及淋巴组织,仅包含单一软骨细胞,细胞外基质细胞比高,并缺少局部祖细胞,组织代谢活性较低,其营养源仅限于关节液,因此关节软骨自身修复能力极为有限。当退变或创伤等原因导致关节软骨缺损超过一定面积($>2cm^2$),且为大于4mm的全层软骨缺损时,通常会导致其结构与功能上不可逆的损害,不能自行修复。

关节软骨的损伤和病变是临床骨科常见疾病。软骨病灶在年轻、活动度较多的人群(年龄26～47岁)膝关节中较为多见。这些软骨缺损病灶自愈的可能性极低。在多个大型的临床研究中发现,在行膝关节镜检查时,软骨病灶的发生率在60%～66%;而在一项对1000例膝关节进行研究中发现,11%的膝关节有局限性、全层软骨缺损病灶,而符合手术软骨修复指征。在年轻、活动较多的患者人群中,创伤性或发育性病因占据软骨缺损的较大比例。研究发现,高级别的软骨缺损约占所有膝关节

关节镜手术治疗患者的5%～20%;其中4%～5%的患者年龄<40岁。类似病灶发现时往往主诉运动时膝关节疼痛,肿胀。50%的患者软骨缺损病灶和创伤相关。在年轻患者中,大的症状性的软骨或骨软骨缺损病灶对日常生活的影响极大,包括疼痛、交锁现象、功能障碍,更重要的是这些损害将导致骨关节炎(OA),在这一患者人群中,关节镜对缓解患者的症状意义不大,如果没有及时正确治疗,后期患者存在极大的可能需要进行修复或关节置换,如何有效地修复关节软骨损伤始终是医学界尚待解决的难题之一。临床修复软骨损伤的方法很多,包括微骨折术、自体或异体骨软骨移植术、自体软骨细胞移植术、基质诱导的自体软骨细胞移植术,以及基因治疗和干细胞治疗等。

目前,软骨移植主要包括自体骨软骨及软骨细胞移植、同种异体软骨移植、组织工程化软骨移植等。

## 二、自体骨软骨及软骨细胞移植

### (一) 自体骨软骨移植

自体骨软骨移植是指将自体非负重区取得的单个或多个圆柱状骨软骨块移植至缺损区,与周围尽量不留间隙,并注意恢复关节的轮廓,移植的骨软骨块包括透明关节软骨、软骨下骨、完好的潮线和部分松质骨等结构,保留了软骨与软骨下骨和松质骨的紧密连接和完整性。理论上,骨软骨柱骨性部分可以很快与受区周围组织相融合,使软骨迅速得到其下方活的组织支持,软骨下骨迅速成活;软骨下骨可以使移植的骨软骨柱获得稳定的支撑而避免塌陷,手术早期即可提供稳定性和负重能力。对于人来说,软骨缺损面积<2cm²为小面积缺损,2～10cm²为中等面积缺损,>10cm²为大面积缺损。由自体骨软骨移植技术是目前修复小面积和中等面积深度软骨和骨软骨缺损的有效方法之一,能够减轻患者的痛苦和提高患者的运动能力。由于无免疫排斥以及疾病传播的风险,优势更为明显。目前,自体骨软骨移植术的代表为马赛克移植关节成形术。该方法从自体关节非负重区取多个圆柱状的骨软骨移植物,再将这些骨软骨移植物以压配的方式嵌入修整后的软骨缺损处,适于在软骨缺损面

积<4cm²、损伤深度<10mm 的病例中开展。马赛克移植术后,骨软骨柱之间的空隙形成"无效腔"并被纤维软骨填充,术者应取数量直径适宜的骨软骨柱,力求最大限度填充。在移植体取材和嵌入过程,也需仔细操作,成角或过长的移植体都会导致移植物表面软骨应力增加。术后 3 ~ 4 周需限制患肢负重以防移植体内陷,并使用 CPM 锻炼。与传统的方法相比,马赛克移植术可在关节镜下进行操作,不需要二次手术,其修复组织更近似于正常透明软骨。自体骨软骨移植可提供完整的透明软骨,在缺损面积较小的情况下能较好地恢复关节软骨的高度、形状、结构、生物力学和功能特性。由于该方法会导致供区损伤,还有移植物取材区域、数量受限,修复慢,移植骨被吸收,供区与受区软骨在方位、厚度、生物力学特征方面存在差异、缺损区填充不全、移植物周边与正常组织融合不佳等不足,限制了自体骨在大面积骨软骨缺损中的应用。自体骨软骨移植不推荐应用在双侧软骨损伤,关节不稳,关节对线不良,关节感染,关节全面退变,类风湿关节炎及年龄>50 岁的患者。

### (二)自体软骨细胞移植

自体软骨细胞移植是近年来出现的一种新的治疗手段,于 1994 年应用于临床。基本方法是取自体软骨细胞后进行培养、扩增,最后将扩增后的软骨细胞种植在软骨缺损区用骨膜或其他生物膜覆盖以进行关节软骨修复。并不是所有的软骨缺损患者都适合自体软骨细胞移植,最终决定是否适合取决于关节镜的检查,一旦决定可以,关节镜检查的同时即可获取软骨,从而体外培养软骨细胞,为以后的移植做准备。此外,患者也要符合一定的条件,如手术部位无感染、无感染性疾病、无恶性肿瘤病史等,年龄的问题似乎不再受限。自体软骨细胞移植的程序主要包括以下四步:

1. 关节软骨活检 每一例接受做自体软骨细胞移植的患者必须经关节镜下活检,检查缺损的部位和范围,并决定是否适合做细胞移植,如适合可在合适部位取下软骨(非负重区),面积约为 0.5cm×1.0cm,约 200 ~ 300mg。

2. 软骨细胞体外培养 从非负重部位获得软骨或从损伤部位获得的软骨经酶消化获得软骨细胞,经培养、繁殖,大约需要 2 周,达到一定数量(约 5×10⁶ 个),便可用做移植。复层培养有利于细胞分布、表型恢复、组织整合、维持生物学功能。

3. 细胞移植 将体外培养的软骨细胞以悬浊液形式注射到缺损部位,用骨膜或其他生物膜缝合缺损,防止移植的软骨细胞脱落以及软骨细胞分泌的胶原和蛋白多糖的流失等。或者在移植前把细胞预先培养在生物支架上使充分黏附,这对维持软骨细胞的生命力和形成特定组织起重要作用,然后一起移植到缺损部位,不用缝合,这种方法应用广泛。

4. 移植后复原 康复治疗对疗效起到一定作用,术后要制动48 小时,可适当进行肌肉和关节的收缩运动,以后适量做些运动,1 ~ 2 个月后扶拐可负一定重量,要完全负重要根据临床疗效和个人情况,不同缺损部位康复治疗方案不完全一样。

临床报道自体软骨细胞移植修复软骨缺损的短中期效果肯定,疗效优良,长期效果与短中期报道一致,但长期效果的随访病例较少,所以还要进一步验证。

自体软骨细胞移植的并发症如出现,多在移植后前 2 年发生,主要包括:骨膜的增生、与周围组织整合不良,骨膜瓣的分叶、关节内粘连、移植失败、感染等,以骨膜的增生、骨膜瓣的分叶和关节内粘连较常见。许多并发症经关节镜修整后明显改进。

自体软骨细胞移植修复软骨缺损能获得很好的效果,比传统的治疗方法优越,但也存在一些问题:软骨细胞的来源有限,而移植需要大量细胞,许多由于在体外培养过程中没有达到移植所需的细胞数量而失去治疗机会;软骨细胞在体外培养过程中存在反分化现象,而且寿命短;获取软骨对供体部位产生影响;新生的软骨的性质,修复组织多数是透明软骨和纤维软骨的混合,而且机械性能与正常软骨有差异;移植后的软骨细胞不能肯定是否可继续分泌 Ⅱ 型胶原,维持表型;新生的组织生物力学无法保证符合要求、长期不发生退变及预防骨关节炎的发生;修复软骨缺损的费用较高。

### 三、同种异体软骨移植

由于自体软骨来源有限，且对供区的结构功能有影响，异体骨软骨移植材料获得较易，大小形状不受限制，可使用一整块有活性的异体骨软骨移植物来修复受损的软骨，移植物的形状、尺寸可根据缺损面积、深度来裁切，以保证移植物与缺损处精确对合，消除自体骨软骨移植术中出现的"无效腔"，且具有生物活性与受体部分能发生生物愈合，同时保留肌肉、韧带及关节囊的附着点，为重建关节和肢体功能提供了条件，同时，不存在供区损伤，不受损伤面积制约，甚至可开展半髁骨软骨置换，因此应用前景较为广阔。异体移植与自体移植相比，最大的优点是软骨的来源具有更多的选择性，可选择与自体软骨相似力学性能和生物学特性的软骨组织，可预制成任意形状和大小，解决了大面积软骨缺损的治疗难题。对修复大面积骨软骨缺损不失为一种有效的方法。对于患有关节炎、关节内感染、下肢力线不齐、双极损伤的病例，由于疗效不确切，不推荐该方法。

#### （一）同种异体软骨的保存

由于软骨不含血管、神经和淋巴管，异体移植引起的免疫排斥反应相对低，可以采用新鲜软骨移植。新鲜骨软骨移植为骨软骨移植物在 24 小时内从供体上取下，并在 7 天内完成移植。此法可以最大限度地保留软骨细胞存活率，但由于时间紧迫，潜在的病毒、细菌筛查结果无法查出，容易导致潜在的感染。延时保存的骨软骨移植为骨软骨移植物从供体上取下后，经过特定的处理，在特定条件下保存 7 天以上并完成移植。尽管此法处理过的移植物软骨细胞存活率会降低，但是可提供充裕的时间做各种检验筛查避免潜在感染，而且经过冷冻处理的移植物后的免疫排斥反应降低，应用更为方便。但延时保存的同种异体骨软骨移植方法存在的主要问题是软骨活性随时间延长而降低。因此，使软骨细胞存活率处于高的水平且延长保存时间即成为当前的研究焦点。

低温保存软骨目前常见的有冷冻法（或称慢速梯度降温法）和玻璃化法。低温冷冻能降低细胞代谢，是延长细胞保存时间的一种有效方法。对于分离的软骨细胞，其冷冻保存的存活率可达 95% 以上，但应用于软骨时却难以获得成功，冷冻保存关节软骨的移植效果也不佳。分离的软骨细胞和软骨中的软骨细胞的冷冻保存效果的差别是由保存过程中的损伤机制不同造成的。对于分离的软骨细胞，可以根据实验测得的细胞膜对水和低温保护剂的渗透系数进行理论预测和实验控制，以得到较高的细胞存活率，相比之下，软骨组织中的细胞的处境要复杂得多。低温保护剂要对细胞起到保护作用，它在细胞内部的浓度应达到一定的水平，对于悬浮液中的细胞，细胞周围即为处理溶液，传质阻力主要为细胞膜，而低温保护剂渗透至组织内的细胞需要克服额外的传质阻力，对于最里层的细胞尤甚，因此，需要更长的处理时间，细胞受到的低温保护剂的毒性损伤将增加，甚至变得不可承受；悬浮细胞的冷却条件更容易控制，溶液中处于不同位置的细胞冷却速率差距有限。对于组织，尤其是尺寸或厚度较大的组织，受到热导率的限制，冷却过程中组织由外到内的温度梯度将不可避免，不同位置的细胞冷却条件将不同，有的细胞的冷却速率可能远离最佳冷却速率；在冷冻时，与悬浮液中的细胞相比，组织内细胞的位置移动受到严格限制，使得细胞更容易受到胞外冰晶的伤害。关节软骨难以冷冻保存的其他原因还有，移植后软骨细胞正常功能的发挥与其周围的基质紧密相关，如果软骨细胞与基质间的联系在保存过程中受到了严重损害，软骨细胞的新陈代谢将受到影响。另外，软骨功能的实现还有赖于其机械性能的保持。冷冻保存过程中出现的高浓度电解质溶液可能会导致构成软骨基质的主成分胶原蛋白发生变性，从而导致软骨机械性能的变化。

由于采用冷冻法很难达到成功保存关节软骨的目的，于是国内外学者开始考虑采用没有冰晶形成的玻璃化技术来保存关节软骨。玻璃化法避免了冰晶形成带来的直接危害（如细胞内部结构遭到破坏、细胞受挤压变形过度）和间接危害（如电解质浓缩导致蛋白质变性）。一般是在 0℃ 或以上某一温度分多步加载较高浓度的低温保护剂，然后实施快速冷却（通常是直接投入液氮）以实现玻璃化；复温时,将样品放入恒温水浴(通常是37℃)中,最后再分多步将低温保护剂洗脱掉,整个过程通常不需要特殊的设备。由于此法的加载温度较高,受低温保护剂毒性以及冷却速率的限制,采用单种低温保护剂通常是不可行的。因此,开发合适的低温保护剂溶液(或称玻璃化溶液)是有关此法的研究当中最为活跃的一个方面。玻璃化溶液通常采用多种低温保护剂相混合的形式,目前,虽然研究者已经开发出了多种较为通用的玻璃化溶液,但是由于生物材料所具有的特异性,使得保存某种特定的生物材料通常需要专门开发玻璃化溶液以达到理想的保存效果,而合适的玻璃化溶液可能也不止一种。玻璃化溶液的开发需要考虑低温保护剂对生物材料的毒性、低温保护剂的数量以及各低温保护剂的配比等诸多问题,是一项非常复杂、耗时耗力的系统工程。传统玻璃化法要求在冷却和复温的过程中达到一定的降温和升温速率以安全地穿过亚稳态区来实现玻璃化和避免反玻璃化,因此,适合用该法保存的样品体积通常比较小,对于较大体积的样品,不仅受到传热的限制,传质(低温保护剂的加载/洗脱)的影响也很大。

液相线跟踪法保存关节软骨利用了低温保护剂二甲亚砜对软骨细胞的毒性随温度降低而降低的特点,一边降低温度,一边提高组织中二甲亚砜的浓度,并始终使温度略高于组织的冻结点,最终使组织在较低的温度下达到足够高的二甲亚砜浓度,再进一步冷却实现玻璃化。整个过程不仅没有冰晶形成,而且最终组织内高浓度的二甲亚砜也使得实现玻璃化和避免反玻璃化与冷却和复温速率的大小无关。液相线跟踪法不受冷却和复温速率的限制,这使得该法有可能应用于较大体积的样品。

低温冷冻保存法保存后的软骨细胞存活率降低明显,细胞大面积死亡或者凋亡,已经失去活性,影响移植效果,因此临床应用较少。而体外液体保存法在一定时间内保存的异体骨软骨组织,其软骨细胞成活率以及组织活性可以保持在一个较高的水平。由此,相对于冷冻保存法,液体保存法能够提高细胞成活率,保持组织活性,不失为保存异体软骨组织的一种有效方法。

(二)同种异体软骨的质量控制

为保证骨软骨移植物的安全与有效,需要对移植物供体的筛选、移植物制备、移植物保存的全过程进行质量控制。供体的质量控制主要针对既往史,排除肿瘤、肝炎、结核、慢性感染、性病及代谢性疾病等病史。取材时取血液样本做细菌培养,结果为阴性方可应用,同时做血清学检测排除梅毒、艾滋病、乙型肝炎及甲肝病毒。取材应在特定的无菌室内进行,相关设备和器械按常规的外科手术规范进行消毒处理。应用专用软骨移植器械取骨柱状骨软骨组织,修整软骨下骨,注意保护软骨面。获取的骨软骨移植物质量控制主要是对其做细菌培养,保证移植物没有被污染。严格无菌操作采集的移植物可不进行消毒灭菌,如需2次灭菌,可用环氧乙烷化学灭菌法以达到消毒灭菌的目的,又不破坏骨形态发生蛋白的活性,而且环氧乙烷残留量符合国家标准。每个移植物独立保存,组织液保存法为置入盛有组织液的双层血浆袋中无菌封存,再用聚乙烯袋套封,袋上贴标签标明供体姓名、性别、年龄、血型、死亡日期、获取日期、取骨部位、材料直径、柱长及编号。冷冻保存的移植物独立装入3层灭菌医用包装袋中,第2层与第3层之间插入取骨标签(标志同组织液保存法),并驱净空气,封口,冷冻后置入冰箱保存。移植物保存的质量控制最重要的是确保包装的完整性,包装破损的移植物将被弃用。冷冻保存的骨软骨移植物保存温度一般为−80℃,低温液体保存的移植物保存温度一般为4℃,采用24小时不间断的机械记录装置检测保存设备的温度。移植物运送时放入保温桶中,冷冻保存的移植物桶内需盛有冰块,并保证到达目的地冰块不完全溶化。冷冻保存的移植物移植前需要复温,复温时对其不做任何机械处理,避免冰晶阶段引起微细骨折,影响植骨效果,复温后再对形状、大小塑形以备移植用。

(三)同种异体软骨移植的应用

同种异体骨软骨移植的适应证和禁忌证:骨软骨移植首要的适应证是关节表面较大范围的全层软骨缺损需要移植替换;骨软骨移植和自体软骨细

胞移植失败病例也是同种异体骨软骨移植的适应证。适合软骨移植的疾病主要是：创伤引起的关节面软骨全层缺损、缺血性骨坏死、剥脱性骨软骨炎和关节腔内胫骨平台陈旧性骨折等。总之，涉及软骨下骨缺损的都是骨软骨移植的适应证，特别是青少年患者不适合关节置换者更是骨软骨移植的适应证。骨软骨移植的禁忌证为弥漫的退行性关节炎、类风湿关节炎和糖皮质激素所致的骨坏死。

同种异体软骨移植手术成功的关键在于：移植物精确的形状、牢固的固定和延迟负重。同种异体骨软骨移植克服了自体骨软骨移植修复面积小、供区并发症、移植物与缺损区结构很难匹配等问题，经过长期随访已经证实是一种有效治疗关节软骨缺损的方法。这种方法可以提供完整的软骨基质，不受缺损面积大小的限制，具有其他治疗方法所不能比拟的优势。但也存在免疫排斥风险、组织融合不佳、费用高、有疾病传播可能、移植骨软骨被吸收、关节不稳定、软骨塌陷等诸多问题，早、中期疗效满意，而远期则有不同程度的退变。同种异体骨软骨保存方法也有待进一步改进。同时，较高的操作技术要求也制约了该术式的使用。

## 四、组织工程化软骨移植

由于各种疾病（中毒、感染及先天畸形）和外伤、肿瘤等原因，可造成人体组织、器官的缺损及功能的丧失，这些缺损及功能丧失有时可通过移植各种替代物加以修复。替代物包括自体组织、同种异体组织、异种组织和人工合成物质。虽然这些替代物均已应用于临床治疗，但不可避免地存在种种问题及局限性，这就迫使整形外科及相关学科的工作者寻求更为合适、有效的替代物。近二十年来，由于组织类型培养技术的普及，细胞生物学、分子生物学、生物化学等学科的发展和生物医学材料的开发及利用，产生了一门新的学科——组织工程学（tissue enigeering）。组织工程一词最早由美国国家科学基金会 1987 年正式提出和确定。是指应用生命科学和工程学的原理与技术，在正确认识哺乳动物的正常及病理两种状态下结构与功能关系的基础上。研究、开发用于修复、维护、促进人体各种组织或器官损伤后的功能和形态生物替代物的科学。

其实就是应用生物学和工程学的原理，研究开发能够修复、维持和改善损伤组织功能的生物替代物的一门学科。其基本方法是将体外培养的高浓度的功能相关的活组织细胞扩增，并种植于一种生物性能良好、生物可降解性（或称生物可吸收性）的天然与人工合成的细胞外基质（extracelluar matrix，ECM）上。然后将它们共同移植到所需部位，在机体内细胞继续增殖，而生物支架结构则逐渐被降解、吸收，结果形成新的有功能的组织器官，而达到修复结构、恢复功能目的。应用这种技术可在体内外形成生物组织，用以整复人体组织缺损。

组织工程化软骨移植治疗技术是指通过移植经组织工程技术制备的、含有活性细胞的软骨组织，来修复、改善或重建患者的软骨的结构和（或）功能的治疗技术。是随着组织工程的发展而逐步兴起的。其基本原理是将自体或异体组织细胞在体外进行培养扩增后，接种到可降解的生物支架材料上，形成细胞-生物复合材料。将复合材料再回植到软骨缺损部位，随着时间的推移，生物支架材料逐渐降解，而组织细胞形成具有软骨功能的组成，从而达到修复缺损软骨的目的。

### （一）组织工程化软骨的研究

完善的组织工程化软骨应包括种子细胞、生长因子和提供给前两者发挥作用的支架材料。

1. 种子细胞　理想的软骨组织工程种子细胞应具有如下特点：①取材方便，来源充足，对机体损伤小。②体外培养增殖能力强。③与支架材料具有很好的黏附性。④种子细胞植入人体后能够适应内在环境并保持原有软骨细胞的特性。组织工程化软骨的种子细胞主要来源为两种细胞：软骨细胞、干细胞。目前在临床上应用的主要是自体软骨细胞，以干细胞诱导分化形成软骨细胞用于软骨缺损的修复目前还处于实验研究阶段，尚未进入临床使用。软骨细胞可以在体外产生、维持并改造软骨的细胞外基质，但涉及软骨细胞的取材、分离、培养和扩增，细胞的来源决定着是否有足够的自体软骨细胞可供移植。实际上，可获得的自体软骨细胞的数量非常少，且从关节炎患者或者年老患者体内取出的自体软骨细胞的活力又非常的低下，限制了该类细胞作为种子细胞的来源。骨髓间充质干细胞（BMSC）的分裂增殖能力和多向分化能力不随年龄的增长而改变；同时，其来源广泛、、取材方便，损伤小，易于获取，体外培养时增殖和传代能力强，可获得数量较多的细胞以供移植，且自体移植不存在免疫排斥反应；同时具有骨及软骨细胞分化潜能，在条件适合时，可同时向骨和软骨分化，适合骨软骨缺损的修复。脂肪来源干细胞（ADSC）可自抽脂手术抽出的脂肪中提取，同样具有取材方便，损伤小，获取简单的优点，且在实验研究中也证实其可向软骨分化。但由于诱导脂肪干细胞的安全性还没有完全明确，故其尚未在临床上得到应用。滑膜干细胞和骨髓间充质干细胞相比，具有更强的向软骨分化的潜能，是另一种可以用于治疗软骨损伤的干细胞来源，但对其的研究目前还处在前期临床试验阶段。脐血间充质干细胞是另外一种具有多向分化潜能的干细胞。可分化为软骨细胞。作为种子细胞，脐血间充质干细胞来源丰富、容易提取，并可在传代过程中保持性状稳定，不会出现如 BMSC 那样的衰老现象。但脐血间充质干细胞的分离培养成功率较低，且缺乏有效的抗原标记鉴定方法。其诱导获得的软骨细胞与支架材料的相容性也有待确定。

2. 生长因子　生长因子有助于诱导宿主实质细胞长入植入体内，并能促进移植细胞更好地形成再生组织。研究发现能够调控关节软骨修复作用的生长因子主要有胰岛素样生长因子（IGF）、成纤维生长因子（FCF）、转化生长因子 β（TGF-β）和骨形态发生蛋白（BMP）。FGF 是目前已知最强的促细胞生长因子，能够刺激成骨细胞和软骨细胞增殖并促使增殖细胞稳定地向成熟软骨细胞分化。

3. 支架材料　支架材料为软骨组织构建提供了一个三维的环境，理想的生物支架材料应具有以下特点：①有良好的组织相容性，没有毒性和副作用。②有三维立体结构：材料必须是高度多孔的，一般要求孔隙率达 90% 以上，为细胞黏附生长、营养物质的进入和废弃物的排出提供有利条件。③生物可降解性和降解率：材料在组织形成过程中逐渐分解，从而不影响新形成组织的结构和功能，

且材料的降解速度与组织再生的速度相匹配。④良好的细胞界面：材料应具有良好的表面活性，经固定后可以与软骨缺损处的组织一体化，有利于细胞贴附，并可促进细胞的生存、增殖、分化和细胞外基质的产生。⑤具有可塑性和一定的机械强度：材料可以被加工成所需要的形状和大小，并有一定的机械强度，在体内一定时间内仍可保持自身形状，从而使新形成的组织具有一定的外形。

在组织工程软骨中，支架材料是种子细胞生存代谢的土壤，软骨细胞如果直接植入关节软骨的缺损部位，则会流失至关节腔，局部不会形成软骨组织，故支架材料的形态和功能直接影响到组织工程化软骨的形态和功能，因此支架材料的研究一直是组织工程的核心内容之一。

合适的载体在修复软骨缺损中起重要的作用。在组织工程中，支架材料不仅起支撑作用，保持原有组织的形状，而且还起到模板作用，因此，理想的支架材料应该可以为种子细胞提供一个有利于细胞黏附、增殖乃至分化的外环境。生物降解性是软骨组织工程支架材料的一般要求，是影响软骨细胞的增殖和生物合成率的一个重要参数。接种软骨细胞体外培养后降解较多的支架材料中 II 型胶原的合成增加，但支架降解的速度并非越快越好，因为降解太快则不能起到临时细胞外基质的功能。理想的情况应该是降解速度与软骨再生的速度相匹配，即两者速度相当。要达到这个目的，只有对软骨组织再生速度准确把握才可能制备出合适降解率的仿生支架。

目前，在组织工程化软骨的研究中使用的支架材料主要分为四类：天然生物材料，人工合成生物材料、复合材料和改性材料。

（1）天然生物材料：天然生物支架材料具有组织相容性好、毒性小、易降解且降解产物易被人体吸收而不产生炎症等特点，但其缺乏一定的机械强度，且其产品质量很难控制；天然生物支架材料主要有以下几种：胶原、天然脱细胞基质材料（NECM）、GAG 支架材料、藻酸盐、纤维蛋白、壳聚糖、糖氨多糖、琼脂糖、小肠黏膜下层等。天然生物材料可由同种或异种获得，具有良好的生物相容

性。胶原因其生物相容性好、与细胞亲和力高、抗原性低、生物可降解性、拉伸强度高等优良性质,成为组织工程中应用最广泛的生物材料之一。但是胶原等天然材料来源有限,并且降解过快、强度不足,受压时易变形损伤软骨细胞,最终修复组织为纤维软骨,其生物化学及生物力学性能均不如透明软骨。

(2) 人工合成生物材料:人工合成材料是一类有机高分子聚合物,来源广泛,可批量生产,可控降解速度,易于塑形,具有良好的物理机械性能,通过调节分子量及其分布以适应不同需要,作为软骨组织工程支架材料能较好地诱导软骨细胞黏附、增殖和分化。人工合成的支架材料虽然有良好的机械强度,但其缺点是亲水性差,对细胞亲和力弱,细胞吸附性差,降解速度难以控制,降解产物酸性大,易引起炎症反应。目前应用于细胞支架的高分子材料有:①脂肪聚酯,主要有聚乳酸、聚羟基乙酸、聚己内酯及其共聚物。②聚羟基丁酸酯。③氧化乙烯类,包括聚氧乙烯、聚乙二醇、聚乙烯醇、聚氧乙烯聚氧丙烯共聚物、聚对二氧六环酮、聚对苯二甲酸乙酯等。④聚氨酯类,如聚氨基甲酸酯等。这些生物材料往往被制成多分支网状或多孔海绵状,其内部形成大量三维空间,使得细胞能有效地进行气体交换、营养吸收、代谢物排出,因而有利于细胞成活和基质分泌。在人工合成的支架材料的研究中,近年来研究较多的主要集中于聚羟基乙酸和聚乳酸。聚羟基乙酸在体内降解为羟基乙酸,聚合物中的脂键易于水解,属于非酶性水解,具有良好的组织相容性,能够促进细胞的黏附、增殖及分化。虽然聚羟基乙酸能很好地诱导、促进软骨细胞的黏附、增殖及分化,但聚羟基乙酸降解过快,使支架整体塌陷,而且由于其降解过快,降解产物羟基乙酸在局部大量积聚,造成局部 pH 值下降,使细胞中毒以致死亡。聚乳酸是一种可降解且具有良好生物相容性和可加工性的高分子材料。与天然的细胞外基质相比,聚乳酸不仅有良好的物理机械性能,而且有成熟的加工技术。聚乳酸在体内的最终产物是二氧化碳和水,中间产物乳酸也是体内正常糖代谢的产物,不会在重要器官聚集,因此具有优异

的可降解吸收性。但由于聚乳酸的细胞亲和性差、降解速度慢、在体内长期存在易引发炎症和肿胀等,同时其不利于维持细胞表现为软骨细胞的形态,产生的细胞外基质的性能不高,须对其进行改性或采用与其他材料复合的方法改善其性能。

(3) 复合材料:总的来说,天然生物材料的优点是细胞相容性好,能促进细胞的黏附与增殖及维持细胞表型,但往往存在力学强度差、降解太快、易变形等不足。而人工合成材料如生物陶瓷、高分子材料等,具有较强的可控性,可精确控制其形状、相对分子质量、降解时间等,从而成为组织工程重要的支架材料。但人工合成材料本身的疏水性及材料表面缺乏与细胞黏附所需的识别位点,导致支架的细胞相容性及细胞黏附性不足;软骨细胞接种支架时,细胞在支架内分布不均且容易从支架流失。

为弥补天然生物材料和人工合成材料的各种缺点,研究人员使用交联的方法,将两种或两种以上的具有互补特性的生物材料,按一定比例和方式组合在一起,如人工合成材料之间的交联、天然材料之间的交联、人工合成材料与天然材料之间的交联,制备出具有合适降解度、良好通透性、组织相容性好的软骨细胞体外培养支架材料;通过对材料表面进行修饰,改善细胞与支架材料的相互作用;通过模拟细胞生长微环境,制备仿生材料,提高材料的亲水性、对细胞的黏附性,促进细胞的分化增殖,可以设计构造出能够满足不同器官组织工程的复合支架材料。复合材料制成的支架显示比单一材料支架有明显的优势。其最大优越性在于充分利用组分材料的性能,以两种或两种以上具有互补特性的生物可降解材料为组分材料,通过组分设计对材料的性能进行调节和控制,保留其优点,克服其缺点,形成复合支架材料。研制复合材料和仿生材料,改性天然材料,是今后支架材料研究的主要方向,所以,组织工程软骨支架的研究重点是改进现有材料和制备工艺,采用人工材料与天然材料或者天然材料与天然材料复合制备软骨支架,并进一步研究各种材料的改性方法,现在已经获得了一定的研究成果。如常见的聚乙烯醇是由聚醋酸乙烯酯水解而成的一种水溶性聚合物,广泛用于烧伤或创

伤治疗、整形手术和制备缓释药物载体、固相酶载体和人工玻璃体、人工软骨假体等。聚乙烯醇水凝胶与其他材料的复合如无机材料、其他聚合物、有机小分子或生物活性分子等的复合,在目前研究中也非常常见。

(4) 改性材料:改性支架材料主要是通过在支架材料表面通过表面改性手段引入具有某种特异功能的官能团,如亲水性官能团或具有识别表位的短肽,从而改善材料表面的润湿性和对细胞的识别及黏附能力,增强细胞的生长和代谢。表面改性后复合支架材料的细胞亲和性明显改善;改性后材料表面粗糙度提高,使得改性复合支架材料具有良好亲水性,细胞相容性得到显著提高;同时,改性复合支架材料对细胞增殖促进作用显著。

此外,水凝胶具有与自然关节软骨相似的结构、高含水量及与自然关节软骨相似的力学和生物摩擦学性能,凝胶类关节软骨修复材料的研究越来越受到国内外学者的关注,成为关节软骨修复材料研究的另一热点方向。凝胶类关节软骨修复材料主要有聚丙烯酸(PAAc)水凝胶、具有双层网络结构水凝胶(PAMPS-PDAAm)、聚乙烯(PVA)水凝胶、聚乙烯醇/聚乙烯吡咯烷酮(PVA/PVP)复合水凝胶、羟基磷灰石/聚乙烯醇(HA/PVA)水凝胶、聚乙烯醇/羟基磷灰石加聚酰胺(PVA/n-HA+PA66)水凝胶。虽然研究显示水凝胶具有优良润滑和生物摩擦学特性,但由于水凝胶无生物活性,导致其难以同自然骨底层形成牢固的生物活性结合。因此,水凝胶与自然骨底层的结合是一个亟待解决的问题。机械嵌锁法在一定程度上解决了水凝胶同自然骨的结合,但机械嵌锁法连接的结合强度较差,且金属纤维网的生物惰性导致其难以同自然骨底层形成生物结合。为此,纳米羟基磷灰石/聚乙烯醇复合水凝胶得到广泛关注和研究。

**(二) 组织工程化软骨移植的适应证和禁忌证**

1. 适应证 ①急性、磨损性、创伤性关节软骨缺损;②剥脱性骨软骨炎引起的关节软骨缺损;③既往曾进行过关节镜手术治疗,症状无明显改善或复发;④缺损面积 $2\sim12cm^2$;⑤骨骺发育成熟,年龄≤50岁;⑥缺损部位具有完整并健康的周围软

骨;⑦半月板无损伤或可通过手术修复(半月板切除不超过1/3);⑧无韧带损伤或可通过手术重建;⑨下肢力线正常或可通过手术矫正(内翻或外翻<5°);⑩髌骨轨迹正常;⑪患者能够遵循严格的术后康复及随访程序。

2. 禁忌证 ①广泛、严重的骨关节炎;②风湿性或类风湿关节炎;③传染性疾病、糖尿病、严重出血危险等;④缺损面积>$12cm^2$;⑤下肢严重力线异常,如膝外翻或膝内翻;⑥肥胖者或体重指数>35;⑦关节纤维化或关节强直。

**(三) 组织工程化软骨移植技术应用的基本条件**

1. 医疗机构和制备环境的基本要求

(1) 医疗机构基本要求:①医疗机构开展组织工程化组织移植治疗技术应当与其功能、任务相适应;②三级甲等医院,具备卫生行政部门核准登记的骨科、整形外科、烧伤科、神经外科、眼科、口腔科等有组织工程化组织移植治疗需求的诊疗科目,并具备医学检验科、放射影像科、病理科等其他辅助科室及开展组织工程化组织移植后的随访和检查条件;③医院设有管理规范、运作正常的由医学、法学、伦理学等方面专家组成的组织工程化组织移植治疗技术临床应用伦理委员会。

(2) 制备环境基本要求

1) 具备经省级以上食品药品监督管理部门出具的洁净度检测报告,符合无菌医疗器具生产管理规范(YY0033-2000)的GMP人体细胞生产洁净室;

2) GMP人体细胞生产洁净室:①整体环境不低于洁净度10 000级,细胞培养与组织构建区应达到洁净度100级;②洁净室布局合理,与细胞制备与组织构建等工艺相适应,人流物流分开并固定走向;③具备开展组织和细胞的采集、分离、培养、鉴定、处理和保存的仪器设备,具备能够充分防止交叉污染的制度和措施;④具备细胞操作每一过程的标准操作规程(SOPs),确定关键步骤、质控标准和检测指标,具备完善的检测分析设备和仪器,并具备规范、完整的质量管理体系。

2. 人员基本要求 有至少2名具备组织工程化组织移植治疗技术临床应用能力的本院在职医

师,有经过组织工程化组织移植治疗技术相关知识和技能培训并考核合格的、与开展的组织工程化组织移植治疗技术相适应的其他专业技术人员。

（1）组织工程化组织移植治疗医师

1）取得《医师执业证书》、执业范围为开展本技术应用相关专业;

2）具有副主任医师及以上专业技术职务任职资格,具有组织工程化组织移植治疗技术临床应用能力的本院在职医师。

（2）其他相关卫生专业技术人员

1）组织工程实验室至少具备 1 名从事组织工程研究并有相当组织工程研究基础的、副研究员及以上专业技术职务任职资格的总体负责人;

2）从事细胞制备工艺的操作人员应具有相关专业大学专科及以上学历,经专业技术培训并考核合格,具有细胞生物学、组织工程学基础理论知识和实践操作技能;

3）从事质量检验的工作人员应具有相关专业大学专科及以上学历,并经过专业技术培训并考核合格。

（四）技术操作流程或步骤

其技术操作流程包括以下 4 个步骤:

1. 关节软骨活检　术前 MRI 确诊,第一次手术:关节镜下活检,检查缺损的部位和范围,并在合适部位取下软骨（非负重区）,约米粒大小。此外,患者也要符合一定的条件,如手术部位无感染、无感染性疾病、无恶性肿瘤病史等。

2. 软骨细胞体外培养　从非负重部位获得软骨或从损伤部位获得的软骨经酶消化获得软骨细胞,在严格的环境、技术支持下,在生物支架上培养、扩增,2 周后可达足够的细胞数量,$\geq 6 \times 10^6$ 个,TEC 膜。

3. 细胞移植　第二次手术:将 TEC 膜一起移植到缺损部位并进行缝合、黏合处理。

4. 移植后复原　康复治疗对疗效起到一定作用,术后要制动 48 小时,可适当进行肌肉和关节的收缩运动;以后适量做些运动,1 ~ 2 个月后扶拐可负一定重量,要完全负重要根据临床疗效和个人情况,不同缺损部位康复治疗方案不完全相同。

（五）管理和质量控制要求

1. 建立组织工程化组织临床应用的质量标准体系,建立对种子细胞、支架材料、活性因子、生长环境等影响组织工程化组织临床应用重要因素的检测方法和评价标准。

（1）建立组织工程化组织用人源细胞质量控制标准:参照《中华人民共和国药典》、国家食品药品监督管理局颁布的《人体细胞治疗研究和制剂质量控制技术指导原则》和《生产用细胞基质研究的一般原则》,建立人源细胞质量控制标准。基本要求包括:规定人源细胞来源的供体资质要求;建立细胞的操作规范;为保证组织工程化组织的溯源性和稳定性,应建立细胞制备及检定的检测制度。检测内容主要包括细胞的采集、分离和检定,细胞培养基的使用与检定,细胞的纯度、存活率和均一性,细胞的生物学效应,外源因子和病原微生物（如内毒素、细菌、真菌与支原体）的检测等。

（2）建立组织工程化组织用支架材料质量控制标准:应用于组织工程化组织构建的支架材料,应具备国家食品药品监督管理局医疗器械检测机构的检测报告,检测内容主要包括材料的物理性能、化学性能和生物安全性检测。

（3）建立组织工程化组织质量控制标准:参照我国医药行业标准《组织工程医疗产品》（YY/T0606-2007）,在细胞接种、复合物培养及最后处理时对复合细胞的组织工程化组织进行质量控制,建立规范的质量控制标准及相应执行程序,保证组织工程技术临床应用的安全性和有效性。

2. 根据患者病情、可选择的治疗方案、患者意愿及经济承受能力等因素综合判断治疗措施,因病施治,合理治疗,严格掌握组织工程化组织移植治疗技术的适应证和禁忌证。

3. 对患者实施组织工程化组织移植治疗,应由具有副研究员及以上专业技术职务任职资格的组织工程实验室技术人员和组织工程化组织移植治疗医师共同决定,并制订合理的治疗和管理方案,包括失败和并发症处理预案。

4. 实施组织工程化组织移植治疗前,应当向患者和其家属告知手术目的、可选择的手术方案、手术风险、术后注意事项、可能发生的并发症及预防措施等,必须签署知情同意书。

5. 医疗机构应建立完整的临床数据库及严格的术后随访制度。

6. 医疗机构和医师按照规定定期接受组织工程化组织移植治疗技术临床应用能力审核。审核内容包括病例选择、治疗有效率、严重并发症、死亡病例、医疗事故发生情况、术后患者管理、患者生存质量、随访情况和病历质量等。

7. 其他管理要求 ①使用经食品药品监督管理部门审批的医用物品和耗材,建立登记制度,保证来源可追溯。对于不同来源的组织或细胞,在分离、培养时凡有一次性器具产品可以使用的,必须使用一次性器具,且不得重复使用;②严格执行国家物价、财务政策,按照规定收费。

（六）并发症

尽管目前已经有多种较为成熟的组织工程化软骨产品应用于临床,但在临床应用中,可能存在以下并发症。

1. 传播疾病 由于组织工程化组织的种子细胞均来源于活体,如来源于同种异体或动物,则有可能因供体存在疾病而导致组织工程化组织携带病原体,从而有传播疾病的风险。故应按照标准严格筛选供体,从源头上控制疾病传播的风险。对于动物源性的皮肤制品,尽量筛选无害或危害小的动物作供体,选择按照国家规定严格地进行防疫、检疫的动物。做到定点饲养,定点采购,定点屠杀,最好与提供动物的单位进行长期合作,对于预期作为获取皮肤的动物,从出生起就进行唯一标志的标记,严格对其防疫控制,专门饲养,控制其饲料来源,杜绝因饲料引起的疾病感染。

2. 免疫排斥 由于商品化的组织工程化组织的种子细胞均来自于同种异体甚至异种动物,且在组织工程化组织制备的细胞培养过程中有可能应用动物源性因子,同时采用的支架材料也可能含有免疫原性,故组织工程化组织移植时存在潜在的免疫排斥风险。临床应用中应密切观察免疫排斥的发生并及时处理。

3. 产品污染安全事件 对于商品化的组织工程化组织来说,其生产过程中的任何疏忽都会给患者带来不可估量的损害。如对生产过程中灭活和去除病毒和（或）传染性病原体采取的方法执行不严格,有可能出现因产品污染所带来的安全事件的发生。故应加强对生产企业的安全质量管理。在生产企业申请注册时,要严格审查,确保其硬件上具备确保安全有效所必需的设备和设施,确认其产品的安全性和有效性,以及企业的质量保证能力。此外,在不影响产品质量的情况下,应尽量采取二次灭菌,如辐照灭菌。

4. 感染 绝大多数组织工程化组织移植均涉及手术操作,故存在感染风险。

5. 致瘤性 由于移植体在体内外构建过程中细胞生存状态不确定,部分干细胞存在致瘤性。一些常用的基因技术手段如转基因细胞移植或腺病毒转染局部细胞在局部产生细胞因子,某些组织工程化组织本身就含有细胞因子,有导致细胞恶变的可能。

（七）技术应用于临床后的利弊

组织工程学研究已经进入蓬勃发展的新阶段,成为现代再生医学的核心组成部分,但是也应清醒地认识到目前构建的组织工程化组织还很不完善,存在组织成分单一、生物活性不足、支架材料局限、组织再生能力有限和未能实现产业化生产等缺陷,即使组织工程化骨与软骨的应用在动物实验时获得成功,在实际临床应用中仍有出现意想不到情况的危险。而现有的几种组织工程化皮肤虽然在治疗烧伤和慢性溃疡上取得了一定成效,但它们大多数只是在结构上与人体皮肤类似,只具有皮肤的屏障功能,由于缺乏皮肤附件,不仅其所具有的外形、韧性和机械性能等明显低于天然皮肤,而且在功能上,如皮肤的屏障功能、免疫功能、物质交换及能量交换等方面仍距正常皮肤有较大的差距,仍存在免疫排斥、异物反应、频繁感染等方面的问题。所以它们并不具备完整的皮肤功能,并没有达到真正的皮肤重建。只是暂时的皮肤组织替代物。

1. 优点

（1）可形成具有生命力的活体组织,对病损组织进行形态、结构、功能的重建并达到永久性替代;

（2）可以用少量的组织细胞，修复大的组织缺损，实现微创修复和功能重建；

（3）可按组织缺损情况塑形，达到形态的修复。

2. 缺点

（1）目前，种子细胞的生物学性状还不令人满意，在体外培养过程中表型失分化及功能老化，关节软骨的细胞和细胞外基质成分具有特异性的区域分布，组织工程组织的构建均在优化环境中进行，能否适应体内环境继续生长还需进一步研究；

（2）关节软骨缺损的修复首先要使移植物固位于缺损区，继而形成功能性软骨组织，但组织工程化软骨和软骨下骨组织有效结合这一难题仍未能完全解决；

（3）还原组织不能完全替代病损的功能，特别是负重部位的功能替换，涉及生物力学，支架降解速度与基质形成不一致，使材料力学强度发生较大变化，移植效果尚难确定，且构建的组织工程软骨长期在体内，后期容易退化；

（4）由于耳、鼻、喉、气管软骨形态、部位和功能的特殊性，组织工程涉及此领域的研究有较高的要求，尚无法广泛运用到临床；

（5）用于临床治疗，手术费用较高，患者难以承受。

## 五、展望

关节软骨损伤的修复是骨科领域一大难题，软骨修复方法很多，但均有许多需要完善的地方。目前还没有一种软骨修复技术的临床疗效明显优于其他技术。软骨移植存在供区局部软骨缺损、异体软骨的免疫排斥反应等问题；软骨细胞移植术对大面积的软骨缺损显得无能为力；组织工程化关节软骨被认为是最有应用前景的关节软骨修复材料，但组织工程化涉及生命科学、仿生学、材料科学及基因工程等多种学科的交叉，目前还处于试验的探索阶段，离临床应用还有一定距离。组织工程化软骨中新型支架材料的开发是一个热点研究方向，新型支架材料应具备更好的力学性能和可控的降解速率。同时，种子细胞、生长因子和支架材料相互之间的耦合作用和协同作用也是一个值得重点关注

的问题。相信随着大量基础研究和临床试验的开展，各种软骨损伤修复方法必将得到进一步完善，从而解决这个医学难题。

（杨惠林　陈亮　周军）

## 参 考 文 献

[1] 邱贵兴,孙世荃.同种异体骨植入材料的临床应用.中华骨科杂志,2004,24(10):635-637.

[2] 陈坚.骨移植简史.中华医史杂志,1991,21(2):111-114.

[3] 屠开元,朱通伯.骨库工作经验初步报告.中华医学杂志,1960,36:601-614.

[4] 胡蕴玉,陆裕朴,刘玮,等.重组合异种骨的实验研究和临床应用.中华外科杂志,1993,31(12):709-713.

[5] Costain DJ, Crawford RW. Fresh-frozen vs. irradiated allograft bone in orthopaedic reconstructive surgery. Injury, 2009,40(12):1260-1264.

[6] Qu H, Guo W, Yang R, et al. Cortical strut bone grafting and long-stem endoprosthetic reconstruction following massive bone tumour resection in the lower limb. Bone Joint J, 2015,97(4):544-549.

[7] Hernigou P. Bone transplantation and tissue engineering, part Ⅲ: allografts, bone grafting and bone banking in the twentieth century. Int Orthop,2015,39(3):577-587.

[8] Kim YK,Yun PY,Lee HJ,et al. Ridge preservation of the molar extraction socket using collagen sponge and xenogeneic bone grafts. Implant Dent,2011,20(4):267-272.

[9] Makridis KG, Ahmad MA, Kanakaris NK,et al. Reconstruction of iliac crest with bovine cancellous allograft after bone graft harvest for symphysis pubis arthrodesis. Int Orthop, 2012,36(8):1701-1707.

[10] Katagiri T,Tsukamoto S. The unique activity of bone morphogenetic proteins in bone:a critical role of the Smad signaling pathway. Biol Chem,2013,394(6):703-714.

[11] Carreira AC, Alves GG, Zambuzzi WF, et al. Bone Morphogenetic Proteins: structure, biological function and therapeutic applications. Arch Biochem Biophys, 2014, 561:64-73.

[12] Ahmed TA, Hincke MT. Strategies for articular cartilage lesion repair and functional restoration. Tissue Eng Part B Rev,2010,16(3):305-329.

[13] Herman HH. The history of bone graft. Clin Orthop,1988, 226:292-298.

［14］ Taylor GI,Miller GDH,Ham FJ,et al. The free vascularised bone graft：A clinical extension of microvascular techniques. Plast Reconstr Surg,1975,55（5）:533-544.

［15］ Bush LF. The use of homogenous bone grafts. A preliminary reports on bone bank. J Bone Joint Surg,1947,29（3）:620-628.

［16］ Brown KL,Cruess RL. Bone and cartilage transplantation in orthopaedic surgery. J Bone Joint Surg,1982,64（2）:270-279.

［17］ Tuffier T. Des greffees de cartilage et dos humain dans les resections articularires. J Bone Joint Surg,1955,37A:811.

［18］ Inclan A. The use of preserved bone graft in orthopaedic surgery. J Bone Joint Surg,1942,24A:81-96.

［19］ Bohner M. Calcium orthophosphates in medicine：from ceramics to calcium phosphate cements. Injury,2000,31（Suppl 4）:37-47.

［20］ Finkemeier CG. Bone-grafting and bone-graft substitutes. J Bone Joint Surg Am,2002,84A（3）:454-464.

［21］ Conrad EU,Ericksen DD. Tencer AF,et al. The effect of freezedrying and rehydration on cancellous bone. Clin Orthop,1993,（290）:279-284.

［22］ Anderson MJ,Keyak JH,Skinner HB. Compressive mechanical properties of human cancellous bone after gama irradiation. J Bone Joint Surg Am,1992,74（5）:747-752.

［23］ Hernigou P,Poignard A,Beaujean F,et al. Percutaneous autologous bone-marrow grafting for nonunions. Influence of the number and concentration of progenitor cells. J Bone Joint Surg Am,2005,87（7）:1430-1437.

［24］ Wilkins RM,Chimenti BT,Rifkin RM. Percutaneous treatment of long bone nonunious：the use of autologous bone marrow and allograft bone matrix. Orthopedics,2003,26（Suppl 5）:549-554.

［25］ Ehrler DM,Vaccaro AR. The use of allograft bone in lumbar spine surgery. Clin Orthop Relat Res,2000,（371）:38-45.

［26］ Strong DM. The US Navy Tissue Bank：50 Years on the Cutting Edge. Cell Tissue Bank,2000,1（1）:9-16.

# 第六章

# 截　肢

## 第一节　截肢术概述

截肢术是经骨或关节将肢体截除的外科手段。在大多数情况下,是为挽救或延长患者生命而迫不得已采取的手术。在《克氏外科学》记述手术和药物之间关系变迁中指出,直到19世纪末,外科手术才真正从医学中分离出来,成为一门独立的学科;也是到20世纪初,外科医生才成为一种真正意义上的职业,而在这之前,外科医生从事地范围非常狭窄,并且很多都没有经过系统地训练,他们顶多处理一些简单的骨折、脱位以及脓肿,偶尔完成一些技术难度较高的截肢术,死亡率也是相当高。

### 一、截肢术与世界医学史

以往考古学家曾发现新石器时代的人已掌握环锯颅骨钻孔术将颅骨切开,但并不知道也掌握了截肢手术。近年来,考古学家发现了早期人类掌握此医学技术的证据。在法国比捷-布朗果地区的新石器时代早期墓葬中新近发现的墓葬中,有一具遗骸有左前臂和左手缺失。据考证,此人是生活在公元前4900年左右的男性,并且还显示有人手持一块削尖的燧石作为手术刀,截下另一个人的上肢,这不是酷刑,而是约7000年前的一台外科截肢"手术"。生物学化验、射线扫描等系列检测显示,死者生前"成功地接受截肢手术"。这表明在当时人类已经掌握截肢技术,所掌握的医学知识比人们过去认为的更先进。考古学家推断,死者生前很可能是

一名战士,在战斗、猛兽袭击或事故中受伤,不得不截肢。虽然失去左臂,但墓葬中的物品说明他仍被视作部族一员,并没有因为残疾而受到排斥或抛弃。科学家还惊奇地发现新石器时期截肢时,能够确保截肢者接受麻醉,前臂十分干净地被截除,之后还将伤口进行了消毒处理。截肢手术所使用的工具无疑为石器,从创面的整齐程度看,当时的燧石加工工艺之高超出此前人们预计。仅凭肉眼观察并没有发现截肢面有感染现象,说明手术时有一定的消毒措施。从现代医学意义上看,术者不能算是"医生",但的确具备一些医学知识。进一步研究表明,这名男子患有骨关节炎,在截肢后又生活了几个月至几年的时间。这也验证了欧洲最早的农民已经掌握了相当复杂的手术技术。考古人员还在德国和捷克各发现新石器时代先民接受截肢手术的例证,这暗示着公元前4800年前新石器时期欧洲早期人类就懂得医学技术,并且科学家们需要重新评估人类医学历史发展。

据考证,在公元前6000年已发现人类进行比较复杂的外科手术。19世纪中叶以前,西方外科手术的重要内容就是重伤的截肢术,手术有可能带来的剧痛、休克或感染死亡。19世纪以前,外科医生做手术既不麻醉也不消毒。可想而知,患者在术中要遭受多大的痛苦与折磨,术中和术后细菌感染导致的并发症亦可危及生命。为减轻患者疼痛,当时做手术非常注意速度,如大腿截肢术只需2～3分钟左右完成。手术速度快但粗糙在所难免并留有后患。美国乡村医生朗格(1815～1878年)就曾在1842年

尝试用乙醚作为麻醉剂,用乙醚涂在患者的身上成功地做了背部肿物摘除术和截肢术,只是由于地处偏僻,外界甚少了解。牙医莫顿(1819～1868年)在1846完成引起轰动的麻醉下手术演示,他是接受美国化学家杰克逊(1805～1880)的建议,用乙醚代替笑气施行麻醉,演示中患者在施用乙醚3分钟后即可完全失去痛感。此事在当时引起舆论界的强烈反响,许多医生都认为这是医学史上最重要的发现。同年10月,美国波士顿的一所医院采用乙醚作为麻醉剂,为患者做了颈部肿瘤切除、截肢、乳腺切除等手术,达到了完全无痛的效果。安布鲁瓦兹·帕雷(约1509～1590年)参加了1552年战役,开创了截肢后动脉结扎术代替用烧红的铁来烙烫创面止血技术。100年前,外科医生所面临的最大困难之一就是伤口感染,截肢的死亡率高达40%～50%,多数患者在手术后发生败血症或者类似丹毒的情形。外科消毒法的创始人英国人李斯特(1827～1912年)首先提出缺乏消毒是外科手术后发生感染的主要原因,第一次将苯酚应用于15岁男孩的骨折术中。在格拉斯哥大学作为医学外科教授时,他为一例患者实施截肢手术,选用苯酚作为消毒剂,并实行了一系列的改进措施,包括:医生应穿白大褂、手术器具要高温处理、手术前医生和护士必须洗手、患者的伤口要在消毒后绑上绷带等,这位患者很快痊愈。公元1867年,他又将消毒手段应用到输血和输液中,降低了患者患上败血症的机会。他所实行的截肢术的死亡率由46%降至15%,从而奠定了抗菌术的基本原则。

截肢术,多数是作为惩罚或者送葬的仪式,但有的也起到了医疗的作用,这一点美洲和非洲均有历史可以考证。古希腊名医盖仑(约130～200)用截肢术治疗狂犬病。按现代的观点,对被狂犬咬伤的伤口及时进行冲洗、清创和消毒是减少发病的有效措施之一。由于狂犬病是一种极致命的疾病,在将近两千年前没有有效的特异治疗的情况下,以截肢的高昂代价来换取无价的生命,作为一种明智的保护生命的无奈选择。

在古埃及已经知道截肢术。古印度的医学对人类医学文明影响深远,最著名的医学教育中心之一就坐落在塔克西拉。在古印度作为发达的外科学之一也包括截肢术。

## 二、截肢术与中国医学史

约成书于公元前350年左右的《灵枢·痈疽篇》最早记载了截肢术。书中指出:"发于足指,名脱痈。其状赤黑,死不治;不赤黑,不死。不衰,急斩之,不则死矣。"这里虽然没有讲明具体操作方法,但也不难推测和看出中国古人已经会运用一定方法去果断地处理应该截肢的患者。明代著名外科专家陈实功在所著《外科正宗》中对截肢术的具体方法有了比较明确的记载,指出:"用软绢条尺许,缠裹黑色尽处好肉节上,以渐收紧扎之,庶不通血络,次用利刀放准,依节切下,将手随浸甘草温汤中片时,其血不大多,其痛亦不大甚。又将患指导至本节缝中,将患指徐顺取下。"书中主要是他对医学理论与经验的总结。他认为"内之证或不及于其外,外之证则必根于其内也",因此,对外科疾病,他也很重视调理脾胃,主张多采用托、补两法。他记载了鼻息肉摘除术、咽喉食管内的铁针取出术及截肢术等。

西方医学在19世纪才开始做麻醉手术。但在公元2世纪,名医华佗就已经创制"麻沸散"实施麻醉手术。据《后汉书·华佗传》记载,如果发现胸腹里的病症,针灸药物很难医治,华佗就采用手术治疗。他先给患者用酒调服麻沸散,待患者如同醉酒失去知觉时,就运用手术,切除腹腔肿块和肠胃内病变。这是医学史上惊人之举。自此,运用麻醉药进行外科手术开始在中国流传。公元4世纪荆州刺史殷仲堪帐下的医生进行兔唇修补术,隋代巢元方和元代危亦林的断肠吻合术,明代王肯堂和陈实功等进行的落耳再植、断喉吻合术和截肢术等,是至今仍令国内外医学家折服的手术范例。

## 三、截肢术与各专业领域的伴行发展

截肢与保肢的量化评定标准,是近三十年来国内外学者在创伤领域进行不断地研究的课题之一。1985年,Gregory等提出肢体损伤综合征指数(mangled extremity syndrome index,MESI),首次将肢体损伤进行量化分级,指出总评分超过20分即应行截肢术。但MESI过于复杂、烦琐,一些参数在早期急救处理时无法及时获取。1987年,Howe等提出的预测挽救指数(predictive salvage index,PSI),指出总评分超过 8 分为截肢适应证。虽然 PSI 较 MESI 相对简化,但仍有一些指标难以迅速评定,如动脉损伤水平,并且骨骼与肌肉损伤程度的判定易受主观因素影响。Lange 等提出了 Gustilo ⅢC 型胫骨骨折截肢术的绝对和相对适应证,其中绝对适应证包括:成人胫神经完全断裂,挤压伤后缺血时间超过 6 小时;相对适应证包括:合并严重多发伤,同侧足严重损伤,预计软组织覆盖创面及胫骨骨折修复将使病程延长。当具备任何以上 1 项绝对适应证或任何 2 项相对适应证时均应行截肢术。1990 年,Johansen 等和 Helfet 等又提出毁损伤肢体严重程度评分( mangled extremity severity score,MESS),指出总评分≥7 分者即应考虑截肢。随着外科技术的进步以及手术医生经验的积累,近年来的研究显示,MESS 评分≤9 分的创伤肢体都可以试行保肢治疗。实践中发现按 MESS 的评分有时会被医生主观因素左右,特别是在地震等重大灾害时,仅依据伤口严重污染程度区分高能量与极高能量损伤未免草率行事。肢体长时间挤压伤是容易判轻病情,导致保肢患者出现肾衰竭等严重并发症。我国学者的研究显示,MESI 评分法预测截肢准确率为 100%,预测保肢准确率为 89.15%,MESI 评分法可作为一个判断是否行临床截肢的参考量化指标。也有学者认为将骨骼、皮肤、血管和神经这 4 种组织结合肢体以外的损伤严重程度评分( injury severity score,ISS)、年龄、原发疾病、延误时间和休克 5 项指标共 9 个参数组成的 MESI 评分系统较为全面,特别是对于 ISS≥25 分、休克、高龄患者,MESI 权衡截肢与否更有优势,其具有良好的特异度。缺点是对单一组织毁损评分较低,影响其灵敏度。而 MESS 和 LSI 评分注重四肢解剖结构的损伤而考虑患者整体状况较少,特异度和灵敏度较低。总体上说,任何一种评分标准在临床实际应用各有其优势和局限性,无任何一种评分能适用所有患者。

评分标准都有不足的共性是:①研究所依据的病例数不够集中,难以进行统计学分析;②未将上肢与下肢损伤分开,但实际情况是胫骨开放性骨折的预后要比其他部位差;③多数研究均为回顾性分析;各组的病例取舍标准差异很大;缺乏远期随访资料。

随着骨科内、外固定方法和以显微外科为基础

的创面修复与肢体功能重建技术的发展,以及如负压封闭引流装置覆盖、延期组织瓣修复等新材料技术的不断产生和应用,越来越多的损伤肢体将得以挽救并有效恢复功能。保肢、截肢的评定标准和手术指征也将会不断更新。急诊清创至软组织瓣修复的时间存在争议,早期观点认为宜延期覆盖创面,一方面等待消肿,另一方面可对创面进行观察及二次清创。随着显微外科技术的成熟,早期覆盖创面(72 小时以内)的优势日益突出。减少幻肢感、幻肢痛的发生,促使人们在截肢手术时探索神经、血管的处理的改进,目的在于有效避免残端神经瘤。试用了很多种方法,如端-祥吻合、神经周围封闭、硅胶膜覆盖、丁基氰丙烯酸酯封套神经弓管、结扎、电凝,以及将神经断端埋入肌肉或骨质中等。近十几年来,现代假肢技术促使截肢技术发生变化,由传统的残端外形锥形变为圆柱形。因为圆柱形残端局部应力分布较均匀,不易产生溃疡,在安装假肢时更稳固,而对截肢平面的要求已不是很重要。

## 四、假肢与矫形器的发展历程

自有人类以来就有残疾人,战争、意外事故以及天生缺陷给人类带来了残疾。早在远古时代,人们为了解决残疾人的生活问题,就开始制作一些简单的器具来补偿他们失去的功能,因此就诞生了辅助器具,并在历史进程中留下足迹。

辅助器具的应用起源于远古时代,那时的肢残人为了生活和劳动,就已经开始使用拐杖、木制假肢和矫形器等。最早发掘的辅助器具图像来自古埃及十八王朝( 公元前 1424 ~ 1398 年)古墓中出土的石碑,上绘有一位尖足人在使用拐杖。最早制造的假肢是底比斯墓地的古埃及十八王朝的木乃伊脚与彩色趾甲的木假趾用麻线缠成一体。最早的假肢文献记载出现在公元前 484 年,希腊历史学家希罗多德描述一位波斯军人被俘囚禁后,为逃出监狱而切断被铁链锁住的足,随后在足部安装木制假肢。最早出现的假手在公元前 218 ~ 210 年的罗马与迦太基的布匿战争中,罗马将军马克思·赛尔盖斯失去右手后,装配了铁制假手继续战斗。公元前 4 世纪古花瓶上就已绘有戴木制假肢的人;公元前 4 世纪的希腊名医希波克拉底采用了各种各样的支

具和夹板来治疗骨折、脱臼和先天畸形;公元前2世纪希腊著名医师和教师盖仑(公元129～200年)记载了希波克拉底教学的脊柱矫形器,还对治疗脊柱畸形提出了训练计划;在意大利卡普里岛出土了公元前300年的铜和木腿的假肢。最早带轮的载人工具是我国洛阳博物馆展出东周时期(公元前770～256年)六匹骏马驾一车的"天子驾六"大型出土文物。目前世界公认的轮椅历史中,最早的记录是中国南北朝(公元525年)石棺上带轮子椅子的雕刻,也是现代轮椅的前身。

中世纪的文艺复兴时期,就有人采用金或银制作假肢。中世纪欧洲战争频繁,骑士们伤残后需要补偿肢体功能,加之武器大量生产促进了金属锻造技术的提高,于是出现了金属假肢和矫形器。德国盖鲁斯道鲁夫在1517年出版的著作中描述了穿铠甲并能用螺丝杆调节上臂和前臂之间夹角的金属矫形器。1529年,被誉为"现代外科之父"的法国外科军医安伯路易斯(1510～1590年)提出了截肢术作为医学中挽救生命的措施,不久便开发了假肢和矫形器,并成为首位脊柱弯曲矫形器制作人。其设计的铁制假手有能做简单动作的肘关节和手指,在其著作中提到"小洛林人的假手",每根手指都安装了带有齿轮的机械装置,实现了假手的抓握功能。他在著作中对当时下肢假肢做了介绍:假腿中心有个管道,外侧包了一层像铠甲一样的金属板,走路时膝盖一直被固定成伸直状态,当用力拉旁边的小杆时,腿就可以弯曲。1740年,巴黎大学医学教授尼克拉斯(1658～1742年)发表了关于儿童畸形矫正和预防的著作,文中强调了躯干矫形器的应用及"矫形"的意义。1773年,德国诗人歌德创作了一部名为《铁手骑士葛兹·冯·伯里欣根》的戏剧,戏剧展现了葛兹的铁手:手掌可以呈展开和紧握的状态,铁手的弹簧装置可令其手指开合,充分显示了当时金属锻造技术的发展。17世纪末期,小腿假肢已和现在常用假肢的结构相类似。1812年开发的前臂假肢,可通过假手与对侧肩膀相连的绳索来实现动作。1815年,英国工匠为在滑铁卢战役中失去了大腿的侯爵让古莱基制作的假肢和现在的大腿假肢已很类似。1851年在伦敦第一届世界博览会上展出了美国帕勒莫的假肢,已趋于美观。1861～1865年,美国南北战争期间出现了约3万名的截肢

者,促使假肢技术迅速发展,1863年,纽约的杜波伊斯改进了假肢附件,如借助于大气压力将接受腔和残肢固定等,并开发用轴与前臂假肢相连的仿生橡胶手,假手具有柔性、易弯曲、有弹性、手感非常好等特点,不但能拿起较轻的物品,还可以把钩子、刀、叉、刷子、环或其他工具直接与接受腔相连构成工具手,进行相应的工作。在此期间,膝关节截肢的普通士兵相继安装了假肢,说明了假肢技术和应用都有了质的发展。到了1875年英国矫形医师汤姆斯发布了他设计的承重式下肢矫形器。在轮椅发展方面,1595年西班牙国王菲利普二世的带轮子和脚踏板的椅子已具有特色。1655年,一名截瘫的钟表工匠制造了通过手柄摇动齿轮箱来带动前轮旋转的轮椅。1783年,约翰沃森制作了两个大轮一个小轮的手推轮椅。日本1870年明治维新后,工业化发展迅速,已经记载了双手摇杆式三轮车和手推轮椅。

辅助器具的现代史是从两次世界大战以来开始的,由于战争和交通事故不断发生,造成残疾人不断增加,使残疾人的辅助器具也不断被开发。特别是医工结合的新学科——康复工程学在第二次大战后的兴起和发展,更促进了辅助产品日新月异。第一次世界大战后,大批截肢者的出现,促使假肢制作成为许多国家的一个行业。美国军医署长召开了假肢会议来讨论假肢技术和开发,随后成立了美国矫形器和假肢协会来负责改善假肢护理和假肢研发工作,这期间矫形器技术得到了很大的发展。特别在20世纪40年代,布兰特和斯密特医生发明了密尔沃基颈胸腰骶矫形器,首次作为非手术方法来代替脊柱融合术后石膏模型,并用于脊柱侧凸和后凸的治疗。第二次世界大战后,由于战争中很多士兵断肢,美国政府非常重视这些退伍军人的康复,于1945年在巴尔的摩建立了康复研究和开发服务所,组织工程师、医生、PT师、OT师、假肢技师的服务队伍,并制订了以伤残退伍军人为服务对象的假肢研究计划,还成立了假肢研究开发委员会,这对第二次世界大战后的假肢学和截肢者康复工作起了重要推动作用。随后又在全国各地成立了康复工程中心,由此推动了第二次世界大战后的假肢学和截肢者康复工作的发展。这期间最主要的进步体现在假肢附件的制作方面,1946年加利福

尼亚大学发明了吸附式的大腿假肢接受腔，并出现了带有关节功能的骨骼式假肢。战后的苏联，为推动假肢学的发展，在莫斯科和圣彼得堡分别建立了两个假肢制造和装配研究所，并配备了相当人数的临床医务人员和工程技术人员。

20世纪50年代后，西德、英国、日本等国许多妊娠妇女服用了妊娠早期止吐的"反应停"而导致数万名婴儿头脑正常，但是缺胳膊少腿，或手脚直接长在躯干上，样子像海豹，因此被称为"海豹肢畸形"。这批残疾儿童长大后要生活、学习、工作，除假肢外还需要许多特殊器具的帮助。为此，日本、加拿大等国家政府分别出资成立了康复工程研究所，如日本在1967年成立了劳灾义肢中心，开发了动力上肢假肢；1971年成立了东京都补装具研究所，开发了动力矫形器等。日本神奈川康复中心和著名的加拿大麦克米兰康复中心也成立。美国1967年成立了国立康复工程研究所，1972年建立了康复服务部。1975年，截肢者易西居罗发明了新型小腿假肢。此后，随着经济增长和科技发展，各国都相继成立了康复工程研究所或中心，以开展康复工程学研究，如环境控制系统、康复机器人，以及视觉、听觉康复和重度残疾人的护理技术的研究等。自1960年在罗马举办了第一届残疾人奥运会后，残疾人的竞技运动得到社会各界人士的关注和支持，促使竞技辅助器具如运动假肢和运动轮椅技术飞速发展，如双大腿截肢者穿运动假肢后也能跑起来。

我国于20世纪60年代初在中科院自动化研究所和清华大学等高等院校开始研制肌电假手，此后在一些高等院校、民政系统、卫生系统、残联系统都开展了辅助器具的研究和开发。20世纪80年代后，辅助器具有了较大的发展，出现了很多高科技辅助器具产品，如碳纤维假肢、肌电假肢、微电脑控制的假肢和仿生臂等。近期开发的智能轮椅更是集电动轮椅、站立轮椅和爬楼梯轮椅为一体的高科技辅助产品。特别是人口老龄化已是世界趋势，许多老年人在视力、听力、语言、肢体、智力等方面的老化，直接影响其生活质量，同样需要辅助器具的帮助。所以单纯以"残疾人辅助器具"已不足以描述这一行业。1998年在东京举办了"老年人和残疾人辅助技术研讨会"，与会的中国、美国、加拿大、欧共体、日本等专家，就辅助技术的定义和作用进行了广泛地研讨。会议将辅助技术的定义为："用来帮助残疾人、老年人进行功能代偿以促进其独立生活并充分发挥他们潜力的多种技术、服务和系统"。可见辅助技术的内涵为三方面：即技术—硬件（器具）、软件（方法）；服务——适配服务和供应服务；系统——包括研发、生产、供应、服务和管理。显然，残疾人和老年人辅助技术的研究成了当今康复工程学的重要方向，将促进各类残疾人的辅助器具日新月异地飞速发展。英国伞兵阿利斯泰尔·霍奇森来自英国坎布里亚郡，19岁参加精英伞兵团。在被派往北爱尔兰的一次训练中，他不幸被诡雷炸伤。经过抢救，他保住了性命，却失去了双腿。他被派往萨里郡的黑德利苑接受康复训练，在那里医生给他装上了假肢。他说："曾经有一段时间我想结束自己的生命，我不知道怎么面对以后的生活。有时，人们取笑我，我在镜子中看到自己的样子，感觉自己进了地狱。但是当我作为跳伞运动员在空中飞行，就好像这一切从来没有发生过。我可以与健全人竞争，我有自己的一套技能。"2000年，他成功完成了第一次花样跳伞，一年后成为英国第一个双截肢跳伞运动员；2006年，他与跳伞运动员皮克希结婚，这对夫妻都是英国跳伞协会国家队的队员，将共同前往俄罗斯参加自由跳伞世界锦标赛。霍奇森先生说："我在做我一直想做的事，周游世界和参加体育比赛。"

奥运会历史上第一位截肢运动员"刀锋战士"跑赢阿拉伯纯种赛马。南非"刀锋战士"奥斯卡·皮斯托里乌斯创造了历史，他成为第一个双腿截肢，却登上奥运会赛场的运动员。他在男子400米小组赛中跑出个人今年最好成绩45秒44，名列小组第2闯进半决赛。2012年8月5日，在伦敦奥运会男子400米预赛中，一位没有双脚但戴着假肢的运动员和其他健全的运动员站在同一起跑线上，"嘭"的一声，发令枪刺穿全场的静寂，他如箭一般冲了出去，以45秒44晋级半决赛。2008年，因没有及时获得参赛资格无缘北京奥运会，时隔4年，他成为奥运会历史上第一位双腿截肢的运动员。在伦敦奥运会结束后4个月，他又在多哈的一场400米比赛中以绝对优势击败了一匹纯种的阿拉伯赛马。在这场比赛中，皮斯托瑞斯在正规田径跑道上跑,那匹名为马塞拉蒂(Maserati)的阿拉伯纯种赛马在沙地上跑,中间有栏杆隔开两个赛道。皮斯托瑞斯从起跑后 15 米就迅速建立了优势,而马塞拉蒂则起跑不顺。尽管在后面的比赛中赛马手快马加鞭,但仍旧难以挽回败局,皮斯托瑞斯以明显优势获得胜利。皮斯托瑞斯之所以接受这场人马大赛的挑战,是为了推动残疾人参加运动并与残疾人遭受的歧视做斗争。皮斯托瑞斯 1986 年 11 月出生于约翰内斯堡,由于双腿先天缺少腓骨,他在 11 个月大时接受了截肢手术。但这并没有妨碍他日后对运动的热爱。2004 年 1 月,他开始练习短跑,第一次参加 200 米比赛就跑出了 24.1 秒的成绩,第一次 100 米比赛的成绩是 11.78 秒,此后还创造了残疾人 100 米跑世界纪录。小时候,皮斯托瑞斯经常跟哥哥卡尔一起参加比赛。每天早上,母亲希拉会告诉他们:卡尔,穿上你的鞋子;奥斯卡,带上你的假肢。因此,在皮斯托瑞斯看来,假肢就是他"与众不同的鞋子"而已。但国际田联并不这么认为,2008 年 1 月,国际田联认定假肢会让他比健全人更有优势,因此不许他参加健全人的体育比赛。皮斯托瑞斯随后上诉,国际田联的决定虽在当年 5 月被推翻,但皮斯托瑞斯还是因为没有及时获得参赛资格而错过了北京奥运会。2011 年,皮斯托瑞斯参加了田径世锦赛,国际田联要求他在接力比赛中必须跑第一棒——因为怕他的假肢伤害到其他运动员。在伦敦奥运会前,国际田联终于表示他可以和其他运动员一样跑任意一棒。除了在伦敦奥运会上晋级 400 米的半决赛外,皮斯托瑞斯还和队友一起进入了 4×400 米接力的决赛。"这场比赛无关输赢,只是向世人证明残疾人也能做出伟大的事情。比赛很有趣,希望能改变人们对残疾人的看法。"在以往的 28 届奥运会上,从来没有残疾运动员能拿到入场券,但在北京奥运会上,历史将会被改写。24 岁的南非截肢游泳运动员娜塔莉·杜·托特,获得了北京奥运会的参赛资格,她将参加女子 10km 公开水域游泳比赛。不仅如此,娜塔莉还将参加北京残奥会,成为首位既参加奥运会又参加残奥会的运动员。在比赛中经过两个多小时的马拉松游泳后,娜塔莉在 50 位选手中第四个到达终点,成绩为 2 小时 2 分 7.8 秒,仅比第一名慢 5.1 秒。根据规定,进入这次预选赛前 10 名的运动员将获得北京奥运会参

赛资格,娜塔莉轻松入围。7 年前在训练结束骑车回家途中遭遇车祸,从而不得不截去整个左腿小腿的娜塔莉,有着坚韧的拼搏意志,"比赛时我不考虑自己失去左腿,而是竭尽全力,这是我敢于挑战健全运动员的关键。"在遭遇车祸前,娜塔莉是南非游泳池的新星,车祸以后,娜塔莉仍然是南非游泳界的骄傲,2002 年,娜塔莉代表南非参加了英联邦运动会,并且进入了 800 米自由泳决赛。去年的全非运动会,她更是战胜所有健全运动员,勇夺 1500 米自由泳冠军。2004 年雅典残奥会上,娜塔莉所向披靡,一人独得 5 金。在北京,娜塔莉除了参加奥运会外,还将参加残奥会。事实上,在 10km 公开水域游泳比赛中,她付出的努力比常人多得多,"你知道我不能游得太快,因为游快了腿容易抽筋,我只能更多依靠双臂。"

(洪 毅)

## 第二节 截肢手术原则

### 一、截肢伤口的愈合

截肢的伤口愈合依赖于以下几个因素:血液供给、营养状态和良好的免疫状态。营养状态不良和免疫状态缺陷的患者其伤口不愈合或感染的几率较高,血清白蛋白水平低于 3.5mg/dl 提示营养不良。淋巴细胞绝对值低于 1.5/L 提示免疫缺陷。如果可能,对于坏疽状态比较稳定的患者来说,截肢手术应该推迟直到通过营养支持疗法使这些指标得到改善后再进行。营养支持的方法通常是口服高营养制品,对于重症患者,有时需要鼻饲管给予高营养制品。对于感染或严重的缺血性疼痛需要急诊手术的患者,可以选择最远端、具有活力的组织处采取开放性截肢术,并按照开放性创伤的原则处理直至伤口愈合。血液供给经过氧合的血液是伤口愈合所必需的,血红蛋白浓度必须大于 10g/dl,因为截肢的伤口愈合是通过侧支循环供血完成的,所以动脉造影对于预测伤口不愈合的作用是极为有限的。

标准的多普勒超声检查,可以测定肢体动脉压,使用该手段可以测定血液供给情况来预测缺血肢体的伤口愈合状况,一般认为支持伤口愈合的最

小动脉压值为70mmHg。缺血指数是测试部位多普勒超声测出的血压和上臂动脉收缩压的比值,目前普遍接受的是截肢部位缺血指数≥0.5是支持伤口愈合,踝关节的缺血指数(踝部指数)是评估缺血肢体血液供应情况是被大部分医生认可的方法。在正常肢体,多普勒波形示踪下的区域即为测量的局部血流。但约有15%以上的糖尿病和周围动脉硬化导致血管弹性差及顺应性不良的周围血管疾病的患者中,这些值会有假性升高,因此不能预测局部的血液供给情况,此时对于这类情况的患者来说足趾的缺血指数更为准确,如果缺血指数>0.45,通常提示该部位的血液供给比较充裕。经皮氧分压测定是了解组织局部血液供给的良好方法,可以反映血管系统向手术区域特别是预计手术平面传递的能力,对于周围血管顺应性差的血管疾病患者来说,经皮氧分压的值>40mmHg时伤口愈合情况比较乐观,如果低于20mmHg通常是截肢伤口有潜在愈合不良风险。

## 二、截肢的总体原则

1. 肢体的原发恶性肿瘤,应早期高位截肢。病程早期,病变限于骨内,无远距离转移者可考虑肿瘤段切除,远段肢体再植。

2. 肢体严重感染(例如不能控制的气性坏疽),或药物和一般手术无法控制的化脓性感染并发严重败血症,威胁患者生命,不截肢不足以挽救生命者应及时截肢。

3. 肢体严重而广泛的损伤,无法修复或再植者,须当机立断施行截肢术。

4. 由于动脉血栓形成、血栓闭塞性脉管炎、动脉硬化、糖尿病等原因所引起的肢体供血不足,已有明显坏死者,应截肢。

5. 先天性多指(趾),可以截除。

6. 肢体严重畸形影响功能,而矫形手术无法改进功能,在截肢后穿戴假肢反能改进功能者,可考虑截肢。

## 三、创伤后截肢

### (一)创伤与截肢

在世界各地,不同类型的创伤是造成死亡和残疾的主要原因。在发展中国家和发达国家的交通事故造成的伤害使人力和财力资源浪费已成为社会问题。每年约五百万人(570人/小时)死于意外事故。肢体创伤(包括软组织、肌肉、神经、血管或骨的损伤)是交通事故和其他类型的事故最常见的伤害。近十年来,这种损伤需要手术的几率显著增加,并有可能导致个人残疾和社会交往障碍。一份第三世界国家的研究报告对2582例创伤患者进行了评估和分析,这项研究中,大多数骨科创伤患者在25~44岁年龄组(31.9%)。男性多于女性(男性75.1%,女性24.9%),主要原因可能是是男生易于冒险和更多的参与户外活动;平均年龄为34.5岁,从1岁到90岁的患者均可见到;农村和城市来源的分别为77%和23%;78例来自门诊,1925例辗转一家以上医疗机构,579例通过急救系统直接送达急救机构。大部分受伤在交通高峰时段(16点到20点之间)。不同的研究中最常见的是股骨骨折、髋部损伤。双骨折(同时胫腓骨骨折或尺桡骨双骨折)发生在的高能量创伤情况下并伴随着严重的软组织损伤。大部分的肌腱、血管、神经损伤发生在25~44岁年龄组与开放性骨折和割伤的男性。血管损伤大多数采用简单加压包扎或结扎处理,只有极少数接受了动脉血管修补手术。

在我国,创伤仍然是截肢的最主要原因,截肢与保肢对于医生和患者来说都是一个艰难的抉择。由于骨科技术的发展,使过去常需采用截肢的肢体得以保留。造成截肢术的主要原因是不可恢复的肢体血液循环中断和不可控制的感染。现在,临床上越来越多地保留肢体,但最终结果与人们所期望的目标差距很大,保留的肢体功能不能达到令人满意的结果。在国内,几乎所有的患者都在急诊手术时选择保肢治疗,其中的绝大多数患者虽经过数年的多次重建手术,仍不能返回原工作岗位及独立生活,但在医生复查随访时,仍反对行截肢术。由于损伤的性质很难判断,在这个领域的骨科医生的个人经验也很有限,通常不可能在损伤的预后判断清楚之前做出保肢或截肢的决定。

大量文献显示,受损伤肢体常常因创面感染及骨折不愈合等而最终导致延迟截肢,严重者甚至导致死亡。如Bondurant等报道对263例Ⅲ型胫骨开放性骨折的治疗结果,最终有43例行截肢术,其中受伤24小时后行截肢术患者的平均住院天数、手术次数及医疗费用分别为 24 小时内行截肢术患者的 2.4 倍、4.3 倍和 1.8 倍,并有 1/5 死于败血症。Herve 等总结 76 例严重下肢创伤患者的治疗经验,其中有 12 例为创伤性截肢而无法再植,10 例行早期截肢,54 例行保存肢体治疗,但后者有 20 例最终仍不得不施行延迟性截肢手术,结果 42 例截肢患者中共死亡 6 例,其余 34 例中竟有 15 例死亡。

对患者遭受的严重创伤的致伤原因是多种多样,有可能是多种原因交织在一起,如交通事故伤、机器绞压、重物压砸、合并伤;合并有不同程度休克、胸腔损伤、腹部损伤、颅内损伤、胸、腹联合损伤、胸、腹及颅内损伤。严重的肢体创伤常同时累及皮肤、肌肉、骨骼、神经、血管等重要结构。截肢是肢体受到严重创伤时的重要治疗方法,严重创伤时保肢还是截肢往往取决于手术医生对伤情的判断。常常受到手术医生临床经验的影响,不可避免可能出现错误判断的情形,如对伤情评估不足,应该截肢者未早期截肢,致使延期截肢,增加了感染机会,延长了住院时间,甚至导致患者死亡;或者是对伤情估计过重,本可以不截肢者反而接受了截肢手术。恰当的治疗方案,不仅使肢体存活,而且使存活的肢体具有功能。随着内、外固定方法和以显微外科为基础的创面修复与肢体功能重建技术的发展,大多数创伤肢体可通过重建血液循环得以存活,但其最终肢体功能结果未必给患者带来益处。在这些情况中如损伤肢体常因创面感染及骨折不愈合等原因最终导致延迟性截肢,重者甚至导致患者死亡;治疗严重肢体创伤的最终目的应是保存或重建有功能的肢体,而经过多次手术保留下来的肢体却常常达不到运动和(或)感觉功能所具备的最低要求,如此保肢则缺乏实际意义;盲目地强调保肢可能会引起全身严重并发症,甚至威胁生命;患者为了保存肢体往往长期卧床,在生理、心理及经济方面均付出了沉重代价;患者及家属的主观意愿、依从性及经济能力也影响疗效等。因此,医生对病情作综合分析,将损失降至最低水平是必不可少的步骤。对无法保肢或保肢后无功能的患者应果断行截肢术,且若安装良好的假肢,其功能并不逊于再植的无功能肢体。

Bondurat 等认为,目前还没有一个明确的截肢适应证标准,需要一个客观的对肢体估价的方法以明确是否行截肢术。他发现延迟截肢的残废率、手术次数、医疗费用、住院天数是一期截肢术的 2 倍,死亡率是一期截肢术的 20.7 倍。并且延迟截肢的截肢水平比一期截肢的肢体平面高。Georgiadis 等比较了共 16 例用先进的游离皮瓣技术挽救的肢体与 18 例一期行膝下截肢的病例。发现前者的并发症、手术次数、医疗费用、肢体完全负重行走时间均明显高于后者。国内学者也认为,对于那些受过创伤并接受保肢的患者,虽然肢体得到了挽救,但大多数患者的日常生活和家庭关系已被漫长的重建手术所摧毁。

(二) 截肢与保肢

目前有几种评分系统可以用来确定哪些肢体可以保住,包括预测保肢指数(predictive salvage index,PSI)、肢体挽救指数(limb salvage index,LSI)(表 6-2-1)、肢体损毁综合指数(mangled extremity syndrome index,,MESI)(表 6-2-2)、肢体损伤指数(limb injury score,LIS)等。其中 Helfet 通过回顾性和前瞻性研究建立的损毁肢体严重程度评分 MESS mangled extremity security score)(表 6-2-3),最具有临床价值。

表 6-2-1 肢体挽救指数(LSI)

| 项目 | 评分 |
| --- | --- |
| 动脉损伤水平 | |
| 动脉以上 | 1 |
| 动脉 | 2 |
| 动脉以下 | 3 |
| 骨损伤程度 | |
| 轻 | 1 |
| 中 | 2 |
| 重 | 3 |
| 肌肉损伤程度 | |
| 轻 | 1 |
| 中 | 2 |
| 重 | 3 |
| 损伤至手术时间 | |
| <6 小时 | 0 |
| 6～12 小时 | 1 |
| 12～14 小时 | 2 |

表 6-2-2 毁损肢体综合指数（MESI）

| 项目 | 评分 |
| --- | --- |
| 损伤严重程度评分（ISS） | |
| 0～25 | 1 |
| 25～50 | 2 |
| >50 | 3 |
| 皮肤 | |
| 切割伤 | 1 |
| 挤压伤/烧伤 | 2 |
| 撕脱伤/脱套伤 | 3 |
| 神经 | |
| 挫伤 | 1 |
| 断裂 | 2 |
| 撕脱 | 3 |
| 血管 | |
| 动脉 | |
| 断裂 | 1 |
| 栓塞 | 2 |
| 撕脱 | 3 |
| 静脉损伤 | 1 |
| 骨 | |
| 单纯骨折 | 1 |
| 多段骨折 | 2 |
| 多段粉碎骨折 | 3 |
| 多段粉碎骨折,骨缺损<6cm | 4 |
| 多段粉碎骨折,关节内-关节外 | 5 |
| 多段粉碎骨折,关节内-关节外,骨缺损>6cm* | 6 |
| 延误时间 | |
| >6 小时每小时加 1 分 | |
| 年龄 | |
| 40～50 岁 | 1 |
| 51～60 岁 | 2 |
| 61～70 岁 | 3 |
| 原有疾病 | 1 |
| 休克 | 2 |

注：* 骨缺损超过 6cm 加 1 分

表 6-2-3 毁损肢体严重程度评分（MESS）

| 项目 | 评分 |
| --- | --- |
| 骨/软组织损伤 | |
| 低能量（刺伤,单纯骨折,民用、火器伤） | 1 |
| 中等能量（开放或多发骨折,脱位） | 2 |
| 高能量（近距离枪伤或军用火器伤,挤压伤） | 3 |
| 极高能量（上述损伤并严重污染,软组织撕脱） | 4 |
| 肢体缺血 | |
| 脉搏减弱或消失,灌流正常 | 1 |
| 无脉搏,感觉异常,毛细血管再灌流消失 | 2 |
| 冷,麻痹,感觉丧失,麻木 | 3 |
| 休克 | |
| 收缩压始终>90mmHg | 0 |
| 一过性低血压 | 1 |
| 持续低血压 | 2 |
| 年龄 | |
| <30 岁 | 0 |
| 30～50 岁 | 1 |
| >50 岁 | 2 |

注：缺血时间超过 6 小时评分加倍

临床实践中面对创伤的患者，并不像文献所列举的条目清晰地呈现在医生面前。医生应从以下几个方面：前提是如何保命，其次是保肢，是否保肢视肢体损伤因素如损伤类型、血管损伤和热缺血时间、神经损伤、严重复合伤，患者自身因素如年龄、原有基础病以及环境因素、医疗条件和手术医生的临床经验和技术等综合考虑权衡利弊。

从损伤类型考虑，肢体损伤的程度是创伤性截肢的先决条件，一般认为伴有严重软组织损伤的开放性骨折时可能需要截肢，包括 Gustilo ⅢB 型损伤（需要软组织重建）和ⅢC 型损伤（需要血管修复）。在 62 例 Ⅲ 型胫骨开放骨折的回顾中，Candle 和 Stern 发现ⅢA 型损伤的并发症很低，ⅢB 型较严重，而ⅢC 型特别严重的并发症达到 100%，二期截肢达到 78%。Lang 等认为ⅢC 型开放性骨折是截肢的绝对适应证。

从血管损伤与肢体缺血考虑，严重软组织损伤的开放性骨折伴有 1～2 个主要动脉血管损伤时，就可以考虑截肢。Lange 等分析了 23 例伴随血管损伤的胫骨开放骨折，在 1 年随访观察中，14 例（61%）接受截肢的患者没有出现并发症和功能缺失。相反，所有接受保肢的患者需要多次手术，伤口经久不愈，胫骨治疗出现问题。一般在气温较高的条件下肢体缺血超过 6 小时是被认为是截肢的绝对适应证。然而，肢体的不同损伤部位对缺血的耐受程度有较大的差异。肌肉对缺血比较敏感，肢体长时间挤压造成局部缺血是截肢的主要原因。Miller 和 Welch 通过动物实验发现热缺血时间<6 小时，保肢成功率在 90% 以上；热缺血时间>12 小时，保肢成功率在 50% 以下。Howard 和 Makin 的研究表明肢体热缺血时间>8 小时截肢率为 50%。Lange 发现，胫骨开放性骨折如伴有肢体缺血，则 70% 的患者需截肢，严重挤压伤的热缺血时间>6 小时即不再考虑保肢。Templeman 等总结认为，开放性胫腓骨骨折同时存在以下情况，截肢的可能性较大：热缺血时间>6 小时，严重碾压伤，胫后神经解剖性离断伤，年龄>50 岁。根据 Templeman 等的观点，年龄>50 岁的老年人常有多种慢性基础性疾病，免疫功能与应激能力相对低下，应优先考虑截肢以保证患者生命。虽然此类患者有时就肢体而言尚有保肢可能，但如果全身情况已不允许行除截肢以外的任何较复杂的外科处理，则应立即截肢。对已有原发性高血压、糖尿病等外周血管疾病者，不应考虑保肢治疗，也应在术前检查肾脏功能。然而，年龄>50 岁并不是保肢的绝对界限，对全身状况良好，无上述基础疾病的患者可试行保肢治疗。儿童肢体毁损伤治疗与成人不完全相同，因儿童尚处于生长发育阶段，肢体对缺血的耐受能力比成人强，有利于保肢，截肢指征应从严掌握。我国学者的研究指出，腘动脉损伤热缺血时间>6 小时，则较难保肢成功；而小腿下 1/3 部位的血管损伤即使热缺血时间>6 小时，仍有可能保肢成功，这可能与远端肢体缺少大块耐缺氧能力差的肌肉有关。Howe 等和 Snyder 也认为膝部血管损伤的患者保肢难度大。因此，对膝以上血供完全丧失且热缺血时间>6 小时者保肢应慎重；而小腿下 1/3 部位的完全性血管损伤，热缺血的时间可适当放宽。Pozo 等认为，当存在严重的皮肤与骨缺损、肌肉损伤及创面污染时，即使神经、血管损伤并不严重，重建的肢体也不会有良

好的功能，这在胫骨中下段更明显。下肢严重挤压伤除应尽早进行清创、骨筋膜间室切开减压、骨折固定及创面覆盖外，判断软组织，尤其是皮肤和肌肉的活性非常重要。骨筋膜间隔综合征所引起的肌肉缺血性坏死是导致继发感染而行截肢的主要原因。Odland 等指出，创伤性休克及肢体挤压伤将使截肢率上升。Zehntner 等强调，就截肢的早期指征而言，热缺血的持续时间和程度为决定因素，就肢体远期的功能恢复来说，其预后尚取决于骨、软组织和神经损伤的程度。下肢骨折合并血管损伤虽并不多见，但截肢率相当高。所以，对血管损伤的早期发现和处理就成为关键，任何诊断和治疗上的拖延均会导致截肢。

由开放创伤变闭合性创伤的角度考虑，早期覆盖创面可明显降低骨不连和骨髓炎的发生率，缩短住院和骨折愈合时间。但急诊显微修复的手术风险较大，对手术团队的综合能力要求较高。软组织损伤的程度还包括主要的功能性肌肉发生损毁性损伤后，无法进行功能重建时，保肢应慎重。当发生严重肢体损伤伴神经损伤时，即使神经没有断裂而仅仅是挫伤，以后利用挫伤的神经进行移植肌肉的神经再支配，效果也不能肯定。为了避免感染，需要早期成功的覆盖创面，在没有良好血液供应的创面上进行皮肤覆盖很容易导致感染不愈合，许多病例最终仍需截肢。

单从患者年龄角度考虑，50 岁不是一个绝对的界限，对年龄>50 岁而全身情况良好，没有明显其他脏器疾病的患者可以试行保肢治疗。但患有潜在或原发基础疾病与全身情况看，年龄较大的患者因潜在的血管性疾病以及全身情况较差等问题而须慎重考虑保肢治疗。有高血压、糖尿病、外周血管疾病、肾功能损害等病史的患者，不应考虑保肢治疗。

从延迟截肢的角度考虑，伤肢保留危及生命；神经缺损、骨坏死、感染难以治愈或保肢手术无益于肢体功能的恢复；日后能否出现"痛而无用"的肢体，如肢体反复感染、溃疡、骨不愈合、肢体严重畸形、关节强直等。

从并发伤角度考虑，在很多患者有严重下肢损伤的同时还伴有其他脏器和部位的损伤，例如颅脑、胸部、腹部、脊柱脊髓、骨盆的严重损伤，此时患

者的全身情况较差,损伤部位较多,开放伤和闭合伤可同时存在,而且不同部位和系统的症状与体征相互影响,使病情恶化,不能耐受较长时间的急诊手术,更无法在短期内进行较大的游离皮瓣等软组织重建手术。由于急诊对危及生命之损伤的优先处理也增加了热缺血时间,不利于保肢治疗。因此,对伴有严重颅脑和胸腹部重要脏器损伤的患者,应立即进行截肢。这样不仅可以减少因肢体的感染和(或)坏死产生的各种并发症,而且有利于颅脑和胸腹伤的早期康复。

### (三)创伤性截肢手术操作原则

截肢术同样遵守骨科手术的基本原则,要认真周密地设计、仔细地组织处理。在满足治疗的前提下最大限度地保留患肢功能,获得较为理想的残肢,以使装配的假肢发挥最佳的功能。四肢毁损伤患者开放性截肢与闭合性截肢的有不同的要求。截肢前还必须具备以下条件:①包括有骨科医生会诊意见的有经验医师 2 人以上明确截肢指征;②患者和(或)家属(法定代理人)签订知情同意书;③患者基本情况能够耐受手术;④医院相关部门审批同意。

截肢术的手术操作应注意的问题如下:

1. 开放性截肢与闭合性截肢 开放性截肢的目的是预防和减少感染的发生,最终可以闭合残肢伤口。因此,开放性截肢的手术适应证包括存在感染、严重广泛组织创伤并存在严重异物污染。开放性伤口无菌生理盐水冲净后,以脉冲冲洗创面,尽量去除创面异物。清创伤口,去除污染及无活力组织,之后以 1∶1 比例稀释碘伏浸泡创面 10~15 分钟,无菌生理盐水冲净,以体积百分比为 3% 的过氧化氢溶液和苯扎溴铵制剂反复冲洗。对于开放性截肢的患者,术前一般可以抬高患肢的方法驱血。受伤至手术时间>12 小时,并且创面污染严重,感染倾向极大,所以按感染伤口处理,不予以驱血带驱血;闭合性截肢尽可能使用止血带,以弹性驱血带由远端向近端卷绕肢体驱血。创面感染、广泛软组织破坏及大量异物污染的严重创伤的开放性截肢时残端皮肤不予缝合,需二期再闭合切口、再截肢、修正术或修复成形术。肢体创面污染严重并伴有大量异物存留,根据截肢方式不同分为采用开放性截肢,外露创面采用负压封闭引流装置封闭,术后

持续负压引流同时稀释碘伏水灌洗。闭合性截肢一般针对肢体遭受严重毁损,主要是血管损伤无法修补,或皮肤、肌肉、骨骼、神经等 4 种组织中,2 种以上无法修复者或感染、损伤区污染严重危及生命者应立即截肢。闭合性截肢一期清创后关闭创面,若能一期愈合伤口,相对开放性截肢,缩短了伤口愈合时间,减少了二期处理的麻烦和患者痛苦,对患者的身心均具有明显优势。对于创面污染严重并有大量异物存留、无法完全彻底清创、受伤时间>12 小时、合并严重复合伤、生命体征不平稳、需尽量减少手术时间的患者,开放性截肢疗效较闭合性截肢好。一般来说,环形开放性截肢应用较多,因为手术时间短,术后创面引流通畅,对患者的身体负担较轻,这在抢救危及生命的患者或是在战时和地质灾害时,节约了宝贵的时间。手术伤口感染经久不愈,部分患者皮瓣缺血发生坏死,需术后长期换药及清创,延长了治疗周期。因此,闭合截肢患者软组织重建及住院时间反而均超过一期开放性截肢患者,由此看来,闭合性截肢手术方式也具有一定的局限性,应严格控制适应证选择。

2. 皮瓣要求 创伤性截肢应根据皮肤存活情况进行处理,不要追求常规截肢手术时皮肤切口的要求而短缩肢体,经常采用的是非典型的皮肤切口和皮瓣。在高于断面 1cm 处切断肢体主要翻转皮瓣的开放性截肢和环形开放性截肢。按所应用的皮瓣命名截肢术即皮瓣式开放性截肢术和环形开放性截肢术,采用哪种方式应根据创面情况而定。同样条件下,皮瓣式开放性截肢术后二期修复时间较短,残端外观良好,不需要短缩残端,应为首选方法。环形开放性截肢的愈合时间较长,并且需要持续性皮牵引,以便将所有软组织牵拉过骨残端,易形成瘢痕造成假肢佩戴障碍。于健康皮肤环形切断,任其自然收缩。闭合性截肢的截肢平面应设计皮瓣可充分包裹肢体残端,且达到残端组织无张力缝合。皮瓣的设计不论在什么水平截肢,残端要有良好的皮肤覆盖是最主要的,良好的残肢皮肤应适当的活动性、伸缩力和正常的感觉。上肢截肢残肢的前后侧皮瓣等长。但前臂长残肢或腕关节离断时,掌侧的皮瓣要长于背侧,目的在于使瘢痕移向背侧。小腿截肢皮瓣前长后短的鱼嘴形皮瓣目前已不再被普遍采用,而更多应用的是需要加长的

后方皮瓣带有腓肠肌,实际上是带有腓肠肌内外侧头的肌皮瓣,其皮瓣的血运比较丰富,并且给残肢端提供了更好的软组织垫。深筋膜的切断应根据皮瓣的形状,避免与皮肤做不必要的分离。

3. 肌肉处理　现在的肌肉处理方法是行肌肉固定和肌肉成形术。截肢时要求拮抗肌相互缝合覆盖骨的断面。对于肌肉丰厚的部位可适当修薄。避免软组织过多影响假肢安装。肌肉基于 4C,即收缩性(contractility)、颜色(color)、张力(consistency)、出血状态(capacity to blend)的原则,充分估计肌肉损伤的程度,彻底地清除坏死肌肉。以皮肤回缩后的平面为准,肌肉应长于骨端 3~5cm。切断时手术刀要锐利,用力均匀,避免造成肌肉不平衡收缩而不平、不齐。肌肉固定的目的是使肌肉获得新的附着点,保持肌肉的原有张力,减少肌肉萎缩,防止肌肉在骨端滑动和回缩,保持肌肉于正常的生理功能状态,有利于发挥肌肉的功能。方法是将肌肉在截骨端远侧方 3~5cm处切断,形成肌肉瓣,在保持肌肉原有张力情况下,经由骨端部钻孔,将肌肉瓣与骨相邻侧通过骨孔用丝线缝合固定。肌肉成形术的目的是利用肌肉残端的互相缝合将截骨端完全覆盖包埋,使截骨断端不是直接与皮下组织相接触,使残肢端可以承重并形成圆柱状残肢,避免了传统的圆锥状残肢,可以满足现代全面接触全面承重假肢接受腔的装配要求,当截肢部位的血液循环处于临界状态时,可以在不增加肌肉张力的情况下进行肌肉成形术。方法是将相对应的肌肉瓣断端互相缝合,将截骨端完全覆盖包埋。

4. 截肢骨端处理　骨骼在肌肉收缩后的平面切开骨膜,然后,在骨膜切开处锯断骨。一般骨与骨膜在同一水平切断,不要向近端剥离或切除骨膜,以免造成骨坏死。无法用软组织充分衬垫的骨性突起一定要切除,残留的骨端须锉修成圆滑的外形。在一些部位这点尤其重要,如胫骨的前面、股骨的外侧面和桡骨茎突部。在小腿截肢为获得残端良好的负重、增加残端负重面积,避免腓骨继发外展畸形,并且增加残肢外侧方的稳定性,利于承受假肢接受腔的外侧方压力。截骨端的处理方法是胫腓骨等长,在截骨前确定需要保留骨膜的长度,通常是胫骨前内侧保留 4~5cm、前外侧保留 2~3cm、腓骨内侧保留 2~3cm、腓骨外侧保留 3~4cm,骨膜瓣剥离保护好后,沿着被剥离的骨膜瓣基

底部已确定的水平进行截骨,将胫骨端前方的角状突出修整成斜面,边缘要平滑,用保留的胫骨外侧骨膜瓣与腓骨的内侧骨膜瓣互相缝合,再用保留的胫骨内侧骨膜瓣与腓骨外侧骨膜瓣互相缝合,最好使其骨膜瓣带有薄层骨皮质,其骨膜瓣在胫腓骨端之间架桥并将截骨端的骨髓腔包埋封闭,保持骨髓腔的内压,使胫腓骨端融合称为骨成形术。如果为了保留肢体长度,腓骨过短时可用内固定钉将胫腓骨连结固定。这些方法对儿童不宜采用,儿童的小腿截肢,骨骼的处理仍然是采用腓骨比胫骨至少多截除 2cm 的传统方法。

5. 神经、血管处理　血管在高于断面 1cm 处切断,结扎和缝扎,避免血管断端暴露于创面,引起继发性出血。神经在高于断面 1cm 处切断神经,不能用力牵拉,以免神经回缩太高,再次手术时难以寻找;更不能将神经断端遗留在断面上,以免换药时引起患者难以忍受的疼痛。多数医生认同的最好的方法是将神经游离,向远端牵拉用锋利的刀片整齐切断,使神经断端向近端回缩至截骨端的近侧。对神经过度牵拉,也有可能造成神经近侧端的损伤出现疼痛。切断前不必向神经内注射局麻药物。粗大的神经如坐骨神经,伴行有较大的动脉血管,在神经切断前应予结扎。在切断主要血管前应该先进行分离,用丝线予以结扎,对较大的血管应双重结扎或结扎加缝扎,而较小的血管单一结扎即可。

6. 伤口处理　指闭合性截肢术而言,关闭伤口时注意放置引流,一般术后 48~72 小时拔除。在以往的治疗中,开放性截肢后由于创面不闭合,二期通过传统换药方式控制创面感染,为二期软组织修复创造条件。创面仔细止血非常重要,在缝合截肢残端之前应该放松止血带,把所有出血点钳夹后用丝线结扎或电凝止血,避免血管断端暴露于创面,引起继发性出血。视创面情况可一期闭合伤口,创面以皮片引流并加压包扎。也可采用以 VSD 敷料覆盖,术后持续负压引流。

## 四、糖尿病性截肢

足部是糖尿病这个多系统疾病的一个复杂的靶器官。糖尿病患者因周围神经病变与外周血管疾病合并过高的机械压力,可引起足部软组织及

骨关节系统的破坏与畸形形成,进而引发一系列足部问题,从轻度的神经症状到严重的溃疡、感染、血管疾病、Charcot 关节病和神经病变性骨折。如果积极治疗不能充分解决下肢出现的症状和并发症,最终会走向截趾甚至截肢的灾难性后果。糖尿病足是临床上较为常见的糖尿病晚期并发症,是导致糖尿病患者截肢的主要原因。据报道,糖尿病患者面临截肢的风险是同龄非糖尿病患者群的 10 倍。国内有学者发表的"中国中心城市医院糖尿病截肢和非糖尿病非创伤性截肢患者的临床特点及医疗费用"研究报告指出,中国 42.2% 的非创伤性截肢是由糖尿病足导致的。糖尿病截肢患者具有高龄、高血糖、高血压、小腿截肢率高、住院时间长、医疗费用高等特点。糖尿病神经病变:糖尿病患者出现周围神经功能缺失的症状和(或)体征,排除由其他原因引起。神经性缺血是由糖尿病性神经病变和缺血两个因素共同引起。尽管目前有许多血管重建的方法来挽救病损严重的下肢,但每年仍有约 2% 的糖尿病患者因严重糖尿病足需行截肢术。因此,在糖尿病患者中开展对足部问题的早期预防和治疗将有重要的意义。糖尿病足肢手术的目的是最大限度地保留肢体,但同等重要的是切除不可挽救的组织,避免再次截肢。保肢手术的成功预测因素和确定尽可能保留糖尿病足患者的下肢有多项指标。包括并发症、实验室检查和影像学检查,在术前血管造影术(CTA)显示,两种或两种以上的血管损伤,明显能够预测保肢的成功或失败。5 年生存率保肢成功者为 81.6%,保肢失败者为 36.4%。这将有助于医生建立适当的截肢水平对糖尿病足的情况下,有助于防止反复连续截肢操作。约 3% ~4% 的糖尿病患者病变进展在生存期内出现足部溃疡,一个重要策略是糖尿病足的管理预防并发症,可能面临一个重要的问题就是截肢。有时即使得到适当的治疗,一些患者必须经历严峻的截肢或保肢手术问题。这些不仅是物理损伤,还涉及巨大的情感和经济、社会负担。注意出现的细节问题如足部烫伤(水疱)、腐蚀伤、轻度割伤或足部溃疡;组织失去生命力,所涉及的组织既有干性也有湿性坏死;皮肤及皮下组织(肌肉、肌腱、关节或骨)持续坏死,提示不可逆损害即坏疽;足部缺乏弹性、肿

胀,用手指按压有明显的凹陷性水肿;肢体端侧红肿肿胀提示有感染的可能;由于过度的机械压力而形成的过厚的角质层即胼胝。预防应从以下主要方面加以分析。

(一)溃疡

糖尿病患者的很多足部并发症起自感觉性神经病变及轻度的自主与运动神经病变。其中感觉神经病变合并过高的机械应力,是引起足部溃疡和感染的主要始动因素。炎症与组织损害是一定程度的反复应力作用于一个特定的失去感觉的区域的结果。来自地面、鞋子或其他邻近足趾的压力或剪切力导致溃疡形成,由于缺乏正常的神经保护机制,溃疡常因骨突的存在而加重。自主神经系统的病变造成皮肤正常排汗调节功能、皮肤温度调节功能和血运调节能力丧失,导致局部组织柔韧性降低,形成厚的胼胝以及更易破碎和开裂。此外,正常排汗能力的丧失阻断了局部组织的再水化,造成组织进一步破坏,使得深部组织更易于细菌定植。运动神经病变在糖尿病足的发病中也起到了一定作用,足内在肌的挛缩造成典型的爪状趾畸形。跖趾关节的过伸也被证明能够直接增加跖骨头下压力,使得该部位更易形成溃疡。近趾间关节屈曲造成突起的趾间关节背侧与趾尖跖侧形成溃疡的风险增加,而血管病变又使得破坏的组织难以愈合。

(二)感染

自主神经功能障碍导致皮肤软组织破坏,造成外源细菌侵入。化学趋向性改变导致白细胞反应效率低下。此外,高血糖、氧分压降低和营养不良等可共同引发组织水肿、酸积聚、高渗和低效无氧代谢。此类环境适合细菌生长,并阻碍了白细胞的功能。此外,血管疾病可造成抗生素运输受限,进一步造成细菌清除效率降低,导致局部软组织感染,甚至骨髓炎的形成。

(三)Charcot 关节病

为渐进性的负重关节破坏性病变。神经创伤学说认为,失去痛觉和本体感觉后足部遭受反复的机械损伤或是单发的创伤会导致 Charcot 关节病变;神经血管学说认为,自主神经功能紊乱引发的病变区域血供增加导致骨骼吸收和强度减弱,进而,反复的创伤造成骨破坏与不稳定。

### （四）足趾畸形

运动神经病变导致足内在肌的挛缩，造成典型的爪状趾畸形。其临床表现具有多样性。在早期，感觉改变通常呈袜套样表现，首先累及肢体远端，然后向近端发展。轻触觉、本体感觉、温度觉和疼痛感知的共同减弱；运动神经病变表现为足内在肌萎缩，出现爪状趾畸形；自主神经受累表现为皮肤正常排汗、温度及血运调节功能丧失，导致局部组织柔韧性降低，形成厚的胼胝以及更易破碎和裂。在后期，除上述早期神经病变引起的症状外，还可出现溃疡、感染、骨髓炎、Charcot 关节病等。糖尿病足高危人群应行双下肢膝关节以下部分的彻底查体，至少每年一次。观察记录如步态异常、鞋子的磨损情况，以及有无外物凸入鞋内部、血管搏动、毛发生长、皮温和毛细血管再充盈情况、观察足与足跟部的畸形与组织破坏、溃疡的位置与大小、有无水肿或是炎症的表现。还应检查关节的稳定性以及肌肉的力量。神经学检查方面进行定性的感觉检查如轻触觉、两点辨别觉、针刺觉和本体感觉，定量的感觉检查如最常使用 Semmes-Weinstein 尼龙单丝进行压力检查。血管检查是非常重要的，最常用的非侵入性检查为动脉多普勒超声。其数据由绝对压力或踝-肱指数表示。踝-肱指数达到 0.45 被认为是截肢后伤口可愈合的最小值。足趾血管压力绝对值达到 40mmHg 是伤口愈合标准的最小值。注意有动脉硬化性疾病的患者可能出压力值假性升高的现象。其他的血管检查包括皮肤灌注压和经皮氧分压的测定。前者是通过试验确定皮肤受压后阻断其再充盈所需的最小压力。后者也可用来确定截肢术后愈合的潜力。压力如果<20mmHg 则有很高的伤口感染风险，而高于 30mmHg 表明有足够的愈合潜力。在实验室检查方面，血糖控制在糖尿病足的护理中非常重要。如果糖尿病代谢控制不佳则有较高发生溃疡的风险。如果血红蛋白 A1c（糖化血红蛋白）升高，则溃疡愈合时间延长以及复发的可能性增大。这些指标的变化预示了患者依从性和愈合最优化的情况。此外，还应检查血清总蛋白、血清白蛋白以及总淋巴细胞计数。利于组织愈合的最小值为：血清总蛋白浓度高于 6.2g/dl；血清白蛋白水平高于 3.5g/dl；总淋巴细胞计数>1500/μl。影像学检查中，普通 X 线

为一线的诊断性检查，用来评价应力性骨折、骨折、骨溶解/骨破坏、脱位、半脱位和足踝部骨性结构改变的情况；CT 用于评估皮质骨的细节和改变效果较佳，如评估术后骨折或融合的愈合情况。此外，CT 还可用于评估软组织疾病，如脓肿；MRI 对于各种原因造成的软组织和骨组织改变都非常敏感，如应力骨折、脓肿、骨髓炎或神经性关节病变等。但是对于分辨 Charcot 关节与骨髓炎有困难，因两种病变都有骨髓水肿与侵蚀样改变。

### （五）针对危险因素预防截肢的治疗方法如下

1. 溃疡的治疗 根据糖尿病足损伤的 6 个分级，0 级伤口如果足部有溃疡风险可采用改造鞋子、模具式内垫或是加深的鞋子来治疗，并进行患者教育，定期随访。一旦出现皮肤开裂，则必须进行积极的干预，以免损伤进一步发展。缓解 1 级伤口所受外来压力的方法有：穿术后鞋、使用足跟支具、穿预制可行走支具，或使用全接触石膏。除了恰当地减压受压部位以外，还需要恰当地护理溃疡伤口，以避免组织脱水性细胞坏死，加速伤口愈合。

手术指征为局部压力改善失败或评级较高的伤口。2 级和 3 级的伤口需要进行手术干预，3 级的伤口需要应用抗生素，还可能需要截肢。与身体其他部位对比，后足溃疡因局部组织很难减压且血运也很差，故更需要手术干预。手术方法包括溃疡清创、骨突切除、足与踝关节畸形矫正等。纠正爪状趾或锤状趾可以减少前足背侧溃疡的发生率或复发率。此外，也可考虑行跟腱延长术，以减轻前足或是中足跖侧的压力。

2. 感染的治疗 严重感染或有脓肿的伤口应当积极地清创，直至到达有活性的出血组织；清创不应仅限于表浅的皮肤组织。要在保持稳定性与去除病灶之间找到平衡点。行脓肿引流时应取纵向直切口，以增加灵活性，并利于愈合。有骨髓炎的区域应当行尽量大范围的清创，同时要考虑足的稳定性与清除病灶之间的平衡。除手术治疗以外，严重的感染伤口还通常需要住院进行静脉抗生素治疗。治疗的时间和抗生素的选择要根据细菌培养结果、感染程度以及治疗取得的临床反应。此外，还可考虑请感染科医生会诊。

3. Charcot 关节病的治疗 大多数 Charcot 神经关节病可以行保守治疗。手术固定不会加速愈

合。相反,手术可能造成新的不稳以及可能有内固定周围骨折,所以可暂时延迟病变区域的愈合。非手术治疗在超过 70% 的病例中获得了成功。但是在后足与踝关节的 Charcot 关节病患者中成功率较低。终末期神经关节病可遗留严重的畸形,需要患者持续穿足部支具,如后方壳样踝足支具、后足托或是特殊的鞋子,以减少之后溃疡的发病。急性 Charcot 关节病的初步治疗包括严格抬高患肢、禁止负重、制动——最好使用全接触石膏,并常更换石膏。为避免皮肤受到的压力增加,不要进行骨折的闭合复位。石膏要持续使用至患者进入慢性期,前足病变可能需要 6 个月的时间,而后足与踝病变需要 24 个月进入慢性期。尽管急性神经性关节病变很少需要行手术治疗,其手术指征如下:石膏固定后仍有即将出现或是复发的皮肤破损、急性可复性后足或是中足脱位、炎症控制后仍存在明显的不稳定或是足部不能跖行、Charcot 神经关节病前出现有移位的骨折(如距骨、跟骨或踝关节)、开放骨折或是开放脱位、Charcot 病伴有深部感染(如骨髓炎或是关节感染)。慢性神经关节病变患者的手术指征如下:严重畸形与对线不良,不能使用支具或是定制鞋具、溃疡复发、叠加感染、不稳定、疼痛伴畸形,不能恢复日常活动。Charcot 关节病的手术选择有截骨术及关节融合术。截骨术可采用坚强的内固定或外固定以获得一个宽大的骨面利于愈合。

4. 日常生活起居预防措施 可通过积极控制血糖从根本上降低糖尿病足的发病风险。患者自身或家属或陪护者需每天检查患者的足部及鞋子,以发现隐匿的组织破坏与鞋子内的机械应力增高,通过改造鞋子、模具式内垫或是鞋子加深,可有效缓冲足部应力并提供支持保护。

## 五、周围血管疾病性截肢

近年来,四肢周围血管病变导致的截肢患者人数逐年增多。美国因周围血管疾病引起肢体坏死而导致截肢的患者已占总截肢人数的 50% 以上。周围血管疾病除包括糖尿病血管病变外,还包括四肢血管发育异常,动脉硬化性闭塞症以及血栓闭塞性脉管炎。周围血管疾病性截肢相对于创伤性截肢具有病变平面不确定性、病情易于反复、伤口易于感染、术后并发症多、多次截肢可能

性大等特点。

## 六、肿瘤性截肢

截肢是一种古老的传统手术,四肢和骨盆的某些恶性肿瘤,以往几乎常规的采用截肢治疗。长期以来一直被视为外科治疗恶性骨肿瘤的主要手段,以牺牲肢体为代价来挽救患者的生命。近年来,随着有效化疗药物的广泛应用和外科技术的进步,尤其是保留肢体的局部广泛性切除,治疗恶性骨肿瘤的尝试获得了令人满意的结果,使截肢手术的适应证明显缩小。近二十年来,由于术前、术后开展以化疗为主要内容的辅助疗法,使治疗恶性骨肿瘤的术后效果不断改善;3 年、5 年以上存活率显著提高。根据局限性肿瘤切除的新概念,对截肢术和关节离断术治疗恶性骨肿瘤的作用,应重新认识。由于选择截肢的平面不同,截肢或关节离断可能是根治性骨肿瘤切除,也可能是广泛性肿瘤切除,或边缘性肿瘤切除。因此,截肢或关节离断术并非总能实现恶性骨肿瘤的根治性切除。尽管如此,截肢和关节离断术仍然是实现恶性骨肿瘤根治性切除的主要方法之一。当肢体确实无法得到保留时,则应果断地施行截肢或关节离断术。在我国,仍有不少边远地区和基层医院的外科医师多因患者就诊过晚、经济困难、缺乏治疗肿瘤的经验和条件,尚未开展化疗与放疗等,所以,仍继续以截肢为治疗恶性肿瘤的主要措施。因肿瘤而截肢包括截肢和关节离断术。其适应证根据肿瘤性质、分期、转移程度临床症状、治疗目的以及术前化疗的反应等来决定。截肢或关节离断平面的选择是根据肿瘤侵犯骨及软组织的范围和安装假肢的需要,确定截肢或关节离断平面。在肿瘤的上界近端 5 ~ 7cm 处截肢,可达到肿瘤的局部广泛性切除。由于关节软骨、骨生长板和关节囊是肿瘤直接蔓延的屏障,因此,采取骨恶性肿瘤近端关节离断可实现根治性肿瘤切除,并保留了近端管状骨的骨生长板,使残端按正常速度生长。虽然随着假肢技术的发展,安装假肢对残端长度的要求有所放宽,即残端长度对安装假肢的影响已明显减小,而一个愈合良好的残端更为重要。但原则上,在能够达到肿瘤根治性切除的前提下,尽可能地保留肢体残端的长度。进行认真的术前准备,CT 和 MRI 检查,确定骨肿瘤受累范

围;胸部 X 线片及全身核素骨扫描,除外肺转移和骨转移;活检明确病理诊断;详细地向患者及其亲属解释截肢的必要性和假肢装配及使用中的问题;抗肿瘤药物术前化疗;一般情况不佳者和高位截肢者,术前应做好输血准备,以防休克等。某些因大血管结扎不确实引起的大出血少见,但应高度警惕。密切观察敷料渗血情况。大出血及血肿形成有可能急诊手术止血。切口愈合后继续按综合治疗方案进行化疗和生物治疗。

## 七、主要部位截肢要览

### (一)肩关节离断术

适用于无法保留上肢的恶性肿瘤。注意要点是肩关节盂软骨应彻底刮除,防止术后出现残腔;肩峰切除过多将影响外观;切开前侧皮肤时不要用力过大,以免切得过深而损伤头静脉;分离神经血管束时,操作应轻柔细致,以防损伤。打开血管神经鞘时,首先见到正中神经,其下是腋动脉。一旦有血管破裂大出血时,术者应保持镇静,可立即压迫血管近端制止出血,清除术野积血,找出损伤部位,将其分离、结扎后切断;手术切口需负压吸引保留 3 日。

### (二)肩胛带离断术

适用于侵犯广泛的恶性肿瘤,肩关节离断术不足以彻底切除病变者,且全身情况较好,应考虑行肩胛带截肢术;肩部开放性损伤,不能保留肩部或上肢者。

术中注意要点是:术中要仔细解剖锁骨下血管和腋血管,以免破裂出血,尤其要严防大静脉破裂,以免造成空气栓塞;肩胛带截肢术创伤大,术中要注意预防休克,彻底止血,减少操作过程中失血,要求手术迅速,输血补液要及时;锁骨上浅、深淋巴结应仔细寻找,彻底切除。如病变在左侧,手术时还应注意不可损伤胸导管,如肿瘤较大或靠近中线,在分离时要特别小心,因为胸导管除少数进入颈内静脉外,有 22.7% 进入颈静脉角,59% 进入锁骨下静脉,即多数胸导管的入口靠外侧。所以,在结扎切断锁骨下静脉时,最好不宜太靠近中线。

### (三)上臂截肢术

上臂截肢时应尽可能保留残肢长度,理想的截断平面是肱骨髁上;前臂内侧皮神经相当粗大,易

与其他神经混淆;如截肢平面太高,难以应用止血带,在处理血管及切断肌肉时,助手应于腋窝加压,以防止意外和减少出血。术后应及早锻炼残肢的外展和上举功能,以防顽固性残肢内收。

### (四)上臂中 1/3 截肢术

适用于手部或腕、肘关节的恶性肿瘤;前臂严重的先天性畸形或创伤,丧失其功能者。术中注意手术应在止血带下进行。上止血带前,采取抬高肢体 5 分钟的驱血方法,避免使用驱血带驱血,防止挤压瘤体而造成肿瘤扩散。皮瓣设计上要求残端的皮肤有良好的感觉和血运,并有适当的移动性。尽管每一平面截肢均有典型的皮瓣设计,但有时为了保留肢体残端的长度,需要设计非典型皮瓣。原则上,皮肤与深筋膜之间不做过多的分离,使深筋膜完全覆盖骨残端,避免皮肤与骨残端粘连而影响皮肤滑动。如果皮肤多余,应将其切除。在截肢平面的稍远端切断肌肉,使其回缩后恰好位于截骨平面。防止残端软组织过于膨大,某些肌肉须做斜行切断,或修剪成较薄的肌肉筋膜后覆盖截骨端;现代截肢术要求残端最好呈圆柱形而不是圆锥形。防止因瘢痕组织压迫神经断端而疼痛,应把神经向远端轻轻牵拉,用锋利的刀片快速切断,任其断端回缩至截骨平面近端的未被分离的组织间隙中。对较大的神经干,切断前须用 0.5% 普鲁卡因局部封闭。神经断端的出血点可用细丝线或可吸收缝线结扎。血管处理应确实可靠。对肢体的主要血管,尤其肘关节处大血管,要求先用 7 号丝线结扎后切断,再于结扎线远端贯穿缝合结扎。确定的截骨平面环形切开骨膜,并用骨膜剥离器向远端剥离骨膜,再将骨横行锯断。然后,用骨锉去除骨端的锐利边缘,修整成光滑的残端。用生理盐水冲洗伤口,去除骨屑、凝血块和碎裂组织后,可分层缝合切口。在闭合切口前除彻底止血外,必须放置引流,通常采用硅管负压引流最为可靠。一般保留 3 ~ 5 日。肢体残端用无菌纱垫包裹,并用弹性绑带包扎。患肢垫高,密切观察残端渗出情况,术后 48 小时拔除引流。拆缝线后积极进行肩关节功能训练。

### (五)前臂截肢术

前臂理想的截断平面是中、下 1/3 交界处。皮瓣供血将会不足,残端易发凉、青紫,不宜装配假肢。骨间血管不易预先显露和结扎,因此,在截除

肢体松开止血带后,应先处理骨间血管,以减少失血。术中如发现桡、尺骨互相靠拢,特别是儿童截肢,应用薄肌瓣覆盖骨端,以防交叉愈合,影响前臂旋转功能。截肢术后因疼痛可能引起的肌肉痉挛和关节屈曲,可发生缝线撕裂或关节挛缩。术后宜用支具固定功能位,用三角巾悬于颈部,次日可离床活动。鼓励早期功能训练。也有大出血血肿手术探查的可能性。伤口无分泌物,于手术后 1～2 日拔除引流。

### (六)半骨盆截肢术

适量配血备术中使用。术前准备肠道,手术当日留置导尿管。进入手术室后,在皮肤消毒前,用荷包缝合法缝合暂时封闭肛门;用胶布条将阴茎、阴囊黏贴到对侧下腹部。一般采用前、内、后侧切口,分步骤切断前方组织;内侧组织及耻骨联合;再切断后侧组织。体位为半侧仰卧位。由于切口大,为减少出血,分 3 次切开。前侧切口自髂嵴中部沿髂嵴切至髂前上棘前内侧,顺腹股沟韧带切至耻骨结节。内侧切口自耻骨结节顺耻骨支和坐骨支向后切至坐骨结节。后侧切口自髂嵴中部前侧切口起点沿髂嵴向后至髂后上棘,转向外侧成大弧形达大转子,再沿臀皱襞内行至坐骨结节与内侧切口相连。切断前侧组织注意分离精索和膀胱前间隙,在腰大肌前面有髂外动、静脉和股神经。切断内侧组织时切开耻、坐骨支骨膜,并做骨膜下分离,同时分开坐骨海绵体肌和会阴横肌,分离耻骨联合的后侧,保护后尿道,用骨刀切断耻骨联合。切断后侧组织使髋呈屈曲内收位显露臀中肌、短旋后肌群注意坐骨神经、臀上、下动、静脉,闭孔动脉和神经,止血彻底,结扎牢靠。腹直肌、腹内、外斜肌、腰方肌和腰大肌于臀大肌按层缝合皮瓣,必须放置引流管。

### (七)髋关节离断术

适用于下肢无法保留肢体的恶性肿瘤。术中注意事项是皮瓣最好分两次切开完成。先做前、内切口,后做后、外切口,以减少出血。自耻骨结节及坐骨下支上切断内收肌后,即可见闭孔外肌。切忌将闭孔外肌自起点切断,以免切断闭孔动、静脉,回缩入盆腔内,引起难以发现的出血;应自股骨转子间切断该肌的附着部,即可避免此意外损伤。如疑有区域淋巴结转移,需同时行髋关节离断和区域淋巴结清除时,前侧切口的交点需内移至腹股沟韧带中点之上 4cm,切断该韧带即可进入腹膜后间隙。术后平卧,于患侧臀部垫以扁枕,或使躯干略向健侧倾斜,严密注意残端出血或渗血。手术切口靠近会阴部,易被尿、便污染,因此,术后包扎敷料应用胶皮薄膜及胶布封闭。女性患者术后留置导尿 4～5 日。术后低渣饮食 3 日。术后第 4 日可用缓泻剂或灌肠协助排便。伤口引流条或引流管可于术后 24～48 小时拔除一部分,72 小时后可全部拔除。伤口愈合良好,术后 2 周鼓励离床活动。

### (八)大腿截肢术

截肢平面较高时无法使用止血带,以分步骤切断肌肉、血管、神经加以处理。皮瓣的松紧度必须适宜,因为装配假肢行走时,残端皮肤上下滑动引起不适。对大腿中段以上截肢,肢体残端以无菌纱垫包裹后加弹性绑带包扎。术后需用支具或石膏外固定,将髋关节限制在伸直位防止屈曲挛缩外展畸形并早期训练关节活动。

### (九)大腿中 1/3 和中下 1/3 段截肢术

大腿中 1/3 和中下 1/3 段截肢术适用于小腿或膝关节的恶性肿瘤;严重的先天性小腿或膝关节畸形,丧失其功能者。术中注意要点是上止血带前需采取抬高肢体 5 分钟后进行驱血,避免使用驱血带驱血,以防止挤压瘤体而造成肿瘤扩散。皮瓣的设计上要求残端的皮肤有良好的感觉和血运并有适当的移动性。有时为适应残端长度需非典型皮瓣的设计。皮肤与深筋膜之间不宜过多剥离,避免皮肤与骨残端粘连而影响皮肤滑动。修剪肌肉筋膜缝合固定于骨端并覆盖截骨端,残端以呈圆柱形为最佳。必须放置引流保留至术后 3～5 日拔除。

### (十)膝关节离断术

膝关节离断术适用于小腿无法保留肢体的恶性肿瘤。膝关节远端 10cm 处设计前侧长、后侧短的两个皮瓣,前后皮瓣长度比例为 2:1,前侧皮瓣略宽,使前侧皮瓣能够包容股骨髁部。沿皮瓣切口线切开皮肤及深筋膜,在深筋膜的深面向近端分离。前侧筋膜瓣应包括髌韧带及两侧的肌腱膜。将前后侧筋膜瓣向近端分离至膝关节水平。结扎与缝扎的方法处理腘动、静脉。髌韧带牵拉到股骨髁间凹与交叉韧带残端和腓肠肌断端缝合。肢体残端以无菌纱垫包裹后加弹性绑带包扎。必须放置引流保留至术后 3~5 日拔除。

（十一）小腿截肢术

小腿受伤后截肢的较多，因小腿下部胫前缺乏软组织，伤口不易愈合，较理想的部位多选择中 1/3。由于小腿后侧的肌肉和皮肤血液循环均较前侧好，所以凡血管疾病需行小腿截肢时，宜选用后长前短皮瓣或单纯后侧肌皮瓣的小腿部截肢术。截骨方法是分别在胫骨和腓骨截骨平面进行处理，胫骨与纵轴垂直锯断胫骨后，截骨面近端修整成胫骨嵴呈 45°斜面。腓骨用线锯在胫骨断面以上 2cm 处锯断，残端锐利周边需修整。

（十二）小腿中 1/3 截肢术

适用于足部或踝关节的恶性肿瘤；严重先天性足或踝关节畸形丧失其功能者。皮瓣可设计成以截骨平面为基准的前后等长皮瓣，长度等于小腿前后径的 1/2。腓骨截骨平面必须高于胫骨截骨，有利于安装假体。腓肠肌腱膜中形成筋膜瓣可覆盖截骨残端并与前方的骨膜缝合。

（十三）足部截肢术

包括踝关节离断术、Boyd 及 Syme 手术。Boyd 和 Syme 手术可使足跟垫保持稳定，因此优于单纯性踝关节离断术，是重建性手术时常见的两种截肢术。适用于先天性股骨发育不全，年龄在 1~2 岁；患侧股骨完整、髋关节稳定；肢体短缩畸形严重，不宜选择肢体延长术者。Boyd 手术是截除除跟骨以外的所有足部骨骼并与胫骨远端融合。Syme 截肢术是一种改良的踝关节离断术。两种方法均采用鱼嘴样切口，向近端游离皮瓣。中跗关节行前足截断。锐性分离切除距骨。横行截除跟骨远侧端切除跟骨的距下关节面。切除胫骨远端关节面软骨直至胫骨远端骨骺为止，小儿注意勿损伤胫骨远端骺板。前移跟骨准确地与胫骨远端骨骺面对合酌情予以内固定。注意足底内外侧神经、胫前后动脉的处理，胫前后动脉位置不宜过高，防止皮瓣坏死。切断跟腱可使跟骨前移的位置合适，伤口内放置引流管，准确间断全层缝合关闭切口，术后需石膏固定 12 周。年幼儿童可行髋人字石膏固定，伤口愈合后可带石膏持重活动。并发症有皮瓣坏死、胫骨远端骺板损伤、跟骨马蹄状畸形、跟骨垫损伤。

（十四）Van Nes 手术

针对儿童畸形的截骨与重建的过渡性手术。将来需与假肢安装配合，达到患肢具有站立行走功能。由 Borggreve 在 20 世纪 30 年代开创，Kostuik 等加以改良，Gillespie 和 Torode 的改良使该手术更适用于 PFFD 重建性，1950 年 Van Nes 详细介绍术式。适用于单侧先天性股骨发育不全，年龄 12 岁以上；股骨明显短缩畸形，而又不宜做肢体延长；髋关节稳定、踝关节功能良好；伴有腓侧半肢畸形，但踝关节活动范围或弧度达到 90°者。是将膝关节固定与胫骨截骨一期完成，同时将胫骨截骨远端向外旋转 180°，使踝关节行使膝关节功能：踝关节跖屈变成"膝关节"伸，踝关节背伸变成"膝关节"屈曲。股骨、膝部及胫骨的总长度应与对侧股骨长度相等，使重建的下肢长度与正常侧股骨长度相等。

（洪　毅）

## 第三节　截肢术后与并发症处理

截肢是一种终身性破坏性手术，是最后的选择。目前，任何设计良好的假肢尚难以胜过有点病态的自体肢体的功能，尤其在磨损与再生方面有绝对的差异。在临床随访中发现，早期截肢确能减少并发症、缩短病程、减轻经济负担，但对日常生活和工作质量的改善是不确定的，因为日常生活和工作的需求每个人都不一样。使用假肢会给就寝、起床、淋浴、紧急情况下逃离危险区域等带来极大不便。

1. 残端包扎技术　过去对肢体残端常采用绷带加压包扎（软绷带技术），往往包扎不牢靠，易造成残端的臃肿，使装配假肢时间延长。目前，多应用石膏绷带包扎固定（硬绷带技术），以求有效减少渗出及肿胀，使残端尽早定型。但石膏固定时观察残端及换药困难，不易均匀塑形。可采用弹力绷带包扎固定残端，应用粘弹绷带更好，包扎均匀，且不易脱落及松动。

2. 伤口感染　开放性和闭合性创伤性截肢均有伤口感染的可能。开放性伤口感染的主要原因是受伤污染严重，异物存留。有学者采用清创同时 VSD 敷料覆盖，术后常规使用稀释碘伏液灌注，感染明显控制，VSD 保持 7~10 日，期间不需要更换敷料，减轻了频繁换药给患者带来的痛苦，而且感染是影响植皮成活的重要因素。

3. 皮瓣坏死 主要为撕脱创面一期打薄皮肤回植患者,皮瓣坏死可能有合并感染的可能性。伤口感染经久不愈,部分患者皮瓣缺血发生坏死,需术后长期换药及清创,治疗周期延长。

4. 保肢失败 如果患者经历了多次手术仍未保肢成功或成功保肢多年后因肢体疼痛还必须截肢,这是最糟糕的临床情况。

5. 瘢痕愈合 所产生的瘢痕,在采用现代的全面接触式假肢接受腔后,瘢痕的位置也已不再重要。但瘢痕不能与深面的骨质形成粘连,因为在假肢的长期使用中粘连的瘢痕可能出现破溃,形成溃疡不易愈合影响假肢的穿戴。

6. 皮肤溃疡 骨组织易突出压迫皮肤形成溃疡。

7. 残肢力弱与关节畸形 截肢时保留主要肌肉的附着区以利于发挥残留肌肉的动力功能。截肢后如何保持正确的残肢位置和预防残肢的关节畸形也是非常重要的。截肢后由于肢体的某些肌肉被切断,使肢体关节运动的肌力不平衡,如:大腿截肢后大腿残肢向里并拢(髋内收)比向外分开(髋外展)的力量要大得多,大腿残肢前屈(髋屈曲)的力量比残肢后伸(髋后伸)的力量要大,截肢术后很容易形成髋关节的屈曲、外展畸形。一旦形成畸形很难矫正,会严重地影响使用大腿假肢。对小腿截肢者,截肢后很容易形成屈膝畸形(膝关节不能完全伸直)也会影响假肢使用。为了预防截肢后的关节畸形,应注意做好以下事项:①保持正确的残肢的肢体位置:大腿截肢者术后应注意把残肢伸平(髋后伸),尽量向身体中间并拢(髋内收)的位置。截肢者可以每日俯卧位2次,每次30分钟。平时面朝上躺着时,应注意千万不要为舒服些或为减轻疼痛而把残肢垫高,把残肢向外分开或把腰垫高;小腿截肢术后应注意将残侧膝关节放置在伸直位,不应该在大腿或膝下垫枕头,不应该屈膝躺在床上,不应该屈膝坐在轮椅上或把残肢放在拐杖的手把上。②保持关节活动度的训练:一般术后1周大腿截肢者可以面朝下,俯卧位,让别人帮助做轻柔的残肢内收和后伸活动,每日1~2次;术后2周可以开始俯卧位自己练习将残肢后伸,内收(大腿残肢与健侧大腿用力向当中并拢)或夹持物体,双侧面

臀部肌肉用力向上,抬起大腿残肢和健侧大腿,每次抬起应尽力持续一段时间,持续抬起的时间逐渐延长。

8. 截肢部位与日后假肢 创伤截肢的尽可能保留肢体的长度。小腿远端及踝关节离断不可取,小腿下1/3因血液循环差且缺少适当的软组织垫,安装假肢后易引起溃疡。下肢截肢者穿上假肢站立步行中残肢末端难免承重。现代下肢假肢装配要求残肢接受腔能与残肢全面接触、全面承重。现代截肢手术多采用骨骼、肌肉成形术的方法(将截断的残肢前后肌肉对头缝合,并固定在残肢的骨末端)为残肢末端承重提供了有利条件,但残肢愈合后仍然需要认真训练。通过用手经常拍打、按摩残肢,推移与骨粘连的皮肤。站立位训练残肢末端承重能力。训练中应注意残肢末端下面要垫软垫,逐渐增加残肢末端承重,以不损伤皮肤为原则。

9. 残端修整 无法用软组织充分衬垫的骨性突起一定要切除,残留的骨端须锉修成圆滑的外形。在一些部位这点尤其重要,如胫骨的前面、股骨的外侧面和桡骨茎突部,如果安装带有假关节的假肢应截除适当的高度,以使假关节与健肢关节处于同一平面。在小腿截肢为获得残端良好的负重、增加残端负重面积,避免腓骨继发外展畸形,并且增加残肢外侧方的稳定性,利于承受假肢接受腔的外侧方压力。

10. 幻肢痛 据临床报告,50%以上的截肢患者术后伴有幻肢痛(phantom limb pain)。疼痛多为持续性,尤其以夜间为甚。对于持续时间长的患者,可轻叩残端,或用理疗、封闭、神经阻断的方法消除幻肢痛。肿瘤性截肢患者的幻肢痛特别明显,患者术后往往感到截除的肢体仍然存在,并有针刺感和麻木感,此种幻肢感可逐渐消退。少数有严重的幻肢痛,表现为整个幻肢难以忍受的疼痛,持续存在,尤其夜间更为明显,其发病机制尚不清楚。至今尚无缓解幻肢痛的有效手段。可采取应引导患者注视残肢,视觉生物反馈疗法或放松疗法等心理治疗手段逐渐消除幻肢感。针刺、理疗和精神治疗可作为选择方法之一,也可行普鲁卡因封闭或交感神经结切除术。近几年,基础医学和临床医学研究初步显示,幻肢痛与"大脑皮质功能重组"(cortical reorganization)之间有着密切关系,为临床

缓解幻肢痛提供了新的思路。

11. 神经瘤及残肢痛　神经断端有神经纤维再生而形成神经瘤，它是一种不可避免的病理现象。但大约只有 10% 的患者发生痛性神经瘤。可能与神经瘤受到骨端压迫、周围瘢痕组织包裹和瘢痕粘连有关。对于非手术治疗无效者，可手术切除神经瘤，并将残端置入正常肌肉间隙内。

12. 心理　创伤性截肢多为突发事件，瞬间意外改变了患者日常生活的形态。当躯体活动突然障碍时，便会产生巨大的心理压力，出现紧张、焦虑、恐惧、绝望等心理反应，对治疗极为不利。恶性骨肿瘤术后患者因丧失肢体、幻肢痛和肿瘤不良性质的压力给患者及家人带来不可忽视的压力，严重影响生活质量。

13. 护理　截肢患者预后状况很大程度取决于护理人员从精神、生理及体能上如何进行护理。截肢护理是治疗过程中的重要部分。护理人员在积极配合医生采取治疗措施及常规护理的同时，针对心理反应及时采取护理对策，使患者尽快恢复身心。特别是围术期的心理护理和术后康复指导是手术成功的关键，亦是消除患者悲观心态、恢复其自理能力及提高生存质量的源动力。骨肉瘤截肢患者的心理、术前、术后的康复指导等全面护理干预，并及时有效配合功能锻炼，对消除不良心态、减少各种并发症、降低伤残程度、恢复自理能力、提高生存质量具有重要意义。

14. 早期康复教育　让截肢者尽早地了解一些有关假肢装配和截肢者康复的知识，特别是要了解康复的含义不是健康的恢复，而应当是能力的恢复。康复的目的是能最大限度地发挥自己的潜能，回归社会。为此除了给截肢者介绍些有关图书、幻灯片、录像资料外，还可以让截肢者了解和结交一些已经成功地回归社会的截肢者。榜样是有说服力的，能够增强截肢者的信心。尽早地安装上临时性假肢，早期下床，不仅能防止卧床并发的许多疾病，促进残肢定型，有利于正式假肢装配，更重要的是对截肢者心理康复十分有利。鼓励截肢者积极参加物理治疗、作业治疗、文体活动，能分散对某些困难问题的过分注意，能改善截肢者抑郁和焦虑的情绪。

15. 残端外形与残肢定型　截肢外形的设计在于截肢术中的软组织处理技术。外形的重要性主要是为了满足假肢安装的需要，当残肢的软组织臃肿时，将影响假肢接受腔与残肢之间的适配关系，减弱对假肢的控制力。传统截肢技术要求残端呈圆锥形，其在假肢安装时较困难，易松脱或产生捆扎效应。近十几年来，截肢技术发生变化要求呈圆柱形，圆柱形残端局部应力分布较均匀，不易产生压迫性或摩擦性皮肤溃疡，在安装假肢时更稳固。一般截肢后，由于术中出血，术后淋巴、静脉回流障碍常引起残肢肿胀。随着肿胀逐渐消失，残肢的肌肉萎缩使残肢形状变瘦。经过一段时间残肢形状不再变瘦，即称为残肢定型。临床上常以间隔 2 周时间，残肢同水平部位周长值相同时，作为残肢定型的标志，也作为可以订制正式假肢的标志。残肢自然定型需半年以上。使用一些促进残肢定型的方法可以将残肢定型时间缩短为 2～3 个月。截肢术后 2～3 周，伤口愈合良好即可装配临时性假肢。每次或每天使用临时假肢的时间，应根据残肢承重、控制能力、截肢者的接受能力决定，逐渐延长。训练使用临时假肢时，应经常注意观察残肢皮肤损伤情况，注意经常随着残肢变瘦增加残肢袜套，以保持残肢在接受腔内的正确位置。一般临时性假肢需要使用到残肢定型，再订制正式假肢。早期使用临时性假肢有如下好处：①早期下床可以减少长时间卧床引起的肺炎、泌尿系感染等许多并发症。②早期训练站立、步行对截肢者是良好的心理治疗。③减少残肢肿胀，促进残肢定型。④在临时假肢使用中，选择假肢装配的最佳方案和了解个人的装配特点，以保证永久性假肢装配质量。

（洪　毅）

## 第四节　截肢康复与假肢评价

为使截肢者的康复能起到预定的作用，需要由对假肢有着丰富经验和知识的医师、假肢矫形器技师、理疗师、作业疗法师、康复工程师、医疗社会工作者等人员为中心的康复协作组做临床会诊，尽快地为截肢者开展截肢术后的训练，减轻由于截肢所引起截肢者的心理刺激，使截肢者残肢形状稳定，早些让截肢者安装假肢并接受假肢使用训练及步态训练,做假肢适配评估等,最终使其早日回归社会。

## 一、安装假肢前的功能训练

经截肢术后的患者为防止身体各项功能下降妨碍假肢安装及功能活动,需要尽早制订康复治疗计划,进行功能训练,给假肢装配创造良好的残肢条件和身体条件,也为其恢复生活自理和工作能力打下基础。

安装假肢前的功能训练包括:

### (一)生活能力训练

尽早进行翻身、坐起、上床、下床、进出轮椅、轮椅操作、如厕,洗漱、吃饭、穿脱衣服等日常生活动作的训练,上肢截肢与下肢截肢患者训练重点不同。训练中应特别强调在截肢者身体条件允许的情况下进行,以免发生危险。

### (二)残肢训练

1. 残肢负重训练 为了加强术后残肢末端承重能力,开始用手掌进行拍打残肢和残肢末端,待局部皮肤能适应时,进一步采用沙袋与残肢皮肤相触、碰撞、承重。开始时少量承重,逐渐增加承重。双侧下肢截肢者可用支撑凳练习残肢末端承重。单侧截肢者可在平行杠内将木凳调成合适的高度,将残肢放置在木凳的沙袋上,训练身体重心向患侧移动,增加承重力。

2. 维持与改善关节活动度训练 保持关节活动范围是截肢者康复治疗很重要的一个环节。关节挛缩会影响假肢的安装使用,通常由截肢后残肢肌肉力量不平衡、术后瘢痕粘连或固定时间过长导致,早期应由治疗师进行关节的被动运动及牵伸,以维持正常活动范围或松解粘连和增加关节活动度。下肢截肢者通常因髋内收肌、伸髋肌和伸膝肌无力而造成屈髋、屈膝肌以及髋外展肌肌腱短缩,应特别注意这些肌肉的牵伸和训练。上肢截肢者应训练双肩关节的前屈、后伸和外展、内收活动,如果是前臂截肢者,同时还要训练肘关节的屈伸和前臂的旋转活动。

3. 肌力训练 控制假肢要有足够的肌力,为了避免残肢肌肉萎缩,术后2周应开始进行肌力训练。从残肢肌肉等长收缩训练开始,当残肢条件允许以后,应该尽早地在运动疗法师的指导和监督下进行

恢复和增加肌肉力量的训练。早期可让截肢者主动完成残肢关节全范围抗重力活动,在治疗训练的后期,残肢行等张和等长抗阻训练,对抗人工和机械的阻力,以增加肌力和耐力。

4. 肌电信号的检测和训练 肌电信号的检测和训练是上肢截肢者使用肌电控制假肢必需的环节。通过专用的肌电测试仪或测试训练软件系统进行检测和训练。治疗师和假肢技师需要一起帮助患者反复测试确定残肢上产生最佳肌电信号的皮肤位点,并反复训练达到最佳的肌电信号强度和最好的控制,再设计和制作假肢。肌电测试仪和软件训练系统是利用皮肤电极检测肌电信号的设备。其基本原理是当肢体的某一肌群收缩时,通过表面电极采集肌肉收缩产生的肌电信号,经放大器放大后显示在仪表盘上或电脑屏幕上,使用训练软件还可完成多种预设动作的控制,如开/合电脑屏幕上的模拟手头、手头旋转、屈伸肘关节等。

前臂截肢者通常选用屈腕肌和伸腕肌的肌电信号,治疗师指导患者用意念完成屈腕或伸腕动作;上臂截肢者通常选用肱二头肌和肱三头肌的肌电信号,肩离断截肢者通常选胸大肌和三角肌的肌电信号。多自由度的假肢需要截肢者训练肌电信号切换控制不同关节的动作。可指导截肢者使用健侧同步训练,另外训练过程中尽量减少拮抗肌同时收缩,拮抗肌信号差越大越有利于假肢单一动作的引出。

### (三)心肺功能训练

截肢患者心肺功能直接影响安装假肢后的功能性步行能力,尤其是行走距离和步行辅助器的类型。截肢水平较高,或双下肢截肢,患者年老体弱、多病、体质较差时,加强心肺功能训练及体能训练就更加重要。截肢者可以通过游泳、骑车、轮椅篮球、健侧、躯干肌力耐力等训练提高心肺功能和体能。另外,下肢截肢患者训练上肢以便驱动轮椅和使用步行辅助器,训练健侧下肢提高平衡及协调能力,训练躯干提高假肢控制能力。

### (四)平衡及步行训练

1. 无支撑站立位平衡 假肢装配前为截肢者行走做准备,所有单侧下肢截肢者都必须学习通过将重心向健侧转移来维持站立平衡。尽管这个习惯在学习穿假肢步行时必须打破,但是单腿站

立在早期必须学习才能建立重心转移、挂拐行走、跳跃等训练的自信。训练需循序渐进,可以从平衡杠内双手支撑进行站立平衡和重心转移训练开始,逐渐使手离开平衡杠,直到双手可以完全自由活动,可以在治疗师辅助下进行不同方向掷、接球训练等。自信心建立后可到平衡杠外进行以上训练。

2. 单腿下蹲、跳跃训练　在假肢装配之前单腿下蹲、跳跃训练可以使健侧肌肉持久性增加,对截肢者的行走技能和行走控制有帮助,能减少患者摔倒的几率,减轻害怕摔倒的心理负担。

3. 使用辅助器步行训练　步行辅助器分为两类:拐杖类和步行器。术后鼓励患者尽早下床活动。单侧下肢截肢者手术后假肢装配前,可以使用双侧腋拐或前臂拐下床活动。使用步行辅助器可进行三点步态训练。

### 二、假肢使用训练

#### （一）下肢假肢使用训练

下肢假肢使用训练的目的包括:帮助下肢截肢者适应他们的新状态,使假肢达到最佳负重,改善平衡和协调性,重建最佳步态模式,降低行走能量消耗,指导截肢者如何使用假肢完成日常生活动作,比如上、下楼梯。所有这些都会帮助患者重新获得行走能力并且回归社会。

训练过程中确保患者准确地执行训练动作并始终保持正确姿势很重要,如若形成错误的行走习惯或姿势,要矫正是相当困难的。在姿势镜前通过视觉反馈训练效果更佳。在治疗师指导下通常按以下程序进行步态训练:

1. 穿脱假肢训练　不同截肢平面的假肢有多种不同的悬吊系统,也就决定了不同的穿脱方式。例如小腿截肢者可以选择一个硬接受腔带或不带软的内衬,悬吊部分可以是内侧插楔式或带锁硅胶套式;大腿截肢者可以选择非吸着式外部悬吊或吸着式接受腔。以上多种组合致使假肢穿脱方法各不相同,但是一定要跟患者强调必须熟练掌握正确穿脱假肢的技能。残肢在接受腔内的位置是否合适直接影响假肢的功能发挥,穿戴不正确也可能造成残肢皮肤磨损。在此分别以两种常用小腿和大腿假肢穿脱训练为例。

（1）PTK(prosthese tibiale kegel)小腿假肢穿脱训练:穿假肢时,截肢者取坐位,屈曲膝关节,先在残肢上套一层薄的残肢袜保护皮肤,再穿上内衬套,在内衬套外面再套一层尼龙袜套,方便内衬套取出,然后将残肢放入接受腔,站起时下压残肢让残肢穿到位。脱下假肢时,双手握住假肢向下将残肢拉出即可。

（2）吸着式大腿假肢穿脱训练:穿假肢时,截肢者取坐位,将滑石粉涂在残肢上,用绸布条缠绕残肢,注意不要出褶,将残肢垂直插入接受腔,截肢者站立将绸布条从气阀孔拉出,引导残肢伸入接受腔,直到截肢者感觉残端已完全接触到接受腔底部,再将绸布条全部拉出,盖上阀门拧紧。脱假肢时,截肢者取坐位,打开阀门取下假肢。

穿戴硅胶套的假肢时,先将硅胶套内壁翻出来,底端对准残肢末端,然后顺将硅胶套向上推套在残肢上,将硅胶套末端的锁对准接受腔底的锁孔插入,锁定即可。

2. 负重和平衡训练

（1）平行杠站立训练:截肢者躯干挺直,稍向前倾,双手握住平行杠,双脚分开,双腿均匀承重地站立在平行杠内。反复训练直到截肢者能够完成双手脱离平行杠。

（2）重心转移训练:训练截肢者逐渐将重心从健肢横向转移到假肢,再从假肢转移到健肢,保持肩不动,通过动作骨盆完成重心侧方交替移动(可在双足底分别放置体重计,或使用平衡仪用于了解双腿承重的情况);保持肩不动,前后移动骨盆;截肢者一侧腿向前跨一步,躯干和骨盆向前移动将重心从后侧腿转移到前侧腿上;一侧退向后跨一步,重心从前侧腿向后侧腿转移至前腿交替变换健侧和假肢侧初始位置。

（3）侧方移动训练:截肢者站立于平行杠内,双手握住平行杠同侧进行左、右侧方移动训练。

（4）假肢侧独立站立训练:站立于平行杠内,重心移向假肢侧负重,健侧膝关节屈曲抬起健足离开地面,注意躯干不能侧屈,保持骨盆水平位;健足踩在足球上前后、左右、旋转滚动并保持平衡。

（5）手球训练:截肢者假肢侧支撑地面,健侧踩在一个台阶高度的木凳上,与治疗师做传球训练,提高站立位动态平衡;双腿负重站立于平行杠内,与治疗师做传球训练。

（6）障碍跨步训练:站立于平行杠内,假肢侧支撑,健侧下肢跨过低矮障碍着地,重心转移至健侧腿直至假肢侧足跟离地,健侧下肢跨过障碍回到起点,反复训练,从双手握住平行杠到双手可以脱离。

（7）健侧踢球训练:站立于平行杠内,用健侧腿踢球。

（8）非稳定平面站立平衡训练:平行杠内双侧下肢站立于平衡板、泡沫枕头等非稳定平面进行重心转移和平衡训练。

3. 步行训练

（1）健侧腿迈步训练:平行杠内站立,重心移向假肢侧,可轻度内收,健侧腿向前迈一大步,假肢足跟起足尖负重后蹬,屈曲假肢膝关节,健侧腿负重。训练过程中身体保持直立,允许躯干和肩前后移动但是不可侧屈。

（2）假肢迈步训练:平行杠内站立,健侧腿向前迈一步,重心移向健侧,可轻度内收,假肢腿迈一大步,足跟在健侧足尖前面,伸直膝关节,假肢负重。

（3）平行杠内步行训练:健肢向前迈一步,重心向前移到健腿上。假肢膝关节屈曲,同时摆动小腿向前使膝关节伸展。假肢膝部充分伸直同时,健肢的重心从足移到足尖。要提醒截肢者注意假肢步幅不要太小,躯干不要向假肢侧过度倾斜。在平

行杠内健侧腿与假肢连续交替向前迈步。

以上训练从双手扶杠逐渐过渡到单手、双手脱离平行杠,注意上肢的摆动与下肢迈步的配合训练。

（4）平行杠外步行训练:在掌握了平行杠内基本步行训练后,截肢者转到平行杠外进行步行训练,早期可借助手杖、腋杖、助行器等练习步行,具体选择根据患者熟练程度和自身条件定。

4. 提高步态训练和实用训练 为提高步行能力和日常生活能力,更加适应社会,截肢者掌握基本步行训练后,需要进行以下训练:

（1）上下台阶步行训练:对于下肢截肢者来说,上下台阶最安全的方法是一次只前进一阶,步进式（step-by-step）。现代部分智能假肢膝关节已经可以帮助大腿截肢者交替上下台阶（step-over-step）,例如液压关节或微机控制关节。部分普通机械假肢关节可以帮助大腿截肢者交替下楼梯,但是训练起来比步进式下楼梯难度大很多。小腿截肢患者两种方式都可以选择。

步进式上台阶时,健侧腿先上一层,假肢腿轻度外展迈上同一台阶（图6-4-1）;下台阶时,假肢腿先下一层,躯干稍向前倾,重心前移,接着健足下至同一台阶。早期可以扶扶手,逐渐到独立上下台阶。使用拐杖上下台阶应把拐杖都放在与扶手相反的一侧。

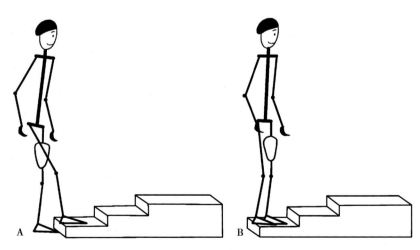

图 6-4-1　步进式上台阶
A. 健侧腿先上一阶;B. 截肢侧跟上同一阶

（2）不平路面步行训练:训练在水泥路、草地、碎石路、不平地形、不同厚度地毯等路面步行训练。

截肢者还要学会提前观察辨别不适宜行走路面以防发生摔倒危险。

（3）上下坡道步行训练：上下坡道分直行和侧行,基本方法相似,侧行比较安全。因为大部分假肢侧踝关节不能跖屈和背屈,重力线很容易落到膝关节后方产生屈膝力矩,对于普通假肢关节很容易打软腿,而带有站立期智能控制的假肢膝关节则会自动增加此时的膝关节稳定性,所以训练起来更容易。

上坡道步行训练时,健腿先迈出一步,身体稍向前倾。假肢的步幅要比健肢小,大腿截肢者防止膝部突然折屈,足跟落地后残端应做后伸动作。

下坡道时假肢侧先迈一步,防止假肢膝部突然折屈,大腿截肢者注意残端后伸。

（4）跨越障碍物步行训练：分为横跨和前跨。横跨：健侧靠近障碍物侧方,假肢腿负重,健侧腿越过障碍物；健侧负重,假肢侧向前方抬高并跨越障碍物。前跨：面对障碍物站立,假肢侧负重,健侧跨越障碍物；健侧负重,身体充分向前弯曲,假肢髋部后伸然后向前摆动跨越障碍物。

（5）从地上站起训练：坐位下屈曲健侧膝关节到最大角度,假肢侧腿伸直,健侧脚和双手支撑臀部离开地面,由半蹲转到站立位（图6-4-2）。

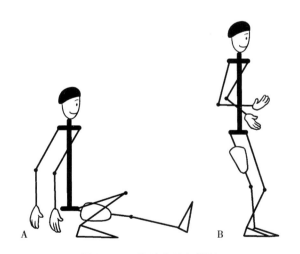

图6-4-2 从地上站起训练
A. 坐位下屈曲健侧膝关节到最大角度,假肢侧腿伸直,健侧脚和双手支撑臀部离开地面；B. 由半蹲转到站立位

（6）拾物动作训练：大腿截肢者健侧下肢向前屈曲迈一步,假肢腿膝关节伸直状态下健侧膝关节屈曲腰部低下拾起物品。

除此之外,截肢者还可以训练侧方步行、后退步行、交叉步行、转弯、摔倒及站起、坐位站位转换等训练。

训练计划和结果受多方面因素影响,比如截肢者年龄、一般身体状况、动机、截肢原因、截肢水平等。以上平衡及步行训练主要针对单侧小腿和大腿截肢者,如果是Syme截肢患者,因为残肢长且末端承重能力较好,这些患者只需要很少的平衡及步行训练,但是这类截肢者可能需要更多的训练双侧下肢步长一致性等。膝离断截肢者残肢条件一般也比大腿截肢者好,比如残肢长、更好的肌肉控制、良好的末端承重等,这些可能只能减少训练时间,但是训练程序基本与大腿截肢者一致。髋离断截肢者与大腿截肢者训练程序也基本相同,不过平衡及协调性需要更多训练。

5. 双侧大腿假肢使用训练 双侧大腿截肢者由于截肢后身高与原身高差别较大,直接使用长腿假肢达到原身高会增加平衡训练难度,因此一般先从不带膝关节的短桩临时假肢开始训练,包括平行杠内、外站立训练、重心转移训练、动态平衡训练、迈步训练、步行训练等。能够独立行走后装配正式假肢重新进行站立平衡和步行训练。

（二）上肢假肢控制及使用训练

上肢截肢者的功能训练对发挥假肢的代偿功能有着十分重要的意义。作业治疗师应指导和帮助上肢截肢者熟练地掌握假肢的控制和使用,先易后难,因人而异,并鼓励患者积极探索和发现更适合其自身的使用方法和技巧。

1. 上肢假肢穿脱训练 一侧前臂、上臂假肢,截肢者完全可以独立穿脱,索控式假肢先将背带及悬吊带套入肩肘部,再将残肢伸进接受腔,做耸肩动作调整吊带位置；脱假肢时先脱背带,再将残肢从接受腔中脱出。双前臂假肢、一侧上臂一侧前臂假肢,截肢者也可以独立穿脱,穿时将双前臂残肢先伸进接受腔,高举双臂过头顶,像穿毛衣或T恤一样将背带和悬吊带套入双肩部；脱假肢时顺序与穿时相反。双上臂及以上假肢的穿脱通常需要他人辅助。

肌电假肢要在电源关闭的状态下穿脱,避免产生不需要的活动。穿时可能需要残肢袜或套袖帮助把残肢更服帖地导入接受腔,尤其残肢较短的患者。

2. 上肢假肢控制训练 索控式假肢由多组肌

肉群的活动控制,因此在正式假肢使用训练之前需要训练5种基本身体控制运动。5种基本控制动作包括肩胛骨外移控制动作、耸肩控制动作、肩关节前屈控制动作、肩关节后伸控制动作以及前臂旋前旋后控制动作。患者熟悉每个动作要求并能独立自如的完成后,再根据假肢索控系统要求进行组合动作的训练,来实现不同上肢动作输出。

肌电假肢不需要通过牵引索控制假肢,而是需要通过意念和视觉反馈引出肌电信号控制假肢屈伸肘关节、腕关节旋转及手部开合动作。

(1)索控式前臂假肢控制训练:开手训练分为两种:伸肘位开手,适于远离身体的活动;屈肘位开手,适于靠近身体的活动。训练时健侧肩不动,作为支点,截肢侧做肩胛骨前移、肩关节前屈和沉肩的组合动作,通过背带拉动开手牵引索,打开假手。

索控式前臂只能通过健侧手手动操控腕关节机构实现腕关节旋转和屈伸,对于前臂残存部分旋前旋后功能的截肢者则可以直接实现部分旋腕功能。

(2)索控式上臂假肢控制训练:与前臂截肢不同,上臂截肢者失去了肘关节屈曲功能。人在做手部操作时通常需要将肘关节固定在不同的屈曲角度,因此上臂假肢需要有控制肘关节固定和摆动的功能。索控式上臂假肢常用三重控制系统或二重控制系统。

1)三重控制系统:屈肘、锁肘和开锁、开手动作由三条牵引索分别控制。①屈肘:肩关节后伸运动控制;②锁肘和开锁:当肘关节屈曲到需要的角度时,放松屈肘牵引索,肘关节自锁机构便自行锁住、定位,通过耸肩配合内收拉动松锁牵引索,开锁肘关节,肘伸直;③开手闭手:肘关节在锁定状态下肩关节前屈牵拉开手牵引索打开手,放松自动闭合。

2)二重控制系统:屈肘和开闭手是同一条牵引索,另一条牵引索控制肘关节锁定和开锁。①屈肘:肩关节后伸运动控制;②锁肘和开锁:当肘关节屈曲到需要的角度时,下沉肩关节即锁定肘关节,放松后再次下沉即打开肘关节;③开手闭手:肘关节在锁定状态下肩关节前屈,牵拉开手牵引索打开手,放松自动闭合。

(3)肌电假肢控制训练:前臂肌电假肢训练时只需训练患者分别收缩腕伸肌群和腕屈肌群来控制手的开、闭动作。上臂肌电假肢若是二自由度,需要通过分别收缩肱二头肌或肱三头肌来控制肘关节的屈、伸动作,同时收缩两个肌群切换到手部控制模式,再通过分别收缩肱二头肌或肱三头肌来控制手的开、闭动作。三自由度肌电假肢还可以控制腕关节旋转。

3. 上肢假肢使用训练 熟练掌握假肢控制方法后,就可以开始进行上肢假肢的使用训练,训练截肢者使用假肢完成各种日常生活动作、工作及休闲活动。上肢假肢使用训练分为基本动作训练和技巧性动作训练。训练从基本功训练开始,包括接近、抓握和放松物体,基础训练扎实后再进行日常生活动作训练,包括工具使用如刀、叉、水杯、钥匙,训练吃饭、穿衣、洗漱、写字等。遵循由易到难的原则,一定注意提高截肢者的训练积极性。早期注重训练假肢侧使用训练,掌握后可训练双手配合动作,最大限度地提高患者的独立程度。

智能仿生肌电假手可以模拟手的多种动作,例如侧向捏取、三指抓捏、对指抓握、五指分开及并拢等精细动作,因此必须通过反复训练才能尽可能多地发挥智能仿生假手的功能。

随着康复技术及产品智能化的发展,三维虚拟现实(virtual reality,VR)情景训练系统在国外已经开始应用于假肢功能训练中,利用生物反馈、运动捕捉及虚拟现实等技术,为截肢者构建一个与现实环境相似的虚拟环境,激发患者参与的积极性。虚拟现实允许用户进行个性化设置,将运动训练、心理治疗及功能测评有机地结合起来,针对患者个人的实际情况制订恰当的康复训练计划。尤其是上肢肌电假肢可以在三维虚拟现实情景训练系统中通过使用自身肌电信号来控制一个虚拟手进行抓握、搬运物体等虚拟任务训练,研究表明,使用虚拟现实训练系统进行假肢控制和使用训练结果要优于传统训练方法。

## 三、截肢与假肢评价

在截肢前、截肢手术后安装假肢前、安装假肢后都需要对截肢者进行身体的结构与功能、日常生活能力以及适应社会生活能力3个层面的评价。截肢前后的评价可以显示截肢给截肢者带来的身体结构变化和相应的功能障碍,这里提到的功能障碍主要是指人体的生理功能,比如截肢者的肌肉力量、关节活动度、平衡能力,下肢截肢者的行走能力等。通过截肢后的评价,还可以确定截肢者适合的假肢类型以及安装假肢的时机。安装假肢后可以定期评价残肢、假肢以及使用假肢的功能(3 个层面)。

经常使用的评价方法分为客观评价和主观评价,可以通过交谈、观察、填表、体检、仪器测试等手段对截肢者进行评价。

对残肢的评价包括:①外观,包括形状、尺寸、皮肤、瘢痕、骨性突起、肿胀等;②疼痛,包括确切的痛点和幻肢痛;③肌肉力量;④关节活动度;⑤感觉功能;⑥有无并发症,如骨折、血管病变等。

对假肢的评价主要是假肢适合性检查,包括:①下肢假肢接受腔适配性检查、对线检查、步态检查、长度检查以及重量检查;②上肢假肢接受腔适配性检查、对线检查、关节活动度检查、假肢控制系统检查、长度检查、重量检查以及假肢穿脱检查。

对截肢者使用假肢的功能评价包括假肢所代偿的肢体功能及美容效果、截肢者的日常生活能力以及截肢者的社会生活能力,一般需要对比穿与不穿假肢的评价结果。

下面主要介绍一部分可用于上肢假肢与下肢假肢使用效果评价的方法。

（一）上肢假肢效果评价

1. 上肢截肢者的假手功能评价

（1）南安普顿手评价表(southampton hand assessment procedure,SHAP):是用来评价单只假手功能的,在测试中,另一只手只起辅助作用。它的局限性在于测试重点放在了手部的活动,基本上没有考虑前臂和上臂的配合。

（2）肌电控制能力评价(assessment of capacity for myoelectric control,ACMC):是一个专门为肌电假肢设计的工具,主要评价截肢者对肌电假手的控制。它的 30 项评价内容涉及假手的抓握、释放、协调性等内容。

（3）矫形器与假肢使用者调查(orthotics and prosthetics user survey,OPUS):是专门针对截肢者的工具。它的内容包括:行为限制的改善、生活质量的提高、截肢者对假肢和相关服务的满意程度等。

大多数的假肢测试都是针对截肢者使用假肢时某个或者某些方面的技能,其中最受关注的是动作的速度,还有就是假手抓握和释放不同物体的能力。

（4）New Brunswick University 假肢功能测试(university of New Brunswick Test of prosthetic function,UNB):是专门为单侧上肢截肢的儿童设计的。它测试的是使用假肢的技巧和自发性,选择的动作都是儿童在日常生活中可能遇到的。

（5）上肢假肢功能指数(prosthetic upper extremity functional index):用来评价儿童上肢截肢者上肢功能。这是一个针对儿童和青少年单侧上肢截肢者设计的工具。它评价截肢者佩戴或者不带假肢时双手的能力,显示出假肢的作用。它的学龄前版本(3～6 岁)包括 26 项测试,而学龄版本(7～18 岁)则包括 38 项,分别从用何种方法完成动作、使用假手的能力、假手的作用、不使用假手时的能力 4 个方面评分。

2. 生活质量评价　对上肢截肢者与健康相关的生活质量的评价工具包括:

（1）Trinity 截肢和假肢体验量表(Trinity amputation and prosthesis experience scales,TAPES):这是专为上肢截肢者设计的问卷,内容涉及穿戴假肢对行为的限制和截肢者对假肢的满意程度。它包括 54 项内容:社会心理的调整适应、行为限制(包括功能、社会活动和运动)、对假肢(重量、功能和外观)的满意程度,此外还涉及疼痛和一般健康状况。

（2）健康调查简表-36(medical outcomes survey short form-36,MOS SF-36):也是评价与健康相关的生活质量的工具。它虽然不是专门为截肢者设计的,但已经在各个领域广为使用,出现了 50 多种语言版本,涉及的内容包括:身体功能、疼痛、睡眠、心理健康、情感问题、行为限制、社会角色等。它的优点在于只要 10 分钟就可完成。

（二）下肢假肢效果评价

1. 下肢截肢者的行走能力评价

（1）截肢者步行能力预测(amputee mobility predictor,AMP):评价下肢截肢者步行潜力的预测工具,也可以在康复过程中观测进展变化。它的 6 部分 21 项评价内容包括:坐位平衡、移动、立位平衡、步态、上下台阶和使用辅助具。一般需要10～15分钟完成测试。它可以在截肢者安装假肢前、后地任何时间使用。

（2）运动能力指数（locomotor capabilities index，LCI）：应用十分广泛，它测试下肢截肢者穿假肢的运动能力。包括2个分量表（基础和高级）、14项内容。截肢者自己填写，一般5分钟可以完成。运动能力指数是专为下肢截肢者设计的自测量表。每个项目从0～3分评为4级，0表示不能完成，1表示有人帮助下能完成，2表示有人在旁边保护就能完成，3表示能够独立完成。后来，一为PT将独立完成又分为3表示需要辅助具独立完成，4表示不需要辅助具独立完成。得分高说明运动能力强。

另外计时起立与行走测验（timed up and go test，TUG）、计时行走测验（timed walk tests）以及功能性伸展测试（functional reach test，FRT）也可以用于下肢截肢者的平衡及行走能力评价。

2. 下肢截肢者整体功能评价　截肢者动作评分（amputee activity score，AAS）：在门诊评价下肢截肢者穿假肢的功能。分为8个分量表，20个项目。得分越高，功能越好。

Barthel指数（barthel index）和功能独立性测试（functional independence measure，FIM）也可以用于评价下肢截肢者整体功能。

3. 下肢截肢者生活质量评价方法

（1）attitude to artificial limb questionnaire（AALQ）：专为下肢截肢者安装假肢后的生活质量而设计。10个项目包括对假肢、行走功能、身体形象、其他人的看法等方面的满意程度。每个项目分为5级评分。

（2）amputation related body image scale（AR-BIS）：评价截肢者过去6个月中与身体形象相关的生活质量。11个项目包括：假肢、残肢、其他人对截肢者的态度、社会活动等。

（3）身体形象问卷（body image questionnaire，BIQ）：包括17项内容：身体外形、假肢外形、其他人的态度、截肢对社会活动的影响。每个项目从"没有"到"总是"分为6级评分，总得分从17～102。得分低说明对身体形象满意。

（4）orthotics and prosthetics national outcomes tool（OPOT）：评价3方面内容：与健康相关的生活质量，截肢者的满意度，功能能力。与健康相关的生活质量包括完整的SF-12，身体功能和疼痛部分扩展为35项，其中24项来自SF-36，另外11项为新添加的内容。满意度部分的13项内容包括：服务、假肢的外形与舒适性、行走能力、生活质量等。功能能力包括上下台阶、行走和使用辅助器具3项内容。

（5）假肢评价问卷（prosthesis evaluation questionnaire，PEQ）：评价截肢者过去4星期内与假肢相关的生活质量。包括9组项目，另有一些关于满意度、疼痛等方面的附加问题。9组问题可以单独使用。PEQ对于评价截肢者的变化非常有效。但它不能显示不同假肢组件之间的差异，也不与功能评价关联。

除了以上评价量表，还可以通过步态分析反映康复过程的进展，可以帮助证实视觉观察的结果，提供客观的测量数据，显示下肢截肢者与正常人之间的步态差异。能量消耗也是评价下肢截肢者行走功能的一项重要指标。

目前，没有所谓的"金标准"或者大家一致认同的下肢假肢评价方法。有很多方法可供选择，但是没有明确的指南告诉我们应该如何选择，甚至一些有缺陷的方法还在使用。尽管有很多种有效的方法，但不能随意应用于任何情况，都需要有针对性地使用。

（蔡丽飞）

## 第五节　假肢装配技术

### 一、假肢发展史

假肢从出现到现在已经有了5000多年的历史。它的诞生源于人类对身体和精神完整性的需要。我国最早的假肢记载出现在春秋时期。美国内战以及两次世界大战促进了现代假肢学的飞跃发展。随着材料学、医学、工程学和生物力学的进步，假肢的设计越来越符合人体生物力学要求。

（一）古代医学时期

在这个时期，下肢假肢只是简单的木制或铁制支撑物。关于假肢的最早文字记载出现在公元前3500年的古印度诗歌集《吠陀经》里面。书中描述了Vishpla女王在战争中失去了一条腿，伤口愈合后安装了一条使她能够行走的铁制假腿并且重返战场。公元前 424 年,希罗多德(Herodotus)在《历史》一书中记载了一个被判了死刑的占卜师,为了逃跑,把自己脚的前半部分割掉,并在鞋里放了一个木制填充物用于行走。世界上最早的功能性假肢(人造脚趾)出现在公元前 600 年一具木乃伊的右脚上。国内最早的假肢记载是《晏子春秋》中晏婴为劝诫齐景公削减酷刑而说的"踊贵而屦贱","踊"就是春秋时期以前受刖足之刑者所用的一种特制鞋。

这个时期的上肢假肢也主要用于截肢的士兵作战。一世纪的罗马学者普林尼(Pliny)在《自然历史》中记载了一个在战争中失去了一只右手的罗马将军安装了一个能抓住盾牌的铁手并且重返战场。

文艺复兴时期(14～16 世纪),截肢术和假肢制作有了进一步发展。法国军医 Ambroise Pare(1510～1590),为截肢手术和假肢学的发展做出了巨大的贡献。他发明了骑马用的带有膝关节的木制大腿假肢和用弹簧、制动装置(catches)控制的假手。在战争中失去了前臂的德国士兵 Gotz von Berlichingen(1480～1562),让盔甲师制作了机械式的铁制前臂假肢。假手通过皮带悬吊,假肢的每一个关节都可以被动地独立活动,通过一个释放装置实现解锁。尽管它不是自身力源假肢,但也是假肢向功能性方向发展的一个尝试。

### (二)近代医学时期(17～19 世纪)

钟表匠和木匠加入到假肢制作行业中,虽然假肢仍然庞大、笨重,但功能逐渐增加。1800 年,伦敦的 James Potts 设计了一种大腿假肢(Anglesey leg),它由木制的小腿和接受腔、钢制膝关节、木制踝关节和假脚组成。这种假腿传到了其他国家并进一步得到了改进。1856 年,美国的 A. A. Marks 对这种假肢进行了改进,使它的膝、踝和脚趾都能活动,由此成为著名的美式木制假肢(American leg)。

1861 年,截肢士兵 J. E. Hanger 对 American leg 做了改进。在踝关节处用橡胶缓冲器取代了原来的绳索以控制足的背屈和跖屈。这成为今后缓冲器的雏形。

1842 年,德国 Martin 和 Charriere 将假腿膝关节转动中心放置于膝关节解剖轴线的后面用以提高了假肢站立相的稳定性。这种原理至今依然用于膝关节机构设计。

1863 年,美国 Dubois D. Parmelee 发明了一种新型的大腿假肢,第一次采用了吸着式接受腔、"多轴心膝关节"、龙骨结构的脚及具有良好仿生效果的跖趾关节。

1818 年,柏林医生 Peter Ballif 用肩吊带和胸带控制上肢假肢,使其具备了抓握功能。1844 年,这个方法被荷兰医生 Van Peetersen 用于肘屈曲控制。1855 年 Co,mte de Beafort 发明了安装在胸部用于控制屈肘的杠杆设置。

### (三)现代

第二次世界大战后,为了满足退役截肢军人的需要,在美国政府的支持下,从 1945～1976 年期间,一些大学、退役军人管理局、私人企业和军方研究机构开展各种了假肢研究。国家财政和立法的支持、外科医生和假肢制作师的合作以及假肢研究机构的成立促进了假肢学的快速发展。1963 年,术后即装临时假肢开始在临床应用。这种假肢可以促进残肢定型,减轻幻肢痛,缩短患者的卧床时间,让其尽早下床行走。1965 年,Hsehmidl 在法兰克福研制出第一只真正实用的肌电控制假手。1963～1967 年,欧美各国医生设计了不同悬吊方式的髌韧带承重小腿假肢,如髁部插楔式(KBM)小腿假肢、髁上悬吊小腿假肢等。1971 年,德国 Otto Bock 公司设计出了带有软海绵套(soft foam cover)的内骨骼组件式假肢。

20 世纪 80 年代,下肢假肢向着智能化方向发展。智能膝关节通过计算机控制气压或液压装置的阀门开闭。1986 年,日本兵库县的中川昭夫等人开发了"可以通过微型计算机控制膝部动作"的假肢,日本 NABCO 公司使之商品化并称为"智能假肢"。其膝关节用光电方式测出假肢的摆动速度,提供实时、可变的速度来适应截肢者步行速度的改变。1990 年,英国 Blatchford 公司获得许可后生产出 ENDOLITE 智能假肢(第二代智能假肢),采用无线遥控装置和自动反馈系统,可自动纠正步态偏差。德国 Ottobock 公司开发的智能液压控制膝关节(C-leg)可在瞬间识别步态状态、位置,随意改变行走速度。

20 世纪 90 年代,钛合金在种植牙和人工关节上成功应用之后,植入式骨假肢变成现实。它将人工骨植入人体,一端与残端骨骼相连,另一端与假肢相连。使用该假肢的截肢者不再需要接受腔,力的传导更符合人体生物力学特点。

## 二、假肢的分类

### (一) 按截肢部位分

上肢假肢可分为部分手假肢、腕离断假肢、前臂假肢、肘离断假肢、上臂假肢、肩假肢、肩胛胸廓切除假肢。

下肢假肢可分为部分足假肢、Syme 假肢、小腿假肢、膝部假肢、大腿假肢、髋部假肢和经腰椎离断假肢。

### (二) 按功能分

上肢假肢可分为装饰性假肢和功能性假肢。装饰性假肢没有主动运动功能,只能弥补外观缺陷。功能性假肢可以完成部分上肢功能,如手的开闭、腕屈伸/旋转、肘屈伸等功能。

下肢假肢可分为日常生活用假肢(日常行走、上下楼梯、上下坡等)、运动假肢(如跑步、滑雪等)、作业用下肢假肢。

### (三) 按结构分

按结构分为壳式假肢和骨骼式假肢。壳式假肢(exoskeletal limb prosthesis)由制成人体肢体形状的壳体传导重力,一般为木制假肢,重量轻,结构简单。骨骼式假肢(endoskeletal limb prosthesis)的关节和接受腔、关节和关节之间由金属管连接,类似人体的骨骼,外包海绵,最外层覆盖肤色袜套或人造皮,与真腿外观接近。

### (四) 按安装时间分

分为临时假肢和正式假肢。临时假肢主要用于促进残肢的定型,接受腔多由石膏绷带或高温板材制作,方便假肢师观察残肢在接受腔内的状况并进行调整。正式假肢的接受腔通常由丙烯酸树脂、碳纤等材料制作而成。一般在残肢定型后安装正式假肢。

## 三、上肢假肢

人类的手具有丰富的感觉和运动功能,上肢假肢只能部分代替真正上肢的功能,尤其是手的功能。截肢平面越高,上肢功能丧失的越多,假肢装配难度也越大。

### (一) 分类

1. 被动型假肢 假肢的关节(末端装置、腕关节、肘关节)只能被动运动,不能由患者自身或体外力源控制。包括装饰性假肢和工具型假肢,适用于所有截肢平面的患者。

2. 主动型假肢 末端装置、肘关节、肩关节等功能部件能够主动运动。可分为自身力源型(body-powered prostheses)、体外力源型(externally powered prostheses)和混合型(hybrid prostheses)。

(1) 自身力源型:截肢者通过自身运动控制假肢。常见的是索控式(cable control)假肢,由残肢和健肢的关节运动,尤其是肩部的运动,通过牵引索控制完成开手、闭手、屈肘、开锁/解锁等运动。适用于腕离断及以上平面的截肢者。

(2) 体外力源型:采用电机等体外动力装置驱动。常见的有肌电控制(myoelectric control)和开关控制(switch control)假肢。适用于腕离断及以上平面的截肢者。也可用于部分手截肢者。

(3) 混合力源型:采用自身力源、体外力源或被动型混合控制,适用于肘关节离断及其以上部位的高位截肢者。如假手采用肌电控制,肘关节采用牵引索控制,肩关节采用被动型肩关节。适用于肘离断及以上平面的截肢者。

### (二) 组成

上肢假肢由接受腔、关节、末端装置、连接件、悬吊装置和控制系统等组成。

1. 接受腔 假肢里面最重要的组成部分,有容纳残肢、悬吊、传递力和运动的作用。接受腔的舒适性影响着假肢功能的发挥。接受腔有插入式和全接触式,后者的制作要尽量增加残肢的受力面积,减少对邻近关节运动的限制,增加穿戴的舒适性(散热性/透气性)。

(1) 腕离断假肢接受腔:可选择插入式或全接触式。依靠残肢远端膨大进行悬吊,接受腔不包裹肘关节,前臂的旋前旋后功能得到全部保留。

(2) 前臂假肢接受腔:其设计要考虑以下因素:一是残肢长度;二是悬吊功能;三是前臂的旋前旋后功能;四是邻近关节运动的稳定性。接受腔的形式有插入式、全接触式、明斯特式、西北大学式。近年来又出现了 ACCI 式(anatomically contoured and controlled interface,图 6-5-1),它的特点是符合前臂和肘部的解剖形状,提高了悬吊稳定性和肘关节活动范围。

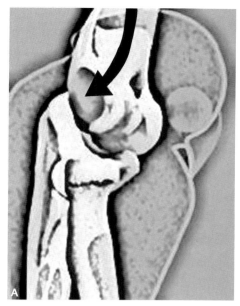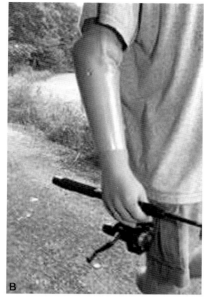

图 6-5-1 ACCI 式肘或前臂通过上肢插座技术提高患者的舒适度和功能
A. 接受腔的要求；B. 安装后外观

（3）肘离断假肢接受腔：同上臂中长残肢接受腔。

（4）上臂假肢接受腔：一般采用全接触式接受腔，包住肩峰，具有自身悬吊功能，肩关节的运动不受限制。其上缘高度与残肢长度有关，残肢越短，上缘越高。AHI（the advanced humeral interface）接受腔是近年来出现的接受腔，它的特点是有一对前后侧的固定器从接受腔内侧延伸到腋下，用于增加悬吊的稳定性；不包住肩峰，增加了肩关节活动范围；减少与皮肤的接触面积，增加了散热性。尤其适用于肌电假肢。

（5）肩部假肢接受腔：一般采用全接触式接受腔，形状像一顶帽子扣在肩部。截肢位置越高，包裹的范围越大。近年来 X-frame 接受腔在患者中得到了推广应用。它的形状像"X"，减少了与皮肤的接触面积；增加了悬吊的稳定性和散热性，提高了假肢穿戴的舒适性和美观性。

2. 末端装置 根据外形可分为两类：假手（hand）和钩状手（hook）。假手有被动型、自身力源型和外动力源型。假手具有人手的外观。钩状手只有自身力源型和外动力源型，它有两个手指，至少一个手指可以活动。同一种类型的假手和钩状手可以通过快换式腕关节实现快速更换。

自身力源型的末端装置分为两类：随意张开式（voluntary-opening）和随意闭合式（voluntary closing）。随意张开式，休息时处于闭合位，取物时，通过拉动牵引索开手，依靠弹簧或橡胶带的弹性使手指闭合握住物体。抓握力量取决于弹簧或橡胶带的弹性。随意闭合式，休息时处于张开位，通过牵引索使手指闭合呈捏取的功能位。这类假手取物时握力可由患者自行控制，但持物时需要持续用力，有的安装了任意位闭手的自锁装置，可以在持物时将手闭合在需要的位置。随意张开式要比随意闭合式使用广泛。

3. 腕关节 主要功能是连接假手，实现主动或被动屈曲、旋转功能。自身力源型假肢的腕关节具有被动旋转或屈曲功能。外动力源型假肢的腕关节可以实现主动或被动旋腕或屈曲功能。腕关节可以帮助双侧腕关节缺失的截肢者更好地完成吃饭、穿衣、如厕、洗漱等日常活动。如果患者有两个以上末端装置，需要选择快换式腕关节。

4. 肘关节 对于肘离断或前臂极短残肢的截肢者，需要使用外置肘关节铰链（outside locking hinge，铰链在接受腔外面），这样可以使假肢的长度与健侧匹配，但外观看起来有些臃肿。上臂截肢者需要使用内置铰链的肘关节，包括铰链、锁和用于前臂被动旋转的转盘（turntable）。肘铰链用于肘的屈曲和锁定。

自身力源的肘关节屈伸控制源与末端装置的控制源相同,都是由肩关节运动控制,外动力源的肘关节屈伸是由控制手开闭的肌电信号控制或单独的电子开关。

5. 肩关节　用于肩离断、肩胛胸廓切除患者,有时也用于肱骨颈截肢或臂丛损伤患者。主要代偿肩的内收/外展、屈曲和伸展功能。肩关节锁住时可以辅助手完成部分功能,打开时方便患者在步行时摆臂。

6. 操纵系统

(1) 索控式假肢:利用牵引索和肩、上臂的运动控制肘关节和末端装置运动。肩部运动包括肩胛骨内收、外展、肩下沉和上臂屈曲。单重控制系统是指牵引索只控制末端装置的开闭。双重控制系统指用同一个牵引索控制肘的屈曲和末端装置的打开。三重控制索系统是采用三组单式控制索控制末端装置的开合、屈肘和锁肘。

(2) 肌电控制假肢:从残肢的屈肌和伸肌群分别提取两组信号,经过过滤、放大后经处理器处理输出控制相应的关节实现特定的功能,如手的开闭、腕旋转、肘屈伸等。控制方式有数字控制(digital control)、比例控制(proportional control)等。

## 四、下肢假肢

人类下肢的功能主要是站立、行走、跑、跳等。下肢假肢的主要功能是辅助站立、行走,运动假肢可以实现跑、跳等功能。下肢假肢应具有以下基本特征:舒适性,即残肢在接受腔内受力均匀,假肢力线合理,有良好的力的传递功能;假肢部件的选择与截肢者的运动级别相适应;外形逼真。

在美国的医疗系统中,采用了医学功能分级(Medicare Functional Classification Levels, or K levels)对截肢者的功能水平和运动水平进行分级。假肢部件的选择要符合截肢者的分级。

### (一) 部分足假肢

1. 截趾　大脚趾的切除会影响到截肢者的蹬离,其他单个脚趾的截肢对步态没有太大的影响,因而截肢者不需要佩戴假肢。如果出现了异常步态,可以选择带足弓支撑的矫形鞋垫或矫形鞋。两个以上脚趾切除会减少足底受力面积,可以采用带脚趾填充的矫形鞋垫来增加舒适性,改善步态。

(1) 单个或多个趾列切除:不管切除的是哪个趾列,需要采用矫形器或矫形鞋来保证前足的内外侧稳定性。

(2) 经跖骨截肢:可以选择带前足填充物的定制矫形鞋、踝足矫形器式假半脚或带接受腔的假肢。假肢可以采用硅胶、聚氨酯泡沫或热塑板材制作。

(3) 跖跗离断:可以采用靴型假半脚或踝足矫形器式假半脚。前者适用于没有马蹄内翻畸形,足底承重好的患者,后者适用于有马蹄内翻畸形,足底承重差的患者。

(4) 中跗关节离断:可以采用踝足矫形器式假半脚或假肢。

### (二) Syme 假肢

适用于 Syme 截肢者。残肢的末端负重能力好,假肢由接受腔和假脚组成。假脚可以采用 SACH 脚或储能脚。为了方便穿脱,接受腔可以采用后侧开口或侧方开窗。后方开口的缺点是踝关节处容易断裂,不适用于从事沉重体力劳动的人。侧方开口的缺点是不美观,开窗处会减少接受腔寿命。

### (三) 小腿假肢

主要由接受腔、假脚和踝关节、小腿管(pylon)以及悬吊装置组成。

1. 接受腔设计　根据承重方式,可以把接受腔分为髌韧带承重式(patellar tendon-bearing, PTB)和全面承重式(total surface bearing, TSB)。前者的主要负重区在髌韧带、胫骨内髁、胫骨嵴两侧和残肢后方软组织,可以与硅胶套、凝胶套、泡沫板的软性内衬套配合使用。后者全面接触全面受力,通常与硅胶套或凝胶套配合使用,可以增加穿戴的舒适性,缺点是排汗差,不适用于有开放伤口、皮炎的截肢者。

根据悬吊方式,可以把 PTB 接受腔分为以下几种:

(1) 标准 PTB 接受腔:适用于小腿中等长度残肢的截肢者。依靠髌上环带悬吊,不适用于膝过伸或伴有异常活动的患者。

（2）包髁式（PTB supracondylar，PTB-SC）：接受腔包住股骨内外侧髁，但不完全包住髌骨。适用于小腿短残肢，膝关节轻度不稳定但需要经常屈膝（跪位），十字交叉韧带稳定，不需要伸膝止动的截肢者。

（3）包膝式（PTB supracondylar/suprapatellar，PTB-SCSP）：接受腔的内外侧和前侧壁向上延长，包住了股骨髁和髌骨以增加残肢内外侧和前后侧的稳定性，增加残肢受力面积和悬吊能力。适用于小腿短残肢截肢者，或膝关节内外侧轻度不稳定的截肢者。不能用于膝关节中、重度不稳定，需要支条或额外的悬吊支撑稳定性的截肢者。

（4）KBM：接受腔内外侧缘高至股骨内外髁上方，内上壁有一可拆卸的楔形板，扣住内髁。KBM假肢适用于小腿中段截肢或残肢短于膝关节间隙下11cm的患者。

2. 悬吊 小腿假肢的悬吊系统需满足以下要求：保证残肢在运动中的稳定性，降低活塞运动，不影响坐位舒适性。常用的有以下几类：带子（strap）、弹力织物（elastic sleeve）、带锁凝胶套、吸着装置。

（1）带子：最常见的是髌上环带（supracondylar cuff strap）。适用于活动水平不高的截肢者，或者手的抓握力量和协调能力差的截肢者。

（2）弹力织物：由橡胶、氯丁橡胶或其他弹性材料制作而成。穿在接受腔上部和大腿远端，适用于大部分活动级别的截肢者，缺点是散热差、易出汗。

（3）凝胶套/硅胶套：分带锁具和不带锁具的。锁具系统将凝胶套固定到接受腔上，凝胶套和残肢之间的摩擦力和吸着力起到悬吊的作用。不带锁的通过真空辅助悬吊系统（the vacuum assisted suspension system，VASS）或密封圈起到悬吊作用。

（4）真空辅助悬吊系统：这种系统通常与不带锁的硅胶套或凝胶套、弹力织物配合使用。在接受腔底端安装有单向空气阀门，当接受腔承重时残肢向下挤压，排出底部空气。当提起假肢时，底部出现负压，使假肢吸着在残肢上。负压通过残肢在接受腔内的活塞运动或者安装在小腿管内部的真空泵产生。

3. 假脚和踝关节 也称踝足机构，主要有四种：定踝软跟脚（solid ankle cushion heel feet，简称SACH脚）、单轴脚、多轴脚、储能脚（dynamic response feet）。不管哪种假脚，都具备以下基本特点：具有足的外观，在支撑初期可以被动跖屈，支撑末期足趾可以被动背伸，摆动期可以放到中立位。

（1）SACH脚：没有一个活动的踝关节，假肢的小腿和脚是用螺栓固定在一起的，假脚后跟处有一个楔形的缓冲垫。足跟触地时具有很好的缓冲，但是没有踝背屈和内外翻功能。它重量轻，结构简单，基本不需要维修，适用于各个年龄段的功能活动水平在K1、K2级的截肢者，是使用范围最广的一种假脚。SACH脚分为标准SACH脚、术后SACH脚、Syme假肢用的SACH脚、外骨骼假肢用的龙骨外置的SACH脚。

（2）单轴脚：由一个金属单轴关节、跖屈缓冲块、背屈止动块、龙骨、橡胶壳组成。假肢的小腿部分和脚之间可以围绕这根旋转轴做相对转动，从而允许一定的踝关节跖背屈活动。利用橡胶的弹性可以实现脚趾背屈和小角度的内外翻运动。跖屈缓冲块的阻尼可以调整以使用不同体重和活动级别的截肢者。适用于比较活跃的截肢者。

（3）多轴脚：允许踝关节跖背屈、内外翻和水平面的旋转。可以采用机械踝关节，也可以借助橡胶和聚合物的弹性实现踝关节运动。后者可以减轻假脚的重量。适用于经常在不平路面上行走的截肢者。

（4）储能脚：龙骨由弹性材料制作，如碳纤。从足跟触地到支撑中期弹性材料变形储存能量，足蹬离时释放能量以恢复原形。适用于功能级别在K3、K4的儿童、成人。踝关节可调储能脚，适用于K2及以上级别的截肢者更换不同鞋跟高度的鞋子。

### （四）膝部假肢

适应于膝离断、股骨髁上截肢（膝关节间隙之上8cm以内）和小腿极短残肢（膝关节间隙之下5cm以内）的截肢者。由接受腔、膝关节、假脚和踝关节、悬吊系统和连接件组成。

理想的膝离断假肢接受腔应具备以下特点：

①在坐位和站位残肢能够和接受腔全面接触;②残肢末端完全负重,不需要坐骨负重,因而髋关节活动不受限制;③残肢依靠股骨内外侧髁悬吊,不需要额外的悬吊装置。

膝关节有两类:一是大腿假肢膝关节,包括单轴膝关节、支撑期控制膝关节、手动锁膝关节、液压/气压膝关节和智能膝关节。这类关节会使假肢的膝关节重心降低,大腿变长,适应于双膝离断者;二是膝离断专用的多中心膝关节。特点是屈膝时不会使假肢的大腿过长。支撑期采用四连杆控制,摆动期采用气压或液压控制。

假脚和踝关节与大腿假肢的相同。

（五）大腿假肢

适应于大腿截肢者。由接受腔、膝关节、假脚和踝关节、连接件、悬吊系统组成。

1. 接受腔　四边形接受腔(quadrilateral socket)、坐骨包容接受腔(ischial containment socket,ICS)。前者主要负重部位在坐骨结节,接受腔口型从水平面看呈四边形。后者将坐骨结节包进了接受腔,内外侧壁比四边形高,因而增加了残肢在支撑期的侧方控制能力,尤其适用于大腿短残肢患者。ICS有以下几种:Sabolich ICS,Northwestern ICS,M. A. S. ICS。接受腔可以使用单层硬腔或双层腔,即内层用热塑材料制作的软腔,外层用碳纤制作的框架式硬腔。软腔会增加舒适性,提高本体感觉能力,适应微小的残肢容量变化。整体舒适性、悬吊能力好于单层硬腔。

2. 悬吊　有以下几种形式:①希莱森腰带:用布或皮革制成,可与吸着式悬吊合用,可在一定程度控制假肢旋转。②弹力腰带:用氯丁橡胶等弹性材料制作。穿在接受腔外面,固定到腰部。以上两种适用于手功能障碍,或活动级别低的患者。缺点是会产生活塞运动,绷带的压力会产生不适感。③吸着式悬吊:接受腔底部安装单向气体阀门,当接受腔承重时残肢向下挤压,排出底部空气。当提起假肢时,底部出现负压,使假肢吸着在残肢上。④硅胶套或凝胶套:同小腿假肢。

3. 膝关节　大腿假肢膝关节需满足以下要求:①支撑期:膝关节要稳定,不能打弯造成截肢者跌倒。②摆动期:在摆动初期,大腿前摆,小腿落后,脚后跟不能抬得过高;在摆动中期要能使小腿加速;摆动末期时要能使小腿减速,不让腿伸直时有过大的冲击,引起膝关节的碰撞声。

常用的膝关节有机械膝关节、流体控制膝关节和微机控制的关节。每种关节里面又有单轴关节、多轴关节(如四连杆关节)。机械膝关节在摆动期只有一个步频(single cadence),小腿摆动速度不能跟随步速的变化而变化。

（六）髋假肢

适应于髋关节离断、大腿极短残肢和半骨盆切除者。假肢由接受腔、髋关节、膝关节、假脚和踝关节、连接件、悬吊系统、外装饰等组成。假肢的重量应尽量轻,以降低截肢者行走时的能量消耗。假肢部件的选择要根据截肢者的功能级别。

1. 接受腔　①加拿大式接受腔:承重部位为坐骨结节和附近的臀肌。髋关节放在髋臼前方。这样可以使假肢的力线在髋关节后方,膝关节前方,增加了站立的稳定性。②解剖接受腔:20世纪80年代由 K. C 等发明,将髋关节放在接受腔的外侧,靠近髋臼。研究发现这种接受腔具有很高的接受度。

2. 髋关节　有带锁和不带锁之分。带锁髋关节可以增加站立和步行的稳定性,适用于年老体弱者。髋关节在接受腔上的位置会影响假肢的功能。具体位置应参考厂家给出的建议。

（七）经腰椎离断假肢

适应于全骨盆切除及经腰椎离断者。这类截肢者失去了骨盆、膀胱、直肠等盆腔脏器,外生殖器及双下肢。患者通过安装接受腔或假肢可以重建直立行走功能,实现生活基本自理。

1. 接受腔　接受腔可以帮助患者重建身体直立功能,在此基础上完成一些日常生活动作。主要由胸廓承重,可以采用肩带悬吊。一般地,这类患者使用接受腔后都可以借助手柄或直接用手进行手支撑行走(hand walking),上下楼梯、上下坡、跨越障碍、各种路面行走通过训练都可以熟练掌握。

2. 假肢　可以选择安装装饰性假肢或行走用的假肢。装饰性假肢可以放在轮椅上,起到美观和配重的作用。行走假肢可以辅助患者实现室内外短距离行走。国内最高平面的截肢者为一例 50 余岁的男性全骨盆切除者。该患者安装了接受腔实现了在各种路面的 hand walking,通过交互步态行走的假肢可以借助腋拐实现在室内外行走。

## 五、儿童假肢和其他假肢

1. 儿童假肢装配原则　要随着儿童生长发育及时调整假肢,每 12 ~ 18 个月更换接受腔或者整套假肢。假肢部件的选择要符合儿童不同阶段的生长发育需求。从婴儿会站立时就可以安装下肢假肢,8、9 个月大的婴儿就可以安装被动型上肢假肢。

2. 体育和休闲娱乐用假肢　随着科学技术的发展,截肢者可以借助假肢参加大多数体育和娱乐活动,如田径运动、高尔夫球、网球、游泳、滑雪、攀岩、跳伞、骑车、弹奏乐器等。

下肢运动假肢主要有以下几种方式:①在行走用的假肢上面安装特殊的部件就可以从事一些体育运动,如安装减震器可以打网球、安装扭矩吸收装置可以打高尔夫球。②行走假肢的接受腔、快换器(quick disconnect coupler)、专用假脚或膝关节。小腿假肢的快换器安装在接受腔末端,大腿假肢的快换器安装在接受腔末端或膝关节下方。当截肢者需要运动时,可以快速更换接受腔以外的部件。③专用接受腔和假肢部件:如跑步专用假肢。

上肢假肢:通常安装快换式腕关节,根据从事的活动需要更换手部装置。

## 六、假肢新进展

### (一)植入式假肢

植入式假肢(osseointegrated prosthesis,OI)指通过手术在残肢的骨髓腔内放置一个钛合金植入物,假肢与穿透皮肤的植入物直接连接,使应力直接从残肢的骨骼传导到假肢。第一例植入式骨整合大腿假肢和拇指假肢于 1990 年在瑞典成功安装,到目前为止,世界上已有 100 多例大腿截肢者装配了骨整合假肢,40 余例患者装配了上肢假肢。这种假肢适用于成年截肢者,患者要按照一套系统的手术方案和术后康复模式(osseointegrated prostheses for the rehabilitation of amputees,OPRA)进行康复才能达到

良好的效果。这种假肢穿脱方便,可以增加残肢近端关节活动范围,悬吊稳定,没有接受腔引起的疼痛、出汗等问题。残肢对假肢的控制能力提高,能感受到假肢是自己身体的一部分。但也存在以下缺点:植入的内固定可能会松动;经皮密封处和内固定会发生感染;康复周期长,患者至少需要 12 个月的时间才能完全行走,如果骨骼条件差,可能需要 18 个月。

该技术已在截指、前臂截肢、上臂截肢、大腿截肢和小腿截肢者中得到了应用。

### (二)目标肌肉神经分布重建技术

目标肌肉神经分布重建(targeted muscle reinnervation,TMR)技术由美国的 Dr. Todd Kuiken 发明,并在 2006 年实施了第一例成功的手术。该技术目前只在肩离断、上臂截肢者中应用。它将上臂截肢后残留的神经转移到胸部或上臂残留的目标肌肉。再从目标肌肉提取肌电信号支配肌电假肢。TMR 术后的截肢者使用肌电假肢可以实现肘、腕、拇指和四指多达 16 种运动。通过对假肢的实时直觉控制提高截肢者的运动功能。如转移正中神经支配胸肌可以提供闭手的信号。当截肢者想象闭手时,胸肌就会自动收缩,所提取出的肌电信号就可以控制假手闭合。TMR 手术不仅能够提高截肢者实时控制假肢的能力,对幻肢痛也有良好的疗效。

### (三)3D 打印假肢

3D 打印制造技术的核心思想起源于 19 世纪末的美国,到 20 世纪 80 年代后期发展成熟并广泛应用到各种领域。它是以计算机三维模型为蓝本,通过软件分层离散和数控成型系统,利用激光束、热熔喷嘴等方式将金属粉末、塑料、细胞组织等特殊材料进行逐层堆积黏结叠加成型,制造出实体产品。该技术已经在医疗行业得到了应用。3D 打印技术制造的假肢制作简便,成本低廉。美国科学家已经打印出小腿外骨骼假肢(如 Exo 3D 打印假肢)、部分手假肢和前臂假肢,并且应用到患者中。

E-NABLE 是世界上专门为残疾人提供 3D 打印假手的公益性团体。

(杨　平)

## 参 考 文 献

[1] 赵辉三主编. 假肢与矫形器学. 第二版. 北京:华夏出版

社,2013:8.

[2] 武继祥主编. 假肢与矫形器的临床应用. 北京:人民卫生出版社,2012:4.

[3] Robert S. Gailey, Curtis RC. Physical Therapy. Atlas of Amputations and Limb Deficiencies: Surgical, Prosthetic, and Rehabilitation Principles. 3rd ed, AAOS,2004:10.

[4] Nakamura G, Shibanoki T, Shima K, et al. A training sys-tem for the MyoBock hand in a virtual reality environment. Biomedical Circuits and Systems Conference,2013:61-64.

[5] Vincent G, Sabeur D, Odile T, et al. Selecting a test for the clinical assessment of balance and walking capacity at the definitive fitting state after unilateral amputation: a compar-ative study. Prosthet Orthot Int,2012,36(4):415-422.

# 第七章

# 骨科康复

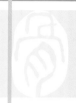

## 第一节 骨科康复概述

### 一、康复与康复医学

"康复"一词最早于 1921 年出现在 E. Mclverlaw 的报告"战争受害者的康复问题"中。康复医学是 20 世纪中期出现并逐渐发展起来的。美国纽约大学首先建立了康复医学中心，开展康复医学的教学和研究，以此为开端使康复医学步入发展轨道。1969 年，世界卫生组织医疗康复专家委员会将康复定义为："康复是指综合协调地应用医学、社会、教育、职业的以及其他措施，对残疾者进行训练或再训练，减轻残疾因素造成的后果，以尽量提高其活动功能，改善生活自理能力，重新参加社会生活"。1981 年改为："采取一切措施，减轻残疾和因残疾带来的后果，提高其才智和功能，以使他们能重新回到社会中去"。1993 年进一步修改为："康复是一个促使残疾人身体的、感官的、智能的、精神的和（或）社会生活的功能达到和保持在力所能及的最佳水平的过程，从而使他们能借助于一些措施和手段，改变其生活而增强自立能力。"1998 年，DeLisa 提出："康复是一个帮助伤病员或残疾人在其生理或解剖缺陷的限度内和环境条件许可的范围内，根据其愿望和生活计划，促进其在身体上、心理上、社会生活上、职业上、业余消遣上、教育上的潜能得到最充分发展的过程。"由此看来，康复医学的定义几十年来在不断完善之中，由原来单指残疾康复或残疾

人康复，逐渐拓展到疾病的康复和老年康复。WHO 已将医学分为保健医学、预防医学、治疗医学和康复医学四个领域。

康复医学是一门以消除和减轻人的功能障碍，弥补和重建人的功能缺失，设法改善和提高人的各方面功能的医学学科，具体地说就是针对功能障碍的预防、诊断、评估、治疗、训练和处理的医学学科。所涉及的对象主要是由于损伤及急、慢性疾病和老龄带来的功能障碍者，以及先天发育障碍的残疾者。功能障碍是指身体、精神和心理上不能发挥正常的功能，此类情形既可以是现存的，也可能是潜在或隐匿存在的、可逆或不可逆、部分或完全性的，可与疾病并存或为疾病的后遗症。运动疗法、作业疗法等是现代康复医学的重要内容和手段。在实践中发现康复介入的时间，不应仅在功能障碍以后，而应在出现之前更为有利。康复医学和治疗医学同属于临床医学。从治疗时间上来说，医疗康复不再仅是临床治疗的延续，而应尽早地与临床治疗并行。从所涉及的医疗范畴上说，康复医学已深入临床医学治疗的各专科领域。康复措施包括医学的、工程的、教育的、社会的、职业的一切手段，分别称为医疗康复、康复工程、教育康复、社会康复、职业康复，共同构成全面康复。医疗康复即利用医疗手段促进康复；康复工程即应用现代工程技术最大限度地恢复残疾人生理功能和维持其独立生活；教育康复是通过特殊教育和培训以促进康复；社会康复是在社会的层次上采取与社会生活有关的措施，促使残疾人能重返社会；职业康复指促使其恢复就业能力取得就业机会。

实践证明康复不仅是指导、训练其病、伤、残者提高其功能,以适应环境及社会,同时还需要环境和社会作为一个整体来参与,以利于他们重返社会。康复医学注重整体性,需要多学科融合,并体现出生物-心理-社会医学模式,基本原则:功能锻炼、全面康复、重返社会。

## 二、骨科康复的形成

康复医学在骨科学的作用是随着医学的整体发展而日益受到重视的。骨科康复学的诞生并不是偶然的,它是在骨科治疗和康复治疗理念上革新和进步的必然结果,也是学科间相互影响、相互渗透的产物。从 20 世纪 70~80 年代初,骨科学已越来越重视对骨科患者给予全面的、综合的医疗护理,注意到患者身心健康的恢复,甚至顾及劳动和职业能力的恢复问题。广大的骨科医师在长期临床实践中逐步认识到精湛的外科技术与康复医学手段相结合才能获得进一步的效果。骨科医师对康复的认可及支持力度的增加,使开展临床骨科康复有了良好的基础。骨科学与康复医学都具有治疗学的特点,但在临床治疗方向、方法等方面存在一定差异(表 7-1-1)。骨科康复并不是一个简单的问题,它不但与疾病本身有关,也与手术操作技术、患者精神状态以及主动参与康复治疗中的程度密切相关。并且又涉及不同问题相关学科的合作。随着经济的发展,工业化的进程,人类生活水平的提高,骨科类疾病的发生率也在逐步增加,人们对于治疗的效果也有了更高的需求,这些都无疑对临床骨科康复学提出了新的挑战。

骨关节肌肉损伤和疾患的康复治疗是康复医学的重要内容。骨科治疗的最终目标之一是恢复功能,而康复医学也是专门研究如何促进功能恢复的医学分支学科。现代康复医学诞生之前,著名骨科专家 Robert Jones 等已十分重视骨折和骨关节病患者的功能康复训练。骨科常用的矫正体操、关节体操、器械治疗,后来也成了康复运动治疗的基础。因此,有学者指出现代康复医学得以诞生的一部分基础源于骨科。直到如今,仍有许多日本骨科医师报名兼修康复医学专业课程,经统一考试后取得康复医学"专门医"(即专科医师)的资格,成为既是骨科专家,又是康复医学专家,也足以说明骨科学与康复医学关系如此紧密。

表 7-1-1 临床治疗中骨科学与康复医学的差异性

| 项目 | 骨 科 学 | 康复医学 |
| --- | --- | --- |
| 治疗策略 | 逆转或终止伤病的病理过程 | 促进功能恢复、代偿或补偿功能不全 |
| 病历内容 | 临床病历必要的辅助检查 | 临床病历及功能障碍评定等 |
| 治疗手段 | 药物、手术为主辅以其他治疗 | 康复技术为主和必要的药物、手术治疗 |
| 诊疗团队 | 专科医师主导及责任护士 | 康复治疗组(Team Work)共同参与 |
| 护理模式 | 替代护理为主(整体化护理) | 介助护理为主 |
| 患者态度 | 被动性配合参与医疗过程 | 必须积极主动加入诊疗过程 |
| 家属态度 | 不直接介入医疗过程 | 家属参与到治疗过程中 |

康复治疗是康复医学中重要治疗手段,物理治疗是康复治疗的基础。它是基于医学的非药物治疗方法,利用人体生理对物理刺激所做出的反应来达到治疗目的。物理治疗是通过物理媒介和原理,例如利用电能、水力、冷冻、热能、光波、磁力,运动等,配合应用生理、心理、病理和解剖科学,针对人体局部或全身性的功能障碍、病变或损伤,采用非侵入性、非药物性的治疗来恢复身体原有的生理功能,提升活动耐力,改善及加强日常生活或工作能力,预防疾病,提高生活质量。适应证是:神经系统疾病如脑血管疾病、脑退行性病变、脑创伤、脊髓病变、脊髓损伤、周围神经疾病或损伤等引起的肢体功能障碍;骨骼、肌肉系统疾病如关节炎、强直性脊柱炎、软组织损伤、骨折、截肢、颈肩腰腿痛、脊柱侧凸和运动伤害等。物理治疗可以分为两大类,一类是以功能训练和手法治疗为主要手段,又称为运动治

疗或运动疗法;另一类是以各种物理因子(声、光、冷、热、电、磁、水等)为主要手段,又称为理疗。运动治疗因在恢复、重建功能中起着极其重要的作用,逐渐成为物理治疗的主体,包括关节活动技术、关节松动技术、肌肉牵伸技术、改善肌力与肌耐力技术、平衡与协调训练技术、步行训练、牵引技术、神经生理治疗技术、增强心肺功能技术,其中手法治疗是指西方的关节松动技术和传统手法治疗(或称按摩、推拿)等。物理因子治疗是应用天然或人工物理因子的物理能,通过神经、体液、内分泌等生理调节机制作用于人体,以达到预防和治疗疾病的方法,如声疗(治疗性超声波,频率为 45KHz 到 3MHz)、光疗(红外线光疗、紫外线光疗、低能量镭射刺激)、水疗(对比浴、漩涡浴、水疗运动等)、电疗(直流电疗、低频电疗、中频电疗、高频电疗)、冷疗(冰敷、冰按摩等)、热疗(热敷、蜡疗、透热疗法等)、压力疗法等。

在一些国家,物理治疗逐渐形成了物理治疗学专业。物理治疗在美国较普遍,是已被广泛接受的医疗服务模式,基本上被所有医疗保险所覆盖,每位参保人均可享受物理治疗服务。物理治疗作为重要的治疗措施,不仅是很多疾病及功能障碍治疗的重要组成部分及过渡治疗手段(如各种骨科手术、骨折固定后、各种老年病、慢性病、心血管疾病等),也是一些疾病的首选治疗方法,如颈、腰椎病变,平衡功能丧失、卒中后遗症、妊娠期功能障碍等。如何诊治患者需治疗师自己做出判断并在整个疗程中提供专业的物理治疗。治疗师除在医疗机构(诊所、医院)对患者进行治疗干预外,其治疗理念和方法亦可延伸至患者日常生活。随着人体工程学越来越受到重视。有些物理治疗师定期前往工作场所,为长期伏案工作者调整办公设备,如重新摆放电脑、调整桌椅以减少异常姿势造成的身体劳损;治疗师在诊治中也不断对患者进行人体力学再教育,如学习搬重物、从地面捡拾东西及某些家务劳动的正确动作。针对运动人群物理治疗更加关注功能障碍的预防,通过实施预防性训练最大限度地减少运动损伤的发病率。

总体来说,美国骨科康复在综合医院和康复专科医院形式不尽相同。在综合医院基本是挂靠于临床科室,如骨科又按不同亚专业进行不同配置,如脊柱外科同时配备康复团队,包括脊柱康复师、整脊疗法师等专门进行配套康复治疗。综合医院各科康复与院内康复科业务有重叠。而康复专科医院骨科康复分科更细且以门诊康复为主。康复人才的培养中,物理治疗专业和康复医学专业属不同的教育体系,学科设置有交叉,但美国物理治疗师普遍学历比较高,很多物理治疗师是理疗硕士(MSPT),理疗博士(DPT)。康复医师可以通过考试成为物理治疗师,反之则不行。

据香港物理治疗协会介绍,它们的特点是荟萃中西,工作涵盖临床医疗、康复、教育、预防疾病创伤、保健等范畴。与骨科疾患相关的物理治疗如脊椎劳损及痛症物理治疗是为颈、腰以及脊椎问题的病患,提供镇痛、脊椎护理和预防复发等治疗,使患者减轻疼痛和恢复日常活动。所应用治疗方式如牵引、手法、电疗、训练、针灸、伸展及强化肌肉运动等。针对运动创伤的物理治疗是专门为运动受伤的运动员或业余爱好者提供运动创伤治疗以及专项运动训练,使伤者能够恢复或提高运动的能力并预防再损伤。心肺系统康复物理治疗为手术前后的患者提供物理治疗(如指导舒缓呼吸方法及提供心肺功能训练),降低并发症和增强心肺功能,提高患者的痊愈进程及生活质量。上肢及手部功能康复对先天性畸形或创伤性手部疾病患者提供临床及电脑仪器检查,进而进行系统的适合患者特点(如年龄或工作需要)的治疗。针对骨质疏松症的综合治疗包括疼痛、姿势和体能检查、运动和症状的自我护理及训练等。

在骨科学发展的过程中,有学者注重患者的功能要求,不但强调手术治疗,而且将功能训练和假肢矫形器结合其中,认为临床骨科康复学应把功能训练、假肢和矫形器辅助、手术治疗作为基本组成部分,它们都是以康复为目标采用的手段(包括手术性治疗和非手术性治疗)。在治疗理念上,突破了传统的以是否手术分类专业,指出康复性手术(如小儿麻痹后遗症肌腱移位手术恢复运动功能)或降低残疾程度的手术(如四肢瘫型脊髓损伤后上肢功能重建的手术),要有功能训练和假肢或矫形器辅助相配合,才能达到康复的效果。固然有许多骨科疾病患者需要手术治疗,而只在手术前后配合功能训练,但也有相当一部分骨科疾病患者不需要手术,只需进行非手术性的康复治疗。慢性的、先天性的、退行性(退变性)的非创伤性骨关节病的早期和手术后康复治疗都是不可或缺的。我国骨科专家过邦辅教授就曾指出,不论急性或慢性疾病,骨科医师都应注意到可能产生的残疾,应事先予以防止,这就是骨科康复学的主要内容和目的。美国坦普尔大学骨科及物理医学与康复教授 M. A. Keenan 认为骨科领域的医师、治疗师和其他医务人员在处理多种患者时都要参与康复治疗计划。不仅要重视手术过程,而且要重视其功能结果。评价骨科医师对一个病例治疗结果最有效的依据是患者最终的功能恢复程度、重新获得生活、劳动以及参与社会活动能力的早晚和水平。不仅要靠手术者个人的技术和贡献,而且也要依靠整个康复治疗组的协作,来促进患者功能恢复。既要从治疗的观点出发,而且也要从预防(残疾、功能障碍)的观点出发设计手术术式。对于康复医师来说,临床骨科康复学的出现也给他们带来了或强化了新的理念,如不仅要对恢复后期或后遗症期的患者进行康复,而且也要从临床早期就开始进行康复治疗即早期康复。因此,康复医师需要强化临床康复意识。在临床实践中既要掌握康复治疗专业本身的技术,也要熟悉相关疾患(如相关的骨科损伤和疾患)的临床处理原则,以利配合进行康复。既要发挥非手术康复疗法在功能康复中的作用,也要充分认识必要的骨科手术对功能康复的价值和作用。

由于我国康复医学起步较晚,治疗与康复相结合的体系尚不完善,一些综合性医疗机构尚无专门的康复科,即使已建立康复科,康复专业技术人员也较少,社区与家庭康复严重滞后,导致我国骨科康复尤其是骨科术后的康复开展得不够广泛与深入,治疗与康复严重脱节,使一些成功的手术尚未达到应有的疗效。诸多因素的影响造成很多患者不能得到专门的康复治疗。

## 三、临床骨科康复的目标与工作模式

### (一)康复工作组(team)是开展临床康复的基本工作模式(team work)

1. 经典模式 在康复中心内由临床专科医师

或专科康复医师、康复护士、运动疗法师、作业疗法师、物理治疗师(或理疗师)、假肢与矫形器工程师、心理医师及社会工作者共同组成康复工作组,参与多学科、多专业结合的定期进行的康复评定和制订康复计划,实施康复治疗措施。康复医师既要与康复医学科内各个治疗部门的治疗师联合组成"科内团队"进行康复治疗,也要与骨科和其他相关临床科的医师紧密联系,组成"跨科团队",为患者提供最佳的康复治疗。

2. 综合医院康复科模式 患者在接受临床骨科治疗期间,一般采用由专科医师约请康复医师会诊,了解临床骨科治疗的基本情况,协助制订康复计划并实施康复治疗。当患者处于以康复为主的阶段,由康复医师协调康复工作组的工作,必要时请骨科医师会诊。

3. 有些医疗机构,骨科按不同亚专业配置不同的康复治疗人员,如脊柱外科同时配备康复团队,包括脊柱康复师、整脊疗法师等专门进行配套康复。综合医院各科康复与院内康复科业务有重叠。这种形式对于手术后的早期康复是有利的,同时也可以弥补亚专科康复治疗单一的不足。骨科康复与临床骨科密切相关,骨科康复的领域可根据骨科临床专业领域分为骨与关节损伤康复、运动康复、关节置换术康复、关节炎康复、脊柱康复、脊髓损伤康复、周围神经损伤康复、截肢康复、手损伤康复、烧伤康复等。

4. 某些康复专科机构骨科康复分科更为细化,多以门诊进行康复治疗为主。

在一些国家,物理治疗行业没有康复医生和治疗师之分。物理治疗师与临床医师没有直接接触,能获得的医疗信息只有简单的处方和其他检查报告等。治疗师本身对患者的情况做出判断并在整个疗程中提供专业的物理治疗。

### (二)个体化综合性康复治疗所要达到的目标

1. 功能障碍的全面康复。

2. 预防局部与全身并发症。

3. 尽早实现生活自理或恢复工作。

### (三)骨科康复治疗的基本原则

1. 全面评估与个体化的康复方案。

2. 开展早期康复或术后康复。

3. 物理治疗应不妨碍损伤组织良好愈合,并促进损伤组织功能恢复。

4. 以训练措施为主的康复治疗应符合骨关节生物力学基本理论。

5. 患者及家属应理解最终目标是实现社区内或居家的维持性康复训练。

6. 康复护士在康复教育中发挥重要作用。

## 四、骨科康复中的组织学基础

康复治疗在骨科康复中特别注重骨科伤病愈合过程,在了解掌握骨关节肌肉损伤后的病理生理反应及不同组织的愈合过程的基础上,合理制订、调整、推进康复进程及确保康复方案实施,避免不适当或过度治疗手段影响组织愈合。

### (一)损伤愈合分期与康复

损伤的愈合过程基本由炎症反应期、成纤维细胞修复期和再塑形期构成(表7-1-2)。其中修复期以纤维组织形成、肌成纤维细胞活跃、胶原组建为特征。伤后约5天胶原开始形成。开始以Ⅲ型胶原为主,新胶原的合成、方向及沉积是随机的,使得形成的瘢痕强度较低。约21天后,新胶原的强度仅是其原来的20%。成纤维细胞修复期又可细分为细胞生成期和加固期。必须强调,虽然愈合过程有三个独立的名称,但愈合过程是连续性的,愈合过程的每个阶段相互重叠,没有绝对的分界点。同时必须强调损伤的程度不同,损伤组织性质不同,损伤后早期处理的情况不同(有无感染等并发症)等也影响组织愈合的过程。手术创伤的愈合过程也与之基本相似。

表 7-1-2 骨科康复与组织愈合的关联性

| 分期 | 时相 | 主要组织反应 | 康复治疗效果 | 主要康复治疗 |
| --- | --- | --- | --- | --- |
| 炎症反应期 | 伤后即刻至伤后2~7天 | 炎性渗出(24~36小时)<br>血液凝结(12~48小时) | 有效 | 局部制动理疗<br>临床综合治疗 |
| 细胞修复期 | 生成期:伤后5~21天<br>加固期:伤后3~8周 | 纤维组织生成,瘢痕体积增大<br>细胞减少,纤维增多,瘢痕强度<br>逐渐增大 | 非常有效<br>有效,显效较慢 | 早期强化康复及全<br>身功能训练 |
| 成熟再塑期 | 伤后4周至<br>伤后1~2年 | Ⅰ型胶原纤维密集而大<br>组织受应力作用形态结构重塑 | 有效,显效很慢 | 全面主动强化康复及<br>专业技能训练 |

参考 Currier D,Nelson R;Mechanisms of connective tissue. In Currier D,Nelson R,ed. Dynamics of Human Biologic Tissues. Philadelphia,FA Davis,1992.

参考愈合过程的三个阶段,有学者将骨科疾患康复干预基本也分为三期:急性期康复(伤后或术后1周);亚急性期康复(2~8周);中后期康复(8~12周以后)。其中急性期与亚急性期康复属于早期康复,时间大约相当炎症期和修复期。在急性期康复这个阶段,愈合过程的炎症期要试图产生有助于成纤维细胞生长的环境。在这个阶段,四肢损伤康复应遵循"PRICE"原则(保护患肢,局部制动,冰敷,加压包扎和抬高患肢),此后适时开展康复训练。尽管在临床治疗基础上(包括内固定手术和重建手术)康复期间早期活动被广泛接受,但如果在受伤后(或术后)48小时内过于激进,炎症反应时间可能被延长。因此,在受伤后24~48小时内局部制

动是必要的,同时应对身体其他非损伤部位开展必要的早期康复,预防继发性功能障碍。亚急性期康复阶段组织肿胀和疼痛没有进一步加重,在主、被动活动时疼痛有所减轻,是开展康复的重要时期。康复计划应该包括局部逐步恢复相应的活动范围(rang of motion,ROM)训练、恢复或增加肌力训练、重建神经-肌肉控制及全身心肺功能训练等基本康复治疗。此阶段可以开始选择适当的物理因子手段用于控制肿胀和疼痛。中后期康复阶段组织处于成熟-再塑形期,是依据损伤程度及部位,可以持续数月或更长。在愈合的成熟期,最终目的是恢复功能活动和重返社会。这个阶段康复的焦点应该集中逐渐强化原有康复训练,如运动功能、平衡功能,重建神经-肌肉控制,ADL

训练、适应职业性活动。在回归岗位前应进行功能测试以确定能否胜任原有工作强度。

（二）各类组织愈合要素与康复

1. 韧带愈合与康复　韧带是一个连接于骨间的坚韧、相对缺乏弹性的带状组织。韧带的基本功能有三方面：稳定关节、控制关节活动范围、通过韧带内游离神经末梢或本体感受器传入本体感觉（或关节位置觉）。关节稳定的主要支持结构为韧带，分为关节囊加厚部分和完全独立的部分。如果作用于关节的应力使关节超过了正常运动范围或者运动平面，就可能损伤韧带。韧带损伤的严重性有不同的分类。最常用的为三级分类，Ⅰ级：韧带纤维可能有少许撕裂，有轻微或无关节不稳。轻微疼痛、肿胀轻、关节僵硬可能明显。Ⅱ级：韧带纤维有部分撕裂和分离，关节中度不稳。中、重度疼痛，肿胀，关节僵硬。Ⅲ级：韧带完全撕裂，关节完全失稳。损伤最初可能有严重疼痛，随后，由于神经纤维完全破坏，无疼痛或疼痛轻。肿胀可能非常明显，因此关节在几小时后变得僵硬。韧带Ⅰ级、Ⅱ级损伤最常见。

韧带受伤后即刻至伤后约72小时，损伤的血管出血、炎性细胞移向受伤区。如果损伤的韧带在关节囊外，可见皮下淤血。如果在关节囊内，出血在关节内，直至凝血块形成或压力增大时出血才停止。因此，囊内、外韧带的愈合是不一样的。损伤6周左右，成纤维细胞激活、新的毛细管生长、血管增生，形成纤维蛋白凝块。胶原和蛋白多糖基质合成细胞内基质有助于韧带撕裂端桥接、瘢痕增生形成。这种瘢痕起初是软而黏的，但最后变得更有弹性。胶原纤维以随机的形式编织而成。逐渐地成纤维活动减少、血管化减少，瘢痕的胶原密度最大限度地增大。此时韧带连续性已基本重建。在接下来的几个月瘢痕继续成熟，对应逐渐增加的应力，胶原纤维重新排列。成熟完善的排列可能长达12个月才能完成。手术修复后的关节外韧带愈合后有较少瘢痕形成，通常较未修复的韧带强壮，虽然这种力量优势随时间推移不一定持续。而未修复的韧带通过纤维瘢痕愈合，明显使韧带延长，从而产生一定程度的关节失稳。关节内韧带撕裂，由

于滑液稀释血肿，因此不能形成纤维蛋白凝块，不能自发性愈合。从生物化学和生物力学上来说，自我修复的关节外韧带不会达到完全正常程度。即使在相当长的时间以后，最终抗张强度仅接近正常韧带的50%～70%。

康复治疗中的某些技术手段可能对韧带愈合产生影响。在保护性支具、综合渐进的康复并在恰当的肌力增强训练基础上可以提供关节动态的肌肉支持。韧带损伤后早期多需要关节制动，以保护韧带、避免进一步损伤。但固定时间超过2周，关节会出现僵直，滑膜粘连、纤维组织增生。关节挛缩不仅妨碍了韧带中正常纤维的平行滑动，而且其弹性模量和极限拉伸强度均会下降。这种结构特性的变化，归因于韧带附着部及韧带本身的变化。研究发现，附着深层纤维排列紊乱，骨膜下骨吸收活跃。关节恢复活动后，这些特性变化可发生缓慢逆转，但所需时间较长，附着部逆转需要的时间较韧带本身更长些。几周的固定常需几个月的时间恢复。关节周围，特别是膝关节的韧带损伤、修复或制动后鼓励早期保护下运动。持续被动活动（continuous passive motion，CPM）是一个有效而安全的选择。在韧带损伤或手术后，要慎重选择渐进抗阻训练，限制活动范围的关节功能支具在康复各阶段能保护韧带愈合。运动、应力以及一般身体活动使得愈合的韧带丰厚且强壮。研究显示韧带、韧带-骨复合体的强度与康复期间训练的时限和类型有关。反复压应力比张应力产生更多、更大的蛋白多糖。Tipton报道，耐力性训练在产生更大直径胶原上比非耐力性训练更有效。避免韧带遭受进一步不必要的应力不仅要注重应用外在的支具，还要避免施加于愈合韧带的不必要的运动。韧带愈合的时间框架有其一定规律，各部位的韧带功能需求不同、损伤的程度不同、手术修复方法不同，损伤后康复所需时间有所不同（表7-1-3）。术后2～3周是早期康复的最重要的阶段，有利于减轻疼痛、防止关节囊的挛缩和瘢痕形成，从而限制关节活动。愈合韧带不能完全恢复以前的生物力学特性，受伤前由韧带提供关节的稳定性不可能通过韧带愈合完全恢复。因此，恢复关节的稳定性必须加强关节周围的其他结构，主要是肌肉肌腱的力量训练，来代偿性增加关节的稳定性。

表 7-1-3　韧带愈合过程中的康复治疗项目选择

| 分期 | 时相 | 主要组织反应 | 康复治疗原则 | 康复治疗项目 |
|---|---|---|---|---|
| 炎症期 | 伤后 2~4 天 | 形成不稳定的 Ⅲ 型胶原 | 消肿镇痛<br>保护韧带避免不必要的应力<br>避免长期坚固制动<br>避免萎缩及粘连 | RICE<br>疼痛处理(TENS、镇痛药)<br>不承重或部分承重负载<br>有限范围 CPM<br>可调支具<br>等长训练<br>对侧肢体训练 |
| 细胞生成期 | 伤后 5~21 天 | 瘢痕体积增大 | 消肿镇痛<br>保护韧带避免不必要的应力<br>主动、渐进运动 | 继续 RICE<br>渐进 CPM<br>可调支具<br>渐进负重<br>轻柔多角度静力训练<br>保护、控制下主动抗阻训练<br>踏车<br>肌肉电刺激 |
| 加固期 | 伤后 21~60 天 | 细胞减少<br>纤维增多<br>瘢痕强度逐渐增大 | 需要时消肿镇痛<br>强化训练<br>必要的保护<br>尝试被动牵拉刺激塑形 | 需要时继续 RICE<br>需要时开始低载静力牵拉<br>需要时热疗<br>继续 CPM<br>完全负重<br>支具保护下等速训练<br>离心等张训练<br>渐进向心等张训练<br>水疗如游泳<br>渐进踏车<br>闭链训练 |
| 成熟再塑期 | 伤后 60~360 天 | Ⅰ 型胶原纤维密集而大。组织受应力作用形态结构重塑 | 需要时消肿镇痛<br>强化训练<br>必要的保护<br>被动牵拉刺激塑形 | 低载静力牵拉延长<br>热疗<br>必要时冰敷<br>渐进等速和等张训练<br>踏车爬楼梯<br>本体感觉-平衡-协调训练<br>闭链逐渐过渡到单脚跳,跑,跳,需要时功能支具保护 |

改编自 Gary A. Shankman：Review of Tissue Healing. In Gary A. Shankman. Fundamental Orthopedic Management for the Physical Therapist Assistant,2<sup>nd</sup> Edition. *Mosby*,2004.

2. 骨折愈合与康复　骨具有较强的修复能力，与其他组织愈合不同，一般情况下骨折处能被新生骨或骨痂替代，恢复骨原有的结构和功能。骨折愈合是一个复杂的过程，受血供、力学环境等多种因素的影响，不同治疗方法和不同部位的骨折愈合过程各有特点。骨损伤修复和最终的骨组织再生是一个涉及骨髓、骨皮质、骨膜及周围软组织的复杂过程。骨折的愈合是一个连续不断的，一方面破坏清除，同时新生修复的过程。新生骨修复的过程是由膜内化骨与软骨化骨共同完成。骨折愈合的过程也是由暂时性紧急连接过程过渡到永久性坚固连接的过程。在非坚强固定或坚强固定的情况下，骨折愈合可分为间接愈合（或称二期愈合）和直接愈合（或称一期愈合）两种。各部位骨折临床愈合时间不尽相同（表 7-1-4）。组织学上显微镜下观察，间隙愈合是直接愈合的主要形式。"稳定"的间隙内发生直接愈合,而在非坚强固定的条件下,骨折间隙内存在"显微失稳",即骨折端之间有细微的活动存在,由此可以诱导骨的吸收,加宽骨折间隙。这种加宽了的间隙主要通过间接愈合的方式取得骨性连接。临床中所掌握的骨愈合标准为:①骨折部无压痛及沿肢体纵轴无叩击痛。②自行抬高患肢无不适感。③用适当力量扭转患肢,骨折处无反常活动。④X线片显示骨折线模糊,有连续性骨痂通过骨折线。⑤外固定解除后伤肢能满足以下要求:上肢能向前平举1kg重量达1分钟;下肢能不扶拐在平地连续步行3分钟,并不少于30步。⑥连续观察2周骨折处不变形。③⑤两项的测定必须慎重,可先练习数日,然后测定,以不损伤骨痂发生再骨折为原则。

表 7-1-4 常见骨折的临床愈合参考时间

| 骨折部位 | 愈合时间(周) | 骨折部位 | 愈合时间(周) |
| --- | --- | --- | --- |
| 指骨(掌骨) | 4~8 | 骨盆 | 6~10 |
| 趾骨(跖骨) | 6~8 | 股骨颈 | 12~24 |
| 腕舟骨 | >10 | 股骨粗隆间 | 6~10 |
| 尺桡骨干 | 8~12 | 股骨干(成人) | 8~14 |
| 桡骨远端 | 3~4 | 股骨干(小儿) | 3~5 |
| 肱骨髁上 | 3~4 | 胫骨上端 | 6~8 |
| 肱骨干 | 5~8 | 肱骨干 | 8~12 |
| 肱骨外科颈 | 4~6 | 跟骨 | 6 |
| 锁骨 | 5~7 | 脊柱 | 10~12 |

康复治疗中的某些技术手段可能对骨折愈合产生影响。骨损伤后的制动与活动是相对概念。宜采取有助于骨折部骨折愈合及非骨折部保持健康和活力的康复治疗手段。对于需要长时间康复的人及老年人、运动员等特殊人群,骨折周围部位及心肺等功能的康复在骨折愈合的各个阶段都应该进行。对于骨折部位来说,固定早期进行骨折肢体纵向的肌肉等长收缩,可以改善血液循环、刺激压电效应,有利于骨折愈合;待骨折部相对稳定后,可以酌情进行屈伸方向的等张练习,但仍应避免剪力及旋转等运动,此期可进行电磁、电刺激、超声波等物理治疗以促进骨折愈合;骨折临床愈合后,逐步加强骨折部的负重、抗阻及等速练习等,以适应功能需要。

在康复过程中分析阻碍骨折愈合的因素时要注意病史和治疗过程中的一些问题:①没有及时将骨折复位、复位时方法不当、特别是手法复位粗暴以及多次复位、过度的牵引均可进一步破坏局部血运,从而影响骨折愈合。②固定范围不够、位置不当、过于松动及时间过短,都会在不同的阶段增加骨折端应力的干扰,或者造成骨折端接触不良从而影响骨折的正常愈合。③不合理的功能锻炼或治疗,使骨折端之间产生剪力、成角或扭转应力,电解反应、排斥反应均可影响骨折的顺利愈合。④骨膜的血运受损、骨缺损、感染均会影响骨折愈合。综上所述,合理康复治疗应该是为了利于骨折的正常愈合,如果缺乏对骨折的愈合过程和愈合条件的基础了解,就会采取不当治疗步骤和治疗措施。

3. 关节软骨损伤与康复 关节软骨一方面以关节内滑液为润滑剂,另一方面也受软骨下骨的保护。当受力关节的关节面不均衡受力时,作用力倾向于集中在某些区域。关节病首先是软骨破坏,并且是伴随骨重塑的退变过程,可能有继发炎症,加重关节退变。骨赘生成是骨试图通过增大其表面积从而减少接触应力(压强)。软骨软化是软骨不规则的表面及区域软化的改变。一般先发生在非负重区,随之可能进展到负重区。软骨退变表现为软骨纤维化,释放纤维及基质进关节。周围未负重部位的软骨易纤维化,逐渐波及负重区,软骨的破坏与施加其上的力成正比。这种纤维化的出现,一般是在失用及营养缺乏的退变过程中。应力集中区域超过关节耐受力，可发生骨软骨或软骨下骨折。关节软骨以弹性形变对应力作出反应，它较密质骨更有依从性。关节软骨需要生理应力（如反复的压应力）来维持它强、韧、抗疲劳、可渗透及无摩擦这样一个特性。正常的生理负载、卸载及关节运动的缺乏会对关节软骨的生物化学、力学特性产生不利影响。关节软骨愈合能力较差，当软骨细胞破坏、基质断裂时，愈合过程取决于是单纯软骨还是合并软骨下骨的损伤。单纯软骨损伤不能产生凝血块或细胞炎症反应。伴有软骨下骨的损伤，炎性细胞进入损伤区形成肉芽组织，约2周内肉芽组织细胞分化为软骨细胞，约8周胶原形成。关节软骨全层损伤愈合明显较表浅损伤好，但所形成瘢痕的质量仍较正常关节软骨低，而愈合后的瘢痕并不随着时间与正常部分融为一体。

康复治疗中的某些技术手段可能对软骨愈合产生影响。适度运动使关节液混匀，也可使关节软骨受压或减压产生抽吸与挤压，吸收滑液中的营养物质，排出代谢产物。关节软骨与血管间要不断进行物质交换以获得营养；可以使软骨的特性适应力学需要。这些是关节运动必要条件。通过运动可以防止因制动（固定或牵引）而产生的软骨变性。由于单纯软骨损伤不能愈合，康复治疗所采取的技术手段要以避免关节损伤恶化为原则。急性期以"PRICE"为原则，促进周围组织炎症反应消退，减小对受损软骨的刺激，一定时期内避免负重，需要早期活动。恢复期仍需避免加重关节磨损的运动及负荷训练，骨骼肌强化锻炼有利避免软骨损伤。

4. 运动功能单元的损伤与康复　肌肉、肌腱和骨构成运动功能单元，如果单元内被过度牵伸或用力收缩对抗过大阻力，超过单元内最薄弱部分的伸展性，就会在肌纤维、肌与肌腱连接处、肌腱、肌腱与骨连结处等部位发生损害。研究表明，健康的骨骼肌具有较强的自我修复能力。肌肉损伤后的自我修复与早期新生模式、血管化、周围组织的束缚、细胞外基质的情况和修复细胞的产生有关。肌肉组织极富血运，肌肉愈合反应较骨、韧带、肌腱大。损伤处出血和渗液引发巨噬细胞来清除坏死物，成纤维细胞开始产生环绕结缔组织的胶样基质，最终可导致纤维化、瘢痕化。通常肌肉损伤，愈合后主要形成胶原样瘢痕组织而非肌肉组织再生，所以瘢痕替代部分不具有收缩性能。肌腱断裂是肌肉倾向于向近端腱止点收缩。肌腱损伤或手术修复后愈合经历组织损伤的3个明显阶段。肌腱愈合需要分离端致密纤维连接，连接点既要有伸展性又要有弹性。因此，需要大量的胶原以增强抗拉能力。一般认为，肌腱自身没有修复能力，必须通过粘连即"外源性"的方式愈合。胶原合成变得过多会导致纤维化，与周围组织粘连形成，从而扰乱了胶原间滑动。肌腱被滑膜鞘包绕的部位发生肌腱损伤时粘连更为严重难以恢复原有的功能状态。有学者通过系列试验证实肌腱有自愈能力，提出"内源性"的愈合观点，使人们对肌腱的愈合机制有了较全面的认识。还有学者通过实验观察提出粘连并不是肌腱愈合的必要条件，肌腱的粘连可以通过其内源性愈合而避免，即"内源性愈合"学说。哪种方式占主导地位，则取决于肌腱的营养状况和环境条件，肌腱的内源性愈合必须以自身的良好营养状态为基础。修复肌腱的方法也存在逐渐的认识过程，缝合肌腱需考虑术后肌腱的功能恢复。早期认为腱鞘对鞘内腱损伤的愈合有一定阻碍作用，并不主张缝合腱鞘。随着对肌腱营养和愈合方式的深入研究，有学者认为腱鞘是理想的屏障，能阻止外源性愈合产生的粘连，腱鞘不仅对肌腱有机械保护作用，而且分泌的滑液有营养肌腱和协助肌腱滑动的作用，推荐修复或重建腱鞘。预防肌腱粘连的可能机制：①机械作用，在肌腱与周围组织形成阻隔，抑制了外源性愈合；②迅速重建肌腱的有关功能，应力的改变，肌腱的滑动，诱导肌腱本身的腱外膜细胞发生分化，抑制炎性细胞浸润肌腱；③增殖期腱鞘细胞向肌腱方向生长，覆盖腱外膜。早期活动还有助于维持周围肌腱、韧带、骨及软骨的正常生物力学特性，有助于愈合肌腱的血供、胶原纤维重塑，增加胶原纤维数量以增强愈合肌腱的强度。

康复治疗中的某些技术手段可能对运动功能单元损伤的愈合产生影响。肌肉损伤包括挫伤、裂口、撕裂、缺血、骨筋膜间室综合征和失神经支配。这些损伤可导致肌肉的功能显著降低。肌肉的钝性损伤使肌力下降，关节运动受限，最后导致骨化性肌炎；肌肉裂开、手术切口、外伤和失神经支配可导致严重的肌力下降。撕裂伤也可导致肌力下降。这些损伤可能由直接因素导致,但肌肉抗阻收缩时也可导致肌肉组织撕裂。肌肉的急性缺血和筋膜间室综合征可导致广泛的肌坏死。骨筋膜间隔综合征的所有潜在病因最后都导致封闭的肌肉间隔内压力升高,这种情况下如果不能迅速地降低压力,就会引起各种并发症,轻者肌力减退和活动受限,重则失去整个肢体。根据肌肉或肌腱损伤程度及部位不同可选择手术或非手术治疗。非手术以及手术后的康复治疗要遵从组织愈合的基本规律。胶原纤维的成熟根据 Wolff 定律沿着抗张力线的方向排列。要重获正常抗张力,肌肉的主动收缩练习是关键。试图很快恢复活动会导致原来损伤的肌肉肌腱单元区域的再损伤,愈合过程重新开始。肌肉损伤的康复在于减轻疼痛、消除肿胀及改善功能。一旦急性炎症得到控制,就应用冰敷、加压包扎、抬高患肢及轻柔的等长肌肉收缩。根据损伤的严重程度,在愈合早期可以进行轻柔的主动 ROM 活动。对于严重的撕裂伤,康复早期明智的选择是避免渐进性运动、按摩、热疗或者训练。粗暴活动可能形成骨化性肌炎。相对轻的肌肉损伤可以自发愈合。康复治疗包括冰敷、加压包扎、抬高患肢及轻柔的主动活动,等长收缩渐进到等张、等速训练,闭链式功能活动。严重的肌肉损伤需要更长时间的休息、冰敷、加压包扎、抬高患肢,以及延迟性但渐进的运动、训练、步行及功能活动。所有直接或间接肌肉损伤,运动、抗阻训练的时机、强度,对每个患者来说必须是个体化的。损伤(包括合并的其他组织的损伤)、修复(再生、瘢痕形成还是手术修复)及患者耐受疼痛的程度明显影响康复方案。运动训练可使肌肉纤维状态和功能受刺激发生变化,使肌肉的收缩力和工作时间增加。过度锻炼,肌肉可因缺血、炎症等产生损伤,在损伤部位产生瘢痕组织,其间混有肌纤维,但很少有再生良好的肌组织。愈合的瘢痕组织阻断远端组织神经支配,导致肌肉的张力和收缩力均下降,因此要观察患部组织反应,逐渐增加强度,避免过度训练。

肌腱修复后有必要制动一段时间避免出现再裂开,但固定时间过长会导致肌腱功能恢复差及一系列不利的影响。早期保护性主、被动活动阻止了腱鞘细胞过多地向肌腱修复部位生长,从而阻断了两者的粘连。有许多因素影响肌腱的力学性质,影响肌腱愈合。年龄、妊娠、制动、糖尿病以及类固醇等药物、血液透析能降低肌腱力学性质;而合理的训练对肌腱的结构和力学性质具有正性效应。肌腱炎是肌腱损害的常见的临床病理过程。一般康复治疗注重于疼痛管理及减轻肿胀,主要治疗措施有RICE、非甾体抗炎药及 PT 治疗。逐渐使用轻柔的离心抗阻牵拉训练。适当改变活动方式来减轻疼痛,完全制动则无必要。许多引起疼痛的活动要禁止或用其他不引起疼痛的活动来替代。例如,髌腱炎(跳跃膝)有必要限制跑、跳活动;二头肌腱炎有必要限制上举过头运动;网球肘,限制用手的工具、打网球以及其他频繁的腕屈伸、旋前旋后是有益于恢复的。自体或异体肌腱移植是临床运动单元重建中的重要方式之一,但由于此种方式不能达到原有组织力学性质,故不能恢复到原有的力学水平。需要手术修复及限制活动的肌腱损伤需要慎重使用应力、训练、负重及疼痛与肿胀管理。受伤及修复后的肌腱运动程度必须小,有保护,过度应力会对愈合不利,手术修复或长期制动后如果应力(牵拉及训练)加得太快或太猛可能发生已修复的肌腱再撕脱,发生再损伤。肌肉被固定一段时间,肌肉的大小、结构、生理和代谢特性会发生许多改变。固定的肌肉不能产生正常的收缩,肌肉的收缩力和长时间的工作能力均下降。制动期等长收缩、肌肉电刺激或制动于拉长位置、有限制动均有利于减缓肌力减少。等长收缩及肌肉电刺激联合使用的效果,优于单纯一种治疗。两者联合应用可能延缓失用性萎缩,减少肌力的丧失,尽可能减少有氧代谢酶(琥珀酸脱氢酶)的丢失。有限活动范围的铰链式石膏-支具提供的制动可进行动态的离心、向心肌肉收缩。制动于拉长位置的肌肉增加肌肉的重量、蛋白合成。因此在制动期,在使用铰链式石膏-支具时同时牵伸制动的肌肉、肌肉自主等长收缩、肌肉电刺激可尽可能减少萎缩、增加肌力。肌肉、肌腱、韧带、骨与关节这些组织,以肌肉为例,在失用情况下会萎缩,而在超过平时活动强度时会强大。肌肉的失用和固定对肌纤维产生有害的影响,包括耐力和力量的减退以及在微观和宏观上的肌萎缩,比如肌纤维的数量和体积减小。一系列生化反应影响了有氧和无氧的酶的生成。这些有害的影响与肌纤维类型和肌肉固定时的长度有关。

## 五、骨科康复中的生物力学概要

### （一）韧带的生物力学

韧带主要含有胶原组织，不产生主动运动。胶原组织主要由三种类型的纤维组织组成：胶原纤维、弹性纤维和网状纤维。胶原纤维主要为组织提供强度和刚度，弹性纤维在组织受载时提供延展性，而网状纤维提供容积。胶原组织的另一成分是基质，是一种可以减少纤维间摩擦的胶冻状物质。胶原纤维和弹性纤维组成胶原组织的90%左右，胶原纤维是类脆性材料，而弹性纤维是类塑性材料，故负载时这两类纤维的表现完全不同。韧带的主要功能是以间接的方式限制关节在正常范围内的活动，可以看做关节囊在特定高张力部位增强的结构。多数韧带以及韧带相关的关节囊的胶原含量高，蛋白多糖含量低，弹性蛋白含量更低，因此能承受较大的拉伸负荷。低负荷状态下，韧带的基质是负荷的主要承担者，此时韧带纤维调整到与应力平行的方向。负荷加大时，只有在胶原束有充分的时间来调整和改变方向后，韧带才能对增大的负荷产生最大的抵抗力。韧带的结构一般应考虑为骨-韧带-骨复合体的一个环节，有学者发现以复合体形式存在的韧带常在骨的附着部断裂。韧带的胶原与基质之间的相互作用，具有与时间相关及过程相关的黏弹性的特点。组织持续承受恒定载荷时，随时间延长组织发生拉伸的现象称为蠕变；组织受到恒定持续拉伸时，随时间延长，组织上的应力会衰减的现象称为应力松弛。韧带的黏弹性在临床有广泛的应用。离体韧带和骨一样，在加载速度增加时，能储存更多的能量，断裂时需要更大的力，并能承受更大的拉长。完整的骨-韧带-骨复合体表现更为复杂的力学性能。韧带的骨性止点是最弱的部分，可以发生骨棘撕脱。

### （二）骨生物力学

骨由皮质骨和松质骨组成，这两种骨可看做一种材料，其差别在于强度和刚度不同。皮质骨刚度大，能承受较大应力，但应变较小；对松质骨来说，较小的应力就可产生较大的变形（即应变）。强度和刚度是骨的重要力学性能，在一定的方向给某一结构施加载荷，可测出结构的变形，划出载荷变形曲线，其强度和刚度即可确定。以长骨为例，当其在载荷下发生变形的时候，可得到一条载荷-变形曲线。从生物力学观点看，骨折是由应力和功能分布不均匀所引起。当骨骼系统遭受严重创伤时，骨将会承受很大的应力，当骨的某一区域的应力超过骨材料所能承受的极限强度时，就会发生骨折。某些手术或病理性骨缺损会造成正常骨的几何学改变，明显地影响完整骨的断裂阻力。骨在最经常承受载荷的方向，对不同载荷形式反应不同，三种载荷对人成熟皮质骨的极限应力值顺序为：压缩>拉伸>剪切。说明人成熟骨在压缩下，强度和刚度最好。弯曲实为拉伸和压缩联合作用，成熟骨在拉伸侧开始骨折而不成熟骨在压缩侧先骨折。扭转应力实为剪应力、拉应力和压应力的联合作用，同样骨先在剪切下破坏，随后沿最大拉应力的平面形成裂纹。

很多因素影响骨的强度和刚度。肌肉收缩可改变骨的应力分布。肌肉收缩产生的压应力可以减少或抵消骨上的拉应力，从而使骨免受拉伸骨折，这可以说是增加了骨的强度。载荷的速度影响骨能量储存的释放，骨折时所储存的能量要释放，低速下能量可通过单个裂纹释放；高速下能量由骨发生粉碎骨折释放并波及广泛的软组织。骨的横截面积及骨组织在中性轴周围的分布均影响骨的强度。骨越长弯曲力矩值越大。很多因素可影响骨的力学性能。临床常见因素：①骨折愈合过程的初期形成骨痂增加骨强度。②骨缺损使骨强度降低。③活动减少或制动，骨承受的应力减小而出现骨膜下骨的吸收因而骨强度和刚度降低。④应力遮挡或坚强内固定使骨应力卸载，出现骨萎缩。⑤反复承受生理范围的高应力可形成骨膜和骨膜下成骨从而增加骨强度。⑥老年性骨退行性变的骨质疏松使强度降低等。⑦疲劳骨折与载荷大小、重复次数和载荷速度有关。骨折治疗的生物力学观点：所有的接骨术都必须符合生物学和力学原则，基本的生物学原则包括保存骨的血液供应、维持骨的生理和力学环境。骨坏死会降低骨组织的强度；骨折固定既要保持复位后骨折端位置，又要为功能活动创造条件，因此有效固定是骨折愈合和进行功能锻炼的基础。理想的固定是既能保持骨折稳定，为功能活动提供条件，同时又较少干扰骨所承受的生理性应力。应力能影响骨折愈合速度和质量。骨折端承受低应力和高应力都不利于骨折的愈合，对骨折愈合来说存在一个最佳应力范围。

### (三) 关节软骨的生物力学

关节软骨覆盖在关节骨端,主要功能为分散接触应力和减少摩擦。关节软骨具有渗透性,当存在压力差时,液体通过多孔基质在软骨中运动或流向关节表面。正常关节软骨的渗透性很小,负重时水分受压流出,软骨变形。软骨的变形与施加外力的速度密切相关。在快速加载和卸载时,水分来不及流出,这时软骨组织像一种弹性的单相材料,承载时立即变形,卸载时立即恢复。在缓慢加载时,水分被挤出,组织发生变形,卸载时恢复较慢,如有充分时间恢复,软骨组织获得液体又可以恢复原状。正常关节有两种润滑类型:界面润滑和液膜润滑。前者是指滑液中的分子通过化学作用吸附在关节面上形成一个界面层;后者是指由原来的滑液和挤压出来的软骨组织液组成,使关节面间形成压力液膜。在关节运动的周期中,两种润滑机制都发挥作用。当关节承载时关节表面的载荷由非接触处的液膜压力和接触处的界面润滑层共同承担。

磨损是通过机械作用将材料从固体表面磨除。磨损分两种:由两个承载面相互作用引起的界面磨损和关节变形引起的疲劳磨损。前者往往发生在缺乏润滑的关节而使承载面直接接触,如退行性骨关节病;后者往往发生于长期应力下微损伤的积累,可以是短时间内的高载荷或长期的低载荷作用,可发生于润滑好的关节,如创伤性骨关节炎。关节软骨的磨损会破坏组织的正常承载功能,破坏关节活动时正常润滑程序。

软骨退变的力学因素有两个:软骨本身的缺陷或异常外力载荷改变了软骨承载能力。前者如年龄增加,软骨成分发生变化,软骨弹性减弱,降低承载能力,即使正常的关节活动和负重也可导致软骨磨损,因此老年人退行性关节病多见。后者如负载过高或过于频繁,不但对软骨产生机械磨损,而且使关节软骨的合成与降解失去平衡,导致软骨结构变化,例如足球运动员和芭蕾舞演员的踝关节易发生退变。

### (四) 骨骼肌的生物力学

骨骼肌是体内进行杠杆运动的横纹肌。骨骼肌由两部分构成:肌腹和肌腱,它们合在一起称为肌肉腱单元。肌腹由平行弹性肌纤维构成。肌纤维由成千个小的肌原纤维(肌小节)构成,它是肌肉的基本单位。肌原纤维含有肌肉收缩成分,还有一定量的把纤维连在一起的结缔组织。肌丝(肌原纤维细丝)是肌原纤维内小的蛋白收缩成分。有两种肌丝:细的肌动蛋白肌丝和粗的肌球蛋白肌丝。肌球蛋白分子的头部和颈部连成横桥,每间隔一定距离旋转 60°向外伸出。当兴奋冲动由神经传到肌肉时,引发一系列的变化过程,使粗丝的头部和细丝的一定位点相结合,由于横桥的向心摆动,细丝被拉向中线,随即和已结合的位点分离并立即与下一个位点相结合,继续向心摆动,如此反复,使肌节缩短,肌肉收缩。兴奋停止发放时,细丝和粗丝分离,细丝回到原位,肌肉放松。由此可见,肌丝和肌原纤维的规则排列是保证骨骼肌正常收缩与舒张的结构基础。

所有骨骼肌都有 4 个特性:弹性,长度改变的能力;伸展性,缩短然后回到正常长度的能力;兴奋性,对神经系统的刺激反应的能力;收缩性,对神经指令有缩短的能力。静止的肌肉具有弹性,其肌张力的产生来自肌纤维周围的结缔组织以及肌膜,肌肉在载荷作用下可以被拉长,撤除载荷后肌肉会恢复初始长度。实际上,载荷量和肌肉的拉伸长度并不成正比。最初肌肉很容易被拉长,以后很小的伸长也需很大的力。在短时间内重复的拉伸肌肉,肌肉的拉伸长度增加比单次拉伸多,肌肉这种特性在体育锻炼中有很大作用。

影响肌力的主要有 4 个因素:①肌肉的横截面,每条肌纤维的横截面称为肌肉的生理横截面,单位生理横截面产生的最大肌力称为绝对肌力。一般认为,绝对肌力值在各种族人群中相对一致,但各家报道差异很大,可能与研究方法不同有关。②肌肉的初长度即肌肉收缩前的长度。当肌肉被牵拉至静息长度的 1.2 倍时,肌力最大。③肌肉的募集,同时投入收缩的运动单位数量越多,肌力越大,这受中枢神经系统功能状态的影响。④为肌纤维走向与肌腱长轴的关系。在一些较大的肌肉中,部分肌纤维与肌腱形成一定的角度成羽状连结。这种羽状连结的肌纤维越多,成角越大,肌肉越粗,产生的力越大,如腓肠肌和其他快肌。而比目鱼肌等慢肌,肌纤维与肌腱的连接很少成角,故具有较强的持续等长收缩力。

肌肉收缩的速度和肌肉的载荷有关。当无外来载荷时,肌肉向心性收缩速度最大,随着载荷增加,收缩速度减慢;当载荷与肌肉产生的力相等时,肌肉不再收缩,呈等长收缩状态。当外载荷继续增加时,肌肉就表现为离心性收缩,外载荷越大,收缩速度越大。

### (五)肌腱的生物力学

肌腱主要由胶原纤维和蛋白黏多糖基质构成。胶原纤维聚合在一起形成初束。几组初束连在一起形成六边形的次束。次束被互相缠绕的含有弹性蛋白的疏松结缔组织(为腱内膜)连在一起。整个肌腱被称为腱外膜的一层结缔组织包绕。肌腱的最外层是腱周组织,它是滑膜层里的双层结缔组织鞘。肌腱和韧带在结构上非常类似。通常韧带比肌腱更平整,韧带的胶原纤维由于在稳定关节上起较大作用,需承受更多方向的载荷排列,更多样化,肌腱的胶原纤维排列更整齐。韧带和肌腱同属于致密的胶原组织,主要由胶原纤维组成,其他组成成分包括弹力纤维、网状纤维、蛋白多糖和水等。与肌腱相比,韧带中胶原比例稍低,而其他成分所占百分比较高。

分析肌腱的生物力学特性有助于理解其损伤机制和康复治疗。肌腱主要承受拉伸载荷。当载荷导致损伤时,损伤程度与载荷的大小和加载速度有关。与韧带一样,不能孤立地考虑肌腱,应把它看做肌肉-肌腱-骨复合体的一个环节。肌腱一般与肌肉相连,正常肌腱的拉伸力比肌肉大2倍以上,因此临床上肌肉撕裂比肌腱断裂多。活动时,有两个主要因素影响肌腱承受的应力值:与肌腱连接的肌肉收缩量以及肌腱的直径与肌肉直径的比值。肌肉收缩时,肌腱上的应力值增加,主要表现为拉应力增高。若肌肉快速被动伸展,肌腱上的拉应力可进一步升高。肌腱横截面积越大,能承受的载荷也越大。大肌肉通常有大横截面积的肌腱,但某些小肌肉也有大横截面积的肌腱。肌腱与韧带一样还具有黏弹性特征,也就是说肌腱的力学性质不但与载荷大小有关,也与作用时间和过程有关。肌腱受时间的影响可用蠕变-应力松弛来表示。组织会随过程发生变化,载荷-拉伸曲线的形状会随着加载和卸载发生变化。当组织在加载和卸载循环过程中,加载曲线和卸载曲线沿不同路径循环,出现滞后现象,表明有能量丢失。

## 六、骨科康复中健康相关问题

2001年,世界卫生组织提出了《国际功能、残疾和健康分类》(International Classification of Functioning, Disability and Health,简称为ICF),它是一个有关"功能""残疾""健康"的全新模式。根据该标准,身体功能和结构上出现的问题称为"损伤",身体的损伤(impairment)、在此基础上的活动受限(activity limitation)和参与的局限性(paticipation restriction)概括在一起,称为"残疾"。如果三方面都正常,则称为"健康"。在分类中,健康状况(疾病、障碍、损伤等)主要分类到ICD-10(国际疾病分类第10次修订本简称),该分类提供了病因学框架。与健康状况有关的功能和残疾则被分类到ICF,ICD-10和ICF是互相补充的。ICD-10提供了对于疾病、障碍或其他健康状况的"诊断",而这些信息被ICF在功能上给出的补充信息所丰富。疾病诊断和功能评估这两种信息结合起来就为描述人群或人口的健康状况提供了更广泛和更有意义的框架。ICF分类系统的最终目的是要建立一种统一的、标准化的术语系统,为健康状态结果的分类提供参考性理论依据。ICF具有普遍的适用性,健康以及所有与健康有关的状况均可通过ICF进行描述。ICF并不对人进行归类,而是按照其健康和与健康有关方面的内容去说明每个人所处的情况。

ICF分类系统由两部分组成,即第一部分功能和残疾,第二部分背景性因素。第一部分包括身体功能和结构、活动和参与这两种成分,第二部分包括环境因素和个人因素两种成分。其中,在身体功能和结构中又包括两种结构,即:身体功能的改变和身体结构的改变,活动和参与分为能力、活动表现两种结构(能力是个体完成任务或行动的能力,活动表现是个体在现实环境中实际做了什么),环境因素包括有利因素、不利因素两种结构。ICF全文详细分类可以达到四级水平,而只将ICF简单地划分为二级水平亦可。ICF中一个人的健康和与健康有关的状况可以用包含两部分的分类编码表示。所以,一个人在一级水平上的最大编码数可以达到34个(8个身体功能、8个身体结构、9个活动表现和9个能力编码)。在二级水平总的编码可达到362个,在更细致的编码水平可以达到1424个。在现实生活中使用ICF时,只需要3~18个编码就可适当说明需要的二级水平的精确实例。通常,四级水平的版本只供专家使用,而二级水平的分类则可用于调查和临床结果的评定。身体功能包括精神功能、感觉功能和疼痛，发声和言语功能，心血管、血液、免疫和呼吸系统功能，消化、代谢和内分泌系统功能，泌尿生殖和生育功能，神经肌肉骨骼和运动有关的功能，皮肤和有关结构的功能。身体结构包括神经系统的结构，眼、耳和有关结构，涉及发声和言语的结构，心血管、免疫和呼吸系统的结构，与消化、代谢和内分泌系统有关的结构，与泌尿和生殖系统有关的结构，与运动有关的结构，皮肤和有关结构。活动和参与包括学习和应用知识，一般任务与要求，交流，活动，自理，家庭生活，人际交往和人际关系，主要生活领域，社区、社会和公民生活。环境因素包括用品和技术，自然环境和对环境的人为改变，支持和相互联系，态度，服务、体制和政策。在这些内容中，神经肌肉骨骼和运动有关的功能，与

运动有关的结构等部分与骨科康复有关联性。如果应用此种分类，应查阅相关文献对《国际功能、残疾和健康分类》加以系统、全面、深入地理解。

## 七、骨科康复的未来

1. 骨科康复的评定研究　正确的评价方法能够对骨科康复患者进行准确的功能评估（表 7-1-5）。寻找和开发骨科康复患者适用的评价工具，更有针对性、更敏感并能反映功能变化的新的评价工具，应当是以残疾为取向，能反映残疾障碍及康复的指标，并可预测社会康复（如重返工作岗位）。新开发的评价工具也应当是以患者为取向，接受不同干预手段的患者在评价项目上应有所区别，如植入物类手术、组织修复等的患者其评价项目应与接受物理治疗、药物治疗者有所不同。

表 7-1-5　多维度障碍学评估

|  | 结构功能 | 活动能力 | 参与能力 |
| --- | --- | --- | --- |
| 功能受累 | 损伤 | 活动受限 | 参与局限 |
| 影响水平 | 器官系统 | 整体水平 | 社会水平 |
| 评价方法 | ROM、MMT、ASIA 等 | ADL（FIM）、WISCI 等 | QOL、SF-36 等 |

2. 骨科疾患的基础与临床生物力学的研究　对骨科病因及生物学研究，阐明环境的改变与组织的适应、破坏、修复的关系，从而为选用适当的运动疗法和研发新的康复技术以谋求最佳的防治效果提供依据。适用于骨科康复器械设备和辅助器具的研发，研发新的矫形器、夹板、特殊座椅、轮椅及其他功能辅助用品用具，提倡医工结合，即骨科医师/康复医师与康复工程师密切结合。

3. 各种体现科学技术发展成果的治疗手段，特别提倡实用、有效、便捷、低廉的方法。

4. 探索和完善骨科康复的工作方法，从理论上说，多学科性团队（multidisciplinary team）是必要和有用的。但这个团队的工作方式是否以会诊、联合查房、病例讨论，或临时性的"团队会议"为主，结合具体病例的临时合作和长期而系统的合作与研讨该如何结合起来，都有待探索和研究。骨科康复从医院走向社区和家庭，重视在家里给予骨科疾病患者（包括术后患者）以良好的护理和康复是一种新

的趋向。因为大多数骨科患者康复过程是长期的，无法在康复医疗机构内长期住院完成。只要加以指导和监测，家庭康复和社区康复对骨科康复来说也是有益和有效的。

5. 循证医学证据的研究　借鉴国际骨科康复的经验，将骨科康复与功能、残疾和健康相对完整体系相结合，是未来骨科康复的工作之一。包括在康复过程中 ICIDH 与 ICF 不断改进；过度使用导致的受伤和工作评估；运动评价中整体性和个案的相关性；物理治疗技术的原理和"替代医学"；骨科疼痛与致残性的管理；"腰痛"干预的新技术；退行性病变的评估与干预等方面开展研究。

**（洪　毅）**

# 第二节　骨科康复评定与康复方法

## 一、骨科康复评定

骨科疾病康复治疗首先应以康复评定为基础，应

区别于骨科的一般查体和辅助检查,其内容涵盖关节活动度、肌力、肌张力、平衡、步态、感觉功能、疼痛、电生理评定等几个部分,针对特定骨科疾患与功能障碍,还应列出具体的评定项目,具体内容详见后续章节。

（一）关节活动度

关节活动度的测量是评定肌肉、骨骼、神经病损患者的基本步骤,是评定关节运动功能损害的范围与程度的指标之一。主要目的是确定是否有关节活动受限以及关节活动受限的程度、原因;为选择适宜的康复治疗方法、治疗量（强度）提供客观依据;通过客观比较关节活动范围以评估物理治疗及运动训练的效果。关节活动范围一般以主动关节活动度和被动关节活动度分别记录。这不同于一般骨科常规查体,应采用测量关节活动度的工具,如量角器、电子测量仪（Hoggan）等。向患者解释关节活动度测量的目的与方法以消除紧张和不安情绪;采取适宜的体位充分显露拟测部位,时常需要检查者示范所需要检查关节是如何运动来配合测量,身体各部分测量要点见表7-2-1。Hoggan 可用于脊柱活动度的测量,以颈椎屈曲的活动度测量为例,应注意的要点是:取坐位,躯干直立,面向前方两目平视前方某一标记点,上肢自然垂于躯干两侧;治疗师需固定患者肩部以维持患者躯体稳定,将 Hoggan 的弧形位置垂直放于患者头顶即最高点,以 $T_1$ 椎体棘突（或以下）为基准点,患者无痛情况下尽可能前屈颈部,再回到起始位;两次在 Hoggan 显示的数值差即为颈椎主动前屈活动度,并以此方法为准测量其他方向的活动度。

表 7-2-1　肢体主要活动度测量

| | 运动方向 | 体位 | 固定臂 | 移动臂 | 运动范围参考值 |
|---|---|---|---|---|---|
| 肩关节 | 屈曲 | 坐位、立位、仰卧位、侧卧位,肩关节无外展、内收、旋转、前臂中立位,手掌向内 | 腋中线 | 肱骨长轴 | 0°～180° |
| | 伸展 | 坐位、立位、俯卧位、侧卧位,肩关节无外展、内收、旋转、前臂中立位,手掌向内 | 腋中线 | 肱骨长轴 | 0°～60° |
| | 外展 | 坐位,肩关节屈曲、伸展均成0°位,前臂旋后,手掌向前 | 通过肩峰与地面垂直的线 | 肱骨长轴 | 0°～180° |
| | 内收 | 同肩关节外展 | 同外展 | 肱骨长轴 | 0° |
| | 内旋 | 坐位,肩关节外展90°,肘关节屈曲90°前臂旋前并与地面平行 | 通过肘关节与冠状面垂直的线 | 尺骨 | 0°～70° |
| | 外旋 | 同肩关节内旋 | 同内旋 | 尺骨 | 0°～90° |
| 肘关节 | 屈曲 | 坐位,上肢紧靠躯干,肘关节伸展,前臂解剖中立位 | 与肱骨纵轴平行,指向尺骨鹰嘴 | 与桡骨纵轴平行,指向桡骨茎突 | 0°～150° |
| | 伸展 | 同肩关节屈曲 | 同肩关节屈曲 | 同肩关节屈曲 | 0° |
| 腕关节 | 掌屈 | 坐位,肩关节外展90°,肘关节屈曲90°前臂尺侧置于桌面上,手指轻度伸展 | 与尺骨长轴平行 | 与第5掌骨长轴平行 | 0°～80° |
| | 伸展 | 同掌屈 | 同掌屈 | 同掌屈 | 0°～70° |
| | 桡偏 | 坐位,肩关节外展90°,肘关节屈曲90°前臂尺侧置于桌面上,手指轻度伸展 | 前臂背侧中线 | 第3掌骨背侧纵轴线 | 0°～25° |
| | 尺偏 | 同桡偏 | 同桡偏 | 同桡偏 | 0°～30° |

续表

|  | 运动方向 | 体位 | 固定臂 | 移动臂 | 运动范围参考值 |
|---|---|---|---|---|---|
| 髋关节 | 屈曲 | 仰卧位,躯干无侧弯,髋关节无内收、外展、内旋、外旋 | 通过大转子,与躯干腋中线平行 | 股骨纵轴 | 0°~125° |
|  | 伸展 | 俯卧位,躯干无侧弯,髋关节无内收、外展、内旋、外旋 | 通过大转子,与躯干腋中线平行 | 股骨纵轴 | 0°~30° |
|  | 外展 | 仰卧位,髋关节无屈曲、伸展、旋转,膝关节伸展位 | 两侧髂前上棘连线 | 股骨纵轴(髂前上棘与髌骨中心连线 | 0°~45° |
|  | 内收 | 仰卧位,髋关节无屈曲、伸展、旋转,膝关节伸展位,对侧下肢呈外展位 | 两侧髂前上棘连线 | 股骨纵轴(髂前上棘与髌骨中心连线 | 0°~30° |
|  | 内旋 | 端坐位,髋关节屈曲90°,无外展及内收;膝关节屈曲90°置于诊查床边缘 | 通过髌骨中心的垂线,与地面垂直 | 胫骨纵轴 | 0°~45° |
|  | 外旋 | 同内旋 | 同内旋 | 胫骨纵轴 | 0°~45° |
| 膝关节 | 屈曲 | 俯卧位,髋关节无内收、外展、屈曲、伸展及旋转 | 股骨纵轴 | 腓骨小头与外踝连线 | 0°~135° |
|  | 伸展 | 同屈曲 | 股骨纵轴 | 腓骨小头与外踝连线 | 0° |
| 踝关节 | 背屈 | 坐位,膝关节屈曲90°,踝关节无内翻及外翻 | 腓骨小头与外踝连线(腓骨外侧中线) | 第5跖骨长轴 | 0°~20° |
|  | 跖屈 | 同跖屈 | 同跖屈 | 第5跖骨长轴 | 0°~50° |
|  | 内翻 | 坐位,膝关节屈曲90°,髋关节无内收、外展及旋转 | 与小腿纵轴一致 | 足底面长轴 | 0°~35° |
|  | 外翻 | 同内翻 | 同内翻 | 同内翻 | 0°~15° |

### (二)肌力

康复医学肌力评定的主要目的包括:确定肌力减弱部位与程度,判断肌力减弱是否限制日常生活活动及其他作业活动;软组织损伤的鉴别诊断;协助某些神经肌肉疾病的损伤定位诊断,根据检查结果制订针对性治疗计划,进行康复训练。通常采用徒手肌力检查法,以 Lovett 肌力评级将肌肉力量分为正常(normal)、良好(good)、尚可(fair)、差(poor)、微弱(trace)、无收缩(zero)6个等级,为避免徒手肌力检查的主观因素,也可使用电子测量仪。在康复医学临床研究中也常采用等速肌力测试以对肌肉功能进行精确量化,能够有效地评价肌肉功能,且具有较好的信度、效度。需使用专门设备,依据运动过程中肌力等级变化,相应调节外加阻力,使整个关节运动依预先设定速度进行活动,在运动过程中记录肌肉功能的相关数据。

### (三)肌张力评定

正常肌张力是人体维持各种姿势及正常运动的基础。肌张力是指静息状态下的肌肉紧张度。随意肌从不可能达到完全松弛的状态,而总是保持着微小的紧张度或"张力"。临床上常通过手法活动评定肌张力。正常肌紧张是肌肉外观应具有特定的形态,肌肉应具有中等硬度和一定的弹性,近端关节可以进行有效地主动肌和拮抗肌的同时收缩使关节固定。将肢体被动地放在空间某一位置上,突然松手时,肢体有保持位置不变的能力。而肌张力降低时肌肉外观平坦,失去原来肌肉特定的外形,外观多似肌萎缩而肌容积测量值无改变。肌张力降低时肌肉松弛柔软,不能保持正常时的弹力,肌腹移动程度增大。痉挛是肌张力增高的一种表现形式,痉挛时肌肉隆起外形较正常状态更为突出,甚至肌腱的形态显现,肌肉硬度增高,肢体被动运动时有抵抗感,目前对痉挛的评定多采用改良的 Ashworth 分级(表7-2-2)。定量评定肌张力状况或痉挛的程度是20 世纪末发展起来的新技术,无创、便捷、灵敏、可量化是其特点。其中生物力学技术和电生理技术的参与,包括钟摆试验、屈曲维持试验、力矩测定、H-反射、H 反射/M 波比例、表面肌电图、F波测量等。

表7-2-2　改良的 Ashworth 分级

| 级别 | 检 查 所 见 |
| --- | --- |
| 0 | 无肌张力的增加 |
| I | 肌张力轻度增加;受累部分被动屈伸时,在关节活动范围之末呈现最小的阻力或出现突然卡住 |
| I+ | 肌张力轻度增加;在关节活动范围后 50% 范围内出现突然卡住,然后出现较小的阻力 |
| II | 肌张力较明显地增加;在关节活动范围的大部分范围内,肌张力均较明显地增加,但受累部分仍能比较容易地进行被动运动 |
| III | 肌张力严重增高;被动运动困难 |
| IV | 受累部分被动屈伸时呈现僵直状态而不能完成被动运动 |

(四)步态分析

行走是人体躯干、骨盆、下肢以及上肢各关节和肌群的一种周期性规律运动,此时的姿态可反映出人体结构与功能、运动调节、行为或心理活动状态。中枢神经系统和(或)骨骼肌肉系统因疾病或损伤而受到损害时,就有可能出现步态的异常。步态分析应用到骨科康复之中是体现康复医学水平的重要方面。步态分析步骤包括:通过描述研究对象的步态模式和相关参数,并与正常步态进行比较找出其差异;分析出现差异的原因,研究产生异常步态的机制;确定改善步态的治疗方案,包括步态训练的方法、假肢或矫形器的装配、助行器的选择等替代措施。

1. 正常步态

(1)步态周期:行走过程中,从一侧足跟着地到该侧足跟再次着地所经历的时间称为一个步态周期。在一个步态周期中,每侧下肢都要经历一个离地腾空并向前迈步的摆动相(迈步相)和一个与地面接触并负重的站立相(支撑相)。摆动相是指从足尖离地到足跟着地,足部离开支撑面的时间,约占步态周期的40%;站立相是指从足跟着地到足尖离地,即足部支撑面与地板接触的时间,约占步态周期的60%。其中,重心从一侧下肢向另一侧下肢转移,双侧下肢同时与地面接触的时间称之为双支撑相,一个正常步态周期中会出现两次双支撑相,各占步态周期的10%。

(2)步态分期:常用的步态分期方法有两种:一种是传统划分法,主要是以足能否着地为基础划分,将步态周期分为足跟着地、全足着地、站立中期、足跟离地、足尖离地、加速期、迈步中期、减速期共 8 个时期。另一种是目前通用的、由美国加州 Rancho Los Amigos 医学中心提出 RLA 分期,此方法认为步行时有 3 个基本任务:承受体重、单腿站立和迈步向前,3 个基本任务中又分为 8 个独立的时期。

(3)步态参数:受诸多因素的影响,即使是正常人,由于年龄、性别、身体肥瘦、高矮、行走习惯等不同,个体差异较大,因此正常值难以确定,表 7-2-3 中的数据仅供参考。基本参数如步长:从一侧足跟着地处至另一侧足跟着地处之间的线性距离,以 cm 为单位,正常人约为 50～80cm。跨步长:同一腿足跟着地处至再次足跟着地处之间的线性距离,以 cm 为单位,正常人跨步长是步长的两倍,约为 100～160cm。步宽:两足与行进线之间的宽度。步角:足跟中点至第二趾之间连线与行进线之间的夹角,一般小于 15°。步频:在单位时间内行走的步数,一般用平均每分钟行走的步数表示,以步/分钟计,正常人平均自然步频约为 95～125 步/分钟。步速:即步行速度,在单位时间内行走的距离,用 m/s 或 m/min 计,正常人平均自然步速约为 1.2m/s。在临床上,一般是让测试对象以平常的速度步行 10m 的距离,测量所需的时间,来计算其步行速度。在整个步态周期中下肢的关节角度也是在变化的(表 7-2-4)。

表 7-2-3　正常人步态参数参考值

| 参　数 | 参　考　值 | |
| --- | --- | --- |
| | 男 | 女 |
| 步长(cm) | 66.54±5.15 | 60.10±4.82 |
| 跨步长(cm) | 140.83±2.16 | 125.37±3.26 |
| 步宽(cm) | 8±3.5 | 8±3.5 |
| 步角(°) | 6.75 | 6.75 |
| 步频(步/分钟) | 113±9 | 117±9 |
| 步速(m/min) | 91±12 | 74±9 |

表 7-2-4　正常步态周期中骨盆和下肢各关节的角度变化

| 步态周期 | 关节运动范围 | | | |
| --- | --- | --- | --- | --- |
| | 骨盆 | 髋关节 | 膝关节 | 踝关节 |
| 开始着地 | 5°旋前 | 30°屈曲 | 0° | 0° |
| 预承重期 | 5°旋前 | 30°屈曲 | 0°~15°屈曲 | 0°~15°跖屈 |
| 站立中期 | 中立位 | 30°屈曲~0° | 15°~5°屈曲 | 15°跖屈~10°背屈 |
| 站立末期 | 5°旋后 | 0°~10°过伸 | 5°屈曲 | 10°背屈~0° |
| 摆动前期 | 5°旋后 | 10°过伸~0° | 5°~35°屈曲 | 0°~20°跖屈 |
| 摆动初期 | 5°旋后 | 0°~20°屈曲 | 35°~60°屈曲 | 20°~10°跖屈 |
| 摆动中期 | 中立位 | 20°~30°屈曲 | 60°~30°屈曲 | 10°跖屈~0° |
| 摆动末期 | 5°旋前 | 30°屈曲 | 30°屈曲~0° | 0° |

2. 临床步态分析　方法有目测分析和运动学定量分析。目测步态分析法是指不借用任何仪器,分析者通过直接注意某一关节或身体的某一节段来达到步态分析目的的方法,多数是通过检查表或简要描述的方式完成,检查者需要记录步态周期中存在的问题及其原因。步态周期内的各个不同阶段,依据不同时期的髋、膝、踝、足等关节的角度,以及参与的肌肉活动等情况,分别从矢状面、额状面、水平面加以分析。实际实施时注意的事项包括:测试的环境以能看到观察对象的全貌为好。如果附加摄影时相机应当放在能看到患者下肢、足以及从矢状面和冠状面都能看到头和躯干的地方,即观察者与观察对象成45°角较合适。分别从矢状面(侧面)或冠状面(前、后)观察,注重步态周期的某一部分某节段,切忌跳跃式观察。两侧对比为原则。运动学定量步态分析法包括足印分析法和鞋跟绑缚标记笔法,足印分析法是在

特定1100cm×45cm的染料标记区域手工测量步态参数如步速、步频、步角、步宽、跨步长和步长。鞋跟绑缚标记笔法是选择16m长的步道划分为中间6m、两端各5m,测量仅在中间6m,将不同颜色的记号笔绑缚在鞋根,进行步宽、步长、跨步长、步速、步频的手工测绘。特点是费用低廉,只需要一只秒表、2支记号笔,一位测试人员即可完成,场地受限制小。

3. 骨科常见异常步态

(1)臀大肌步态:臀大肌无力者,足跟着地时常用力将胸部后仰,使重力线落在髋关节后方以维持髋关节被动伸展,站立中期时绷直膝关节,形成仰胸挺腰凸肚的臀大肌步态。

(2)臀中肌步态:臀中肌麻痹多由脊髓灰质炎引起。一侧臀中肌麻痹时,髋关节侧方稳定受到影响,表现为行走中患侧腿于站立相时,躯干向患侧侧弯,以避免健侧骨盆下降过多,从而维持平衡。两侧

臀中肌受损时,其步态特殊,步行时上身交替左右摇摆,状如鸭子,故又称鸭步。

(3)腰大肌步态:患侧髋明显外旋、屈曲和外展。

(4)抬髋步态:使腰方肌收缩,髋上抬,躯干向患侧倾,病侧肩下沉和对侧肩上升,以抬高患侧骨盆使足于迈步时能离开地面。

(5)跨越或垂足步态:为免足尖拖地,高高地提起膝。

(6)短腿步态:患肢缩短达2.5cm以上者,该侧着地时同侧骨盆下降导致同侧肩倾斜下降,对侧迈步髋膝关节过度屈曲、踝关节过度背屈。如果缩短超过4cm,则缩短侧下肢以足尖着地行走,其步态统称短腿步态。

(7)剪刀步态:常见于痉挛型脑性瘫痪,由于髋关节内收肌痉挛,行走时迈步相下肢向前内侧迈出,双膝内侧常相互摩擦碰撞,足尖着地,呈剪刀步或交叉步,交叉严重时步行困难。

(8)需要了解神经科疾患的常见异常步态:①帕金森步态:是一种极为刻板的步态。表现为步行启动困难、行走时下肢交替迈步动作消失、躯干前倾、髋膝关节轻度屈曲、踝关节于迈步相时无跖屈、拖步、步幅缩短。由于帕金森患者常表现为屈曲姿势,致使重心前移。为了保持平衡,患者小步幅向前行走,不能随意骤停或转向,呈现出前冲或慌张步态。②偏瘫步态:指一侧肢体正常,而另一侧肢体因各种疾病造成瘫痪所形成的步态。其典型特征为患侧膝关节因僵硬而于迈步相时活动范围减少、患侧足下垂内翻;为了将瘫痪侧下肢向前迈步,迈步相时患侧代偿性骨盆上提、髋关节外展、外旋,使患侧下肢经外侧划一个半圆弧而将患侧下肢回旋向前迈出,故又称为划圈步态。后根或后索型共济失调步态:迈步不稳,不知深浅,也难站立。小脑性共济失调步态:小脑功能障碍所致平衡功能不良。行走时呈曲线或呈Z形前进;两上肢外展以保持身体平衡。因步行摇晃不稳,状如醉汉,故又称酩酊或醉汉步态。

### (五)平衡功能

平衡功能看似与骨科疾患关系不大,但却是人体保持姿势与体位,完成各项日常生活活动,尤其是各种转移动作、行走及跑、跳等复杂运动的基本保证。当各种原因导致维持姿势的感觉运动器官或中枢神经系统受到损伤时,平衡功能便受到损害。平衡(balance)是指在不同的环境和情况下维持身体直立姿势的能力。人体重心(body's center of gravity,COG)必须垂直地落在支持面上方或范围内。换言之,平衡就是维持COG于支持面上方的能力。支持面(support surface)指人在各种体位下(站立、坐、卧、行走)所依靠的表面,即接触面。站立时的支持面为包括两足底在内的两足间的表面。支持面的面积大小和质地均影响身体平衡。当支持面不稳定或面积小于足底面积、质地柔软或表面不规整等情况使得双足与地面接触面积减少时,身体的稳定性下降。稳定极限(limit of stability,LOS)指正常人站立时身体倾斜的最大角度,是判断平衡功能的重要指标之一。在这个极限范围内,平衡不被破坏,COG能够安全地移动而不需要借助挪动脚步或外部支持来防止跌倒。LOS的大小取决于支持面的大小和性质。正常人双足自然分开站在平整而坚实的地面上时,LOS的周长围成一个椭圆形。前后方向的最大摆动角度约为12.5°,左右方向为16°。当重心偏离并超出支持面范围以外,超出稳定的极限时,平衡便被破坏以致跌倒。平衡功能分为静态平衡、动态平衡和反应性平衡。静态平衡(static balance)是指身体不动时,维持身体于某种姿势的能力,如坐、站立、单腿站立、倒立、站在平衡木上维持不动。动态平衡(dynamic balance)是指运动过程中调整和控制身体姿势稳定性的能力。动态平衡从另外一个角度反映了人体随意运动控制的水平。坐或站着进行各种作业活动,站起和坐下、行走等动作都需要具备动态平衡能力。反应性平衡(reactive balance),当身体受到外力干扰而使平衡受到威胁时,人体做出保护性调整反应以维持或建立新的平衡,如保护性伸展反应、迈步反应等。常用的平衡测量方法有Berg(berg balance scale,BBS)平衡量表和时间限制的站起与行走测验(the timed up & go test,TUG)。两种方法分别从不同角度评估平衡功能,前者评定坐位和站立位的基本功能活动,而后者评定身体移动过程中维持动态平衡的能力(见表7-2-5)。时间限制的站起与行走测验TUG是基本的功能性移动的测量方法。

表7-2-5 Berg 平衡量表及时间限制的站起和行走测验

| 检查序号 | 评定内容 |
| --- | --- |
| 1 | 从坐位站起 |
| 2 | 无支持站立 |
| 3 | 无支持坐位 |
| 4 | 从站立位坐下 |
| 5 | 转移 |
| 6 | 闭目站立 |
| 7 | 双脚并拢站立 |
| 8 | 上肢向前伸展并向前移动 |
| 9 | 从地面拾起物品 |
| 10 | 转身向后看 |
| 11 | 转身360° |
| 12 | 将一只脚放在凳子上 |
| 13 | 两脚一前一后站立 |
| 14 | 单腿站立 |

时间限制的站起和行走测验,测试内容包括被测试者从坐位站起,行走3m,转身回来再走到椅子前方,然后坐下。记录全程所用时间,计时单位为秒(s)。测验时被测试者穿平常所穿的鞋子,可以使用日常生活中所用的助行器(如手杖)。正常人7~10秒即可完成测验,不能在此时间范围内完成,尤其大于20秒完成者提示存在移动障碍。14秒为预测生活在社区的老年人跌倒风险的临界值。大于14秒提示跌倒风险的存在。

（六）日常生活活动能力的评定

日常生活活动(activities of daily living,ADL)分为基础日常生活活动(basic activity of daily living,BADL)和工具性日常生活活动(instrumental activity of daily living,IADL)。基础日常生活活动是指人维持最基本的生存、生活需要所必需的每日反复进行的活动,包括自理和功能性移动两类活动。自理活动包括进食、梳妆、洗漱、洗澡、如厕、穿衣等,功能性移动包括翻身、从床上坐起、转移、行走、驱动轮椅、上下楼梯等。工具性日常生活活动是指人维持独立生活所必需的一些活动,包括使用电话、购物、做饭、家事处理、洗衣、服药、理财、使用交通工具、处理突发事件以及在社区内的休闲活动等。BADL

评定的对象为住院患者,而 IADL 评定则多用于生活在社区中的伤残者及老人。评定目的包括:确定在日常生活活动方面是否能够独立及独立的程度;拟定合适的治疗目标,确定适当的治疗方案;评价疗效,修正治疗方案或重新制订治疗方案;比较治疗方案的优劣,促进训练成果的交流;增强患者和治疗师的信心并以此判断预后。常用的方法有:Barthel 指数、Katz 指数、修订的 Kenney 自理评定和 PULSES 及功能独立性测量( functional indepence measurements,FIM )等。常用的 IADL 评定有:功能活动问卷( the functional activi-ties questionary,FAQ )、快速残疾评定量表( rapid disability rating scale,RDRS )等。自20世纪80年代末在美国开始使用以来,逐渐受到重视和研究,FIM 目前已在全世界广泛应用。FIM 在反映残疾水平或需要帮助的量的方式上比 Barthel 指数更详细、精确、敏感,是分析判断康复疗效的一个有力指标。它不但评价由于运动功能损伤而致的 ADL 能力障碍,而且也评价认知功能障碍对日常生活的影响。在美国,它已被作为衡量医院医疗管理水平与医疗质量的一个客观指标。FIM 是医疗康复中唯一建立了康复医学统一数据库系统( UDSRM )的测量残疾程度的方法。FIM 应用范围广,可用于各种疾病或创伤者的日常生活能力的评定,包括截肢后安装假肢、髋(膝)关节置换术后、骨性关节炎等。

（七）疼痛的评定

疼痛是一种与实际或潜在组织损伤有关的不愉快感觉和情感体验,是迄今尚未被完全理解的外周和中枢神经系统相互影响的复杂过程。从生理学角度看,它包括感觉成分和反应成分,是体内、外蒙受某种能引起即时或潜在组织损伤的刺激而产生的一种不愉快感觉,常难以限定、解释或描述;从心理学角度讲,它又常带有情绪和经验成分,可能会受焦虑、压抑以及其他精神因素的高度影响。这种内在的主观经验是预防和警告潜在伤害的基础,但若刺激去除后疼痛仍继续存在时,疼痛则失去了其适应价值而成为导致生理和心理障碍的原因。根据疼痛的性质、部位、程度、持续时间有不同的分类。疼痛评定的目的是准确地判定疼痛特征,寻找疼痛与解剖结构之间的联系;确定疼痛对运动功能和日常生活活动能力的影响;为选用最恰当的治疗方法和药物提供依据;用定量的方法判断疗效,有时治疗后疼痛缓解不完全,通过疼痛定量可以说明治疗后疼痛缓解减轻的程度和变化特点。疼痛部位的评定:一般可以应用疼痛示意图等方法,以量化疼痛区域的大小、评定疼痛部位的改变,同时可以评定疼痛强度和性质。常用方法为45区体表面积评定法等。疼痛强度的评定适用于需要对疼痛的强度及强度变化进行评定的患者。量化评定疼痛强度及其变化的方法较多,包括目测类比量表法(VAS)、口述分级评分法(VRS)、数字评分法(NRS)、恒定疼痛强度的疼痛缓解目测类比评分法(VAP)。痛阈及耐痛阈的评定常用压力测痛法,特别适用于骨骼、肌肉系统疼痛的评定。疼痛特性的评定适用于需要对疼痛特性进行评定的患者、合并存在疼痛心理问题者。常采用多因素疼痛调查问卷评分法。疼痛问卷表是根据疼痛的生理感觉、患者的情感因素和认识成分等多方面因素设计而成的,因此能较准确地评价疼痛的性质与强度。其中,McGill 疼痛问卷(MPQ)和简化 McGill 疼痛问卷较为常用。疼痛发展过程的评定适用于需要连续记录疼痛相关结果范围(如疼痛严重程度、疼痛发作频率、持续疼痛时间、药物用法和日常活动对疼痛的效应等)和了解患者行为与疼痛、疼痛与药物用量之间关系时,尤其多用于癌性疼痛患者镇痛治疗时。可采用以日或小时为时间间隔记录疼痛的日记方法评定,即疼痛日记评分法。

(八)感觉功能评定

依据躯体感觉的分类感觉评定方法有浅感觉检查中的触觉、痛觉、温度觉、压觉的评定;深感觉(本体感觉)评定包括关节所处的角度和运动方向的感觉;振动觉、复合感觉、皮肤定位觉、两点分辨觉、实体觉、重量觉、材质识辨觉。

这些感觉评定只有在特定的情况下才进行。而单丝皮肤阈值测验:采用 S-W 触觉测量计检查皮肤的敏感性称为单丝皮肤阈值测验,是目前国际通用的感觉评价手段。定量感觉测定采用专用仪器对受试者的感觉功能进行定量分析。神经感觉分析仪,又称温度觉分析仪,是一种利用温度和振动的方法将受试者感觉功能量化的检测仪器。

(九)临床神经电生理学评定

在临床上除一般的神经电生理学检查外,还特别应用临床肌电图(clinical EMG),又称针极肌电图(needle EMG),是指以同心圆针插入肌肉中收集针电极附近一组肌纤维的动作电位(motorunit,MU)在插入过程中肌肉处于静息状态时,以及肌肉做不同程度随意收缩时的电活动信号。如果收集到的是单根肌纤维的电位,则称单纤维肌电图。如果要研究整个运动电活动,则可应用巨肌电图,如研究一个肌群的电活动,可应用表面肌电图。表面肌电图(surface electromyography,sEMG)又称为动态肌电图(dynamic EMG),是研究肌肉静息和随意收缩及周围神经受刺激时的各种电特性的科学。在骨科康复中,表面肌电图多用于下腰痛、腰椎间盘突出症、骨关节炎、脊髓损伤等疾病的研究。

## 二、骨科康复中的方法

骨科疾病的功能障碍要根据病变类型、严重程度、病变部位及康复评定结果有针对性地采取个体化康复治疗。所制订的康复方案应该目的明确,重点突出;治疗方案要因人而异,遵循个体化原则;要求患者主动参与治疗并和全身运动相结合;治疗中要密切观察患者病情及不良反应;定期评定功能改善情况,适时调整治疗措施等。

骨科康复方法主要分为以下几类:①被动运动:包括关节松动术、维持关节活动度和脊柱手法治疗等;②主动运动:增强肌力及肌肉耐力、等张运动、等长运动、等速运动、平衡训练、协调性训练、步行功能训练等;③作业疗法;④深层横摩疗法;⑤物理因子疗法;⑥注射治疗技术;⑦有机结合部分中医康复手段等。

(一)被动运动关节松动术

关节松动技术(joint mobilization)是现代康复治疗技术中的基本技能之一,属于被动运动范畴,是在患者关节活动允许范围内完成的一种手法操作技术,针对性强、疗效快、患者痛苦小且易于接受,适用于治疗关节功能障碍,如疼痛、活动受限或僵硬等。操作时常选择关节的生理运动和附属运动作为治疗手段。

1. 生理运动(physiological movement) 指关节在生理范围内完成的运动,如屈、伸、内收、外展、旋转等。生理运动可以是患者主动完成或被动完成。

2. 附属运动(accessory movement) 指关节在

自身及周围组织允许范围内完成的运动,是维持关节正常活动不可缺少的一种运动,一般不能主动完成,需要他人帮助才能完成。如人体不能主动地使脊柱相邻关节发生分离,或者相邻椎体发生前后移位、旋转,但他人可以帮助完成上述活动,这些活动就属于关节的附属运动。

3. 生理运动与附属运动的关系 关节因疼痛、僵硬而活动受限时,其生理运动和附属运动均受到影响。在生理运动恢复后,关节仍有疼痛或僵硬,可能附属运动尚未完全恢复正常。通常,在改善生理运动之前,先改善附属运动;而附属运动的改善,又可以促进生理运动的改善。

(1) 手法分级:关节松动技术可以对操作者施加的手法进行分级。这种分级具有一定的客观性,不仅可以用于记录治疗结果,比较不同级别手法的疗效,也可以用于临床研究。手法分级范围随着关节可活动范围的大小而变化,当关节活动范围减少时,分级范围相应减小,当治疗后关节活动范围改善时,分级范围也相应增大。手法分级多采用澳大利亚麦特兰德的4级分法。Ⅰ级:治疗者在关节活动允许范围内的起始端,小范围、节律性地来回推动关节;Ⅱ级:治疗者在关节活动允许范围内,大范围、节律性地来回推动关节,但不接触关节活动的起始端和终末端;Ⅲ级:治疗者在关节活动允许范围内,大范围、节律性地来回推动关节,每次均接触到关节活动的终末端,并能感受到关节周围软组织的紧张;Ⅳ级:治疗者在关节活动的终末端,小范围,节律性地来回推动关节,每次均接触到关节活动的终末端,并能感觉到关节周围软组织的紧张。其中Ⅰ、Ⅱ级用于治疗因疼痛引起的关节活动受限;Ⅲ级用于治疗关节疼痛并伴有僵硬;Ⅳ级用于治疗关节因周围组织粘连、挛缩而引起的关节活动受限。它的治疗作用有:缓解疼痛;改善关节活动范围;提高本体感觉。目前认为,关节松动可以提高这些本体感觉信息:关节的静止位置和运动速度及其变化,关节运动的方向,肌肉张力及其变化。治疗时患者应处于一种舒适、放松、无疼痛的体位,尽量暴露所治疗的关节使其放松,以达到关节最大范围的松动。手法操作前,对拟治疗的关节先进行评估,找出存在的问题(疼痛、僵硬)及其程度。根据问题的主次,选择有针对性的手法。当疼痛和僵

硬同时存在时,一般先用小级别手法(Ⅰ、Ⅱ级)缓解疼痛后,再用大级别手法(Ⅲ、Ⅳ级)改善活动。治疗中要不断询问患者的感觉,根据患者的反馈来调节手法强度、手法操作的运动方向以及手法操作的程度。治疗师的良好手法技巧有助于提高临床疗效。值得注意的是无论是附属运动还是生理运动,手法操作均应达到关节活动受限处。例如:治疗疼痛时,手法应达到痛点,但不超过痛点;治疗僵硬时,手法应超过僵硬点。操作中,手法要平稳,有节奏。不同的松动速度产生的效果不同,小范围、快速度可抑制疼痛;大范围、慢速度可缓解紧张或挛缩。手法操作的强度:不同部位的关节,手法操作的强度不同。一般来说,活动范围大的关节如髋关节、胸腰椎,手法的强度可以大一些,移动的幅度要大于活动范围小的关节,如手腕部关节和颈椎。治疗时每一种手法可以重复3~4次,每次治疗的总时间在15~20分钟。根据患者对治疗的反应,可以每日或隔1~2天治疗1次为宜。

1) 适应证:主要适用于任何力学因素(非神经性)引起的关节功能障碍,包括:关节疼痛、肌肉紧张肌痉挛;可逆性关节活动降低;进行性关节活动受限;功能性关节制动。对进行性关节活动受限和功能性关节制动,关节松动技术的主要作用是维持现有的活动范围,延缓病情的发展,预防因制动引起的其他不良影响。

2) 禁忌证:关节活动已经过度、外伤或疾病引起的关节肿胀(渗出增加)、关节的炎症、恶性疾病以及未愈合的骨折。

3) 注意事项:治疗后一般症状会有不同程度的缓解,如有轻微的疼痛多为正常的治疗反应,通常在4~6小时后反应消失。如第2天仍未消失或较前加重,提示手法强度太大,应调整强度或暂停治疗24小时。如果经过3~5次的正规治疗,症状仍无缓解或反而加重,应重新评估,调整治疗方案。关节松动技术不能改变疾病的病理过程,如类风湿关节炎和损伤后的炎症反应。在这些情况下,关节松动的目的是维持活动范围以及减少因力学因素引起的活动受限。治疗者必须具备良好的解剖学、关节运动学、神经系统和运动系统疾病病理学等医学基础知识,掌握适应证和基本操作手法,并与其他改善关节活动的技术如肌肉牵拉技术以及肌力训练技术结

合起来应用才能提高整体疗效。

（二）关节活动度训练

正常关节活动度需要关节、关节囊、韧带、肌肉等组织保持良好的弹性，使结缔组织处于一种疏松的网状状态。关节活动度训练需每日多次全关节范围正常活动。一旦关节活动障碍，尤其是关节内外纤维组织挛缩或瘢痕粘连引起的关节活动度障碍，通常需要反复的关节活动度训练来延长短缩的关节周围软组织，恢复软组织的弹性。挛缩粘连的软组织延长是关节活动度恢复和增加的主要因素。所以关节活动度训练应遵循的基本原则可归纳为渐进、反复原则；无痛或微痛安全原则；由远及近有序原则；统筹综合原则。

1. 肩部关节

（1）前屈：患者取仰卧位，治疗师在肘部予以辅助完成前屈动作。

（2）后伸：患者取侧卧位，治疗师一手托前臂一手扶肩完成后伸动作。

（3）外展：患者取仰卧位，治疗侧肘关节屈曲，肩外展90°后需肩关节外旋和肩胛骨上旋才能完成全范围外展。

（4）水平外展和内收：患者取仰卧位，上肢外展90°，治疗师辅助肘腕部关节帮助完成动作。

（5）肩内外旋：患者取仰卧位，肩外展90°，肘屈曲90°，完成动作。也可以在肩外展不同度数时完成。

（6）肩胛骨活动：患者俯卧或侧卧，治疗师面向患者，一手在肩部，一手放在肩胛骨下角，两手同时活动肩胛骨。

2. 肘、腕关节及手部关节 屈伸动作患者取仰卧位，治疗师帮助完成。前臂旋转动作患者仰卧，治疗师帮助前臂屈曲状态完成动作。腕关节动作患者取仰卧，治疗师一手握前臂，另一手握掌骨，完成掌屈、背伸、桡偏、尺偏及环转运动。手部关节活动患者取仰卧位或坐位，治疗师双手握住患者手部，拇指位于手背，帮助活动。

3. 髋、膝关节

（1）屈髋屈膝：患者仰卧位，治疗师一手托腘窝一手托足跟进行活动。

（2）后伸：患者侧卧位，治疗师一手固定骨盆，一手进行活动。

（3）外展：患者仰卧位，下肢中立，治疗师辅助完成。

（4）旋转髋：患者仰卧位，治疗师托起下肢屈膝，完成动作。

膝关节活动常与髋关节共同完成。

4. 踝关节及足趾关节

（1）踝背伸：患者仰卧位，踝中立位，治疗师站在足外侧，上方手握住小腿远端，下方手拖住足跟，前臂掌侧抵住足跟向头部牵引。

（2）内（外）翻：患者仰卧位，踝中立位，治疗师站在足外侧，上方手握住小腿远端，下方手拖住足跟，前臂掌侧抵住足跟做内外翻动作。

（3）跖趾关节：患者仰卧位，踝中立位，治疗师站在足外侧，一手固定跖骨，一手帮助背伸足趾。

（三）脊柱手法治疗

脊柱手法治疗是损伤退行性脊柱疾病和脊柱相关疾病治疗常用的康复治疗方法之一，主要通过纠正椎体位移，松解软组织、解除或减轻对组织的刺激、压迫达到治疗疾病的目的。脊柱手法治疗在东西方都很流行，也有多种称谓，如推拿、按摩、整脊、正脊、正骨等。

1. 西方脊柱手法治疗 西方国家手法治疗源于欧洲，以解剖学为基础，也结合生物力学的研究成果，主要为骨科正骨术医师、骨科医师和整脊师所使用。主要有三种手法治疗体系：①整脊疗法（chiropractic）；②整骨疗法（osteopathy）；③手法物理治疗（manipulative physiotherapy）。脊柱手法治疗是这三种脊柱疗法体系中最为重要的组成部分。

2. 脊柱手法治疗基本原则 针对脊柱的手法治疗有两个基本原则，一是软组织松解，二是关节调整。关节调整包含关节极限内运动（mobilization）和关节极限后调整（manipulation）两个部分。其治疗原则是：先松解软组织，再最大幅度地活动开受累关节，然后再突破关节受限，恢复原有的结构和（或）运动功能。

3. 脊柱手法治疗基本检查与操作原则 强调整体观念，即调整、纠正肌肉和结构失衡，恢复整体功能。对某一局部的病变，往往要考虑其他多处的关节紊乱及相互间的影响。除骨科及神经科的物理检查与评定等，发现受累脊柱节段则是诊断的关键。由于结构障碍与功能障碍密切相关，各种疗法都以发现功能受限的脊柱节段作为检查的重点。例如节段性主动运动检查和被动运动检查,运动极限后加强试验检查,"消沉"试验(slum test)等。

4. 脊柱手法治疗基本手法 手法治疗的目的是在功能紊乱的关节中重建功能,主要通过以下方式完成:

(1) 放松屈曲皱缩的滑膜皱襞和张力过高的肌肉:在软组织松解术的实施过程中,在局部皮肤涂以按摩乳做按、揉、点、压等多种手法,以达到促进局部血液循环、增加组织弹性的效果。

(2) 松解关节或关节周围粘连:在关节运动手法中主要是通过各种方式达到各个关节节段(尤其是受累节段)最大限度地开张,以利于下一步手法的实施。

(3) 关节调整手法:在关节完全极限运动基础上,调整移位(或半脱位)结构,使其达到结构和功能的恢复或部分恢复。

5. 适应证和禁忌证

(1) 适应证:损伤退行性脊柱疾病和脊柱相关疾病,如半脱位、关节功能障碍、躯体功能障碍、固定、关节交锁和阶段性运动障碍等。

(2) 禁忌证

1) 相对禁忌证:急性椎间盘突出、骨质疏松、脊柱关节病、服用抗凝药物、出血性疾病、心理疾患、运动过量。

2) 绝对禁忌证:进展性神经疾患、恶性肿瘤、急性脊髓病变、齿突不稳、骨折/脱位愈合期、缺血性坏死、骨感染、阶段性失稳、马尾综合征、腹主动脉瘤、内脏的牵涉痛、长期重复手法症状缓解持续时间不足 1 天。

(四) 主动运动的概况与要点

1. 主动运动 指动作的发生和完成完全是由肌肉主动收缩,不需要借助于任何外界的力量来完成。根据在动作完成的过程中是否对抗阻力,主动运动又分为随意运动和抗阻力运动。训练中应取正确的体位和姿势,将肢体置于抗重力位,防止代偿运动。另外,运动的速度、次数、间歇等要根据患者的实际情况给予适当的指导。

2. 等张运动 是指在有阻力的情况下进行的肌肉收缩,收缩过程中肌张力保持不变,但肌长度发生变化,产生关节运动。包括徒手抗阻力运动和抗重物阻力运动。注重阻力负荷在训练时的增加形式。根据训练目的的不同,负荷量的大小也不同。

3. 等长收缩 是指肌肉收缩时长度基本不变,不产生关节活动,故也称为静力收缩,是肌力与阻力相等时的一种收缩形式,以等长收缩为肌肉收缩形式的运动即为等长运动。等长训练是增强肌力的最有效的方法。

4. 等速运动 是指关节在运动的全过程中,运动的角速度保持恒定,肌肉收缩产生的关节力矩与电脑控制自动产生的反向力矩所平衡。等速训练器在关节运动过程中的各种生物力学数据由电脑实时采集和处理,产生各种指标,包括肌力、肌肉做功量和功率输出,肌肉爆发力和耐力等。

5. 协调性训练 协调功能是人体自我调节,完成平滑、准确且有控制的随意运动的一种能力。所完成运动的质量应包括按照一定的方向和节奏,采用适当的力量和速度,达到准确的目标等几个方面。

6. 平衡功能训练 平衡是指人体所处的一种稳定状态以及不论处在何种位置、运动,或受到外力作用时,能自动地调整并维持姿势的能力,即当人体重心垂线偏离稳定的支持面时,能立即通过主动的或反射性的活动使重心垂线返回到稳定的支持面内,这种能力就称为平衡能力。恢复平衡能力的训练是指为提高患者维持身体平衡能力所采取的各种训练。通过这种训练,能激发姿势反射,加强前庭器官的稳定性,从而改善平衡功能。

7. 步行训练 通过步行或模拟步行来恢复步行功能的运动训练方法。步行不仅需要下肢有足够的肌力和关节活动度,而且还需要有良好的平衡和协调。除此之外,由于恢复初期还常需要借助拐杖等助行器,因此整个训练牵涉面相当广泛。步行前训练、起立床训练、肌力增强训练、平行杠内训练、平行杠、助行器步行训练、持双拐步行训练、手杖步行训练都是步行训练中不可缺少的步骤。根据损伤所致的功能障碍特点加以取舍,也可以选用减重步行训练和计算机一体化步行训练;康复机器人是典型的机电一体化系统,对于提高腿部功能损伤患者的康复质量、帮助患者自行康复训练也有很好的作用。

（五）作业疗法

作业疗法是通过有目的的作业活动,恢复和改善功能障碍,提高日常生活活动能力,预防残疾发生。作业疗法内容广泛,常见的有以下几种:在改善功能的作业活动包括传统作业活动、新型作业活动、工艺性作业活动、心理性作业活动、日常生活活动能力、自助具制作和职业前培训活动。骨科患者重返岗位前,作业治疗师要根据患者的功能情况结合患者工作特点评估其是否具备重返岗位的条件,若患者的功能障碍已经使其无法胜任之前的工作,可帮助患者根据自身条件重新定位自己的工作能力,选择可以胜任的工作。

（六）深层横摩法

深层横摩法是应用在肌肉、肌腱、韧带组织的过劳性损伤后,由手指横向于纤维组织直接作用于损伤部位的治疗方法。它是英国赛瑞克斯通过临床实证经验发展起来的一种对结缔组织损伤的特别按摩治疗。横摩法主要是以临床经验阐述它是什么及其能达到的效果,其可能作用机制包括:缓解疼痛;对结缔组织的修复作用:炎性早期刺激并提高吞噬作用率,结缔组织再生期刺激纤维组织的取向,预防并破坏粘连组织的形成,诱发创伤性充血(在慢性迁延不断的损伤中使用强有力的按摩后产生)。

物理因子治疗:在骨科康复过程中,除了手术、药物以及运动康复治疗外,物理因子治疗是一种很重要的辅助治疗手段。应用于临床治疗的物理因子包括电疗法、磁疗法、超声波疗法、光疗法、冷热疗法、冲击波疗法等,其主要应用于各种炎症、软组织损伤、疼痛及瘢痕粘连、功能障碍等多种疾病的治疗。

（七）物理治疗

1. 低频脉冲电疗法 其主要治疗作用是刺激神经肌肉,产生肌肉收缩,增加肌肉力量;目前认为由强刺激引起的遮盖效应、皮层干扰,脉冲电流对周围神经的直接抑制以及电流作用于粗纤维,通过闸门控制止痛;通过对血管舒缩神经的刺激和某种频率对交感神经的抑制,引起局部血管扩张,改善治疗部位的血液循环,促进血液和淋巴回流,从而减轻组织间水肿及改善局部循环和代谢。

2. 中频电疗法 中频电流具有对感觉神经刺激小,组织电阻低,对组织无电解作用,作用部位较深,且单次脉冲不能引起神经肌肉的一次兴奋的特点。此外,中频电流还有一定的软化瘢痕、松解粘连的作用。

3. 高频电疗法 根据波长可分为长波、中波、短波、超短波、微波五种。高频电流产热作用明显,不会引起神经肌肉组织兴奋性的改变,治疗时电极可离开皮肤,无电解作用。高频电作用于人体时,主要产生热和非热的效应。温热效应可改善血液循环、镇痛、抗炎、降低肌肉张力、加速组织生长修复,提高免疫力等作用。非热效应包括消散急性炎症—在急性化脓性炎症早期应用无热量治疗可使吞噬细胞的吞噬活动加强、促进炎症局限或逆转;使神经组织、肉芽组织再生加速;使神经系统兴奋性增高。

4. 超声波疗法 超声波是指频率在2000Hz以上,不能引起正常人听觉反应的机械振动波。将超声波作用于人体以达到治疗目的的方法称为超声波疗法。常用的频率一般为800~1000kHz。低强度脉冲超声波改善局部血液灌注和血管生成,促进软骨发育,提高成骨细胞的分化和增殖,并促使骨髓间充质干细胞诱导分化为成骨细胞,能促进骨缺损的愈合及骨再生过程。此外,超声波还可松解软组织的粘连,以减少疼痛和肌肉痉挛,并提高肌肉的灵活性。

5. 冷疗法 应用制冷物(冰或化学制冷剂)或制冷装置接触体表将冷传输给机体以治疗疾病的方法,称为冷疗法。主要用于急性损伤早期,减少痉挛和水肿,镇痛,应注意防止冻伤。

6. 磁疗法 利用磁场治疗疾病的方法的统称。磁场对机体的主要作用是对体内生物电泳方向、细胞内外离子分布状态、细胞膜的电位和通透性、细胞器和酶的功能等方面产生影响,促进组织器官产生相应的反应。临床常用磁疗来镇痛、解痉、抗炎、促进吸收及损伤修复。

7. 红外线疗法 其主要生物学作用是热作用,具有镇痛抗炎、促进吸收、缓解肌肉痉挛、促进组织再生等。

8. 紫外线疗法 紫外线的主要治疗作用有杀菌、促进维生素D的合成、促进局部血液循环、止痛、抗炎、促进伤口愈合等。

9. 激光疗法　治疗原理主要包括热作用、压力作用、光化学作用、电磁场作用等。其中低强度激光器用于抗炎镇痛等。

10. 蜡疗　利用各种热源作为介质，接触体表将热直接传输给机体以治疗疾病的方法之一。

11. 冲击波疗法　体外冲击波是一种通过物理学机制介质（空气或气体）传导的机械性脉冲压强波，在人体造成物理冲击，刺激生长激素释放，导致微血管新生，达到组织再生以及修复的功能。冲击波可促进组织代谢、循环，具有止痛与组织修复功能，对肌腱筋膜病变的慢性疼痛及骨折未愈合有惊人的疗效。冲击波疗法具有剂量依赖性的破坏作用，在最佳的剂量下对细胞增殖有刺激作用，同时激活和加强治愈过程。冲击波还可用于改善痉挛。

12. 注射治疗技术　是将特定的药物直接注射于腱鞘、压痛点、关节囊、关节腔、肌筋膜、滑囊、病灶周围、神经干等病变局部，通过抗炎、止痛、解痉等作用，在病变局部发挥治疗作用，以消除局部炎性水肿，促进炎症吸收并缓解肌肉痉挛以达到局部疗效的一种治疗方法。近年来，注射治疗与肌肉骨骼系统超声检查结合起来，逐渐形成了一种超声引导下注射治疗技术，进一步提高了注射部位的准确性，降低了局部组织损伤风险，提高临床疗效，越来越被更多的临床医师认可。

### （八）中医康复疗法

中医学的整体观念与辨证论治是中医学理论体系中两个基本特点，体现在中医理论与临床实践的密切结合中，是中医康复疗法的基本原则。中国传统脊柱手法在中国已经有数千年的历史，有别于西方的脊柱手法治疗理念，手法上有摇转、引伸、斜扳、牵扳、旋扳、屈曲、抖拽等，用于调整和解除脊柱关节的运动受限，以及推、拿、按、摩、揉、捏、搓、理筋、弹拨、脊柱旁穴位上的重点手法等用于局部软组织治疗。对于骨科康复来说，尽管损伤部位及程度不同，不论骨折、脱位还是韧带损伤，根据损伤的发展过程，一般均可分为早、中、后三期。中医康复治疗方法还包括中药内治法、中药外治法。针灸疗法和灸法是通过刺激来达到调整人体经络脏腑气血的功能，防治疾病的目的。针灸疗法在骨科康复中，主要用来通经止痛、减轻痉挛；可用于各关节及其附近的急、慢性疼痛，包括各型颈椎病、腰椎间盘突出症等，对截瘫引起的各种并发症也有很好的疗效。推拿按摩疗法是指对于肢体的某一部分通过其在筋肉、关节、骨骼表面运用各种手法，达到对患者进行检查、治疗、康复和保健的目的。推拿疗法是中医康复治疗的特色，应用广泛。可以作为各关节及其周围慢性疾病的主要康复方法，如颈椎病、腰椎间盘突出症、膝关节骨关节炎、肩周炎、网球肘、慢性踝关节扭挫伤等。推拿疗法可以松解粘连、减轻痉挛、减轻疼痛等，是骨科手术后康复可选择的方法之一。导引是通过肢体主观运动的方法来防治某些损伤性疾病，促进肢体功能恢复。这些功能训练要贯彻动静结合的治疗原则，尤其在损伤后康复中具有重要的地位，对骨科手术后康复也有很好的促进作用。

（潘　钰）

## 第三节　骨折手术后康复

骨的连续性和完整性中断称为骨折，骨折是运动系统最常见的损伤。骨折在复位、固定后，"功能锻炼"即是康复的重要内容。康复治疗贯穿于整个治疗过程。骨折后经过复位、固定后基本完成了骨科临床治疗，康复治疗随即开始。骨折手术后骨折愈合、损伤部位及相邻的关节、肢体乃至全身功能需要恢复，骨折手术后的康复主要目标：促进骨折愈合、恢复肢体功能和生活能力，最终提高患者的生活质量。

### 一、骨折手术后康复评定

骨折手术后康复过程应特别强调是一个不断地重复康复评定、制订与完善康复计划和康复治疗实施的循环过程。康复评定对于整个康复过程至关重要。

医师和治疗师应该对骨折患者进行手术前评定关注：患者的全身情况、骨折局部与复合伤、拟接受的手术、既往伤病史等。由于骨折手术多为急诊手术，有时术前评估难以做到。

针对患者的手术后评定是一个非常重要的环节，决定康复治疗计划的制订。与手术者沟通了解手术方法、术中情况、手术后注意事项。

1. 全身情况评定　患者的生命体征、认知状况、营养状况、心脏和肺脏功能、既往伤病史、患者骨折前生活状况,患者和家属对功能恢复的预期。

2. 手术和内固定方式　对患者骨折、骨折类型和内、外固定评定尤为重要,这关系到患者开始活动或负重时间的决策。

3. 骨折局部评定　骨折局部皮肤的颜色、温度、湿度;手术部位软组织肿胀、肢体肿胀、肢体末端的血运情况(手指或足趾末端颜色、红白反应等);伤口情况,是否感染、脂肪液化、伤口愈合情况;手术伤口已愈合应用滚动手法推移手术瘢痕以检查是否粘连。

4. 疼痛评定　手术后炎性反应、软组织肿胀等会引起疼痛。疼痛评定常用视觉模拟评分法(VAS)和数字类比法(NRS),根据对评定的结果给予相应处理。

5. 影像学评定　手术后影像学的评定包括:普通 X 线片、超声检查、CT、MRI 等与专科医师协作完成。普通 X 线检查可以了解骨折复位和内固定,帮助对骨折愈合情况做大致的了解,根据所获得的骨痂、骨衔接、骨折线消失和骨小梁等影像了解骨折愈合状况。必要时超声测定评定,在骨折愈合的过程中,超声测量具有监测骨折愈合过程、探测愈合过程障碍(如延迟愈合或骨不连)及定量评价骨连结的潜在能力。许多研究也通过计算机断层扫描评价骨折愈合等相关情况。

6. 骨折愈合评定　骨折临床愈合评定:临床愈合是骨折愈合的重要阶段,通过功能锻炼,逐渐恢复患肢功能。评定标准:①局部无压痛及纵向叩击痛;②局部无异常活动;③X 线片显示骨折处有连续性骨痂,骨折线已模糊;④拆除外固定后,如为上肢能向前平举 1kg 重物持续达 1 分钟;如为下肢不扶拐能在平地连续步行 3 分钟,并不少于 30 步;连续观察 2 周骨折处不变形。临床愈合时间为最后一次复位之日至观察达到临床愈合之日所需的时间。对于骨折愈合的评定还有其他辅助方法,如机械测定法、振动法(共振频率分析也称计算机成相法)和生物力学法。

7. 肢体功能的评定　在临床检查的基础上,对病伤残者进行功能状态定性或定量的分析。评定

的内容即是受伤关节和受伤邻近关节功能:肢体的长度、关节活动度、神经功能、相关肌肉力量、平衡功能。特殊部位的骨折需要特殊评定,如足部评定,需要足底压力的评定等。

## 二、骨折手术后康复治疗方法

### (一)促进骨折愈合的方法

目前,共识的骨折愈合形式包括 I 期愈合和 II 期愈合,I 期愈合又称作原始骨愈合(primary bone healing),依靠直接的骨形成来实现骨愈合,应用轴向加压接骨板使骨折紧密接触,达到绝对稳定固定,从而实现在 X 线上看不到骨痂形成的骨愈合过程。影响骨愈合的因素很多,包括全身因素和骨折的局部因素。全身因素:年龄、体质、慢病等,吸烟、饮酒等不良习惯也影响骨折的愈合。局部因素:骨折的数量、类型、局部血液供应、感染、软组织嵌入等。医源性因素需与手术相关医生进行探讨获知。康复治疗促进骨折愈合的方法很多,合理应用这些物理因素可以促进骨折的愈合。

1. 低能量的超声波　小剂量的超声波具有促进骨痂增长的作用,应用 $0.1 \sim 0.5 W/cm^2$,$3 \sim 5$ 分钟,采用接触固定法治疗。

2. 冲击破　冲击波的机械效应可以对骨折部位产生应力,应力调节骨的生长、吸收和重建。高能量的冲击波促使新鲜骨折的血肿中含有大量的骨形态发生相关蛋白(bone morphogenetic protein,BMP)等细胞因子,促进骨折愈合。

3. 直流电刺激　直流电刺激治疗在其阴极有促进骨折愈合的作用,可以使得钙沉着骨骼上促进其修复。

4. 机械力学作用　在康复训练时肌肉的收缩与舒张形成的应力促进骨骼愈合。

应力和微动是常见的影响因素,它们既是独立的,也是相互联系的。应力能产生微动,同时微动也能改变应力。

### (二)疼痛与手术部位软组织康复治疗

物理因子治疗在缓解疼痛方面具有独特的疗效。光疗:红外线照射、低能量激光照射、红光照射等;电疗,包括直流电刺激、中频电刺激、高频电刺激等;超声波治疗;冲击波治疗;磁疗;冷热疗等均可缓

解疼痛。骨折手术后软组织水肿使得局部疼痛又影响骨折的愈合,光疗特别是低能量的激光、红光治疗可以消除水肿。高频电疗如短波、超短波等也可消除水肿。在骨折手术后康复治疗不同时期根据具体情况选择适当的物理因子治疗,但要掌握适应证。

### (三)关节活动范围康复治疗

骨折手术后会引起骨折部位关节或邻近关节炎性反应、疼痛而影响关节活动,或手术后肢体需要制动影响关节活动。关节活动范围的恢复是恢复肢体功能的前提和条件,是恢复肌肉力量、肢体协调性、平衡功能等运动要素的基础,常用康复治疗方法如下。

1. 主动运动(active exercise) 患者自主活动关节,在主动恢复关节运动时患者动作应平缓,逐渐达到最大活动范围并持续一段时间,每次重复20~30次,每日2~3次,并依次进行各个方向的运动。主动运动因患者可以根据对疼痛的感觉控制运动度和量,不易造成运动损伤,在患者骨折手术后早期应用。

2. 被动运动(passive exercise) 患者完全不用力,全靠外力完成的关节运动。外力可以是其他人实施,可以是患者的对侧肢体实施,可以借助机器完成。治疗时患者处于舒适的自然体位,肢体充分放松,固定关节的近端,活动关节的远端。动作要柔和缓慢平稳,达到最大限度时要持续一段时间。

3. 助力运动(assistant exercise) 患者利用对侧肢体或棍棒、绳索、滑轮等辅助设备完成运动,助力运动包含了主动运动和被动运动,当患者不能完全完成主动运动时,患者先做助力运动,逐渐减少辅助运动,过渡到完全主动运动。

4. 持续被动运动 采用一种由关节托架和运动控制托架组成的一种专业机械运动装置,控制运动的角度、速度和时间,通过温和持续的牵伸关节周围的纤维组织达到保持关节活动度的目的,用于骨折手术后早期治疗。

5. 关节松动术(joint mobilization) 治疗师在关节的生理运动或附属运动范围内完成的一种手法操作技术,达到改善和维持关节活动度的目的。

关节松动术应用的手法包括:关节相对面的滚动、摆动、滑动、旋转、牵引技术。

骨折手术后早期如果不需要制动,即可实施关节功能训练,首选持续被动活动,亦可以应用平缓无痛的主动运动、助力运动辅助轻缓的被动运动。如果关节制动时间较短,可以采取被动运动、助力运动和主动运动改善关节活动度。如果肢体制动时间较长,关节挛缩僵硬则要应用关节松动术达到恢复关节运动功能的目的。

### (四)肌肉力量康复治疗

肌肉力量是恢复肢体运动功能的一个要素,骨折手术后康复治疗常用的肌力恢复方法有以下几种,在康复的不同阶段选择适当的方法。

1. 肌肉训练原则 遵循超量恢复原则;掌握肌肉收缩强度,低强度训练提高耐力,高强度的训练提高肌力;肌力训练在无痛范围内训练;重视肌力评定,指导肌力训练;肌力训练前需要热身10~15分钟,结束后整理时间5~15分钟,训练时间不少于30分钟;肌力训练时注意患者的全身反应;0、I级肌力应用低频或中频电刺激训练,I、II级肌力应用生物电反馈并结合助力运动和主动运动训练。III级以上的肌力以主动运动为主逐渐进展到抗阻训练。

2. 肌力训练方法 等长训练,又称静力训练,受训肌群在耐受最大负荷下进行,每次收缩持续5~10秒,每次间隔1~2秒,重复10~15次为一组,组间休息10~20秒,每日3~5组,训练时让患者在不同的关节角度做训练。等张训练,应用渐进性抗阻训练,先测定受训肌群10次等张运动的最大负荷即10RM,先后用10RM的1/2、3/4、全量各做10次动作,即3组训练,组间休息1分钟。等速训练,应用器械(biodex、Cybex等)完成训练,等速肌力训练兼有等张和等长收缩之功效,即可锻炼肌肉又不引起肌肉的酸痛和损伤,可以使受训肌群在关节活动的每一点都得到有效的训练。开链训练(open kinetic chain,OKC),是指肢体近端固定而远端关节活动的运动。开链运动的特点是可单关节完成运动。开链运动由于增加剪切力故用于骨折手术后后期训练。闭链训练(closed kinetic chain,CKC):指肢体远端（手掌或脚掌）固定而近端活动的运动。闭链运动的特点是需多关节协同运动。康复功能锻炼中，闭链运动是不增加关节剪切力的多关节协同运动，可刺激关节本体感受器，产生肢体的运动和保护性反射弧活动，能充分训练关节整体的协调性和促进关节本体感受器功能恢复，从而促进关节稳定和功能康复，所以康复早期应选择闭链运动恢复功能。

### （五）本体感觉康复治疗

本体感觉训练主要是通过训练本体感觉器的适应性达到提高本体感觉的能力。常用的训练方法：关节活动度和相关肌肉训练；双腿站立或单腿站立（睁眼、闭眼）；平衡垫、平衡板、微型蹦床；固定自行车、平衡训练仪等。

### （六）平衡功能康复治疗

静态平衡主要依靠肌肉相互协调的等长收缩，动态平衡主要是通过调整肌张力、改变姿势或体位以保持平衡。平衡训练的原则是从稳定体位到不稳定体位，支撑面由稳定到不稳定，从静态平衡到动态平衡，从睁眼训练到闭眼训练。训练方法常用的是站立训练，他动态平衡训练，自动态平衡训练，平衡板、平衡垫训练，平衡评定训练仪器训练。

### （七）步态康复治疗

步态训练对下肢骨折手术后康复治疗的患者尤为重要，因为步态分析系统设备比较昂贵，目前不能作为常规的评定训练方法，常用的方法是目测患者的步态，从躯干、骨盆、髋关节、膝关节、踝关节这5个关键部位找到问题，通过适当的训练方式纠正异常步态。

## 三、各部位骨折手术后康复治疗要点

骨折手术后的康复治疗原则首先是促进骨折的愈合，视情况分期康复，目标是促进骨折肢体的关节活动度和肌肉力量，恢复日常生活和工作能力。

### （一）上肢骨折手术后康复

1. 常用的上肢骨折手术后功能评定

（1）上肢各个关节活动度：上肢各个关节活动度可分为正常生理活动度和关节功能活动度（日常生活动作所需关节活动度），关节功能活动度通常低于正常生理活动度，这是由于上肢日常活动一般是由多关节共同完成，有一些关节活动度受限可以由其他关节代偿。

（2）上肢常用的功能量表：肩关节常用的功能评定有牛津大学肩关节评分（Oxford shoulder score，OSS）、简明肩关节功能测试（simple shoulder test，SST）、加州大学肩关节评定系统（University of California at Los Angeles scoring system，UCLA）等，都是肩关节损伤常用的量表。肘关节和腕关节缺乏一种有效的、可靠的、被广泛接受的评定方法，故更注重关节活动度和肌力的评定。

2. 上肢骨折的康复

（1）锁骨骨折：锁骨骨折是常见的骨折，占全身骨折的3.5%～5.1%，骨折手术后主要的康复目的是恢复肩关节的活动度和肩关节周围肌肉的力量。

1）手术后1周：炎症期，康复方法选择适当的物理因子治疗，练习肘关节、腕关节和手部活动。注意这一阶段患肢不持重，不做肩关节关节活动度和肌力训练。

2）手术后2～3周：继续选择适应的物理因子治疗，继续练习肘关节、腕关节和手部活动。在无痛的范围内做垂臂钟摆练习。注意这一时期不做肩关节肌力训练，患肢不持重。

3）手术后4～6周：继续选择物理因子治疗，继续肘关节、腕关节和手部功能训练。骨折已稳定，在无痛或患者能够耐受的情况下增加肩关节活动度训练。此期开始肩关节肌肉力量训练，健肢可以辅助患肢做一些轻微持重的活动。

4）手术后7～12周：评估骨折愈合情况，肩关节是否粘连。锁骨骨折正常愈合，肩关节可以完全负重。加大肩关节活动度训练，如有肩关节粘连，增加关节囊牵伸和关节松动术。增加肩关节周围肌肉力量训练，并训练耐力。

（2）肱骨近端骨折：肱骨近端骨折包括肱骨大转子骨折、肱骨头骨折、肱骨外科颈骨折等，属于关节内骨折。骨折手术后康复目的是恢复肩关节活动度、关节周围肌肉力量、日常生活能力、工作和运动。肱骨近端骨折多累及肌肉，特别是老年人的骨折，如果康复治疗不到位容易遗留功能问题。肱骨近端骨折伤及的肌肉和功能见表7-3-1。

表 7-3-1　上肢主要关节正常活动度和参与肌肉

| 上肢主要关节 | 运动方向 | 活动度 | 参与肌肉 |
|---|---|---|---|
| 肩关节 | 前屈 | 0°~180° | 三角肌前部、喙肱肌 |
| | 后伸 | 0°~50° | 三角肌后部、背阔肌、大圆肌 |
| | 内收 | 180°~0° | 大圆肌 |
| | 外展 | 0°~180° | 冈上肌、三角肌中部、前锯肌 |
| | 内旋 | 0°~90° | 肩胛下肌、大圆肌、背阔肌、胸大肌 |
| | 外旋 | 0°~90° | 冈上肌、小圆肌 |
| 肘关节 | 屈曲 | 0°~150° | 肱二头肌、肱桡肌、肱肌 |
| | 伸直 | 150°~0° | 肱三头肌、肘肌 |
| 前臂 | 前臂旋前 | 0°~90° | 旋前圆肌、旋前方肌 |
| | 前臂旋后 | 90°~0° | 旋后肌 |
| 腕关节 | 掌屈 | 0°~90° | 掌长肌、尺侧腕屈肌、桡侧腕屈肌 |
| | 背伸 | 0°~70° | 桡侧伸腕长肌、桡侧伸腕短肌、尺侧伸腕肌 |
| | 尺偏 | 0°~30° | 尺侧屈腕肌、尺侧伸腕肌 |
| | 桡偏 | 0°~25° | 桡侧腕长伸肌、桡侧屈腕肌 |

1）手术后 1 周：炎症期，康复治疗主要是物理因子治疗。患肢肘关节、腕关节、手部可以做关节活动度和肌力训练。注意患肢不持重，患肩不做肌力和关节活动度训练。

2）手术后 2~4 周：选择合适的物理因子治疗促进炎症消退、缓解疼痛，促进骨骼愈合。继续肘关节、腕关节和手部关节活动度和肌力训练。患肩在无痛或低度疼痛（患者可以耐受）情况下可以进行垂肩钟摆运动或治疗师为患者做被动活动。患者可以做肩关节的等长肌力训练，但注意不做肩关节的主动运动训练、不做等张肌力训练、不持重。

3）手术后 4~6 周：评价骨折愈合情况，评估肩关节是否有粘连。继续选择适合的物理因子治疗，继续肘关节、腕关节和手部关节活动度和肌力训练。加大关节活动度的训练，主要应用肩关节被动活动训练，特别是合并肩袖损伤者。如果发现肩关节粘连可以增加关节松动术治疗。开始肩关节周围肌肉力量训练，主要应用闭链训练。患肢开始持重，辅助健肢完成一些日常生活动作。

4）手术后 7~12 周：评价骨折愈合，排除骨折延迟愈合和肱骨头无菌坏死。加大肩关节活动度训练，恢复肩关节的正常活动度。增加关节囊牵伸

恢复关节灵活性训练，如有关节粘连，应用关节松动术。关节肌力训练应用开链训练，恢复肌肉力量，增加耐力训练。患肢可以完全持重，恢复正常活动。

（3）肱骨干骨折：肱骨外科颈以下 1~2cm 至肱骨外上髁上 1~2cm 之间的部分骨折。骨折或骨折手术后累及的肌肉主要是胸大肌、三角肌、肱二头肌和肱三头肌。肱骨干骨折易伤及桡神经。

1）手术后 1 周：炎症期，选择适合的物理因子治疗。如患肢有外固定则训练未固定的关节活动，如腕关节和手部。此期不做肌肉力量训练，患者不持重。

2）手术后 2~4 周：继续选择适当的物理因子治疗，无外固定患者由康复治疗师做肩关节和肘关节被动活动，无痛或低度疼痛，逐渐过渡到辅助运动和主动运动。有外固定患者只做未固定关节的主动或被动活动。允许患者做等长肌力训练，患者不持重。

3）手术后 4~6 周：评价骨折愈合情况，如无延迟愈合，可以拆除外固定。加大肩关节和肘关节活动度训练。开始上臂肌肉力量训练，早期闭链训练，逐渐过渡到开链训练。患肢可以辅助健肢完成日常生活动作但是不可持重。

4）手术后 7~12 周:评价骨折愈合,根据骨折愈合情况决定负重活动。上肢各个关节最大限度活动训练,抗阻肌力训练,增加耐力训练。

（4）肘关节周围骨折:肘关节周围骨折包括肱骨髁上骨折、肱骨髁间骨折、肱骨内上髁骨折、外上髁骨折、尺骨鹰嘴骨折、桡骨小头骨折等。肘关节骨折手术后影响肘关节活动度,累及肌肉功能见表 7-3-1。肘关节骨折容易伤及正中神经、尺神经和桡神经,评估时应注意神经问题。肘关节骨折手术后康复的目的即恢复肘关节活动度和肌肉力量。

1）手术后 1 周:炎症期,选择合适的物理因子治疗。治疗师辅助或患者自行训练肩关节、腕关节活动和手部活动。此期不做肘关节活动和肌力训练,患肢不持重。

2）手术后 2~4 周:选择合适的物理因子治疗,治疗师辅助或患者自行训练肩关节、腕关节活动和手部活动。如无外固定,无痛或低度疼痛下治疗师可以为患者进行肘关节被动活动,如有外固定,在骨科医生允许的情况下,治疗师每日去除外固定为患者被动活动。增加肩关节肌肉力量训练,前臂肌肉力量的等长训练,患肢不持重。

3）手术后 4~6 周:选择合适的物理因子治疗,评估骨折愈合。逐渐增加肘关节的活动度,评估肘关节粘连情况,如有关节粘连应用关节松动术增加关节活动范围。开始肘关节周围肌肉肌力训练,早期闭链训练,逐渐过渡到开链、渐进性抗阻训练。患肢可逐渐持重,辅助或完全完成日常生活动作。

4）手术后 7~12 周:评估骨折愈合情况。最大限度地活动肘关节,牵伸关节囊,增加关节灵活性。如关节粘连,应用关节松动术恢复患者活动功能。开链渐进性抗阻训练、等速肌力训练增加肘关节周围肌肉力量和耐力。

（5）前臂骨折:前臂骨折包括桡骨干骨折、尺骨干骨折或尺桡骨干双骨折,占全身骨折的 7%~8%,是最常见的骨折。前臂骨折后累及的肌肉有旋前圆肌、旋前方肌、旋后肌、指浅伸肌、指深屈肌、拇长屈肌、桡侧腕屈肌、尺侧腕屈肌、指总伸肌、拇长伸肌、桡侧伸腕长肌、尺侧腕伸肌、示指固有伸肌、小指固有伸肌等。前臂骨折康复治疗的主要目的

促进骨折愈合,促进前臂旋活动功能及肌肉力量的恢复。前臂骨折容易发生缺血性肌挛缩,在评估时要注意前臂软组织张力、疼痛、桡动脉搏动、手指末梢血液循环情况。

1）手术后 1 周:炎症期,选择合适的物理因子治疗。治疗师辅助或患者自行训练肩关节和手指活动。此期不做肘关节和腕关节活动和肌力训练,患肢不持重。

2）手术后 2~4 周:选择合适的物理因子治疗,治疗师辅助或患者自行训练肩关节活动功能和手指活动。如无外固定,无痛或低度疼痛下治疗师可以为患者进行肘关节和腕关节被动活动,如有外固定,在骨科医生允许情况下治疗师每日去除外固定为患者被动活动,不做前臂的旋转活动。增加肩关节肌肉力量训练,以及前臂肌肉力量的等长训练,患肢不持重。

3）手术后 4~6 周:选择合适的物理因子治疗,评估骨折愈合。逐渐增加肘关节和腕关节活动度,开始前臂旋转运动训练。增加前臂肌肉肌力训练,早期闭链训练,逐渐过渡到开链训练。此期患肢不持重,但可辅助完成日常生活动作。

4）手术后 7~12 周:评估骨折愈合情况。最大限度地活动肘和腕关节,牵伸关节囊,增加关节灵活性。最大限度地进行前臂旋转活动。如关节粘连,应用关节松动术恢复患者活动功能。开链渐进性抗阻训练、等速肌力训练增加前臂肌肉力量和耐力。

（6）腕关节周围骨折:腕关节周围骨折包括 Colles 骨折、Smith 骨折、舟状骨骨折等,Colles 骨折最为常见。腕关节周围骨折影响腕关节和手部活动,累及的肌肉包括手部的大小鱼际肌、蚓状肌、骨间肌、指伸肌、指屈肌、伸腕肌和屈腕肌等。腕关节骨折手术后康复治疗主要是恢复腕关节、手部活动功能,恢复肌肉力量,完成日常活动和精细的手部运动。

1）手术后 1 周:炎症期,选择合适的物理因子治疗。治疗师辅助或患者自行训练肩关节、肘关节和手指活动。此期不做腕关节活动,不做前臂和手部肌力训练,患肢不持重。

2）手术后 2~4 周:选择合适的物理因子治疗,治疗师辅助或患者自行训练肩关节、肘关节活

动和手指活动。如无外固定,无痛或低度疼痛下治疗师可以为患者进行腕关节被动活动,如有外固定,在手术医生允许情况下治疗师每日去除外固定为患者被动活动。增加肩关节和肘关节肌肉力量训练,前臂肌肉力量的等长训练,患肢不持重。

3)手术后4~6周:选择合适的物理因子治疗,评估骨折愈合。逐渐增加腕关节和手指的活动度,评估腕关节粘连情况,如有关节粘连,应用关节松动术增加关节活动范围。开始腕关节周围肌肉和手部肌力训练,早期闭链逐渐过渡到开链、渐进性抗阻训练。患者可以逐渐持重,辅助或完全完成日常生活动作。

4)手术后7~12周:评估骨折愈合情况。最大限度地活动腕关节,牵伸关节囊,增加关节灵活性。如关节粘连,应用关节松动术恢复患者活动功能。开链训练、渐进性抗阻训练、等速肌力训练增加腕关节和手部周围肌肉力量和耐力。

## (二)下肢骨折康复治疗

下肢骨折手术后康复的主要目的是恢复关节活动度、肌肉力量、双下肢的协调性、平衡功能、步态和运动功能。与上肢骨折手术后康复相比负重时间、负重训练、平衡训练和双下肢协调性训练尤为重要。

1. 常用下肢骨折手术后功能评定

(1)下肢关节活动度评定:下肢主要髋关节、膝关节和踝关节。各个关节的活动度见表7-3-2。

(2)下肢骨折手术后常用功能评定量表:运动和负重是下肢主要的功能,维持这些功能依赖下肢关节的组织结构、活动范围、稳定性和下肢肌肉的力量。康复治疗针对功能缺失,而功能缺失的程度和性质依赖于康复评定,应用标准的康复评定方法,可以准确了解功能的缺失,制订合理的康复方案,采取有效的治疗方法。髋关节和膝关节常用HSS(美国纽约特种外科医院评分),踝关节应用phillips评分。

表 7-3-2　下肢主要关节正常活动度和参与肌肉

| 下肢主要关节 | 运动方向 | 活动度 | 参 与 肌 肉 |
| --- | --- | --- | --- |
| 髋关节 | 屈曲 | 0°~120° | 髂腰肌、缝匠肌 |
|  | 后伸 | 0°~15° | 臀大肌、腘绳肌 |
|  | 内收 | 0°~45° | 长收肌、短收肌、大收肌、股薄肌 |
|  | 外展 | 0°~35° | 臀中肌、臀小肌、阔筋膜张肌 |
|  | 内旋 | 0°~35° | 臀小肌、阔筋膜张肌、臀中肌前部 |
|  | 外旋 | 0°~45° | 股方肌、梨状肌、臀中肌后部、上孖肌、下孖肌、闭孔内肌、闭孔外肌、缝匠肌 |
| 膝关节 | 屈曲 | 0°~145° | 股二头肌、半腱肌、半膜肌、缝匠肌 |
|  | 伸直 | 145°~0° | 股四头肌 |
| 踝关节 | 跖屈 | 0°~45° | 腓肠肌、比目鱼肌、腓骨长肌、腓骨短肌、胫后肌 |
|  | 背伸 | 0°~20° | 胫前肌 |
|  | 内翻 | 0°~30° | 胫前肌、胫后肌 |
|  | 外翻 | ~25° | 解腓骨长肌、腓骨短肌 |

2. 常见下肢骨折

(1)髋臼骨折:见于股骨头撞击髋臼,可影响髋关节活动,累及髋关节周围的肌肉见表7-3-2,手术后康复目的是促进骨折愈合,髋臼塑形,促进髋关节活动功能和周围肌肉力量恢复,恢复步行功能。

1)手术后1周:体位:术后在患者两大腿间放置枕头,如患者可以耐受保持两腿中立位,膝关节与髋关节0°位伸直。踝泵训练,使用气压式血运仪促进静脉回流,减轻肿胀,预防静脉血栓。选择合适的物理因子治疗。术后3天开始应用CPM训练,起始角度30~40°,逐渐增加,每天使用时间不少于5小时。此期不做髋关节肌力训练,患肢不负重。

2)手术后2~4周:选择合适的物理因子治疗,缓解疼痛,促进骨折愈合。继续踝泵训练,下肢压力循环仪治疗。此期开始体位转换练习:双手后撑,屈健腿,用双手和健腿支撑力将臀部和患肢抬起,臀部随后下移到合适位置,完成臀部→患腿→左肘→右肘→背部着床的半坐位到平躺的转换;双手支撑,健腿屈曲,将臀部、患肢抬起,移至床边(可分2次完成),坐于床沿,健腿触地,双上肢挂拐站立(患肢不负重)完成坐到站的转换,每天2~3次,3周后患者可以用患肢足尖触地。在无痛或低度疼痛下髋关节主动屈曲训练或治疗师协助被动活动,髋关节不超过90°,不做髋关节内收活动。开始下肢等长肌力训练。此期下肢不负重,不做抗阻肌力训练。

3)术后4~6周:继续上述治疗,评估骨折愈合情况,评估髋关节是否粘连。继续上述治疗。加强髋关节周围肌力训练,等长训练、等张训练、渐进性抗阻训练等。开始各个方向髋关节活动度训练,此期强调髋关节后伸训练。接近6周时评估髋关节周围肌肉力量,如患肢肌肉力量低于5级,加强肌力训练。患肢肌肉力量达到5级,可以进行减重训练,从体重的1/4开始,教育患者使用拐杖。

4)术后7~12周:再次评估骨折愈合情况,如无骨折延迟愈合,患者可拄单拐或手杖步行,测试患者的平衡功能,如平衡功能良好,可以弃拐独立行走。平衡训练,上下楼锻炼,起初上楼梯级数不宜太多,一般连续上10~20级,然后以每天10级往上加,到可以上50~60级,保持2~4次/日。

提示:如果髋臼骨折在非负重部位,手术后1~2周患者即可负重行走。

(2)髋关节周围骨折:股骨颈骨折,股骨粗隆间骨折等,多发于老年人。骨折手术后影响髋关节活动,影响髋关节周围的肌肉功能。髋关节周围骨折手术后康复的主要目的促进骨折愈合,促进髋关节活动功能、肌肉功能恢复,恢复患者日常生活站立和行走能力。

1)手术后1周:术后在患者两大腿间放置枕头,如患者可以耐受保持两腿中立位,膝关节与髋关节0°位伸直。踝泵训练,使用气压式血运仪促进静脉回流,减轻肿胀,预防静脉血栓。选择合适的

物理因子治疗。术后3天开始应用CPM训练,起始角度30~40°,逐渐增加,每天使用时间不少于5小时。此期不做髋关节肌力训练,患者不负重。

2)手术后2~4周:选择合适的物理因子治疗,缓解疼痛,促进骨折愈合。继续踝泵训练,下肢压力循环仪治疗。此期开始体位转换练习(同髋臼骨折)。在无痛或低度疼痛下髋关节主动屈曲训练或治疗师协助被动活动,髋关节不超过90°,不做髋关节内收、外展活动。开始下肢等长肌力训练。此期下肢不负重,不做抗阻肌力训练。

3)术后4~6周:继续上述治疗,评估骨折愈合情况,评估髋关节是否粘连。继续上述治疗。加强髋关节周围肌力训练,等长训练、等张训练、渐进性抗阻训练等。开始各个方向髋关节活动度训练,此期强调髋关节后伸训练。接近6周时评估髋关节周围肌肉力量,如患肢肌肉力量低于5级,加强肌力训练。患肢肌肉力量达到5级,可进行减重训练,以体重的1/4开始,指导患者使用拐杖。

4)术后7~12周:再次评估骨折愈合情况,如无骨折延迟愈合,患者拄单拐或手杖步行,测试患者的平衡功能,如平衡功能良好,可以弃拐独立行走。并进行平衡训练,上下楼锻炼。提示:如骨折内固定有应力遮挡性,可提早负重。

(3)膝关节周围骨折:膝关节周围骨折包括股骨内、外髁骨折、髁间骨折、胫骨平台骨折、髌骨骨折。骨折损伤影响膝关节活动度,累及肌肉见表7-3-2,骨折手术后康复治疗目的是恢复膝关节活动度;恢复膝关节周围肌肉功能,促进骨折愈合,恢复行走和运动功能。

1)手术后1周:体位:患肢抬高,保持膝关节伸直位。选择适当的物理因子治疗,缓解疼痛,促进骨折愈合。踝泵训练、下肢压力循环仪治疗,防止血栓形成。此期不做患肢膝关节活动度训练,不做膝关节周围肌力训练,患者不负重。髌骨骨折,骨折固定牢固者可以站立。术后3天开始应用CPM训练,起始角度30°~40°,逐渐增加,每天使用时间不少于5小时。

2)手术后2~4周:选择合适的物理因子治疗,缓解疼痛,促进骨折愈合。继续踝泵训练,下肢压力循环仪治疗防止静脉血栓。此期开始体位转换练习(同髋臼骨折),在无痛或低度疼痛下膝

关节主动屈曲训练或治疗师协助被动活动,开始下肢等长肌力训练。此期下肢不负重,不做抗阻肌力训练。

3)术后4~6周:继续上述治疗,评估骨折愈合情况,评估膝关节是否粘连。加强膝关节周围肌力训练,等长训练、等张训练、渐进性抗阻训练等。开始膝关节活动度训练,此期患肢仍不负重。

4)术后7~12周:再次评估骨折愈合情况,如无骨折延迟愈合,可以进行减重训练,从体重的1/4开始,直至接近12周,再次评估骨折愈合情况,患者可以挂单拐或手杖步行,测试患者的平衡功能,如平衡功能良好可以弃拐独立行走。平衡训练,上下楼锻炼。

(4)踝关节周围骨折:踝关节周围骨折包括内踝骨折、外踝骨折、双踝(内外踝)骨折、三踝(内、外、后)骨折、Pilon骨折等。踝关节骨折影响踝关节活动度和踝关节周围肌肉力量。踝关节骨折手术后康复主要目的是促进骨折愈合、恢复关节和肌肉功能、恢复下肢行走和运动功能。

1)手术后1周:体位:患肢抬高,保持膝关节伸直位。选择适当的物理因子治疗,缓解疼痛,促进骨折愈合。下肢压力循环仪治疗,防止血栓形成。此期不做患肢踝关节活动度训练,不做踝周围肌力训练,患者不负重。单纯内踝骨折、外踝骨折,骨折固定牢固者可以站立。髋关节和膝关节周围肌肉力量训练。

2)手术后2~4周:选择合适的物理因子治疗,缓解疼痛,促进骨折愈合。如无踝关节外固定,此期可以开始踝关节活动度训练,在无痛或低度疼痛下患者自行踝关节跖屈和背伸活动,不做内外翻运动。如有外固定,在取得手术医师同意每日去除外固定进行踝关节活动度训练。此期单纯的内外踝骨折或双踝骨折可负重训练。三踝骨折和Plion骨折不可负重。

3)术后4~6周:继续上述治疗,评估骨折愈合情况,评估踝关节是否粘连。加强踝关节周围肌力训练,等长训练、等张训练、渐进性抗阻训练等。开始踝关节活动度训练,增加踝关节内外翻活动训练。此期患肢仍不完全负重,可以足尖着地。

4)术后7~12周:再次评估骨折愈合情况,如无骨折延迟愈合,可以进行减重训练,从体重的1/4开始,直至接近12周,再次评估骨折愈合情况,患者可以挂单拐或手杖步行,测试患者的平衡功能,如平衡功能良好,可以弃拐独立行走。平衡训练,上下楼锻炼。

(陈亚平)

## 第四节 关节损伤的术后康复

关节周围骨折的内容已在骨折术后康复一节中论述。本节中仅涉及关节内非骨性结构的损伤,关节周围创伤或关节内手术后的并发症。

### 一、创伤后关节功能障碍

创伤后关节功能障碍是关节周围创伤或手术后的严重并发症,多由于高暴力损伤及初期手术治疗或康复不当、创伤后继发感染等原因导致,治疗方法分两大类:保守治疗和手术治疗。针对关节损伤保守治疗,在早期以合理的康复治疗为主;在损伤后期严重的创伤后关节功能障碍可辅助关节切开松解术或关节镜下微创松解术,术后仍然以康复治疗为主要手段。

导致关节功能障碍的原因包括涉及关节面的骨折;关节内和周围韧带损伤;创伤后关节内积血;关节超长时间的制动;关节周围肌肉、韧带、关节囊、滑膜之间的粘连,甚至这些粘连的复合体与骨面或关节内结构形成瘢痕粘连。主要病理改变有关节周围软组织纤维瘢痕化及发生挛缩;关节内结构粘连;关节周围软组织顺应性差。临床上可以将关节功能障碍的原因简单地分为关节内和关节外因素。

(一)首先进行康复评价,包括初期评价、中期评价和末期评价。

针对关节功能障碍的情况,尽可能查明是何种或复合因素起主导作用,原始损伤的部位、所涉及的关节,以往接受治疗方案特别是手术情况。患者的个体差异也是不容忽视的内容。以初次评价为基准,通过不同时期的评价与之对照,分析疗效,调整康复方案(表7-4-1)。

表 7-4-1 评价名称及内容

| 评价名称 | 评 价 内 容 |
|---|---|
| 初期评价 | 患者的一般状况,营养情况,心理状态;肢体力线,有无内外翻畸形;步态是否正常;关节周围皮肤软组织情况,有无红肿、瘢痕、破溃、溃疡、窦道;膝关节 ROM 测量及相邻关节 ROM 测量;关节周围肌力量测量;原始损伤程度,原始处置方法,内固定方式、稳定程度;骨折愈合程度,有无延迟愈合和畸形愈合;关节功能评分 |
| 中期评价 | 患者的一般状况,心理状态;关节周围软组织情况,治疗后肿胀情况,关节内有无积液;关节 ROM 改善情况;关节周围肌力改善情况;HSS 功能评分;是否需要调整治疗方案;内固定情况,有无松动、断裂,是否影响治疗,是否需要取出 |
| 末期评价 | 患者的一般状况,心理状态;关节周围软组织情况,治疗后肿胀情况,关节内有无积液;关节 ROM 改善情况;关节周围肌力改善情况;HSS 功能评分;是否需要手术介入 |

(二)康复治疗应采取 team work 方式,治疗过程中康复医师与临床骨科医师技师沟通对于完善康复方案和治疗手段是不可缺少的,在关节损伤的不同时期选择不同的康复治疗方法如运动疗法(PT)、水疗、按摩、理疗、低频电刺激、持续被动活动(CPM)、气压泵、冰敷等都能得到良好的效果。

1. 肌力训练 采用等长、等张、等速 3 种训练方法,初级阶段多选择单纯训练特定肌肉群的开链运动方式(OKC);进入高级阶段后选择协同训练多个肌群的闭链运动方式(CKC),后者更接近日常所需运动,并能同时锻炼主动肌和拮抗肌,强化神经肌肉的协调能力。

2. 关节活动范围训练 应从不负重的主、被动运动过渡到负重的全关节活动范围的主动运动,主要包括坐或卧位的膝关节主动伸屈、持续器械上的被动活动(CPM),关节牵引、关节松动技术,由运动疗法师协助,每日训练 2 次,每次持续时间 45 分钟。

3. 物理因子治疗 选择如电、光、磁、热、冷、水等方式作用于关节周围,起到抗炎镇痛、软化瘢痕、消散粘连的功效。

4. 神经生理治疗技术 主要指神经肌肉本体促进技术(PNF),是一项通过刺激本体感受器来促进神经肌肉功能恢复的技术,由运动疗法师协助。

5. 身体适应性训练 主要是大肌群参与的有氧运动,包括步行、游泳、上肢及健侧下肢以及腰背部体操,目的是建立一个规律的体力训练模式,增强心血管适应性,提高有氧代谢能力,进而改善患者日常活动能力。条件允许的情况下由有文体治疗经验的治疗师协助完成为佳。

6. 中医治疗 利用中国传统医学的治疗手段,如推拿、按摩、针灸等达到行气活血、疏通经络、润滑关节、消除疲劳的作用。

7. 心理治疗 适用于关节功能障碍的康复时间长、难度大者,治疗时会出现难以忍受的痛苦等,都会使患者难以坚持,心理因素特别是态度和情绪,在整个治疗过程中非常关键。

患者的心理治疗也是康复疗法中不可分割的一部分。Rosenberger 等认为,心理因素是骨科患者康复的关键,其中态度和情绪是最强的预测因子。患者的平均病程长,辗转多家医院治疗,治疗时出现难以忍受的疼痛等,都会使患者不易坚持。因此,耐心地向患者说明治疗方案、预期效果及所需的费用和时间等,让患者明白整个治疗计划和阶段性目标,积极主动的参与、配合治疗就显得非常重要。

(三)在康复治疗阶段的辅助手术治疗

在经过一定时期的系统康复但疗效不明显,康复治疗特别是关节活动范围不能达到基本活动要求,经过评价确定妨碍关节活动范围能够通过如关节镜微创松解或切开松解手术去除关节内粘连者,可建议行手术松解治疗。应根据具体情况决定采取关节镜微创松解或切开松解手术。无论采取何种治疗方法,术后应立即开始围术期康复治疗。术后疼痛会直接影响患者康复效果,所以术后镇痛非常关键,一般建议采用多模式镇痛方式,尤其是周围神经阻滞镇痛效果直接可靠。

术后围术期康复要点:术后肢体关节(应将整个肢体用弹力绷带加压包扎),持续冰敷;应用气压式血液循环驱动泵促进双下肢静脉回流,每天 2

次,每次半小时,减轻肿胀,预防下肢深静脉血栓形成。一旦肢体恢复知觉,就应立即行肌肉等长收缩训练,并应用微电脑疼痛治疗仪刺激患侧肌肉收缩,减轻肌肉萎缩。主动早期康复是提高疗效的重要环节,如术后第 1 天应由经治医生指导进行关节功能训练,在周围神经阻滞镇痛下每天进行 2~3 次的被动活动,每次都应达到最大活动

度。渐进性的康复治疗应及时衔接:包括 CPM 机和治疗师指导下的床旁运动康复。引流管应根据引流量的情况于术后 5~7 天拔出。拆线 24 小时后开始水疗(具体流程见表 7-4-2)。不同原因造成的关节功能障碍各有其不同的临床特征,只有针对性制订个性化治疗方案,才能获得较为满意的疗效。

表 7-4-2 围术期康复流程

| 康复名称 | 开始时间 | 康 复 内 容 |
|---|---|---|
| 冰敷 | 术后第 1 天 | 2 次/日,30 分钟/次,训练后使用,减轻肿胀、缓解疼痛 |
| 气压泵 | 术后第 1 天 | 2 次/日,30 分钟/次,减轻肿胀,预防深静脉血栓 |
| 电刺激仪 | 术后第 1 天 | 2 次/日,30 分钟/次,减轻肌肉萎缩,恢复肌力、缓解疼痛 |
| 术后镇痛 | 术后第 1 天 | 每次主动、被动训练前经置管给药 |
| 被动活动 | 术后第 1 天 | 2 次/日,10 分钟/次,主管医生亲自被动活动患侧关节,活动幅度达到术中水平或到术中水平的 90%,而后应用 CPM 机器活动 |
| 运动疗法 | 术后第 3 天 | 2 次/日,45 分钟/次,PT 师行功能锻炼,根据引流量决定是否拔除引流管 |
| 蹬自行车 | 术后第 3 天 | 2 次/日,30 分钟/次,增加肌肉运动的协调性,减轻疼痛 |
| 加强活动 | 术后 2 周 | 进入正规康复流程 |

## 二、关节周围异位骨化

### (一)正确认识异位骨化

异位骨化(heterotopic ossification,HO)是指在没有骨组织的部位出现板层骨结构。异位骨化常见于中枢神经系统损伤(脑损伤、脊髓损伤、脑炎)、多发伤、髋部手术或损伤。异位骨化是常见的并发症,它不仅能使受累的关节活动障碍,还能导致原发疾病加重。组织学上,异位骨化与骨痂形成并无区别。早期表现为大量成纤维细胞的增殖,成熟后与周围软组织分界清楚,呈现典型的分层现象,内层包含大量未分化的间质细胞,中层有大量骨样组织及丰富的成骨细胞,外层有大量矿物质沉积,形成外壳,最后形成致密板层骨。

临床上有人常将 HO 与骨化性肌炎(myositis ossificans,MO)或异位钙化(ectopic calcification,EC)相混淆。骨化性肌炎是指在肌肉组织内出现钙盐沉积。而异位钙化则指在软组织结构内或周围出现矿物化(mineralization)或石灰样沉积(calcium deposit)。骨化性肌炎可分为局限性、进行性和局部创伤性 3 种。跟腱末端病钙盐沉积、肩袖钙化、后纵

韧带钙化均属于异位钙化的范畴。HO 有成熟的板层骨、松质骨、骨髓腔、滋养血管,以及少量的造血功能和肌纤维薄膜等类似正常骨的结构。其周围软组织水肿、增生,肌肉坏死和骨质疏松是 HO 的继发性反应,而不是原因。HO 往往位于关节周围的肌群或韧带的间隙,而不是侵袭到这些组织内;即使包绕正常的肌肉、肌腱、神经血管等,将 HO 切除后,这些组织结构仍基本完整;而骨化性肌炎或异位钙化往往侵及组织本身。因此。HO、骨化性肌炎、异位钙化是不同的概念

异位骨化是骨科临床的一个常见并发症,严重影响康复效果。关于其确切的发生机制依然缺乏足够的认识。Chalmers 等曾提出异位骨化形成必须具备 3 个条件:成骨诱导物、成骨的前体细胞、允许成骨的组织环境。Kaplan 等提出异位骨化发生的"四要素":①初始事件:最常见的是外伤导致的血肿;②有信号从受伤部位传出:可能是某种蛋白,它来源于受伤组织的细胞或是到达受伤组织的炎细胞;③间充质细胞:其可在信号的作用下分化为成骨细胞或成软骨细胞;④局部组织环境:如微血管功能紊乱、氧压、pH 值和血流的变化。其中信号因子是最

重要的环节,而骨形态发生蛋白是目前研究最多的一个。

其发生原因仍不清楚,根据形成原因,异位骨化可以分为4种类型:①创伤后异位骨化:常继发于肌肉骨骼的创伤,如骨折脱位、关节手术;②神经源性异位骨化:常见于脑、脊髓损伤;③遗传型异位骨化:比较少见,如进行性纤维发育不良性骨化(fibro-dysplasia ossificans progressive,FOP);④其他少见的类型:原因有烧伤、血友病、脊髓灰质炎、破伤风、多发硬化等。

文献报道的异位骨化发生率差别很大。好发部位是髋关节,其次是肘、膝、肩,几乎不累及腕、踝、手、足这样的小关节。脊髓损伤患者的 HO 极少发生于上肢关节。创伤性 HO 可位于关节旁或将关节包绕,而神经损伤性 HO 则往往位于关节旁。研究显示,男性较女性易患 HO,且累及范围也是男性较女性广。因神经损伤引起的 HO,儿童的发生率远低于成人,且儿童 HO 有的能被吸收。Chalidis 综合分析了 16 项临床研究,共 255 例 329 个 HO 受累关节,发现受累关节顺序依次为肘(158 例)、髋(117 例)和膝(54 例);年龄范围为 18 ~ 38 岁,权重平均年龄(weight mean age)为(30.6±1.4)岁,即 HO 多发生于青壮年,儿童和老年人 HO 患病率显著低。

不同关节,HO 的分布特点也不同。肩部 HO 多位于肩关节内下方;肘部 HO 的好发部位是关节后外侧,邻近侧副韧带或将其包绕;神经损伤性髋部 HO 的好发部位是关节前方,从髂前上棘到大转子和小转子之间的范围内,而创伤性 HO 则好发于髋关节的外侧;膝部 HO 好发于关节内侧。

THA 术后的发生率为 0.6% ~ 90%,多数报道约 53%。有明显临床症状的约 2% ~ 7%,需手术治疗的不到 1%。髋臼骨折切开复位内固定术后的发生率超过 60%。脊髓损伤后的发生率为 20% ~ 25%,其中约 18% ~ 35% 产生明显的关节活动受限。闭合性颅脑损伤后的发生率约 10% ~ 20%,其中约 10% 产生严重的关节活动受限。烧伤患者的异位骨化发生率一般为 1% ~ 3%。

目前观察到的异位骨化的危险因素包括:男性、曾有异位骨化病史、髋创伤、骨折史、同侧或对侧髋关节成形术、肥大性骨关节病、强直性脊柱炎、骨坏死、创伤性关节炎、类风湿关节炎、弥漫性特发性骨肥厚等。

**(二)临床表现**

HO 的发生可开始于原始损伤(initial trauma)后的任何时间,甚至数年后,但一般均在伤后 4 ~ 12 周,高峰时间为伤后 2 个月,一般不超过 6 个月。最初的表现主要是关节周围软组织和肌肉的急性炎症,即肿胀、疼痛、发热、皮肤红斑和关节活动范围减少。需与深静脉栓塞、蜂窝织炎、骨髓炎、脓肿或肿瘤相鉴别。

影像学检查:X 线片是诊断异位骨化最简便、经济的方法,一般在伤后 6 ~ 12 周即能在 X 线片上发现异位骨化。CT 与 MRI 对诊断也有一定帮助,而三相核素骨扫描(RNBI)是早期检测异位骨化的最敏感指标,并可以判断病变的活动性和成熟度,有助于决定手术切除异位骨的时机。

实验室检查碱性磷酸酶(alkaline phosphatase,AKP)、C 反应蛋白(CRP)、24 小时尿前列腺素 E2(PGE2)等都可辅助诊断,但均缺乏特异性。碱性磷酸酶(AKP)一般在 HO 出现临床表现前的 7 周内升高,出现局部症状 3 周后超出正常,5 个月后渐趋正常。针对 AKP 在 HO 早期诊断中的意义争论较多,有学者认为 AKP 对于 HO 的早期诊断几乎没有帮助。Sugita 等提出血清完整骨钙素(intact osteocalcin,iOC)的升高提示异位骨化在发展,而尿脱氧吡啶酚与肌酐比(DPD/Cre)对反映异位骨化成熟度也有一定帮助。

针对脑外伤、脊髓损伤和关节创伤的患者,要预想到 HO 发生的可能性,密切的临床观察和综合判断是早期诊断 HO 的关键。

**(三)治疗选择**

至今为止,尚没有公认的可以预防 HO 发生的措施,但不否认以下方法有一定的预防作用。

1. 口服吲哚美辛类非甾体抗炎镇痛剂 临床常用的预防异位骨化的药物是吲哚美辛,其作用机制为通过抑制环氧化酶,阻止前列腺素的合成,从而改变触发骨质重建的局部炎症反应,并抑制间充质细胞向成骨细胞的分化。因为异位骨化的发生与炎症反应有关,所以吲哚美辛在诱导反应发生前或开始阶段,即术前或术后 3 天内应用才能发挥最大疗效。NSAIDs 的主要副作用为消化性溃疡,约 30% 的患者因为胃肠道反应而不能完成治疗,此外还有降低血小板凝聚,抑制创伤愈合及肾毒性。Fijn综合文献认为,NSAIDs能使THA后异位骨化发生率降低50%,使具有明显临床症状异位骨化的发生率降至0~2%,并提出吲哚美辛(25~50mg、2~3次/天)合并应用胃肠道保护剂7~11天也是最佳选择。二磷酸盐类:二磷酸盐(diphosphonates)是内源性焦磷酸盐类似物,与羟磷灰石有很强的亲和力。它不仅能阻止磷酸盐晶体的生长和溶解,还可以调节免疫和抗炎症反应,其机制可能是干扰促炎性因子如IL-1、IL-6等。1973年Nollen首先报道依替磷酸二钠可有效地预防THA后异位骨化的发生。Schuetz等使用帕米磷酸钠预防异位骨化术后复发。二磷酸盐的主要副作用是长期使用可导致骨质软化,且它只是抑制骨基质矿化,而非抑制骨基质形成,一旦停药,已形成的骨基质可继续矿化,形成"反跳性骨化"。目前对二磷酸盐的使用仍存在争议。

2. 放射疗法 通过杀死成骨细胞的前体细胞抑制成骨反应。1981年,Coventry等首次报道分次放射治疗成功预防THA术后异位骨化的发生,从此开创放射治疗预防异位骨化的临床研究。它的作用机制是通过改变快速分化细胞的DNA结构,阻止多能间充质细胞向成骨细胞的分化,从而抑制异位骨化的发生。大多数学者倾向于术后24小时内单剂量6Gy照射来预防异位骨化形成。由于放疗的副作用较多,尤其对生育年龄的患者不适合,所以放疗的应用受到一定限制。

药物和放疗联合应用:放射治疗与吲哚美辛是通过不同的途径来降低异位骨化的发生率及其严重程度的,因此可以通过联合应用取得更好的效果。Letournel和Judet在髋臼骨折术后高危患者中,术后第1天开始应用吲哚美辛治疗3周,同时术后第2天应用7Gy照射,无一例发生严重异位骨化。Pakos等对54例具有异位骨化高危因素的患者术后予7Gy单剂量放疗和75mg、1次/天吲哚美辛治疗15天,总异位骨化发生率为20.4%,其中仅1例出现有症状的异位骨化,因而认为联合应用可有效预防THA术后异位骨化,且不会额外增加并发症。Piatek等联合应用药物和放疗预防髋臼骨折后异位骨化,24例中只有1例发生异位骨化。目前有关联合预防异位骨化的研究也较少,是否有必要

对其进行进一步的研究还值得探讨。研究已经证实上述2种方法尤其对人工髋关节置换术后HO的发生有较为肯定的抑制作用。

3. 运动疗法 借助运动疗法改善关节活动范围(ROM)时,要遵循轻柔无痛的原则(gentle and pain-free range),比如在充分解除痉挛和不引起疼痛的前提下进行持续被动运动(CPM)训练等,可能对预防HO有作用,这已得到动物实验研究的证实,但仍有待相关的临床研究。非甾体抗炎药(non-steroidal anti-inflammatory drugs,NSAIDs)是目前公认的预防THA和髋臼骨折术后异位骨化形成的最有效的药物。

手术切除:对于引起严重症状或功能障碍的患者,手术切除是根本的治疗方法。其中手术时机的选择最为关键,过早切除未成熟的异位骨化容易引起出血和复发。Garland提出一个不同病因的异位骨化手术时间表:创伤后6个月;脊髓损伤后12个月;脑外伤后18个月。Shehab提出理想的手术时机为:①无局部发热、红肿等急性期表现;②碱性磷酸酶正常;③骨扫描显示正常或接近正常。手术切除之前评定异位骨化的成熟程度对手术效果非常重要,其中骨扫描是有效的检查方法,连续扫描可判断异位骨化的相对成熟程度,并预测切除的效果。三相核素骨扫描是早期检测异位骨化的最敏感指标,可以判断病变的活动性和成熟度。通常在伤后数月内,骨扫描可显示异位骨化活动性的峰值。在6~12个月内逐渐恢复正常。

需要特别强调的是,尽管HO的手术切除从解剖结构上为改善关节活动范围提供了支持,因为这类患者所需要的康复时间长,所以在临床实践中,患者家属是否能够从人力、经济、时间3方面对功能康复治疗给予积极、持久的支持,是决定关节最终功能的重要因素,手术切除HO后,局部充分引流、加压包扎防止积血和无效腔形成、尽快在患者耐受范围内开展轻柔被动牵引等运动康复,鼓励患者完成力所能及的动作等,也是影响关节功能康复的不可忽视的因素。

由于HO一般均位于组织间隙,且有完整的包膜,所以手术时只要操作仔细,完整切除HO并不十分困难。髋关节一般采用前外侧或外侧手术入路,膝关节则要根据HO的位置决定入路,而肘关节手

术入路的选择依次为后正中、外侧柱、内侧，前侧入路极少用。当 HO 的范围较广并将关节的正常骨结构包绕时，手术切除的要点是首先要找到关节正常的骨性结构，并以此作为判断切除范围是否正确的解剖标志；必要时可术中摄 X 线片确认，以免切除不足而不能充分解放关节，或切除过多损伤到正常骨结构甚至造成骨折。

（四）异位骨化切除的术后康复

术后第 1 天应由经治医生指导进行关节功能训练。在周围神经阻滞、口服或静脉药物镇痛下每天进行 2~3 次的被动活动，每次都应达到最大活动度。其次，渐进性的康复治疗应及时衔接：包括 CPM 机和康复治疗师指导下的床旁运动康复。引流管应根据引流量的情况于术后 5~7 天拔出，目的是防止局部血肿形成。

术后围术期康复要点：术后持续冰敷；应用气压式血液循环驱动泵促进静脉回流，每天两次，每次半小时，减轻肿胀，预防深静脉血栓形成。一旦肢体恢复知觉，就应立即行肌肉等长收缩训练，并应用微电脑疼痛治疗仪刺激患侧肌肉收缩，减轻肌肉萎缩。在手术前就开始服用吲哚美辛片，一直持续到手术后 2~3 个月，大量文献报道该处置对于预防异位骨化的复发有可信的作用。

三、关节感染术后康复

（一）高度重视关节内感染

关节损伤后感染问题也是困扰康复的一大问题。特别是污染严重的关节开放性损伤未能彻底清创、延迟清创的关节开放性损伤、虽然是闭合性关节损伤但周围组织有感染病灶、全身抵抗力低下伴有远隔部位的隐匿性感染源，都有可能导致关节内的感染。特别是患者在骨科治疗后的康复阶段更应该高度重视关节内感染。关节内感染的康复不同于一般关节损伤的康复，有其自身的特点。

仅就关节感染来说，是来源于滑膜或关节周围组织的细菌、真菌或病毒引起的炎症。感染性关节炎的发病率在世界范围内差异较大：在美国，发病率<200/10 万；欧洲国家的发病率较低，在瑞士<5/10 万；但在非洲、拉丁美洲和亚洲发病率较高。可分为急性和慢性感染性关节炎。

急性感染性关节炎（占 95%）可由细菌或病毒感染引起。成年人中最常见的是奈瑟淋球菌作为病原体。它从感染黏膜表面（子宫颈、直肠、咽部）扩展到一些手的小关节、腕、肘、膝关节和踝关节，中轴骨骼关节较少累及。非淋球菌性关节炎多由金黄色葡萄球菌（占 45%）、链球菌（占 9%），以及革兰阴性菌如肠杆菌、铜绿假单胞菌（占 40%）、沙雷杆菌（占 5%）引起。革兰阴性菌感染多见于青年人和老年人，尤其是有严重创伤或严重内科疾病（如肾衰竭或肾移植、关节修复、系统性红斑狼疮、类风湿关节炎、糖尿病、恶性疾病）和吸毒者，感染多原发于尿道或皮肤。80% 的患者中，非淋球菌性关节炎见于单侧关节（膝关节、髋关节、肩关节、腕关节、踝关节、肘关节）。多关节细菌感染性关节炎患者常伴有慢性关节炎（类风湿关节炎、骨关节炎）或有一个经置换的关节。芽孢螺旋杆菌是引起 Lyme 病的病原体，会引起急性游走性关节痛并伴有发热、头痛、疲乏和皮肤损伤或间歇性单关节炎。

慢性感染性关节炎：慢性关节炎（占 5%）可由分枝杆菌、真菌和其他一些致病性较弱的细菌引起，如结核分枝杆菌、海分枝杆菌、堪萨斯分枝杆菌、念珠菌属、厌酷球孢子菌属、荚膜组织胞浆菌、新型隐球菌、皮炎芽生菌、申克孢子丝菌属、曲霉菌、衣氏放线菌和布鲁菌属。有 2/3 的患者关节置换术后感染发生在 1 年以内，这可能是由于手术操作引入细菌或是术后细菌感染如皮肤感染、肺炎、牙科感染。早期关节置换感染是单纯由金黄色葡萄球菌引起的占 50%，混合感染占 35%，革兰阴性菌感染占 10%，厌氧菌感染占 5%。

感染的微生物多集中在滑液和滑膜组织，毒力因素如黏附因子可以使细菌定植在关节组织上，如金黄色葡萄球菌产生的黏附因子。由革兰阴性菌产生的内毒素（脂多糖）、细胞壁骨架成分、革兰阳性菌产生的外毒素、细菌抗原与抗体结合产生的免疫复合物，都会引起炎症反应。多核中性粒细胞（PMN）移行进入关节，吞噬病原体，在吞噬病菌的同时 PMN 释放的溶酶体酶也造成滑膜、韧带及软骨的损伤。因此，PMN 是宿主重要的防线也是引起急性细菌性关节炎的主要因素。其次，慢性感染（如类风湿关节炎），滑膜增生（形成血管翳）可造成关节软骨和软骨下骨的损伤，即使应用抗生素控制了感染，滑膜炎症仍继续存在。有理论认为感染使软骨变成抗原辅以细菌成分参与免疫调节,造成反应性滑膜炎。

**(二)临床表现和诊断**

急性细菌性关节炎:起病急(数小时到数天),关节疼痛剧烈,发热和压痛伴运动受限,患者若无其他症状会引起误诊。患感染性关节炎的儿童表现为一侧肢体的主动运动受限(假瘫),易激惹,体温正常或低热。

慢性细菌性关节炎:起病隐匿,关节轻度肿胀,局部皮温略升高伴皮肤发红,疼痛轻微。

实验室检查:可显示血白细胞计数增多,血沉增快及 C-反应蛋白增高。急性感染肿胀关节的滑液样本中白细胞记数 > 20000/μl(常常 > 100000/μl),中性粒细胞 > 95%。滑液黏度和糖含量均有下降。革兰氏染色可以鉴别 50% ~ 75% 关节感染中的革兰阴性菌和革兰阳性菌,但不能区分葡萄球菌和链球菌。滑液还需进行厌氧和需氧培养。滑液有臭味或 X 线见关节内或软组织周围有气体阴影,提示为厌氧菌感染。

$^{99m}$ 锝骨扫描:在感染性关节炎中可见异常表现,特别是中轴骨骼关节。扫描见感染滑膜血流丰富,摄入增加,骨的新陈代谢加快,在无菌性和细菌性关节炎均呈阳性结果。

**(三)治疗**

关节感染的治疗原则为:抗感染治疗,早行关节切开清创,彻底地清理关节内感染病灶,取出内植物,置管冲洗术,冲洗半月,连续 3 次培养没有细菌才能拔管。随着关节镜技术的广泛应用,国内外尝试采用关节镜治疗化脓性关节炎。对于膝关节化脓性关节炎,可先采用关节镜下清理术,在关节镜直视下,按顺序彻底清理坏死组织、纤维蛋白沉积炎性滑膜组织和脓苔,大量生理盐水冲洗,并在关节镜直视下有效放置冲洗引流管,使引流管的位置更加合理,术后抗生素盐水持续冲洗,继续冲洗出坏死组织,使炎症得到控制。

**(四)术后康复**

关节损伤后的关节感染经临床治疗后,再次回到要保持和恢复关节活动范围的阶段,这是非常棘手的问题。康复治疗的原则不变,但关节内积血、积液应特别引起重视。康复治疗措施,治疗量都应在谨慎评估后实施。术后康复过程:清创术后应及早进行功能康复,防止关节粘连,改善关节功能。当感染症状控制稳定后,即可开始康复程序,以被动练习为主。若患者出现关节粘连,且手法推拿无效,可在麻醉下行关节粘连松解手术,但建议在清理术后 3 个月,关节感染得到有效控制后进行。

1. 早期康复(0 ~ 6 周) 初期的康复主要是提高患肢肌肉力量,以肌肉等长收缩为主,辅以抗阻力训练,同时每周行 3 次患肢的牵伸训练、关节活动度的被动训练。还要加强相邻关节的活动度和关节周围肌肉力量的训练。电刺激治疗仪每天 2 次,每次 30 分钟,有助于肌肉力量的恢复。有研究显示在行电刺激的同时做肌肉的主动收缩有助于肌肉力量的恢复。患肢应逐步练习负重,应在双拐保护下练习行走,逐渐改成单拐直至最后弃拐行走,在此过程中也应加强平衡功能训练。

2. 中期康复(6 ~ 14 周) 应加强肌肉力量训练和平衡功能的训练,同时还应训练肌肉的耐力如关节多角度下的等长收缩或直腿抬高试验等,还应注意周围相邻关节肌肉力量的训练和本体感觉的训练。

3. 末期康复(15 ~ 30 周) 维持关节活动度,恢复日常工作能力。若患者出现关节粘连,且手法推拿无效,可在麻醉下行关节粘连松解手术,但建议在清理术后 3 个月,关节感染得到有效控制后进行。

(刘四海 刘克敏)

# 第五节 人工关节置换术后康复

人工关节技术广泛开展并日渐成熟,仅就目前所开展人工关节手术的种类就有很多:从肢体关节部位上来说,有髋关节、膝关节、肩关节、肘关节、踝关节、腕关节、指间关节,而且每个部位的人工关节从设计上还有不同。人工关节置换术后康复基本前提是有一个针对人工关节置换的康复团队,了解患者术前情况,手术情况,手术对术后康复的注意事项。保持与手术医师的密切沟通是必要的。按规范的康复流程进行,同时注重患者的个体化方案,使患者得到满意的疗效。

## 一、人工关节康复的基本模式

### （一）康复评价

1. 适用对象　既往诊断关节疾患伴有严重疼痛和功能障碍，行人工关节置换术者，生命体征相对稳定，人工关节围术期无特殊禁忌。

2. 术前康复评定　通过 CAREN 系统进行术前康复评定，包括：虚拟现实下步态分析；Gait feedback、6mins walk test、step evaluation；平衡功能评定：Fuctional Reach、LOS-A/P、M/L、Envelope、Postrual stability、Time to stability；通过等速肌力测训系统（Biodex）、三维关节系统、三维步态系统（VICON）等定量设备评定患者术前肌力、关节、步态等功能问题与障碍；如髋关节置换需进行 Charnley 髋关节功能评分，美国矫形外科医师协会（AAOS）全髋关节置换疗效评价量表、WOMAC、Harris、ACRO、SF-36、SAS、SDS、日常生活活动能力（ADL）——改良 Barthel 指数或功能独立性测量（FIM）、肢体形态评定（肢体长度、肌围度）、移动能力评分、感觉功能评定、疼痛评定等量表评定患者术前的功能障碍情况；对危险因素、医学并发症的评价；功能范围测试——跌倒风险及步行能力、定时起立行走测试（TUG）、单腿站立时间等术前功能评价。

3. 术后辅具需求与适配评估　多专业（经治医生、心理医生、治疗师、护士等）术前康复宣教与干预、培训。

4. 整体手术治疗方案、全面康复治疗计划宣教沟通。心理医生积极术前参与的心理干预与疏导。

5. 人工关节置换康复治疗个体化方案　基本原则：早期开始、术前开始；循序渐进；全面训练与治疗；个别对待；防止意外；不引起疼痛。基本要点：防止关节脱位；关节活动度范围训练；防止深静脉血栓形成；肌力训练；平衡训练；渐进式站立负重和步行训练；正确姿势及体位转移活动；日常生活活动能力训练；疼痛治疗；感觉障碍治疗；心理、情绪障碍干预；出院康复宣教及定期回访康复治疗；拟定住院周期。

6. 根据临床检查及评定报告，积极给予相应的术前康复治疗与干预，为手术创造最佳身体功能状态，更利于术后康复治疗的进展。呼吸、咳嗽、排痰功能训练；患肢肌力、关节活动度训练；健肢肌力、关节活动维持训练；骨质疏松治疗；水中运动治疗；等速肌力训练；模拟术后早期床上生活自理能力（进食、转移、翻身、排便功能）指导训练；指导患者基本的下肢肌力、关节活动自我主动训练程序（踝泵、股四头肌及臀肌等长训练；仰卧位屈髋至45°、髋内旋至中立位等）；术后可能自感下肢不等长、术后康复治疗程序、目标宣讲与教育；肥胖者应注意术前控制体重；出院后注意事项的宣教。

7. 积极配合术后临床治疗，特别在防止术后常见并发症如感染、假体脱位、压疮、深静脉血栓等基础上，尽早开始术后全面、系统的康复治疗程序。

（1）术后24小时内，尽早开始床旁康复治疗。

（2）术后48小时内，由骨科医师组织，成立人工髋关节置换康复小组，召开初期康复评价会，初步评价术后功能障碍。

（3）制订康复治疗方案和康复目标。

（4）初步判断人工关节置换康复预后。

（5）启动二级预防措施，预防并发症，决定术后全面康复治疗方案。

（6）分阶段实施术后康复治疗，术后病情稳定24小时内开始，根据功能障碍和康复评价情况，实施早期、系统康复治疗方案。

### （二）术后分阶段康复治疗内容

以人工髋关节置换为例

1. 术后康复第一阶段　急性治疗期（术后第1周）：恢复功能移动性，在一切活动中时刻警惕髋部禁忌动作，以及独立地进行家庭康复训练计划。

（1）目标

1）独立地转移及安全上下床、坐椅、马桶；

2）使用手杖、腋杖在平地上独立走动；

3）独立进行家庭训练计划；

4）了解有关知识并遵守全髋关节置换术的注意事项；

5）独立进行基本的日常生活活动。

（2）注意事项

1）避免髋屈曲超过90°、内收超过中线，内旋超过中立位（后外侧入路）；

2）避免手术侧卧位；

3）避免垫枕置于膝下以防止髋关节屈曲性挛缩；

4）仰卧位时使用外展垫枕；

5）如果同时行截骨术,应减轻负重至 20% ~ 30%;

6）密切关注术后镇痛效果,保证正常康复治疗;

7）密切关注下肢肿胀情况,腓肠肌压痛等深静脉血栓形成征象;

8）密切关注患者离床活动及步行、步态偏差,并及时纠正;

9）一次坐位时间不超过 1 小时;

10）监督家庭康复训练完成情况。

（3）治疗措施

1）术后第 1 天从 5 个基本的仰卧位治疗动作开始。包括股四头肌及臀肌等长收缩,踝泵,足跟滑动至 45°,头侧床板摇起使髋部屈曲,髋关节内旋至中立位;

2）逐步过渡到仰卧位髋屈曲至 45°度,坐位伸膝及屈髋(小于 90°)练习,站立位髋关节后伸、外展及膝关节屈曲练习(注意不引起疼痛,被动—辅助—少辅助—主动渐进程序);

3）床旁坐位练习;

4）离床活动,坐位-站立位转移与安全移动练习;

5）渐进式-辅助装置协助下渐进性步行-助行器到手杖或腋杖;

6）利用辅助装置强化下肢对称性负重及交替步态;

7）非交替性台阶练习;

8）一切活动中指导并遵守髋部移动注意事项;

9）日常生活活动指导独立性训练(洗漱、穿衣、如厕),辅助器具使用技巧训练(穿袜器、助行器/腋杖);

10）冷冻疗法、下肢气压泵治疗、肌肉电刺激(电子生物反馈、低频治疗、中频治疗)伤口紫外线等物理因子治疗;

11）弹力袜穿戴;

12）心理、情绪干预;

13）传统中医康复治疗(消肿、舒筋活络、止痛)。

晋级标准:患者能够实现对称性负重及非防痛步态,则可从助行器过渡到手杖或腋杖。

2. 术后康复第二阶段 早期柔韧性及肌力强化训练(第 2～8 周)。

（1）目标

1）最大限度减低疼痛;

2）无辅助装置下步态正常化;

3）髋关节后伸 0°～15°;

4）控制水肿;

5）独立进行日常生活活动;

6）恢复一般体力要求的职业活动。

（2）注意事项

1）避免髋屈曲超过 90°、内收超过中线、内旋超过中立位(后外侧入路);

2）根据患者耐受性和功能水平,循序渐进开展康复训练;

3）密切关注患者自觉双下肢不等长情况;

4）避免高温;

5）避免疼痛下进行治疗性训练及功能性活动;

6）避免双腿交替性爬楼梯,直至上下台阶练习完成;

7）如果同时行截骨术,应减轻负重至 20% ~ 30%;

8）密切观察伤口与疼痛水平、防止水肿;

9）监督家庭康复训练完成情况。

（3）术后第 2 周康复措施

1）继续仰卧位 5 大基本动作训练及后期家庭训练计划;

2）冷冻疗法、下肢气压泵治疗、肌肉电刺激(电子生物反馈、低频治疗、中频治疗)伤口紫外线、蜡疗等物理因子治疗;

3）步态训练:消除代偿步态,加强伸髋训练,实现跟-趾步态型和对称性步态;

4）腘绳肌、股四头肌、髋内旋肌、趾屈肌柔韧性指导训练;

5）日常生活活动指导独立性训练(洗漱、穿衣、如厕);

6）低速单向活动平板训练:步态协调性(矢状面开始);

7）前向上台阶练习(10cm 内);

8）髋部近端肌力强化训练[帕威尔(POWER)康复系统——髋外展训练];

9）无痛范围内辅助直腿抬高训练；

10）水中步行运动平板训练：利用水中平板训练系统，水深至骨盆处，重复训练患者步行，以达到纠正患者异常步态及提高其步行能力；

11）本体感觉、平衡训练（双侧动态活动）—FITVIBE 全身振动训练系统、DOCTOR KINETIC 动能医生系统、MOTEK 情景互动训练系统等；

12）弹力袜穿戴；

13）传统中医康复治疗（消肿、舒筋活络、止痛）。

（4）术后第 3 周康复措施

1）独立穿衣、转移、洗漱、洗澡等，实现日常生活活动自理；

2）下肢气压泵治疗、弹力袜穿戴、肌肉电刺激（电子生物反馈、低频治疗、中频治疗）、蜡疗等物理因子治疗；

3）步态训练：提高步幅、步速、步行距离、步行稳定性；

4）肌力强化训练：股四头肌、小腿三头肌、髋部肌群抗阻力练习；

5）无痛范围内辅助直腿抬高训练；

6）低速反向活动平板训练：加强肌力，使步长正常化，增强协调性；

7）单向活动平板训练：步态协调性（过渡到冠状面）；

8）平衡训练：过渡到单侧静态站立；

9）前向上台阶练习（15cm 内）；

10）闭链动力性训练［离心腿部下压练习、帕维尔（POWER）康复系统—负荷下蹲踏训练］；

11）强化本体感觉、动态平衡训练：FITVIBE 全身振动训练系统、DOCTOR KINETIC 动能医生系统等；

12）慢速情景互动跑台训练：MOTEK 情景互动跑台训练系统；

13）伤口愈合良好情况下，可过渡到水池运动治疗（浮力作用下应时刻避免术后禁忌事项）；

14）传统中医康复治疗（消肿、舒筋活络、止痛）。

（5）术后第 4 周康复评定内容：同术前康复评定内容。收集患者经术后 3 周全面、系统康复治疗后功能改善的量化数据。

（6）术后第 4～8 周康复措施：继续循序渐进、根据患者个体功能化水平加强术后第 2、3 周治疗措施。

（7）晋级标准

1）术后 8 周回访，手术医师认可可解除髋部注意事项；

2）水肿及疼痛已得到控制；

3）髋关节后伸 0°～15°

4）无辅助装置下正常步态；

5）可上 10cm 高的台阶；

6）独立地进行日常生活活动。

3. 术后康复第三阶段　后期强化训练及功能性恢复为核心（第 8～14 周）。

（1）目标

1）交替性上下台阶；

2）独立完成穿脱裤袜动作；

3）功能范围、定时起立行走时间、单腿站立时间测试结果在相应年龄组正常值范围内；

4）恢复特殊功能性活动。

（2）注意事项

1）避免疼痛下进行日常生活活动及治疗性训练；

2）监控患者活动量。

（3）康复治疗措施

1）多向活动平板训练；

2）下肢牵拉练习及关节活动训练：逐步实现坐位或仰卧位屈髋可大于 90°；

3）无痛范围内直腿抬高训练；

4）开始前向下台阶练习；

5）继续前向上台阶练习（10cm～15cm～20cm）；

6）下肢、髋部近端肌力强化训练：抗阻训练，重点加强耐力练习，静态脚踏车训练（170mm）；

7）闭链动力性训练：功能性训练为首要方法；

8）进一步本体感觉训练仍然是重点；

9）特需功能，职业恢复训练；

10）水疗：水池运动治疗或水中步行平台训练；

11）传统中医康复治疗（消肿、舒筋活络、止痛）。

（三）回归家庭/社区标准

1. 手术切口完全愈合，局部无肿胀，疼痛基本消失；

2. 肌力Ⅳ～Ⅴ级，具备扶拐完全负重行走的步行能力；髋关节伸屈0°～90°；

3. 日常生活基本自理，回归家庭或社区康复，巩固疗效；

4. 无严重并发症或并发症已控制。

（四）功能恢复标准

1. 双腿交替性爬楼梯；

2. 独立穿脱鞋袜；

3. 功能范围、定时起立行走时间、单腿站立时间测试结果均达到相应年龄组正常值范围；

4. 恢复体育活动或更高级功能性活动。

（五）随访计划

术后第2、3、6、12、18个月随访，进行功能评估内容同出院前评定内容。收集所有功能变化客观数据。

（六）人工关节置换术非常规情况的处理对策

1. 原因分析　年龄；假体类型及固定方式；手术通路；并发症（深静脉血栓形成、肺栓塞、感染等）；骨质疏松；假体松动与脱位；术中是否有植骨；发生其他疾病或基础疾病加重影响；严重疼痛影响正常康复治疗；神经损伤。

2. 替代方案及后果

1）病情危重者需转入ICU或NICU，转入相应路径。

2）辅助检查结果异常，需要复查，导致住院时间延长和住院费用增加。

3）住院期间病情加重，出现并发症，需要进一步诊治，导致住院时间延长和住院费用增加。

4）出现其他疾病，需要进一步诊治，导致住院时间延长和住院费用增加。

## 二、人工全膝关节置换

（一）康复评价

1. 适用对象　重度膝关节骨关节炎并存在严重疼痛和功能障碍，行人工全膝关节置换术并进行康复治疗的患者。

2. 术前康复评定　通过CAREN系统术前康复评定，包括：虚拟现实下步态分析：Gait feedback、

6mins walk test、step evaluation；平衡功能评定：Fuctional Reach、LOS-A/P, M/L、Envelope、Postrual stability、Time to stability；通过等速肌力测训系统（Biodex）、三维关节系统、三维步态系统（VICON）等定量设备评定患者术前肌力、关节、步态等功能问题与障碍；通过HSS、IKDC评分、WOMAC、Lysholm膝关节评分、SF-36、SAS、SDS、日常生活活动能力（ADL）——改良Barthel指数或功能独立性（FIM）、肢体形态评定（肢体长度、肌围度）、移动能力评分、感觉功能评定、疼痛评定等量表评定患者术前的功能障碍情况；危险因素、医学并发症的评价；精神、认知状态；功能范围测试——跌倒风险及步行能力、定时起立行走测试（TUG）、单腿站立时间等术前功能评价。

3. 术后辅具需求与适配评估　多专业（主管医生、心理医生、多专业治疗师、护士等）术前康复宣教与干预、培训。

4. 整体手术治疗方案、全面康复治疗计划宣教沟通；术前心理干预与疏导。

5. 人工全膝关节置换康复个体化方案　基本原则：早期开始、术前开始；循序渐进；全面训练与治疗；个别对待；防止意外；不引起疼痛。基本要点：防止关节脱位；关节活动度范围训练；防止深静脉血栓形成；肌力训练；平衡训练；渐进式站立负重和步行训练；正确姿势及体位转移活动；日常生活活动能力训练；疼痛治疗；感觉障碍治疗；心理、情绪障碍干预；出院康复宣教及定期回访康复治疗；拟定住院周期。

6. 根据临床检查及评定报告，积极给予相应的术前康复治疗与干预，为手术创造最佳身体功能状态，更利于术后康复治疗的进展。呼吸、咳嗽、排痰功能训练；患肢肌力、关节活动度训练，加强患肢股四头肌的静力性收缩练习，以及踝关节的主动运动，要求股四头肌每次收缩保持10秒，每10次为1组，每天完成5～10组。患者坐于床上，进行患肢的直腿抬高运动及踝关节抗阻屈伸运动，次数可根据患者自身情况而定，每天重复2～3次。患肢肌力、关节活动度训练；健肢肌力、关节活动维持训练；骨质疏松治疗；水中运动治疗；等速肌力训练；模拟术后早期床上生活自理能力（进食、转移、翻身、排便功能）指导训练；指导患者基本的下肢肌力、关节活动

自我主动训练程序(踝泵、股四头肌及臀肌等长训练),以及持续被动活动(CPM);术后可能自感下肢不等长、术后康复治疗程序、目标宣讲与教育;肥胖者应注意术前控制体重;出院后注意事项宣教。

7. 积极配合术后临床治疗,特别在防止术后常见并发症如感染、假体脱位、压疮、深静脉血栓等基础上,尽早开始术后全面、系统的康复治疗程序。

(1) 术后24小时内,尽早开始床旁康复治疗。

(2) 术后48小时内,由骨科医师组织,成立人工膝关节置换康复小组,召开初期康复评价会,初步评价术后功能障碍。

(3) 制订康复治疗方案和康复目标。

(4) 初步判断人工关节置换康复预后。

(5) 启动二级预防措施,预防并发症,决定术后全面康复治疗方案。

(6) 分阶段实施术后康复治疗,术后病情稳定24小时内开始,根据功能障碍和康复评价情况,实施早期、系统康复治疗方案。

8. 人工全膝关节置换术康复治疗注意事项

(1) 避免摔倒。在可能的情况下,康复训练时最好安排一个人在旁边适当给予保护。

(2) 避免剧烈跳跃、急停急转动作。

(3) 避免人工膝关节一侧肢体过多负重,避免在负重情况下反复屈伸膝关节。

(4) 避免进行剧烈的体育竞技活动。

(5) 保持体重,预防骨质疏松。体重越重,新的人工膝关节负荷就越重,关节假体的磨损就越严重。

(6) 术后6个月注意预防全身各部位炎症的发生,预防人工关节感染。

(7) 避免长时间坐、站、行走。

(8) 保护新关节,避免扭曲膝关节,避免蹲马步、提过重物品等活动。

(9) 定期检查、按时回院随访。

9. 进入术后康复路径标准

(1) 生命体征平稳。

(2) 骨科专科处理结束。

(3) 无严重关节疼痛、肿胀。

(4) 临床及影像学检查假体位置及其稳定性良好。

(5) 关节置换术相关临床实验室检查指标基本正常或平稳。

10. 术后病情稳定24小时内开始,根据功能障碍和康复评价情况,实施全面、系统康复治疗方案。

(1) 术后康复第一阶段:急性治疗期(术后第1周),尽量减轻水肿与疼痛,尽可能屈伸膝关节,恢复功能独立和通过系统性家庭康复训练计划获得生活独立;促进伤口愈合,改善关节活动度,防止肌肉萎缩。

1) 目标:

ⅰ. 独立的转移及安全上下床、坐椅、马桶;

ⅱ. 无辅助下使用手杖、腋杖在平地上独立走动;

ⅲ. 独立进行家庭训练计划;

ⅳ. 了解有关知识并遵守全髋关节置换术的注意事项;

ⅴ. 主动/辅助下主动关节活动度训练(A/AAROM):主动屈曲≥80°(坐位);伸直≤10°(仰卧位)。

2) 注意事项:

ⅰ. 避免长时间坐、站、行走;

ⅱ. 整个康复过程中避免严重疼痛与肿胀;

ⅲ. 密切关注术后镇痛效果,保证正常康复治疗;

ⅳ. 密切关注下肢肿胀情况,腓肠肌压痛等深静脉血栓形成征象;

ⅴ. 密切关注患者离床活动及步行、步态偏差,并及时纠正;

ⅵ. 监督家庭康复训练完成情况;

ⅶ. 抬高患肢,防水肿。

3) 治疗措施:

ⅰ. 术后第1天开始被动—辅助—主动的渐进系列动作(肢体按摩;抱大腿屈膝、屈髋;被动屈伸、旋转踝关节;利用毛巾卷被动伸膝;直腿抬高;坐位A/AAROM屈膝活动;患膝压床活动;踝泵活动;坐位屈髋;股四头肌、臀肌等长收缩);

ⅱ. 应用持续被动运动(CPM)机给予患肢在无痛状态下的被动运动,起始角度为−5°~0°,终止角度为20°~60°,在2~4分钟内完成一个来回,每天2~4小时,在1周内尽量达到或接近90°;患者自己能主动屈膝连续2天达到90°,可以停用CPM机;

ⅲ. 床上活动、床旁坐位练习;

ⅳ. 适应性站立训练(辅助下患者不负重或少负重);

ⅴ. 离床活动,坐位—站立位转移与安全移动练习;

ⅵ. 渐进式—辅助装置协助下渐进性步行—助行器到手杖或腋杖(能够忍受疼痛范围内);

ⅶ. 利用辅助装置强化下肢对称性负重及交替步态;

ⅷ. 非交替性台阶练习;

ⅸ. 一切活动中指导并遵守注意事项;

ⅹ. 指导日常生活活动独立性训练(洗漱、穿衣、如厕),辅助器具使用技巧训练(助行器/腋杖);

ⅺ. 冷冻疗法、下肢气压泵治疗、肌肉电刺激(电子生物反馈、低频治疗、中频治疗)、伤口紫外线等物理因子治疗;

ⅻ. 弹力袜穿戴;

ⅹⅲ. 心理、情绪干预;

ⅹⅳ. 传统中医康复治疗(消肿、舒筋活络、止痛)。

4)晋级标准:患者能够实现对称性负重及非防痛步态,可从带滑轮助行器过渡到手杖或腋杖行走。

ⅰ. 能适应坐凳子和站立状态;

ⅱ. 膝关节能完全伸直,被动屈膝能达到90°;

ⅲ. 患者自己能主动屈膝连续2天达到90°,可以停用CPM机。

(2)术后康复第二阶段:(第2~8周)仍然集中于减轻水肿、缓解疼痛,尽量恢复膝关节ROM最大化,防止关节纤维粘连,改善下肢肌力,尽量减轻平衡障碍、感觉障碍、步态障碍,增强独立从事各种功能活动能力和独立进行家庭康复训练方案的能力。

1)目标

ⅰ. 最大限度减低疼痛和减轻术后水肿;

ⅱ. ROM:主动辅助屈膝≥105°,主动辅助伸膝=0°;

ⅲ. 无辅助装置下恢复步态正常化;

ⅳ. 迈上10cm高台阶;

ⅴ. 独立进行日常生活活动;

ⅵ. 恢复一般体力要求的职业活动。

2)注意事项

ⅰ. 避免长时间坐和行走;

ⅱ. 根据患者耐受性和功能水平,循序渐进开展康复训练;

ⅲ. 避免治疗性训练和功能活动时疼痛;

ⅳ. 避免双腿交替性爬楼梯,直至上下台阶练习完成;

ⅴ. 密切观察伤口与疼痛水平、防止水肿;

ⅵ. 监督家庭康复训练完成情况。

3)术后第2周康复措施

ⅰ. 继续加强维持和恢复膝关节A\AAROM一系列训练动作;继续加强直腿抬高、坐位主动屈膝训练;增加下蹲训练动作;

ⅱ. 冷冻疗法、下肢气压泵治疗、肌肉电刺激(电子生物反馈、低频治疗、中频治疗)蜡疗等物理因子治疗;

ⅲ. 渐进增加患膝的负重,但仍应拄拐部分负重;

ⅳ. CPM活动度90°或以上;

ⅴ. 使用Maitland手法第Ⅰ级,使患膝在无痛范围内,由关节活动的起始端,小范围有节律地来回松动关节;特别是髌骨的上下移动活动对膝关节活动度恢复至关重要;

ⅵ. 辅助装置下步态训练:消除代偿步态,实现跟-趾步态型和对称性步态;

ⅶ. 小腿三头肌、股四头肌、髋部近端肌力强化训练[帕威尔(POWER)康复系统]—髋外展训练器、膝伸展训练器、CKC下肢蹬踏训练器;

ⅷ. 日常生活活动指导独立性训练(洗漱、穿衣、如厕);

ⅸ. 低速单向活动平板训练:步态协调性(矢状面开始);

ⅹ. 前向上台阶练习(5cm内);

ⅺ. 水中步行运动平板训练:利用水中平板训练系统,水深至骨盆处,重复训练患者步行,以达到纠正患者异常步态及提高其步行能力;

ⅻ. 本体感觉、平衡训练(双侧动态活动):FITVIBE全身振动训练系统、DOCTOR KINETIC动能医生系统、MOTEK情景互动训练系统等;

ⅹⅲ. 弹力袜穿戴;

ⅹⅳ. 传统中医康复治疗(消肿、舒筋活络、止痛)。

4）术后第3周康复措施

ⅰ. 独立 ADL 训练：穿衣、转移、洗漱、洗澡等，实现日常生活活动自理；

ⅱ. 下肢气压泵治疗、弹力袜穿戴、肌肉电刺激（电子生物反馈、低频治疗、中频治疗）、蜡疗等物理因子；

ⅲ. 继续加强维持和恢复膝关节 A\AROM 一系列训练动作；继续加强直腿抬高、坐位主动屈膝训练；增加下蹲训练动作；

ⅳ. CPM 活动度 100°以上；

ⅴ. 肌力、耐力强化训练［帕威尔（POWER）康复系统：髋外展训练器、膝伸展训练器、CKC 下肢蹬踏训练器）；等速肌力训练（Biodex 系统）；下肢功率自行车训练；

ⅵ. 前向上台阶练习（10cm 内）；

ⅶ. 使用 Maitland 手法第Ⅳ级进行膝关节活动度训练；

ⅷ. 步态训练：提高步幅、步速、步行距离、步行稳定性，增加步行跑台训练；

ⅸ. 低速反向活动平板训练：加强肌力，使步长正常化，增强协调性；

ⅹ. 单向活动平板训练：步态协调性（过渡到冠状面）；

ⅺ. 平衡训练：过渡到单侧静态站立；

ⅻ. 强化本体感觉、动态平衡训练：FITVIBE 全身振动训练系统、DOCTOR KINETIC 动能医生系统等；

ⅹⅲ. 慢速情景互动跑台训练：MOTEK 情景互动跑台训练系统；

ⅹⅳ. 伤口愈合良好情况下，可过渡到水池运动治疗（浮力作用下应时刻避免术后禁忌事项）

ⅹⅵ. 传统中医康复治疗（消肿、舒筋活络、止痛）。

5）术后第4周出院康复评定内容：同术前康复评定内容。收集患者经术后3周全面、系统康复治疗后功能改善的量化数据。

6）术后第4~8周康复措施：继续循序渐进、根据患者个体功能化水平加强术后第2、3周治疗措施。

7）晋级标准

ⅰ. 术后8周回访，手术医师认可后解除部分膝部注意事项；

ⅱ. 水肿及疼痛已得到控制；

ⅲ. 膝关节屈曲≥105°；

ⅳ. 无辅助装置下正常步态；

ⅴ. 可上 10cm 高的台阶；

ⅵ. 独立地进行日常生活活动；

ⅶ. 无股四头肌松弛。

（3）术后康复第三阶段：（第9~16周）最大限度恢复膝关节 ROM，最大限度恢复肌力与步态、步行能力，以便完成更高级的功能活动。

1）目标

ⅰ. 交替性上下台阶（上楼梯达到15~20cm 高度，无痛；下楼梯达到 10~15cm 高度，无痛）；

ⅱ. ROM：主动辅助屈膝≥115°；

ⅲ. 独立完成穿脱裤袜动作；

ⅳ. 功能范围、定时起立行走时间、单腿站立时间测试结果在相应年龄组正常值范围内；

ⅴ. 恢复特殊功能性活动。

2）注意事项

ⅰ. 避免疼痛下进行日常生活活动及治疗性训练。

ⅱ. 尽量避免剧烈跳跃、急停急转动作、多轴运动。

3）康复治疗措施

ⅰ. 多向活动平板训练；

ⅱ. 下肢牵拉练习及关节活动训练；

ⅲ. 上楼梯练习 15~20cm；

ⅳ. 下楼梯练习 10~15cm；

ⅴ. 下肢、髋部近端肌力强化训练：抗阻训练，重点加强耐力练习，静态脚踏车训练（170mm）；

ⅵ. 步行能力训练：斜坡步行障碍训练；

ⅶ. 闭链动力性训练：功能性训练为主；

ⅷ. 进一步强化本体感觉、平衡训练；

ⅸ. 特需功能，职业恢复训练；

ⅹ. 水疗：水池运动治疗或水中步行平台训练；

ⅺ. 传统中医康复治疗（消肿、舒筋活络、止痛）。

11. 功能恢复标准

（1）双腿交替性爬楼梯，上楼梯达到 15~20cm 高度，无痛；下楼梯达到 10~15cm 高度，无痛；

（2）独立穿脱鞋袜；

（3）功能范围、定时起立行走时间、单腿站立时间测试结果均达到相应年龄组正常值范围；

（4）恢复体育活动或更高级功能性活动。

12. 回归家庭/社区标准

（1）手术切口完全愈合，局部无肿胀，疼痛基本消失；

（2）膝关节功能改善；

（3）能独立上下床；

（4）膝关节活动度接近90°或90°以上；

（5）膝关节能完全伸直；

（6）能独立行走，上下楼梯，步态正确；

（7）无发热，无关节积液；

（8）不需要住院处理的并发症；

（9）肌力Ⅳ～Ⅴ级，具备扶拐完全负重行走的步行能力；

（10）日常生活基本自理，回归家庭或社区康复，巩固疗效。

13. 随访标准　术后第2、3、6、12、18个月分别到院回访，进行功能评定，内容同出院前评定内容。收集所有功能变化客观数据。

14. 替代方案　导致出现非常规情况的原因分析：年龄；假体类型及固定方式；围术期并发症（深静脉血栓形成、肺栓塞、感染等）；骨质疏松；假体松动与脱位；术中是否有植骨；发生其他疾病或基础疾病加重影响；严重疼痛影响正常康复治疗；神经损伤。

处理方案及可能后果：

（1）病情危重者需转入ICU或NICU，转入相应路径。

（2）辅助检查结果异常，需要复查，导致住院时间延长和住院费用增加。

（3）住院期间病情加重，出现并发症，需要进一步诊治，导致住院时间延长和住院费用增加。

（4）出现其他疾病，需要进一步诊治，导致住院时间延长和住院费用增加。

（苟元涛　唐涛）

# 第六节　脊柱手术后康复

## 一、基本原则

近年来，随着手术器械的改进和手术技术的提高，脊柱外科手术得到迅猛的发展。虽然脊柱融合率不断提高，但脊柱手术的满意度并未随之提高。因此，如何提高患者满意度一直是临床研究的难点。

脊柱手术术后康复在脊柱疾病的治疗中起着重要的作用。通过有效的康复技术手段，可更快的缓解疼痛，促进功能恢复及组织愈合，使患者尽快恢复至术前的功能水平。对于提高手术成功率及满意率的作用越来越引起重视。针对脊柱手术的特点，康复师可以采取以下手段为患者安排康复训练计划：

### （一）采取有效方法控制术后疼痛

术后疼痛是影响患者术后恢复以及降低手术满意度的重要原因。通过采取一定的康复技术手段，可有效较低患者术后疼痛水平，使患者可以尽快通过康复训练达到功能恢复的最大化，提高手术满意度。具体的方法包括冰敷、选择合适的体位及运动模式以及电刺激等。

### （二）一对一单独训练

这需要康复治疗师的参与以及患者的配合。康复治疗师会根据患者的手术部位、手术方式、身体条件以及组织条件，为患者制订最佳的康复方案。一般情况下，康复师所关注的肌肉和关节都是对维持脊柱术后稳定最为重要的。这些肌肉包括切口周围的肌肉、术前即存在功能障碍的肌肉以及脊柱周围的小肌肉。特别是脊柱周围的小肌肉，可能在正常情况下，这些小肌肉在维持脊柱稳定中不发挥作用，但在术后如果训练的得当，可能对维持脊柱稳定，防止继发损伤发挥重要作用。同时通过一对一训练，还可以使因脊柱病变引起功能障碍的肢体关节得到充分的功能锻炼，如颈椎病引起的肩关节活动障碍，腰椎退变引起的髋关节活动障碍等。

### （三）脊柱手术后的功能锻炼

运动对于消除疲劳感、避免再损伤以及恢复患者的功能水平至关重要。最重要的，运动可以帮助患者尽快从手术创伤中恢复，也可以避免或减少再次损伤以及复发的几率。

### （四）健康宣教

在一对一训练的过程中，患者会有很多机会向康复治疗师询问各种问题，而康复治疗师也会对患者的提问做出准确的回答。如果康复治疗师无法回答患者的问题，就会向手术医生请教。这样就在医生和患者之间建立了一种良好的沟通，为患者更好地了解病情提供了渠道。

## 二、颈椎手术术后康复

在目前的技术条件下,无论是颈椎前路手术还是后路手术,患者术后多可获得良好的即刻稳定性。术后只要疼痛可以耐受,患者即可尽早离床活动,开展各种康复训练项目。患者可根据术后恢复的不同时期,采取针对性的康复训练手段。

（一）颈椎手术术后不同时期的康复目标及训练项目

1. 早期康复阶段  一般设定为术后 0 ~ 6 周。

（1）康复目标

1）可独立、安全地活动;

2）确保术后正确的体位;

3）保证肩关节的活动度;

4）进行颈部轻度的活动;

5）术后 4 ~ 6 周根据病情可以逐渐恢复驾驶汽车;

6）恢复四肢的本体感觉功能;

7）术后 4 ~ 6 周内恢复正常工作;

8）在医生指导下正确使用围领(对于已经使用内固定的患者,国外医生多不强调使用颈椎围领,这点与国内的经验有所区别)。

（2）注意事项

1）步行:对于步行没有严格的限制,患者可根据自身的感受设定每天步行的距离和时间,并根据恢复情况逐渐延长步行的距离和时间。但需要指出的是,术后 4 ~ 6 周是组织愈合的关键时期,过度的活动强度会加重术后疼痛,因此患者应根据自身的感受合理安排步行的强度。

2）驾驶:驾驶汽车需要驾驶员可以保持稳定的坐位及颈部旋转,同时在遇到紧急情况时要可以迅速制动。因此,对于颈椎手术后的患者驾驶汽车应至少在术后 4 ~ 6 周以后方可开始,同时还要咨询医生的意见。

3）术后 4 ~ 6 周不要搬运超过 1kg 的重物。

4）保持合适的坐姿。

5）睡眠时尽量保持颈部中立位,尤其要注意避免颈部过度屈曲。

（3）康复项目

缓解疼痛

1）合理使用止痛药物;

2）采取正确的术后体位。

患者宣教

1）建议患者选择合理的步行速度和距离;

2）建议患者选择合理的体位,特别注意保持颈椎中立位;

3）必要时可以对家庭进行改造;

4）避免搬运超过 1 公斤的重物;

5）对治疗和恢复过程有正确的认识。

功能锻炼

1）核心稳定性训练;

2）鼓励患者恢复正常的功能活动;

3）本体感觉训练;

4）开链和闭链训练。

活动能力:根据患者术前的活动水平安排患者术后的活动能力,主要关注患者的独立移乘及活动能力。

多科会诊:参照前面所提到的训练项目,邀请多科会诊,包括 PT（physiotherapist）、OT（occupational therapy）、心理和支具。

（4）可以进展到下一康复阶段的标志

1）疼痛缓解满意;

2）达到上述目标;

3）可以参加正常强度的活动且强度逐渐提高;

4）达到基本的核心稳定性;

5）达到颈椎主动功能活动范围;

2. 进一步恢复阶段  6 周至 6 个月。

（1）康复目标

1）进行正常的功能活动;

2）恢复正常工作(对于重体力劳动者需在术后 3 个月恢复工作,但强度也需要逐渐提高);

3）逐渐开始进行体育运动和体操;

4）提高负重的强度;

5）重新获得颈部的功能活动范围;

6）重新获得肩部的主动和被动活动范围。

（2）注意事项

1）在术后 4 ~ 6 周方可恢复一般强度的工作。对于一般强度的工作,如驾驶、旅行或计算机行业,在此阶段可逐步恢复正常工作。对于重体力劳动,需在术后 3 个月复查时有手术医生根据患者的工作强度决定是否可逐步恢复工作。

2）在术后 3 个月内，除非得到医生的允许，否则不要搬举超过 10kg 的重物。

3）轻度的上肢抗阻训练。

4）术后 6 个月内不要进行蛙泳或自由泳动作。

5）在没有确认达到融合标准之前不要进行跑步。具体判断融合的标准需由手术医生决定。

6）术后 9 个月内不要进行有身体接触的体育运动。

（3）康复项目

改善疼痛：确保在进行合适强度训练或活动时疼痛也相应地得到缓解。

患者宣教

1）告知患者应根据自身的感受确保训练强度稳步进展；

2）告知患者保持合适体位的重要性；

3）鼓励患者从事正常强度的运动。

功能训练

1）继续进行核心稳定性训练和开链闭链训练；

2）提高肌肉耐力；

3）训练颈部的关节活动度；

4）训练肩关节主动和被动活动范围；

5）逐渐增加健身的强度。如果技术熟练可以在 6 个月后开始练习仰泳和自由泳；

6）可以参加体操运动，但术后 3 个月内不可以参加赛艇或其他涉及上肢负重的运动；

7）感统训练，包括上肢、下肢和颈椎；

8）增加步行距离。

手法治疗

1）采取合适的手法进行软组织、瘢痕组织和关节松解；

2）避免对颈椎进行过度的手法操作；

3）根据需要进行神经动力学评估及治疗。

（4）术后 6 个月应该达到的疗效

1）恢复正常活动；

2）达到上述目标；

3）继续独立进行功能锻炼；

4）恢复期可持续至术后 18 个月。

3．康复训练中可能遇到的问题及治疗策略见表 7-6-1

表 7-6-1　颈椎手术后康复训练中可能遇到的问题及治疗策略

| 出现的问题 | 可能的原因 | 治疗原则 |
| --- | --- | --- |
| 上肢疼痛 | 神经敏感性过高<br>盂肱关节/肩胛骨僵硬/功能障碍<br>胸部牵涉性疼痛<br>术前根性症状复发 | 正确服用止痛药物<br>合理的训练应有助于缓解疼痛<br>如果疼痛持续不缓解，应进一步咨询手术医生 |
| 伤口炎症出现红肿/渗出 | 伤口感染 | 及时向手术医生咨询并就诊 |
| 神经症状加重 | 脊柱不稳<br>神经动力学异常 | 检查术前神经系统症状<br>向手术医生咨询并就诊 |
| 锻炼时出现疼痛 | 锻炼方式不正确<br>疼痛控制欠佳 | 检查所服用的止痛药物以及锻炼方案是否有不当之处 |
| 头痛 | 姿势异常<br>锻炼手段不当<br>神经系统本身病变 | 检查锻炼方法及姿势的保持是否有不当之处<br>向手术医生咨询 |
| 吞咽困难 | 正常的术后肿胀<br>术中吼部神经受损 | 向手术医生咨询<br>咨询耳鼻喉科医生 |
| 颈部持续僵硬 | 疼痛控制不力<br>因惧怕疼痛不敢活动<br>术前既有颈部活动受限 | 检查患者止痛药使用情况<br>检查健康宣教是否到位<br>回顾术前颈部活动情况 |
| 腰背痛 | 神经敏感性异常<br>代偿性疼痛<br>腰部退变性改变 | 根据病因采取合理的治疗方法 |

（二）颈椎手术术后具体的训练方法

颈椎病患者手术以后的康复训练十分重要，直接影响着患者今后的工作、学习和生活。在手术创伤反应期过后，患者若病情平稳，康复训练即可开始进行。

1. 呼吸功能训练　肺部并发症是颈椎手术术后常见的并发症。术后卧床期间应鼓励患者进行深呼吸及主动的咳痰训练，防止肺不张及肺部感染，条件允许应鼓励患者尽早下床活动。颈椎病患者在术后 3～5 天即可在颈围领的保护下下床活动，佩戴颈围领的时间一般为 8 周。

2. 项背肌力量训练　颈椎病患者术后颈椎曲度的保持对手术治疗的效果具有重要意义。术后 3 个月内尽可能去枕平卧；侧卧时可垫薄枕，避免颈部过度侧屈。对颈椎后路手术的患者，因术中需剥离椎旁肌导致颈椎后伸力量减弱，因此术后应尽早开展项背肌力量训练，保证颈椎的生理曲度。

进行颈椎锻炼时，两肩的位置应基本固定。具体项目如下：

（1）颈椎单一动作：所谓颈椎单一动作，是指进行颈椎锻炼时基本动作的运行方向。颈椎屈：身体保持站立姿势，闭嘴，低头，下颌内收尽量贴近胸，两眼看胸；吸气时用力，颈椎屈肌保持紧张状态，呼气时颈椎屈肌放松。反复练习几次后，恢复预备姿势。颈椎伸：身体保持站立姿势，闭嘴，抬头，眼睛尽量向后上看；吸气时用力，颈椎伸肌保持紧张状态，呼气时颈椎伸肌放松。反复练习几次后，恢复预备姿势。颈椎伸还有一种动作，其动作与上述要求基本相同，只是要求练习时嘴要微微张开。颈椎侧屈：头偏向左侧（或右侧），眼睛向前平视；吸气时颈椎侧屈肌用力，呼气时放松。反复练习几次后，恢复预备姿势。颈椎回旋：头向左侧（或右侧），眼睛向同侧后方平视。吸气时用力，呼气时放松。反复练习几次后，恢复预备姿势。

（2）颈椎组合动作：所谓颈椎组合动作，就是在合理的运动条件下，把屈、伸、侧屈、回旋的基本动作按先后顺序进行两两组合，目的是通过牵拉不同部位，使平时很少运动的肌肉韧带得到锻炼，提高颈椎的协调性，进而达到对颈椎进行全方位锻炼的目的。

（3）颈椎混合动作：所谓颈椎混合动作，就是把多个基本动作和组合动作连贯起来进行练习，主要目的是提高颈椎的协调性。

3. 肢体功能训练　颈椎病的患者多数有双手精细动作和下肢行走能力的下降，术后应加强相应的功能训练。尤其是手部的活动，如对指、分指、抓拿等动作应着重加以训练。步行能力应由借助行走逐渐过渡到独立行走。同时要患者进行作业治疗和生活自理训练。

4 对于有括约肌功能障碍的患者可与相关科室协商共同解决。

## 三、腰椎手术术后的康复

腰椎退变性疾病，尤其是腰椎管狭窄的治疗常涉及脊柱的减压、固定、融合。随着外科技术的进步，多数脊柱融合的患者可获得即刻的脊柱稳定性。这使得早期开展康复训练成为可能。一般认为，早期开展适度的功能训练有如下优点：①手术过程损伤的肌肉对维持脊柱稳定有重要作用。通过康复训练使这些肌肉尽快恢复功能可减少因脊柱失稳所引起的应力增加。②患者术后卧床时间必然增加，可能导致脊柱的僵硬和活动受限。早期轻柔的活动腰背肌、腹肌以及与脊柱相连的髋关节和骨盆的肌肉，可保证椎间关节维持一定的活动度，为进一步的功能训练打下基础。③早期功能训练还可以增加手术局部血供、氧供，促进伤口愈合。

由于患者所采用脊柱融合的技术及手术入路的不同，开展的具体训练方法也会有所差异，本文所述仅是针对脊柱融合手术后康复训练的一般性指导原则。

（一）腰椎手术术后不同时期的康复目标及训练项目

1. 早期康复阶段　术后 0～6 周

（1）康复目标

1）安全独立地进行活动；

2）了解术后正确的体位及脊柱力学原理；

3）可在家中开展功能锻炼；

4）具备为达到生活自理逐步开展各种训练的概念；

5）术后 4～6 周可恢复驾驶。

（2）注意事项：在术后最初 4～6 周，因术后疼痛以及组织愈合的问题，对于某些动作要特别注意。

应采取合理的训练手段并逐步加大训练强度。目前的观点推荐应根据术后疼痛程度、椎间盘/手术不稳愈合时间、神经敏感性以及患者术前功能水平,逐步推进训练强度。

1）患者在术后可以根据症状恢复情况,在吃饭或放松状态下逐渐练习坐起。术后最初几天一次性坐起不超过15～20分钟,一旦适应后就可以逐渐延长时间。因某些特殊原因（如出院回家）必须要长时间坐位时,可以采取斜靠的姿势,并确保每20～30分钟休息一次。

2）术后4周内避免持续坐位超过1小时。直到神经敏感度逐步适应以及肌力改善后方可逐渐在借助下延长坐位时间。

3）对于步行无严格限制,只要患者可以耐受就可以逐渐延长步行距离。

4）术后最初4～6周应避免长时间站立。

5）术后4～6周避免驾驶。如果存在下肢感觉运动障碍,开始驾驶的时间要进一步推迟。在开始驾驶前,要确保患者可以耐受驾驶员的体位;可以轻松的转身观察反光镜;在需紧急制动情况下具有100%的反应时间。

6）在术后最初几天避免搬运超过1kg的重物,之后可以逐渐增加负重。

7）保持轴向翻身,直到神经敏感性适应以及力量恢复后。

（3）康复项目

1）疼痛缓解:确保足量服用止痛药物,采取正确的术后体位;

2）患者宣教;

3）根据患者功能情况推荐合适的坐位训练;

4）逐渐提高生活自理能力和活动强度;

5）其他注意事项同上;

6）功能锻炼;

7）卧位和功能位,特别是坐位,核心稳定性训练;

8）从床上站起时采取平卧位-侧卧-站立的顺序;

9）活动能力;

10）确保患者可以独立变换体位及活动;

11）术前的功能状况与术后功能密切相关。若患者术前可独立行走,术后应咨询手术医生是否需

借助助行器。

（4）可以进展到下一康复阶段的标志

1）显著的疼痛缓解;

2）建立了基本的核心稳定性;

3）开始恢复正常活动;

4）步态正常;

5）步行距离逐渐延长,并可持续步行20分钟。

2. 进一步恢复阶段　6～20周。

（1）康复目标

1）提高正常活动强度和功能水平;

2）术后4～6周恢复正常工作（注意下文中的限制内容）;

3）术后4～6周恢复体育锻炼（注意下文中的限制内容）

4）使正常功能最佳化;

5）提高持重能力（从1.5kg逐渐增加）;

（2）限制内容

1）所有的康复内容要兼顾组织愈合和神经敏感性。

2）正常情况可以在术后4～6周恢复工作。但如果工作中涉及较多的旅行或者要长时间坐位,则需要逐步恢复原有工作强度。如果涉及重体力劳动,则需要在术后3个月逐渐开始恢复工作。

3）术后12周内避免持重超过10kg,或咨询手术医生的意见。

4）术后4～6个月内避免进行有身体接触的体育运动,或咨询手术医生的意见。

（3）康复项目

1）疼痛缓解:确保合理的锻炼强度,并正确的结合使用止痛药物。

2）患者宣教:在上述限制范围内稳步提高活动强度,确保锻炼强度适宜。对于以前引起疼痛加重的动作要引起重视。采取正确的术后体位,鼓励正常的运动模式。在愈合期间要求患者戒烟、控制体重。

3）正确的术后体位:术后采取正确的体位非常重要,尤其在患者坐位、工作、驾驶以及洗澡时的动作。建议患者要定期更换体位。

4）锻炼:核心稳定性训练方法包括下肢滑动

训练、体操球训练、平衡训练和本体感觉训练。关节活动范围要逐渐扩大。对于健身的建议如下：游泳宜从仰泳开始，如果未引起疼痛则可以逐渐增加其他泳姿。可以参加体操并恢复体育运动，但要遵守上述限制内容。

5）步行：逐渐提高步行距离和步速。

6）手法治疗：可采取软组织关节松动或神经动力学治疗的方法。

（4）术后20周应达到的疗效：恢复过程可持续至术后18个月，因此对于疗效的预期应根据实际情况因人而异。

1）根据患者实际情况设定训练目标；

2）恢复正常活动能力；

3）允许有轻微的下肢疼痛；

4）对于功能训练以及体位的保持要持之以恒。

3. 康复训练中可能遇到的问题及治疗策略见表7-6-2

表7-6-2 腰椎术后康复训练中可能遇到的问题及治疗策略

| 可能出现的问题 | 原因 | 采取的措施 |
| --- | --- | --- |
| 下肢疼痛 | 神经敏感性异常 | 观察4周，注意下肢疼痛是否缓解<br>合理选择止痛药物<br>保证训练过程不引起疼痛<br>适度减少步行时间<br>适当调整训练强度<br>若下肢疼痛持续存在，请咨询手术医生 |
| 神经症状加重 | 可能为脊柱不稳 | 回顾术前神经功能状况<br>密切观察病情变化<br>与手术医生随时沟通 |
| 伤口出现炎症反应 | 可能伤口感染 | 向手术医生咨询 |
| 训练时出现疼痛 | 训练方法不得当<br>背部仍存在激惹因素 | 改变训练方法，调整训练强度<br>确保锻炼方法集中，并与功能密切相关 |
| 患者未规律性训练，或未严格遵照限制规定 | | 向患者解释训练的重要性以及保持正确体位对保证长期疗效的影响 |
| 背部疼痛 | 比较常见<br>脊柱运动节段及模式发生改变<br>避免过快恢复正常强度的活动<br>检查患者 | 合理使用止痛药<br>确保训练强度及进度适宜<br>避免久坐或长时间行走<br>作好患者解释工作，术后背痛是常见现象 |
| 头痛 | 硬膜损伤<br>姿势异常或神经动力学改变所致 | 若术中硬膜损伤，一般需2周可缓解<br>如果术后4周以后出现头痛，应采取必要的治疗措施，并需要随时与手术医生保持联系 |

（二）腰椎手术术后具体的训练方法

术后早期卧床期间主要是进行深呼吸运动，以防止肺部的感染。对于前路经胸腔手术的患者更应该鼓励患者主动咳嗽，咳痰，深呼吸，促进肺早日复张。为保证植骨融合和防止骨块移位，我们一般建议患者术后卧床至少1周，然后可以在支具的保护下的下床活动。

1. 牵拉训练（肌肉牵拉和神经牵拉训练）　术后早期开展腘绳肌和股四头肌以及腰背肌的牵拉训练是很重要的，这有助于防止神经根粘连和瘢痕形成。每次牵拉动作可持续30秒，重复3次，左右侧分别进行。若患者耐受性良好可每2小时重复一次。

神经牵拉训练可以仰卧位进行，将下肢伸直，慢慢抬离床面，直到大腿后部感觉到张力为止。可用手于膝下辅助抬腿，同时注意保持膝关节伸直，踝关节背屈。股四头肌牵拉需仰卧位进行，使足跟尽可能靠近臀部。

2. 脊柱静态稳定训练(术后 0 ~ 6 周) 之所以称之为静态稳定训练,是因为此期的训练只包括肢体,而应尽量避免躯干下部的旋转或屈曲。具体内容如下:

(1) 骨盆倾斜训练,俯卧位,膝关节屈曲,使腹部向脊柱倾斜。

(2) 相同体位,下肢交替抬起约 7 ~ 10cm,保持骨盆水平。

(3) 仰卧位,提髋,使躯干升起,自肩到髋关节保持直线,也称搭桥训练。

(4) 俯卧位,双手背后,将头和肩膀轻轻抬离床面 1 英寸,注意始终保持视线向下。

(5) 俯卧位,膝关节伸直,双髋关节交替后伸,注意保持骨盆水平。

(6) 牵拉弹力带,做划船的动作,保持肩关节和胸廓固定,训练躯干上部的力量。

手术后的最初 6 周训练的目的主要是为了提高患者的耐受能力。6 周后可以根据患者的实际情况适当增加训练量和训练项目。动态训练开始的具体时间要根据患者脊柱的稳定情况以及医生的临床经验来决定。

3. 脊柱动态稳定性训练(术后 6 周以后)

(1) 仰卧位,膝关节屈曲,将头和一侧肩膀抬向另一侧的髋关节方向,通过此动作训练腹部肌肉力量。

(2) 四点跪位,将一侧上肢和对侧下肢交替抬起,以后伸背部。

(3) 上肢保持固定,躯干部后仰以牵拉阻力带。

(4) 站立位,双脚分开与肩同宽,阻力带一端固定于地面,双手抓住阻力带另一端自左下向右上方向牵拉,同法训练另一侧。

4. 训练球辅助训练(术后 6 周以后) 使用训练球的主要目的是控制关节活动度,而非最大限度地扩大关节活动度,这点对那些不熟悉训练球的患者尤为重要。每次训练强度以出现疲劳感或难以维持平衡为准。具体内容如下:

(1) 坐于训练球上,交替抬起一侧上肢和对侧下肢。

(2) 坐于训练球上,以腰部为支点移动训练球,注意保持肩关节水平。

(3) 腹部卧于训练球上,双上肢支撑并向前移动躯干,直到训练球移动到大腿下方,交替抬起大腿。

(4) 跪位腹部卧于训练球上,利用上肢向前移动躯干,注意保持躯干平直。

(5) 仰卧位,将训练球置于双小腿下方,抬起髋部、臀部和躯干下部,使腹肌保持紧张。

5. 轻度载荷下开始强化训练(术后 2 个月或咨询手术医生) 在此阶段常规有氧训练对促进融合具有重要作用。常规有氧训练可增加血供和氧供,保持体重,减少脊柱所承受的载荷。训练时间可从每天几分钟增加到每天 30 分钟,以不出现疼痛为准。推荐的有氧训练项目包括散步、游泳、蹬车等。但不推荐跑步、跳舞和身体接触的体育运动。

因害怕融合失败而放弃训练的做法是完全错误的。尽管医生对训练的方法和强度有不同的观点,但研究表明良好的术后康复训练对提高融合率和手术效果是十分有利的。具体的训练项目应根据患者术后的不同阶段和植骨融合的情况有针对性地加以选择。

## 四、康复对手术临床疗效影响的循证医学研究

脊柱融合手术近年来取得了迅猛发展,随着老年人口的增多,因为椎管狭窄脊柱退变性疾病而需行脊柱融合手术的患者也越来越多。预计到 2025 年,脊柱减压融合手术的数量将比现在增长 59%。但是在手术数量增长的同时,手术成功率及患者满意率并未同比增长。文献报道的功能改善率波动在 58% ~ 69%,患者满意率波动在 15% ~ 81%,可见不同文献报道结果差别较大。

由于腰部疾患的患者多合并腰部肌肉功能障碍,且手术可能造成椎旁肌的进一步损害,因此术后康复理论上可能会对术后疗效产生积极的影响。

2014 年,McGregor 等进行了一项循证医学研究,以明确术后康复是否可有助于提高手术疗效。作者查询了 MEDLINE、EMBASE、CINAHL and PE-Dro 电子数据库,检索了所有比较主动康复(active rehabilitation)和一般治疗(usual care)对腰椎管狭窄手术疗效 RCT 研究。作者所指的主动康复包括所有为提高术后功能而采取的主动功能锻炼,具体包

括由各种机构或治疗师主导的培训项目或脊柱稳定性训练,例如肌肉牵拉训练、柔韧性训练和各种指导训练的宣教材料。一般治疗包括医生对患者术后相关注意事项的一般性建议以及基本的以治疗静脉血栓为主的预防措施。要求研究纳入的患者必须年满 18 岁,因腰椎间盘突出症或腰椎管狭窄症初次接受手术治疗,手术方式一定要包括腰椎管减压,可以有/没有固定及融合。评价指标一定要包括功能或功能障碍评价(以 ODI 和 Roland Morris 功能障碍调查问卷为主);一般功能情况(如 SF-36,EQ-5D);疼痛程度(VAS 评分)以及工作状况调查。随访时间至少 6 个月。文献查新截止到 2013 年 3 月。

初期有 1726 篇文献入选,经过初步阅读摘要后排除了 1712 篇;通过阅读全文又有 11 篇文献被排除,主要原因是研究设计、纳入人群以及干预方法不恰当。最终有 3 篇 RCT 文章纳入最后的 Meta 分析。最终的研究结果显示:术后主动康复比术后一般治疗对于功能改善更为有效;主动康复可显著改善背痛和下肢疼痛,尽管这种改善仅仅在术后 12 个月时有显著意义;主动康复对于一般功能状况的改善仅仅表现在术后 6 个月时间点;最终作者认为主动康复可改善腰椎管狭窄减压术后功能状况以及疼痛程度的结论具有中等强度的证据支持。

(李 想)

## 第七节 脊髓损伤康复

脊髓损伤(spinal cord injury,SCI)是各种致病因素引起的脊髓的横贯性损害,造成损害平面以下的脊髓神经功能(运动、感觉、括约肌及自主神经功能)的障碍。对于脊柱脊髓损伤的患者,在完成现场急救和脊柱制动后应迅速转往专科医院或综合性医院接受治疗。首诊医生要重视对脊髓损伤患者早期并发症以及合并损伤的处理,采取各种措施预防并发症的发生;尽早恢复脊柱稳定性。同时要详细检查患者,明确神经损伤的程度和水平,尽早确定康复目标,开展早期康复训练。

### 一、脊髓损伤病因与病理变化

脊髓损伤根据病因分为外伤性和非外伤性两大类。骨科专业中脊髓损伤的病因中以外伤性为常见,其主要致伤原因包括交通事故(40%)、重物砸伤(25%)和高处坠落(21%)。其次是脊柱侧凸、脊椎裂、脊椎滑脱等引起脊髓损伤或栓系。还包含后天或获得性病因:如脊柱结核、脊髓炎以及脊柱脊髓肿瘤等,少数是发生在治疗过程中的意外情况。

目前尚无法得到系列完整的人脊髓损伤完整过程的资料。不同研究者的脊髓损伤研究发现,伤后立即出现灰质出血,数分钟水肿即开始,2 小时肿胀明显,伤处缺血、代谢产物蓄积,白质轴突出现脱髓鞘变化。24 小时胶质细胞增多,中心坏死区碎块被吞噬细胞移除,常遗留多囊性空腔。5~7 天胶质瘢痕产生并可穿过囊腔或完全代替,整个变化过程约半年。原发性损伤还激活了包括生化水平和细胞水平改变在内的链锁式反应,其组织自毁性破坏程度甚至超过原发性损伤,使受损的脊髓组织损伤在一定时限内更加严重。继发性脊髓损伤的病理改变包括血管因素、自由基的作用、兴奋性氨基酸的毒性作用、钙超载、炎症反应和细胞凋亡等。

### 二、脊髓损伤的神经学分类

1992 年,美国脊髓损伤协会(America spinal injury association,ASIA)与国际截瘫医学会(international medical society of paraplegia,IMSOP)合作,提出新版 ASIA 标准,经过近 20 年的 5 次修订,于 2011 年推出第六版,简述如下:

(一)基本概念

皮区:每个节段神经根所支配的皮肤区域。

肌节:每个节段神经根所支配的肌肉。

四肢瘫:累及四肢、躯干及盆腔脏器的功能损害。

截瘫:累及躯干、下肢和盆腔脏器,包括马尾及圆锥的损伤。

感觉平面:躯体两侧都具有正常感觉功能的最低脊髓节段。

运动平面:躯体两侧都具有正常运动功能的最低脊髓节段。

神经平面:躯体两侧都具有正常感觉和运动功能的最低脊髓节段。

不完全损伤:$S_{4\sim5}$ 感觉或运动功能保留,即肛周和肛门深部感觉保留或肛门外括约肌自主收缩存在。

完全性损伤：$S_{4\sim5}$ 感觉、运动功能完全消失。

部分保留带（ZPP）：指仍保留部分神经支配的皮节和肌节。

（二）感觉检查

检查身体两侧各自的 28 个皮节的关键点。每个关键点要检查 2 种感觉，即针刺觉和轻触觉，并按 3 个等级分别评定打分。0：缺失；1：障碍（部分障碍或感觉改变，包括感觉过敏）；2：正常；NT：无法检查。针刺觉检查时常用一次性安全针。轻触觉检查时用棉花。在针刺觉检查时，不能区别钝性和锐性刺激的感觉应评为 0 级。

两侧感觉关键点的检查部位如下：

$C_2$：枕骨粗隆；

$C_3$：锁骨上窝；

$C_4$：肩锁关节的顶部；

$C_5$：肘前窝外侧；

$C_6$：拇指近节背侧皮肤；

$C_7$：中指近节背侧皮肤；

$C_8$：小指近节背侧皮肤；

$T_1$：肘前窝内侧；

$T_2$：腋窝顶部；

$T_3$：第 3 肋间；

$T_4$：第 4 肋间（乳线）；

$T_5$：第 5 肋间；

$T_6$：第 6 肋间（剑突水平）；

$T_7$：第 7 肋间；

$T_8$：第 8 肋间；

$T_9$：第 9 肋间；

$T_{10}$：第 10 肋间（脐）；

$T_{11}$：第 11 肋间（在 $T_{11\sim12}$ 的中点）；

$T_{12}$：腹股沟韧带中点；

$L_1$：$T_{12}$ 与 $L_2$ 之间的 1/2 处；

$L_2$：大腿前中部；

$L_3$：股骨内髁；

$L_4$：内踝；

$L_5$：第 3 跖趾关节足背侧；

$S_1$：足跟外侧；

$S_2$：腘窝中点；

$S_3$：坐骨结节；

$S_{4\sim5}$：肛门周围（作为 1 个平面）。

检查时，每个关键点分别评定针刺觉和轻触觉，评分左右侧相加，总分 224 分。

除对这些两侧关键点进行检查外，还要求检查者做肛门指诊测试肛门外括约肌。感觉分级为存在或缺失（即在患者的总表上记录有或无）。肛门周围存在任何感觉，都说明患者的感觉是不完全性损伤。

（三）运动检查

检查身体两侧 10 对肌节关键肌，左右侧各选一块关键肌检查顺序为从上而下。肌力分为 6 级。

0：完全瘫痪；

1：可触及或可见肌肉收缩；

2：在无重力下全关节范围的主动活动；

3：对抗重力下全关节范围的主动活动；

4：在中度阻力下进行全关节范围的主动活动；

5：（正常肌力）对抗完全阻力下全关节范围的主动活动；

$5^+$：（正常肌力）在无抑制因素存在的情况下，对抗充分阻力下全关节范围的主动活动应用上述肌力分级法检查的肌肉；

应用上述肌力分级法检查的肌肉（双侧）如下：

$C_5$：屈肘肌（肱二头肌、肱肌）；

$C_6$：伸腕肌（桡侧伸腕长和短肌）；

$C_7$：伸肘肌（肱三头肌）；

$C_8$：中指屈肌（指深屈肌）；

$T_1$：小指外展肌（小指外展肌）；

$L_2$：屈髋肌（髂腰肌）；

$L_3$：伸膝肌（股四头肌）；

$L_4$：踝背屈肌（胫前肌）；

$L_5$：长伸趾肌（拇长伸肌）；

$S_1$：踝跖屈肌（腓肠肌和比目鱼肌）。

评分时左右侧分别评定，得分相加，总分 100 分。

除对以上这些肌肉进行两侧检查外，还要检查肛门外括约肌，以肛门指诊感觉括约肌收缩，评定分级为存在或缺失（即在患者总表上填有或无）。如果存在肛门括约肌自主收缩，则运动损伤为不完全性。

（四）残损分级（AIS）

A：完全性损害。$S_{4\sim5}$ 无感觉运动功能保留。

B:感觉不完全损害。神经平面以下包括骶段（$S_{4\sim5}$）存在感觉功能，但无运动功能。

C:运动不完全性损害。超过神经平面 3 个节段以下存在运动功能，过半数的关键肌小于 3 级。

D:C 级基础上，半数及以上关键肌肌力≥3 级。

E:感觉和运动功能正常。

（五）以神经学分类的临床综合征

1. 中央损伤综合征（central cord syndrome） 也被称为"无骨折脱位 SCI"。多见于颈段，伤前常已有颈椎病和颈椎管狭窄症以及后纵韧带骨化症等，通常为过伸性损伤。临床表现为四肢瘫，瘫痪程度上肢重过下肢，开始时即有排便及性功能障碍。多数患者神经功能均有改善，并逐渐恢复到一个稳定的水平。

2. 脊髓半侧损伤综合征（Brown-sequard syn-drome）特征 ①损伤侧受损节段以下的上运动神经元性瘫痪，同时伴有深感觉、识别觉的障碍及一过性的皮肤感觉过敏；②对侧痛温觉障碍；③损伤侧损伤部以上出现带状感觉消失区或感觉过敏区。这是由于脊神经后根受损所致。

3. 圆锥损伤综合征和马尾综合征 单纯圆锥损伤极为少见，临床表现为肛门及鞍区感觉障碍，大小便及性功能障碍，下肢及会阴部反射障碍。圆锥损伤综合征可能存在骶髓与腰段神经根同时受累。马尾综合征是 $L_2\sim S_5$ 的神经根及终丝受累。故两者从临床表现上难于区分。ASIA 标准是通过两者损伤部位的不同进行区分。

使用 ASIA 标准表格便于脊髓损伤的分类诊断，图 7-7-1。

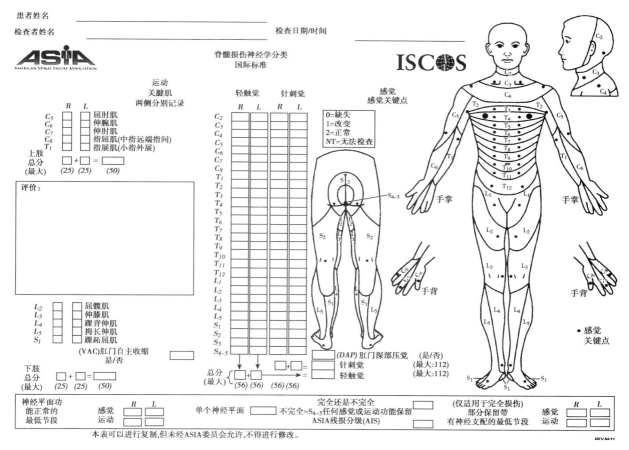

图 7-7-1 ASIA 标准表格

## 三、脊髓损伤磁共振成像（magnetic resonance imaging，MRI）

早期：$T_1$ 加权像（$T_1$ 像）见脊髓增粗，蛛网膜下腔闭塞及硬膜外间隙消失。脊髓信号不均。$T_2$ 加权像（$T_2$ 像）显示脊髓水肿，为沿脊髓长轴分布的条形高信号，亚急性期及慢性期：脊髓断裂：断端在 $T_1$ 像上萎缩呈低信号，在 $T_2$ 像上可见硬膜囊呈两个盲端，蛛网膜下腔突然中断；脊髓坏死：$T_1$ 像上呈均匀一致的低信号带，$T_2$ 像上坏死部分均匀增强；

脊髓软化、变性：在 $T_1$ 像上损伤部位呈略低信号或局限性低信号，在 $T_2$ 像上信号不均匀，局部呈略高或点状高信号，轴面像见脊髓断面局限性异常信号，可累及中灰质及白质的一部分；脊髓萎缩：单纯脊髓萎缩而不伴有明显的局部脊髓变性坏死多发生于儿童，为血管损伤的后遗改变；单纯脊髓压迫：仅见椎管狭窄，脊髓受压变形，$T_1$ 与 $T_2$ 加权像上均未见信号异常。

## 四、神经电生理学检查

皮层体感诱发电位（CSEP）：主要根据 CSEP 潜伏期、波幅的变化作出临床诊断。皮层诱发电位的出现取决于脊髓后索和后外侧索的完整性，不受前索病变的影响。脊髓损伤后，CSEP 表现为波幅减小或消失。伤后的波幅大小和复原时间同伤后脊髓功能状态密切相关。一般认为，波幅降低 30% 提示部分传导阻滞，如波幅降低超过 50% 提示急性脊髓损伤。CSEP 潜伏期及波幅的改变等可在脊髓、脑干或大脑不同水平的感觉通路异常中发生，因此不能作为脊髓损伤定位诊断的诊断依据。

运动诱发电位（MEP）：一般完全损伤患者，其运动诱发电位完全消失，而运动功能不完全损害者则会检测到低波幅，潜伏期延长，高阈值运动诱发电位。运动诱发电位的信号主要沿皮质脊髓束、红核脊髓束和网状脊髓束传导，它们位于脊髓的前索和前外侧索，与后索和后外侧索有着不同的血液供给。由于脊髓内感觉和运动纤维的粗细和位置不同，较细的感觉纤维对外伤的耐受性较强，因此运动诱发电位对实验性脊髓损伤较 SEP 敏感且与动物运动功能一致，且运动诱发电位的恢复先于动物运动功能的恢复。

肌电图（EMG）：脊髓损伤时，常规肌电表现为静息状态下出现失神经支配的纤颤电位或正锐波，而肌肉自主收缩状态无反应，或呈单纯相。但肌电图不能直接对脊髓损伤的性质、程度作出判断，只能根据肌肉失神经支配时其特定的表现，反映出相应的脊神经根的状况。因此肌电图结合神经电生理的其他方法，对脊髓的损伤节段的定位具有一定的意义。

## 五、脊髓损伤早期处理

### （一）外科治疗

外科治疗的主要目标是：①骨折或脱位的复位，恢复脊柱解剖学形态和生物力线；②椎管减压，解除骨折块对脊髓或马尾神经的压迫，为脊髓功能恢复创造条件；③坚强内固定重建脊柱稳定性；④利于进行早期康复。在颈椎骨折脱位伴有颈脊髓损伤的患者显得尤为重要。即使是颈脊髓完全性损伤，神经根性的恢复所带来的上肢功能改善，都会进一步提高患者康复水平。手术仅是脊柱脊髓损伤治疗的重要环节，其主要目的是重建脊柱的稳定性、椎管减压以促进脊髓功能的恢复，为早期康复训练创造条件。若无早期康复的理念，一些手术治疗就失去了其意义，对完全性脊髓损伤尤为如此。

### （二）药物处理

早期除脱水等药物治疗外，还包括：①大剂量应用甲泼尼龙是可选择的方法之一。ASIA 建议的使用方法是：损伤后 3 小时内来诊者，第 1 个 15 分钟内按 30mg/kg 剂量快速静脉滴注，间隔 45 分钟后，按 $5.4mg/(kg \cdot h)$ 剂量连续维持 23 小时静脉滴注。而于 3~8 小时之间来诊者，亦应及早开始 MP 冲击疗法并应维持 48 小时。②神经节苷脂（monosialic ganglioside，GM1）的应用：神经节苷脂是位于细胞膜上含糖脂的唾液酸，在哺乳类中枢神经系统中含量较为丰富，特别是髓鞘、突触、突触间隙，能为受损脊髓（特别是轴突）提供修复的原料。此外还有：

减压疗法：包括脊髓切开、硬脊膜及软脊膜切开，不及早实施效果有限。

冷冻疗法：主要是术中局部降温及术后滴注降温，低温可降低损伤部位的代谢，减少耗氧，降低脊髓再损伤及清除局部毒素的作用。

高压氧疗法：提高血氧分压，改善脊髓组织缺血。

各种基因、干细胞等治疗尚目前仍处于基础研究阶段，缺乏足够的循证医学证据。

### （三）呼吸系统的管理

1. 气管切开与气管插管 损伤急性期呼吸功能的改变使呼吸很快。为维持动脉血氧水平，呼吸频率必然增加，这种浅、快的呼吸使得生理无效腔明显增加，也容易引起肺不张。大约有 1/3 的颈脊髓损伤患者需要行气管插管，而且多数发生在损伤后 24 小时内。伤后需仔细检测呼吸功能，如果患者肺活量不断下降或小于1L,应注意同时出现的$CO_2$分压升高。由于颈脊髓损伤的患者使用呼吸机的时间可能较长,痰液多且黏稠,不易吸出,因此气管切开比气管插管更有优势。关于切开的时机没有明确的定论,《外科学》中关于气管切开的指征归纳为:①上颈椎损伤;②出现呼吸衰竭者;③呼吸道感染痰液不易咳出;④已有窒息者。但气管切开或插管最好在出现呼吸衰竭之前进行,而不应消极等待。

2. 肺部感染 肺部感染是脊髓损伤患者急性期死亡的主要原因之一。脊髓损伤特别是颈脊髓损伤患者,由于伤后卧床时间长,咳痰能力弱,导致痰液在气道内潴留,堵塞中小气道,是引起肺部感染的主要原因,并可进一步引起肺不张,加重呼吸衰竭。因此,必须重视对呼吸道的管理。鼓励患者咳嗽、咳痰,加强呼吸功能锻炼;定期为患者翻身、拍背,辅助排痰;早期行气管切开,加强对气道内分泌物的吸引;对于保守治疗无效的肺不张患者,可应用纤维支气管镜解除肺不张。必要时应用抗生素预防感染。抗生素的选择首先应覆盖所怀疑致病菌谱,待细菌培养和药敏结果回报后可适当调整抗生素的使用。预防:①手法振动排痰训练:在患者变换不同体位用手掌叩击或振动协助将呼吸道分泌物借助重力从小支气管排到主支气管(如左侧卧位,拍击右侧胸部),然后应用体位引流及手法助咳排痰。②手法助咳排痰训练:患者仰卧位,治疗师一手掌部置于患者剑突远端的上腹区,另一手在前一只手上,手指张开或交叉。患者尽可能深吸气后,治疗师在患者要咳嗽时给予手法帮助。给予腹部向内、向上的压迫,将横膈往上推。③膈肌训练:用手法将一定阻力施加于患者腹壁,或在患者上腹部放置沙袋等锻炼呼吸肌的负荷能力。腹部放置沙袋的重量可从500g开始,酌情增减重量,一般不要超过2000g。

(四) 合并肢体骨折处理

由于造成脊柱骨折的暴力均较大,特别是近年来随着我国人民生活水平的提高,交通肇事所引起的脊柱脊髓损伤的比例占到了一半以上。较大的暴力在引起脊柱骨折的同时常合并有肢体骨折。由于此类损伤有其自身的特殊性,处理不当不仅会影响康复训练进程及效果,而且会延迟脊髓功能的

恢复,加重患者的残疾。除非因患者的皮肤状况而被迫行外固定架治疗外,均建议早期行切开复位髓内钉或钛板内固定,以便使患者尽早开始康复训练,减少各种并发症的发生。肱骨骨折处理应尽量避免影响肘关节的屈伸,进而影响患者的乘移能力。尺桡骨骨折的时候应注意避免损伤骨间膜;尽量使用髓内钉技术;如有可能在术中可仅固定尺桡骨中的一根以及避免术中植骨,避免旋转受限。脊髓损伤患者肢带骨骨折(包括肩胛骨骨折、锁骨骨折和骨盆骨折),为早期开展训练及便于体位摆放,建议早期行切开复位内固定术;髋关节周围的骨折包括粗隆间及股骨颈骨折,早期行切开复位内固定有助于重建坐位平衡,避免压疮及坠积性肺炎的发生。

(五) 泌尿系管理

目的是建立一个低压(贮尿期膀胱压力 DLPP<$40cmH_2O$)有一定贮尿容量(低压者600ml,高压者350~400ml)的膀胱及合理的排尿方式,从而防止上尿路功能障碍。留置导尿、间歇性导尿、反射性排尿、药物治疗,并防治泌尿系统感染和结石。

## 六、脊髓损伤康复总体思路

1. 早期康复概念与临床分期 以往,国内多数脊髓损伤患者在综合医院骨外科接受急救处理和外科治疗后,便被认为临床治疗结束而通知出院或转入疗养式的医院休养,消极等待可能的恢复。由于没有开展早期康复,患者压疮、泌尿系感染等并发症发生率高,卧床时间延长,关节僵硬挛缩,加之患者的心理状况均不利于康复的实施,导致生活质量显著下降。脊髓损伤功能恢复和住院时间与患者受伤至康复计划实施的时间相关,伤后康复实施越早,所需住院时间越短,经费支出越少,而所获得的功能恢复越多,并发症越少。长期以来,康复被认为是在临床治疗结束以后才开始的,是临床治疗的延续,这种观点是不正确的。康复与临床治疗应同时开始,只是后期以康复为主。

2. 美国脊髓损伤康复统计资料显示,由于开展早期康复,脊髓损伤患者的住院时间和医疗经费有逐年下降的趋势。根据美国最大的脊髓损伤中心 Shepherd 医院 1997 年的研究结果显示:伤后

2周内开展康复者,平均住院康复的时间最短,功能恢复(function independent evaluation,FIM)的增加值最高;伤后85天开始康复者,住院时间为35天而FIM的增加值只有22分。研究结论,脊髓损伤后开展康复越早,则住院时间越短,康复效果越好(表7-7-1)。美国脊髓损伤康复平均住院时间在4周以内,并有逐年减少的趋势;平均康复住院的经费也相应减少。因此,脊髓损伤必须开展早期强化康复,其含义是根据脊髓损伤的情况确定康复程序,在身体可承受的情况下增加康复训练的时间及康复内容,同时完善训练方法,适当增加强度。

表7-7-1 康复起始时间与康复效果

| 受伤至入院时间(天) | 平均住院时间(天) | 平均FIM变化值 |
| --- | --- | --- |
| 0~14 | 30.41 | 41.35 |
| 15~28 | 32.44 | 31.86 |
| 29~42 | 32.78 | 31.67 |
| 43~84 | 31.02 | 24.67 |

3. 脊髓损伤康复分期 脊髓损伤康复可分为早期康复和中后期康复。早期康复分为2个阶段,急性不稳定期(卧床期)和急性稳定期(轮椅期),中后期康复是在巩固和加强早期康复训练效果的基础上,对有可能恢复步行的患者进行站立和步行训练,对神经功能不能恢复步行的患者加强残存肌力和全身耐力的训练及熟练轮椅生活技巧。早期康复训练内容见表7-7-2。

表7-7-2 早期康复训练内容

| 急性不稳定期(卧床期) | 急性稳定期(轮椅期) |
| --- | --- |
| 床上ROM训练 | ROM训练和肌力加强训练 |
| 床上肌力加强训练 | 膀胱功能训练 |
| 呼吸功能训练 | 坐位平衡训练 |
| 膀胱功能训练 | 斜台站立训练 |
| 床上体位变换训练 | 轮椅使用训练($C_6$以上电动轮椅) |
| | 初步转移训练(床—轮椅、平台) |
| | 初步生活自理训练 |
| | $C_6$以下:进食,洗漱,穿衣 |
| | $C_8$以下:进食,洗漱,穿衣,排便 |

急性不稳定期即卧床期,约在伤后2~4周以内。此期患者脊柱和病情尚不稳定或刚刚稳定。同时,50%左右的患者因合并有胸腹部、颅脑及四肢的复合伤以及高位颈脊髓损伤多为多器官系统障碍,因重要生命体征不稳定而采取卧床和必要的制动措施。但是,这一时期也是开展早期康复的重要时期。急性不稳定期(卧床期)康复训练包括:①在脊柱外固定保护或不影响脊柱稳定条件下,床边进行患者ROM训练和肌力训练。②对于颈髓损伤,包括协助咳嗽、排痰在内的呼吸功能训练,增强膈肌肌力,预防呼吸系统并发症是重要的。③在静脉输液停止以后,即可考虑开始间歇导尿和膀胱反射功能训练,目的是预防泌尿系统感染和重建排尿功能。④定时翻身的体位变换和保持关节活动度,是预防压疮、关节肌肉挛缩、下肢深静脉血栓的重要措施。⑤在脊柱和病情基本稳定的情况下,抬高床头训练和变换体位,预防体位性低血压。为离床活动做准备。

急性稳定期即轮椅期,约在卧床期结束后的4~8周或伤后的2~12周。此期患者经过内固定或外固定支架的应用,重建了脊柱稳定性。危及生命的复合伤得到了处理或控制,脊髓损伤引起的病理生理改变进入相对稳定的阶段。脊髓休克期多已结束,脊髓损伤的水平和程度基本确定。应逐步离床进入PT室或OT室进行评价和训练。

4. 早期康复目标 早期康复训练计划通过早期康复评定来确定,康复评定依据美国脊髓损伤协会(ASIA)标准。评定内容包括脊柱脊髓功能评定(即神经系统检查)和康复功能评定,以确定脊髓损伤水平、脊髓损伤程度、运动和感觉评分、FIM(功能独立评分)及躯体功能评定、心理功能评定及社会功能评定等。早期康复首次评定应由主管医师主持,由责任护士协调,由PT师、OT师、心理医生组成康复小组。首次评定在床旁进行,根据脊髓损伤水平与程度确定康复的基本目标,并分阶段实施(表7-7-3)。

表 7-7-3  脊髓损伤康复的基本目标

| 脊髓损伤水平 | 基本康复目标 | 需用支具及轮椅种类 |
| --- | --- | --- |
| $C_5$ | 桌上动作自理,其它依靠帮助 | 电动轮椅,平地可用手动轮椅 |
| $C_6$ | ADL 可能自理,床上翻身,起坐手动 | 电动轮椅,可用多种自助具 |
| $C_7$ | ADL 自理,起坐、移乘、轮椅活动 | 手动轮椅,残疾人专用汽车 |
| $C_8 \sim T_4$ | ADL 自理,起坐、移乘、轮椅活动,应用骨盆长支具站立 | 手动轮椅,残疾人专用汽车,骨盆长支具,双拐 |
| $T_5 \sim T_8$ | ADL 自理,起坐、移乘、轮椅活动,骨盆支具治疗性步行 | 手动轮椅,残疾人专用汽车,骨盆长支具,双拐 |
| $T_{9 \sim 12}$ | ADL 自理,起坐、移乘、轮椅活动,长下肢支具治疗性步行 | 轮椅、长下肢支具,双拐 |
| $L_1$ | ADL 自理,起坐、移乘、轮椅活动,长下肢支具功能性步行 | 轮椅、长下肢支具,双拐 |
| $L_2$ | ADL 自理,起坐、移乘、轮椅活动,下肢支具功能性步行 | 轮椅、长下肢支具,双拐 |
| $L_3$ | ADL 自理,起坐、移乘、轮椅活动,肘拐、短下肢支具功能性步行 | 轮椅、下肢支具,双拐 |
| $L_4$ | ADL 自理,起坐、移乘、可驾驶汽车,可不需轮椅 | 短下肢支具,洛夫斯特德拐 |
| $L_5 \sim S_1$ | 无拐,足托功能性步行及驾驶汽车 | 短下肢支具,洛夫斯特德拐 |

5. 脊髓损伤康复的运行形式　由于脊髓损伤本身尚无有效的治疗方法,早期康复通过康复训练的措施,达到预防功能障碍加重和促进功能恢复的目的,这是早期康复最重要的作用。早期康复的后续阶段的康复,属于残疾康复的范畴。现有康复医学模式二战后形成于英国。因为它在伤员救治、功能恢复和回归社会等方面显示了巨大作用,而被广泛认可并逐渐在全球普及。二战以来,康复医学经历了国家范围内集中设置若干个康复中心的模式到综合医院内设置康复科室的模式。现在两种模式并存。在康复科进行的多是脊髓损伤的后期康复。目的是提高生活质量和回归社会,具体内容包括平衡训练、肌力训练、坐位训练、轮椅使用、实用性运动功能训练等。脊髓损伤后 1~2 个月是决定患者功能恢复的关键时期,而这期间诸如颈椎损伤的呼吸功能障碍、低钠血症、复合伤或多发伤等诸多问题不便于康复科独立管理并实施早期康复训练。脊髓损伤单元(spinal cord injury unit)利于外科治疗与康复相结合。脊髓损伤单元患者主要来源有两个,脊柱脊髓患者损伤后未治疗立即送往脊髓损伤单元,另外就是在其他医院骨科术后有脊髓损伤患者,为康复而转院。脊髓损伤患者在脊髓损伤单元内要达到预期目标,必须按一定的康复程序(模式)进行,从而达到回归家庭和回归社会的目标。脊髓损伤单元内治疗与康复相结合的要点是:SCI 单元须有治疗和康复专家组成的团队,而且治疗和康复两者要兼顾,交流在单元内进行,医师可在短时间内了解病情全貌及需求,决定外科治疗和早期康复介入。在单元内由手术医生和康复医生共同参与,形成手术治疗与康复相结合的模式,开展早期康复治疗,有利于患者尽早的功能恢复。单元内的康复医生角色也可由有手术经验的医生担当,并定期轮换,使单元内的医生既有手术治疗的经验也增加了脊髓损伤康复方面的知识。同时保证团队内部连续、高效、灵活、快捷地工作。这种治疗和康复相结合的模式优点是沟通快捷,便于调整计划;康复团队范围小,效率高。(图 7-7-2)

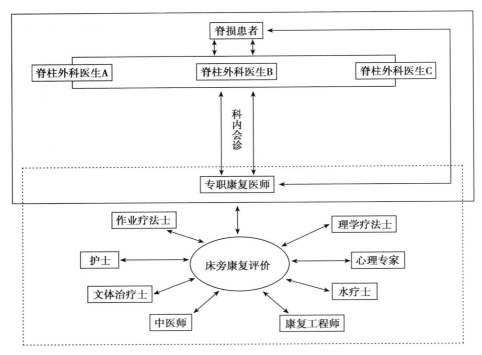

图 7-7-2 脊髓损伤单元工作流程示意图

实线方框代表为脊髓损伤患者进行的治疗范畴工作,下方虚线方框代表早期康复的团队和相关项目。脊柱外科医生接诊病人后,在进行外科相关处理的同时请科内专职康复医师会诊,由后者启动早期康复。专职康复医师为脊柱外科医师一员,定期与图中脊柱外科医师进行角色转换

6. 脊髓损伤的评估 神经学分类见本节脊髓损伤神经学分类标准(2011)、日常生活活动能力评定 ADL(activities of daily living)能力评估既往常用方法有 Barthel 指数和功能独立性评定(FIM)进行

ADL 能力评估。目前普遍认可的方法是脊髓损伤独立性评测(spinal cord lesion independence measure,SCIM),见表 7-7-4。

7. 脊髓损伤评估中的常见问题

表 7-7-4 脊髓损伤独立性评测表(SCIM-Ⅲ)

| | 项目 | | 评分 | 总分 |
|---|---|---|---|---|
| 自我照顾 | 1. 进食 | | 0、1、2、3 | 20分 |
| | 2. 淋浴 | A. 上半身 | 0、1、2、3 | |
| | | B. 下半身 | 0、1、2、3 | |
| | 3. 穿脱衣服 | A. 上半身 | 0、1、2、3、4 | |
| | | B. 下半身 | 0、1、2、3、4 | |
| | 4. 修饰 | | 0、1、2、3 | |
| 呼吸与排泄 | 5. 呼吸 | | 0、2、4、6、8、10 | 40分 |
| | 6. 括约肌管理-膀胱 | | 0、3、6、9、11、13、15 | |
| | 7. 括约肌管理-肠 | | 0、5、8、10 | |
| | 8. 使用厕所 | | 0、1、2、4、5 | |

| | 项目 | 评分 | 总分 |
|---|---|---|---|
| | 9. 床上移动和预防压疮的活动 | 0、2、4、6 | |
| | 10. 床-轮椅转移 | 0、1、2 | |
| | 11. 轮椅-厕所-浴盆转移 | 0、1、2 | |
| 移动 | 12. 室内移动 | 0、1、2、3、4、5、6、7、8 | 40分 |
| | 13. 适度距离的移动(0～100m) | 0、1、2、3、4、5、6、7、8 | |
| | 14. 室外移动(100m) | 0、1、2、3、4、5、6、7、8 | |
| | 15. 上下楼梯 | 0、1、2、3 | |
| | 16. 轮椅-汽车间转移 | 0、1、2 | |
| | 17. 地面-轮椅间转移 | 0、1 | |

（1）圆锥综合征和马尾综合征：解剖学上，圆锥是指脊髓末端骶髓变细部分($S_{3\sim5}$)。骨科临床中圆锥、马尾往往笼统地被一并提及，不作细分。但ASIA标准中的圆锥综合征与马尾综合征在分类上是完全分开的。圆锥综合征受累范围包括骶髓和腰段神经根，而马尾综合征是指单纯马尾神经部位的损伤。所以ASIA标准内不存在"圆锥马尾综合征"。圆锥综合征诊断依据包括：①胸腰段脊柱爆裂骨折或脱位；②脊髓休克期后，仍存在下肢（包括鞍区）不同程度的感觉、运动功能丧失，球海绵体反射消失；③MRI影像中圆锥部有异常信号。这三点相互依存，在诊断上缺一不可。

（2）AIS分级与残疾关系：AIS虽被称为残损分级，但其单独使用不能说明残疾的程度。因此有"同样是C级，功能相差甚远"等临床现象。事实上，利用ASIA标准评估残疾的严重程度，首先要确定损伤的节段，按残疾由重到轻可粗分为颈髓、胸髓、腰髓、圆锥和马尾。AIS分级是损伤平面处脊髓受累的程度，按损害程度由重到轻分为A、B、C、D和E。相同损伤平面的不同AIS分级才具有可比性。损伤平面和AIS分级联合运用才能像坐标一样锁定残疾严重程度。越是远离原点，残损程度越轻。同一节段或残损分级内的差异可采用运动和感觉评分来表示，评分变化达到一定程度才能跨级或跨越节段。

目前，临床上对于Frankel分级方法的认识存在一定的问题。需要说明的是，临床经常使用的Frankel分级是ASIA标准的重要组成部分，已于2000年经ASIA神经学标准委员会修订后更名为ASIA残损分级（修改自Frankel分级）。ASIA残损分级代表了脊髓的损伤程度，而不是脊髓的损伤节段。同样是ASIA残损D级，患者功能情况可能差别很大；在不完全性脊髓损伤中，根据脊髓损伤的病理改变，脊髓中的灰质与白质不可能完全恢复。临床上，不完全性脊髓损伤病例难于完全恢复正常者，肌力也较难都恢复到5级。有些患者往往还残留病理反射，因此，ASIA残损E级患者中感觉和肌力可能完全正常，但部分患者仍可能伴随残留的病理反射。再者，四肢瘫与截瘫同用一个ASIA残损分级，难于评估。ASIA评分同时受到脊髓损伤节段和ASIA残损分级的影响。如同样是$T_{10}$脊髓损伤的患者，ASIA C和D级的评分肯定不同；同样是ASIA残损分级A级，$C_6$和$C_7$的ASIA评分也存在差异。

（3）ASIA评分的局限性：单按照ASIA评分记录脊髓损伤神经恢复，并不能显示恢复状况。例如，$C_6$完全性脊髓损伤，虽然屈腕肌恢复，但10组关键肌中没有列出该肌，因此无法认定为神经功能恢复，只有在伸肘肌恢复后才可认定，这样就忽略了屈腕肌恢复的临床意义。同样在$C_6$损伤病例中，常可见旋前圆肌恢复。旋前圆肌是屈指功能重建的重要肌肉，但10组关键肌中没有该肌，亦无法认定为神经功能恢复。$C_7$平面脊髓损伤评分以屈肘5级，伸腕5级，伸肘3级，以下皆为全瘫，计算为运动评分26分，若治疗后恢复了8分，其意义是什么？是屈指肌的恢复还是伸肘肌肌力的增强？并不清楚。对于患者有意义的运动恢复,并未记录在 10 对关键肌中,ASIA 评分也就无法反映出来;而 ASIA 评分有恢复,但对患者的功能提高可能没有意义,因此单纯使用 ASIA 评分缺乏全面性。当前所采用改进的办法是,在尊重 ASIA 评分基础上,记录运动功能评定的结果,详细地记录每块肌肉的力量变化,全面地反映患者神经体征的变化。

8. 脊髓损伤康复技术与实施

(1) 物理治疗(physical therapy,PT):PT 是利用光、水、电、温度(温热、寒冷)等物理因素或被动/主动的躯体运动以治疗疾病的疗法。可分为一般物理治疗和运动疗法。前者是患者在治疗台上,接受治疗师的治疗,是被动的。运动疗法是利用器具、治疗师徒手手法或患者自身力量,通过主动或被动运动,以得到功能恢复为目的的治疗方法,也称康复训练。

(2) 作业治疗(occupation therapy,OT):OT 是利用材料、工具及器械,进行有目的和有生产性的动作和作业。训练内容包括实用性肢体运动功能,生活动作(如衣、食、住、行的基本技巧),职业性劳动动作和工艺劳动动作(如编织等)。

(3) 文体治疗:选择 SCI 患者力所能及的文娱体育活动项目,进行功能恢复训练,如轮椅篮球、网球、台球、乒乓球、射箭、标枪、击剑、轮椅竞速、游泳等。

(4) 心理治疗:脊髓损伤患者的心理反应过程,通常从受伤起经历休克期、否认期、焦虑抑郁期、承认适应期。针对心理不同阶段的改变制订出心理治疗计划,可以进行个别和集体、家庭、行为等多种方法。

(5) 中医:传统中医学的针灸、按摩、电针、中药离子导入等手段均可以作为加强康复手段。

(6) 康复工程:假肢矫形器技术人员(PO),制作支具,辅助患者练习站立和步行,另外也可配备一些助行器等特殊工具,补偿肢体功能的不足。

9. 脊髓损伤主要并发症 压疮、痉挛、体位性低血压、自主神经异常反射、低钠血症、神经痛、关节挛缩、骨质疏松、异位骨化。

## 七、脊髓损伤后功能重建与未来

对完全性脊髓损伤,目前无任何有效的治疗方法。因而利用机体尚存的肌力、反射和神经功能进行功能重建,可提高患者生存质量。但目前这方面的研究尚未广泛应用于临床。脊髓损伤后功能重建包括手术和非手术方法。功能性电刺激(functional electrical stimulation,FES)是使用电刺激的手段、用精确的刺激顺序和强度激活瘫痪或轻瘫的肌肉来帮助患者提高日常生活活动能力。提供 FES 的器具或系统也可称为神经假体。在目前中枢神经系统损伤不可逆的情况下,FES 是恢复脊髓损伤患者运动功能的重要途径之一,已有研究将 FES 应用于脊髓损伤肢体功能重建中。脑机接口技术(BCI)这项形成于 20 世纪 70 年代的杂交技术,涉及神经学、心理认知科学、康复工程、生物医学工程和计算机科学等多学科,在过去的十多年间得到迅猛的研究发展,使得人类利用脑信号同计算机或其他装置进行通讯成为可能。

康复机器人是医疗机器人的一个重要分支,是工业机器人和医用机器人的结合,可以帮助患者进行科学有效的康复训练,使患者的运动功能得到更好的恢复。20 世纪 80 年代是康复机器人研究的起步阶段,美国、英国和加拿大在康复机器人方面的研究处于世界领先地位,1990 年以后,康复机器人的研究进入到全面发展时期。目前,康复机器人已经广泛应用到康复治疗方面。

近年来,美国伯克利仿生技术公司研制出一种由电池提供动力的外骨骼系统,这种外骨骼系统可以帮助截瘫患者摆脱轮椅,自由行走。外骨骼系统被命名为"eLEGS",由一个机械框架组成,机械框架通过拐杖进行控制。日本的研究人员也在这方面作了深入研究,据报道主要用于老年人和神经损伤的残疾人。

所谓的外骨骼,就是一种可穿戴的、人工智能的仿生设备。在医学上,医生们正在研究外骨骼的另一种用途,即帮助那些身体上的伤残人士。在健康领域,外骨骼的应用不仅仅是向截瘫患者提供机械腿,它还可以教他们如何学习再次行走。

高位颈脊髓损伤神经电刺激技术重建呼吸功能:1969 年,Glinn 等发明了植入体内的高频诱导型膈神经刺激器并于 1972 年用于治疗高位截瘫患者的通气功能障碍。20 世纪 70 年代以后,Auerrach 与 Dobelle 报道已有 1000 多例患者接受了膈神经起搏治疗,许多患者持续已达 10 年以上生活自理,很少有呼吸道感染发生,比常规机械辅助呼吸并发症少得多。目前,植入式膈神经刺激器的既有产品局限于美国（Avery Biomedical Devices，Inc；Synapse Biomedical，Inc）和芬兰（Atrotech OY）等个别发达国家的品牌系列。Synapse Biomedical，Inc 在 2011 年得到了美国 FDA 的批准，Atrotech OY 得到了欧盟的 CE 认证（CE0123），Avery Biomedical Devices，Inc 的产品也将进行临床三期试验。

磁刺激在脊髓损伤康复中的研究进展：1985 年，Barker 等改进了磁刺激器，首先创立了经颅磁刺激运动皮层在相应肌肉上记录动作电位的方法。近几年这一技术被广泛推广，应用于评价脊髓运动神经传导的研究中，使脊髓损伤的研究有了突破性进展。除了在诊断上的价值，人们发现磁刺激是治疗脊髓损伤非常有潜力的无创性康复治疗手段。磁刺激对脊髓损伤后运动、呼吸和膀胱直肠功能障碍、痉挛、疼痛等都有不同程度的治疗作用。

（张军卫）

## 第八节　迟缓性及痉挛性肢体瘫痪与术后康复

### 一、痉挛性肢体瘫痪治疗与康复

骨科学涉及的痉挛性瘫痪，主要包括脑性瘫痪和脊髓损伤。后者的康复已在前文中详述。前者也被称为脑瘫，本节介绍其治疗和康复。

脑性瘫痪指一组发生于发育中胎儿或婴幼儿脑的非进行性损害，从而引起患儿运动和姿势控制的发育性障碍。脑性瘫痪神经肌肉运动功能障碍时常伴发感觉、认知、沟通、感知功能紊乱，间或伴发行为障碍、惊厥发作。其中，规定绝对的发病年龄上限是没有意义的。因为定义旨在强调患儿在脑发育未成熟时遭受了非进行性、永久性的损害，阻碍了患儿正常的运动发育。发达国家脑瘫发病率为 0.2%～0.3%，我国为 0.160%～0.274%，我国约有 300 多万脑瘫患者。

（一）脑瘫分型和主要临床表现

1. 按瘫痪部位解剖学分型

单瘫：累及一个肢体，通常为一侧下肢，患者应该要排除偏瘫型。

偏瘫：累及同侧上下肢体。

截瘫：同等累及双下肢。

双侧瘫：累及双侧肢体。上肢轻微手指活动不协调，下肢较明显。

三肢瘫：均等累及三个肢体。

双侧偏瘫：累及四肢上肢重于下肢。

四肢瘫：均等累及四肢、头、颈和躯干。

全身瘫：除四肢头颈受累之外，通常还伴有严重的认知障碍、流口水、发音困难和吞咽障碍等。

2. 按瘫痪性质生理学分型

痉挛型：占 80% 左右，是脑皮层或锥体束损害的结果。

手足徐动型：病理变化主要集中在纹状体，并侵犯到尾状核、豆状核和苍白核。肌张力为摇摆性，表现在不自主或无目的性的徐动，互不协调。

共济失调型：小脑受损的类型。特点是不能持续性姿势控制，协调运动障碍。

强直型：病变累及广泛，肢体成僵直状态。

低张力型：肌张力低下，肢体松软。

混合型：两种以上类型临床表现合并存在，以痉挛型与手足徐动型为多见。

（二）脑瘫肢体畸形的康复

1. 评估　评估中需要评估的内容和每项内容中需要调查清楚的问题如下：成长过程：开始爬、坐起、扶站、独站、行走的时间。痉挛情况：部位、程度、对称性。肌肉力量：患者是否有力量单独做出各种姿势，包括手和膝部、半屈膝、坐、侧坐、站立和下蹲。患者能否保持这些姿势，患者能否在整个可移动的关节活动范围移动运动与控制：爬行、行走时移动速度、幅度、平衡、步态和协调性等。

2. 脑瘫康复原则

（1）早期发现早期治疗：小儿的大脑在生后 1～2 年发展迅速，不断成熟和分化，具有较大的可塑性，在这个阶段及时对孩子进行治疗，不仅能促进中枢神经系统的正常发育，使受损大脑的功能得到代偿，还能改善异常姿势和运动，抑制异常反射，预防关节挛缩畸形，降低残障程度。

（2）系统个体化康复：由于脑瘫小儿的大脑损伤发生在所有技能习得之前，障碍会影响小儿各个方面的发育。因此要强调全面康复，包括医疗、教育等。同时脑瘫儿童的治疗与教育相结合可避免因治疗而延误的教育时间，使患儿身心潜能获得最大的发展。（图 7-8-1）

| | | | |
|---|---|---|---|
| 就诊日期 | 日期:年月日(初诊□、复诊1□、复诊2□、复诊3□、其他:) | | |
| 出生史 | 早产□难产□窒息□黄疸□感染□双多胎□颅内出血□其它: | | |
| 诊治史 | 训练史□、支具□、手术史(SPR□、肢体矫形□)□其它: | | |

| 实际年龄 | 岁(月) | 年月 | 发现异常年龄 | 岁(月) | 运动发育年龄 | 月 |
|---|---|---|---|---|---|---|

| 坐位 | 端坐□、长坐□、不能□、其它: | 站立 | 独立□、介助□、不能□、其它: |
|---|---|---|---|
| 爬行 | 协调□、不协调□、不能□(原因:未训练□、四点支撑不能□、手功能差□、其它:) | | |
| 行走步态 | 独立□、借助□、不能□、摇摆□、不稳□、剪刀□、短肢□、其它: | | |

| | | | | | |
|---|---|---|---|---|---|
| **卧位:下肢及躯干畸形(静态)** | 髋 | 左:屈曲□、内收□、内旋□、外旋□<br>右:屈曲□、内收□、内旋□、外旋□ | **站立及行走:下肢及躯干畸形(动态)** | 髋 | 左:屈曲□、内收□、内旋□、外旋□<br>右:屈曲□、内收□、内旋□、外旋□ |
| | 膝 | 左:屈曲□、反张□、内翻□、外翻□<br>右:屈曲□、反张□、内翻□、外翻□ | | 膝 | 左:屈曲□、反张□、内翻□、外翻□<br>右:屈曲□、反张□、内翻□、外翻□ |
| | 足踝 | 左:马蹄足□、内翻□、外翻□、平足□、蹑拇外翻□、跟足□、高弓仰趾□、趾屈曲(2□、3□、4□、5□)<br>右:马蹄足□、内翻□、外翻□、平足□、蹑外翻□、跟足□、高弓仰趾□、趾屈曲(2□、3□、4□、5□) | | 足踝 | 左:马蹄足(足跟不着地)□、平足□、内翻足□、外翻足□、跟足□、蹑外翻足□、高弓仰趾□、趾屈曲□<br>右:马蹄足(足跟不着地)□、平足□、内翻足□、外翻足□、跟足□、蹑外翻足□、高弓仰趾□、趾屈曲□ |
| | 脊柱 | 头颈偏斜□、侧凸□、后凸□、侧后凸□、腰前凸大□、胸廓□ | | 脊柱 | 头颈偏斜□、侧凸□、后凸□、腰前凸大□、臀后翘□、胸廓□ |
| | 骨盆倾斜前□左□右□ / 下肢不等长□ | | | 骨盆倾斜前□左□右□ / 下肢不等长□ | |
| | 髋臼与股骨头 | 左:脱位□、半脱位□<br>右:脱位□、半脱位□ | | 髋臼与股骨头 | 左:脱位□、半脱位□<br>右:脱位□、半脱位□ |
| **卧位:上肢畸形(静态)** | 肩 | 左:上举□、内收□、后伸□、外展□、旋前□、旋后□<br>右:上举□、内收□、后伸□、外展□、旋前□、旋后□ | **站立及行走:上肢畸形(动态)** | 肩 | 左:上举□、内收□、后伸□、外展□、旋前□、旋后□<br>右:上举□、内收□、后伸□、外展□、旋前□、旋后□ |
| | 肘 | 左:屈曲□、过伸□、其它<br>右:屈曲□、过伸□、其它 | | 肘 | 左:屈曲□、过伸□、其它<br>右:屈曲□、过伸□、其它 |
| | 前臂 | 左:旋前□、旋后□、其它<br>右:旋前□、旋后□、其它 | | 前臂 | 左:旋前□、旋后□、其它<br>右:旋前□、旋后□、其它 |
| | 腕 | 左:屈曲□、尺偏□、其它<br>右:屈曲□、尺偏□、其它 | | 腕 | 左:屈曲□、尺偏□、其它<br>右:屈曲□、尺偏□、其它 |
| | 拇指 | 左:内收□、屈曲□、其它<br>右:内收□、屈曲□、其它 | | 余指 | 左:掌指关节过伸□指间关节屈曲□<br>右:掌指关节过伸□指间关节屈曲□ |

| 肌力(0-5) | 髋 | 左:屈曲群□、后伸群□、外展群□、内收群□<br>右:屈曲群□、后伸群□、外展群□、内收群□ | 肩 | 左:屈曲□、后伸□、外展□、内收□<br>右:屈曲□、后伸□、外展□、内收□ | | |
|---|---|---|---|---|---|---|
| | 膝 | 左:屈□、伸□<br>右:屈□、伸□ | 踝 | 左:跖屈□、背屈□<br>右:跖屈□、背屈□ | 肘 | 左:屈□、伸□<br>右:屈□、伸□ | 腕 | 左:屈□、伸□<br>右:屈□、伸□ |

| | |
|---|---|
| 肌张力(Ashworth分级) | 左□右□上肢□级、左□右□下肢□级、躯干□级 |
| 脑瘫类型 | 痉挛型□、手足徐动型□、共济失调□、无力型□、混合型□、其它<br>单瘫型□、截瘫型□、偏瘫型□、三肢瘫型□、四肢瘫型□、双重偏瘫型□ |
| 其它情况 | 智力(好□、中□、差□)、语言清晰(好□、中□、差□)、流口水□、斜视□ |

图 7-8-1 脑瘫患者评估要点

（3）康复训练与药物和手术相结合，中医与西医的结合：肌肉痉挛僵硬经保守治疗无效，遗留四肢肌腱挛缩或关节变形的患儿，手术矫正畸形也是必不可少的。脑瘫的手术和康复训练密不可分。康复往往是患儿要终生接受和坚持的治疗手段，手术目的是为康复训练创造条件，包括解除痉挛、矫正畸形、平衡肌力。宜采用康复-手术-康复-手术-康复的模式来展开外科治疗。中医的治疗方法很多，如针刺、按摩、点穴、中药等，对于脑瘫儿都有一定的效果。

3. 脑瘫的康复技术　脑瘫肢体功能的康复治疗主要包括传统的治疗方法和神经生理学疗法以及辅助性治疗方法（表 7-8-1）

表 7-8-1　常用于脑瘫儿童肢体功能康复的治疗技术

| 传统治疗 | 神经生理学疗法 | 辅助性治疗 |
| --- | --- | --- |
| 被动运动 | Bobath | 目标性训练 |
| 牵伸运动 | PNF | 神经肌肉电刺激疗法或功能性电刺激疗法 |
| 体位摆放 | Vojta | 跑步平台训练 |
| 手法治疗（关节和软组织松动术-深部组织按摩） | Rood | 马术疗法 |
| 振动疗法 | 引导式再教育 | 胶带黏贴技术 |
|  |  | 身体影像和感觉统合训练 |
|  |  | 前庭刺激训练 |
|  |  | 弹力衣和夹板 |
|  |  | 游泳和水疗 |
|  |  | 特殊医疗治疗 |

（三）脑瘫的手术治疗

1. 痉挛的治疗

（1）颈段选择性脊神经后根切断术（selective dorsal rhizotomy，SDR）

适应证：①单纯痉挛，肌张力在 3 级以上。②拟手术侧上肢无明显固定挛缩畸形或仅有轻度畸形。③术前脊柱四肢有一定的运动能力。④智力正常或接近正常，以利配合术前、术后康复训练。⑤严重痉挛与僵直，影响日常生活、护理和康复训练者。

禁忌证：①智力低下，不能配合术前、术后康复训练者。②肌力弱，肌张力低下。③单纯手足徐动、共济失调和扭转痉挛型患者。④拟手术侧肢体有严重固定挛缩畸形。⑤颈椎存在严重畸形或不稳定者。⑥学龄前儿童。

（2）腰骶段 SDR 术

适应证：年龄 3～8 岁最佳；确诊患有痉挛型双下肢瘫痪，肌张力广泛增高在 2 级以上。

禁忌证：智力低下，难以配合治疗及训练者；患有与早产、头部损伤或家族疾病无关的脑膜炎、先天性脑感染、先天性脑积水；患有伴随显著僵硬或肌张力障碍、严重痉挛病或肌肉运动失调的混合型脑瘫；严重脊柱侧凸。

（3）闭孔神经肌支切断：适用于双侧内收肌张力高，双髋内收，被动可以矫正的患者。往往与其他髋关节周围手术同时进行。如果是学龄后儿童，则直接采取内收肌起点松解（后文详述）更有效。而且该手术术前应该进行闭孔神经封闭，检验内收肌及周围肌肉的张力和肌张力变化。如果封闭后，内收肌张力降低满意，则手术效果好。

（4）腘窝部胫神经肌支切断：适用于小腿三头肌（比目鱼肌和腓肠肌）张力高的患者。常用于矫正的畸形是：膝关节屈曲畸形和（或）马蹄足畸形。但对于明确的跟腱反射不能引出、踝阵挛阴性的患者是不适合的，这样的患者仅通过跟腱延长即可以达到目的。

2. 软组织矫形手术

（1）旋前圆肌移位术：适用于由旋前圆肌紧张挛缩所致的屈肘、前臂旋前畸形。但对于术后不能配合训练或手足徐动型的患者则不适合。

（2）桡侧腕屈肌腱和指屈肌腱节段性延长术：适用于屈腕屈指肌痉挛或挛缩所致的腕关节屈曲，手指屈曲畸形。但不适用于手足徐动型及不能配合术后训练的患者。因为该手术和其他所有软组织矫形手术一样，术后的功能锻炼极为重要。如果不能改善功能则事倍功半,得不偿失。

(3)屈肌-旋前圆肌起点松解术:用于矫正以下畸形:手指屈曲、熊手和鹰爪手畸形;手握拳、肘腕关节屈曲、前臂旋前等。

(4)尺侧腕屈肌移位术:适用于腕关节屈曲畸形或前臂旋后功能障碍患者,要求关节被动活动基本良好且尺侧腕屈肌肌力达4级以上。切记如果有骨性畸形或该肌肉肌力小于4级则不适合本手术。

(5)拇长屈肌外展成形术:适用于拇指屈曲内收畸形。存在骨性畸形的患者,单行此术难以收到良好效果。

(6)髂腰肌松解术:适用于有髋关节屈曲,Thomas征畸形的患者,它通常与髋关节前方软组织松解,关节囊松解、髋关节切开复位、内收肌松解和内收去旋转截骨等手术同时实施。需要注意的是,它有导致髋屈曲无力的风险,这能严重影响行走功能。术者应对患者术后做充分估计,避免上述情况发生。同时可以看出,该术对不能行走的患者比能行走的患者更适合。

(7)股直肌止点下移:矫正髋关节屈曲畸形。该手术是髋关节前方松解的一部分,很少单独实施。股直肌挛缩的明确体征是患者俯卧位被动屈膝时,其同侧臀部翘起。

(8)内收肌松解术:这是脑瘫下肢矫形中开展最为普及的软组织手术之一,适用于内收肌痉挛、挛缩所造成的大腿内收畸形,即双髋关节主动、被动外展受限。

(9)股薄肌腱皮下切断术:该手术大多和腘绳肌松解术同时进行。单独施行机会很少,只适用于股薄肌腱挛缩而致的髋关节内收、下肢内旋、膝关节屈曲患者。

(10)腘绳肌(hamstring)松解:这是膝关节矫形最常用的手术之一,适用于腘绳肌挛缩导致的膝关节屈曲畸形。轻度畸形(<15°)可采取经皮微创松解术,但20°以上的畸形往往要切开延长才能得到满意效果。

(11)膝关节后方关节囊松解:适用于无明显的股骨下端畸形;腘绳肌联合腓肠肌内外侧头松解尚不能纠正的屈膝畸形;术中确认存在后关节囊挛缩;该手术临床仅作为腘绳肌与腓肠肌矫正屈膝畸形的辅助处理。其术后主要危险是膝关节失稳。

术中并发症有腘窝血管、神经损伤。

(12)小腿肌腱膜延长:痉挛和挛缩并存的足部跖屈畸形,是由持续的、强化的支持反射或亢进的牵张反射造成的。挛缩的主要原因是痉挛状态或腓肠肌内单独存在增强的电活动,在这种情况下单独部分神经切除术不再适合,而应该联合施行该手术。

(13)经皮跟腱延长,屈指深肌腱切断:马蹄足畸形及矫正过程中出现的足趾屈曲畸形。应注意术前摄片排除骨性异常。并且要关注双下肢的长度及延长后的长度变化,避免术后出现肢体不等长,影响步态。

(14)腓骨长肌前移术:腓骨肌挛缩而致的马蹄外翻足畸形。该手术往往与跟腱延长术组合使用。应该注意的是,完成跟腱延长术后,应术中重新评估足部畸形,有明显外翻时再继续手术。如果外翻较轻通过腓骨肌延长可解决者,应进行延长手术。术后于足中立位,小腿石膏前后托固定6周。

(15)腓骨肌腱延长:适用于腓骨肌挛缩而致的外翻足畸形,详见腓骨肌前移术所述。

(16)胫骨前肌外移:常与跟腱延长术合用以治疗马蹄内翻足畸形。在跟腱延长完成后,注意仍有足内翻时继续施行该手术。

(17)胫后肌延长、胫骨后肌前移术:常与跟腱延长术合用以治疗马蹄内翻足畸形中,适用于胫骨前肌无力的情况下,以胫骨后肌移位代替胫前肌行使足背伸功能。如果跟腱延长术后,足内翻程度轻,判断可以通过胫骨后肌延长矫正则不必行前移。

3. 骨手术

(1)腕关节融合术:神经病变或损伤而致肌肉瘫痪,引起关节严重不稳,影响整个肢体功能,而单纯由于肌腱转移又不足以维持关节稳定和恢复足够的有效功能,固定局部关节可以改善肢体功能者。

(2)腕骨切除术:适用于由腕骨异常形态和排列而导致的腕关节屈曲畸形。

(3)股骨内翻去旋转截骨术:适用于股骨近段过度前倾和内翻畸形已使髋关节处于半脱位和脱位的患者。单独的内翻去旋转截骨术适用于没有或者轻微的髋臼发育不良患者,这是由于脑瘫患者髋臼的塑形潜能较差。如果存在髋臼发育不良,内翻去旋转截骨术可以与髋臼截骨术联合使用。

（4）股骨髁上截骨：一般不主张用于患儿。①存在股骨下端前突畸形的屈膝畸形；②超过10°～20°的顽固性屈膝畸形，即潜在无法行软组织矫正的屈膝畸形；③腘窝神经、血管紧张，软组织手术潜在术后牵伸损伤的较大角度屈膝畸形。

（5）横行跟骨截骨术：适用于后足（跟骨）外翻。矫形器等保守治疗无效，或有严重畸形导致疼痛和功能受限的患者；单纯的软组织手术，畸形不能够完全矫正者。

4. 辅助器具及矫形器　在脑瘫患儿的康复治疗过程中，辅助器具和矫形器有助于提高和保持疗效，矫正异常姿势，提高患儿的日常生活活动能力。助行架多为各种各样步行训练应用的器具，其高度与宽度是可以调节的，可以根据患儿的身高及障碍情况定制。助行架有带轮与不带轮两种，根据患儿的立位稳定情况、双下肢移动能力等进行适当选择。矫形器是作用于人体四肢和躯干等部位，通过生物力学原理的作用以预防、矫正畸形，治疗和补偿其功能的器械。矫形器与物理治疗、作业治疗、语言治疗共同组成康复医学的四大支柱。矫形器按装配部位分为：足矫形器（FO）、踝足矫形器（AFO）、膝踝足矫形器（KAFO）。在下肢矫形器中，具有自大腿部到足底构造的可控制膝关节和踝关节运动的矫形器称为膝踝足矫形器（KAFO），也称为长下肢矫形器。分金属条KAFO和塑料金属条混合KAFO。上肢矫形器中最常见的是指矫形器，主要包括：IP指伸展辅助矫形器（图7-8-2），适用于指的屈曲挛缩。IP屈曲辅助矫形器（图7-8-3），适用于防止指过伸。其他常见的上肢矫形器有肘矫形器、肩矫形器、软性颈托、软性腰围等。

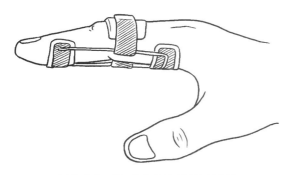

图7-8-2　IP关节伸展辅助矫形器

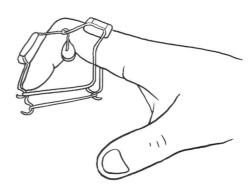

图7-8-3　IP关节屈曲辅助矫形器

## 二、周围神经损伤术后康复

（一）致伤原因

1. 开放性损伤　切割伤、撕裂伤、火器伤等。

2. 闭合性损伤　神经挤压伤、神经牵拉损伤、神经摩擦伤等。

3. 医源性损伤　如肱骨干中1/3骨折手术时桡神经损伤。

4. 产伤　产道中滞留时间过长，或助产时强力牵拉。

5. 电烧伤及放射烧伤。

6. 缺血性神经损伤。

（二）诊断

1. 外伤史　了解受伤时间及出现相应神经症状和体征的时间；受伤的机制和性质；受伤部位；麻痹症状变化情况；是否有合并损伤等。

2. 临床检查　①开放性损伤检查局部伤口情况，伤口范围及深度，软组织损伤情况及有无感染。枪弹伤的径路，有无骨折及脱位。闭合性损伤时，沿神经行走部位有无血肿、硬结、动脉瘤等。②运动、感觉和自主神经系统的检查：见周围神经损伤的康复评定节段。③神经电生理学如肌电图、神经传导速度检查等辅助检查手段，可帮助判断神经损伤的部位、程度和损伤神经修复后其恢复情况。

（三）分类

Sunderland 分类（1968）

Ⅰ度损伤：髓鞘损伤，损伤部位沿轴突的神经传导生理性中断，轴突没有断裂。不发生 Wallerian 变性。

Ⅱ度损伤：轴突断裂，损伤远端发生 Wallerian

变性,近端一个或多个结间段发生变性,神经内膜管保持完整,为轴突再生提供了完好的解剖通道。神经功能可以完全恢复。

Ⅲ度损伤:轴突和内膜管断裂,但神经束膜保持完整。由于神经内膜管的破坏,导致结构紊乱。神经恢复不完全。

Ⅳ度损伤:神经束膜损伤,可保留部分神经外膜和神经束膜,未发生神经干离断。

Ⅴ度损伤:神经干完全离断。

（四）治疗

1. 神经修复的基本原则　修复后的神经的再生轴突沿着远端的神经内膜管延伸生长,感觉、运动和交感神经的轴突与远端效应器重新建立正确的联系,使得原有的功能得以恢复。

2. 神经修复的时机　闭合性神经损伤,一般不宜做一期手术修复,需观察3个月。如无恢复征象,应手术探查。开放性神经损伤,均应手术探查。

3. 神经修复的方法

（1）神经松解术:损伤神经受压迫和瘢痕包裹时,游离和切除致压物或瘢痕组织。

（2）神经移位术:适用于神经外形完整而长度不足的神经损伤。

（3）神经断裂无缺损的手术:行神经端-端吻合时,缝合外膜或束膜以恢复神经的连续性。

（4）神经缺损的手术:可运用神经牵拉延长术、神经移植术、神经转移术、神经端-侧吻合术、神经肌内埋入法、神经桥接术等方法修复神经缺损。

4. 术后处理　神经修复后,应将受伤肢体用石膏托固定,一般保持在关节屈曲位,以减少神经吻合处的张力。术后4周去除石膏托进行功能训练。

（五）周围神经损伤的康复

1. 康复目标

（1）短期目标:早期康复目标主要是及早消除炎症、水肿,促进神经再生,防止肢体挛缩畸形。恢复期主要是促进神经再生,恢复神经的正常功能,矫正畸形。

（2）长期目标:使患者最大限度地恢复原有的功能,恢复正常的日常生活和社会活动,重返工作岗位或从事力所能及的工作,提高患者的生活质量。

2. 康复评定

（1）运动:注意肢体的姿势和畸形:某些神经损伤所支配的肌肉主动功能消失,受相对的正常肌肉的牵拉作用,使肢体呈现特殊畸形,如桡神经损伤的垂腕垂指畸形;检查各肌肉肌力情况:应做 MMT 检查,目前仍多采用 Lorett 提出的六级评价标准。晚期病例可用关节活动度检查评价关节、肌肉、软组织挛缩程度。肢体麻痹范围广的病例也可行日常生活动作（ADL）测试,确定肢体运动能力。

（2）感觉障碍情况:神经损伤后,出现该神经分布区的感觉障碍,需检查痛觉及触觉,其次可检查温度觉、压觉、两点辨别觉。

（3）植物性神经功能评价:开始时皮肤温度升高、潮红和干燥。2 周后,皮温降低,皮肤变得苍白。晚期可出现皮肤变薄、皮纹变浅、光滑变亮,指甲增厚并出现纵形的嵴、弯曲和变脆,指（趾）腹变扁,皮肤干燥、粗糙。

（4）反射:神经损伤后可出现深反射减退或消失。

（5）神经干叩击试验（Tinel 征）:神经断裂后,其近侧断端出现再生的神经纤维,开始时无髓鞘,叩击神经近侧断端,可出现其分布区放射性疼痛,称为 Tinel 征阳性。可判定断裂神经近端所处的位置和测定神经再生的进度。

（6）电生理学评价:肌电图检查:可判断有无神经损伤和损伤程度,鉴别神经源性或肌源性损害。神经传导速度测定:神经损伤后神经传导速度减慢。体感诱发电位检查:对常规肌电图难以查出的病变,SEP 可容易做出诊断。

（7）ADL 能力评定:周围神经损伤后,会不同程度地出现 ADL（日常生活活动）能力困难。

3. 康复分期

（1）急性期（伤后 3 周内）:主要是去除病因,消除炎症、水肿,镇痛,促进伤口愈合,减少神经损伤,保护修复后的神经,预防挛缩畸形的发生。

（2）恢复期（伤后 3 周后）:主要是促进神经再生、保持肌肉质量、防止肌肉萎缩、增强肌力、预防粘连、挛缩和继发畸形、改善感觉功能、提高生活质量。

4. 康复治疗方法

（1）保持肢体的功能位（伤后 3 周后）:周围神经损伤后应立即选择适宜的固定方法。急性期多选用石膏、外固定架或牵引固定,将麻痹的肢体固定于特殊需要的肢体位置,急性期后,应尽早改换为肢体功能位,选择适宜的支具或夹板固定。

(2)被动运动:急性期即应开始被动活动。应从轻运动量开始活动,伤后3周由被动运动逐渐向主动运动过渡。

(3)神经肌肉电刺激疗法(NMES):是模拟中枢神经对机体的控制,用低频脉冲电流刺激肌肉使其收缩,产生生理性反应,以恢复和重建其运动功能的方法。包括表面电刺激、植入式电刺激、针电极刺激。其作用是改善神经和肌肉的代谢,延缓肌肉萎缩,抑制肌肉纤维化,保存神经和肌肉的功能以及神经和肌肉的连接。

(4)增强肌力训练(伤后3周后):可增强最大肌力的瞬间爆发力和增强肌力的耐久力。训练增强最大肌力时,用等长运动法较好,而增强肌肉的持久力用等张运动为佳。

1)等长运动:全力或接近全力使肌肉收缩。特别适用于关节不能活动的情况下做肌力增强训练。

2)等张运动:可分为向心性等张运动和离心性等张运动。离心性等张运动:用比最大肌力稍重的重量使收缩中的肌肉一点一点伸展开。

3)主动运动:肌力恢复到3级时即应开始做抗自身重力的主动运动。

4)抗阻力主动运动:肌力达到4级或5级能克服外加阻力的患者,与辅助主动运动相同,可利用徒手、滑车和重锤、弹簧、重物、摩擦力、浮力及流体阻力等进行锻炼。

(5)物理治疗

1)温热疗法:早期应用短波、微波透热疗法,可以消除炎症、促进水肿吸收,有利于神经再生。

2)激光疗法:常用氦-氖激光或半导体激光照射损伤部位或沿神经走向选取穴位照射,有抗炎、促进神经再生的作用。

3)水疗法:用温水浸浴、旋涡浴,可以缓解肌肉紧张,促进局部循环,松解粘连。在水中进行被动运动和主动运动,可防止肌肉挛缩。水的浮力有助于瘫痪肌肉的运动,水的阻力使在水中的运动速度较慢,防止运动损伤发生。

4)低频电疗:属于被动运动,在恢复主动活动之前应用。选择损伤神经支配区域的肌肉2~3块,

顺序进行运动点刺激。此方法持续应用到肌力达2~3级。

(6)中医疗法:①针灸:针灸疗法对损伤程度较轻的患者有效;②按摩:可改善血液循环。肌肉用轻擦法,关节用揉捏法和强擦法。

(7)日常生活活动训练:下肢用支具、手杖、拐杖、轮椅,上肢用夹板、自助具等防止畸形,充分补偿其失去的功能。上肢更应尽早开始。在肌力增强训练期间禁止使用代偿运动。

(8)作业治疗:治疗性作业能维持和改善肌肉的功能,改善患肢的血运和增加关节的活动范围。如制作积木、缠线、锯东西等。下肢训练有两脚踏纺织机或踏万能木工机等。可包括编织、打字、木工、雕刻、缝纫、刺绣、泥塑、修理仪器等。

(9)感觉功能的康复:麻木感、灼痛:包括药物(镇静、镇痛剂,维生素)、交感神经节封闭、物理疗法。感觉过敏:采用脱敏疗法。感觉丧失:采用感觉重建方法治疗。用不同物体放在患者手中而不靠视力帮助的感觉训练;慢速适应性感觉纤维训练,即对固定物体的反应;快速适应性感觉纤维训练,即对移动物体的反应。

(10)心理康复:可采用医学教育、心理咨询、集体治疗、患者示范等方式来消除或减轻患者的心理障碍,使其发挥主观能动性,积极地进行康复治疗。也可通过作业治疗来改善患者的心理状态。

(六)各论

1.臂丛神经损伤 上臂丛神经根($C_{5~6}$)损伤:肩关节内收、内旋,肘关节伸直,前臂旋前畸形。部分患者可能出现翼状肩胛,肩关节不能外展和上举,肘关节不能屈曲,但能伸直,屈腕和前臂旋后无力,手部运动功能基本正常。下臂丛神经根($C_8 ~ T_1$)损伤:手内在肌麻痹,呈扁平手畸形,不能屈腕及屈指,拇指不能屈曲和外展。上臂内侧、前臂和手的尺侧皮肤感觉缺失。常出现Horner综合征。全臂丛神经损伤:整个上肢除副神经支配的斜方肌可做耸肩动作外,整个上肢的主动运动功能丧失,腱反射消失,上臂内侧皮肤感觉存在,其余整个上肢感觉缺失。

康复训练包括:①增强肌力:肌力在3级以下时,可用神经肌肉电刺激治疗、被动活动、主动助力

运动。肌力达3级以上时,应进行抗阻练习。如患肢功能不能恢复,应训练健肢代偿。②感觉重建:对感觉丧失尤其是手的感觉丧失,需进行感觉重建训练。③被动活动各关节;物理治疗能抗炎消肿,松解粘连;使用矫形器预防或矫正畸形,对上臂丛损伤,采用外展支架保护患肢,对下臂丛损伤,用腕手夹板使腕关节保持在功能位。如已经发生了挛缩,应进行关节松动术、被动牵拉、理疗等治疗。

2. 腋神经损伤 腋神经损伤后,肩关节不能外展,肩外侧三角肌止点附近皮肤感觉减退。

康复治疗:综合应用运动疗法(被动运动、肩关节主动外展活动、抗阻外展运动等)、物理治疗、药物等促进神经再生,增加肌力,促进肩部感觉恢复。

3. 肌皮神经损伤 肌皮神经损伤后,影响肘关节屈曲功能。前臂外侧皮肤感觉发生减退。

康复治疗:肌力在3级以下时,可利用滑板或在平滑的桌面上洒上滑石粉进行减重屈肘训练。肌力达3级以上时,进行抗阻练习,哑铃、沙袋、弹簧拉力器,甚至家庭日用品如水桶均可利用。

4. 桡神经损伤 桡神经损伤后,出现垂腕、垂指畸形,手背桡侧皮肤感觉障碍。高位桡神经损伤,肘关节不能主动伸直,并有垂腕、垂指畸形。桡神经深支损伤,只发生垂指畸形。桡神经损伤后感觉障碍不明显。

康复训练:应用支具使腕背伸30°、指关节伸展、拇指外展,并进行被动运动,以避免关节强直和肌腱挛缩。如已经发生了挛缩,则可进行被动牵伸、按摩、超声波治疗、中频电疗、温热治疗等物理治疗。

5. 正中神经损伤 肘关节以上正中神经损伤,当令患手握拳时,而示指和拇指不能屈曲,腕关节呈尺偏畸形。手桡侧3个半手指的皮肤感觉减退,单一神经支配区的示指末节,感觉缺失。腕部损伤,则呈现拇指不能做掌侧外展,手桡侧3个半手指的皮肤感觉减退,单一神经支配区的示指末节感觉缺失。

康复训练:当手指肌力恢复到3级时,应指导患者多做手的精细动作练习和ADL练习。感觉障碍尤其是实体感丧失对手的功能有很大影响,恢复感觉功能很重要。感觉减退患者行感觉重建训练。对感觉过敏,需采用脱敏治疗。

6. 尺神经损伤 尺神经损伤后患者不能尺偏屈腕,手指的外展和内收功能丧失,呈现典型的爪形指畸形,Froment征阳性,小指和环指尺侧感觉障碍,小指中、末节单一神经支配区感觉丧失。

康复训练:应防止第4、5指掌指关节过伸畸形,可使用关节折曲板,使掌指关节屈曲到45°。亦可佩戴弹簧手夹板,使蚓状肌处于良好位置,屈曲的手指处于伸展位。训练手指分开、并拢和伸展运动,训练用手指夹物体。训练手的精细动作。

7. 坐骨神经损伤 坐骨神经于梨状肌下缘处损伤,不能屈膝,足和足趾的运动完全丧失。小腿外侧及足部感觉缺失。如坐骨神经于股中、下部损伤,屈膝功能仍可保存。

康复训练:应用踝足矫形器、膝踝足矫形器或矫形鞋,以防治膝、踝关节挛缩和足内、外翻畸形。脉冲高频电疗、低频脉冲电流、激光照射和神经营养因子促进神经再生,神经肌肉电刺激治疗小腿和大腿后面的肌肉、运动疗法增强肌力,感觉训练,以TENS、经络导引、封闭等缓解疼痛。对下肢肿胀,可采用抬高患肢休息、顺序充气循环治疗、干扰电疗、高压低频脉冲电疗法等治疗。

8. 胫神经损伤 胫神经于腘窝部损伤,足不能跖屈、内收和外展,足趾呈现爪形畸形,感觉障碍可表现为小腿后侧、足外缘、足跟外侧和足底皮肤感觉障碍。

康复训练:预防足畸形,可用小腿矫形器或穿矫正鞋。训练足跖屈动作,做足跟提起练习。

9. 腓总神经损伤 腓总神经损伤后,患足呈现内翻下垂,不能背屈及外翻;足趾屈曲畸形,不能伸直;小腿前外侧和足背感觉障碍。

康复训练:可用足托或穿矫形鞋使踝保持在90°位。物理治疗促进神经再生,运动治疗、神经肌肉电刺激增强足和足趾背伸肌力。

(唐和虎 张军卫)

## 第九节 软组织劳损与退变性疾病的康复

### 一、上肢软组织劳损性疾病的康复

#### (一)肱二头肌长头肌腱炎

1. 概述 肱二头肌长头肌腱炎是指肱二头肌

腱的无菌性炎症,主要表现为肩部疼痛和肩关节活动受限;常发生于40岁以上的长期进行上肢反复过度活动的体力劳动者,可因外伤或劳损后急性发病,但大多是由于肌腱长期遭受磨损而发生退行性变的结果;是肩痛的常见原因之一。

2 诊断要点

(1)病史:常见于中年人,常有肩部牵拉或扭曲等轻微外伤史或过劳史,部分患者因受风着凉而发病。

(2)症状

1)肩前方疼痛,可向上臂和颈部放散;肩上举或后伸疼痛,穿衣、脱衣困难。

2)肱二头肌断裂者有局部锐利撕割样疼痛,屈肘无力,肩前肿胀,皮下瘀斑等。

3)体征:①肱骨结节间沟部有压痛,或可摸到轻微捻发感或摩擦感。②肱二头肌断裂者,屈肘时可见上臂有"肿物隆起"(牛眼征),其下方可见凹陷。③speed试验阳性:肘关节伸直前臂旋后位时肩关节行抗阻前屈活动产生疼痛。④Yergason试验阳性:肘关节屈曲紧靠躯干时前臂抗阻旋后产生疼痛。⑤早期无肩关节活动受限,但外展、后伸及旋转时疼痛。后期肩关节活动受限。⑥如果横韧带松弛或断裂,肱二头肌肌腱会半脱位。触诊可及,患者常主诉弹响感。

3. 康复评定

(1)疼痛评定:常采用目测类比法(visual analogue scale,VAS)、数字分级法(numeric rating scales,NRS)、简化McGill疼痛问卷和压力测痛等评定方法。

(2)肩关节活动范围:肩关节活动出现不同程度的受限,尤其是前屈。

(3)肩关节周围肌肉力量:肩关节周围肌肉力量一般不会降低,但如因疼痛导致肩关节活动减少,可导致失用性肌肉萎缩、肌力下降。肌力采用徒手肌力测定。

(4)肩关节功能:肩关节功能评定方法较多,应用时可根据情况选择,常用的有Neer肩关节功能评定、Constant肩关节功能评估、美国肩肘协会(AS-ES)标准化肩关节功能评分、Rowe氏评分系统等。

4. 康复治疗 原则是早期缓解疼痛,后期恢复

肩关节功能。

(1)局部制动:疼痛较重者可用三角巾悬吊前臂;避免过度使用肩关节。

(2)理疗:局部理疗有助于抗炎止痛;传统的理疗方法有红外线、超短波、微波、磁疗、超声波等,新的理疗方法如半导体激光、偏振光疗法,具有较好的抗炎止痛作用。

(3)药物治疗:可选择非甾体抗炎药或乙酰氨基酚类。

(4)局部封闭:在肱二头肌间沟压痛最明显处,将普鲁卡因和糖皮质激素注射入腱鞘内,必要时4~6周后可再次注射,但总共不要超过3次。有条件者可在超声引导下进行。

(5)深部肌肉刺激疗法:具有较好的抗炎、止痛、促进愈合、松解粘连的作用;可刺激整个上肢肌肉、肩关节周围肌肉,重点刺激痛点。

(6)冲击波:上述治疗无效时可行冲击波治疗。

(7)运动疗法:可有效改善肩关节活动范围、恢复肌力、延缓复发。

1)关节活动范围练习:①肩部主动或助力活动:可根据患者情况选择钟摆运动、爬墙活动等主动运动,或利用肩轮或滑轮进行助力活动,每日至少2次,每次每个轴位活动至少8~10遍。②肩关节活动受限者,可进行被动活动,后期采用关节松动术。

2)肌力练习:疼痛明显时,可采用静力性练习;疼痛减轻后可进行肩关节周围肌肉的动力性练习、抗阻练习。

(二)冻结肩

1.概述 冻结肩又称凝肩、五十肩等,是指因肩关节周围软组织的慢性非特异性炎症和退行性病变而引起的以肩关节疼痛和功能障碍为特征的一种疾病;临床上常分为三期:冻结期、凝结期、恢复期;冻结期主要表现为肩周围疼痛,同时出现肩关节各方向各轴位的活动受限,尤以外展和外旋最为明显;随着病情进展,疼痛逐步减轻,肩关节活动则进一步受限,甚至完全消失,呈凝结状态;随后,疼痛逐步缓解,肩关节活动逐步恢复,即为恢复期。

此病常好发于50岁左右,女性多发于男性;自然病程约为2年,具有自愈性,但如不进行合适的治

疗,常遗留肩关节功能障碍。

2. 诊断　主要依据病史和临床表现。

（1）病史：常见于50岁左右的女性,存在制动、创伤等引起肩关节活动受限的疾病,如肱二头肌长头腱鞘炎、冈上肌腱炎、肩袖损伤。

（2）症状

1）疼痛：早期（冻结期）主要表现为肩关节的剧烈疼痛,主要位于肩关节前外侧,疼痛多呈弥散性,可向颈、肩、臂、手放射,夜间或肩部活动时明显。

2）肩关节活动受限：肩关节各方向各轴位的活动均可受限,尤以外展和外旋最为明显;在凝结期,肩关节活动完全消失,呈凝结状态。

（3）体征

1）压痛：压痛点常位于肩关节外侧、肱骨大结节、肱骨结节间沟、肩峰下、喙突、肱二头肌腱附着处。

2）肩关节活动受限：肩关节各方向各轴位的主动和被动活动均可受限,尤以外展、外旋、内旋最为明显。

3）肌肉萎缩：后期,肩关节周围肌肉萎缩,以肱二头肌、三角肌明显。

（4）X线片多无异常发现,部分患者可表现为肱二头肌长头腱、冈上肌腱、肩袖止点处钙化,有的患者表现为骨质疏松。

3. 康复评定

（1）疼痛评定：可采用目测类比法（VAS）、数字分级法（NRS）、简化McGill疼痛问卷和压力测痛等评定方法。

（2）肩关节活动度的评定：肩关节各方向活动均可受限,尤以外展、外旋、内旋最为明显。

（3）肩关节周围肌肉力量的评定：后期肩周围肌肉力量均有不同程度的降低,采用徒手肌力测定法评定。

（4）肩关节功能评定：肩关节功能评定方法较多,应用时可根据情况选择,常用的有Neer肩关节功能评定、Constant肩关节功能评估、美国肩肘协会（ASES）标准化肩关节功能评分、Rowe氏评分系统等。

（5）日常生活活动能力评定：采用Barthel指数进行评定。

4. 康复治疗　原则是早期抗炎止痛,后期松解粘连、改善功能。

（1）制动：冻结期患者疼痛明显时,患肩须制动,邻近关节进行适宜的主动或被动活动。

（2）药物治疗：口服非甾体抗炎药,如布洛芬缓释胶囊、塞来昔布等。

（3）理疗

1）传统理疗方法：①早期可采用高频电疗法（可采用超短波、微波,急性期采用无热量,后期采用微热量;15分钟/次,1次/天,15～20次/疗程）抗炎止痛。②后期可采用磁疗、超声波、蜡疗、水疗以松解粘连。

2）半导体激光、偏振光：行痛点照射可较好缓解疼痛、抗炎、促进愈合。

（4）针灸、按摩。

（5）局部注射治疗：采用痛点注射,常用注射部位：肱二头肌长头腱鞘处一般是压痛最明显处,故常选择此处为注射点;合并肩袖肌腱炎时,常选择肩峰。注射药物为：局麻药（如普鲁卡因）和糖皮质激素;疗效不明显时,4～6周后可再次注射,1年中注射最多不超过3次。有条件者可在超声引导下进行。

（6）运动疗法：疼痛减轻后即应开始循序渐进的康复锻炼。

1）关节活动练习：①主动、助力或被动活动：进行肩关节各轴位各方向的主动运动,疼痛或肩关节外展外旋受限者最好在仰卧位下进行,必要时进行助力、被动活动,5～8个/次,2次/天。早期疼痛明显时,可采用钟摆练习,后期疼痛减轻后可进行各种徒手操或棍棒操。②关节松动术：疼痛严重或关节活动受限明显者需行关节松动术,因疼痛造成关节活动受限者,采用Ⅰ、Ⅱ级手法,后期因关节粘连造成关节功能障碍者采用Ⅲ、Ⅳ级手法,每种手法重复3～5遍,1次/天。③软组织牵拉练习：疼痛较重者需行被动牵拉,或借助外力健手辅助进行主动牵拉,疼痛减轻后进行自我主动牵拉;10～15秒/个,3～5个/次,1～2次/天。

2）肌力练习:肩关节周围肌肉力量练习。早期肌力较差时进行主动肩前屈、外展、后伸、内外旋活动来增加肌力,20～30次/组。组间休息30秒,4组连续练习,2～3次/日;后期可利用橡皮筋提供负荷并逐步过渡到小沙袋、哑铃进行上述活动,循序渐进地增强肌力。

（7）作业疗法:投掷、套圈、肩轮、体操棒等进行各种作业活动来改善肩关节活动范围、肩周围肌肉力量、患侧上肢的耐力、协调能力等。

（8）心理治疗:病程长、疼痛重者常伴心理障碍,需进行相应治疗。

（三）肩袖损伤

1. 概述　肩袖是指冈上肌、冈下肌、肩胛下肌、小圆肌的肌腱在肱骨头前、上、后方形成的包裹肱骨头的袖套样结构,具有稳定肩关节及使肩关节发生外展、内外旋活动的作用;肩袖损伤是在肩峰下撞击、退变、损伤基础上逐步出现的肩袖裂伤、全层撕裂、巨大撕裂,最终形成肩袖关节病;钙化性肌腱炎也是肩袖损伤的危险因素之一;常见于体操、投掷、举重及乒乓球运动员。

2. 诊断　依据病史、临床表现、MRI/关节镜来诊断。

1）病史:询问有无外伤史、受伤及治疗经过。

2）症状:沿结节的疼痛、夜间痛、夜间患侧卧位时症状加重、手臂外侧至三角肌附着点的疼痛和过顶活动时疼痛。无力感:肩关节活动受限,被动活动范围正常,主动活动范围减小。

3）体征

撞击试验阳性:上肢伸直、旋后位行肩前屈,>90°时出现肩部疼痛。

Hawkins试验阳性:肩关节前屈90°,屈肘90°,肩关节内旋时出现疼痛。

痛弧试验阳性:患者在肩关节外展60°～120°时出现疼痛,<60°或>120°无疼痛。

垂臂试验阳性:将患者双肩外展至90°位,要求患者将上肢保持在此位置或缓慢将手臂放下;患者无法保持或下降至一半时上肢快速坠落,常发生于冈上肌全层撕裂的患者。

Jobe试验阳性:肩关节外展90°,内收30°,内旋位,肩关节抗阻力旋前时出现疼痛,常发生于冈上肌损伤者。

吹号手试验:肩关节外展90°,屈肘,肩关节抗阻力外旋时疼痛,提示冈下肌损伤。

橡皮圈征:上臂贴于体侧,屈肘90°,肩关节抗阻外旋时疼痛,提示冈下肌损伤。

抬离征:肩关节内旋使手置于腰后,使前臂抗阻力抬离腰部时疼痛,提示肩胛下肌损伤。

压腹试验（拿破仑试验）:患者手置于腹部,手背向前,屈肘90°,注意肘关节不贴近身体,检查者将患者手向前拉,嘱患者抗阻力做压腹部动作,疼痛或力弱提示肩胛下肌损伤。

4）辅助检查:借助MRI可确诊,有条件者可行肩关节镜检查。

3. 康复评定

（1）疼痛评定:可采用目测类比法（VAS）、数字分级法（NRS）、简化McGill疼痛问卷和压力测痛等评定方法。

（2）肩关节活动度的评定:肩关节活动范围出现不同程度的下降。

（3）肩关节周围肌肉力量的评定:肩周围肌肉力量均有不同程度的降低,采用徒手肌力测定法评定。

（4）肩关节功能评定:肩关节功能评定方法较多,应用时可根据情况选择,常用的有Neer肩关节功能评定、Constant肩关节功能评估、美国肩肘协会（ASES）标准化肩关节功能评分、Rowe氏评分系统等。

（5）日常生活活动能力评定:常采用Barthel指数进行评定。

4. 康复治疗　治疗原则是早期减轻疼痛、促进组织愈合,后期改善功能。

（1）制动:肩袖挫伤及不完全断裂者,将肩外展30°固定于外展架上3周,固定期间,患肩须制动,邻近关节进行适宜的主动或被动活动。

（2）药物治疗:口服非甾体抗炎药,如布洛芬缓释胶囊、塞来昔布等。

（3）物理治疗:对于疼痛明显者,可采用超短波、微波、偏振光、半导体激光治疗,还可采用超声波、磁疗促进组织愈合、减轻疼痛。

（4）局部注射治疗：对于年龄较大、退变性肩袖损伤者，可行局麻药和糖皮质激素局部痛点注射治疗。注意注射后保护肩关节3天，避免挤压、伸展、过顶、上举及牵拉等动作，疗效不明显时，4~6周后可再次注射，有条件者可采用超声引导下注射治疗。

（5）运动疗法：疼痛减轻后即应开始循序渐进的康复锻炼。外固定架固定或术后三角巾悬吊期间，进行关节活动练习：

1）手指屈伸运动：用力、缓慢、尽可能大张开手掌，保持2秒，用力握拳保持2秒，反复进行。

2）肘关节：去除三角巾，主动、缓慢、用力全范围屈伸肘关节，20~30次/组，2组/日。练习后继续戴三角巾保护。

3）肩关节被动活动练习：术后24小时左右开始卧位被动关节活动练习，包括肩关节前屈、外展和体侧外旋练习。

4）肩部摆动练习：术后3天左右即可开始。①3周左右开始助力性练习，并增加肩关节后伸、内旋练习；②6~8周开始主动关节活动练习，2个月开始强化关节活动练习；③肩关节周围肌肉力量练习：早期："耸肩"练习、"扩胸""含胸"：活动至可耐受的最大力量，保持2秒钟，放松后重复，30次/组，3~4组/天；手术治疗者术后6~8周开始三角肌前、中部静力性练习，逐步过渡到肩关节周围肌肉主动肌力练习（前屈、外展、内外旋练习），12周开始利用弹力带进行肩关节前屈、外展、内外旋肌力练习，3~4个月内不持物；非手术治疗者疼痛减轻后即可肩关节周围肌肉主动肌力练习（前屈、外展、内外旋练习），疼痛消失后即可进行循序渐进的抗阻练习：先利用橡皮筋进行小负荷的抗阻练习，并逐步过渡到利用哑铃、沙袋等进行；肩袖愈合充分后可进行强化肌力练习，如仰卧、俯卧飞鸟练习。

（6）作业疗法：投掷、套圈、肩轮、体操棒等进行各种作业活动来改善肩关节活动范围、肩周围肌肉力量、患侧上肢的耐力、协调能力等。

**（四）肱骨外上髁炎**

1. 概述 肱骨外上髁炎又称网球肘，是由于前臂伸肌群，特别是桡侧腕伸肌在肱骨外上髁部起点反复受牵拉而产生的慢性损伤性炎症，主要表现为肱骨外上髁处疼痛，并向前臂放射，持物无力；常反复发作，在静息后再活动或遇寒冷时疼痛加重。常见于网球运动员、家庭主妇、木工、钳工。

2. 诊断要点

（1）症状：起病缓慢，反复发作。肘关节外侧疼痛，向前臂和上臂放射，抗阻伸腕伸指抓握、被动屈腕伸肘等动作可诱发疼痛症状。持物无力，腕伸肌和肩后肌群的柔韧性和力量不足较为常见。

（2）体征

1）压痛：肱骨外上髁指伸肌腱及腕伸肌腱起点处局限性压痛，可蔓延至伸肌肌腹，局部不红肿，肘关节活动范围正常。

2）前臂伸肌腱牵拉试验（Mills试验）阳性：屈肘、握拳、屈腕，然后将前臂主动旋前同时伸肘，引起肘外侧疼痛。

3）前臂抗阻力旋后也可引起疼痛。

（3）辅助检查：X线片一般正常，有时可见钙化阴影、肱骨外上髁粗糙、骨膜反应等。

3. 康复评定

（1）疼痛：可采用目测类比法（VAS）、数字分级法（NRS）、简化McGill疼痛问卷和压力测痛等评定方法。

（2）肌力评定：伸指、伸腕、前臂旋后及握力下降。

（3）关节活动范围评定：腕、肘关节活动范围无明显异常。

4. 康复治疗 原则：控制炎症，促进愈合，减少滥用力量，增强软组织柔韧性、力量和耐力。

（1）局部制动：早期患肢应休息制动，避免引起症状的活动，必要时可用到腕关节托手夹板固定。

（2）急性期可使用非甾体抗炎药。

（3）局部封闭：适合用于保守治疗失败或急性期症状阻碍了其他康复计划时，可应用局麻药和糖皮质激素进行压痛部位中心痛点注射，注意避免注入肌腱内，注射后需要限制活动至少7~10天，必要时4~6周后可再注射一次，但一年内最多不超过3次。

（4）物理治疗

1）早期可采用经皮神经电刺激（TENS）、超短波或微波疗法、半导体激光等方法。

2）后期可采用超声、超声导入疗法和直流电离子导入疗法、音频电疗法、磁疗法等。

3）深部肌肉刺激治疗：具有较好的疗效，可刺激整个上肢肌肉，重点刺激痛点、前臂伸肌群。

4）冲击波治疗：上述方法无效时可采用冲击波治疗。

（5）运动疗法：有助于恢复患者的日常生活活动能力，预防复发。方法包括腕、肘关节活动度练习、前臂肌群牵拉练习和屈腕、伸腕及前臂旋前旋后肌力练习。

1）患肢肌筋膜松解：可利用泡沫轴或高尔夫球进行。

2）关节活动练习：腕关节主动屈伸和肘关节主动屈伸、旋前旋后活动练习：练习时，每天2次，每次8～10次。

3）前臂肌群拉伸练习：开始进行腕伸肌的被动牵伸，当肌肉肌腱单元能够在不增加疼痛的情况下接受更高的要求时，可逐步过渡到渐进抗阻训练。①被动牵伸方法1：患侧肘关节伸直，健手握住患侧手背使腕关节尽量屈曲，再握住患侧手掌或手指使腕关节尽量背伸，维持15～30秒，重复3遍，每天2～3次；②被动牵伸方法2：双手十指交叉，双肩内旋前屈90°，双手同时尽力向前牵伸；③抗阻牵伸：患者体位同被动牵伸方法1，但患侧腕关节在健手给予阻力下进行拉伸练习。上述动作每个维持15～30秒，每次重复2～3个，2～3次/天。

4）前臂肌群力量练习：包括屈腕肌、伸腕肌、旋前旋后肌群肌力练习，从静力性练习开始，逐步过渡到动力性练习，然后过渡到抗阻练习。①屈腕肌力量练习：掌心向上，手握哑铃或弹力带，匀速向上用力使腕关节抗阻力屈曲；②伸腕力量练习：掌心向下，手握哑铃或弹力带，匀速向上用力使腕关节抗阻力背伸；③腕关节桡偏力量练习：前臂放平，腕关节处于中立位，手握哑铃或弹力带，向上用力使腕关节抗阻力桡偏；④前臂旋前、旋后肌肉力量练习：肩部放松，肘关节屈曲90°，贴在身体两侧，腕

关节置于中立位，拇指向上，手握哑铃或弹力带，用力使前臂旋后/旋后。上述活动每个维持6～10秒，10～20个/组，3组/次，1次/天。

（五）肱骨内上髁炎

1. 概述　肱骨内上髁炎又称高尔夫球肘，是由于前臂屈肌群或旋前肌群在肱骨内上髁部起点反复受牵拉而产生的慢性损伤性炎症，主要表现为肱骨内上髁处的慢性疼痛，并向前臂放射；常见于投掷运动员和球拍类运动员，特别是竞争力较强的选手；较网球肘少见。

2. 诊断要点

（1）症状：起病缓慢，肘关节内侧疼痛，偶尔放射至前臂。抗阻屈腕、前臂旋前动作和被动伸腕、前臂旋后动作都可引起症状。屈腕无力、提物困难。慢性炎症可发展为软组织挛缩，从而导致伸肘和旋后丧失。

（2）体征

1）肱骨内上髁前臂屈肌群或旋前肌群肌腱起点处局限性压痛。

2）前臂屈肌腱牵拉试验阳性：伸肘腕背伸握拳，前臂抗阻力旋前或旋后引起肘内侧疼痛。

（3）辅助检查：X线片一般正常，有时可见钙化阴影、肱骨外上髁粗糙、骨膜反应等。

3. 康复评定　进行疼痛评定、前臂屈肌群、旋前肌群肌力评定及腕、肘关节活动范围评定。

4. 康复治疗　原则与方案同肱骨外上髁炎，先采用非甾体抗炎药和物理治疗缓解疼痛，进行肌筋膜松解练习后进行肘关节活动练习以恢复肘关节全范围的无痛关节活动，前臂肌群牵拉练习和肌力练习重点训练腕屈肌和旋前圆肌。

（六）肱三头肌肌腱炎

肱三头肌肌腱炎一般是反复劳损或伸肘过度负荷的结果，常见于拳击、举重、体操运动员和棒球投球手、板球投球手。常表现为肱三头肌鹰嘴突的止点处疼痛，抗阻伸肘和肩前屈时位被动屈肘时可引发疼痛，可有屈肘和肩内旋活动范围减小。

康复治疗原则同肱骨外上髁炎，即急性期或急性发作时需制动，可利用限制肘关节完全伸直的矫形器；通过非甾体抗炎药、物理治疗（包括冷疗、超

声或超声导入)来缓解抗炎止痛;然后进行肌筋膜链松解练习、关节活动练习(尤其是肘关节屈曲及肩关节屈曲和内旋)、在不引起症状加重前提下进行渐进性抗阻训练。

(七)腕、手部腱鞘炎

1. 概述　腱鞘炎是指腱鞘因机械性摩擦而引起的慢性无菌性炎症,好发于腕及手;以桡骨茎突狭窄性腱鞘炎、指屈肌腱腱鞘炎常见。多见于妇女及手工操作者(如纺织工人、木工和抄写员等)。

桡骨茎突狭窄性腱鞘炎是腕部拇长展肌和拇短伸肌的腱鞘因机械性摩擦而引起的慢性无菌性炎症,因腱鞘、肌腱水肿、增厚,使肌腱在鞘管内活动障碍而称为狭窄性腱鞘炎,患者常表现为桡骨茎突处疼痛、拇指活动受限。

屈指肌腱腱鞘炎是由于屈指肌腱在掌指关节处与屈指肌腱纤维鞘管反复摩擦,产生的慢性无菌性炎症,因局部渗出、水肿和纤维化,导致肌腱、腱鞘增厚,使肌腱在该处的滑动障碍。当肿大的肌腱通过狭窄鞘管隧道时,可发生一个弹拨动作和响声,故又称为扳机指或弹响指;好发于拇指、中指和环指,临床表现主要为掌指关节处疼痛、压痛和患指伸屈活动受限。

2. 诊断要点

(1)桡骨茎突狭窄性腱鞘炎

1)病史:起病缓慢,发病初期腕部酸痛,逐渐加重。

2)症状:桡骨茎突处疼痛,可向手及前臂放射;拇指无力,伸拇受限。

3)体征:桡骨茎突处肿胀、压痛,有时可触及皮下硬结;Finkelstein 试验阳性:患手拇指屈于掌心握拳,然后将腕关节被动地向尺偏,桡骨茎突部产生疼痛加剧。

(2)指屈肌腱狭窄性腱鞘炎

1)病史:多见于妇女或手工劳动者,好发于拇指、中指及环指,起病缓慢。

2)症状:①患指屈伸不灵活,伴有酸痛,以晨起为重,活动后好转。②晚期患指屈伸障碍加重,有时有"弹响"或一时的"卡住"现象。严重时患指不能屈伸。

3)体征:掌指关节掌侧压痛,可触及皮下硬结,手指屈伸时硬结来回移动伴弹响。

3. 康复评定

(1)疼痛评定:可采用目测类比法(VAS)、数字分级法(NRS)、简化 McGill 疼痛问卷和压力测痛等评定方法。

(2)关节活动范围评定:腕、掌指关节活动范围受限。

(3)肌力评定:前臂屈肌群或旋前肌群力量下降。

4. 康复治疗　充分休息,避免过度的手工劳动。

(1)物理治疗

1)超声波疗法(采用水下法,声头距离病变部位 2~3cm,功率 0.3~0.6W/cm²,治疗时间 3~5 分钟,1 次/天,8~12 次为一疗程)、间动电流疗法、超短波或微波疗法(用微热或温热剂量,治疗 10~20 分钟,1 次/天,10~15 次为一疗程)。

2)深部肌肉刺激。

3)冲击波治疗。

4)局部封闭:醋酸氢化可的松与利多卡因混合液痛点鞘管注射,有条件时可在超声引导下进行注射。

(2)运动疗法:

1)肌筋膜松解练习:利用高尔夫球进行。

2)软组织拉伸练习:①对指肌拉伸练习:手臂放松,手掌打开,掌心向上,用力使拇指指尖与小指指尖对合。②屈腕、伸腕肌群拉伸练习:方法见肱骨外上髁炎章节。③指屈肌拉伸练习:双手掌指、指间关节伸直,双手掌相对,健手五指使患手五指进行背伸活动。上述动作每次坚持 6~10 秒,每组重复 10 次,每天 3 组。

3)关节活动练习:被动或助力进行腕关节屈、伸、桡偏、尺偏活动。

4)肌力练习:①早期进行主动屈腕、伸腕、桡偏和尺偏练习,疼痛减轻后利用弹力带、哑铃提供负荷进行渐进抗阻练习,具体方法见肱骨外上髁炎部分。②握力练习:手握橡皮球或橡皮圈,用力抓紧。③指伸肌力练习:手指伸直,五指并拢,在五指上套橡皮筋,用力使五指张开。上述活动每个维持 6 ~ 10 秒,10 ~ 20 个/组,3 组/次,1 次/天。

## 二、下肢软组织劳损性疾病的康复

### （一）髂胫束综合征

1. 概述　髂胫束综合征指由于膝关节反复多次在一定范围内屈伸,髂胫束前后活动与股骨外髁反复摩擦,引起髂胫束、膝外侧副韧带上下的滑囊、腘肌腱及其周围软组织的慢性炎症;主要表现为膝外侧疼痛,用力屈伸膝活动和上下楼时加重,休息时减轻,又称为膝外侧痛综合征;常见于自行车、长跑和竞走运动员。

2. 诊断要点　根据运动史、症状、体征可诊断。

（1）症状

1）膝外侧疼痛:股骨外上髁或其周围区域疼痛,合并滑囊炎时,疼痛会放射至大腿及小腿的外侧和发生弹响;膝内收、下坡、跑步时疼痛加重,外展时减轻。膝关节屈曲 20° ~ 30° 或伸直时疼痛最明显。

2）髋关节外展无力。

（2）体征

1）股骨外上髁外侧、胫骨结节外侧压痛。

2）髋关节外展力量降低。

（3）X 线片一般正常。

3. 康复评定

（1）疼痛评定:可采用目测类比法（VAS）、数字分级法（NRS）、简化 McGill 疼痛问卷和压力测痛等评定方法。

（2）肌力评定:髋外展肌肌力下降。

（3）关节活动范围评定:髋、膝、踝关节活动范围无明显异常。

4. 康复治疗　原则:控制疼痛,松解阔筋膜张肌和髂胫束,加强肌腱韧性和肌肉力量,逐步恢复至可以全面进行运动,预防复发。

（1）休息,避免任何可加剧疼痛的活动。

（2）药物治疗:如非甾体抗炎药。

（3）理疗

1）电疗:微波、超短波;

2）红外线、偏振光、半导体激光;

3）深部肌肉刺激。

（4）局部注射治疗:痛点注射局麻药和糖皮质激素。

（5）运动疗法

1）肌筋膜松解练习:利用泡沫轴进行肌筋膜松解练习。

2）髂胫束拉伸练习:是早期和完全康复的关键。①站立位,双下肢交叉,健侧下肢置于患侧下肢前面,躯干尽量前屈。②侧身站于墙边,患侧下肢靠内侧,健侧下肢交叉置于患侧下肢前面,手扶墙壁,使患侧髋部尽力靠近墙壁。上述动作每个维持 30 秒,每次重复 2 个。此外,还需进行腘绳肌、股四头肌、髋内收肌群、小腿三头肌拉伸练习。

3）髋关节外展肌肌力训练:由主动练习逐步过渡到抗阻练习,每天 2 次,每次 3 组,10 个/组。①主动练习:健侧卧位,患侧下肢伸直并行侧抬腿练习。站立位,患侧下肢进行外展练习。②抗阻练习:在踝关节外侧绑沙袋或利用橡皮筋套住双踝提供负荷进行上述练习。

### （二）跖（足底）筋膜炎

1. 概述　跖腱膜炎是因为慢性劳损（长时间的步行）、创伤,或跖腱膜退变,导致跖腱膜的无菌性炎症,表现为晨起或休息后步行时足底疼痛,活动后减轻,但行走时间长后又出现疼痛;是成人最常见的足痛症之一,常见于女性、肥胖者及老年人;具有自愈性。

2. 诊断要点　根据病史、临床表现可诊断。

（1）症状:早期表现为足跟底部疼痛,后期可出现全足底疼痛;在早晨下床时的第一步最为明显,行走一段时间后缓解,但较长时间行走后,症状又会再现。

（2）体征

1）压痛:压痛点跖腱膜在跟骨止点处。

2）被动地往上牵拉患者脚趾,或请患者用脚尖站立,会引发足跟乃至全足底疼痛。

（3）辅助检查:足部的 X 线片有时可见到跟骨处产生骨刺。

3. 康复治疗

（1）疼痛剧烈时应减少活动、休息。

（2）口服非甾体类抗炎镇痛药物治疗。

433

（3）加强足部保健。

1）足弓支撑鞋垫：带有足弓支撑的鞋垫可均匀分散患者足底压力，在下肢负重时有效降低足底筋膜所受的拉力，进而减少反复牵拉对足底筋膜的伤害。

2）热水泡脚：每晚进行热水泡脚，20～30分钟/次。

3）选择合适的鞋：宜选择厚底、软垫的鞋，鞋内最好具有支撑足弓的结构；避免穿高跟鞋、超平的平底鞋，鞋前面具有足够容纳脚趾的空间。

（4）局部注射：上述方法无效，且疼痛明显，可在超声引导下进行局部注射局麻药和糖皮质激素。

（5）理疗

1）急性发作时可行足跟部冰敷，每次约10～15分钟。

2）超短波、半导体激光等。

3）冲击波治疗：上述方法无效时可行冲击波治疗。

（6）运动疗法

1）肌筋膜松解练习：利用高尔夫球进行足底筋膜松解练习。

2）足底肌肉拉伸练习：①足底肌肉拉伸：坐位，一手固定足跟，另一手握住前足掌及脚趾往上扳至足底筋膜明显牵张感。坐位，膝伸直，拿一条宽带子置于足掌前端，两手分别握住带子两端用力牵拉，直至足底筋膜有明显牵张感。上述动作每次维持10秒，重复6～10次。②跟腱拉伸练习：面墙而立，双手扶墙，健侧下肢伸直置于后方，患侧足掌贴于墙面，足跟尽量靠近墙面，重心前移，屈曲患侧膝关节，直至感到跟腱拉紧。前足置于楼梯的底层台阶站立，慢慢降低后跟，直至感到跟腱拉紧。上述动作每次维持10秒，重复6～10次。

3）踝关节稳定性训练：①单足站立练习：站立位，双上肢侧平举，单足站；可维持1分钟以上者，进行闭眼单足站立；并逐步过渡到泡沫垫、不平整地面进行上述练习。②单足站立旋转练习：体位同上，增加上半身向左右旋转练习。③提踵练习：站立位，双足尖支撑站立，逐步过渡到单足尖支撑站立。

## 三、慢性非特异性颈背痛

1. 概述　颈背痛是指颈后方、两侧及背部肋骨下缘之上的区域的疼痛或不适，伴或不伴有上肢疼痛。非特异性颈背痛是指既找不到确切的组织病理结构改变，又无法明确病因的颈背痛，主要包括颈背部肌肉的劳损、肌筋膜炎等。根据病程长短分为急性（<6周）、亚急性（6～12周）和慢性（颈、背痛持续时间在12周以上）。

2. 诊断要点

（1）症状：颈、背局部酸、胀、钝痛或刺痛、无力或发沉，程度不剧烈，时间不持续，在休息或经常变换体位时减轻，受凉、活动过度、劳累、固定姿势过久时加重，反复发作。

（2）体征：压痛部位不明确，能指出局部大片不适；可有相对固定的压痛点；无神经刺激征。

（3）辅助检查通常无异常。

（4）排除特异性颈背痛，如：神经根型颈椎病、胸廓出口综合征、臂丛神经损伤等。

3. 康复评定

（1）疼痛程度：可采用目测类比法（VAS）、数字分级法（NRS）、简化McGill疼痛问卷和压力测痛等评定方法。

（2）心理与情绪状态：可采用Zung焦虑自评量和Zung抑郁自评量表进行焦虑和抑郁评定。

（3）颈椎功能：可采用颈椎功能障碍指数（neck disability index，NDI）或日本骨科学会（JOA）颈椎功能评估量表进行评定。

（4）生活质量：可采用SF-36简明健康问卷或世界卫生组织生存质量（WHOQOL-BREF）评定。

此外，尤应进行姿势、活动模式评估，观察患者是否存在异常姿势及活动模式。

4. 康复治疗

（1）治疗原则：缓解疼痛，改善功能，恢复正常活动和工作能力，预防残疾。

（2）患者教育：包括治疗的预期目标、有效预防途径、自我管理方法等。尽可能保持正常的体力活动，研究发现，保持正常体力活动有助于保持患者体力，防治或减轻心理与情绪障碍的发生。

（3）药物治疗：短期使用NSAIDs和弱阿片类

可用于疼痛缓解。可应用肌松剂缓解疼痛和肌紧张状态。

（4）物理治疗

1）红外线疗法、超短波疗法、调制中频电疗法、超声波疗法；

2）偏振光、半导体激光；

3）深部肌肉刺激。

（5）运动疗法

1）调整姿势：注意纠正头部前伸、驼背等姿势，保持下颌收紧头顶天花板姿势。

2）肌筋膜松解：根据患者情况进行相应肌筋膜链的松解训练。

3）颈肩部软组织拉伸：慢性非特异性颈背痛患者常存在颈深屈肌、斜方肌下部、前锯肌、肩关节外旋肌抑制，肩胛提肌、斜方肌上部、斜角肌、胸大肌、胸小肌过度激活，因此，应对上述过度激活的肌肉进行拉伸练习。

肩胛提肌拉伸练习：膝手跪位，双手固定，背部向臀部方向拉伸。

斜角肌拉伸练习：患者下颌内收，头顶天花板，让颈椎充分伸直，然后向健侧侧屈，脸向患侧旋转。

胸大肌拉伸练习：①坐位，两手十指交叉在头后抱头，由治疗师抓住患者两肘向后拉伸。②坐位，两手十指交叉在头后抱头，椅子靠背顶住中，上体后伸同时吸气，两臂向后拉。③面对墙角或开着的门站立。两肘抬至肩关节高度，屈肘使前臂向上，前臂紧贴墙或门框，身体前倾，牵伸两侧胸肌的胸骨部分。④面对墙角或开着的门站立。两肘在两侧抬至肩关节以上，两肘微屈，两掌放在墙上或门框上，身体前倾，牵伸两侧胸肌的肋骨部分。

胸小肌拉伸练习：①站立位，双手在背后十指交叉，肩胛骨向后下方运动。②一侧肩前部顶住门框或其他固定垂直物，肩部缓慢地向前转动。上述动作每次维持10秒，重复6~10次。

颈背部肌肉力量练习：对上述抑制的肌肉进行激活练习、肌力练习。①颈深屈肌激活：双手握住橡皮带，从头后绕过并向前方拉弹力带，头部抗弹力带拉力后伸，注意练习过程中能感受到颈部肌肉用力但头部无活动。②肩外旋肩袖肌肉激活：双手握紧橡皮带，上臂贴紧身体两侧，肩关节外旋。③前锯肌：双手握住橡皮带，从背部前面，进行肩带前引练习。④斜方肌下部激活：倚墙滑移：面向墙壁而站，双上肢紧贴墙壁呈双肩外展90°、双肘屈90°位，肩胛骨尽量沿墙向下滑移；俯卧，上肢伸直并分别处于10点钟和2点钟位，拇指指向天空，肩胛骨用力下滑；采用橡皮带进行直臂划船训练，肩部下沉，肘关节伸直，注意力集中在中背部肌肉。每天2次，每次3组，10个/组。

（6）心理治疗：对于存在心理与情绪障碍的患者，应进行心理、认知治疗。

## 四、慢性非特异性腰痛

1. 概述 腰痛是指肋骨下缘至臀部下缘之间的区域，包括腰、腰骶、骶髂、臀部等部位的疼痛或不适，伴或不伴有腿部疼痛。非特异性腰背痛是指既找不到确切的组织病理结构改变，又无法明确病因的腰痛，主要包括腰肌劳损、肌筋膜炎等。根据病程长短分为急性（<6周）、亚急性（6~12周）和慢性（腰痛持续时间在12周以上）。

2. 诊断要点

（1）症状：慢性反复发作的腰痛，以腰背部、腰骶部疼痛为主，可伴腰部无力，卧床休息后疼痛减轻，弯腰、久坐、久立后疼痛加重；患者常有背部僵硬感、腰部活动受限或动作协调能力受限，可伴有睡眠障碍。

（2）体征：疼痛部位多可见肌张力增高，或有明显的局限性压痛点。慢性腰背痛常可触及肌肉触发点，肌肉触发点数量与疼痛程度和睡眠质量密切相关。

（3）影像学检查一般无异常发现。

（4）排除特异性腰痛和神经根型腰痛。

3. 康复评定

（1）疼痛程度：可采用目测类比法（VAS）、数字分级法（NRS）、简化 McGill 疼痛问卷和压力测痛等评定方法。

（2）心理与情绪状态：可采用 Zung 焦虑自评量和 Zung 抑郁自评量表进行焦虑和抑郁评定。

（3）腰椎功能：常采用 Oswestry 功能障碍指数（Oswestry disability index，ODI）进行评定。

（4）生活质量:可采用 SF-36 简明健康问卷或世界卫生组织生存质量(WHOQOL-BREF)评定。

此外,尤应注意脊柱稳定性、姿势、活动模式和深部肌群激活的评估。

4. 康复治疗 治疗原则:缓解疼痛,改善功能,恢复正常活动和工作能力,预防残疾。

（1）患者教育:包括治疗的预期目标、有效预防途径、自我管理方法等。

（2）保持正常体力活动:研究显示,保持正常体力活动有助于保持患者体力,防治或减轻心理与情绪障碍的发生。

（3）药物治疗:短期使用 NSAIDs 和弱阿片类可用于疼痛缓解;可应用肌松剂缓解疼痛和肌紧张状态。

（4）物理治疗

1）急性发作时可进行手法治疗。

2）酌情选用冷疗、红外线疗法、激光、超短波疗法、微波疗法、调制中频电疗法、超声治疗等治疗。

（5）运动疗法

1）调整姿势:慢性非特异性腰痛患者常存在骨盆前倾,在进行运动疗法之前,需先纠正骨盆前倾,使脊柱处于中立位。

2）肌筋膜松解:根据患者情况,利用泡沫轴进行相应肌筋膜链的松解练习。

3）深部肌肉刺激疗法。

4）软组织拉伸:慢性非特异性腰痛患者常存在髂腰肌和竖脊肌短缩、过度激活,故需要进行拉伸。①髂腰肌拉伸练习:站立位,腰背挺直,双手叉腰,前腿屈膝<90°,后腿往后,小腿贴于垫子;重心前移,使双腿打开幅度增加。注意事项:保持骨盆在中立位,不要前倾。侧卧,双下肢伸直,治疗师抬起上侧下肢,向后拉伸,在最大范围处停留,患者往前活动。②竖脊肌拉伸练习:垫子上坐位,双下肢自然前伸,躯干前屈,双手从双小腿内侧绕过小腿握住双踝关节。椅子上坐位,动作同上。腹部俯卧于训练球上。上述动作每次维持 6～10 秒,每次重复6～10 个,每天进行 1 次。

5）核心稳定性训练:慢性非特异性腰痛患者常存在核心肌群激活抑制,需要激活并进行循序渐进的核心稳定性训练。

初级阶段:主要学习激活腹横肌、多裂肌、盆底肌,能够找到并保持脊柱中立位。

中级阶段:当患者在执行简单的任务时能维持中立位,且承载能力已经恢复到可忍受额外的腰椎压缩负荷时,即可进展到中级阶段。这一阶段的目标是在对肌肉挑战增加的情况下稳定脊柱。此期最初的练习都是在仰卧位、仰卧屈膝位,或四肢跪位进行,包括在上述体位同时移动上下肢,以及通过较大范围的运动来挑战维持脊柱中立的肌肉。并逐步进展到下列练习:

ⅰ. 躯干卷屈练习:仰卧屈膝屈髋,双足支撑于台面,躯干前屈与地面成 60°;

ⅱ. 侧桥(屈膝侧桥、伸膝侧桥)练习:屈膝侧桥练习:侧卧,屈膝 90°,下方肩外展 90°,肘、膝支撑,抬起躯干;伸膝侧桥练习:侧卧,双下肢伸直,下方肩外展 90°,肘、踝支撑,抬起躯干;

ⅲ. 四肢跪位上肢/下肢交替伸展练习:双肘、膝支撑于床面,腹部收回,肚脐向内收,保持骨盆中立,同时抬起一侧上肢和对侧下肢,并保持躯干、肢体水平;注意保持骨盆不可以有任何的活动。

俯卧位桥练习也可在此阶段进行。骨盆桥是激活腰椎椎旁肌的有效方法。需注意的是,练习过程中骨盆和脊柱应保持在中立位,同时强调正常节律的膈肌呼吸。

患者一旦在静态核心训练中展示了良好的控制,即可进展到使用生理球进行练习。此时,非负重练习,如在生理球上进行的练习,不得转变为改善运动能力的活动;而应该很快地进展到坐、站、行走位置的更多的功能练习。

上述动作每次维持 10 秒,每次重复 10 个,每天进行 1 次。

高级阶段:此期训练的重点是发展患者在不同平面内执行各种运动模式时机体的平衡、协调和运动控制能力。练习应在站立姿势进行,反映功能性活动;可先在地板上进行多平面活动中练习多向跨步,并进展到单腿或双腿跳,以刺激小脑,有助于建立自动姿势控制;然后在不稳定的表面进行上述活动。在不稳定的表面如利用平衡板、摇臂板等进行练习将进一步挑战肌肉组织和训练身体处理意想不到的干扰的能力；还可利用负重、滑轮和其他设备进行跳跃和更强烈的脊柱屈曲和伸展练习之类的功能锻炼。

（6）心理治疗：对于存在心理与情绪障碍的患者，应进行心理、认知治疗。

（叶超群）

## 第十节　关节镜手术后的康复

我国关节镜微创手术发展速度惊人，近十余年的时间，几乎开展了全身各关节如肩、肘、腕、髋、膝、踝，甚至关节外的关节镜手术，如臀肌挛缩、腘窝囊肿、腕管综合征、网球肘、跟腱炎、髌腱炎、四肢接骨板螺钉取出、斜颈的胸锁乳突肌切断、髌前滑囊炎/血肿、皮下血肿、大转子滑囊炎等关节外疾病的治疗。关节镜微创手术的创新点在于把手术操作由直观视野转化为影像视频的三维立体图像，这种间接视野的应用与传统操作有很大的区别。同时，关节镜修复技术利用各种高科技器械替代手的直接操作，采用了与切开手术完全不同的关节内组织分离、固定、缝合等操作模式。关节镜微创手术是目前最理想的关节部位手术模式，明显提高疗效，替代传统的关节切开手术。关节镜微创外科是一项新的外科手术操作技术，关节镜术后的康复也是应运而生的新课题。

膝关节镜手术的开展最多、最成熟，其次如肩、髋关节镜手术，故膝关节术后的康复研究也最多，如膝关节的骨性关节炎（OA）、交叉韧带损伤、半月板损伤、肩袖损伤、髋臼撞击综合征、关节盂唇损伤术后康复等，而针对踝、肘、腕关节镜术后的康复研究报道则甚少。诸多研究报道表明关节微创手术的确可以解决膝关节 OA 关节内炎性介质、卡压等病理性问题。但关节周围稳定性、神经反射、人体核心肌力，甚至中枢神经等相关变化，则需要以现代康复技术为主的综合治疗体系来解决。近年来，关节镜手术后康复训练的对比研究明确了康复训练对疗效的显著作用。研究证明，有效的康复技术是膝关节 OA 中、远期临床效果的重要保证；对比关

节镜下半月板手术后康复与非康复的效果，结果显示康复组患者在术后疼痛、功能测试（单腿跳）以及医院焦虑、抑郁指数等方面的结果均明显优于非康复组；采用 meta 分析方法分析康复训练对关节镜下半月板部分切除术疗效的影响，结果证实门诊康复治疗与家庭训练相结合，可明显改善膝部功能尤其是关节活动度。

膝前交叉韧带（anterior cruciate ligament，ACL）重建的实验研究结果提示，重建后 6~12 周，重建韧带达生物力学最弱时期，可是临床实践中，这个时间段恰恰是让患者弃拐、去支具负荷行走并加强肌力锻炼的时期。这是因为临床上通过康复技术，患者已能够利用关节整体协调性和稳定性与重建韧带一起承受相应的功能，并由此而促进关节功能（包括重建韧带的愈合）的正常恢复。如果关节镜外科医师不掌握这些基本理论，是无法正确指导术后患者恢复功能的，还可能误导基础临床研究，偏离关节术后功能恢复、发展的规律。

对于关节镜微创外科医师来说，全面掌握关节镜微创手术相关的关节功能的现代理论，不仅能正确指导临床科研方向，避免临床工作中因术后患者处置不当造成的伤害，更重要的是能够确保关节镜微创手术的效果。通过全面探索掌握学习关节损伤疾病发生、发展的规律，实施科学有效的包括关节评估、微创外科技术、关节康复等的全程治疗方案，还可以弥补关节镜微创手术因诊断、手术经验、特殊病情等导致的各类手术问题，全面提高疗效，减少医患纠纷。总而言之，关节镜手术通过手术创伤的最小化，为关节功能恢复提供重要的条件，但这不是治疗的目标，关节功能恢复的情况才是临床判定关节伤病疗效的主要标准。关节镜术后关节功能恢复的程度与时间要取决于康复技术。

## 一、关节镜术前康复

术前康复理念主张患者被确诊并决定采取手术时，在术前采取一段时间的保守治疗和康复，待关节肿胀和疼痛症状消失，关节活动度及周围肌肉的力量恢复或接近正常时，再进行手术。近年来，这种术前康复的理念和方法在发达国家受到重视，尤其在一些关节韧带断裂重建手术前更被列为常规。合理

的术前康复对关节镜术后关节功能的有效康复具
有不可忽视的影响。

术前康复最关键的目标在于:恢复患者正常的
关节活动度和力量,把粘连、肿胀、疼痛等症状尽可
能地消除掉;清晰了解保护性支具的正确使用(拐
杖、夹板、护具/支具等)方法;充分预习术后康复计
划;对于术后康复过程中的困难,做好充分的心理
准备;烟酒嗜好要提前加以控制(酒精和尼古丁对
损伤的修复有阻碍作用);帮助患者掌握术后自我
锻炼和恢复行走等生活技能的方法,为术后康复打
下良好基础,做好充分准备。

大量实践证明,术前康复可改善患者的心理状
态,提高术后早期肢体功能训练的效率,有利于患
者早日康复。术前患者康复状态越好,术中效果就
越好,术后恢复得越快,并发症越少,术后康复过程
会容易许多。术前康复常应用于骨关节炎、半月板
的撕裂、膝关节前/后交叉韧带(ACL/PCL)和内/外
侧副韧带(MCL/LCL)撕裂、冈上肌撕裂、盂唇撕裂、
肩关节撞击征、踝和足损伤等。在此,以膝关节前
交叉韧带重建的术前康复策略为例:

**(一)康复目标**

1. 患者教育;

2. 恢复正常 ROM;

3. 正常步态;

4. 最大力量/功能;

5. 不需辅助用具上下楼。

**(二)注意事项**

1. 避免热疗;

2. 避免长时间站立、行走、减速和旋转运动;

3. 合并内侧副韧带损伤者,在治疗训练和功能
活动过程中,避免外翻应力。

**(三)康复措施**

1. KT1000 检查;

2. 等速测试、功能测试、平衡测试;

3. 定制术后支具;

4. 穿卸教育;

5. 冷疗教育;

6. 渐进性步态训练;

7. 支具锁定 0°位,在可耐受范围内扶拐负重,

部分负重;

8. 家庭计划:术后康复教育;

9. 股四头肌训练;

10. 直抬腿练习(支具锁定 0°位);

11. 髌骨松动;

12. (垫毛巾)被动伸直;

13. 主动屈曲/助力下主动伸直 90°~0°;

14. 主动 ROM 和辅助主动 ROM 训练;

15. 渐进性抗阻力练习和功能活动;

16. 电刺激/生物反馈(肌肉再学习)。

**(四)手术指征**

1. 正常 ROM;

2. 正常步态;

3. 无辅助上下楼;

4. 术后康复治疗中的独立能力。

## 二、关节镜术后康复

**(一)术后康复的主要内容**

1. 围术期康复(手术前、后关节评估,扶拐行走
的训练,床边康复计划);

2. 关节活动度康复计划;

3. 负重康复计划,肌力强度训练康复计划;

4. 关节运动协调性、本体感觉康复计划;

5. 核心稳定康复计划;

6. 就竞技运动员而言,还包括运动员竞技能力
康复计划。

**(二)关节镜术后康复的作用**

1. 改善关节循环;

2. 促进损伤、修复组织愈合、改善软骨代谢;

3. 恢复关节活动度;

4. 训练肌力;

5. 恢复本体感觉(位置觉、运动觉、抵抗感觉);

6. 恢复正常的核心肌力稳定作用等。

**(三)关节镜术后康复的评估**

康复评估不仅是关节镜外科临床研究的重要科
学标准,也应该用于指导临床判断病情、确定手术适
应证和手术方式的标准,是关节镜微创外科医师必
备的基本科研和临床技能。

康复评估标准包括:

1. 关节评分表评估;

2. 疼痛评分量表（VAS评分）；

3. 等速肌力测试；

4. 肌电图检查；

5. 关节功能评定；

6. 平衡功能评定；

7. 核心肌力评估等。

### （四）关节镜术后康复程序

关节术后逐步康复程序主要包括：减轻疼痛和肿胀；恢复关节活动度和灵活性；加强关节力量和协调性；全面功能康复等。

1. 减轻疼痛和肿胀 P. R. I. C. E/P. OL. I. C. E：传统急性闭合性软组织运动损伤处理的中心指导方法 P. R. I. C. E 及其改进法 P. O. L. I. C. E，也可应用于关节镜术后早期，目的是减少疼痛和肿胀。它可以持续2天至2周，甚至更长时间，或更多取决于原发疾患和手术严重程度。P. R. I. C. E/P. OL. I. C. E 原则包括 protection（P，保护），rest（R，休息）/optimal loading（OL，最适负荷），ice（I，冰敷/冷疗），compression（C，加压包扎），elevation（E，抬高患肢）。

（1）保护（P）：保护关节免受进一步伤害，休息、避免负重，必要时使用拐杖，穿戴一个专用关节支具，它限制或允许关节某些方向的运动。自粘绷带包扎也可完成术后早期关节加压、保护，同时允许一定方向和程度的关节运动。关节镜术后支具的应用是关节微创外科领域又一项新技术，也是石膏技术的换代产品，不仅能达到可靠地固定关节的作用，还能根据康复计划的要求，适时调整关节固定的角度，并在康复训练中，确定相应范围的关节活动，安全、有效地训练关节活动度和动、静力稳定结构。支具的应用还使患者在手术后能够早期恢复工作，最大限度地减轻手术对其工作、生活的影响，以适应现代生活、工作节奏。

（2）休息（R）：休息是必要的，韧带、软组织甚至骨的正常愈合需要一定量的应力，但康复早期过度活动将妨碍愈合。在少痛或无痛的情况下应该尽快开始完全负重，但不应过早。等长运动是静态的或不引起任何运动的锻炼。在早期阶段，根据病情限制关节某些方向的运动，以免牵拉受伤的骨软骨和软组织/重建的韧带等。

（3）最适负荷（OL）：是指用一个平衡、递增负荷的康复训练计划来替代 P. R. I. C. E 中的制动休息（R），原理基于力学负荷刺激可以促进细胞的反应，继而可以加快组织结构的重塑。从 R（制动休息）到 OL（最适负荷）的变化体现的是现代运动康复发展中的早期介入和个性化等最新理念。而且越来越多的动物实验表明，机械力学负荷刺激可以增加某些关键蛋白的 mRNA 表达，如胶原蛋白 I 和胶原蛋白 III 等，这些关键蛋白与软组织的愈合密切相关。但是我们需要在软组织愈合过程中寻找负荷（loading）和去负荷（unloading）之间的一个平衡，即最适负荷，如果负荷过大，则可能导致二次损伤。康复训练计划中的早期活动训练可以促进损伤部位的康复，它涵盖了康复训练中所有的机械力学干预手段，还包括一系列手法康复训练技术（manual techniques）等。早期康复中的 OL 可以通过加力或减力的方式来进行控制和调节。抗阻力量训练是最典型的调整和控制 OL 的加力方式，阻力可以来自器械，还可以来自康复师的徒手技术，如肌肉能量技术、本体感觉神经肌肉促进技术等；而 OL 的减力调节和控制方式则可通过传统制动休息（R）方法中使用的康复助行拐杖、肌内效贴和护具/支具等来实现。

（4）冰敷或冷疗（I）：应该在整个康复过程中应用。由最初的术后第1天每1~2小时冰敷15分钟，然后减少必要时每天4~5次。冰敷不适合直接接触皮肤，因为这可能导致冰冻伤，使用裹着毛巾的冰袋或商用冰袋可以避免这种情况。在术后急性期冰敷将进一步收缩血管，防止出血。长期的好处包括减少疼痛和肌肉痉挛。冰敷不应使用超过15分钟，长时间冷却的逆转效应将增加血液流动。长时间的冷却也会引起神经损伤。只要是有益，冰敷可持续使用。只要到了康复平台期，治疗师可能会决定冷热交替进一步康复。

（5）加压包扎（C）：将有助于减少和防止肿胀，术后可立即使用，加压不可过紧和时间过长，以免阻碍血液循环。充气或弹性加压支具可以提供温和的压力，在整个愈合过程中减少肿胀。目前，一般认为绷带的加压包扎可以增加组织间隙的压力，减少损伤部位的血流量,从而减少出血和肿胀;加压包扎可以在冷疗过程中或冷疗后进行。

(6)抬高患肢(E):提高腿将帮助损伤部位肿胀消退,可在冰敷时抬高患肢,并持续到冰敷结束后10分钟。抬高患肢只适合于肢体远端的损伤,在损伤发生后24~48小时内,尽量将患肢置于高于心脏水平的位置,这有助于减少损伤部位的血流量,加速静脉血和淋巴液的回流,从而减轻肿胀和局部淤血;但是由于血流的有效自动调节,受伤部位只有抬高到心脏水平30cm以上,才能减少血流;抬高到心脏水平50cm以上时,血流量下降到80%;抬高到心脏水平70cm以上时,血流量仍为65%。因此,只有将抬高患肢和加压包扎结合才能有效降低损伤部位的血流量。

加压包扎和抬高患肢联合应用时,我们还应注意避免因包扎方法不当而造成损伤部位的血流阻断,继而造成损伤部位的缺血再灌注损伤,因此一定要注意检查皮肤的颜色、温度和损伤部位的感觉,确保绷带包扎没有压迫神经或阻断血流,保证损伤部位的血液灌注,而处理方法中的冷疗对缺血再灌注损伤也具有防治作用。虽然加压包扎、抬高患肢这两大方法的临床试验研究依然很缺乏,但是如上所述,加压包扎(C)和抬高患肢(E)所带来的支持保护作用还是足够让C、E保留在整体方法中。

2. 气压式血液循环驱动器(air pressure blood circulation driving) 是一种间歇性气动装置,其原理是通过气泵向气袋内充气,压迫肌肉和血管,促进血液循环,改善局部组织氧供,促进代谢产物排出和增加血液回流,常用来治疗血管性疾病,以及创伤性肿胀等。治疗术后肢体肿胀的原理是通过提高周围组织的压力抑制进一步的渗出,促进组织液经淋巴的回流和血液的静脉回流,从而达到消肿的目的。研究显示,对术后肢体肿胀患者加用循环驱动仪辅助治疗,使肢体渗出液明显减少,对外周感受器的刺激降低,患者的疼痛也随之减轻,为患肢进行必要的功能锻炼提供了良好基础,同时适当的运动还可促进水肿的消停,形成良性循环。

3. 手法淋巴引流技术(manual lymphatic drainage techniques,MLDT) 为基于淋巴系统的结构,沿着特定的方向在皮肤上移动的一种轻微的按摩治疗技术。20世纪70年代物理治疗学将该技术引进,结合其他物理治疗技术用来治疗淋巴水肿以及一般水肿的患者。国外有学者认为MLDT作用的机制是:促进淋巴循环;加快组织废物的清除;增强体液循环,以有利肿胀减退;通过产生非按压性的状态来兴奋副交感神经同时降低交感神经的兴奋性。Mahieu等报道MLDT疗效最佳证据,在运动医学和康复是特定于解决急性骨骼肌细胞损伤相关血清酶水平,以及减少急性关节损伤后水肿。在临床上,使用MLDT治疗创伤及术后肢体肿胀具有显著的疗效,患者可以很快有消肿的感觉,与其他方法比较,具有介入早、疗程短、疗效好的优点,并较好地预防DVT的发生。

4. 中医药治疗 中医学认为创伤及术后致患处经络受损,气血运行失畅,行伤而肿,《医宗金鉴》有"人之气血周流不息,稍有壅滞,即作肿矣"之说。中医药外用治疗在临床取得较好的疗效。创伤及术后多有局部气血不通,经络阻滞,而点按局部腧穴可疏通经络,促进肿胀的消退。通过治疗某些特定穴位,可使局部毛细血管扩张,促使组织修复、加速血肿及水肿的消除和对致病痛物质吸收的作用。针灸/针刺穴位可对血液的高凝聚状态和毛细血管形态及血流状态都有不同程度的影响,可调节新陈代谢,提高机体功能状态。祖国中医药研究博大繁杂,在术后康复方面的应用仍需要更多的实验研究,以及更多循证医学的证据等。

(五)改善关节活动度

当肿胀消退,疼痛减轻,即可以开始下一阶段的关节活动度(ROM)的康复。这意味着关节内组织已经达到一定程度的愈合,轻微的应力不会造成再次损伤。

1. 术后早期活动度康复原则

(1)保护修复的组织:专用关节支具/护具使用,根据组织修复状况,确定相应范围的关节活动,安全、有效地训练关节活动度和动、静力稳定结构,适时调整关节固定的角度,如ACL重建术后2周内支具0°固定位负重,到术后6周支具50°固定位负重;教育患者术后应避免的动作,减小术后疼痛和炎症反应,确保许可范围内的关节活动。

（2）谨慎选择关节活动开始时间:区别不同关节、不同损伤修复/重建术后的恢复程度,选择术后第2天至第6周不同时间,开始早期进行关节被动关节活动训练和辅助下主动关节活动度训练。未侵袭关节在术后第1~7天内即可开始活动,并可通过等长收缩训练手术关节的力量。在此阶段,根据患者耐受程度逐步增加活动度,在不损伤修复组织和疼痛许可情况下,尽快达到全关节活动度。对于大的损伤修复术后,如大的肩袖撕裂、关节囊/盂唇修补、交叉韧带重建等,不宜过早进行主被动的关节活动,建议采取延迟康复治疗方案,关节活动推迟到术后4~6周,甚至更晚。

（3）活动范围的限制:考虑手术技术、修复组织的条件、损伤的大小和部位,不同关节损伤术后的活动时机、角度和方向也会有不同限制。良好的组织条件可以提供可靠的修复,相较于组织条件差的脆弱修复,可以采取较为激进的康复进度。组织条件受多因素影响,包括类风湿关节炎、糖尿病、陈旧损伤、既往手术史、反复的局部注射和长期激素应用史,都将增加缝合处撕裂的风险。如冈上肌较小的撕裂可以允许早期的肩关节内外旋运动,然而累及全肩袖的大的撕裂则将延缓甚至限制旋转活动到术后7周。再如ACL重建术后2周内进行主动屈曲/被动伸直训练,而PCL重建术后早期则要求辅助下主动伸直/被动屈曲训练等。ACL和PCL同时重建术后,膝关节主被动屈/伸活动度则均需要受到限制,并推迟开始活动时间至术后4~6周。术后关节活动度的训练应该遵循先被动后主动、先由小角度后至全关节活动度的渐进性原则。

2. 关节活动度训练的常用方法

（1）被动关节活动度训练:由治疗师或患者自己用健肢协助的关节活动度训练。在运动创伤的康复中主要应用于关节僵硬、关节疼痛明显及关节粘连术后的患者。在不引起病情加重或不加重疼痛的情况下进行,范围尽可能接近正常最大限度的活动,动作要轻柔、速度缓慢。

（2）关节松动术:是通过治疗师进行操作的一类被动关节活动度训练方法,以缓解关节疼痛,维持或改善关节活动范围的手法。其基本手法有:①摆动:固定关节近端,关节远端作往返运动,如关节的屈、伸、收、展、旋转,属生理运动。②滚动:屈曲关节两个关节面发生的位移为滚动,滚动同时伴随关节的滑动和旋转。③滑动:平面或曲面关节发生的关节面侧方移动,为一块骨在另一块骨面上的运动。④旋转:移动骨围绕静止骨关节面做圆周旋转。旋转常同滚动、滑动同时发生。⑤分离和牵拉:外力与关节面成直角位移时为分离。外力沿骨的长轴方向使关节位移时为牵拉。

（3）助力运动关节活动度训练:当患者主动力量不够或有疼痛时,由治疗师通过滑轮和绳索装置、棍棒等简单器械,或患者用健肢施加辅助力量进行关节活动度训练,兼有主动运动和被动运动的特点,其所加助力要随肌力增加而逐步减少。如肩袖修复术后,根据患者耐受情况开始使用绳索和滑车被动上举,同时仰卧位使用对侧上肢辅助被动过顶上举等。

（4）主动关节活动度训练:主动关节活动度训练是采用徒手形式或利用简单的辅助器械如体操棒、肋木、绳索滑轮装置等进行锻炼。有条件时还可采用水中运动,以利用水的浮力和温度的作用,使动作更易完成。

（5）持续牵引关节活动度训练法:按胶原纤维在载荷牵伸下可以发生弹性延长和塑性延长的原理。对关节进行持续一段时间的重力牵引,使挛缩和粘连的纤维组织产生更多的塑性延长以恢复关节活动度。对于出现肌肉挛缩所致的关节活动度受限及关节活动受限刚出现的关节功能恢复效果明显。牵引治疗应在先采用蜡疗、超短波等热疗方法使局部温度上升后再进行,应在患者肌肉完全松弛的状态进行,不能超过患者疼痛的耐受范围。

（6）连续被动活动仪（continuous passive motion,CPM）:连续被动活动仪由加拿大著名骨科医师Salt发明。可以提供可控制角度、速度、持续时间,并围绕着与关节运动轴心相一致的机械运动装置,能够做到缓慢持续而逐渐增加膝关节的活动度,可以使纤维化的组织在持续的张力下逐渐松弛,可以防治关节伤病及制动引起的关节挛缩、粘连,促进关节软骨再生和关节周围软组织的修复,还有改善血液循环、消除肿胀和疼痛的作用。可用于肩、肘、髋、膝关节的术后被动活动度练习,可持续应用早期至晚期康复全过程。根据患者术后疼痛和损伤组织修复状况,选择 CPM 每天 2 ~ 3 次进行,每次 20 ~ 60 分钟,由小角度活动开始逐渐增加至最大范围,并适时开始联合主动活动度训练。

(7)物理疗法(physical therapy,PT):PT 是一种预防、治疗及处理因疾病或伤害所带来的动作问题的医疗专业,用于修复损伤和改善关节活动度和功能,评估生活质量,诊断和物理干预(使用机械力和运动疗法),它是由物理治疗师和物理治疗师助理来完成。除了临床实践活动,物理治疗专业还包括研究、教育、咨询和管理等内容。在许多环境中,物理疗法可与其他医学或康复治疗,包括作业疗法(occupational therapy,OT)联合应用。治疗的目的是缓解疼痛、增进循环、预防和正确采集,将肌力、关节活动范围和协调性进行最大的恢复。在 PT 师的指导下进行肌肉力量训练、关节主被动活动度训练是非常必要。

**(六)力量和协调性练习**

1. 力量练习 当疼痛许可时,关节的力量增强练习就可以开始了。术后早期以等长运动训练为主,早期负重,早期活动度练习;中期以等张运动训练、轻负荷抗阻为主,强化活动度练习及平衡练习;后期以抗阻练习为主,增强能力,强化功能性练习,以早日恢复正常功能。每天肌力训练的组次可逐渐增加到术前或受伤前正常水平。在进行肌力和负重锻炼时,自粘绷带包扎或关节支具/护具提供压力和支持仍是有益的。

(1)肌力训练的目:防治失用性肌萎缩,特别是肢体制动后的肌萎缩;防治因肢体创伤、炎症时疼痛所致反射性地抑制脊髓前角细胞引起的肌萎缩;促进神经系统损害后的肌力恢复;增强肌力,加强关节的动态稳定性,以防止关节损伤及退行性改变。

(2)肌力训练的原则:①超负荷原则:肌力训练负荷量应超过现有水平,并随着时间逐步增加,递增速度为 5%。肌力训练达到较高水平,特别是接近极限水平时应降低负荷增加的速度或程度。②特异性原则:肌力训练要针对特定的肌肉或肌群治疗,所以要掌握肌肉的解剖与功能,选择正确的动作与方法,才能达到目的。③闭链运动(closed kinematic chain,CKC)为主的训练方式:CKC 可使数个关节同时运动,刺激关节本体感受器,产生肢体的运动和保护性反射弧活动,有利于保护修复的关节韧带,CKC 中多平面和加速减速运动接近肌力专业训练的运动形式,既加强了协同肌也加强了对抗肌,能充分训练关节整体的协调性和促进关节本体感受器功能恢复,从而促进关节的稳定性,所以,在康复早期,通常认为 CKC 运动比开链运动(open kinematic chain,OKC)训练能获得更多的关节功能康复的效果。在康复后期强化肌力的训练中,肌肉爆发力的训练可选择 OKC。

(3)肌力训练方法:肌力为 1 ~ 2 级时,采用肌肉电刺激疗法及肌电生物反馈电刺激疗法。肌电生物反馈电刺激疗法是通过肌电图表面电极拾取肌肉主动收缩时的肌电信号,加以放大并转化为患者可视的曲线或声响后,借助视觉及声响产生正反馈调节作用,促进肌肉收缩。有研究证实:渐进抗阻练习结合肌电反馈电刺激训练法是一种有效的肌力恢复的结合疗法;术后早期应用神经肌肉电刺激,可以有效地预防自体腘绳肌腱重建 ACL 术后腘绳肌肌力的下降以及电机械延迟;运用负荷加上同步肌肉电刺激可有效增强肌肉最大力量,但随着运动角速度的增大,增强的效果越发不明显,同步肌肉电刺激可以有效增加肌肉做功效率,在不同角速度下均有较明显的提高;肌肉动态力量训练中辅以电刺激,能有效地提高肌肉力量,并对骨骼肌 FT%(快肌纤维百分比)有显著性影响。

肌力为 3 ~ 4 级时,进行抗阻肌肉训练。在抗阻练习中肌肉通过承受较大的阻力,以增加肌纤维的募集率,从而促进肌力较快地增长。运动创伤引起的肌肉功能障碍,肌力多在 3 级以上,所以抗阻训练是在运动创伤后/关节镜术后康复治疗的主要肌力训练方法。抗阻肌肉训练包括等长抗阻训练和等张抗阻训练。

1)等长抗阻训练:利用肌肉等长收缩进行肌

力训练。等长训练操作简便,可在运动创伤或手术后肢体被固定的情况下进行。术后早期即可进行等长肌力练习,如股四头肌的等长收缩练习、直腿抬高训练等,等长运动意味着关节抗重力/阻力训练时不产生手术关节的运动。等长训练具有防治肌肉萎缩、消除肿胀、刺激肌肉肌腱本体感受器的作用;且不需要特殊仪器,容易操作,便于床上或家中运动。有研究发现,一次持续数秒、强度为最大收缩的2/3以上的等长练习即可显著增强肌力。由于等长训练是一种静力性练习,主要增强静态肌力,对增强整个关节活动的肌力作用较弱,等长训练增强肌肉耐力作用不明显,对改善运动的精确性、协调性也无明显帮助。

2) 等张抗阻训练:利用肌肉等张收缩进行的抗阻训练方式。用等张训练增进肌力的关键在于用较大阻力,以求重复较少次数的运动即可引起肌肉疲劳,即大负荷少重复的原则。随着损伤修复组织的愈合,可逐渐开始等张肌力练习,如肩关节镜术后13周及以后,患者开始肩胛带和肩袖肌力训练计划,使用 Thera-Band(弹力带)进行标准"四套"训练,包括抗阻外旋、抗阻内旋、单臂划动以及肱二头肌屈曲。患者从使用直径最小红色 Thera-Band 开始,鼓励每日2次,每次4组,每组重复10次。在患者耐受的情况下,逐渐过渡到采用绿色 Thera-Band,然后是蓝色 Thera-Band。

3) 水疗:手术伤口愈合后或被充分保护后,进行水疗对关节活动和肌力恢复是有益的。水疗在发达国家已是一种成熟的治疗训练技术,然而在我国发展缓慢,20世纪80年代水疗研究才开始增多,近年来,水疗在我国医疗领域的应用有所发展,但仍远落后于发达国家。

水疗是一种利用温水进行康复训练的治疗技术,主要利用水的浮力、阻力、静水压力、热能传递及改变溶质等多个方面设计训练方案,以提高肌力、活动灵活性和心血管功能达到康复训练目的。水疗最早用于治疗脑瘫患儿肢体运动功能训练,目前在肌肉、骨关节运动系统的疾病、损伤中应用广泛。公认术后应该早期开始康复训练,术后越早进行活动训练,其恢复功能、获得日常生活活动能力

越快。

运动系统疾病和损伤多与生物力学有关,根据目前研究,与其他运动疗法和治疗设备相比,水的独特性质使水疗在治疗运动系统疾病上有优势。人体在不同水深减重不同,在水中方便调整身体承重量,水中运动受到阻力,治疗师根据水深和运动速度设计出变化丰富的训练方案。在肌力训练上,水中针对性训练比陆地抗阻训练是否更有效尚有争议,但在早期疼痛缓解上,水疗优于陆地训练。可能是不同水疗训练内容影响训练结果,深水步行训练似乎更有效。也有研究指出陆地训练与水疗效果相当,但是人在水中舒适的感觉能减少患者的焦虑不适仍无法被其他方法所替代。目前尚缺乏针对关节镜术后的水疗的研究报道,但鉴于水疗对运动系统疾病明显的康复疗效,水疗仍然是一项可供推荐和选择的康复方法。

2. 协调性练习 肢体功能的训练不只单是肌力或关节活动度的训练,而应是包含了关节本体感觉、协调性、活动度、耐力、力量及速度的综合性训练,基本目标是尽力恢复患者的日常生活能力,进一步恢复工作及运动能力。近年人体核心肌力的研究证明肢体活动前,躯体肌、腹肌首先被激活,腹内压升高,为预期活动的肢体提供躯干稳定。关节微创手术后,在关节活动、承受负荷时,其近端的关节、躯干的稳定必然先于关节的活动,才能避免激惹关节症状,为关节活动提供必要的保障。比如,老年骨关节炎微创手术后康复训练中,除训练股四头肌、腘绳肌以及前、后侧肌力的平衡协调外,核心肌力的训练及其与膝周肌力的协调也是改善临床症状的因素之一。可以说,膝关节 OA 微创术后症状复发问题不是微创手术的失效(手术完全可以清除炎性介质和关节内卡压组织),而是核心稳定肌力、膝周肌力以及相互间的协调机制的恢复问题。

(1) 本体感觉的定义:关节本体感觉是包含关节运动觉和位置觉的一种特殊感觉形式。它主要包括3个方面的内容:①关节位置的静态感知能力;②关节运动的感知能力(关节运动或加速度的感知);③反射回应和肌张力调节回路的传出活动能力。前两者反映本体感觉的传入活动能力,后者反映其传

出活动的能力。躯体的力学感受器、视觉、前庭感受器提供的神经传入由中枢神经系统融为一体,产生运动回应。这些反应由低级到高级可分为 3 个运动控制水平:大脑活动、脊髓反射和认知程序。

(2)关节本体感觉的评定:客观评定本体感觉缺陷的能力,是临床决定处理关节损伤的关键问题。目前有 4 种测定方法:①关节位置觉:测量关节被动感知关节所处的某一特定位置和主动重复还原至特定位置的能力。②关节运动觉:测量关节能感知的被动运动速度的最小阈值。③评价脊髓反射通道。肌肉收缩和肌张力的调节可对关节起到主动保护作用,这种反映神经肌肉控制传出途径的活动能力,即肌肉的反射性收缩能力,常通过不随意干扰条件下肌肉收缩的潜伏期来评定;对不同步的神经肌肉活动模式,可能倾向于关节过度使用损伤导致的评价提供了一个有价值的参考。④躯体的力学感受器、前庭、视觉控制联合对神经肌肉控制的功能评价,通过下肢平衡和位置的摇摆来测定。

(3)关节本体感觉训练:关节镜微创手术后的康复重视本体感觉的训练,提高肌力训练效果,显示出其对关节镜微创手术修复后关节功能恢复的重要作用。当肌肉或韧带受到损伤后,会造成肌肉萎缩及肌肉力量下降或产生关节稳定性变差的现象,同时位于韧带或关节囊中的本体感觉接受器也会受到损伤,因而影响神经肌肉控制系统对肌肉协调性的控制,对关节的功能产生负面影响,有可能对关节及相应的软组织造成再度或重复性损伤。

本体感觉中,关节位置觉是关节运动的基础,运动觉包括运动方向和运动速度,起到协调动力性稳定结构的作用。抵抗觉是指关节作用力和关节内力,是保护关节的重要机制。康复及功能训练恢复本体感觉非常重要,除了可减少再次受伤发生外,还可增进肌肉骨骼系统的能力及产生适当的反馈至中枢神经系统,使其增加关节功能及稳定性,同时对关节、肌肉、韧带产生更好的保护的机制。关节本体感觉的恢复可以防止关节损伤和手术后再损伤。研究表明:预防性本体感觉训练可有效减少习惯性的踝关节损伤,在踝关节损伤恢复期进行

6 周持续性本体感觉训练可在 1 年内有效降低踝关节再损伤的发生率。本体感觉训练接受每周 3 次,每次 10 分钟的训练,内容包括睁、闭眼单足站立,平衡板训练等。

1)关节护具的使用:有试验表明弹性绷带可以使本体感觉提高 25%,本体感觉的增强主要因为弹性绷带增强了皮肤表面的感受器、自由神经末梢、毛发末端的感受器和 Merkel 盘的反应,而不仅是因为弹性绷带提供力学支持。

2)本体感觉神经肌肉促进技术(proprioceptive neurmuscular facilitation,PNF):PNF 是一种通过刺激运动觉、姿势感觉等本体感受器,增强有关神经肌肉反应,促进相应肌肉收缩,促进神经肌肉功能恢复的技术,用来促进患肢本体感觉、控制能力、平衡和协调能力等神经肌肉功能的恢复,改善关节的功能适应性,帮助患者恢复日常生活和工作能力。PNF 的神经生理学原理是当皮肤通过外感受器把兴奋传到运动神经元,激活了受牵拉的肌肉,同时抑制信息也传到了拮抗肌。

PNF 拉伸法(PNF stretching)是 PNF 常用的基本技术,其主要作用为增强患者的运动能力,在康复医学中广泛应用,普遍在运动员和临床中用来提高关节的主动和被动活动范围,以优化运动功能和康复。最近几年,PNF 拉伸法开始广泛用于体育运动领域,如改善肢体的柔韧性、预防及治疗运动损伤,可见 PNF 拉伸法对运动员的肌肉力量、肌电特征、动力学特征等产生影响。目前,针对本体感觉神经肌肉促进法拉伸法对肢体柔韧性的影响观点比较一致,即不管是正常人还是损伤患者均可明显提高肢体的柔韧性。而对其改变肌肉力量的作用却存在不同意见。多数研究支持提高最大肌力和肌肉耐力,提高肌肉运动能力,但也有研究发现对肌肉力量无影响或者略有降低,说明还需要更多对肌纤维的微观深入研究。

3)其他:通过对肌力的训练可以增强关节周围软组织的韧性,以及软骨细胞对机械应力的敏感性,刺激关节内本体感受器的再生,提高本体感觉。

神经肌肉电刺激及肌电生物反馈电刺激疗法,通过加大电流强度使肌肉收缩,将向中枢传入大量

的本体运动和皮肤感觉信息,从而帮助建立正常的运动模式。如电刺激膝关节内侧或外侧副韧带时,相关屈肌群或伸肌群可被反射性激活而参与稳定膝关节活动,可通过韧带、肌肉的反射活动主动维持膝关节的稳定。

平衡功能反馈训练可以用来改善下肢关节功能,避免未来关节的再损伤。平衡板可以用于平衡练习,开始采取坐姿,然后双腿站姿练习,逐步发展到单腿站立平衡练习。如果没有一个平衡板,只需用一条腿进行平衡练习也可以有效。一旦可以做到这些,可以通过移动手臂、扭动身体和弯曲膝盖,甚至闭眼来挑战平衡练习。还可以进行固定自行车蹬车练习等。

借助现代化的动/静态平衡测试及训练仪器,如 Tetrax 平衡功能诊断与训练系统,能对平衡功能障碍进行客观量化并判断其障碍发生的根源。目前已广泛应用于康复医学、耳鼻喉科、眼科、骨科、运动医学及老年医学等不同的领域中。该设备能准确报告跌倒危险指数,发现平衡功能障碍和身体稳定性下降的问题,并能够区别本体感觉、视觉、前庭觉及脊柱对于患者平衡功能的影响,找出发生障碍的原因所在,从而为临床医生选择和制订个体化的治疗与康复计划提供客观依据。该类设备还可对具有平衡功能障碍的患者提供数十种富于趣味性训练模式,在临床康复训练中可根据患者诊断的特征选择针对性的治疗。

### 三、系统性功能康复

本阶段康复应针对患者的职业、年龄、生活状态等的不同而有所区别,康复目的为:一般患者全面恢复日常生活各项活动;强化肌力及运动中关节的灵活性与稳定性;运动员则需逐渐全面恢复运动或剧烈活动或专项训练。对于专项运动员,针对某些运动素质、肌肉功能、柔韧性的特殊要求,进行专项运动所需要的平衡、协调性训练。此期进行强化肌力,提高最大力量,可选用大负荷(完成 12 次动作即感疲劳的负荷量),8~12 次/组,2~4 组连续练习,组间休息 90 秒,至疲劳为止。在康复后期强化肌力的训练中,肌肉爆发力的训练可选择开链运动训练。

术后 3 个月左右,运动员可开始转向运动的基本动作练习。为了启动功能康复阶段(特定的体育运动训练),患者/运动员已经恢复完全的关节活动度和恢复到损伤前 80%~90% 的力量是很重要的。手术关节可以开始练习更多的特定运动方式,包括更爆发型的运动,变化运动方向、横向或侧向运动,如踝关节镜术后康复后期:弓步压腿,小腿提升行走,阶梯交替后退步,双腿交替跳步,腰部弹性固定前跳步,侧方跳登阶梯等。当可以自如地完成所有以上的康复练习,那么已经准备好开始恢复运动。如为关节韧带修补手术,此期间重建的韧带尚不足够坚固,故练习应循序渐进,不可勉强或盲目冒进。应强化肌力以保证关节在运动中的稳定及安全,必要时可戴支具或弹力绷带保护,但只主张在剧烈运动时使用。

有氧运动很重要,只要疼痛许可,术后应该尽快开始。很重要的是,运动员保持一些有氧运动无论对身体还是心理都是有益的。固定式自行车、手循环测力计、在水中跑步和游泳都是可能的,取决于损伤的严重程度和疼痛许可。

如下肢关节镜术后,行走无痛时就可以跑步运动。尤其对于运动员,应该开始在一个清晰的平面如跑道进行跑步练习,草地或崎岖不平的表面将会增加再损伤的风险。直道慢跑和曲线行走,应该随着时间的推移,逐渐增加速度,直到冲刺。可以使用训练锥进行特殊体育训练,训练锥之间进行变向跑、8 字形跑和蛇行运动。关节弹性绷带在开始跑步训练时是非常有益,尤其是在早期阶段,直到信心、本体感受和力量完全恢复。关节支具也可以提供关节支持,从长远来看更经济,尤其是在韧带松弛时需要永久穿戴以支持关节。

(徐峰 刘克敏)

### 参 考 文 献

[1] 李涛,周谋望,侯树勋,等.肘关节骨折患者康复模式的前瞻性多中心研究.中国骨与关节杂志,2016,5(4):261-266.

[2] 励建安,周谋望.中国骨与关节临床的康复之梦.中国骨与关节杂志,2014,3(9):646-648.

[3] 周谋望.深入临床,积极开展骨科康复.中国康复医学

杂志,2003,18(9):516.

[4] Pilotto A, Cella A, Pilotto A, et al. Three Decades of Comprehensive Geriatric Assessment: Evidence Coming From Different Healthcare Settings and Specific Clinical Conditions. J Am Med Dir Assoc, 2017, 18(2): 192. e1-192. e11.

[5] Agel J, DeCoster TA, Swiontkowski MF, et al. How Many Orthopaedic Surgeons Does It Take to Write a Manuscript? A Vignette-Based Discussion of Authorship in Orthopaedic Surgery. J Bone Joint Surg Am, 2016, 98(21): e96.

[6] Kolman S, Spiegel D, Namdari S, et al. What's New in Orthopaedic Rehabilitation. J Bone Joint Surg Am, 2015, 97(22): 1892-1898.

[7] Anoushiravani AA, Sayeed Z, El-Othmani MM, et al. High Reliability of Care in Orthopedic Surgery: Are We There Yet? Orthop Clin North Am, 2016, 47(4): 689-695.

[8] Chambers MC, El-Othmani MM, Saleh KJ. Health Care Reform: Impact on Total Joint Replacement. Orthop Clin North Am, 2016, 47(4): 645-652.

[9] Argenson JN, Husted H, Lombardi A Jr, et al. Global Forum: An International Perspective on Outpatient Surgical Procedures for Adult Hip and Knee Reconstruction. J Bone Joint Surg Am, 2016, 98(13): e55.

[10] Talkowski JB, Lenze EJ, Munin MC. Patient participation and physical activity during rehabilitation and future functional outcomes in patients after hip fracture. Arch Phys Med Rehabil, 2009, 90(4): 618-622.

[11] Capdevila X, Biboulet P, Choquet O. Strategy of postoperative rehabilitation after femoral neck fracture in elderly patients. Ann Fr Anesth Reanim, 2011, 30(10): 55-59.

[12] Kjellby-Wendt G, Carlsson SG, Styf J. Results of early active rehabilitation 5-7 years after surgical treatment for lumbar disc herniation. J Spinal Disord Tech, 2002, 15(5): 404-409.

[13] Stevens DG, Beharry R, McKee MD, et al. The long-term functional outcome of operatively treated tibial plateau fractures. J Orthop Trauma, 2001, 15(5): 312-320.

[14] Flinterman HJ, Doornberg JN, Guitton TG, et al. Long-term outcome of displaced, transverse, noncomminuted olecranon fractures. Clin Orthop Relat Res, 2014, 472(6): 1955-1961.

[15] Nance J, Lazaro R, Umphred D. The effect of early physical therapy intervention following elbow fracture on a postmenopausal female with multiple medical problems. J Phys Ther Sci, 2004, 16(2): 159-164.

[16] Lindenhovius ALC, Brouwer KM, Doornberg JN, et al. Long-term outcome of operatively treated fracture-dislocations of the olecranon. J Orthop Trauma, 2008, 22: 325-331.

[17] Belavy DL, Albracht K, Bruggemann GP, et al. Can Exercise Positively Influence the Intervertebral Disc? Sports Med, 2016, 46(4): 473-485.

[18] Grzybowski JS, Malloy P, Stegemann C, et al. Rehabilitation Following Hip Arthroscopy-A Systematic Review. Front Surg, 2015, 2: 21.

[19] Sugimoto D, Myer GD, Foss KD, et al. Specific exercise effects of preventive neuromuscular training intervention on anterior cruciate ligament injury risk reduction in young females: meta-analysis and subgroup analysis. Br J Sports Med, 2015, 49(5): 282-289.

[20] Lee DS, Mir HR. Global systems of health care and trauma. J Orthop Trauma, 2014, 28 Suppl 10: S8-10.

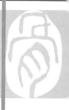

# 第八章

# 骨科微创技术

## 第一节　骨科微创技术概述

### 一、微创概念

微创来源于医学实践,而微创的形成与发展又推动了医学实践的进步和发展。医学实践的过程即是采取各种现有手段减轻患者疾病痛苦的过程。然而在减轻患者疾病痛苦的医疗过程中,又可能给患者带来不同程度的医疗性损害,而出现新的痛苦。痛苦的体验者当然不愿再经历此种痛苦,迫切要求尽快缓解和消除这种痛苦。患者的微创治疗要求促使医者形成微创意识。而随着微创意识的不断积累,最终催生了微创理念的形成与发展。微创理念在外科中的实践唤起微创外科概念的提出。

微创系指微小创伤(minimally invasive),是介于有创和无创之间的过渡阶段。西方医学之父希波克拉底(Hippocrates,公元前460～公元前377)曾告诫医师"不要做得太多",明确指出"自然是疾病的康复者,医生的责任只在于促进疾病的康复过程,而非阻拦这个过程",这正是微创哲理的体现。而微创外科技术是指以最小的侵袭和最小的生理干扰达到最佳外科疗效的一种不断更新的外科技术。实际上,从外科手术角度讲,微创并非新生事物,而是一直存在并不断发展的。譬如髋关节置换手术的发展从 Charnley 大转子截骨到不需要截骨的后路关节置换,再到微创关节置换术,即是微创观念不断发展的体现,只是并未被意识到。微创外科

技术兴起于20世纪后半期。1985年,英国泌尿外科医生 Payne SR 用内镜治疗尿道结石,首次提出"微创外科(minimally invasive surgery,MIS)"的概念,但当时并未引起人们广泛的关注。直到1987年法国医生 Mouret P 成功施行了世界首例腹腔镜胆囊切除术以后,"微创外科"才逐渐得到人们的认同和青睐。经过半个多世纪的发展,微创技术的理论体系逐渐形成,尤其是近二十年来,微创理论体系取得了长足的发展。

微创外科技术强调的不仅仅是手术切口小,而在于保证获得常规外科手术疗效的前提下,通过精确的定位技术,减少手术对周围组织造成的创伤和对患者生理功能的干扰,降低围术期并发症,促使患者早日康复。它不是独立的新学科或新的分支学科,而是脱胎于传统的外科技术,是一种比现行的标准外科手术具有更小的手术切口、更佳的内环境稳定状态、更轻的全身反应、更少的瘢痕愈合、更短的恢复时间、更好的心理效应的手术。微创外科技术在各个外科领域的发展方兴未艾,其应用于骨科领域则形成了微创骨科技术。目前学者们对微创骨科的基本概念已经达成以下共识,即通过特殊手术入路,应用一些特殊设备或新的器械,如内镜、计算机、影像技术、特殊穿刺针、专用自动拉钩和内固定器材等,以获得一种比传统手术组织创伤更小、手术精确度更高、手术效果更好或接近。术后恢复更快为目的的新技术和新科学。

不难看出,微创外科不等于单纯的"小切口"外科。简单地将微创视为小切口是不恰当的。切口

小,更多只是针对皮肤来说的,就手术创伤而言,皮肤实在不过是最表浅的一部分。对于某些手术经验不足的医生,开展某些解剖层次不清的手术时,如果一味追求小切口,很有可能因为切口过小,不但不能充分暴露手术目标部位的周围组织,还可能损伤周围的血管、神经,人为地使手术困难加大,无谓给患者带来痛苦,抑或会造成表面皮肤切口小,然而皮肤过度牵拉损伤,内部损伤大的窘境,如此完全背离了微创手术的精髓,结果将适得其反。微创治疗要的是应用微创手术减轻痛苦,而不仅仅是因追求小切口而增加痛苦。

现代高新技术在外科领域的应用大大加速了微创外科的发展。然而,微创外科技术有着广泛的内涵,不仅限于小切口、显微外科、内镜、腔镜等的应用。同时微创也只是一个相对的概念,随着科技的进步和外科学的发展,新的创伤更小的治疗方法不断涌现,人们对创伤与组织修复过程及机制的认识不断深化,微创技术的内涵将逐步丰富、完善和发展,今天我们认为是微创的治疗,不久的将来成为传统外科的一部分。目前,微创外科技术已由早期传统的内镜、腔镜技术逐渐进展到由影像学、信息科学、遥控技术等高新技术组合的计算机辅助微创技术。

一名合格的骨科医生,在诊疗过程中,应该首先具备微创意识,从患者角度出发,如何才能更好地减少创伤、缩短疗程、争取早日康复、在不影响疗效的基础上尽可能节省费用。这样对微创的思考才能升华成微创理念,成为学习、引进、吸收、再创新微创骨科技术的动力。有了微创骨科理念才会在诊断上要求更正确,在操作上要求更安全,在治疗上要求更完善;才会思索新的入路,设计新的器械,创造新的方法。

## 二、微创骨科技术的应用

随着微创理念在骨科领域的普及与不断深入,微创骨科涉及的领域和手术种类不断拓展,特别是在创伤、关节、脊柱等骨科领域中的应用日趋广泛。同时,人们也开始用循证医学方法对微创技术在骨科中的应用进行科学总结,使一些骨科微创手术逐步走向成熟,成为定型手术,造福广大患者,引起良好的社会反响。

### (一) 微创技术在创伤骨科中的应用概况

1. 理论建立基础 骨的血液供应2/3来源于动脉,1/3来源于骨膜。与传统方法相比,微创接骨板内固定术(minimal invasive percutaneous plating osteosynthesis,MIPPO)减少了骨膜的剥离,对血供的破坏理论上减少了70%。Krettek等通过注射试剂显示股骨穿动脉,研究发现微创组穿动脉是完整的,而传统方法治疗组穿动脉有部分破损。Wolf定律显示骨的生长和塑形需要力学刺激。骨愈合的应力理论也认为一定程度的微动会诱导骨痂的形成。生物力学试验表明一定程度的不稳定在骨愈合过程中是可以接受的。这些观点都解释了传统接骨板与骨直接接触的固定方法所造成的骨膜血供破坏、压力性坏死、骨质疏松等问题。减少软组织损伤的微创技术和弹性固定不但保护了骨的血供,同时也保证了骨折愈合所需要的力学环境。这些理论使得骨的生物力学稳定性得到更多重视,成就了AO国际组织后来的骨折治疗理念的改变。

2. 骨折治疗理念的转变 传统的骨折治疗过分强调骨折的解剖复位和坚强内固定,以提高固定系统的生物力学稳定性,客观上常常以严重损伤骨的血运为代价,而忽视了骨的生物学特性,结果在临床实际应用中产生一系列并发症。诸如术后内固定失败、延迟愈合、骨不连和接骨板下骨质疏松等问题日益突出,引发了人们对传统骨折治疗理念的反思。近年来,随着对骨折生物学环境与骨折愈合关系认识的不断深入,骨干骨折的治疗从机械固定模式转移到生物固定模式,不再强调骨片间加压和骨折坚强固定,转而力求间接复位,恢复长骨的长度、轴线排列和旋转对位,提供相对稳定的固定方式,其中心是保护骨折端局部的血供,为骨折的愈合创造良好的生物学环境。亦即骨折治疗从原来强调解剖复位、坚强内固定达到一期愈合的生物力学观点,逐步演变为保护骨折局部血运的生物学固定达到二期骨愈合的观点,即生物的、合理的接骨术的观点。这一观点充分体现了骨折个体化治疗的理念。为此,微创的概念和技术应运而生,成为创伤骨科不可或缺的重要原则和治疗手段。

3. 创伤骨科领域的微创技术 基于微创治疗理念在骨科的应用,人们开发了一系列新植入物,以供骨折微创固定使用,主要包括闭合式髓内钉、外固定架、骶髂螺钉和钉板系统包括点状接触接骨板（point contact fixator，PC-FIX）、锁定加压接骨板（locking compression plate，LCP），例如用于治疗肱骨近端骨折的 LPHP（locking proximal humeral plate）。特别是将外固定技术和接骨板结合到一起的微创稳定系统（less invasive stabilization system，LISS）技术的问世，成为新一代微创内固定技术的代表。同时关节镜、计算机导航、介入影像技术的发展也极大地促进了创伤骨科的微创技术发展。此类技术的应用降低了骨折端的干扰，促进了骨折的愈合和患者的康复，使广大患者受益。

传统的接骨板是基于 AO 坚强固定理疗设计而成，固定的同时可以实现骨片间的加压，使骨折获得即刻稳定，便于患肢早期功能锻炼，有利于骨折的一期愈合和患肢功能的恢复。但是，术中往往需要比较广泛地剥离骨膜和软组织，以便骨折复位和接骨板的放置，这就进一步破坏了骨折部位的血液供应，甚至致使局部血供丧失，不利于骨折的愈合，同时亦增加感染的几率。相比之下，髓内钉固定技术就显示出极大的优越性，体现了创伤骨科中微创技术。使用髓内钉固定技术可对骨折进行闭合复位，不需要切开骨折处的皮肤，不剥离骨折片的骨膜，不会干扰骨折部位的生物学环境，既可促进骨折端愈合，又可以降低感染的发生率，对患者的损伤小，有利于患者术后康复和患肢功能的恢复。目前在没有禁忌证的患者，髓内钉固定技术已经成为长骨干骨折首选的治疗手段和方法。计算机导航技术的应用，更是如虎添翼，提高了远端锁定的准确率的同时减少了患者和术者的放射线暴露。

外固定支架的使用一定程度上也体现了微创的理念。外固定支架的使用过程中，固定螺钉可在远离骨折的部位经皮钻入骨干，同样不需要干扰骨折端局部环境，符合微创理念。但是外固定支架也存在一定的问题，主要是固定稳定性不够，尤其是用于固定股骨干骨折时常常发生固定丧失和骨折再移位，甚至导致骨连结迟缓或不连接。究其主要原因在于固定杆远离骨干，存在一定的力矩，加上固定螺钉的弹性，影响了固定的稳固性。目前，外固定支架常作为一种临时固定方法用于开放性骨折早期处理，为局部软组织的修复提供机会以及便于多发伤患者的护理，待患者全身情况稳定，局部软组织条件允许，即可改为内固定。对于多发伤患者，尤其是有脑损伤或胸、腹部内部脏器损伤者，股骨干骨折宜先做简单的外固定，待全身情况稳定以后再改行内固定手术。又如骨盆骨折多合并腹部脏器损伤、腹膜后血肿、死亡率高，处理起来极为棘手。其高死亡率主要是由于不稳定性骨折引起的大出血和严重失血性休克，在早期抢救时，可借助外固定支架，经皮迅速稳定骨折端、限制骨盆的容积来减少出血，为抗休克治疗。对于有些需切开复位的关节内骨折和干骺端骨折，即便在行切开手术争取时间同时，术者也需遵循微创的原则。有限切开复位内固定结合外固定支架既最大限度地减少手术创伤对骨折片血供的破坏，又达到尽可能解剖复位的需要，满足了骨折愈合和肢体功能恢复，已经有越来越多的医生采用。Babis GC 等报道对于高能量损伤的胫骨平台骨折患者，外固定支架结合微小的内固定较传统的切开复位内固定术，可获得令人满意的临床和影像学疗效以及有限的并发症。现在临床使用的外固定支架有多种，各有千秋，但原则是一致的，既追求稳固又不失简便。当然，外固定支架的稳定性需要改善，这有赖于器械的改进和应用技术的完善。

微创稳定系统（less invadve stabilization system，LISS）的问世，为膝关节周围，包括股骨远端、股骨髁间、胫骨平台和胫骨近端骨折的治疗提供了崭新的手段和方法。LISS 不是一种传统意义上的内固定接骨板，而是一种外固定支架式的内固定接骨板。它和外固定支架的相同点在于，螺钉的头部和接骨板的螺孔之间有互相匹配的螺纹，螺钉旋紧后，螺钉和接骨板浑然一体，为骨折提供很好的角稳定性，作用犹如外固定支架。它和外固定支架的不同点在于，LISS 是置于体内，螺钉不与体外沟通，不会产生外固定支架所固有的钉道感染的并发症。LISS 和普通接骨板的不同点在于，其接骨板部分非常贴近骨面，但不与骨面接触，因而安置时不需要剥离骨膜，安置到位后又不会对骨膜施压，从而避免对骨膜的破坏，达到保护骨骼血运的目的；LISS 配有精确的安装模具，不仅接骨板可以经远离骨折的创口肌肉之下插入，越过骨折处，而且每个锁定螺丝钉都是经皮通过模具的螺钉孔轴心定位拧入，整个安置过程都在不暴露骨折区域的情况下进行，完全体现了微创外科的原则。接骨板位于肌肉下面减少了伤口的并发症与感染率。LISS 的锁定性固定有利于骨折复位后的更好固定与维持。LISS 接骨板的形状设计成与骨的解剖轮廓一致,骨端区域的自钻锁钉的位置角度又经过精确的计算,和接骨板组合锁定后有很强的角稳定性。当然,LISS 也有一定的适应证,它适用于胫骨的多段骨折,而对于胫骨中、下段的单一横行骨折,并不适合。此外,由于不暴露骨折端,对于一些相对复杂的骨折而言,要达到满意的复位可能较为困难,完全依赖于手术医生的经验及技巧。不过,LISS 所代表的新一代微创内固定技术预示着创伤骨科发展方向。Egol 等报道了 24 例 Schatzker V 或 Ⅵ型的病例,所有患者都采用 LISS 接骨板固定,同时与传统的双侧接骨板固定进行生物力学比较。结果 22 例在 3 个月内骨愈合,2 例需要重新植骨,未出现感染,而膝关节活动度可达 110°。

骶髂螺钉技术作为一种微创创伤骨科技术为部分骨盆骨折提供了微创固定的方法。这种技术需要很好的透视条件,因使用对比剂、肠道积气、肥胖而无法获得良好的 X 线显影者则不能完成手术。

内镜的临床应用开创了微创外科的先河,关节镜则是它在骨科的主要代表。从原先的膝关节镜到目前的肩、肘、腕、踝关节镜,关节镜技术得到了迅速发展,已广泛用于关节内骨折的治疗,具有创伤小、恢复快的优点。随着内镜技术的不断进展,内镜技术亦得以辅助治疗脊柱骨折,其在创伤骨科领域的应用方兴未艾。

微创外科技术也可以使用传统的接骨板螺钉系统。在术前对照骨模型将传统的接骨板进行预弯,术中通过小切口插入而不剥离骨膜,可经影像学引导经皮置入螺钉,实现其微创应用。目前临床上,一些新的内置物系统已经预塑型,可以符合各个不同部位的解剖学特征。牵引床、股骨撑开器或外支架可以帮助实现间接复位,即在置入内置物前实现大体满足功能和解剖轴的对线。另外,熟练地获得高质量的术中影像学资料是非常必要的。

4. 微创技术在创伤骨科的应用范围 创伤骨科中微创技术的应用主要包括两方面的内容:一方面,创伤骨科中的微创技术可用于多发伤,全身条件差的患者,如骨筋膜室综合征、皮肤挫伤、骨折局部水疱形成或局部循环差等情况,作为一种损害控制的有效手段,对严重创伤进行阶段性修复。其目

的是避免较大手术的二次打击而引起的不可逆的生理损伤,而将确定性的骨折修复术推迟至患者全身状态最佳化,以降低确定性手术治疗的死亡率;另一方面,微创技术以更小的创伤达到与传统骨折治疗相同或更佳的疗效,患者受益于更小的切口、更少的肌肉损伤、更少的骨血供破坏、更好的骨折端微生物环境保护,获得更快的骨折愈合和肢体功能的恢复。

5. 存在的问题及有待改进的地方 在微创技术应用过程中,骨折部位不暴露,对一些相对复杂的骨折而言,若达到满意的复位可能较为困难,更依赖于术者的经验和技能。毫无疑问,应用微创技术治疗骨折对骨科医师提出了更高的要求。尽管微创技术在创伤骨科中的应用取得了满意的效果,仍然可能有感染、复位失败、畸形愈合以及盲目剥离软组织造成的血肿等并发症。也有报道发现 LISS 系统有取出困难的缺点。胫骨远端骨折采用经皮置入接骨板固定的病例报道中有 20% 骨折畸形愈合,且成角超过 10°。在骶髂关节损伤治疗时,由于骨盆畸形、严重的内科疾病、肥胖、肠道气体等原因造成的 C 形臂透视不清,使手术难以完成。由于内镜下牵拉神经、止血相对困难及内镜技术特有的肋间神经痛、穿透腹膜等并发症,内镜辅助脊柱骨折治疗技术的并发症发生率并不低于传统开放手术,甚至高于传统手术。除此之外,新的固定系统价格往往比较贵,增加了患者的经济负担。因此,新的技术必须解决如何准确地复位骨折和定位内植物等临床问题。

**(二)微创技术在关节外科的应用概况**

1. 关节镜的发展历史 关节镜是应用于关节的一种内镜,关节镜的发展和临床应用是科技进步的必然结果。关节镜技术起源于 20 世纪初的日本,当时已有日本学者成功设计出第一台关节镜。但当时的关节镜只是简单的目视镜,只能进行直视下观察。20 世纪 50 年代,随着冷光源和光导纤维的出现,日本研制成功了临床实用型关节镜和手术器械,在镜下进行了第一例膝关节镜手术,可视作关节镜在膝关节内损伤治疗中运用的开端。在 20 世纪 70 年代,随着黑白以及彩色电视的引入,关节镜监视系统可将关节内情况清楚地显示,为现代关节镜技术打下了坚实的基础,关节镜技术才得以真正发展。现代关节镜技术拥有高清晰的摄像系统,能够在电视监视下清晰观察,直视操作,并配有手术动力系

统、图像储存系统,可完成高难度手术的配套器械,在关节创伤和疾病的诊断和治疗中发挥了重要作用。在过去的数十年中,关节镜对关节内疾病的诊断和治疗产生了革命性的影响,通过关节镜可以对关节内结构进行全面观察,较传统切开手术更加细微,许多关节内的结构和病变可以得到直接观察和治疗。有人将关节镜技术与骨折内固定、人工关节置换并称为20世纪骨科领域的三大重要进展。关节镜技术是关节外科的重要组成部分,充分体现了现代关节外科微创化的发展趋势,近年随着医学知识的发展和医疗器械的不断改进,关节镜手术以其显著的优点被越来越多的医生和患者所接受。

2. 关节镜在膝关节应用　由于膝关节位置表浅,关节腔较大,关节镜技术得以首先应用于膝关节。1918年,日本 Kenji Takagi 最早应用膀胱镜观察尸体的膝关节,第2年他用7.3mm膀胱镜检查了一例膝关节结核。3年后,西方学者 Eugen Burcher 将 Jacobaeus 腹腔镜用于膝关节检查,Masaki Watanabe 作为 Takagi 的学生,发展了关节镜理论,改进操作器械和技术,于1962年完成首例关节镜下半月板切除术。目前,大多数的膝关节创伤均可在关节镜下治疗,达到损伤少、恢复快的目的。

(1) 半月板损伤:半月板有增强膝关节稳定性的作用,填充于股骨髁与胫骨髁之间。半月板结构和功能的特点决定了它是膝关节内最易受损伤的组织之一,尤其对于从事剧烈运动和特殊职业的人群。因为膝关节容易受损伤,且位置表浅,在关节前、内、外三个侧面都没有重要的神经血管结构,最适合应用关节镜。在关节镜下部分或全部切除修复受损半月板是目前比较受推崇的方法,主要方法有:镜下半月板部分切除术、镜下半月板次全切除术、镜下半月板全切除术及半月板成形术。因为半月板切除后不可能完全恢复原来半月板的解剖形态,或多或少会对膝关节的生物力学功能造成影响,一旦载荷传导紊乱,就有可能诱发关节退变,越来越多的医生认识到半月板结构功能完全恢复的必要性。为了尽量保留半月板,人们又尝试采用半月板缝合术。而半月板镜下缝合手术是目前众多治疗方法中效果最好、应用最广泛的一种。关节镜下半月板手术与关节切开手术相比则有其显著的优点,不损伤滑膜、术后滑膜反应轻、手术创伤小、

手术时间短,有利于术后膝关节功能恢复及康复训练,术后患者可以很快恢复行走,并能很快参加工作和运动,减少了相应的药物和物理治疗,从而使实际治疗费用大大降低。故实际临床治疗方法的选择多倾向于关节镜下手术。另外关节镜亦可用于膝关节盘状半月板的部分切除成形,并可用等离子烧融或射频技术把内缘修整成类似正常半月板的斜坡状,保存半月板的功能,减少退行性膝关节病变的发生。对先天具有膝关节盘状半月板的儿童和青少年是一个福音。

(2) 交叉韧带损伤:交叉韧带损伤为膝关节内一种比较常见的严重损伤,若不能及时修复,将会引起膝关节不稳定,长期的不稳定将导致关节内半月板损伤并加速膝关节退行性改变。因此,治疗损伤的交叉韧带、恢复膝关节的稳定及运动功能,具有重要的临床意义。韧带重建是常用的改善交叉韧带损伤患者膝关节稳定性的一种方式,可有效防止关节软骨的结构继发损伤。在关节镜技术普及之前,膝关节切开重建交叉韧带的手术创伤大,易损伤伸膝装置,远期疗效不佳,功能恢复不满意。目前,公认的治疗膝关节交叉韧带断裂最佳方法是关节镜下韧带重建手术,可以有效克服切开手术的缺点。应用关节镜修复交叉韧带损伤。许多学者在小切口下行交叉重建,均获得了很好的疗效。关节镜下重建交叉韧带,能达到缩小切口、降低损伤、减少感染机会、减轻患者痛苦的目的,同时也减少了术后及远期并发症的发生。是一种创伤小、功能恢复快的方法、已在临床广泛应用。

(3) 膝关节软骨损伤:关节软骨是由少量软骨细胞和大量细胞外基质组成的无血管组织,损伤后自我修复能力低,处理不及时容易致使脱落的软骨坏死或造成关节面缺损,导致创伤性关节炎,影响关节功能。因此,软骨损伤是困扰骨科医生的一个难题。目前,关节镜已用于关节软骨损伤的治疗领域。早先的关节镜下微骨折术,便是采用关节镜进行的一种微创手术。但疗效并不令人满意,生长组织以纤维骨居多。继而出现的拆东墙补西墙的马赛克移植(自体软骨移植)方法,软骨移植手术前,先采用关节镜进行检查,对病变范围进行确认以及确定需要植入的自体软骨的大小、数量,术中关节镜还可以提供良好的视野,并且可减小手术创伤。因此,镜下

移植受到了广泛欢迎。但目前自体软骨镶嵌成形术仍具有操作复杂、手术时间长、取材有限等缺点有待解决。目前研究较多的是运用关节镜行软骨细胞移植治疗软骨缺损，即是将自体软骨细胞接种到载体上，然后移植入软骨缺损部位，能取得较好效果，结合关节镜可以避免或减少关节切开移植软骨所产生的关节粘连、功能障碍、术后疼痛等并发症。

（4）膝关节周围骨折：由于膝关节镜是应用最早也最为成熟的关节镜技术，因此关节镜下治疗膝关节内骨折的报道最多。1985 年，Jenning 首次将关节镜技术应用于一些相对简单的胫骨平台骨折治疗，开创了关节镜治疗关节内骨折的先河。目前关节镜治疗胫骨平台骨折已经取得了良好的临床效果，其优越性得到越来越多人的肯定。关节镜下复位胫骨髁间嵴撕脱性骨折，并采用钢丝、螺钉、缝线等固定已经成为一种常规手术。关节镜下治疗髌骨骨折手术已日渐成熟，可在关节镜下对髌骨骨折进行复位、固定，恢复伸膝功能。倒打髓内钉可用于治疗股骨髁间骨折及股骨髁上骨折等股骨远端骨折，但闭合穿钉的操作难度大，并有一定的盲目性。有学者利用关节镜，研究股骨髁上交锁髓内钉治疗股骨下端骨折，取得了良好的疗效。另外，关节镜下治疗股骨髁骨折、Hoffa 骨折皆取得了满意疗效。关节镜治疗膝关节骨折的优点如下：首先，关节镜下视野清晰，能清楚的显示关节内的损伤和其他病变，观察到关节内结构的细微异常，保证骨折的准确复位；其次，借助关节镜可以直接观察螺钉在关节的固定位置和方向，判断是否拧紧，并及时纠正；第三，关节镜下治疗骨折，可以反复冲洗，彻底清除关节内血块和软骨碎屑，以及骨片、半月板碎片等，方便快捷；第四，关节镜下治疗膝关节内骨折，手术创伤非常小，关节腔不易暴露在外界，很好地杜绝了术中感染，有利于术后恢复。当然，关节镜治疗关节内骨折也有其自身的局限性和缺点。在冲洗关节腔时，如果压力过大，容易导致冲洗液通过骨折裂缝进入小腿部位，导致筋膜间隔综合征。而且关节腔不能使用气体扩张，否则容易导致空气栓塞，甚者威胁患者生命。另外，关节镜辅助治疗胫骨平台骨折也有一定禁忌证，如开放骨折或者血管损伤骨折，都不能进行关节镜手术治疗。

（5）膝关节其他病变：关节镜还可用于膝关节退行性改变的关节清理，取出游离体；关节内粘连松解；各种原因导致的膝关节滑膜炎的滑膜切除，膝关节感染性疾病的关节清理和冲洗，均具有创伤小、疗效好的优点。

3. 关节镜在肩关节应用　自 1982 年 Wiley 和 Older 报道肩关节镜的外科应用以来，肩关节镜技术得到了长足发展。关节镜的应用不仅大大提高了肩关节疾病的诊断准确率，而且可以进行镜下手术治疗。目前，常见的肩关节运动创伤均可在关节镜下治疗。关节镜已成为诊断和治疗肩关节疾病的重要方法。随着肩关节镜技术在国内的不断成熟，越来越多的医师积极学习和应用这一技术，极大地推动了肩关节技术在我国的普及，造福于广大患者。

（1）肩袖损伤：肩袖是维持肩关节稳定和肩关节功能的重要结构。肩袖损伤是中老年常见的肩关节疾患之一，主要表现为肩关节疼痛和上举困难。以往多数按肩周炎治疗，效果不佳。肩关节镜技术在我国已逐渐成熟，可在关节镜下诊断和修复肩袖损伤。较大的肩袖撕裂也可在关节镜直视下明确诊断，小切口切开行肩袖撕裂修补，大部分患者可取得良好效果。

（2）肩关节 Bankart 损伤：Bankart 损伤是指盂肱韧带和盂唇复合体自肩盂前方附着处撕脱，是肩关节前脱位的常见原因。首次出现脱位一般采取闭合复位治疗，但易出现肩关节前方不稳定而致反复习惯性脱位。以往对于这种情况，常要行切开手术，损伤大，恢复时间长，现在可在关节镜下用锚钉缝合技术固定修复，不损伤肩关节周围解剖结构，恢复快，效果好。

（3）肩关节上唇前后位病变（superior labrum anterior and posterior lesions，SLAP）：SLAP 是由 Snyder 等在 1990 年在关节镜下首先分型和命名的，指肩胛盂缘上唇自前向后的撕脱，撕脱止于肩胛盂切迹的中部，累及肱二头肌长头腱附着处。肩关节影像学检查近期取得了一些进展，肩关节镜检查仍是确诊 SLAP 病变的最主要方法。尽管 SLAP 有 4 种分型，但不同分型有不同的关节镜下治疗方案。总体上预后效果良好。

（4）肩周炎：肩周炎是中老年人常见的肩部疾患，其主要症状为肩关节疼痛和各方向活动障碍。

病程持续1年至1年半往往可自愈。多数患者经过康复理疗、功能锻炼可缓解肩关节疼痛等症状，不需要手术治疗。对少数病程长，症状重的患者，可行肩关节镜手术松解粘连挛缩的关节囊，缩短病程，疗效较好。

（5）肩关节其他病变：关节镜还可用于治疗肩部撞击征，主要包括肩峰下撞击征的肩峰成形术、喙突下撞击征的喙突成形术以及内撞击征盂唇及肩袖损伤清理修复术。但关节镜技术用于治疗肩关节骨折的报道很少，主要集中在肱骨大结节撕脱治疗的研究上，可能与技术要求更高和镜下骨折复位、固定困难等因素有关。

4. 关节镜在踝关节应用 踝关节镜的应用也逐渐广泛。目前，踝关节镜主要应用于踝关节滑膜性疾病和踝关节撞击综合征。后者多见于运动员或体育爱好者，踝关节扭伤后症状迁延不愈，X线摄片可发现胫骨前缘和距骨胫骨赘增生，足部背伸时胫骨和距骨发生撞击，影响踝关节背伸活动。关节镜手术可去除骨赘，有效缓解症状。部分患者踝关节扭伤时损伤关节囊或韧带，软组织嵌入关节，引起症状迁延不愈，此类患者X线检查无骨赘增生，但也需要行关节镜检查和治疗。另外，关节镜还可用于踝关节周围部位骨折的治疗，包括内踝骨折、三踝骨折、跟骨骨折及距骨骨折等。尤其是Pilon骨折，切开复位并不能直接看到塌陷关节面的情况，在关节镜下可以直接观察到关节内骨折是否达到解剖复位。同时关节镜亦可用于修复踝关节面软骨损伤的软骨移植术。踝关节周围血管神经和肌腱较多，进入时需谨慎避免损伤。

5. 关节镜在肘关节应用 肘关节镜的应用始于1931年Burman的研究，临床发展较慢，但近年来随着关节镜技术的普及与提高，关节镜下治疗肘关节病变也取得较大的进步。尽管目前开放的肘关节滑膜清除及挛缩松解术仍代表着治疗该类疾病的"金标准"，但关节镜技术可提供更好的关节内视野、更少的手术创伤、更短的术后康复时间，已渐渐取代开放手术，成为治疗大多数肘关节疾患的安全有效方法。肘关节镜常见用于治疗慢性损伤包括游离体、肘关节滑膜炎、肱骨外上髁炎、剥脱性骨软骨炎、外翻伸直过载综合征、轻至中度的肘关节骨性关节炎、肘关节强直等。镜下治疗肘关节强直仅

适用于关节内病变、关节囊挛缩、侧副韧带损伤挛缩、伸肌粘连挛缩的病例。镜下手术的主要指征是肘关节达屈曲30°以上，保守治疗无效、功能受限的患者。且要求术者具备丰富的肘关节镜经验及肘关节解剖知识。另外，对于急性损伤如肘关节内骨折的关节镜治疗，近年来亦取得很快的进展。关节镜下手术具有创伤小和恢复快的优点。在急性肘关节创伤中，关节镜技术不仅可以进行小骨折块或脱落软骨的清理，还可行复位内固定术，如桡骨头骨折、鹰嘴骨折、冠突骨折、肱骨髁骨折等复位内固定术均有报道，其中桡骨头骨折的关节镜处理较为成熟。理论上，关节镜下可观察肘关节内任何部位病变并对其处理，然而肘关节结构复杂及紧邻神经血管众多使关节镜运用受到限制。

6. 关节镜在髋关节应用 1931年，Burman首先报道了在尸体上对各个关节进行的关节镜检查与研究，其中也包括髋关节。由于髋关节是一个骨性包容的特殊解剖结构，镜头置入困难。同时，盂唇的遮挡和关节囊的覆盖，使髋关节内部结构难以观察清楚。因此，Burman认为关节镜对髋关节的检查并不理想。1939年，Takagi首先报道将关节镜应用于临床检查髋关节疾患的患者。20世纪80年代，髋关节镜领域引入了特殊器械，如特制的髋关节牵开器、加长设计的各种镜头与器械等，使开展髋关节镜检查与镜下手术成为可能。经过十余年的经验积累，关于髋关节镜手术的标准入路以及牵引下的侧卧位与平卧位的髋关节镜手术技术已经被关节镜医生广泛接受而成为一种规范化和可重复的手术方法。但是髋关节位置深在而固定，周围肌肉组织丰厚、韧带交错，并与腹部的重要神经血管相邻，这些因素严重限制了髋关节镜的使用和操作。因此髋关节镜仅适用于髋关节检查、游离体摘除、化脓性关节炎的冲洗引流、早期坏死股骨头的钻孔、关节置换后关节内骨水泥块取出、髋关节盂唇损伤修复、滑膜性疾病的诊断和切除等。目前，髋关节镜用于治疗髋关节内骨折的报道很少，髋关节损伤后出现的关节内骨折碎片取出时应用髋关节镜，手术损伤小、功能恢复快，是髋关节镜的绝对适应证。

7. 关节镜在腕关节应用 1979年，YC Chen首先将关节镜技术应用于腕关节。腕关节间隙狭小，手术操作难度较大，但近年来伴随小关节镜器械的

发展和更新,适合小关节的微型刨削系统和特殊器械出现,使腕关节镜技术日趋成熟。通过它可以顺利看到腕关节韧带受损的严重程度、范围大小、软骨受损状况、滑膜是否发炎等状况。此外,借助关节镜对于腕管综合征、三角纤维软骨病变进行治疗时出血较少、康复快,与传统的手术相比并发症大大减少。关节镜下治疗腕关节骨折也取得较大的进展,主要包括桡骨远端关节内骨折、腕舟骨骨折、尺骨茎突骨折。

8. 微创关节置换术 全髋置换微创手术是近年才开始得到发展和应用的一项新技术。尽管传统髋关节置换术已经取得满意的长期疗效,但是鉴于髋关节位置深、周围肌肉发达,术中软组织损伤大,失血量多,术后肌力减弱,难以早期进行锻炼,因此微创全髋关节置换术应运而生。该技术主要通过单切口和双切口两种方式来实现。前者一般是对外侧或者后入路进行常规改良,造成的切口通常不超过10cm,特殊手术工具的运用使髋关节的手术显露范围大大减少。双切口则是在 X 线机的监控下,利用一个切口实现对股骨假体的植入,利用另一个切口实现对髋臼假体的植入。全髋置换微创手术对患者手术部位周围的组织损伤小,有利于术后关节功能锻炼,促进患者恢复,减少了住院时间。全膝置换微创手术发起于全髋置换微创手术之后,19 世纪 70 年代才完成了第一例该技术,临床疗效良好。在保证同等手术疗效的前提下,全膝置换微创手术切口,仅仅是传统手术切口的1/3,但是目前该技术的应用在内翻、外翻、屈曲角度上还有所限制。虽然关节置换微创手术还比较年轻,但是随着对一些定位系统等其他高新技术的引入和应用,该技术仍然具有良好的发展前景。如在关节置换手术中,借助辅助设计和计算机辅助制造技术,重建关节 CT 三维图像,可以准确定量地描述关节的几何形状,可为患者研制个体化人工髋关节,且已经应用于临床。而肩、肘、腕、踝、鞍形假体以及特制肿瘤假体等也有应用于临床的报道。

(三)微创技术在脊柱外科的应用

1. 概况 脊柱外科微创技术作为一个新概念,起于 20 世纪 70 年代,是在显微外科和经皮介入外科技术基础上逐步发展而来。脊柱外科技术与器械的发展和进步尤其是内镜技术和影像技术的进步大大促进了微创脊柱外科的发展,脊柱微创手术适应证逐渐扩大。时至今日,无论是专业的学术交流还是寻常百姓的交谈中,脊柱微创手术皆是一个耳熟能详的名词。由此可见,微创技术在脊柱外科的应用更能引起社会的共鸣。目前,微创脊柱外科技术主要包括脊柱显微外科技术、脊柱内镜技术、脊柱经皮内固定技术及脊柱导航技术等方面。

2. 脊柱显微外科技术 运用手术显微镜或者高倍放大镜,放大手术视野进行操作,通过尽可能小的皮肤切口完成手术,使脊柱外科手术以最小的医源性损伤实施有效的治疗,以期达到最好的效果。20 世纪 60 年代末显微镜被引入神经外科手术,此后逐渐开始推广应用在脊柱外科手术。显微镜的应用极大地方便了手术操作,能更清楚地看见术野内的椎间隙和硬脊膜,减少了损伤硬脊膜及神经根等并发症的发生,安全性更高。

该技术首先是在颈椎手术中得到应用,主要包括显微镜下颈椎前路椎间盘切除术、后路显微镜下椎间关节"匙孔"切除术及显微镜下后路颈椎椎管减压术。显微镜下颈椎前路椎间盘切除术的适应证包括:颈椎间盘向中央或旁中央突出,有脊髓压迫症状;颈椎间盘向旁边或椎间孔突出,有神经压迫症状;神经根性疼痛反复发作,保守治疗无效者;影像学检查显示突出椎间盘严重,压迫脊髓或神经根者。后路显微镜下椎间关节"匙孔"切除术的适应证包括影像学证实椎间孔有椎间盘突出、髓核位于脊髓外侧、压迫该椎间孔的神经根以及关节突的骨赘压迫神经根且有相应的神经根性症状体征。显微镜下后路颈椎椎管减压术包括双侧椎板切除术、多节段椎板整块切除术、椎间孔切开术和椎板成形术,其适应证包括单个到多个节段的椎管狭窄以及后纵韧带多个节段钙化并伴有脊髓压迫症状者。

在显微镜辅助切除腰椎间盘突出组织领域,显微镜的应用极大地方便了手术操作,减少了损伤硬脊膜及神经根等并发症的发生。在腰椎疾病中,显微镜下手术用于治疗腰椎间盘突出症和腰椎管狭窄症。对于极外侧型腰椎间盘突出症,微创手术提供了新的手术入路,即正中旁手术入路,该入路使突出的椎间盘组织直接显露在手术视野之下,技术关键是清晰显露椎弓狭部之后再打开横突窗。此外,显微镜下手术尚用于治疗胸椎间盘突出症。

目前,脊柱显微外科技术已普遍应用于脊柱外科手术中,尤其是椎管内肿瘤摘除术、脊髓减压术等,是微创脊柱外科医生必须掌握的基本技术。

3. 经皮微创技术

(1)经皮穿刺髓核化学溶解术:应用经皮穿刺技术治疗脊柱疾病始于 20 世纪 60 年代。最初在 X 线透视下用木瓜凝乳蛋白酶治疗某些经保守治疗无效的单纯性腰椎间盘突出症。继而有研究提出用胶原酶溶解术治疗腰椎间盘突出症。此后,经皮穿刺髓核化学溶解术在欧美广泛的应用。其并发症为过敏反应和神经损伤,重者导致死亡,发生率为 2% ~ 3%。该手术由于并发症较多,远期疗效受到质疑。

(2)经皮穿刺椎间盘切除术:20 世纪 70 年代后期在经皮穿刺髓核化学溶解术基础上加以改进,用特制钳子在 X 线透视下经皮从后外侧刺入椎间盘摘除髓核,使并发症有所降低。Gary Onik 等对早期经皮穿刺椎间盘切除术研究后,设计了自动经皮椎间盘髓核摘除术。

(3)经皮激光汽化椎间盘消融术:Choy 于 1986 年应用该术式治疗椎间盘突出获得成功。该术通过置入椎间盘的工作套管放入激光光导纤维,利用激光的能量使腰椎间盘髓核组织气化,降低了椎间盘内部的压力,减轻或解除对神经根的压迫,从而使椎间盘突出症的症状缓解,达到治疗的目的。适应证为纤维环未破裂的椎间盘膨出或突出者。主要并发症为血管和神经根损伤及椎间盘炎。

(4)经皮射频消融术:Shealyl 于 1975 年将射频技术应用于脊柱外科,实施了腰段小关节的神经损毁术,之后该术广泛应用,成为脊神经疼痛综合征的常规治疗手段。这些射频技术只单纯损毁神经的传入结构、背根神经节或脊髓中特定的痛觉传导通路而达治疗目的。

(5)经皮髓核成形术:该技术是以冷融切技术为基础的低温等离子消融术,将热凝与消融相结合,利用低温等离子体消融技术气化椎间盘的部分髓核组织,再用热皱缩术将刀头接触到的髓核组织加温至 70℃,使髓核体积缩小,盘内压力下降。可最大限度保护纤维环、有效切除髓核组织、对脊柱稳定性影响小、复发率低。

(6)经皮椎体成形术与经皮椎体后凸成形术:

1984 年,法国 Amiens 大学医学放射科的 Galibert 和 Deramond 医生首先运用经皮椎体成形术(percutaneous vertebroplasty,PVP)治疗 1 例 $C_2$ 椎体血管瘤所致的椎体骨质破坏,迅速缓解了患者的长期颈部疼痛。PVP 通过经皮放置套管将骨水泥注入椎体完成椎体强化,它既具有一般椎体成形术的优点又没有开放手术相关的并发症。1990 年,Galibert 首次将 PVP 用于治疗骨质疏松症所致的椎体压缩骨折,并取得了满意疗效。随后,该技术广泛应用于治疗骨质疏松症以及肿瘤所致的椎体压缩骨折和骨质破坏,开创了骨质疏松性脊柱骨折微创治疗的新纪元。

Deramond 等认为,采用 PVP 治疗骨质疏松性椎体骨折,止痛效果较为满意,但由于其缺乏有效的复位,只能做到"畸形固定"。此外,由于这一技术要求在较高压力下将低黏稠度的骨水泥注入椎体,骨水泥的渗漏率较高,骨水泥渗入椎旁静脉可导致肺栓塞,渗入椎管可导致脊髓及神经受压,导致灾难性后果。

鉴于 PVP 存在的不足,1994 年美国 Mark Reiley 等设计了以可扩张球囊为核心的手术器械,通过将球囊经皮置入压缩骨折椎体,扩张球囊,抬高椎体终板,从而恢复椎体高度,纠正后凸畸形,该方法被称为经皮椎体后凸成形术(percutaneous kyphoplasty,PKP),1998 年得到美国 FDA 批准应用于临床。除了像 PVP 那样能迅速缓解患者疼痛,增加椎体刚度和强度外,PKP 还具有其他的优越性,主要表现在:PKP 利用球囊扩张所产生的压力使压缩的椎体复位,恢复椎体高度和脊柱序列,纠正后凸畸形,增加肺活量,改善肺功能;可扩张球囊在椎体骨折复位后退出椎体,在椎体内形成空腔,可在低压下注入黏稠度较高的骨水泥,从而降低骨水泥的渗漏率。术后可迅速止痛,矫正脊柱畸形,进而改善肺功能;使患者早期活动和功能锻炼,减少了长期卧床的并发症,为后继骨质疏松的药物治疗提供了可能。

总之,由于经皮技术创伤小、恢复快,不干扰椎管内的结构,并发症低,操作简单,疗效较满意,在临床上得到较广泛的应用。

4. 内镜技术 应用内镜技术进行脊柱外科手术始于 20 世纪 80 年代,到 90 年代后,经内镜脊柱外科技术取得了显著的成绩,大大促进了微创脊柱外科的发展。内镜技术主要包括胸、腹腔镜技术及脊柱内镜技术,脊柱内镜技术的应用在脊柱手术中已逐渐占据重要地位。

（1）胸腔镜下的脊柱微创术:1993年,Mack等首先将胸腔镜用于脊柱外科前路手术。最初胸腔镜仅是用于椎体的活检、脊柱侧凸或后凸畸形的前路松解、经胸微创椎间盘切除。目前,前路经胸腔内镜术的适应证已扩大到:脊柱畸形松解、神经根和脊髓减压、椎体肿瘤切除、脊柱感染病灶清除、神经鞘瘤去除、胸椎间盘切除、胸椎骨折减压和稳定术、椎体切除术、椎体重建、脊柱内固定、交感神经切断术。目前普遍认为与传统手术相比,胸腔镜技术可有效保护胸腔内器官组织、胸廓损伤少,术后疼痛轻,康复快,住院时间短,术后外观影响小。

（2）腹腔镜下的脊柱微创术:1991年,Obenchain报道了腹腔镜下腰椎间盘切除术。1993年,Zucherman开展了腹腔镜下前路椎体间融合术。该术入路有经腹腔途径和经腹膜后途径。适应证与开放手术相似,但具体应根据所选的手术方式及术者水平而定,禁忌有椎管骨性狭窄、腰椎椎体滑脱（>Ⅱ度）、精神性腰痛、腹腔严重粘连等,随着器械的改进及术者水平的提高,禁忌证范围可缩小。常见并发症为逆行射精,其次为输尿管、肠道、腹腔血管损伤等。

（3）脊柱内镜技术的进展:近年来,胸、腹腔镜辅助下脊柱外科技术的应用已由对单一、简单病种的治疗扩展到对多元、复杂病种的治疗,腔镜与小切口结合的微创手术弥补了早期腔镜下闭合脊柱手术的不足,突破了技术局限,进一步扩大了胸、腹腔镜技术的应用范围。脊柱内镜技术已在我国广泛开展,成为微创治疗腰椎间盘突出症、椎管狭窄的重要手段。目前用于治疗腰椎间盘突症的内镜技术包括:腹腔镜下腰椎间盘摘除术、后路显微内镜下腰椎间盘切除术（microendoscopic discectomy,MED）、可扩张管道内镜下腰椎间盘切除术、经皮内镜椎间盘切除术（pereutaneous endoscopic lumbar disceetomy,PELD）及全内镜下腰椎间盘摘除术（full-endoscopic lumbar discectomy,FLD）等。此外,椎间盘镜亦用于颈椎前路微创手术治疗,其手术适应证为相邻两个间隙以内的颈椎间盘突出症及其为主要致病因素的脊髓型颈椎病、神经根型颈椎病和交感型颈椎病,以及创伤性颈椎半脱位或全脱位闭合复位后需行颈椎稳定重建者。内镜技术在治疗颈、腰椎疾病中的应用,均具有创伤小、出血少、恢复快、并发症少,并能保持脊柱的稳定,术后无明显瘢痕或粘连形成等优点,已成为治疗脊柱疾病的新趋势。

5. 计算机辅助导航系统下的脊柱微创手术　近年来,计算机技术的迅速发展促进了可视化技术的进步,将透视成像系统与影像导航结合,逐渐形成了外科导航系统。目前,计算机辅助导航技术成为当前生物医学工程领域的研究热点。计算机导航技术可以对手术进行三维立体定位,并且在进行手术操作时可以对其进行指导和评价,这样不仅可以提高内固定装置的位置精确度,同时还可以提高手术的安全性,并且减少手术医生的放射线暴露。目前,该技术可以完成手术某一部分或为手术提供稳定的支持平台,并已应用于脊柱外科手术的临床治疗中,缩小了手术切口,简化了手术操作,提高了手术精确度,减少手术并发症和缩短患者康复时间。由于脊柱局部解剖结构复杂,传统的X线片及CT横断扫描不能清楚显示其表面轮廓和空间结构关系,往往影响脊柱内固定放置的准确性。利用手术导航系统可以对手术区附近的结构进行三维定向和定位,安全方便,脊柱导航系统可提高椎弓根钉置入的准确率,特别对颈椎、上胸椎、脊柱畸形及翻修手术中采用椎弓根钉固定时,使用导航系统更为安全。Amiot等采用手术导航系统辅助置入$T_2 \sim S_1$椎弓根钉,准确固定者达95%（294/278）,明显优于采用传统方法的85%（461/544）,并且可以大大减少神经根的损伤,特别对颈椎采用椎弓根钉固定时,使用导航系统更为安全。将计算机辅助导航技术和远程手术系统相结合,外科医生可以开展更加复杂的手术,甚至可以不直接接触患者,而是通过计算机控制的机器人进行远距离遥控手术。

6. 总结　脊柱微创技术应用于脊柱外科是发展趋势,也是临床需要,但是脊柱外科本身具有高风险的特点,一旦失误或失败会造成无法弥补的灾难性损伤,微创技术应用于脊柱外科,其潜在的风险比开放手术更大。开展脊柱微创手术,需要具备扎实的脊柱外科基础知识（包括脊柱解剖知识和临床实践应用知识）,正确的掌握手术适应证和禁忌证,掌握这一技术的历史和操作要点。脊柱外科医生应该努力探索微创技术,更好地为患者服务。

## 三、微创技术应用过程中的注意事项

### (一)把握好微创观念

1. 正确理解传统治疗方式与微创治疗的关系　骨科微创技术是以传统治疗方式(传统手术及传统手法)为基础的,骨科微创技术发展的重要保证正是源自于传统治疗方式,两种治疗方式相辅相成。巧妙地运用微创手术,可以有效地减少手术创伤、降低手术并发症,造福患者。然而,对微创手术驾轻就熟并非易事,是建立在丰富的临床经验基础上的,尤其是对传统手术的熟练运用,因为微创技术要求熟练的手法技巧、合理的手法选择、默契的配合,禁忌盲目粗暴手法。例如较为成熟的腔镜手术同样离不开传统手术,更不能完全取代传统手术,而是传统手术的微创化发展,是对传统手术的补充。不能一味地片面追求微创手术而放弃传统手术。

2. 微创不等同于切口小　一直以来,微创都是外科医师永恒的追求,也反映出患者的身心诉求,但不能为了实现微创治疗而忽视整体观念,反而更应该强调疾病整体治疗的观念,即促进患者心理、精神及社会协调、适应能力的康复。目前普遍认为,从整体上看,外科微创化应该囊括了两个方面:一是通过对手术工具、途径和技艺的改进,将医疗介入给患者带来的损伤降低到最低程度;二是对基因、细胞、组织和器官不同水平进行调控来干预人体对重大创伤的反应,使其趋向"微小化"。外科医师不能把微创简单地理解为"小切口"或者治疗方式的简单化。切不可片面强调小切口,以致不能充分暴露术野而影响手术操作,甚至有可能会加重对切口区软组织的医源性损伤,抑或导致不能彻底探查病变。

3. 微创的相对性　此外,微创技术的概念是相对的,并非绝对的,是动态发展的,亦非一成不变的。在当前认识范围和科技背景下的微创技术,随着科技的进步,很有可能成为传统外科技术的一部分,也可能通过长期的临床实践检验而受到质疑和否定。外科医生不仅要树立微创观念,而且要将微创贯穿于临床实践的始终,并在实践中不断发展和完善微创技术。这正是对当代骨科医师的基本要求,亦是任何一名骨科医师应具备的基本素质。

### (二)把握好微创的适应证

随着微创外科自身的不断发展,微创技术也在不停地完善。微创技术作为"生物—社会—心理"新型医学模式的一种具体体现,朝着更加以人为本的"人性化"方向发展,强调保护患者的正常组织和恢复病变组织的生理功能。微创作为一种理念,理论上可以指导所有外科手术;而且作为一种新兴技术,微创技术逐渐成为当今骨科领域中诊疗疾病不可或缺的重要手段,其适应证不断扩大,如果可以恰当地运用微创技术,可以显著减轻手术创伤,降低手术并发症。但具体微创技术的应用,却是有其适应证的。目前已经应用或具有良好应用前景的骨科微创技术,能否真正取得与传统手术相似或更佳的疗效,在广泛应用于临床之前,必须对其进行认真、反复的实验研究,严格掌握适应证,在有条件的医院审慎进行并且只有取得成熟的经验后,才能逐步推广应用,而不能无根据地滥用。此外,微创手术本身也有潜在的缺点:尽管需要借助特殊的设备和器械;但是由于暴露范围小,难以观察病变和解剖结构的全貌;要求骨科医师具有扎实的解剖知识和良好的临床技术以及良好的传统手术技术;需牢记,并非所有的骨科微创手术都会使患者受益。当前微创技术的开展需要根据患者的实际情况,考虑到需要和可能,积极而谨慎地开展有适应证的微创手术。

## 四、骨科微创技术应用中存在的问题

### (一)骨科微创尚处于起步阶段

得益于社会经济发展、科技进步,尤其是新型医疗设备及计算机导航等高精端技术的问世,骨科微创技术发展迅速,在整个医疗过程中,尤其在诊断与治疗方面取得了丰富的经验,进一步改善了人们的生活质量及对疾病的认识,使骨科发展突飞猛进,直接表现为微创治疗领域不断拓宽,新的微创手术类型不断涌现,医源性损伤不断降低。但同时骨科微创技术尚处于起步阶段,尚面临的现实问题如下:昂贵的设备、较高的专业技术要求、专业人员相对短缺、学术传播交流平台与载体的缺乏、无专业培训基地、X线对健康的危害及骨科学传统观念等因素。因此,临床尚不能广泛推广应用。

### （二）骨科微创技术的学习周期较长

微创外科技术的学习周期比较长，骨科也不例外，在一定程度上，骨科微创技术的学习曲线甚至更长，前期需要有较好而全面的基础。必须在长期传统手术经验积累的基础上，方可逐步开展微创技术。即便是有丰富传统手术经验的医师，开始时仍然有可能遇到操作困难、不顺手、副损伤等问题，对此应有正确的认识和充分的心理准备，不能因一时的挫折而放弃，也应该认识到骨科微创技术不是万能的，要完成所有的诊治是不可能的。

### （三）团队人员缺乏

目前，我国微创技术在各大医院骨科开展的比例不高，远远低于传统手术的开展。医院层面对微创技术的重视程度尚不够，很多医院只有少数人掌握微创技术，手术操作更是只有一两个人能胜任，加上 X 线对人体健康的影响，没有把它作为一个技术平台，让更多的医生参与，限制着骨科微创技术的推广与发展。

### （四）骨科微创技术发展极不平衡

在我国，近年来骨科微创技术尽管已引起了广泛的关注，并已取得了明显的进步，但受仪器设备研发制造工业的滞后、骨科传统观念束缚、经济发展欠发达及专业人员的缺乏等因素多重制约，与发达国家相比仍然存在有较大的差距；而且在我国由于地区发展的差异以及不同单位的重视程度不一，直接导致不同省份、不同医院骨科的微创技术的掌握程度参差不齐。

### （五）骨科微创技术缺乏专业培训基地

骨科微创已经逐渐成为关注的热点，骨科微创是以高新技术手段及高新设备为媒介，这无疑对骨科医师提出了更高的要求。譬如在腔镜手术中为了减少副损伤，需要通过特殊设备锻炼操作者的手感，只有操作者形成立体的操作空间模式，达到眼、脑、手的协调一致，才能有效显露术野。因此，在开展微创手术前，必须经过严格的岗前培训和资质认证。在骨科微创开展中，如在四肢创伤手术，为了减轻创伤、促进术后恢复，可行闭合穿针复位固定技术，这就需要在熟悉局部解剖的基础上精确地选择穿刺点、同时需要选择合适的固定物，选择合理的手法及力度，因此同样需经过严格的岗前培训和资质认证，才能有效地开展微创手术。骨科开展微创手术是以正确认识微创手术、扎实的基础知识、良好的传统手术及手法技能、熟悉并灵活运用各种器械、熟悉设备的性能与应用为前提，同时选择微创技术亦并非意味着危险性的降低和操作容易。只有具有扎实的解剖基础及丰富的传统治疗技术经验，再经过更加严格的岗前培训和资格认证，才能降低或避免副损伤发生。

### （六）骨科微创技术缺乏基础和应用研究

骨科微创技术作为骨科传统治疗技术新的发展方向，是骨科医生所追求的理想境界，但目前仍处于起始阶段，需要投入大量的人力、物力、财力进行基础和应用研究。譬如：微创环境下的局部解剖结构的再认识，对于降低副损伤，开辟新入路尤为重要。又如临床应用过程中，需运用循证医学方法对大样本病例进行综合评价，客观分析其可行性、安全性、近期与远期效果。只有这样才有利于骨科微创技术的发展，才能促使其在发展的过程中不断完善。

### （七）行业标准形成难

临床实际应用中，微创技术的开展需要从患者的实际情况出发，考虑到需要性和可能性，积极而细致地开展有适应证的微创手术。然而各地区、各医院由于各种各样的因素制约导致骨科微创技术发展极不平衡，譬如开展的骨科微创技术种类不同、对骨科微创技术认识不同、从事骨科微创技术人员的层次不同，这些都给行业标准的制定带来了困难，从而限制了骨科微创技术的推广与发展。

### （八）设备更新不足以满足临床需求

随着大量骨科新型仪器设备问世，其性能的改善和传统骨科治疗技艺的提高，以骨科微创技术得到了快速的发展，但仍有相当多疾病治疗达不到理想的微创治疗要求。即使在先进设备的导引下进行手术，虽然手术切口变小，但操作所显示的范围和清晰度仍不足以令人满意，智能化程度仍较低，所带来的副损伤仍不能忽视。这就有待于新设备的问世来解决这些问题，从而降低副损伤，达到理想的微创治疗效果，推动骨科微创技术的发展。

## 五、开展骨科微创技术的现实意义

微创骨科技术的开展无形之间涉及 3 个方面的现实利益：①患者利益：相较于传统手术技术，微创治疗可以使患者获得更小的组织损伤、更轻的身心痛苦、更快的功能恢复、更少的治疗并发症和更低廉的经济费用的目的。②医疗利益：开展微创骨科技术，医生要冲破传统观念束缚，勇于求新，积极探索，刻苦钻研，开拓新的医疗手段，通过添置高精医疗设备，创建舒适医疗环境，才会带来良好的医疗市场，得到丰盈的经济收益，维护了医院的利益。③社会利益：开展微创骨科技术能得到社会赞许，颂扬医疗职业道德，树立良好社会风气，构建良好的医患关系，取得良好的社会效益。因此，开展微创骨科技术，应以患者利益和社会利益为重，以强烈的事业心和严谨的科学态度，合理应用微创技术。

## 六、开展骨科微创技术的医德要求

首先，微创技术疗效的最终评价不仅需要严密的理论依据，严谨、科学的实验方法，而且需要充分的临床实践验证（包括前瞻性的研究和长期随访），客观的评价分析，充分的循证医学和伦理学检验。要坚持实事求是和诚实原则，不能人为地夸大某一技术的优点，恶意贬低其他治疗技术，误导患者接受不必要的复杂治疗。

其次，需要尊重患者知情权和自主权，开展微创技术前需向患者详细客观地讲明微创技术与标准技术的差异，可能出现的并发症风险和最新进展情况，以供患者选择。患者确认手术后，需签署书面知情同意书，必须在取得患者同意后方可施行手术。

另外，开展骨科微创技术的医生不应出于本位主义和个人私利，更不应为了追求个人的学术地位或达到某一目的，一味追求微创，却罔顾患者痛苦和安危。一切治疗方案均要把患者利益与社会利益放在首位，要站在人道主义的高度权衡各种治疗技术的利弊，选择最佳治疗方案，发挥微创技术的优点，解决患者痛苦。开展骨科微创技术的医师应该具有崇高的研究动力和目的，遵守医疗职业道德，加强微创意识和观念，具有积极进取、不断探索、勇于求新和自我奉献的精神。

**（孟斌 杨惠林）**

# 第二节 微创技术在创伤骨科的应用

目前微创技术由于其创伤小，修复快，在创伤骨科已广泛应用。包括经皮微创接骨固定术（minimal invasive percutaneous plating osteosynthesis，MIPPO），髓内钉技术以及关节镜辅助治疗关节内骨折都已取得长足的发展。这些微创技术的发展是建立在对传统治疗技术的总结上。正是治疗理念的更新带动了微创技术在创伤骨科的发展。

## 一、微创技术的发展历史

### （一）接骨板微创技术的发展 AO 治疗原则的演进

J. Charnley 于 1948 年行膝关节加压固定融合术；Robert Danis 于 1949 年提出"骨片间加压固定"的概念；AO/ASIF 于 1958 年提出"拉力螺丝钉原则"。绝对稳定/坚强固定的理念为骨科医生广泛接受，以此理念为指导，设计了一系列的内固定器械。骨片间的螺丝钉加压固定是最早单独应用于临床的加压固定方法与装置，在此基础上，1960 年出现了接骨板加压器（compression device）。在接骨板加压器（compression device）的基础上，1969 年出现了动力加压接骨板（dynamic compression plate）。1981 年，AO 改良了 DCP 螺钉孔，提出了 DCU（dynamic compression unit）设计概念，从而使接骨板螺钉孔内也能较为自由地进行拉力螺钉固定。但是上述所有的装置及其设计思路均围绕于"坚强固定/绝对稳定"的概念。

大家发现绝对稳定/坚强固定术后 2~5 个月，内植入物附近的骨皮质会发生暂时性的骨质疏松，使骨折愈合的时间延长，并有发生再骨折的危险。根据 Wolff 定律（1892 年），早期多数学者将其归因于应力遮挡作用（Uhthoff-1971、1983，Akeson-1976，Woo SL-1976，Claes L-1981，朱振安、戴尅戎-1994）。20 世纪 90 年代初，瑞士达沃斯 AO 研究中心的 Tepic、Perren 等认识到接骨板和骨的界面在保留骨的血运方面起重要作用，接骨板压向骨面所产生的摩擦力可以提供固定的稳定性，但也会直接干扰接骨板下方骨的血运，造成接骨板下方骨皮质典型的结构性改变。1991 年，AO 研究中心的 E. Gautier，SM. Perren 等在动物实验研究中发现：即使使用弹性模量较小，应力遮挡作用较小的塑料接骨板，只要接骨板与骨面间存在较紧密的接触，同样会造成接骨板下方骨皮质早期、暂时性的骨质疏松。

所以目前认为,坚强内固定后接骨板下方的骨质疏松并非单纯归因于应力遮挡作用,而更多是与接骨板下方骨皮质血供受扰有关。遭受长期应力遮挡而发生骨丢失情况仍可以用传统的 Wolff 定律来解释。基于上述研究结果,AO 在传统 DCP 接骨板的基础上,在接骨板下方制作了切割槽,1990 年推出了有限接触动力加压接骨板(limited contact-dynamic compression plate,LC-DCP)。与传统 DCP 接骨板相比,接骨板下方骨皮质的局限性骨质疏松状况得到了改善。为了进一步减少接骨板与骨面的接触,最大限度保留骨皮质的血运,1995 年 AO 推出点接触接骨板 PC-FIX。

其实早在 1975 年,Ganz、Perren 等在坚强固定的动物实验生物力学研究中就已发现在皮质骨中的内植入物会有数个微米的位移,从而引起与其接触的骨皮质发生骨吸收的现象。这种坚强固定后的骨吸收大大降低了整个内固定结构的稳定性,从而导致不良的疗效。在传统接骨板螺丝钉固定模式下,由于钉骨界面的骨吸收会造成螺丝钉的位移,固定结构的整体稳定性下降。1995 年,AO 组织在 S. Tepic 和 SM. Perren 研究的基础上,提出了锁定(locking)的概念,而使用锁定螺丝钉和带螺纹孔的接骨板,以期解决常规螺丝钉固定时所产生的问题。接骨板与螺丝钉锁扣固定的出现是接骨板内固定发展史中的一次革命性的理论变革,从而出现了内固定器(internal fixator)。自 PC-FIX 之后,R. Frigg 推出了微创固定系统(less invasive stabilization system,LISS),它实际上是将外固定支架体内化,是一种内固定器(internal fixator)。

内固定器(internal fixator)具有以下优点:①螺丝钉与接骨板的锁扣固定,接骨板与骨面无紧密接触,最大限度保留了接骨板下方骨皮质的血供;②螺丝钉与接骨板的锁扣固定,固定的稳定性不再需要接骨板与骨面之间的摩擦力和预应力,而是依赖于螺丝钉-接骨板组合的成角稳定性。但螺丝钉与接骨板的锁扣固定没有解决骨片间加压固定的问题。1999 年,M. Wagner 和 R. Frigg 设计了所谓的结合孔,该孔融合了动力加压接骨板 DCP 标准的动力加压单位(DCU)和微创固定系统 LISS 螺纹孔这两种设计,又向前跨越了一大步。这样可以允许使用标准的螺丝钉或新型锁定螺丝钉。

骨片间的加压固定是绝对稳定/坚强固定的基础,而骨折的 I 期愈合模式是这种固定方式的理想结果。1949 年,比利时 Robert Danis 应用 X 线随访骨折愈合,发现在骨片间加压固定的病例,未发现有外骨痂。1963 年,Schenk R 和 Willenegger H 等提出了骨折 I 期愈合的概念(或直接愈合)。稳定的固定和骨片间的加压会导致骨直接愈合,没有外骨痂形成。这种愈合模式直接跨越了组织分化、骨吸收与骨形成等过程,而直接进入最后骨内哈弗氏管的再塑与重建。骨折的 I 期愈合是骨片间的加压和坚强固定的结果,而过多外骨痂的产生说明固定节段仍有不稳定的因素存在。早期较为推崇的坚强固定原则在 20 世纪 60 年代末 70 年代初被广泛应用于骨折治疗,由此也发现了许多临床问题。

Magerl 等于 1979 年报告骨折手术后骨不连的发生率可高达 14%,接骨板及螺钉弯断的发生率达 12.2%。Thompson 等报道 86 例股骨干骨折切开复位接骨板内固定,术后随访 77 例(90%)骨折 12～72 个月(平均 38 个月),最常见的并发症是接骨板疲劳断裂。Cheng 等报道 32 例股骨干骨折使用 DCP 治疗,其中内固定失败 6.3%,螺钉松动 3%,再骨折 3%,骨不连 3%。Wagner 等报道内固定并发症 11%(松动 2.5%,移位 1.0%,内固定断裂 7.5%),延迟愈合 3%,骨折不愈合 4.5%,成角畸形 2.5%,股骨不等长 5%。Tong 等报道 22 例股骨干粉碎骨折使用接骨板内固定,37% 的病例内固定失败,原因为术后无保护负重和股骨内侧骨皮质粉碎或缺损。总体来看绝对稳定/坚强固定的问题如下:①感染(包括骨与软组织的感染);②内固定失败(内固定物的松动、位移、脱出、断裂等);③骨折延迟愈合及不愈合;④再骨折。仔细分析这些问题或失败病例,大多数是节段粉碎性的长干骨骨折,尤其是负重较大的肢体骨(如股骨等)。

在 20 世纪 60～70 年代中后期,经典的 AO 原则被广泛应用于临床的骨折内固定治疗。虽然 AO 在成立之初便将保护骨与软组织的血供作为第 3 条原则以引起治疗者的注意。但是在当时的临床实践中,大多数骨科医生过分追求骨折的解剖复位和固定的稳定性,从而忽略了骨与软组织血运的问题,导致了较多临床并发症的出现。这些并发症基本上可以归因于两方面的因素:骨及其周围软组织的生物环境和骨折内固定的稳定性。对于复杂的粉碎性骨折,手术时广泛的切口暴露、直接的骨折复位技术、骨膜的广泛剥离、内固定物直接压迫骨面、大量内植入物的使用往往不可避免地会导致局部组织的抵抗力下降,引发伤口愈合不良、感染、骨坏死、骨折愈合障碍等临床并发症。

### (二)生物学接骨术

骨折治疗的观点从 AO 到生物学接骨术(biological osteosynthesis,BO)的发展经历了二十余年,骨科学界对此已有了一定的认识。自 AO 技术之始,即在显示出其优越性的同时,也暴露了若干严重的不足。学者及临床工作者从相关研究中探索出若干原因及解决途径,认识到 AO 所强调的"早期恢复骨折解剖学的连续性和力学的完整性"这一生物力学观点的片面性,进而树立了"重点维护局部软组织血运"的以生物学为主的骨折治疗概念,即 BO(biological osteosynthesis)概念。骨折内固定逐渐从强调固定本身的机械力学特性向更加重视固定的生物学特性方向转变。使用间接复位方式来降低手术创伤,比较弹性的固定方式并不强调精确的解剖复位,但能促进骨痂的形成。这种方法被称为"生物性内固定"。从 20 世纪 80 年代开始,许多报道认为在小骨骼上使用大的接骨板会发生较多临床并发症,Brunner 和 Weber 介绍了波纹接骨板(wave plate)。Heitemeyer 和 Hierholzer 开始使用桥接接骨板(bridge plate)治疗长骨干粉碎性骨折取得了良好的疗效。他们认为这种方法主要有下列优点:避免接骨板接触骨折区域,减少对血供的影响;允许在骨折区域进行"皮质骨-松质骨"植骨;改变接骨板所承受的应力,使之成为单纯的牵张应力。

1989 年,Kinast 等回顾了 47 例股骨粗隆下骨折使用 95° 髁部角接骨板治疗组的临床结果。其中 24 例患者是在 1981 年以前接受的手术治疗,当时使用的方法是直接解剖复位,坚强内固定。另外 23 例患者使用间接复位技术,同样进行坚强内固定。尽管两组病例在患肢总体功能恢复上的临床结果比较接近,但是治疗过程仍明显存在差异。两组平均愈合时间分别为 5.4 个月和 4.2 个月;延迟愈合或不愈合发生率分别为 16.6% 和 0%;感染发生率分别为 20.8% 和 0%。显示间接复位具有明显的优势。1988 年,Johnson 报道 5 例

股骨远端 4 部分粉碎性关节内骨折的病例,使用直接骨折复位方法整复关节面,间接整复干骺端骨块。X 线片平均愈合时间 2.9 个月,患者肢体功能优良。1989 年,AO 的 Gerber、Mast 和 Ganz 等首次正式介绍了间接复位技术。这种技术特别适合于无法进行髓内钉固定的粉碎性关节和关节周围骨折。主要通过牵引技术达到骨折复位,从而能最大限度地降低直接暴露和肌肉的剥离。首先使用骨片间加压螺钉重建关节面骨折块,然后跨越骨折区域固定于骨干部。

如前所述,接骨板下方骨皮质发生的骨质疏松表现并不是单纯由于内植入物造成的应力遮挡所引起。SM. Perren 等的研究表明这与接骨板压迫骨面引起血运障碍有关。骨质疏松出现在骨塑形期,且多为暂时性;仅出现于接骨板下方血运受扰区域,在其他无机械应力作用部位不出现;塑料接骨板能引起比不锈钢接骨板更严重的骨质疏松;同样使用接骨板,如果改善接骨板下方骨皮质的血运,能减轻骨质疏松的程度;接骨板压迫造成的血运障碍会导致局部骨坏死,影响愈合和骨内塑形;如果骨坏死区域位于骨骼负重的张力侧,则易发生内固定物取出后的再骨折。

1990 年,德国汉诺威创伤中心的 Krettek、Wenda 和其他一些学者开始将股骨肌肉下放置接骨板进行内固定的概念应用于临床治疗,获得了相当好的骨愈合率。90 年代中后期,MIPPO 概念仍存在很多争论。主要的反对意见认为"经过皮下隧道盲插接骨板将会比传统外科手术暴露带来更严重的软组织损伤!"但 K. Christopher 的动脉穿支灌注研究表明:在股骨骨折中常规手术显露方法带来的血运损伤远大于 MIPPO 法。Weller 和 Hotzsch 认为 MIPPO 手术时应用点接触接骨板(PC-FIX)和锁定螺丝钉单皮质固定会得到更理想的固定效果。内固定器(internal fixator)的固定模式是目前认为较为理想的用于 MIPPO 的内植入物。实际上其可以想象为是外固定支架的一种衍生变型,可以保持骨及其周围软组织的生物环境,同时达到骨折内固定的稳定性。

如果通过 MIPPO 技术、间接骨折复位技术和内植入物设计的改良大大地降低了对骨折区域血运的医源性干扰,有效建立适宜骨折愈合的骨及其周围

软组织的生物环境,那么内固定的稳定性是否能够满足骨折愈合所需?

1979年,AO的SM.Perren等提出了骨折Ⅱ期愈合(或间接愈合)的概念。骨折的间接愈合过程包括一系列的过程:血肿机化、组织分化、骨折部的吸收、原始骨痂形成等过程,然后需要经过较长时间的骨内再塑形期-即骨内哈弗氏管的再塑与重建。2000年,M.B orgeaud等在《Injury》杂志上发表了"Mechanical Analysis of the Bone to Plate Interface of LC-DCP and of the PC-FIX on Human Femora"一文,该文指出:根据Pauwels的张力带原则,当弯曲活动较高时,较高的应力往往集中在固定的两端,尤其是在接骨板固定的最近端,接骨板和螺丝钉将承受较大的应力。应用磁滞式应力监测器进行实验研究时发现,在应力或无应力作用下,LC-DCP较PC-FIX出现更多的移动,在股骨近端的LC-DCP螺丝钉需拧的更紧,而PC-FIX则表现出更好的稳定性。

早在1953年,奥地利骨科之父Böhler就提出在保守治疗中骨折表面的吸收对骨折愈合是有利的。1970年,Yamada报道了张力下细胞与组织的修复撕裂的有关研究。1978年,SM.Perren和A.Boitzy等提出"张力理论"的假设。组织就像细胞一样,当其所承受张力超过了既定组织的延伸度,会导致组织撕裂,从而无法形成新生组织。2001年,R.Hente等研究发现在一定程度不稳定的情况下,骨吸收会增加活动面之间的距离,从而会减少变形或修复组织的张力。由于大块骨缺损在坚强固定下无骨的生长,所以少量应力刺激似乎是机械诱导骨痂形成的前提条件。简单骨折和粉碎性骨折承受张力的情形是截然不同的。生物性接骨板内固定最初只是用于粉碎性骨折的固定。如果将这种固定方式用于简单的骨折会产生问题。粉碎性骨折的骨折线能分解应力,粉碎的骨片能分担应力的作用,使应力能分解并处于可承受的范围。然而,简单的骨折却无法转化这种应力,当应力超过修复组织所能承受的范围,骨折的生长会受到影响。

### (三)"生物性内固定"的发展

目前,AO认为的"生物性接骨板内固定"的临床指征应为无法进行或不能进行交锁髓内钉固定的关节和或邻近关节的粉碎性骨折,特别是干骺端的粉碎性骨折,包括长干骨骨干部的节段粉碎性骨折。目前公认的"生物性接骨板内固定"应包括下列内容:①有限切开周围软组织进行必要的暴露;②使用直接(针对关节面解剖复位)和间接骨折复位技术;③使用较长的桥接接骨板跨越骨折粉碎区;④保留骨折粉碎区的血肿;⑤最大限度地降低内植入物与骨面的接触面;⑥使用锁定的内固定器;⑦使用更少的固定螺丝钉;⑧如果配合MIPPO技术则更佳;⑨由于内固定方式的改变,所以患者术后的功能锻炼也应根据固定的情况作相应的调整。

骨坏死需要数月的时间得以恢复。常规的加压固定能对骨内塑形与重建提供长时间的保护。如果局部骨血运良好或软组织与骨之间能建立良好的血液供应,生物性接骨板固定是一个最佳的选择。在同一骨折部位不能同等使用上述两种方法。根据应力理论无论是绝对稳定还是弹性固定,都需要骨折间隙的存在。所以,不同技术的联合使用必须慎重。

由此我们得出现代的AO骨折治疗原则:通过对骨折复位和固定以恢复原有的解剖关系;根据损伤和骨折的具体情况进行稳定的固定;谨慎操作以保证骨和软组织有充足的血运;患者及手术部位可以进行早期安全的活动。

BO新概念及接骨术是包括AO学派在内的许多专家,总结30年来AO的基础与临床,探索改进乃至杜绝原有的不足与误导,同时对原有技术的优势与精华加以提高,逐渐构成并日趋成熟的又一重大进展。不可错误地认为AO已为BO所取代。临床上如何正确应用AO或BO技术,关键在于对两者的深入认识,对适应证的科学选择,以及对各自方法的严格掌握和正确使用。

## 二、髓内钉技术

髓内钉也是常用的骨折微创治疗方法之一。髓内钉是使用在四肢长干骨骨折时进行桥接固定或弹性固定的一种常用的内固定装置,和接骨板、螺丝钉固定在骨皮质表面的原理不同,髓内钉通过髓腔进行固定。自1939年德国Kuntscher教授首次使用髓内钉治疗股骨干骨折以来,髓内钉以其操作简单、损伤小、可不暴露骨折端、固定牢靠、术后可早期进行康复锻炼等优点,越来越受到骨科医生的重视,其材料和技术得到了不断地发展和改良。

## （一）髓内钉的历史沿革

目前，一般将髓内钉分为四代：第一代髓内钉包括非交锁髓内钉和交锁髓内钉。非交锁髓内钉的主要代表为 Kuntscher 三棱钉，以嵌压式植入髓腔，有一定的抗折弯能力，但由于无抗旋转能力，因此只能使用于骨干中段的横行骨折，其骨不愈合发生率较高。最早的交锁髓内钉由 Modny 在 1952 年发明，但其真正发展是由 Klemm 和 Schellman 在 Kuntscher 三棱钉的基础上进行改进的。这种髓内钉中空设计，有一定的弹性，钉尾有一定的预成角，有利于闭合操作，锁定孔位于钉的两端，整个髓内钉系统更加稳定。第二代交锁髓内钉在第一代髓内钉的基础上，对交锁钉孔的方向进行了改进，使其适用更为广泛，主要代表为 Russel 钉。第三代交锁髓内钉主要是在材质上进行了改进，使用了如钛金属等生物弹性模量更接近人体的金属作为材料，并且在系统的设计上更符合微创手术的要求。第四代交锁髓内钉是目前最新一代髓内钉，在汲取了前代髓内钉的优点后，着重改进了髓内钉两端锁定孔的设计，使锁定钉在朝向和离关节面远近上更符合干骺端骨折的治疗要求。

## （二）髓内钉的固定目的

髓内钉固定的目的是稳定骨折，防止骨折的再移位。在骨折未获得完全愈合前，部分替代伤骨的负重和支撑功能。常见的骨折移位包括：成角移位、短缩移位、旋转移位和侧方移位。

1. **防止成角移位**　髓内钉为内夹板，在髓腔内固定后阻挡了整个骨折上下骨端向前后方向和侧方产生移位。因此，髓内钉本身应具有较高的强度、刚度或抗屈服特性。设计时必须考虑其有足够的能够抵御外力造成的弯曲变形和断裂发生的能力。力学的内固定装置应具备几个特征：①有充分的静态强度及抗疲劳强度以承受骨折愈合过程中所存在的大量的循环负荷。加载条件包括肢体被动运动和主动运动。②有相当坚固的结构以维持复位至骨折愈合。它是由植入体的材料以及负载沿植入体长度和截面的分布情况共同决定的性质。设计上带有应力集中区域的植入体，如钻孔或几何形状迅速变化，将会相对降低强度。因为这些点容易造成应力集中，一旦髓内钉断裂，则骨折的成角移位必然产生。复位和内固定后没有明显骨折移

位的稳定骨折将对植入体施加较小的负载，这是由于骨承受了大部分的负载。而明显移位的骨折却使骨本身承担较小的负载，更多的负载加到了植入体上，结果要求植入体强度更大。除了髓内钉设计时要考虑各种复杂情况外，外科医生也应当在治疗骨折时合理选用最适当的内固定装置，需要了解植入体的力学特性和设计特点以及特殊骨折的力学情况。适用于某一类骨折的植入体其特性可能并不适用于其他类型的骨折。

2. **防止短缩移位**　依靠髓内钉与髓腔产生的摩擦力对骨的移位产生制约作用。横行或短斜形骨折，骨折近端向远端产生的压缩力，主要由骨皮质传递，如果不发生完全的侧方移位，则短缩移位也不会发生。长斜形和长螺旋形骨折：以股骨干骨折为例，骨折线发生在股骨的峡部，且与髓内钉相嵌良好，骨折复位也能达到解剖复位，由于髓内钉内夹板的良好制约，也不会产生明显的短缩畸形。发生在峡部以外的长斜形和长螺旋形骨折，或是双皮质粉碎性骨折，靠普通的髓内钉将必然发生骨的短缩移位，因此普通的髓内钉不是这类骨折的手术适应证。交锁髓内钉，尤其是静力型交锁髓内钉，通过髓内钉两端的锁钉与骨的两端交锁在一起，近端的压缩力将通过锁钉传递给髓内钉，再通过远端锁钉传递给远端骨，因此，力的传递绕开了骨折部位，不产生骨的短缩移位。

3. **防止侧方移位**　髓内钉占据了骨髓腔的中心位置，如果髓内钉足够占据髓腔的整个位置，骨的侧方移位几乎是不可能的。如果不是这样，骨折端就可能在前后位或侧向发生移位。因此，要求髓内钉在髓腔内要足够大。如果是多主钉系统，更要求髓内钉的数量能够全部填满髓腔。

4. **防止旋转移位**　髓内钉位于髓腔的中央，主要靠髓内钉与髓腔内壁之间形成的摩擦力来制约骨的移位。如果骨折的近端有足够的摩擦力能制约骨的异常活动，远端也同样具有这样的制约了，则骨的旋转移位不会产生。如果骨折得到了良好的解剖复位，骨折之间的锯齿状骨端将形成优良的摩擦力，足以阻挡一般情况下出现的旋转移位。为此，手术时要求良好的解剖对位，达到骨折端的最大稳定；其次，为了防止骨折端之间发生旋转移位，必须使用髓内钉与内壁有良好的相嵌，即要求髓腔扩大。对无

法达到上述要求的,应放弃使用普通型髓内钉,另采用交锁髓内钉,因其对骨折上下端都作了锁定,就从根本上防止了骨折端的旋转移位。

**（三）髓内钉技术发展**

1. 扩髓技术　早期 Kuntscher 钉的设计是让髓内钉嵌压在髓腔内,由于长干骨髓腔的不均匀性,骨干中央部的峡部最窄,其大小决定了髓内钉的直径。所以真正和骨嵌压的髓内钉的部分非常短,这就是为什么 Kuntscher 钉存在大量的不愈合和延迟愈合。Kuntscher 本人对于使用这种小直径的髓内钉也非常不满意,这就促使了扩髓工具的发明。扩髓后,髓腔更为均一,使植入大直径髓内钉成为可能,大直径髓内钉也进一步促进了交锁钉的发展。

髓腔钻最早是工业用途的工具,是用来扩展一个预先钻好的孔。根据切割部位不同,分为顶部和边缘切割髓腔钻两种,骨科医生使用的髓腔钻大多是边缘切割型的,因为这种类型更为安全可靠。扩髓时先从小直径钻头开始,逐渐加大钻头直径,直到达到所需要的直径。髓腔钻的钻速是一般钻头的 2/3,器械商不断对髓腔钻进行改良,目的是为了在有效扩髓的同时,尽可能地减小对组织的损伤。

在扩髓过程中,髓腔中的压力和温度逐渐升高,这会造成局部脂肪组织积聚以及髓腔内血供的迟发型损伤。髓腔内的压力可以通过以下方程式来表示:

$$\Delta P = 3u \times Dm \times Vo/h^3$$

其中 $\Delta P$ 表示髓腔内压力的变化;u 表示扩髓时产生的碎屑,往往在第一把髓腔钻进入时最大,以后随着出血,碎屑被冲出髓腔;Dm 代表髓腔钻钻头的大小;Vo 代表髓腔钻钻速及推进速度,正确的操作时应缓慢推进钻头,并不时地外拉以清除碎屑;$h^3$ 表示髓腔钻钻头切割面的深度,深度越深,髓腔压力就越小,碎屑就越容易排出。

在扩髓过程中,随着髓腔钻得直径越来越大,髓腔内的温度也越来越高。如果钻头不够锋利,也会造成髓腔的温度增高。如果钻头凹槽较深,能够及时排出碎屑,可以降低局部温度;如使用锋利钻头缓缓推进,也会使局部温度不会升高太快;另外局部血液的传导作用也可降低温度。

在扩髓过程中,髓腔钻对髓腔内结构的破坏有

着局部和全身的影响。扩髓破坏了损伤后残留的髓腔内血供,而这种血供的重建需要 2~3 周。扩髓对血供系统的干扰及大量脂肪物质的堆积有时会造成内层骨皮质的坏死。这时如果髓腔内发生感染,而血液供应又未恢复,就会造成大面积骨的协同感染。成人的长骨髓腔内多为脂肪组织,而扁骨内储存大量的造血干细胞,因此扩髓不会造成贫血。扩髓时造成的局部高压可以使扩髓产生的碎屑和脂肪组织瞬间进入开放的血窦造成栓塞。

扩髓除了影响髓腔内的软组织外,也产生大量的皮质骨和松质骨碎屑,这些碎屑具有很强的骨诱导性。在髓腔内高压作用及髓腔钻的来回拖动下,这些具有骨诱导性的碎屑被分布到骨折端,其作用类似于自体骨移植。也可通过髓腔钻更换时收集残留在钻头的碎屑,最终进行自体植骨。

2. 阻挡钉技术　使用髓内钉固定治疗可发生旋转对线不良,发生原因:闭合复位后透视范围不能包含骨干全长,对旋转对线情况难以判断。同时,横断骨折或粉碎骨折在骨折断端往往很难有判断复位的解剖标志。旋转对线不良在上肢关节因不涉及负重问题,目前报道的远期并发症较少,在下肢关节（以股骨干骨折为例）,可能出现的远期膝关节退变、髌股关节力线不良及髌骨轨迹改变。在临床上对股骨干骨折旋转对位的判断可采用以下方法:①小转子外形;②参照对侧股骨双髁重合时,大转子与股骨头的接触角度差;③皮质重叠出现的"皮质台阶征"（cortical step sign）对股骨干骨折旋转对线不良有一定的判断作用,但是不适合于粉碎骨折。

对于髓内钉插入后复位不良,尤其是冠状面上移位的调整和稳定,可采用"阻挡钉"技术实现。以胫骨斜形骨折为例,胫骨斜形骨折出现的远端内/外翻情况可以通过阻挡钉进行矫正,获得良好的复位,且避免后期轴向移位。由于胫骨远端髓腔宽大,髓内钉远端在髓腔中往往起不到很好的固定作用。此时,在髓腔远端打入阻挡钉,重新插入髓内钉,由于阻挡钉作用,髓内钉主钉远端与阻挡钉在胫骨远端干骺端在力学上形成了新的支点,以"三点固定"的方式增加了稳定性,实现了良好的复位,且避免了后期轴向移位。

**（四）髓内钉常见并发症**

1. 髓内钉固定不牢　髓内钉相当于内夹板的

作用,骨折愈合过程中可以允许骨折处有一定程度的微动,越来越多的学者认为微动可以促进骨折的愈合。然而,如果骨折端的活动过大,则会失去稳定性,成为骨不连的重要原因。引起髓内钉固定不牢的常见原因有:①骨折端的旋转应力过大,而髓腔过宽使髓腔内与骨皮质接触的面积不够大,不足以对抗骨折端的旋转应力;②髓内钉材料质量不佳,术中固定不良,术后过早活动等造成的内固定失败;③对于粉碎性骨折的认识不够而错误地采用动力固定模式,导致轴向不稳,骨折短缩,髓内钉甚至会穿透远端或近端关节,造成退钉或功能障碍。

2. 感染 文献报道,髓内钉固定的感染率为3%～30%。一期感染的因素很多:多发伤,开放伤,局部皮肤条件差,伴有其他部位化脓性感染,全身营养不良,手术消毒不严,手术时机不当,粉碎性骨折和医生缺少经验均可能造成感染。有作者认为不扩髓的髓内钉固定者感染发生率低,即使发生,治疗上也较扩髓后发生者易被控制。

3. 骨筋膜室综合征 闭合髓内钉固定股骨和胫骨可能并发骨筋膜室综合征,引起组织压力升高的原因是由于扩髓和打入髓内钉时骨折端出血,造成闭合的筋膜间隙内积血增多最终发展而成。有研究表明,闭合髓内钉固定后筋膜间隙的压力会有短时间的增高,如果压力增高到一定程度即应切开减张。另外,术前、术中牵引也可导致筋膜间隙综合征,因为过度牵引会引起软组织的腔隙减少,骨筋膜室内压力升高,促使骨筋膜室综合征的发生。

4. 动脉及周围神经损伤 有些骨折部位邻近一些重要的血管神经,如果在置入髓内钉导针时没有很好监控,可能造成导针穿出骨折端,损伤周围血管及神经。或者在扩髓时,由于遵循导针造成的错误通道,髓腔钻损伤周围的软组织及血管神经。

5. 热性坏死 在扩髓的过程中,当髓腔钻不能继续前进而在原地长时间地高速旋转时,产生的热量可以对骨造成损害,导致骨坏死,从而发生骨不连。Leunig 等报道了 3 例胫骨扩髓发生的骨皮瓣热性坏死,均为胫骨髓腔很细的年轻人,扩髓时间较长,术后不久胫前出现皮下水疱,数月后发展为严重的骨髓炎。

6. 脂肪栓塞综合征 长骨髓内钉固定对全身产生的主要影响是髓腔内容物进入循环,引起栓塞,继而损伤肺功能。近年来的实验研究和临床观察表明,对于多发骨折和多发伤患者,立即固定骨折是有益且安全的。髓腔内固定术后不仅不增加脂肪栓塞综合征(fat embolism syndrome,FES)的发生率,反而可以预防 FES 的发生。FES 最易出现于骨牵引患者伤后 2～3 天,肺功能衰竭和创伤严重程度有关,而与有无骨折无关。髓腔内容物栓塞的程度与髓腔的压力密切相关,而 FES 的严重程度却与引起栓塞的髓腔内容物的量无关。对于扩髓与不扩髓,闭合与开放,髓内钉固定术对脂肪栓塞综合征的影响一直存在争议。骨折的长骨扩髓及固定发生 FES较少。

(王 蕾)

## 第三节 微创技术在关节置换术中的应用

人工关节置换术是 20 世纪最重要的外科技术创新,目前已公认成为治疗终末期关节疾患的最重要方法。进入 21 世纪后,随着假体材料、设计和制造的改进,以及手术技术的不断完善,人工关节置换术已日趋成熟,获得了优良的中远期疗效。如何在此基础上减少手术对患者的影响,使其更好更快地康复,尽早恢复社会角色,是对关节外科医师提出的新要求。

回顾历史,微创技术的出现标志着某一术式趋向成熟。人工全髋关节置换术(total hip arthroplasty,THA)就是个典型的例子。Charnley 报道的 THA术常规行大转子截骨,保证髋臼和股骨髓腔的充分显露,有利于假体的准确安装及骨水泥的充分加压。大转子位置的灵活可控可优化外展肌张力的调节,保证髋关节稳定,优化髋部生物力学。但大转子截骨创伤大,存在截骨区不愈合、内固定物松动、断裂及激惹邻近软组织等不足,影响术后康复。为此,关节外科医师开始探索如何在避免大转子截骨的前提下,实现髋关节的充分显露,保证假体的准确安装。事实证明,各种非大转子截骨的 THA 术式的临床效果优良,所谓大转子截骨的理论优势在多数情况并不明显。因此,不需要大转子截骨的 THA 术式逐渐成为主流。不可否认,通过避免大转子截骨,可减少手术创伤,加速术后康复。虽然从大转子截骨入路到各类非截骨入路的演变过程中没有明确提到微创手术这个概念,但它体现了手术微创化这一趋势。

当然,微创技术的出现及推广不可能一帆风顺。以后方入路的 THA 术为例,为充分暴露髋臼,需行更广泛的软组织剥离,包括后方关节囊切除、短外旋肌切断,甚至臀大肌股骨后外侧止点等。显然,髋关节后方稳定结构的破坏导致后方入路 THA 患者的术后脱位率显著高于经转子截骨入路的患者。为降低髋关节脱位率,有学者尝试前方、前外侧等入路行 THA,避免破坏后方稳定结构。也有学者仍采用后方或后外侧入路,但术后常规修补后方短外旋肌及关节囊结构,以期重获关节后方稳定,均取得优良的临床结果。这一过程充分展现了微创技术发展的特征性规律,最初的改进可能减少了原有的缺陷,但带来新的并发症。然后,通过进一步技术改良来降低新发并发症,最终获得更好的临床疗效。

人工关节置换术在其不断发展成熟的过程中,不可避免经历了各类微创化改良术式的冲击。有些仅在传统入路基础上行微创化改良,而有些则遵循完全不同的技术理念。无论是髋、膝关节,还是近来不断发展的肩、肘、腕、踝及手足小关节外科,都已经或将在其发展的不同阶段经历各种微创化改良。本章主要通过回顾髋、膝关节置换术的各种微创化改良术式,和读者分享微创技术在关节置换术中的应用。

## 一、微创技术在髋关节置换术的应用

Kennon 等早在 20 世纪 80 年代就曾在 AAOS 年会上报道小切口行 THA 的术式,当时并未明确提出微创 THA 的概念。伴随微创技术在临床应用的不断深入,学者们对微创外科(minimally invasive surgery,MIS)的认知也不断加深。微创 THA 并非单指切口长短,也并非单指某种入路,它体现的是一种理念,即结合患者个体情况,通过合理的病例选择,充分的术前规划,在各种传统入路的基础上,借助更精确的定位、更小切口、更精细操作,在尽可能少地侵扰局部软、硬组织的前提下,实现髋关节的充分显露,能可靠、可重复、安全地完成手术,保证假体的准确安装,最终长期的固定。

就微创技术本身而言,如何精确定位,如何微创显露髋关节,如何微创处理髋周组织,都将影响术后疼痛程度及康复进程。因此,微创理念至少应包含3 个层面,皮肤切口、髋周软组织和骨性结构。尽管切口大小代表微创理念中最浅表的层面,但它恰恰是最直观和可量化的指标。如何借助体表标志或透视辅助定位,尽可能地缩短切口长度,可直接影响切口美观度和患者满意度。本质上,如何避免不必要的侵袭髋周肌肉等软组织,保证髋关节充分显露,实现假体的准确安装,是目前微创技术的核心。当然,髋周骨性结构的处理也很重要,非大转子截骨入路、髋关节表面置换及各种短柄假体的出现,都是髋关节骨微创理念的直接体现。由于切口和深部软组织存在不可分割的联系,本文将两者并在一起进行介绍。

与传统大切口入路不同,微创技术在手术的特定阶段仅需显露髋关节的特定部位。术者需要借助各种特殊工具,在尽可能少地侵袭邻近组织的前提下,实现髋臼及股骨近端的分步显露。如借助长柄 Charnley 牵引器可避免过度牵拉切口,髋臼把持器的长把手设计更方便手术操作,钳夹器械的小尺寸接口更节约空间等。为保证术野清晰度,某些微创手术器械系统在缩小器械尺寸的同时,还整合了照明系统。各种成角或局部弯曲的手术器械设计也应运而生。当然,麻醉师可通过控制性降压来减少出血,改善术野显露情况。

1. 常用微创入路

(1) 前外侧入路:早在 1935 年,Watson 和 Jones 就曾报道前外侧入路,即经由臀中肌及阔肌膜张肌间隙,治疗股骨颈骨折。为获得更好暴露,Watson 等建议剥离臀中肌在大转子尖端前方的部分肌束。1966 年,McKee 和 Watson-Farrar 进一步细化了前外侧入路,切口起自髂前上棘,经大转子尖端向股骨近端延伸 5~7cm。切口偏前,切开皮下组织,显露深筋膜,在阔肌膜张肌后缘和臀中肌及臀小肌前缘之间切开深筋膜。臀中肌及阔肌膜张肌在远端分界更明显,而近端相互融合,需行锐性分离。因此,由远而近探查更有利于准确判断肌肉间隙。在牵开阔筋膜张肌和臀中肌之后,即可显露股直肌返折头和髋关节囊。

经典的前外侧入路单纯经由阔筋膜张肌及臀中

肌间隙显露髋关节,但借助前外侧入路行 THA 时或多或少需剥离外展肌前群。目前主流技术常同时剥离相延续的外展肌和股外侧肌,也可连同上述两肌的大转子附着骨片向前方牵开。前外侧入路的改良版本较多,但大同小异,主要差异在于前群外展肌剥离的比例不同。此外,对于前外侧入路及直接外侧入路(Hardinge 入路),无论在文献上还是在学术交流上,常常出现混淆。实际上,两种入路均需通过外展肌,但是前外侧入路在皮肤切口上较 Hardinge 所描述的直接外侧入路更靠前。

前外侧入路较后方入路的突出优势包括低脱位率、仅需 1 位助手、可完全避开坐骨神经。早期报道,后方入路术后脱位率是经转子截骨入路和前外侧入路的 4 倍,而经转子入路术后大转子滑膜炎的发病率为其他两种术式的 2 倍。前外侧入路和后方入路的选择需要手术医师在关节不稳和跛行之间权衡。伴随后方入路后方结构修复理念的兴起,即修复后关节囊及短外旋肌,前外侧入路和后入路在脱位率的差异已经缩小。后方入路后方结构修补与不修补在脱位率上存在显著差异,分别是 0.49% 和 4.46%。另一系统评价对比前外侧入路和后入路关节囊修补的脱位率,分别为 0.7% 和 1.1%。

近来,前外侧入路的改良术式也降低了术后跛行率。一般认为,术后跛行或 Trendelenburg 征阳性是由于外展肌修复不充分,或臀中肌、臀小肌失神经支配所致。Jacobs 和 Buxton 等研究证实臀上神经在大转子上方约 5cm 处穿过臀中肌,建议避免将臀中肌向近端做过多延伸,避免损伤臀上神经。

传统的前外侧入路采用仰卧位,而微创前外侧入路常采用标准侧卧位,切口的 1/3 位于大转子尖端后上方,2/3 位于前下方,与股骨轴线成 30° 夹角。辨识髂胫束,沿着切口方向用电刀打开深筋膜,分离臀大肌,切除深部滑囊。显露臀中肌,根据术者的经验及患者外展肌情况,确定外展肌前群的剥离比例,一般为外展肌前部的 10%~30%,即横向切开 1cm,然后向近端纵向分离臀中肌约 3~5cm,呈 L 形切开。牵开臀小肌,沿股骨颈轴向切开关节囊,显露髋臼边缘,切除前方关节囊。向前方牵开剥离的外展肌,屈髋、内收、外旋向前外方脱出股骨头。充分外旋,显露小转子,有利于确定股骨颈截骨高度。Hibbs 等特制牵引器显露髋臼,股骨置于中立

位。切除髋臼盂唇及邻近关节囊,去除骨赘,实现髋臼的充分显露。于股骨近端后方置入骨撬,保护外展肌,避免软组织撞击,将患肢置于前方无菌袋内,极度外旋,充分显露股骨近端。采用偏心髓腔挫,完成股骨近端髓腔的准备及假体的安装。术毕,穿骨缝合修复臀小肌、臀中肌。

(2)改良微创 Watson-Jones 入路:为充分保证外展肌功能,实现髋关节功能优化,在微创前外侧入路的基础上出现了微创 Watson-Jones 入路。该入路需借助特殊的手术床、特殊器械及体位,目的是完整保护外展肌群,降低脱位率和跛行率。传统微创前外侧入路,由于不需要损伤髋关节后方结构,脱位率较低。但该术式需不同程度地剥离前群外展肌,容易出现术后跛行。Bertin 和 Röttinger 在微创前外侧入路的基础上进一步改良,在不需要剥离外展肌的前提下,顺利施行 THA 术。

该术式适用于女性、消瘦、肌肉不发达、小骨架的患者。禁忌人群:肥胖、肌肉发达、大骨架、股骨颈内翻、髋关节肥大性骨关节炎。取侧卧位,借助特制手术床,拆除后半部分下肢托板,髋关节轻度屈曲。在手术初期,保持患肢外展约 15°,放松外展肌。切口长约 8cm,1/3 位于大转子尖端以远。远段切口位于大转子前缘偏后处,与近段股骨平行。近段切口位于大转子尖端弧向前方,与股骨成 30° 角,对应臀中肌前缘体表投影的偏后处。逐层切开,辨识臀中肌及阔筋膜张肌间隙,于大转子前缘纵向劈开深筋膜,沿外展肌与阔肌膜张肌之间的脂肪组织向近端分离。深部解剖时,辨识分离臀中肌及臀小肌,沿臀中肌前缘向前下方钝性分离直至股骨颈。股骨侧准备时,需保证髋关节后伸、内收及外旋。于股骨颈前后方置入骨撬,切除关节囊前方脂肪层,自髋臼缘切除关节囊。于髋臼上缘置入 Hohmann 拉钩,显露髋臼,同时也可保护臀中肌。股骨颈截骨采用分步截骨策略,直至完整取出。完成股骨颈初步截骨后,将患肢由外展架取下,患肢于躯体前方呈 4 字,充分屈曲、外旋,置于前方无菌袋。置入骨撬于股骨距侧,充分显露小转子,参考术前导板规划行股骨颈截骨。微创 Watson-Jones 入路行 THA 可进一步降低损伤外展肌的风险,有利于术后快速康复。

(3)单切口直接前方微创入路:单切口直接前方微创入路,借用 Smith-Peterson 入路,于缝匠肌和

阔筋膜张肌间隙进入,需注意保护位于缝匠肌前方的股外侧皮神经。深层解剖需向内牵开股直肌,显露关节囊及股骨近端。大多数关节医师并不熟悉直接前方入路,故开展该术式前,必须熟悉邻近解剖。最好能参加尸体解剖培训,系统学习局部解剖细节,并在资深导师指导下开展实战手术,有助于缩短学习曲线,避免不必要的并发症。术中透视有利于判断假体位置,在开展直接前方入路早期,最好借助机械引导装置定位,同时在透视确认假体位置。

单切口直接前方入路切口较小,往往需借助各种特殊器械。如 HANA 床即为配合直接前路微创 THA 所设计,术足与牵引架牢固固定,同侧上肢悬于胸前。HANA 床方便术中控制患肢升降,有利于股骨近端显露。自带光源的 Hohmann 拉钩有利于术野显露。成角度的手术器械可避免过度牵拉切口。

与双切口微创入路相比,单切口直接前方入路不需要行后方切口,可直视下行股骨髓腔准备以及假体植入,髋周软组织损伤风险较低。曾有报道称双切口微创 THA 术后出现臀区肌间血肿,而单切口前方入路就可避免非直视操作所致血肿。单切口出血量更低。双切口入路行 THA 时,患肢将置于对侧肢体上方,髓内出血倒流,造成出血量增加,也不利于髋臼显露。单切口入路股骨侧准备时,股骨近端高于膝关节,避免出现体位引流,有利于减少出血量。在充分利用体位的前提下,单切口前方入路可充分显露髋臼及股骨近端,降低假体周围隐匿性骨折的风险,可留置股骨近端髓腔锉,尝试多种头颈组配,实现颈长及股骨偏心距的优化。

单切口直接前方入路显露髋臼后壁较差,不适用于髋臼后壁骨缺损的患者。此外,单切口入路依赖特殊手术床,需要进行一定的培训,并配备专人控制患肢体位。不过,考虑到临床疗效优良,手术时间短,显露简单等优势,支持者认为手术床的投资及培训是物有所值的。另外,该手术床也可用于常规创伤手术。

单切口前方直接入路在显露范围、便捷性、安全性、可重复性及肌肉、肌腱完整性等方面均具备一定的优势。该入路切口虽小,但最大限度上实现肌肉软组织的微创。试模安装、试复位、假体最终

安装都能在该入路下实现。术中透视可作为医生的自主选择。另外,平卧位手术,更符合患者及手术麻醉的生理状态。

平卧位还适用于导航 THA,导航系统可动态显示假体方位、双下肢长度差别、股骨偏心距及髋关节活动度。在导航系统的帮助下,术者完全可能在小切口的情况下,实现安全、微创、准确的假体安装。

(4)后方小切口入路:髋关节后方入路早在 19 世纪 70 年代就由 Von Langenbeck 提出,先后由 Moore、Gibson 和 Marcy 等进行术式改良。Moore 入路,又称南部入路,是标准的后方入路,打开深筋膜后,顺着臀大肌纤维走向,钝性分离,内收、内旋位切开后方关节囊及短外旋肌,向后方脱位髋关节,在不影响外展肌的前提下来实现髋关节的充分显露。Gibson 入路,是后外侧入路的代表,皮肤切口较后方入路偏前,顺着臀大肌前缘切开,显露并切断臀中肌、臀小肌,在保证外旋肌完整的前提下,屈曲、外旋,向前方脱位髋关节,实现髋关节显露。改良 Gibson 入路,浅表切口与 Gibson 入路相同,然后在内收、内旋位切开关节囊及短外旋肌,避免损伤臀中肌、臀小肌,向后方脱位髋关节。经多年临床验证,改良 Gibson 入路逐渐成为 THA 的主流入路。近来,为进一步降低术后脱位率,关节医师在后外侧入路完成假体安装之后,常规行后方关节囊及短外旋肌的修复。

后方小切口入路早在 1996 年就已提出,借助体表标志精确定位切口,避免过多软组织剥离,通过调整患髋关节脱位时的肢体位置,分期显露股骨颈,分步进行股骨颈截骨,充分显露髋臼,最终实现假体的准确安装。取标准侧卧位,寻找骨盆最高点,即椎旁肌外侧缘与髂嵴后方的交界处。最高点后方两横指处与大转子中心连线,该连线可大致代表髋臼朝向。标记大转子尖端及前后缘,与股骨长轴成 10°~20° 做长约 8cm 皮肤切口,与连线方向一致,切口远段 1/5 位于大转子中线后方约 5~10mm。切开皮肤、皮下组织,沿肌纤维方向分离臀大肌与阔肌膜张肌,显露短外旋肌,并将患髋置于后伸、内收及内旋位。此时,股骨颈基底部基本位于切口范围内,将 Cobb 骨膜剥离器置于梨状肌上缘,向前方置于臀小肌和关节囊之间。切断梨状肌止点,沿股骨颈轴向切开关节囊。此时,髋关节在屈曲 15°,内收,内旋位可

顺利向后方脱位。必要时,骨钩辅助脱位。适当后伸患髋有助于进一步显露小转子,确定股骨颈截骨线。然后,一步或分步截骨的方式实现股骨颈的标准截骨,常需借助特殊的手术器械来实现髋臼的充分显露,最终完成假体的准确安装。

(5) 双切口微创入路:双切口 THA 与传统的髋关节入路差异较大。切口一位于前方,借用 Smith-Peterson 入路,与直接前方 MIS 入路类似,可满足髋臼侧的准备及臼杯安装的需要;切口二为后方切口,用于准备及安装股骨假体,与常规髓内钉安装入路类似。这种基于双切口、术中透视的微创 THA 术式需借助多种特殊设备。

患者平卧于可透视的手术床,垫高患髋,有助于铺巾和患侧髋臼假体植入。透视确定股骨颈位置,髂前上棘下方约两横指,切口起自股骨头颈交界处,沿股骨颈轴线切开皮肤及皮下组织,约 4cm,显露深筋膜。切口近端可显露缝匠肌,切口远端可见阔筋膜张肌。因股外侧皮神经位于缝匠肌浅面,靠阔筋膜张肌前缘切开可避免损伤该神经。分离阔筋膜张肌及缝匠肌,显露股直肌外侧缘,向内牵开股直肌,可见一层筋膜覆于旋股外侧血管和关节囊,分离结扎血管。于关节囊外,股骨颈上下方各置入两枚带光源的 Hohmann 拉钩。沿股骨颈轴向,自髋臼边缘至股骨粗隆间线切开关节囊。若需进一步暴露,可在粗隆间线处向内外侧垂直股骨颈轴线切开关节囊各 1cm。于关节囊内置入 Hohmann 拉钩,股骨颈行高位截骨,约在股骨头赤道半径处垂直股骨颈轴线截骨,然后在截骨近端 1cm 处平行原截骨面再行截骨,取出截骨片,逐步完整切除股骨头。透视下确认股骨颈截骨高度及角度是否符合术前规划。

患髋垫高,邻近软组织自然下垂,有利于髋臼显露。3 个 Hohmann 拉钩在髋臼边缘辅助显露髋臼,其一平行切口轴线,置于髋臼边缘,其二位于髋臼横韧带止点前方,其三位于髋臼后方。这有利于充分牵开髋臼周围关节囊,充分清理髋臼周围滑囊、骨赘及关节盂唇,透视下置入臼杯。

患髋 4 字体位,显露小转子,磨钻在股骨距内侧做标记。然后,将患肢置于内收、旋转中立位,根据梨状窝位置及股骨近端轴向,定位后外侧皮肤切口。由内向外确定切口后,借助 Charnley 开口器经

外展肌后方、梨状肌前方行梨状窝开口。打磨前,触诊或者直视下确定开口位于大转子前后皮质中间。初始开口常出现不同程度的内移,透视下将髓腔远端锉沿髓腔轴向打磨,尽可能实现初始开口外移,方便准确植入股骨柄。正侧位透视确定髓腔远端锉位置良好。然后,置入近端髓腔锉,其内缘切口需与股骨矩标记点对合,可通过前方切口触摸或者直视下控制股骨前倾角,准确置入股骨柄。

(6) SuperPATH 入路:后外侧入路 THA 是目前使用最为广泛的入路,在该入路的基础上衍生出了传统微创后外侧入路。SuperPATH 是近来流行的一种改良微创后外侧入路,它整合 SuperCAP 入路和经皮辅助下全髋关节置换术(percutaneously assisted total hip arthroplasty,PATH)入路的优势。SuperCAP 入路是由 Murphy 最早提出,在微创后外侧入路的基础上,经臀小肌与梨状肌间隙,避免髋关节脱位,动态控制患肢位置,在特殊器械辅助下,原位完成股骨髓腔准备及假体安装。PATH 入路最早由 Penenberg 提出,借用常规微创后外侧入路,通过动态控制患肢位置,借助类似于关节镜辅助定位工具建立髋臼侧工作通道,经皮完成髋臼侧的准备及假体安装,髋臼假体朝向不再受到皮肤切口位置及长度的影响,降低假体位置不良的发生率。SuperPATH 吸收了上述两种入路的优点,采用股骨优先处理的原则,股骨髓腔准备及股骨颈的切除都是原位进行,对髋周软组织(包括邻近血管、神经)的侵袭降至最低。然后在一系列特殊的手术器械的帮助下,经皮实现髋臼准备及假体安装。目前,近期随访效果良好,中远期随访尚缺乏,需高质量随机对照研究来进一步证实其优越性。

2. 微创入路的各家之言　Sculco 和 Jordan 曾介绍一种微创后外侧入路,其切口位于大转子偏后方,长约 6~10cm,1/3 位于大转子近端,2/3 分布于远端。深层切口在臀大肌与阔肌膜张肌交界,局部小段切开,牵开股方肌,显露小转子,方便股骨颈截骨。若遇到复杂病例,该入路可向远、近端延伸,转为常规后外侧入路。Chimento 等报道切口长约 8cm 的后外侧入路,证实术中及总出血量均较少,术后 6 周跛行程度较常规入路低。手术时间、输血率、麻醉药用量、住院时间及术后康复方面,两组间没有显著差异。术后影像测量证实两组间假体位置无显著差

异。DiGioia 等也曾开展随机对照研究,发现微创后外侧入路组术后 3 个月的跛行率更低,上楼功能更佳。术后 6 个月,两组间在跛行、行走距离、爬楼等功能均进一步改善,两组间仍存在显著性差异。术后 1 年,两组之间差异失去显著性。Dorr 等报道一组前瞻性随机对照研究,微创后外侧入路组的住院时间短,疼痛轻,对步行辅助器械依赖度低。出院后,两组间差异失去显著性。不过,也有术者并未发现小切口的任何益处。Ogonda 的前瞻性随机对照研究证实微创后外侧入路的确可安全地显露髋关节。但与传统入路相比,并没有显著的临床获益。术后 2 天,微创后外侧入路组与常规后外侧入路组步态分析没有显著性差异。

直接前方入路借用 Smith-Peterson 入路的一部分。尽管髋臼侧显露良好,但若使用常规器械,往往难以将患肢调整到满意的位置来实现股骨柄和髓腔的满意对线。短柄和弯曲股骨近端锉的出现有助于股骨髓腔的准备及柄的安装。Matta 等使用 HANA 手术牵引床将患髋置于过伸、内收和外旋位,保证股骨近端的充分显露。尽管前方入路宣称不需要切断髋周肌肉,但不少术者建议松解后方关节囊及短外旋肌,保证股骨近端在小切口中的充分显露。此外,切口外移可避免损伤股外侧皮神经,但可导致深层解剖成为经阔肌膜张肌入路。Woolson 等报道手术时间可能更长,出血更多。其最初 247 例微创病例,术中假体周围骨折率达到 7.3%。不过,该组病例的确没有出现脱位。

双切口入路也是近来颇受关注的微创入路。髋臼假体经由前方切口直接置入,而股骨假体则经皮小切口辅助置入。髋臼及股骨侧的准备及假体置入均需在透视辅助下进行。该术式需借助特殊的手术器械及试模,且仅适用于非骨水泥型假体,其中股骨柄以广泛多孔涂层股骨柄为佳。该术式技术难度较大,在没有接受规范培训前,不建议尝试,尤其对于 THA 手术量较小的术者。

通过严格筛选患者,Berger 等报道双切口微创 THA 的患者可获得更快的关节功能恢复,并发症率更低。Berger 等在 Rush Presbyterian St Luke 医院的前 100 例患者的术后并发症率为 1%,仅出现 1 例股骨假体周围骨折,没有脱位,松动及再手术患者。85% 的患者当日出院,所有患者均在术后 23 小时内

离院。术中透视证实该组病例术后假体位置良好。但是,Pagnano 等也报道了 80 例的双切口微创 THA,指出手术时间延长,早期患者功能活动改善不明显,并发症率高达 14%,包括股骨近端骨折、感染和前脱位。

直接前方入路和双切口入路均宣称不需要切断肌肉及肌腱。实际上,这一观点缺乏确凿证据。Mardones 等开展尸体研究,评估后方小切口及双切口入路对邻近肌肉的损伤程度,发现双切口入路基本上都对外展肌和(或)短外旋肌在不同部位造成不同程度的损伤。微创入路之下,术者也无法完成损伤肌肉的修复。Parratte 等评估了多种微创入路对邻近组织的损伤,也同意基本上微创入路均不同程度地损伤邻近肌肉。前方入路可损伤阔肌膜张肌、臀中肌前部及短外旋肌。后方入路可损伤短外旋肌、臀小肌及臀中肌。而双切口入路可损伤外展肌和外旋肌,其对外展肌的损伤程度较微创后入路更为严重。

微创入路理论上可加速康复进程,但其推广常联用多模式镇痛和更先进的康复方案,均可对手术实际疗效的评估造成干扰。Pour 等对 100 例患者推行术前及术后加速康复方案,发现无论切口大小,加速康复组的行走能力及患者满意度在出院时均优于对照组。

微创术式及其配套器械仍在不断进步。微创手术入路和导航技术的整合有望进一步改进临床疗效,提高其可重复性,获得较传统入路 THA 更好的临床效果。就目前而言,各种微创术式的确提供术者更多的选择,但其优劣,需开展进一步的大样本、多中心的临床试验来证实。

3. 骨组织微创 伴随髋关节置换技术的成熟,手术指征不断扩大,更多年轻、活动量较大的中青年患者不愿忍受长期的疼痛,较早地接受非骨水泥型假体或表面髋关节置换。这部分患者倾向于选择短柄假体,可充分保留邻近骨量,为将来的翻修做好准备。部分患者的股骨髓腔与常规股骨柄无法实现远近端同时匹配。还有部分患者为配合某些微创术式对假体的特殊要求,而接受短柄假体。基于目前的文献回顾,多数短柄设计可实现骨微创的目的,其中短期临床效果也相当理想。

短柄一般不超过 12cm,其远端大概位于干骺端

与股骨近端交界处。短柄假体的初始稳定性取决于柄与股骨干骺端的匹配度。而干骺端的骨长入或者骨长上将确保假体的长期稳定。McTighe 将短柄假体分为 4 类（又称 JISRF 分类系统）：①头稳定型，如髋关节表面置换；②颈稳定型，需行股骨颈高位截骨；③干骺端稳定型，采用标准的股骨颈截骨；④传统股骨干/干骺端稳定型，标准股骨颈截骨，由于与传统非骨水泥型柄不存在显著差异，本段不再展开讨论。

（1）头稳定型假体：作为头稳定型假体的代表，髋关节表面置换（hip resurfacing）最大限度地体现了骨微创。多数表面髋关节假体设计中采用短杆导向，保留了大部分的股骨头骨量。头中型髋表面置换（mid-head resurfacing），股骨头截骨大概位于股骨头赤道半径处，介于髋表面置换与颈保留型髋关节置换之间，适用于股骨头骨量不足但年轻活跃的患者，可作为髋表面置换的一种替代。此外，我国自主研发的覆盖型髋关节置换，采用定制型设计，与股骨近端内侧面轮廓进行完美匹配，周围多针辅助固定，中央为一枚拉力螺钉增强固定，目前处于临床试验阶段。

（2）颈稳定型假体：颈稳定型（颈保留型）短柄，Freeman 早在 1986 年就在 JBJS 上报道颈保留型假体，当时假体仍采用直柄型设计。颈稳定型目前常分为两类，包括弯柄型及颈栓型。弯柄型的代表为 Pipino 设计的 Howmedica 公司的 Biodynamic™ 柄及后续 Link 公司的 CFP™ 柄。弯柄型股骨柄为解剖型设计，提供两种弧度规格，基本能保证假体与股骨近端内侧皮质的良好匹配。股骨颈的高位截骨最大限度地保留了股骨距骨量，有利于恢复正常的生理载荷。股骨柄植入过程中不需要扩髓，术中出血较少。Pipino 假体临床使用已近三十年，中长期生存率优良，但是 Pipino 假体发生股骨颈撞击的情况较多，尤其在颈部骨赘未充分清除时更易发生。与之类似的假体还包括：Omnilife 的 Apex ARC™ 柄，Permedica 的 JUST 柄，CorinMiniHip™ 柄等。

颈栓型，代表为 TSI™ 假体，它是一种介于头中型表面置换假体和弯柄型之间的设计，同类的假体还有 Depuy 的 Silent Hip™ 柄、Biomet 的 Primoris™ 柄、ARGE Medical Technics 的 Spiron™ 柄、Orthody-namics 的 CUT™ 柄。它们的设计理念类似，采用的是 12/14 的锥度设计。相关的临床报道较少。临床应用多集中于欧洲。

（3）干骺端稳定型假体：干骺端稳定型，此类设计是目前短柄的最主流设计，其研发及应用主要集中于美国。由于采用常规股骨颈截骨，因此，股骨柄近端结构沿用目前股骨柄的主流设计。股骨柄远端采用填充型设计或锥度型设计。填充型设计体现在柄体近端向外侧延伸，代表为 Proxima™ 假体，通过充分地填充干骺端，保证股骨柄的初始稳定。同类产品还有 Biomet 的 Balanced™ 柄、AJS®™ 柄、Permedica 的 Pegasus Modular™ 柄。锥度型设计为目前短柄假体的主流，一般采用冠状面锥度，往往是常规锥度柄的修改版，代表为 Aesculap 的 Metha™ 柄、Depuy 的 Trilock™ 柄、Stryker 的 ACCOLADE Ⅱ™ 柄、Biomet 的 Taperlock™ 柄。而 Zimmer 的 Mayo Conservative™ 柄、Smith & Nephew 的 Nanos™ 柄、Implantcast 的 Aida™ 柄等设计既包含了颈稳定型设计，同时也结合有干骺端固定的锥度设计。

（4）短柄假体的基本原理：与长柄假体相比，短柄假体的初始稳定性较差。为此，术者往往需要给予短柄更大程度的压配。过度压配可造成股骨近端骨折，但压配不足则可能无法提供满意的初始稳定，假体柄可出现松动，尤其是旋转不稳定。总之，短柄设计的特殊性造成压配技术的安全区间较窄。对于股骨颈稳定型假体而言，若股骨颈区皮质骨壁薄并伴有局部骨质疏松，那么股骨柄的固定强度往往较差。此外，股骨颈区是髋部旋转应力和悬臂应力最集中的区域，过高的应力可导致局部骨质吸收、内固定失效。因此，对于接受短柄假体的患者，术后 4~6 周内仅行部分负重，负重量不应超过体重的 50%，预留足够的时间来满足股骨颈区的骨性结构的充分修复。

组配的颈领设计有助于短柄假体实现髋关节解剖重建。但是不同颈领设计的合理性存在差异，尤其当股骨颈/柄的金属材料存在差异时，设计上的小瑕疵就可能加速界面腐蚀、失效。短柄的小尺寸和特殊形态往往能使本来捉襟见肘的切口变得游刃有余，尤其是经直接前方入路植入股骨柄时，可降低对大转子区的杠杆作用，避免出现股骨近端骨折。采用后方微创入路时，颈保留型短柄的股骨颈高位截骨保留了更多的解剖参照,方便后方关节囊及短外旋肌的解剖修复。

短柄假体将在现代人工全髋关节置换中扮演重要角色,其既有助于实现软组织微创,又有助于实现骨性微创。与传统长柄相比,干髓端稳定型短柄的骨接触面积明显缩小,因此,它对旋转和轴向加载的对抗能力减弱。颈稳定型柄可提供额外的轴向及旋转稳定性,减少骨与假体界面的应力,适用于活跃的年轻患者。当然,短柄的选择必须要综合考虑患者局部骨质和活动量。要充分发挥短柄在微创 THA 中的作用,术者需熟悉各种短柄假体的设计原理及优缺点。另外,短柄的选用及术后康复方案上都与常规假体存在一定的差异。对于短柄的未来,我们应抱有谨慎的乐观态度,扬长避短,严格把握短柄假体的选择指征。

## 二、微创技术在人工膝关节置换中的应用现状

微创技术在膝关节应用的经典例子是膝关节镜的应用,而本章主要聚焦微创技术在人工膝关节置换术中的应用,因此,本节将围绕微创全膝置换,微创单髁置换,多间室置换及髌股关节置换等方面来展开,系统阐述微创技术在人工膝关节置换中的应用现状。

1. 微创全膝关节置换术　人工全膝表面置换术(total knee arthroplasty,TKA)是继 THA 之后成人重建外科又一成功术式,是治疗终末期膝关节骨关节炎的金标准。TKA 已取得优异效果,10 年生存率高达 95%。如何能够使患者更快速地康复,并重返日常工作是目前最普遍最集中的诉求。传统 TKA 术为了能够暴露病变部位,所需切口较长,对邻近健康组织分离较为广泛。理论上,大切口导致神经、血管损伤及感染等风险升高,邻近肌肉等软组织损伤较大,术后疼痛明显,康复速度慢,切口愈合不美观。而微创技术有望减轻邻近软组织损伤,降低术后疼痛程度,满足快速康复的需求。

微创 TKA 核心要素包括:小切口,一般长度<10cm,但具体长短存在争议;通过移动手术窗来充分利用切口,分期显露术区;对邻近软组织行有限解剖及分离;通过改进或设计新手术器械来改善术野暴露,尽早开展康复。

实际上,微创 TKA 是在单髁置换术(unicompartmental knee arthroplasty,UKA)之后提出的。单髁置换早在 1970 年代就已提出,但是由于中期失败率较高,很快被关节外科医师抛弃。20 世纪 90 年代起,伴随手术技术、假体和器械的改进,UKA 再次兴起。近来,临床随访表明,UKA 在适宜人群中可获得高于 95% 的 10 年生存率,已接近传统 TKA 的中远期疗效。其优势包括:病死率低、住院时间短、对康复要求低、可早期负重。UKA 手术通常在有限暴露下开展,伴随经验的积累,部分医生自然而然地将摸索的微创技术应用在其 TKA 手术上。

关于微创 TKA 的相关争议一直存在。支持者认为微创 TKA 可减轻软组织损伤,降低出血量,加速康复进程,理论上可降低疼痛程度,改善膝关节功能。当然,小切口本身可进一步提高患者满意度。反对者认为上述优势并没有可靠的临床证据。但更长的手术时间、更高的假体位置不良发生率、更陡峭的学习曲线都不利于其大范围铺开。微创 TKA 是否是传统 TKA 手术的有效替代,甚至是更高层次的技术,还没有确定性意见。尽管微创 TKA 的早期研究的结论存在明显争议,若能保证假体力线满意,保持并发症率与常规 TKA 相仿,微创入路至少能改善切口的美观度,提高患者满意度,帮助患者更早的开展有效的康复锻炼。

(1)手术入路:标准 TKA 入路取膝前正中切口,然后经内侧髌旁切开膝关节。微创 TKA 切口长度约为髌骨轴向长度的 2 倍(即 6~14cm)。膝内翻、外翻患者施行微创 TKA,需分别从髌骨上极向内或向外适当做弧形切口至胫股关节线,理论上可提供更好的暴露。实际上,更小、更美观的皮肤切口并不意味着真正的微创。行微创 TKA 时,在内侧髌旁入路基础上,应避免过度延伸,避免影响股四头肌的伸膝功能。另外,应尽可能避免翻转髌骨。常规 TKA 术后股四头肌的伸膝肌力平均可降为对侧伸膝肌力的 83%,这可能与股四头肌损伤相关。因此,微创技术应尽可能避免损伤邻近组织,充分保留股四头肌肌力。

内侧髌旁有限关节切开入路是最常用的 TKA 微创入路,可在微创 TKA 与 UKA 之间轻松转换。它仅允许向股四头肌腱近端延伸 2~4cm,保证髌骨可向外侧半脱位。根据内侧髌旁有限切开入路和股

内侧肌入路的随机对照研究,术后 6 个月两组间的活动度、术后疼痛、HSS 评分及假体位置无显著差异。但是,有限内侧髌旁入路可自然地向传统 TKA 入路转换,因此,更受骨科医师欢迎。

微创 TKA 入路还包括:股内侧肌入路、股下入路、股四头肌保留入路和外侧入路。股内侧肌入路需沿股内侧肌纤维向近端切开 1~3cm 的股内侧肌斜束。股内侧肌斜束是主动伸膝时唯一可防止髌骨外移的肌肉。股下入路行关节切开不损伤股四头肌,但常出现髌骨翻转困难。在充分利用切口,小尺寸手术器械辅助,并在单纯髌骨外移的前提下施行 TKA 术。股四头肌保留入路,相当于股下入路且髌骨处于原位,往往需借助特殊手术器械才能完成 TKA。股下入路和股四头肌保留入路对外侧胫骨平台的显露有限,学习曲线较长,很难成为标准入路。

外侧入路是微创 TKA 中最新的术式,采用的是经髂胫束切口。该入路需在导航辅助下进行,不需要股骨髓内定位来辅助安装股骨假体,不影响股四头肌肌力,允许髌骨翻转,不需要脱位膝关节。166 例患者接受微创外侧入路 TKA,短期优良率达 97%。缺点是在暴露胫骨和后内侧角时,视野受限。

(2) 特殊器械及技术特点:首先,微创 TKA 需要小尺寸的手术器械辅助;其次,为充分利用小切口,需借助特殊设计的牵开器来保证截骨时术野的充分显露同时保护邻近软组织。如加长版牵开器能在股骨远端截骨时保护内外侧副韧带。当然,小尺寸的截骨模块也有助于小切口下行 TKA。

移动窗技术与微创 TKA 相伴出现,它可在不增加邻近软组织应力的前提下实现关节腔的充分显露。微创 TKA 通常在屈膝 10°~35°下进行,而不是屈膝 90°。也有术者采用悬腿技术,利用重力来帮助显露膝关节,通过屈髋 20°~30°,屈膝 90°~100°,可将术区充分暴露于切口内。

微创 TKA 成功要点,包括髌骨关节囊松解、避免翻转髌骨、不需要胫股关节脱位、特定的截骨顺序和碎片化截骨技术等。上述技术在不同的微创入路中有一定差异,但原则类似。关节囊松解可增加髌骨外移幅度,充分显露关节。与传统 TKA 的髌骨翻转技术相比,微创入路借助半脱位技术,在实现充分暴露的同时,避免损伤股四头肌。

截骨时应尽可能避免膝关节脱位,既可保护邻近关节囊,又有利于减轻术后疼痛,加速康复进程。为充分保护关节邻近软组织,可先行胫骨截骨,然后行股骨截骨,最后行髌骨截骨。伴随截骨的进行,手术空间不断扩大。当然,若术者采用了以上策略,可能在完成最终截骨前,需要进行一定的徒手处理。

当然,假体尺寸及设计也将影响切口及关节切开的大小。近来,有厂商通过胫骨托设计中添加了短或组配式 Keel 设计来应对小切口。改良的胫骨托设计避免了半脱位的必要性,方便在骨水泥中置入基座。当然,术中需要仔细检查,避免骨水泥残留。通常,股骨外侧髁和胫骨外侧平台是骨水泥残留的常见部位,需常规检查。

(3) 结果对比:微创 TKA 的核心目标是降低术后疼痛程度、加速康复速度及改善术后活动度。临床随访也证实微创技术早期疗效更佳,术后出血更少、住院时间更短、活动度更大。同时,假体位置与常规 TKA 无显著差异。一项 48 例微创 TKA 的临床回顾报道,术后短期患肢主动直腿抬高较常规 TKA 明显提早,但在术后 2~4 年,两组患者膝关节功能没有显著性差异。

一组 32 例微创 TKA(切口 6~10cm,无髌骨翻转,无股四头肌劈开)和 26 例常规 TKA 术(切口>10cm,髌骨翻转,股四头肌劈裂)的病例对照研究,两组平均 KSS 评分分别为 96 分和 94 分,平均功能评分分别为 99 分和 90 分。另一组病例对照研究,纳入两组共 73 例年龄和性别相匹配的患者。微创组为经股内侧肌入路,不行髌骨翻转,保留髌上囊,常规组为传统内侧髌旁入路。微创股内侧肌入路在术后 6 周及 12 周屈伸活动度更大。术后 1 年,微创组的术后关节活动度也更大(微创组 125°,对照组 116°)。术后胫股角无显著差异,假体对线良好。当然,微创组止血带使用时间更长,平均延长 14 分钟。

一组微创股内侧肌入路 TKA 与常规 TKA 的随机对照研究,对比术后膝关节屈伸肌力,术后 3、6、12 个月,微创组伸膝肌力更大,而屈膝肌力、Harris 髋关节评分及 Oxford 膝关节评分在两组间没有显著差异。研究者认为微创技术对于伸膝装置的保护优于传统 TKA。还有研究者对股内侧肌入路微创 TKA 术后采用运动加速器进行膝关节活动功能的评估,术后短期[平均(3.0±3.3)天],患者即能获得术前约80%的伸膝肌力,而传统TKA要获得同程度的肌力恢复需要(7.0±3.5)天。

通过对13项随机对照研究进行荟萃分析,微创TKA的KSS评分在术后6周及12周均优于传统TKA术。但是,在术后6个月,差异不再显著。其中,微创TKA术后膝关节活动度在术后6天内即体现出较传统TKA更为显著的优势。

(4)并发症及局限性:多数学者对微创TKA的态度比较谨慎,目前较主流的看法是微创技术需进行严谨的患者筛选,才可保证优良的临床疗效。传统TKA更适用于BMI较高、严重固定外翻畸形、严重骨质疏松、膝关节截骨史或类风湿关节炎的患者。对比常规TKA,微创TKA存在显露有限、截骨视线不佳和术后骨水泥残留等问题。此外,对于某些微创TKA的特殊切口,可能无法实现向标准的内侧髌旁入路转化,一旦出现意外,只能另行设计切口,须谨慎采用。

微创TKA的技术难度较传统入路更高,学习曲线更长。研究证实术者一般需开展50台微创TKA后,其手术时间才与常规TKA无显著差异。有研究将100例微创TKA和50例常规TKA行学习曲线分析,前25例微创TKA与常规TKA的手术时间存在显著差异,分别为102.5分钟和78.9分钟,但差异仅存在于前25例。对比前25例和后25例微创TKA,试验对象在髌旁切开准确度和髌骨倾斜方面存在显著差异,但前后25例患者之间不存在显著的假体位置差异。

根据一项荟萃分析,微创TKA较常规TKA平均增加10~19分钟。微创组的伤口愈合问题及感染率与常规组没有显著差异。同样地,该荟萃分析也指出假体的位置在两组间没有显著差异。

微创TKA是否真正微创还需进一步评估术后膝关节周围软组织损伤的严重程度。微创及常规TKA组之间进行术前、术后血清肌酐磷酸激酶、肌红蛋白、醛缩酶、乳酸脱氢酶、谷氨酸草酰乙酸转氨酶和肌酐等的对比。上述指标的手术前后变化量在微创组和常规组之间没有显著差异,即两组之间对膝关节周围所造成的创伤没有差异。还有研究对比分析了术前、术后微创及常规TKA组C反应蛋白和白介素6的水平,也没有发现显著差异。所谓的微创术式真的微创吗?似乎切口长度并不能体现手术的侵袭度。考虑到新装备的花费、潜在并发症的风险、学习曲线的要求,微创技术更应该在手术量大,并接受规范培训的手术医师手上开展。

(5)展望:微创TKA术的优势包括出血少、方便切口闭合、降低术后疼痛、缩短住院时间、加速康复及改善切口美观度。但是,不能回避的问题是学习曲线较为陡峭、手术时间延长、牺牲术野暴露、增加技术误差和神经血管损伤风险高。

微创TKA的批评者认为它并不能比常规入路TKA获得更好的临床疗效,市场化操作所描述的优势并没有获得文献的支持。所谓的微创技术优势可能被激进、改良的疼痛控制及康复方案所干扰。另外,微创的潜在优势可能带来切口的愈合不良,以及假体的位置不佳。相信患者更愿意接受一个大切口,而非二次翻修。

2. 微创单髁置换术　单髁置换术(Unicompartmental knee arthroplasty, UKA)和TKA术各有其适应证。UKA并不能替代TKA,但可成为膝关节骨关节炎序贯治疗的有效组成部分,为未来的TKA尽可能多地保留骨量。UKA有严格的手术适应证,需在关节镜下证实对侧间室关节软骨及半月板没有损伤。若对侧半月板有损伤、不完整,甚至缺失,单纯依赖关节韧带难以维系关节稳定所需平衡,UKA失败率也将显著升高。适应证:年龄50~90岁,负重位下内侧关节间隙狭窄的骨关节炎早期患者,即真正的单间室骨关节炎患者,Ahlback分期(2~3期,部分4期)。单纯内侧关节间隙狭窄、关节线上移所致髌股关节关系异常并不是UKA的禁忌证。若髌骨切线位提示外侧髌股关节间隙狭窄,同时伴骨硬化,此时,不应施行UKA。

与传统的UKA相比,微创UKA不仅切口更小,同时还保证邻近结构的完整,包括髌上囊、股四头肌腱、髌骨及内侧胫骨的支撑结构等。切口起自髌骨上极偏内,至胫骨平台纵向切开,长约7~10cm。近端,于股内侧肌肌腱部横行切开2cm有利于充分显露术区。微创UKA入路与微创TKA的内侧髌旁入路类似,它既不影响伸膝装置,也不会造成髌骨继发脱位。而传统UKA切口较长,不注意保护髌上囊,并翻转髌骨,可造成更大的损伤。微创UKA置换较其他UKA的截骨量更小,对未来手术的干扰更小。因此,微创UKA可广泛应用于各类患者,尤其是年轻、体重较重、活跃的患者。在合理的镇痛方案的帮助下，微创 UKA 甚至可在门诊手术室进行。术后4 小时，患者即恢复独立生活。

关于微创 UKA 的长期生存率的临床报道差异较大，影响因素较多，包括关节炎分期、胫骨平台骨性支撑情况、假体材料的固有缺陷，如聚乙烯变形及磨损。其中，最重要的影响因素是假体是否准确安装，而非 UKA 的假体设计或者微创入路本身。规范的培训是成功施行 UKA 术的前提。UKA 自身已具备骨微创优势，若能同时兼顾软组织微创，自然更吸引手术医师。但 UKA 的假体安装及骨水泥的取出都需在视线受阻的前提下完成，容易出现假体位置不良或是骨水泥残留。可见，微创 UKA 术将原本要求就高的 UKA 术进一步升级，更具挑战性，更容易出现各类并发症，需更多高质量的临床随访来进一步证实其临床疗效。

3. 多间室置换　UKA 术的良好临床效果使得膝关节外科医师再次对保留前叉韧带的单髁或者双侧单髁替代产生兴趣。单髁假体是软组织保护手术的典型代表之一，其核心是最大限度地保护关节周围肌肉、韧带等解剖结构及关节自然生物力学环境，其目标是尽可能减少创伤，加快术后康复，缩短康复进程。软组织保护性手术绝不仅仅是切口微创，还需保护包括肌肉、肌腱、韧带、关节软骨及软骨下骨。

UKA 术可最大限度地保护软组织，同时对邻近骨骼的侵袭也很小。UKA 假体的小尺寸可满足切口微创的要求。与微创髋关节置换不同，小切口下将单髁假体置入生物力学及运动学复杂的膝关节，对医师的手术技巧提出很高的要求，尤其在双侧单髁假体置入时。此时，单髁假体不是要替代关节，而是希望与关节残留结构实现完美融合。单髁置换不期望能纠正造成关节病变的生物力学环境，而仅是替代退变的解剖结构。

双侧单髁置换最早在 1970 年代由 Marmor、Gunston 和 Lubinus 等引入，通过植入双侧单髁假体来分别替代双侧关节间室，保护髁间隆起和前叉韧带。双间室置换，一般指同期置换一侧胫股关节和髌股关节。关于多间室膝关节置换，有些医师进行了各种大胆的尝试。如单间室退变患者同时合并有髌股关节退行性变，术者曾尝试行双侧胫骨髁和

股骨髁表面置换，甚至有学者尝试一期行双侧单髁置换联合髌股关节表面置换术。

一项 1990～2005 年 129 例双侧单髁置换（1～15 年）的临床回顾性研究，术后膝关节活动度平均为 126°，其中 3 例假体失效，1 例因韧带松弛，1 例髌股关节退变，1 例慢性膝前痛。1990～2003 年，91 例双侧胫骨髁置换联合股骨髁表面置换进行 2～11 年临床观察，膝关节活动度平均为 116°，1 例因韧带松弛出现失败。88 例患者接受双间室置换（单髁联合髌股关节置换），术后 3 年随访，仅出现 1 例因髌骨倾斜接受了 TKA 翻修。

保留交叉韧带的膝关节双间室置换目前仅小范围开展，随访结果表明，术后患膝的活动功能和运动学都更接近正常膝关节。在部分医师手上，假体生存率与全膝关节置换术相仿。双侧单髁置换术后平均可获得 126°的屈伸活动度，高于常规 TKA 术后膝关节活动度。双侧单髁置换不需要常规行髌骨表面置换，长期随访并未观察到明显的髌股关节退变。

4. 微创髌股关节置换术　髌股关节炎发病率较高，是骨科门诊的常见病，常伴有髌骨力线不佳和发育不良。髌股关节置换术可用于治疗孤立的髌股关节炎以及Ⅳ度的弥漫性髌股关节软化。髌股关节置换术对疼痛的缓解明显优于其他髌股关节治疗手段，例如髌骨切除术、胫骨结节减张术等。近来，髌股关节置换的假体设计和技术不断改进，手术指征进一步明确，日益为膝关节医师关注。此外，髌股关节置换术完全不影响未来的全膝关节置换术。

选择设计合理的假体、准确的安装和良好的软组织平衡是髌股关节置换术的关键。现行的髌股关节置换术要么徒手安装，要么要借助尺寸较大的手术器械，往往需要较大的手术切口。随着手术器械的微创化，髌股关节置换术逐步向小切口入路过渡，可以实现微创化操作。

（1）手术指征及禁忌：髌股关节置换术是治疗局限性髌股关节炎、创伤性关节病、Ⅳ度的双极或单极髌股关节软化症的有效手段。在髌股关节置换之前，可先尝试关节镜下微骨折、自体骨软骨移植、自体软骨种植等方法。若不成功，可二期行髌股关节置换术。

髌股关节置换术可用于伴局部发育不良的髌股关节炎患者。对于髌骨轨迹不良及对线不佳的患

者,需在术前或者同期改变对线不良后,才能施行髌股关节置换。轻度髌骨倾斜或滑车发育不良也不是绝对手术禁忌,可在髌股关节置换时同期行外侧支持带松解。Q角过大的患者还需要先行或者同期行胫骨结节移位术。炎症性关节炎、半月板、胫股关节面软骨钙质沉积症及疼痛范围较弥散的患者不宜接受髌股关节置换。伴有胫股关节病、弥漫性Ⅲ到Ⅳ度软骨软化症是髌股关节置换术的相对禁忌。近来有学者尝试在髌股关节磨损和局限性Ⅳ度软骨软化症的患者中同期实行髌股关节置换和单髁置换。髌股关节置换是治疗<55岁的孤立性膝关节前间室病变最有效的术式,但在老年患者中的疗效不确定,手术医师更倾向于全膝关节置换术。

(2)临床疗效:目前,关于手术入路对于髌股关节置换疗效影响的文章很少。参考微创全膝和单髁置换的经验,微创术式较标准入路的髌股关节置换应可获得更快的康复。

多数研究报道髌股关节置换可达85%的早中期优良率。髌股关节置换疗效评估指标较多,包括假体设计及安装、髌骨运动轨迹、下肢对线、软组织平衡、Q角、手术指征的把握及是否伴有胫股关节软化等。髌股关节置换常同期施行胫股关节置换、单髁或邻近截骨,也对髌股关节置换的临床疗效评估造成一定干扰。软组织失衡、假体位置不良所致髌骨不稳是髌股关节置换早中期失效的主要原因。

滑车假体的几何形态直接影响髌股关节的生物力学及运动学,包括矢状面滑车轨迹、前方凸缘的近端延伸长度、假体前方宽度及假体的限制程度。滑车假体曲率半径越圆钝,越容易出现假体位置不良,假体可相对股骨前方皮质上翘,或者假体髁间窝部上翘。前者导致屈膝0°~30°时,髌骨假体远端与滑车假体近端撞击,出现髌骨弹动或运动轨迹欠佳。而后者可导致在深度屈膝开始伸膝时,髌骨假体近端撞击滑车假体髁间窝部。此外,滑车髁间窝部上翘还可直接撞击胫骨或前叉韧带。滑车假体设计若与股骨远端几何形态相匹配,就不容易出现上述问题。滑车假体近端延伸部过短,在膝关节伸直位开始屈曲的前10°~30°,可出现髌骨弹动、膝关节卡锁,尤其是当滑车假体安装出现上翘或者前移时。若滑车假体的近端延伸部足够长,髌

骨假体在伸直位时就已与滑车假体充分接触,不容易出现髌骨弹动及膝关节卡锁。假体设计时若能给予滑车沟合适的宽度,可赋予髌骨运动更多自由度,减少假体运动轨迹异常,降低髌骨假体磨损。

继发的胫股关节退变是导致髌股关节置换中长期失效的主要原因。Kooojman对45例患者进行平均15.6年(10~21年)的随访,25%的患者因胫股关节退变加重接受了翻修手术。其中,2例行胫骨高位截骨,10例行全膝关节置换。截止随访终点,剩余75%的患者假体仍在位,其中86%的患者功能状态良好。Cartier等对59例髌股关节置换的患者进行平均10年(6~16年)的随访,47例获得无痛生存,12例因胫股关节退变出现轻度疼痛,1例髌骨半脱位,2例滑车软组织撞击。91%的患者可自行上楼。膝关节协会评分:优秀77%,良好14%,欠佳9%。膝关节协会功能评分:优秀72%,良好19%,欠佳9%。随访期内,没出现髌骨或滑车假体松动。2%的患者出现髌骨弹动。1例髌骨假体出现明显磨损,5例轻度磨损。纵观生存曲线可发现两个集中失败期。术后3年左右的失效往往与手术技术直接相关。术后9~10年则与症状性的胫股关节退变相关。

正如所有的膝关节手术一样,髌股关节置换同样可采用微创术式。但是,首先术者需要能在大切口下准确和有效地完成手术。对于术前存在因髌股关节骨关节炎所致股四头肌萎缩的患者,微创术式可进一步减少伸膝装置的医源性损伤,避免术后股四头肌进一步萎缩。手术入路一般不影响假体的安装及固定,也不影响髌股关节置换的临床疗效。微创术式有望更充分地保留股四头肌功能,加快康复进程,保证良好的手术疗效。

## 三、计算机导航技术与微创技术

计算机辅助导航技术是骨科界又一项重要的技术革新,有望在传统骨科器械的基础上进一步提高手术精度,减少手术创伤。早在1987年,Bargar和Paul就曾在全髋置换中采用机器人技术。他们与IBM公司合作,尝试将机器人技术引入医学界。当时,最具代表性的进展就是将数字软件提升到像素级准确度(20~30mm),以适应当时定制性人工髋关节假体生产的需要。20世纪末,DiGioia和

Jaramaz 开发了第一套基于 CT 数据的臼杯导航系统。通过进一步改进导航系统,出现不需要术前图像处理的非图像依赖的髋、膝关节导航系统,使整个流程变得更为简单,易于推广。

从纯粹的技术角度看,导航系统毫无疑问可提高手术精确度,保证假体安装更接近目标位置。精确度良好的导航技术很显然将会是微创外科的重要辅助技术。

1. 导航下全膝关节置换术 多数研究认为 TKA 术后下肢力线与理想力线偏差超过 3° 可显著增加松动和假体失效风险。Berend 等认为胫骨假体出现 >3° 的内翻时,松动率是显著升高的。Petersen 和 Engh 对 50 例传统 TKA 术后患者行随访,发现仅 26% 的患者术后下肢力线处于内外翻 3° 以内。计算机辅助导航可改善 TKA 术后假体安装力线,股骨假体的冠状面及矢状面对线,胫骨假体的冠状面对线。基于图像的导航系统借助术前 CT 或者术中透视来辅助假体定位。而非图像系统则借助术中辅助工具的标志辅助定位。Yau 等分析了观察者对非图像导航系统中解剖标志的主观识别误差,提出即使采用最大累积误差也仅导致冠状面机械力线出现 1.32° 的偏差。Bathis 等对比了非图像导航系统与传统股骨髓内和胫骨髓外机械定位系统,导航组下肢力线误差在 3° 以内的比率高达 96%,而传统组仅为 78%。与非图像导航系统对应的是基于图像或者其他信息的导航系统,包括基于 CT 的光学导航系统、术中透视以及电磁追踪系统,其中目前最主流的是基于 CT 的光学导航系统。Bathis 等对比了基于 CT 和非图像导航系统,以患者下肢力线处于 3° 偏差之内为基本要求,基于 CT 的导航系统与非图像系统分别达到 97% 和 92% 的准确率。

导航系统避免了髓内定位,显著降低术中出血和脂肪栓塞率。Kalairajah 等对 60 例患者使用导航,对比传统的髓内定位,平均出血量从 1747ml 降低至 1351ml,差异呈显著性。14 例患者行经颅超声多普勒检查,所有传统髓内定位的患者均在颅内观察到微栓子,而导航患者仅 50% 在颅内观察到微栓子。

导航系统也可进一步提高 UKA 假体安装精确度。Cobb 等借助机器人系统来辅助安装 Oxford 单髁膝关节系统,导航辅助 UKA 患者的下肢力线误差

均在 2° 之内,而传统 UKA 仅有 40% 的患者处于相应范围。Keene 等对双膝 UKA 术患者分别施行传统及导航 UKA,导航组 87% 的患者下肢力线处于理想范围,而传统机械定位组仅 60% 的患者下肢力线处于该范围。

2. 导航下人工全髋关节置换术 DiGioa 等最早报道借助术前 CT 数据的计算机导航系统来辅助安装臼杯。导航系统一般可达到 1 度/1mm 的旋转及平移误差。Haaker 等在 98 例患者中对比徒手和基于 CT 的导航辅助臼杯安装的准确率,术前设定目标外展角 45°、前倾角 20°。导航组臼杯平均外展角为 43°[95% 可信区间(confidence interval),CI:0.97],前倾角为 22.2°(95% CI:1.72)。徒手组臼杯平均外展角为 45.7°(95% CI:9.1),前倾角 28.5°(95% CI:10.2)。导航组的臼杯外展角和前倾角均较对照组更为精准。

非图像导航系统较 CT 导航系统更为简化,也没有 CT 相关费用。Kalteis 等的随机对照研究表明非图像导航与 CT 导航结果相近。Nogler 等的尸体试验也证实非图像导航系统较传统机械引导装置更精度、可重复性更强。Wixson 等结合后方微创 THA 和非图像导航技术,最高误差仅为 8°。导航组外展角平均为(42.38±1.88)°(38°~47°),前倾角平均为(20.78±2.58)°(13°~29°)。其中,30% 的臼杯前倾角位于 17°~23°,而传统机械引导组,仅 6% 的臼杯前倾角处于该范围。

非图像导航技术应用于髋关节外科已有较多报道,但是仍有不少术者持保守态度。Stiehl 等曾对非图像导航辅助臼杯安装开展尸体研究,臼杯外展角平均为 43.59°,标准差为 3.56°,前倾角为 17.03°,标准差为 1.01°。Stiehl 等认为髂前上棘经皮定位时,误差较大,导致非图像导航在控制外展角方面精确度不佳,标准差较大。皮下脂肪厚度直接影响解剖标志识别,平均每 1mm 的皮下脂肪可造成 0.5° 的误差。

透视辅助导航在全髋关节置换中也有应用,但同样存在精度欠佳的问题。最显著的制约因素为 C 形臂机狭小的工作空间常导致图像采集困难,而透视下确定耻骨联合也较为困难。比较而言,臼杯外展角的判定更为可靠。Grutzner 等证实透视导航结合经皮穿刺来确定骨盆前平面或许可获得较好的精

度。

3. 导航人工关节置换的支持意见　Stiehl 等对其最初的 86 例导航 TKA 患者进行回顾，测量术后站立位 X 线片,95% 的患者术后下肢力线偏差在 2° 之内。若术前膝关节内翻 >10° 的患者,就需要对内侧副韧带行松解,借助导航系统的规划软件可提前评估。也就是说,术前 Stiehl 已明了是否需行内侧副韧带松解。明显膝内翻的患者,内侧副韧带浅层往往需行广泛松解,松解范围可达 7～10cm,直至内侧副韧带出现应有的张力,那才意味着正常力线的恢复。导航还有助于改善骨折畸形愈合患者的下肢力线。传统股骨轴线的确定需依赖髓内定位装置,对于存在畸形的患者,髓内定位实施较为困难。导航可实时显示股骨髓腔形态,有助于微创下明确股骨远端开口位置及截骨的高度。

股四头肌保留入路 TKA 术后患者可出现慢性膝关节不稳定,通常是残留 5°～7° 内翻畸形所致。膝关节伸直位时,膝关节内侧过紧,外侧过松;屈曲位时,膝关节内外侧均过松。借助导航系统可行准确截骨,实现屈伸关节间隙平衡。导航还能对胫骨、股骨的旋转对线进行评估,这对于存在髌骨脱位或者半脱位的患者较有价值。

导航有利于改进手术精度,避免多次截骨所带来的不必要的创伤,其本身就是实现局部微创的有效手段。此外,导航能补偿因微创技术所损失的视觉或触觉反馈,有利于提高手术安全性。微创 TKA 的器械尺寸更小,固定稳定性较差,容易出现 2mm 以上的平移误差,也更需要导航系统来确保假体安装精度。因此,施行微创术式时,尽管切口小,视野受阻,但凭借导航系统可保证截骨精度,辅助韧带松解,保证术后下肢力线处于理想范围。

4. 导航人工关节置换的反对意见　导航系统的主要问题是费钱和费时。一般导航系统需要投入超过 20 万美元。另外,每年需花费 2 万～4 万美元来进行设备维护及软件升级。另外,导航系统给常规关节手术增加了额外的步骤。即使仅保留必需的步骤,至少需额外花费约 7～10 分钟。和任何新技术一样,导航也存在学习曲线。手术医师及其团队需要参加导航培训课程。在开展正式手术前,手术医师需要花费一定的时间来熟悉导航系统。

导航下全髋关节置换和膝关节置换一样存在费用等问题。而费时的问题在髋关节置换中更为突出。无论是非图像导航还是透视导航都是十分费时。髋关节非图像导航系统需要患者术中变换体位,如平卧位行注册、配准,侧卧位进行手术操作。一般配准要么借助体表标志,要么行经皮穿刺。额外费时 15～20 分钟很常见。而透视下导航由于工作空间有限,图像采集和配准都需更长时间,目前基本淘汰。

5. 导航技术与微创术式相结合的必要性　微创技术的优势是减少软组织损伤,不足是影响了术区的显露。以微创 TKA 为例,无论选择哪种微创入路,邻近解剖标志的暴露都比较有限,术者不得不进行技术及器械的改良。移动手术窗技术、特制牵开器、适应于小切口的手术器械都是为了配合微创这一终极目标。但上述改良无法完全弥补术野显露不充分的硬伤,可导致一些不良结局:假体位置不良,股骨、胫骨及髌骨骨折,神经血管损伤,切口愈合不良和手术时间延长等。导航技术可弥补机械引导装置的不足。导航下常规 TKA 已证实可提高假体安装的精确度,恢复理想下肢力线。那么,导航下微创 TKA 有望充分发挥微创技术和导航技术的优势,在微创的前提下,保证假体的准确安装,获得完美的下肢力线。

微创概念推动假体和手术器械的设计改良。导航技术要真正服务于微创关节外科,其软、硬件需要配合微创小切口行再设计。微创关节外科的导航系统要在保证系统安全、准确、有效、性价比高的前提下,与微创切口及工具相匹配。在传统关节手术中导航技术所表现出的安全及准确,在微创关节手术中必须保留。关节解剖结构的注册不能受微创入路影响。追踪器和小尺寸的导航截骨模块需要与局部骨性结构实现满意的固定。导航技术有望帮助医师完成真正的微创关节置换。但是,导航系统能否真正保证微创关节置换手术的安全、准确和有效,需要进一步的临床随访来证实。

## 四、微创技术的培训及推广

所有的微创技术均号称有助于实现早期、快速及完全的康复,恢复患肢功能,减少出血,改善切口美观度。当然,所宣传的优势还需要与潜在的并发症之间进行权衡。微创技术开展早期的确可出现较传统手术更多的并发症,即所谓的学习曲线。要知道微创术式并非是一朝一夕间形成,发明者在发明该术式的过程中,必然经历验证与再修正,最终形成成熟的套路。学习者在度过学习曲线的过程中,很可能经历较传统技术更高的并发症发生率,同样需要结合自身经验进行再消化,进而充分发挥微创术式的优势,同时避免不必要的并发症。

当代发达的通讯技术和成熟的市场运作,使微创技术从发明到推广的速度不断加快。很多微创技术在尚未成熟,或者专科医生尚未走完学习曲线时,患者大众就已获取了大量的信息,导致某些微创技术在没有规范培训的前提下,就在不同层次的医院开展。这就可造成微创术式的优势无法得到体现,而缺陷却被放大。

微创手术对术者的技能要求到了更高的水平。包括以下几点:①为了达到与常规手术同样保护邻近结构的目的,微创手术较常规手术在手术技能上要求更高,术中操作的容错度下降。②微创技术的手术误差更不容易被即时发现,并作出相应调整。伴随手术的进行,隐匿的手术误差往往被进一步放大。③造成传统手术中困难的因素,如僵硬、畸形及组织条件差等不利影响,在微创手术中更为明显。④微创手术往往伴随某些信息反馈的缺失,而这些信息可能是术者常规依赖并做出相应调整的关键信息,这也是某些技术熟练的医师抵触微创手术的原因之一。

微创手术容错度低、反馈信息少,受训者需要在掌握常规手术的基础上,进行新的微创技术培训,进而能顺利实施这种要求更高的操作。是否需要配合新技术开展培训?该质疑与以下两个因素相关。首先,目前的培训方法是否可满足预想任务的要求。其次,从传统的标准大切口手术到微创手术的培训环境的改变是否意味着培训质量降级,但对培训结果的要求却升级?①伴随术野的缩小,术者的视觉反馈下降,初学者对于局部解剖及病变部位的观察也将受到影响。②微创手术容错度更低,将导致经验不足的受训者失败风险更高。③指导老师对于受训者操作的监管也受限,这使得培训环境更不利。④微创手术往往伴随着传统反馈信息的丢失,而所依赖的微创反馈信息更不利于获取。因此,微创手术在培训环境上将与传统手术存在较大差别。

那么传统住院医师培训及外科继续教育是否能满足以上标准?目前的培训系统最早起源于黑暗时代及文艺复苏时代的师徒传承体系,该体系为德国外科学院的 Kocher 和 Billroth 所采纳,并由美国的 Halsted 教授所继承并进一步改进。目前的培训体系还是比较原始的,无论理论培训还是技巧性培训,在过去的十年间都没有显著改进。与之不符的是微创人工关节手术的技术培训需求是不断提高的。住院医师培训包含两方面要求,其一是临床服务,另一方面是医学教育,但是目前的培训系统往往不能满足任何一方面。不仅如此,由于培训机构的条件不同,各个机构的受训者所受到的培训存在不均衡性及随机性。医学培训中老生常谈的看一例、做一例、教一例一直是外科技术教学中的核心指导思想。但当真正的患者成为教学的一部分时,就可能出现并发症发生率升高、治疗时间延长、疗效不理想等情况。很显然,无论是传统手术或微创技术的培训,都需要组织更严密的培训或者评估。

关于微创术式的学习需要循序渐进。首先,要熟悉相关特殊器械,然后,逐步减少切口长度及邻近软组织剥离。一旦术中出现操作困难,应毫不犹豫转回传统入路,确保手术安全。规范的培训很关键,通过正规的医学再教育机构,或者厂商的培训,或者去发明或熟悉特定微创技术的专家所在医院实地学习。学习一项新的微创技术,对个人成长也是很好的一件事情。

(朱振安　王燎)

## 第四节　微创技术在脊柱外科的应用

### 一、内镜辅助下的微创技术

**(一)胸腔镜辅助下的脊柱微创技术**

1910 年,Jacobaeus 首先发明胸腔镜下(video-assisted thoracoscopic surgery,VATS)肺结核胸膜开放性分离粘连造成肺萎陷治疗肺结核,由于显像技术的落后,直到 20 世纪 80 年代此项技术仅停留于胸腔疾病的诊断上。20 世纪 90 年代现代腔镜摄影成像技术和手术设备的发展,使内镜技术辅助的现代微创外科手术成为现实。1991 年,Ralph 首先认识到应用影像学辅助系统进行胸腔疾患诊断和治疗的重要性。随后开展了应用胸腔镜技术进行交感神经切除、肺活检和切除等手术。1993 年，在体外猪活体实验研究基础上，Regan 和 Mack 第一次将胸腔镜辅助技术应用于胸椎疾患前路手术，最初胸腔镜仅仅用于椎体活检、脊柱侧凸或后凸畸形的前路松解、经胸微创椎间盘切除。由于内镜手术技术的发展和手术器械的不断改进，目前脊柱胸腔镜技术能广泛应用于前路椎体切除和内固定重建、肿瘤（神经源性、脊柱和椎旁）切除、椎体感染的前路病灶清除及脊柱侧凸前路器械矫形等手术。作为开胸手术的选择性替代手段，胸腔镜技术在脊柱外科的应用已取得显著成绩。与常规开胸比较胸腔镜技术易于显露胸腔，并可提供从 $T_{2\sim12}$ 全景式的胸腔结构，手术视野更大更清楚，不需切除肋骨，手术切口及组织创伤小，出血少，术后疼痛较轻，感染机会少，住院时间短，术后恢复快，能降低术后肺功能和肩关节功能不全的发生率。

胸腔镜技术应用于脊柱外科，其发展经历了两个阶段：标准"锁孔"胸腔镜技术与辅助小切口技术两种，但是标准"锁孔"胸腔镜技术存在以下缺点：①完全凭监视器进行手术操作，其视觉效果与传统开胸技术不同，术者与助手需长时间的训练以熟悉手术过程；②分离胸内粘连困难；③如果遇上较大血管损伤则止血较困难；④需要特殊设备，费用高昂；⑤处理复杂的椎体病变或进行前路脊椎重建时存在较多困难。于是有学者尝试采用改良胸腔镜辅助小切口技术来弥补标准"锁孔"式电视胸腔镜

手术的不足。胸腔镜辅助小切口技术兼具备内镜手术的微创优势和开放手术的操作便利，可弥补标准"锁孔"胸腔镜技术的不足。

1. 解剖概要

（1）椎旁解剖：胸椎椎体两侧的肋凹与肋骨头形成肋椎关节，其上覆盖辐状韧带，星形交感神经节。交感神经干垂直通过肋椎关节旁。横突的肋凹与肋骨结节形成肋横突关节，其间有肋横突上韧带附着，其后有肋横突后韧带附着，其外有肋横突外韧带附着。横突、肋骨之间有提肋肌、肋间外肌、肋间内肌附着。进行胸椎手术时，肋骨的位置和计数非常重要，第 1、2 肋与 $T_1$、$T_2$ 椎体相连，第 3 肋与 $T_2$ 和 $T_3$ 椎体相连，第 4 肋位于 $T_3$ 和 $T_4$ 椎体之间，可以作为 $T_{3\sim4}$ 椎间隙的定位标志，依次类推直到 $T_{10}$ 椎体，第 10、11、12 肋骨仅与胸椎椎体相连，位置不超过椎间隙。

胸椎的椎弓根呈圆柱形，开始于椎体背侧，向后延伸，有上、下两个边缘，上缘以椎上切迹为界，下缘以椎下切迹为界，两块脊椎相连，上、下的椎弓根围成椎间孔，有神经和血管走行，侧面观椎间孔较小呈圆形，其真正边界，腹侧是椎体和椎间盘，背侧是关节突，上下界分别是上一椎弓根的下缘和下一椎弓根的上缘。在侧面，肋骨头形成一个假椎间孔，椎上切迹被肋骨掩盖，所以看上去肋骨形成了椎间孔的上缘，要显露真正的椎间孔，必须去掉肋骨头和其内面，这样才能达到椎弓根和椎管，利于放置内固定（图 8-4-1A）。

椎体横突下缘有一支横突前动脉，位置深。椎弓外侧营养动脉来自节段动脉背支，椎弓内侧营养动脉也来自节段动脉背支，本干粗短。椎弓内静脉

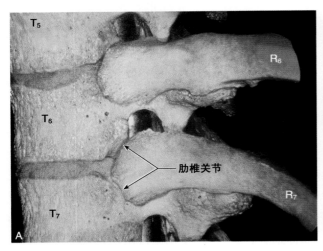
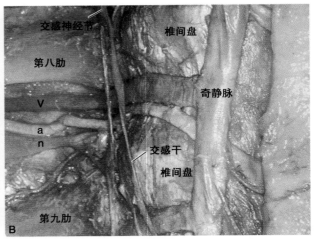

图 8-4-1

A. 被肋骨头遮盖的胸椎椎间孔；B. 肋骨下缘的肋间后动脉、肋间后静脉、肋间神经的位置关系

与同名动脉伴行,椎弓静脉与自上、下关节突和横突的静脉在椎弓根处一起汇成椎弓根静脉,在椎间孔处注入椎体内或椎外静脉丛。椎间孔上下各有椎间静脉通过,前内侧为椎内静脉前丛、外侧为腰升静脉。椎间孔充满了网状静脉丛,仅后方为安全区。所有脊椎静脉系统属第四静脉系统,缺乏静脉瓣,血流呈双向流注。肋骨下缘有肋间后动脉、肋间后静脉、肋间神经通过,其排列静脉在上,动脉居

中,神经在下。关节突关节方向呈冠状位,构成椎管的后界,由脊神经后内侧支发出关节支支配,内侧支恰在横突根的近侧,行走于乳突与副突之间(图8-4-1B)。

(2)胸腔解剖:同侧肺塌陷后,就可以看到全景式的胸腔内结构,从 $T_{2\sim12}$,每一侧胸腔都可分为上、中、下三部分,每部分的血管和骨性结构都不相同(图8-4-2)。

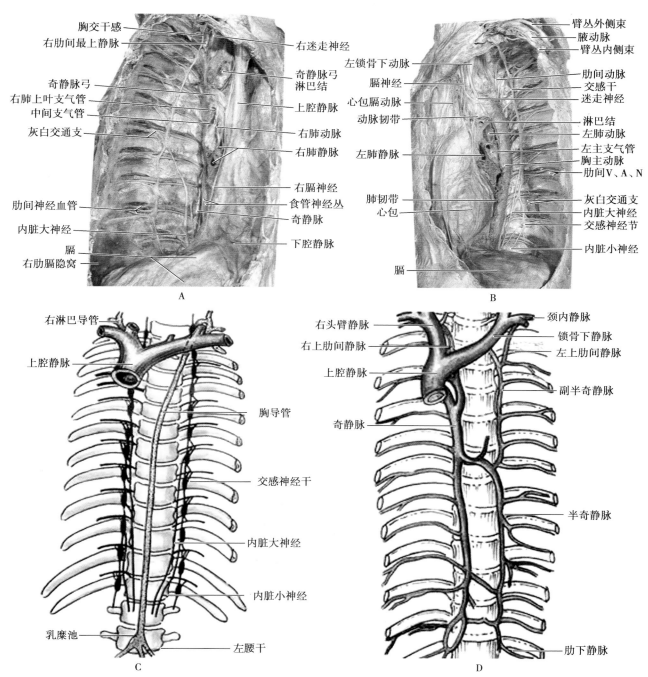

图 8-4-2　胸腔血管和骨性解剖结构
A. 右侧胸腔;B. 左侧胸腔;C. 淋巴系统;D. 静脉系统

在上肺野，第1、2对肋间后动脉由锁骨上动脉肋颈干的最上肋间动脉发出，第3、4对肋间后动脉则直接由胸主动脉发出。肋间静脉的行路左右不同，右侧第1肋间静脉注入头臂静脉，第2~4肋间静脉合成一条共同的肋间最上静脉注入奇静脉。左侧第1肋间静脉注入左头臂静脉，第2~4肋间静脉合成肋间最上静脉也注入左侧头臂静脉。肋间动脉、静脉和神经位于第1节椎体的中部上方。交感神经链与节段性神经和血管垂直。第1~3胸神经起于脊髓的胸段，出椎间孔后其前支为肋间神经，较粗大，沿肋沟内分布于胸部。胸导管在$T_{4~5}$水平从主动脉弓和食管后方越过中线达脊柱左侧，贴食管后面上行，经左锁骨下动脉后方进入颈部。第1肋骨最短、最扁平、弯度最大，第1肋骨小头与颈向下而非向上，与一般肋骨之方向不同。第1肋骨小头的关节面仅与1个椎体相关节呈圆形，上面没有嵴，也没有关节内韧带。第1肋骨上能看到"猫爪样"星状神经节，第2肋骨颈部可分出$T_2$交感神经节。

在中肺野，第5~9肋间动脉发自胸主动脉，肋间静脉左侧注入奇静脉，右侧注入半奇静脉，肋间动、静脉于每节椎体中部上方通过，在肋沟内行走时静脉居上、动脉居中、神经居下。胸导管在右侧胸腔奇静脉内侧，上行至$T_5$平面斜行向左。在中肺野的肋骨头分别与相应椎间隙上下方的椎体相关节，肋骨头关节面呈楔形，下部关节面较大。在嵴与椎间盘之间有关节内韧带相连，在胸主动脉2cm

处很容易见到交感神经链。

在下肺野，胸导管多于$T_{12}$右膈脚处起自乳糜池，经膈主动脉裂孔入胸腔后纵隔，在胸主动脉与奇静脉之间，沿脊柱胸段前面上行。目前，临床上胸腔镜辅助下行胸椎前路手术的手术范围一般在$T_{4~12}$节段，胸腔镜下行胸椎前路手术时可出现胸导管的损伤而导致乳糜胸的发生，一旦发生乳糜胸，病死率很高。胸导管在$T_{7~11}$胸椎之间多为单根，在$T_{7~11}$段胸导管沿椎体右前方上行，表面仅覆盖一层胸内筋膜，走行较固定，变异较少。如果胸腔镜下脊柱前路手术在椎体右侧操作时，操作不超过奇静脉，左侧操作时不超过胸主动脉，则损伤胸导管可能性比较小，如胸腔镜下脊柱前路手术时术中奇静脉影响手术操作，需要结扎，切断奇静脉时，则需要特别小心防止损伤胸导管。

2. 手术技术

（1）麻醉与手术体位：VATS手术需采用双腔气管插管，进行非术侧的单肺通气和术侧的肺塌陷。以助手术野显露。对于体重<45kg的患儿，需要应用气管塞子，但是在手术期间，气管塞有可能会移位，使塌陷肺再次通气。

麻醉满意后，患者侧卧于手术台，主要病变侧向上。病变节段部位垫高，头侧和髋部放低，术侧上肢屈曲90°外展固定，以利手术区肋间隙张开便于手术操作。髋和肩部固定于手术床上，防止术中体位变动影响对病灶的处理和螺钉置入。患者略向前倾，以使塌陷肺远离胸椎，便于操作（图8-4-3）。

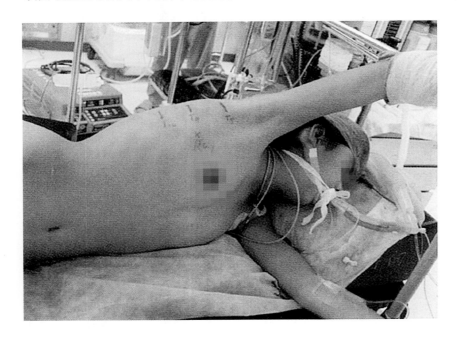

图8-4-3　VATS手术时患者的体位

（2）内镜操作注意事项（图8-4-4）

1）标准"锁孔"VATS手术：消毒、铺无菌单同常规开胸手术。术者及助手均位于腹侧，电视监视器放置于背侧下方。按以下原则插入套管和器械操作：①套管必须远离病变部位以获得良好视野，并可为操作器械提供空间。②避免套管通道间距离太近，防止器械操作的互相干扰。③器械和摄像头应面对病变方向。④可以通过肋骨的计数来进行椎体定位或通过腋中线插入克氏针电视X线机定位。⑤器械的进出及手术均在摄像监视下进行。首先在第6或第7肋间腋中线做一15mm切口，逐层切开、分离至胸腔，作为胸腔镜摄像头的进入孔，在摄像头进入前小心分离胸膜粘连，缓慢插入摄像头。摄像头进入胸腔后观察胸腔及肺萎陷情况，根据病变部在上、中胸段或下胸段，分别在摄像头进入孔头侧或下方依镜头观察指示的相应肋间隙腋前线做两个5～15mm切口，作为操作孔和抽吸孔，两孔相距1～2个肋间隙。在胸腔镜引导下用腔镜组织分离钳或电凝钩分离、切断胸膜粘连，使术侧肺充分萎陷，以提供良好手术空间。⑥根据病变部位决定操作切口、光源切口、吸引切口的定位，具体内容见下一部分。

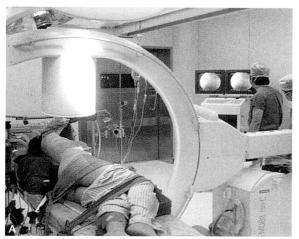

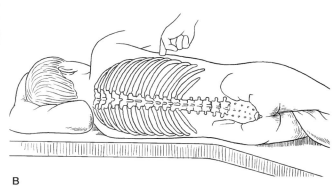

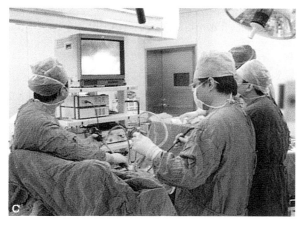

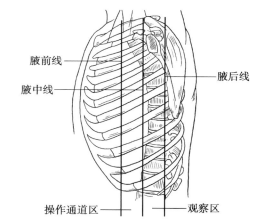

图8-4-4　内镜操作注意事项
A. 患者体位及球管摆放位置；B. 体表定位；C. 术中操作；D. 操作通道区和观察区范围

2）小切口微侵袭VATS手术：麻醉、体位、手术人员和监视器所处位置同"锁孔"技术。根据病变部在上、中胸段或下胸段，分别在摄像头进入孔头侧或下方1～2个肋间隙病变所对应处腋后线做一个3.5～5.0cm切口，用显微窥器撑开作为操作、抽吸通道，相关具体操作步骤见后述内容中。

进入胸腔后的显露及病灶清除等方法与"锁孔"技术相同。

（3）手术入路的选择和工作通道的建立：VATS手术入路方式和切口位置的选择十分重要，正确的切口是保障手术顺利进行的关键。不合适的切口会增加手术操作难度，延长手术时间，增加手术并发症的发生率,甚至无法进行手术。根据病变的部位、性质和手术方式而决定切口的位置,不同的病椎位置,所做的操作切口、光源切口和吸引切口有所不同。通常包括:①标准"锁孔"VATS 手术,即在胸壁做 3 ~ 4 个 5 ~ 10mm 小孔完成手术操作,适用于简单病灶清除、脓肿引流和诊断性活检。②小切口微侵袭 VATS 手术,即在胸壁除做 1 个 10mm 内镜观察孔外,另在病椎部位正侧方做一个 3 ~ 4cm 切口进行手术,适应于复杂病灶清除、大块椎骨切除和前路内固定重建。

1）标准"锁孔"VATS 手术(图 8-4-5):根据病

变部位决定操作切口、光源切口、吸引切口的定位:①上胸椎(T$_{3~5}$),取病椎相应肋间隙于腋中线处做操作切口,于操作切口低 1 个肋间隙的腋前线处做光源切口,低 2 个肋间隙的腋后线处做吸引切口。②中胸椎(T$_{6~9}$),取病椎相应肋间隙于腋后线处做操作切口,于操作切口高 2 个肋间隙的腋前线处做光源切口,于操作切口低 2 个肋间隙的腋中线处做吸引切口。③下胸椎(T$_{10}$ ~ T$_{12}$),取病椎相应肋间隙于腋后线处做操作切口,于操作切口高 2 个肋间隙的腋中线处做光源切口,于操作切口低 2 个肋间隙的腋中线处做吸引切口。

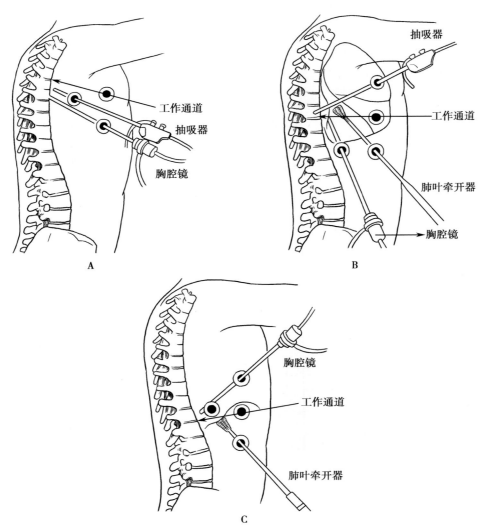

图 8-4-5　标准"锁孔"VATS 手术的切口定位
A. 上胸椎;B. 中胸椎;C. 下胸椎

2）小切口微侵袭 VATS 手术(图 8-4-6):根据病椎位置不同,所做的操作切口、光源切口和吸引切口有所不同。①上胸椎(T$_3$ ~ T$_5$):取病椎相

应肋间隙于腋中线处作操作切口,于操作切口同一个或低一个肋间隙的腋前线作光源切口,低两个肋间隙的腋后线作吸引切口。②中胸椎(T$_6$ ~

$T_8$）：取病椎相应肋间隙于腋后线处作操作切口，于操作切口高两个肋间隙的腋前线作光源切口，于操作切口低两个肋间隙的腋中线作吸引切口。③下胸椎（$T_9$～$T_{11}$）：取病椎相应肋间隙于腋后线处作操作切口，于操作切口高两个肋间隙的腋

中线作光源切口，于操作切口同一个肋间隙的腋中线作吸引切口。④胸腰椎（$T_{12}$～$L_1$）：取病椎相应肋间隙于腋后线处作操作切口，于腋中线高或低操作口10cm处分别作光源切口和吸引切口。

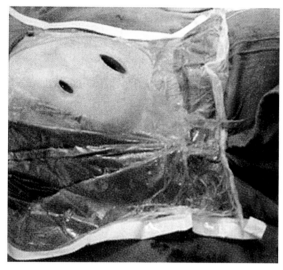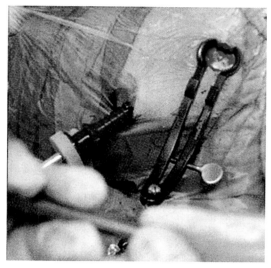

图 8-4-6 小切口微侵袭 VATS 手术的切口

ⅰ.操作切口：沿肋间隙作5cm切口，切开皮肤、皮下组织、浅筋膜、前锯肌、肋间外肌、肋间内肌，显露胸膜。仔细打开胸膜，切勿误伤肺脏，麻醉改为单肺通气，使肺叶逐渐萎缩。

ⅱ.光源切口：根据不同部位所置的光源点作1cm长皮肤切口，用内镜穿刺器贯通胸壁，置入内镜外套管。然后置入内镜光源，接上摄像镜头，将电视屏幕开通，接好录像系统，内镜与操作口约呈30°交角。

ⅲ.吸引切口：根据所置的吸引器点作1cm长皮肤切口，用内镜穿刺器贯通胸壁后置入吸引器头，接好负压吸引。

（4）手术基本技术

1）手术通道建立和切口定位：患者麻醉和体位放置后，通过电视X线机进行体表手术通道定位。根据病变和手术的不同选择标准"锁孔"VATS手术或小切口微侵袭VATS手术。选择病变优势侧进入。如病变无左或右侧严重程度区别，则根据胸腔解剖特点选择手术入路，上、中胸椎以右侧手术入路能较易显露手术野，下胸椎选择左侧手术入路。具体内容见前述部分。

2）组织分离：VATS操作毕竟与开胸手术及单视野操作的传统腔镜手术有很大区别，它是一种特殊的手眼配合。非胸腔镜手术医师很难将胸腔结构的立体形态和荧光屏上的二维图像联合起来。通过荧光屏熟练进行手眼配合，操作才能对组织进行正确分离、处理。进入胸腔后，将萎缩的肺叶向前方牵开，显露椎体、后胸壁。由右侧入路时易损伤的组织结构是奇静脉、交感神经干、肋间血管和胸导管。左侧入路时易损伤的组织结构是主动脉、半奇静脉交感神经链和肋间血管。不管从哪一侧入路，总需要切开胸膜，充分剥离软组织，仔细分辨奇静脉、半奇静脉、交感神经链、胸导管等，分离并牵开。胸腔镜下的组织分离方法有如下几种：

ⅰ.钝性分离：是VATS手术常用分离方法。包括：①手指分离法：主要用手指分离粘连胸膜，其特点为手感好，安全性高。②剥离器分离法：胸腔镜组织分离器包括分离钩、分离钳、剥离器等，对神经、血管的分离具有快速、安全特性。③分离钳分离法：内镜组织分离钳是常用分离器械，可以对神经、血管及不同组织进行精细分离。④"花生米"剥离器分离法：开胸用的"花生米"剥离法同样可用于VATS

手术。是比较有效的分离方法。⑤圆钝吸引器头分离法:用圆钝吸引器头分离即可吸净创面出血、积血和积液,保持分离面清楚,又可加快剥离速度和准确性,是一种十分有用的剥离工具。

ⅱ. 锐性分离:胸腔镜剪是锐性分离主要器械。胸腔镜剪刀形状,大小有各式各样,在分离时可及时电凝小血管而不需更换器械,可加快分离速度,增加安全程度,但反复电灼会导致刀刃变钝。

ⅲ. 单极和双极分离:是 VATS 手术最常用方法,其特点是分离速度快、止血效果好、方法安全可靠。应用单极电凝要注意绝缘性,以免出现意外。双极较为安全,但电凝时烧焦的组织使层次模糊,解剖结构不清,影响进一步分离。

ⅳ. 激光分离:是理想的分离方法,快捷且不出血。较为常用的是 Nd:YAG 激光。有接触或和非接触式,常用是非接触式。激光分离要有严格的防护措施。

3) 止血:大量渗血或出血会影响手术视野和操作,所以组织止血是一项非常重要的操作。非直视下的止血,必须把握钳夹操作技术与烧灼技术,以免引起过度灼伤组织或止血不成功,目前 VATS 手术止血方法有以下几种:

ⅰ. 电凝止血:电凝止血是最常用的方法,效果可靠速度快,适用于渗血、小血管出血,但烧灼组织所产生烟雾而影响观察。目前已有带吸引装置的电凝止血器械,可以吸去烟雾及灼烧处的积血。电凝止血器械有电刀铲、电刀钩、抓钳、分离钳、剪刀等,多数器械为单极电凝,所以电凝时要保证绝对绝缘,注意调整输出功率以免烧灼时出现意外。双极电凝器是目前较安全的电凝止血方法。

ⅱ. 施夹器完成钛夹止血:适合中、小血管止血的常用器械。有各种大小型号钛夹,术中根据血管粗细、组织多少选择适合型号,不适合型号会影响止血质量,甚至金属夹脱落。

ⅲ. 氩气刀止血:氩气刀止血使用方便,凝固作用远高于电凝,对深部组织损伤小,适合于渗出和小血管出血,但不适合中、大血管出血。

ⅳ. 激光凝固止血:止血效果好、凝固力强,非接触式激光止血方便。目前常用止血激光器有 Nd:YAC、钬激光、半导体激光等,但 VATS 手术用激光止血尚不广泛。

ⅴ. 压迫止血:适用于大血管旁组织或椎管内渗血。该处电凝止血危险大,金属夹止血困难,可应用止血海绵或凝血酶原等止血。

4) 病灶清除及内固定重建

ⅰ. 病灶清除:胸腔镜引导下用腔镜组织分离钳或电凝钩分离、切断胸膜粘连,使术侧肺充分萎陷,以提供良好手术空间。如对于胸椎结核病例,可沿纵轴方向切开脓肿表面壁层胸膜分离后,用组织分离钳、电凝钩将脓肿壁纵行切开扩大暴露病椎。脓肿壁切开扩大时注意分清椎体表面的节段性肋横动、静脉,通常该血管位于椎体中央表面,但在脊柱结核时,可能被脓肿推向表面与脓肿壁粘连,误伤可导致大出血而影响手术进行。在远离椎间孔部位、椎体中央用钛夹双重结扎节段性肋横动、静脉。用刮匙、髓核钳将坏死椎间盘、死骨及炎性肉芽组织去除。脊髓减压时,先将病变处肋骨头用骨刀或磨钻切除,显露椎弓根并用枪状咬骨钳去除以显露椎管、硬膜囊。

ⅱ. 内固定重建:用骨刀、刮匙、镜下高速气钻切除病椎和椎间盘组织,测量椎间骨缺损长度。稳定性重建可以采用自体三面皮质髂骨或以自体骨填充的钛网植入两种方式,但后者不适合年龄大、有明显骨质疏松和骨缺损相邻面终板皮质骨不完整病例。取相应长度髂骨或钛网在电视 X 线机监视下嵌入骨槽中,在上下椎体侧方正中钻孔,并安置椎体固定器。注意椎体切除时,须先确定椎管前壁部位,内镜严密监视下小心切除脊髓前方骨性和椎间盘组织,刮除脊髓前方骨性和椎间盘组织时,切勿向脊髓方向操作,严防脊髓损伤。椎体螺钉的安装须在电视 X 线机监视下进行,以保证固定长度和置入方向的正确。

5) 组织切除与取出:VATS 手术切口较小,无论被切除组织的大小,均需取出,组织取出体外是术中需要掌握的一项技术。直径<3cm 的良性非感染组织可以直接从操作口取出,直径>3cm 组织放在特制标本袋取出。

6) 肋间血管处理:肋间血管的妥善结扎、切断是保证手术安全、顺利进行的基本要求,否则可导致术中、术后的大出血。术中在椎体侧方中部将肋间血管游离用电凝钳凝切或止血钛夹双重结扎后切断。而在脊柱结核病变中,椎旁脓肿形成及炎症反应,往往难以清晰显露肋间血管,可依肋骨头方向延伸估计肋间血管位置。然后在相应部位用电凝钳凝切。注意勿在椎间孔处电凝,以防脊髓缺血性损伤。

（5）并发症的预防和处理:并发症基本上同开胸手术,但术后并发症低于同类疾病的开胸手术。VATS手术为一种新的微创技术,在早期临床应用阶段,手术并发症较多,随着技术操作掌握熟练与配合得当,术前准备充分,术中防范措施加强及术后管理规范化,VATS手术的并发症将低于传统开胸手术。

1）麻醉并发症:VATS手术需双腔导管支气管插管,单肺通气,因此麻醉并发症相对比普通插管麻醉要高。最为常见的并发症是支气管膜部撕裂伤,主要原因为双腔导管偏细,易插入支气管深部,气囊充气易引起支气管膜部撕裂。麻醉前根据患者身高、性别来选用合适型号,气囊压力适中,插管后用支气管镜检查能避免发生插管位置不当。其次是复张性肺水肿,主要原因是长时间单肺通气所致。选用开放性胸壁套管和间断双肺通气是防止复张性肺水肿较好的措施,一旦出现复张性肺水肿,应严格按照急性肺水肿的处理方法治疗。单肺通气还可以产生低氧血症和一系列心肺动力学变化等并发症。

2）胸内充气并发症:VATS手术一般不需要充$CO_2$气体,但有时在胸腔内充入适量$CO_2$气体有利于肺萎缩和手术操作。但必须指出,胸内正压充入$CO_2$气体可通过受损的肺静脉进入血液造成高碳酸血症或$CO_2$气栓引起致命的心、脑后遗症。正压充气还可以造成纵隔移位,导致心律、血压等改变。所以胸内充气$CO_2$气体应低流量缓慢充气,小于1.5L/min,压力应低于1.33kPa(10mmHg),严密观察血流动力学变化,一旦发生应立即排出积气,减少胸内压力,对症处理,提高血氧饱和度。

3）肺组织损伤:肺组织较脆弱,较锐的器械或用力牵拉可导致肺组织损伤,尤其是套管猛力插入时或套管尖端与肺组织摩擦可以损伤肺组织。一旦发生肺实质损伤可以出现较严重的出血或漏气,检查有无漏气最好的方法是水泡试验。发现肺组织损伤后,暂停VATS手术,应及时给予缝合处理。

Regan等报道肺组织损伤为1%,Mack等报道为1%。

4）暂时性肋间神经疼痛:肋间隙过度牵拉或压迫使肋间神经暂时性受损,或因术中切断肋间神经,术后均会出现暂时性肋间神经疼痛、感觉麻木、迟钝。防范措施是采用<1.5cm直径套管,肋间隙不要过牵,松紧度适当,但不能过松以免漏气。如出现术后肋间神经痛,适当给予营养神经药物,如维生素$B_1$和维生素$B_{12}$,甲钴胺针剂或片剂等。Mack等报道暂时性肋间神经疼痛发生率为7%,McAfee等报道为6%。

5）活动性出血:主要原因为节段血管结扎不牢固而滑脱,或因电凝切断后电凝结痂脱落出血。其次是肋间动、静脉被不正确套管植入而损伤,手术时因套管压迫未发现、术后未处理肋间动、静脉而出现出血。还有手术创面术后渗血出血量超过2500ml可认定为活动性出血。Mack等报道活动性出血发生率为2%,McAfee报道为2%。发现活动性出血应在术中及时处理,进行有效电凝、结扎或缝合,保持胸腔引流管通畅,及时观察并记录出血量,给予输液、输血等处理,严防失血性休克,一般不中转开胸止血。一旦出现严重出血,则应毫不犹豫开胸止血。

6）术后肺扩张不全:由于单肺通气,手术时间长,术侧肺叶长时间处于萎缩状态,术毕扩张肺不够,以致术后肺扩张不全。另一原因是由于健肺分泌物沉积在肺下叶,术后未及时处理,导致肺扩张不全。发现肺扩张不全并发症,应及时清除支气管或气管分泌物,必要时可在支气管镜下吸出分泌物,清洗肺叶,严密观察通气情况和血氧饱和度。术后加强抗生素应用以防感染。Regan报道此种状况发生率为8.5%,Mack等报道为5.2%,McMee等报道为5%,池永龙报道为3.6%。

7）感染:VATS手术后感染的常见原因有胸内感染病灶切除时防护不够,手术器械消毒不严格及术中无菌操作不合格等,其中更多见于内镜器械有污染。所以要认真对待器械消毒和无菌操作。一旦发生胸腔感染,必须像处理普通脓胸一样进行有效的脓胸引流,选用敏感抗生素,加强支持疗法。必要时再次手术冲洗胸腔,清除胸内积脓和沉积的纤维膜,置胸腔冲洗管。

8）乳糜胸：胸导管是人体最大的淋巴管，全长30～45cm，直径2～7mm，呈灰白色半透明，壁薄，缺乏韧性。损伤胸导管或其大的分支，淋巴液外流形成乳糜胸。大量淋巴液丢失，患者会出现水电解质紊乱，营养物质缺乏、全身衰竭。所以术中不宜使用电刀、氩气刀、激光刀凝固胸导管破裂口。寻找胸导管裂口时，不要对胸导管周围组织解剖得过于干净。结扎线要松紧度适度，以免切割或线结滑脱。运用胸腔镜，找到胸导管破口后，在破口1cm以远，两端用钛夹双重或多重夹闭导管或以简易打结器双重结扎，裂口再用生物纤维蛋白凝胶涂抹闭塞胸导管断端。如果术中找不到胸导管破口，可以在左右膈上较低位置解剖正常胸导管，进行结扎或夹闭。同样使用生物胶黏合纵隔胸膜断面。左侧胸导管损伤常在主动脉弓上，寻找破口和结扎导管都比较困难，需切开纵隔胸膜，游离牵拉食管，在左锁骨下动脉后方寻找胸导管给予结扎或夹闭。如果术后胸腔引流出大量淋巴液-乳糜，应该禁食1周，注意水电解质紊乱程度，严密观察记录乳糜流出量，待引流的乳糜小于100ml/d，饮食可以逐渐进流汁，后改半流质。

9）脊髓神经损伤：VATS手术切除椎间盘，切除过于靠近椎体后方，容易误伤脊髓，造成严重临床后果。切除过于近外侧或外后侧容易损伤神经根，因此摘除椎间盘时要注意髓核钳位置与深度，邻近脊髓的操作须首先显露脊髓，椎体切除、脊髓前方减压，必须在胸腔镜引导监视下进行，节段性动脉结扎应远离椎间孔部位。

10）膈肌与其他脏器的损伤：VATS手术时，胸壁穿刺套管位置过低，置于膈肌下，这样会刺伤膈肌、肝、脾脏等。套管位置不合适或用力过大还可能损伤主动脉、心脏等，引起致命并发症。所以要根据病变部位，手术种类和胸部X线结果，以及侧卧位时膈肌抬高程度等因素，设计套管位置，尤其是下胸椎，易产生上述损伤，应尽量避免。

#### （二）腹腔镜辅助下的脊柱微创技术

1902年，德国外科医生Kelling首先进行了腹腔镜检查的操作，Nitze将膀胱镜置入活体狗的腹腔内，这种技术是现代腹腔镜的雏形。Kelling通过一枚穿刺针建立气腹，在腹壁放置套管，并通过置入

套管内的膀胱镜观察腹腔内的情况。Jacobaeus参考Kelling的相关报道后，将此种技术应用于腹水患者身上，1911年发表了第一部人体腹腔镜技术的论著，同时将腔镜技术的领域扩展至胸腔，提出了胸腹腔镜技术的概念。1924年，腹腔镜技术取得多项进展。堪萨斯州的Stone使用带橡皮密封塞的电光鼻咽镜置入狗的腹腔以维持气腹状态。Steiner发展了腹腔镜的设备，并使用套管、氧气气腹和膀胱镜观察腹腔内脏器。1925年，Rubin在子宫镜检查过程中利用$CO_2$和水冲洗术野内的出血和组织残留物，进而形成了多种技术集于一身的新型内镜，其影响至今尚存。德国内科医生Kalk，被许多人尊崇为"现代腹腔镜技术之父"，研究开发了一系列腹腔镜设备，引入135°镜头和双套管系统。1938年，匈牙利的Janos Veress发明了带有弹簧的穿刺针，有利于锋利的针尖穿透组织，一旦穿过筋膜等较硬组织弹簧便退回，以免损伤肠管等组织。Veress针后来成为腹腔镜手术建立气腹的标准技术。20世纪50年代初期由Hopkins、Kanaty和Fourestier发明的"冷光源"照明系统是另一重大突破，通过引入Hopkins透镜设备大大改善了内镜的性能，使用石英和空气透镜产生更明亮、更清晰、更逼真的彩色图像。1963年，Semm设计了气腹机用于维持气腹，随着技术上的不断改进，现代全自动气腹机成为腹腔镜手术中维持良好视野的必须设备。

1987年，Dubois第一例腹腔镜胆囊切除术的成功，推动了现代腹腔镜外科技术的迅猛发展。随后，腹腔镜外科不仅得到普遍公认，并在全世界被迅速推广应用。腹腔镜外科手术以其创伤小、近乎无瘢痕、手术时间短、术后康复快等优势，备受世界医学界和社会的认同和青睐。目前，该技术已成功应用于普通外科、妇产科、泌尿外科、小儿外科的多个脏器的手术，在脊柱外科的应用也有了长足的进步。传统腰椎前路手术其显露过程中所发生的并发症甚至较腰椎手术操作本身的并发症要多。为减少并发症及住院时间、加快术后恢复，现代腰椎前路手术正朝微创手术入路的方向发展。腹腔镜手术技术在外科领域的成功应用为腰椎外科微创化提供了有利的发展契机。1991年，Obenchain首先报告了1例腹腔镜下$L_5 \sim S_1$椎间盘摘除术，随后又报告了15例，患者术后效果良好。Zuckerman等于1995年首次

报告了 17 例腹腔镜下前路 $L_{4\sim5}$ 或 $L_5\sim S_1$ 椎间 BAK 融合术。1998 年,国内吕国华等在动物实验的基础上,首先开展腹腔镜前路腰椎 BAK 融合术,并进行了下腰椎血管分布与腹腔镜腰椎外科前路手术入路选择的相关解剖学研究;随后也将该技术应用于椎间隙感染、腰椎结核病灶清除等手术。近年来,腹腔镜腰椎外科已由单一、简单病种的治疗走向多元、复杂病种的治疗,腹腔镜与小切口技术结合的微创手术弥补了早期闭合腹腔镜腰椎手术的不足和技术局限,进一步扩大了腹腔镜腰椎外科技术的应用范围。现在腹腔镜技术的应用几乎囊括各种腰椎疾病的前路手术治疗。

1. 腹腔镜手术的应用解剖　前路腹腔镜腰椎入路需要对腹腔的解剖有深入的了解,包括腹部的分界及标志、腹前壁的层次、腹膜的相关特征构造、与腰骶椎相关的腹膜后结构等。前入路需经过腹前外侧壁,牵开腹腔内脏器获得显露,然后经腹腔或腹膜后间隙直达腰骶椎。

(1) 腹部分界及标志(图 8-4-7):腹部可藉两条垂直线和两条水平线分为 9 区。上水平线为通过两侧肋弓最低点(相当于第 10 肋)的连线,下水平线为通过两侧髂结节的连线,这两条水平线将腹部分为上腹、中腹和下腹 3 部;两条纵线为两侧腹股沟中点的垂直线,这两条纵线又将上腹、中腹和下腹 3 部分为 9 区,即上腹部分为左、右季肋区

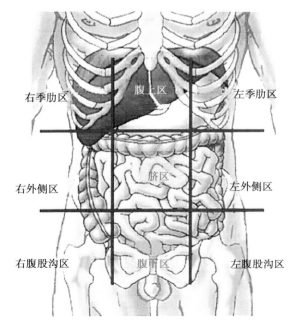

图 8-4-7　腹部分界及标志

和中间的腹上区,中腹部分为左、右腹外侧(腰)区和介于其间的脐区,下腹部分为左、右腹股沟区(髂区)和中间的耻(腹下)区。中间腹上区,即上腹部,两侧各与左、右季肋区相邻。腹下区与左、右腹股沟区相邻,此区位于真骨盆范围内,膀胱位置表浅,乙状结肠远侧部紧邻腰骶椎,女性的子宫位于上述两器官之间,$L_{4\sim5}$ 和 $L_5\sim S_1$ 是腹腔镜入路最频繁的部位,位于脐区,脐约相当于 $L_4$ 椎体水平,肥胖个体中脐的位置则更偏下方。当患者处于仰卧位时,大网膜从横结肠水平向下覆盖腹内脏器,具有活动性的小肠紧邻腹前外侧壁,当患者处于 Trendelenburg 位时,这些结构可向上移动,使得腹膜后入路变得相对容易。

(2) 腹腔内结构:穿过腹壁进入腹腔,膀胱排空后,腹腔深处的结构得以显露。女性的子宫位于膀胱后方,将子宫前移便可显露乙状结肠和直肠,在子宫和乙状结肠外侧为子宫圆韧带、卵巢、输卵管、上述结构的深部,腹膜后间隙内有输尿管和卵巢动脉。男性的输精管出腹环后,沿骨盆侧壁行向后下方,至膀胱底后面。乙状结肠位于降结肠和直肠之间,是腰骶椎前方的重要结构,需牵拉开方可显露椎体,乙状结肠与降结肠之间无明显分界,由系膜连于盆腔左后壁,活动度大,易于移动。乙状结肠长约40cm,在降入盆腔移行于直肠之前,在 $L_4$ 水平向中线偏移。右侧输尿管斜行跨越右髂外动脉进入盆腔,左侧输尿管位于乙状结肠系膜深面,在经腹膜入路时不易辨认,有少数患者左侧输尿管在 $L_5\sim S_1$ 椎间盘水平直接跨越中线,警惕此种解剖变异有助于防止副损伤。为显露 $L_5\sim S_1$ 椎间盘,可在乙状结肠、直肠交界处分离乙状结肠系膜,在髂血管分叉处直达 $L_5\sim S_1$ 椎间盘处。向上延长乙状结肠系膜中部的切口或分离腹膜返折处的乙状结肠系膜可达左侧 $L_{4\sim5}$ 椎间盘。乙状结肠的血供来自肠系膜下动脉,在止于直肠上动脉前分出 $3\sim4$ 个乙状结肠动脉分支,这些动脉在乙状结肠系膜内吻合成动脉弓,分支营养乙状结肠。

(3) 腹膜后结构:分离乙状结肠系膜,可直达腹后壁和脊柱。脊柱的动脉具有明显的节段性,节段动脉的分支之间存在纵行吻合链,分别位于椎体两侧、横突前外侧、椎弓后方,椎体后面、椎弓前面共 5 对形成绳梯式吻合,其中后两对位于椎管内,节段

动脉间丰富的吻合有重要的代偿作用,手术时需分离结扎。下腔静脉起自 $L_5$ 椎体右侧,与降主动脉伴行,左髂静脉跨越 $L_5$ 椎体和 $L_{4\sim5}$ 椎间盘前方,达下腔静脉,术中应注意保护。在此应注意腰椎附近的重要血管:腹主动脉叉,腹主动脉终端在 $L_4$ 水平分为左、右髂总动脉,其分叉角度成年男性平均值 $(61.5\pm1.1)°$,成年女性为 $(63.7\pm1.6)°$,距 $L_5\sim S_1$ 椎间盘上缘 $(3.5\pm0.8)$ cm。髂总动脉起始部由腹主动脉分出,平 $L_4$ 椎体下缘,沿腰大肌内侧行向外下,至骶髂关节处分为髂内和髂外动脉。左髂总动脉的前方有输尿管和卵巢动脉经过,其后内方为左髂总静脉。骶正中动脉,为单个的动脉,起自腹主动脉后壁,在 $L_5$ 椎体前面下降入盆腔,有时从骶正中动脉起始部位发出一对第 5 腰动脉,又称腰最下动脉,术中应注意识别并加以保护。骶正中静脉多为 1 支,大多与骶正中动脉伴行,但两者位置关系不恒定,注入左或右髂内静脉的内下壁者最为多见,少数注入髂总静脉或下腔静脉(图 8-4-8)。前纵韧带覆盖于椎体前表面,腰大肌位于脊柱腰骶段两侧,起于腰椎体侧面横突及 $T_{12}\sim L_5$ 椎间盘处,腰小肌(出现率 50%),起自 $T_{12}$ 和 $L_1$,止于髂耻隆起,作用为紧张髂筋膜,腰方肌位于腹后壁,在脊柱两侧,其内侧有腰大肌,后有竖脊肌,

腰方肌起自髂嵴后部,向上止于第 12 肋和 $L_{1\sim4}$ 横突(图 8-4-9)。生殖股神经在腰大肌前穿出,在该肌前面下行。在腰大肌腱性起点的前方,椎体两侧可见交感神经(图 8-4-10)。在骶骨中线及远端,副交感神经丛向前延伸至主动脉,在主动脉分叉下方靠近骶腹膜,此丛在显露 $L_5\sim S_1$ 椎间隙时易受损伤导致男性逆行射精。自左腰大肌中部至左髂动、静脉间进入可显露 $L_{4\sim5}$ 椎间盘,左输尿管在腹膜后下行,在向前跨越髂总动、静脉前,自外侧向中央略斜行于腰大肌前表面,应注意辨认并加以保护。

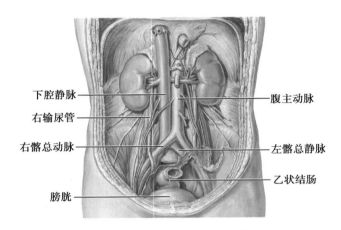

图 8-4-8　腹后壁脏器和血管

（左侧标注，由上至下）
下腔静脉
右输尿管
右髂总动脉
膀胱

（右侧标注，由上至下）
腹主动脉
左髂总静脉
乙状结肠

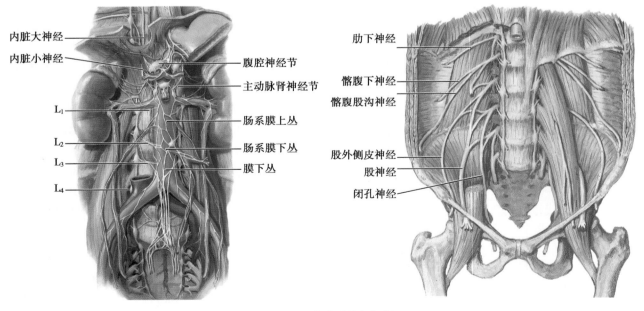

（左图标注）
内脏大神经
内脏小神经
$L_1$
$L_2$
$L_3$
$L_4$
腹腔神经节
主动脉肾神经节
肠系膜上丛
肠系膜下丛
膜下丛

（右图标注）
肋下神经
髂腹下神经
髂腹股沟神经
股外侧皮神经
股神经
闭孔神经

图 8-4-9　腹膜后神经解剖

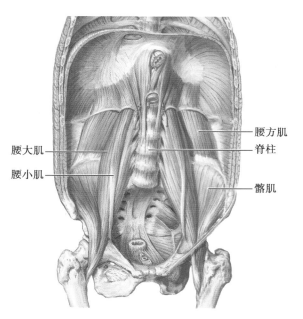

图 8-4-10　腰椎体前肌肉结构

（图中标注：腰方肌、脊柱、髂肌、腰大肌、腰小肌）

2. 腹腔镜的操作常规

（1）腹腔镜设备与器械

1）腹腔镜基本设备

内镜成像系统

ⅰ. 电视腹腔镜（图 8-4-11）：在进行腹腔镜微创手术时，通常使用高分辨率的硬镜。现代腹腔镜管由杆状透镜、镜头间的空气间隙以及补偿周边失真的透镜组成。电视腹腔镜上装有可调节摄像头，

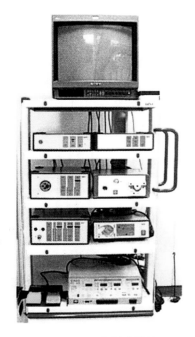

图 8-4-11　电视腹腔镜

可将手术图像传送到信号处理器，并在监视器上显示。由光纤把光线经腹腔镜传递到腹腔。腹腔镜有不同直径（2.0～14.0mm）和视角（0°～70°）。10mm 角度腹腔镜（30°）视野广阔、图像分辨率高，尤为适用于腹腔镜腰椎微创手术。

ⅱ. 冷光源（图 8-4-12）：腹腔镜系统的照明是由冷光源完成的。冷光源用的灯泡中充有卤素或氙气，其输出功率为 70～400W。现在 300W 氙气灯泡已成为多数腹腔镜手术用的标准光源。其突出特点是光线强烈，色温 5600～6000K，与太阳光类似；而且氙光源具有出色的传输光谱，涵盖了从紫外线到红外线的整个波段。

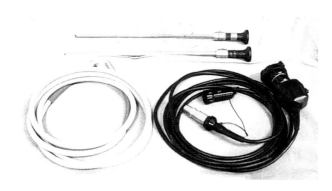

图 8-4-12　腹腔镜冷光源

ⅲ. 监视器和影像记录设备（图 8-4-13）：由于腹腔镜手术时影像替代了医生的直觉视觉感受，因此高质量的视频系统至为重要，监视器是影像链中的最后一环，对其质量要求应与摄像机相同。高分辨率的摄像机应连接高质量的监视器，否则就不能体验出高品质摄像机的优越性。此外，监视器必须要提供不闪动、高分辨率的图像，同时要有良好的对比度和色彩。可应用录像机或图像工作站实时记录手术影像。

气腹机：腹腔镜手术依赖于手术空间的建立，因此需向腹腔内灌注 $CO_2$ 气体，使前腹壁抬高，以获得良好的术野和操作空间。目前常应用全自动 $CO_2$ 气腹机维持气腹。$CO_2$ 是目前用于建立和维持的气腹主要气体，其在血液中溶解度很高，37℃时每毫升血液可以溶解 0.5ml 气体。如果有少量 $CO_2$ 进入血液循环，可以很快吸收、排出，不会引起致命的气体栓塞。$CO_2$ 的主要缺点是腹膜的广泛吸收，可以显著增加血液中 $CO_2$ 的浓度，可引起心律失常和支气管

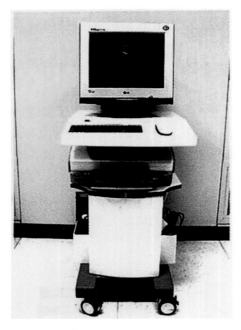

图 8-4-13 监视器和影像记录设备

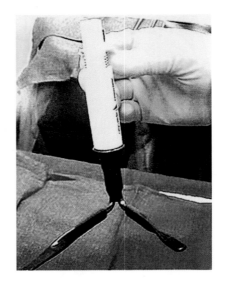

图 8-4-14 腹壁提拉装置

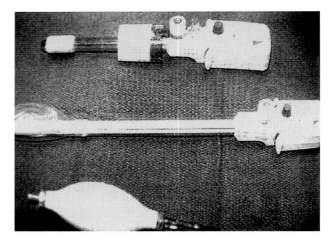

图 8-4-15 腹膜后分离气囊

痉挛,还可以导致腹膜反应,引起疼痛和血管扩张。腹腔内压最少维持在 8mmHg。理想的电子控制气腹机流速应达至 30L/min,这样在腹腔抽吸时就不会使腹内压过于降低。

冲洗吸引设备:腹腔镜手术时必须要有良好的冲洗吸引设备。冲洗流速最少应达到 1L/min,吸引管内径应该是在 5~10mm 可调,以便吸出烟雾、液体或凝血块。吸引头应有多个侧孔,以便快速吸出血块和大量液体。腹腔内冲洗应该是用温热(37℃)等渗液体,最好是使用生理盐水或乳酸林格液。可以在 1000ml 灌注液中加入 3000 单位肝素,可以防止注入凉灌洗液时血块形成,也有助于吸引血块时使之破碎,易于吸出。

非气腹装置

ⅰ.腹壁提拉装置(图 8-4-14):作用为机械性地提拉手术野上方的腹壁来代替气腹营造腹腔镜手术所需的空间。由腹壁提拉器和机械臂组成。

ⅱ.腹膜后分离气囊(图 8-4-15):是经腹膜后入路的常用设备,置入腹膜后间隙内,气囊内注水或注气,协助剥离腹膜和推开腹膜内器官以暴露术野。有些分离气囊中心有管道以便放入腹腔镜。

2)腹腔镜手术器械

穿刺套管(图 8-4-16):套管是内镜和手术器械的通道,均带有密封垫和活动阀门,防止气体漏出。

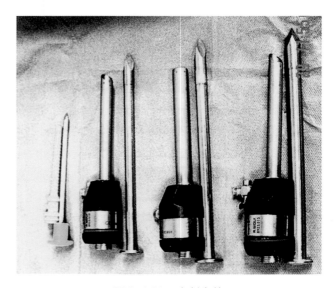

图 8-4-16 穿刺套管

有不同形状、大小和质地的穿刺套管,外径 3 ~ 35mm 不等。理想的穿刺套管应满足下列条件:首先要安全、易于控制、较少创伤,其次是置入腹壁的套管要有良好的固定,在快速更换器械时不至于连同套管一起拔出,再者是套管要密封良好,防止过多气体泄漏。

软组织解剖分离器械(图 8-4-17):包括软组织抓钳、组织分离钳、内镜分离剪、电钩、钛夹钳等。通常有很长的器械轴,达 20 ~ 30cm。器械轴可旋转 360°使头端自由转换方向,方便腹腔内的操作。

内镜脊柱手术器械(图 8-4-18):内镜用脊柱工具是开放手术工具的改进,通常长 30 ~ 40cm,上面有刻度,以厘米为单位,其头部可稍微弯曲或成角,这些工具有 Kerrison 咬骨钳、椎间盘咬骨钳、刮匙、骨凿、嵌骨器、骨膜剥离器、神经拉钩等。

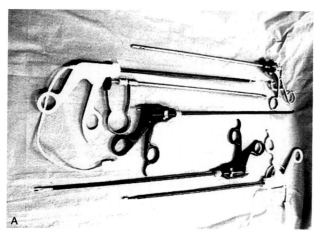
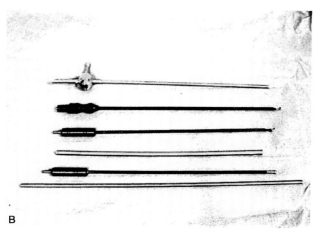

图 8-4-17　软组织解剖分离器械
A. 分离器械;B. 电凝器械

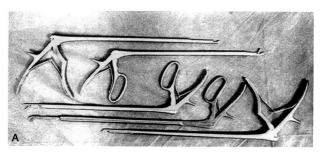
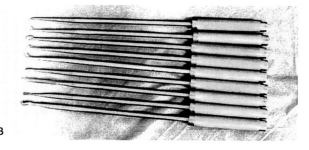

图 8-4-18　内镜脊柱手术器
A. Kerrison 咬骨钳、椎间盘咬骨钳;B. 刮匙

内镜前路椎间融合器械(图 8-4-19):椎间融合装置采用美国 Spine Tech 公司的内镜前路椎间 BAK 融合系统。BAK 有 13mm、15mm、17mm 不同规格。

(2) 手术方式及途径:内镜辅助下腰椎前路手术起源于普外科的腹腔镜手术,内镜辅助下腰椎前路手术入路主要分为:气腹式(经腹腔途径、经腹膜后途经),非气腹式(经腹腔途径、经腹腔后途经),内镜辅助下小切口入路。

1) 气腹经腹腔途径

手术通道建立:患者取 Trendelenburg 体位,使小肠及腹内脏器向头端移动。骨盆及腰椎下方垫枕以保持腰椎前凸位。在腹壁做 4 个 5 ~ 18mm 切口。首先在脐下一横指做第 1 个 10mm 切口(腹腔镜通道),放置 10mm 套管,并注入 $CO_2$ 气体,使腹腔获得满意充盈后,通过套管插入 30°腹腔镜;在腹腔镜监视下于两髂前上棘内上 2、3 横指处,做第 2、3 个 5mm 切口,并插入 5mm 套管,作为吸引器、牵开器进入或组织分离用通道。在脐与耻骨联合中点做第 4 个 15 ~ 18mm 切口,经此插入相应直径的套管,作

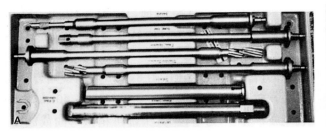
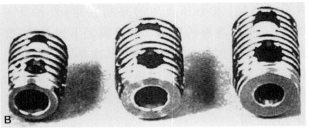

图 8-4-19 内镜前路椎间融合器械
A. 内镜前路椎间 BAK 融合器械；B. 不同规格

为椎间盘切除和椎间融合的工作通道。用特殊抓持器械将小肠牵拉向上腹部，术中需认清腹主动脉分叉处，工作通道建立在下腹正中线附近，位置根据欲手术的部位而定（图 8-4-20）。

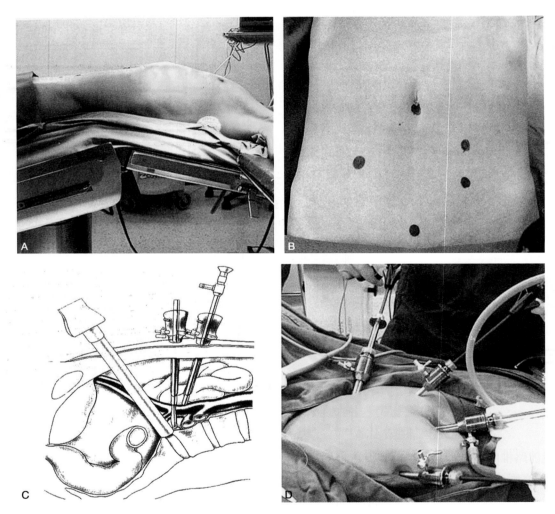

图 8-4-20 气腹经腹腔途径
A. Trendelenburg 体位；B. 腹部操作、光源及吸引切口标志；C. 腹腔镜操作示意图；D. 腹腔镜操作图

L₅~S₁椎间隙的显露：辨认腹主动脉分叉处，在其下方纵行切开后腹膜，钝性分离即可显露 L₅~S₁椎间隙及骶正中血管，钳夹分离骶正中动、静脉，向两侧分离牵开髂动、静脉。解剖分离时应避免暴力，避免使用单极电凝以防止发生男性逆向射精症。在此基础上，椎间盘摘除术的入路将根据术者的不同偏好而异。荧光镜可用于观察椎间盘摘除及置入物放置的深度，腹腔镜可同时观察并确认手术不损伤重要的血管及其他结构（图 8-4-21）。

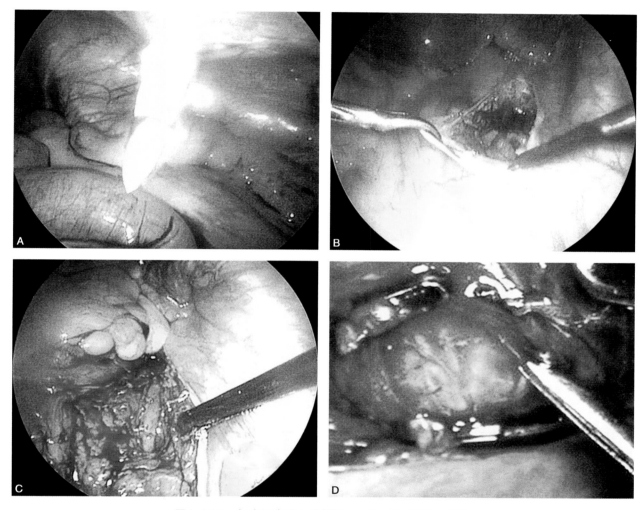

图 8-4-21　气腹经腹腔入路暴露 $L_5 \sim S_1$ 椎间盘手术操作

A. 在腹腔镜引导下置入操作套管;B. 切开后腹膜;C. 显露骶正中血管;D. 结扎骶正中血管,暴露 $L_5 \sim S_1$ 椎间盘

$L_{4\sim5}$ 椎间隙的显露:操作过程与 $L_5 \sim S_1$ 椎间隙显露相似,但需术前经 MRI 或 CT 精确定位以帮助识别腹主动脉分叉的部位。如腹主动脉分叉在 $L_{4\sim5}$ 椎间隙水平上方,以上述相同方法进行分离即可显露 $L_{4\sim5}$ 椎间隙。但在绝大部分病例中,腹主动脉分叉处位于 $L_{4\sim5}$ 椎间隙或其下方,此时需首先辨认髂动、静脉,节段性动脉和腰升静脉也应被确认、钳夹并分离。由于主动脉和腔静脉跨越脊柱右侧,如欲获得 $L_{4\sim5}$ 椎间隙的充分暴露,上述处理血管的步骤非常重要(图 8-4-22)。

2)气腹经腹膜后途径

手术通道建立:患者取右侧卧位,于腋后线肋脊角尾侧 4cm 处(第 12 肋尖端处)做一切口(图 8-4-23),钝性分离 3 层腹壁肌,切开腹横筋膜,分离腹膜后间隙,沿第 12 肋可达脊柱。经该切口在腹膜后间隙置入气囊,注入生理盐水 300ml 扩张腹膜后间隙。排出盐水,取出气囊,换 10mm 套管置入,放置腹腔镜。向腹膜后间隙注入 $CO_2$ 维持气压 8 ～ 10mmHg,在原切口尾侧腋中、腋后线上再置入 2 枚套管,放置牵开、剥离器械,向中线牵开腹膜及腹腔内容物,显露相应椎体及椎间盘。

椎体和椎间盘显露:经观察通道用腹腔镜观察腰大肌、腹主动脉、下腔静脉、肾脏、输尿管、腹膜腔内容物;在腹腔镜引导下,钝性分离腹膜后脂肪,在腰大肌和腹主动脉之间的间隙进行分离达病变部位,保护好输尿管及从腰大肌内缘穿出的腰神经丛,向两侧牵开腰大肌和大血管,用钛夹结扎显露节段腰椎动脉并切断,显露手术区椎体、椎间隙(图 8-4-24)。

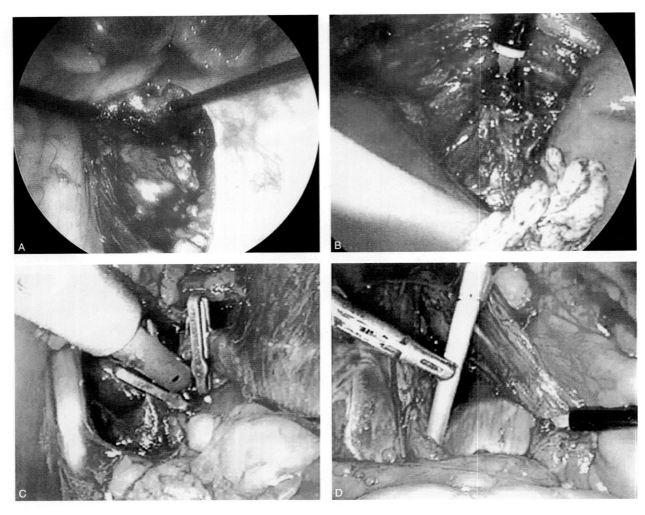

图 8-4-22 气腹经腹腔入路暴露 $L_{4\sim5}$ 椎间盘手术操作
A. 牵开后腹膜；B. 分离牵开髂动、静脉；C. 结扎腹腔静脉的分支；D. 显露 $L_{4\sim5}$ 椎间盘

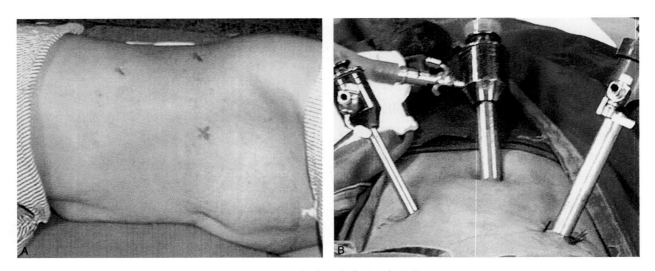

图 8-4-23 气腹经腹膜后手术通道
A. 气腹经腹膜后途径示意图；B. 气腹经腹膜后途径操作图

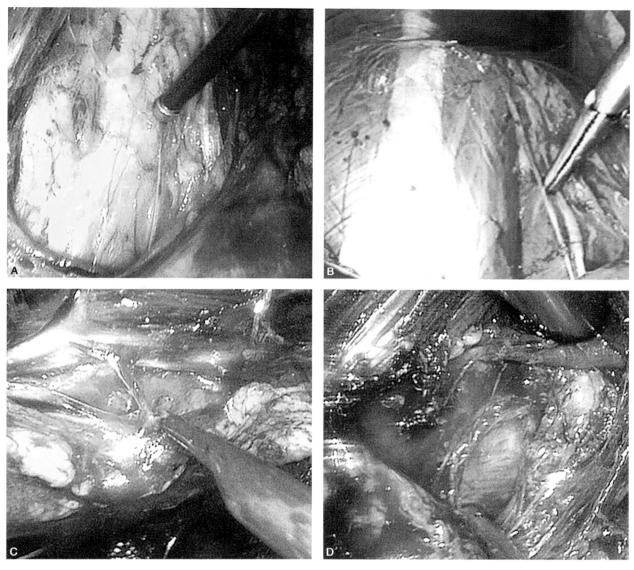

图 8-4-24 气腹经腹膜后手术操作
A. 腰大肌表面分离；B. 暴露腰大肌内缘神经丛和输尿管；C. 处理节段血管；D. 显露 $L_{4~5}$ 椎间盘

3）非气腹经腹腔途径：Albert Chin 首先将腹壁提升装置应用于腹腔镜辅助腰椎前路手术。作为气腹的替代者，该装置扇形提拉器在关闭状态下经15mm 的腹部小切口置入腹腔，然后张开，与扇形提拉器连接的液压动力装置垂直提拉腹壁，以获得手术操作空间。其余通道的建立，均与前述气腹腹腔镜手术入路类似（图 8-4-25）。此种方式不需要气体密闭装置，手术过程中可以使用常规器械和置入物。在置入扇形提拉器之前，可用手指经脐下切口伸入腹腔探查有无腹腔内粘连存在，若有疏松粘连则可顺便予以钝性分离。提拉器在闭合状态朝向手术野置入腹腔，再由其"根"部插入连为一体的套

管和腹腔镜，直视下确保其未误伤腹内脏器（小肠或大网膜）后，在手术野上方展开扇页、锁定并调整好角度，然后将提拉器固定于液压机械臂上，调整提拉力量以免过度牵拉腹壁，拉起腹壁显露好手术野上方的空间。辅助通道在腹腔镜直视下置入，工作通道的置入位置依欲手术的部位而定，辅助通道是刚性或可弯曲的无阀装置，通过可弯曲的辅助通道可以放入长弯钳、直角钳、长弯剪等常规开腹手术器械。显露椎体及椎间隙的方法和建立气腹经腹腔途径类似。

4）非气腹经腹膜后途径：患者取仰卧或右侧卧位，左胁腹部下垫沙袋（图 8-4-26）。腹部做两切

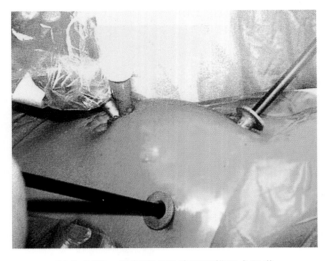

图 8-4-25　非气腹式经腹腔腰椎手术通道

口,左胁腹部切口置入分离气囊和腹腔镜,位置在腋前线上第 11 肋与髂嵴连接中点处,第 2 个切口位于腹正中线附近,位置由需手术的椎体位置决定。此入路可以完成 $T_{12} \sim S_1$ 椎体间的融合、病灶清除等手术。左胁腹部切口约 15mm 长,分离腹侧壁肌肉,钝性分离腹外斜肌、腹内斜肌、腹横肌,显露腹膜外脂肪组织,也可用手指进行辅助的钝性分离。自切口内放入椭圆形的分离气囊至腹膜后间隙处,同时从气囊中央插管处放入腹腔镜,经气囊内充气,随着气囊的膨胀可以逐渐在镜下看到腹膜的轮廓及腹膜从腹前壁内侧剥离的情况。需持续分离使腹膜及腹内脏器移至近中线位置以便能放入前方的工作通道。

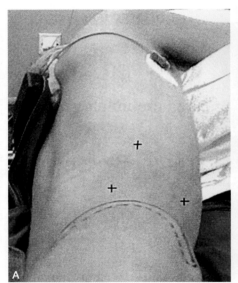

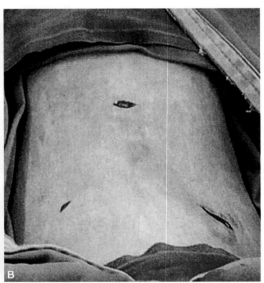

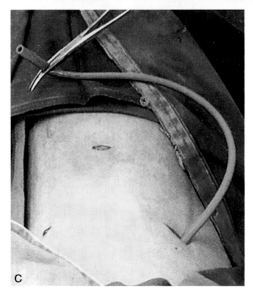

图 8-4-26　非气腹经腹膜后手术入路
A. 非气腹经腹膜后体位;B. 非气腹经腹膜后切口;C. 置入分离气囊

腹膜后间隙显露、腹膜自腹前壁内表面剥离后，从左胁腹部切口放入 10cm 长扇形提拉器，在腔镜直视下张开扇臂，将扇形提拉器连接于液压机械臂上，通过提拉腹壁扩展操作空间。特制的气囊牵开器可经左胁腹部或前腹壁的工作通道置入腹膜后间隙，充气后用来帮助牵开腹膜及腹膜内脏器。工作通道建立于前腹壁中线旁约 2cm，做一长约 12mm 伤口，位置取决于需显露的病变部位或椎间隙水平。切开皮肤，显露并切开腹直肌前鞘，向外侧牵开腹直肌，显露并切开腹直肌后鞘，在中线附近可见腹膜及其内容物，如果分离气囊不能提供充分显露也可用手指进行钝性分离以帮助将腹膜从腹壁内侧剥离。腹膜内包裹小肠，可用扇形牵开器牵开，如有必要还可以从工作通道置入气囊牵开器辅助操作。之后其余步骤与前述的经腹膜途径类似。需要注意的是必须显露大血管，是否分离或牵开这些血管取决于需显露的椎间隙水平。$L_5 \sim S_1$ 椎间隙在腹主动脉分叉下显露，而 $L_{4\sim5}$ 椎间隙及附近水平需向脊柱右侧牵开腹主动脉及下腔静脉。经皮穿刺的 Steinmann 针可用于保持大血管的牵开状态，手术中应注意辨认并保护大血管和输尿管以防止损伤，交感和副交感神经丛在大血管前方向上延伸。如分离显露多个椎体还需钳夹相应的椎体节段性血管，在 $L_{4\sim5}$ 水平还应辨明、钳夹髂腰静脉。常规的腰椎间盘切除和终板的处理可通过工作通道施行，切骨术和不同型号的刮匙均可在工作通道内应用，另外，一些椎间置入物（如同种异体移植物、假体置入物）也可使用。

5）内镜辅助下小切口入路：内镜辅助下小切口技术是一种优秀的微创腰椎手术。在内镜的辅助下，可以仅用一个小切口即可完成腰椎前路椎间融合术（ALIF）。可通过一个单独的通道置入普通内镜，也可通过小切口处置入新型可折弯内镜。由于切口很小，只有主刀医生可通过切口看到手术视野。应用内镜后，使得助手也能获得良好的手术视野，以更好地协助完成手术（图 8-4-27）。

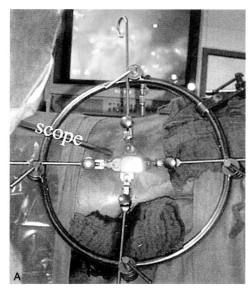
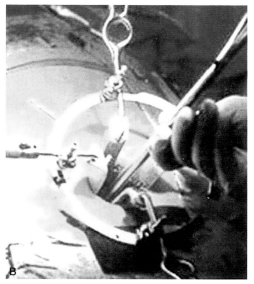

图 8-4-27 内镜辅助下小切口入路
A. 前路切口拉钩与内镜位置；B. 小切口内镜辅助下手术操作

（3）腹腔镜前路腰椎体间融合技术

1）概述：脊柱融合目的在于矫正脊柱畸形、恢复及维持脊柱稳定、治疗疼痛性关节病。1911 年，HibbS 首次报道后路椎板植骨融合治疗 Pott 病。经过近一个世纪，脊柱融合已从单纯后路植骨融合发展到结合后路器械的融合，再到前后路联合的融合技术。通常根据所患疾病的病因、病理改变的不同而采取不同融合方式。例如退行性腰椎滑脱、椎管狭窄和退行性腰椎侧凸，其融合目的是预防椎管减压后的腰椎不稳及维持脊柱的形态，因此后外侧内固定融合即可达优良效果。而在椎间盘源性腰痛的治疗中，常规后外侧融合效果往往不够理想。Zucheman 等对一系列退行性腰椎椎间盘疾病进行了椎弓根内固定结合后外侧融合术治疗，其放射学融合率 89%,而临床满意率仅为 60%。Cowan 报道了类似结果。Jackson 等报告 144 例患者症状改善率为 58%。Wetzel 等报告后外侧融合治疗退行性腰椎椎间盘疾病仅取得 48% 的满意率。Weatherley等报告 5 例放射学表现后外侧牢固融合仍腰痛的患者,椎间盘造影诱发腰痛,经前路椎体间融合后治愈。这种放射学与临床疗效的差异可能有两方面原因:①后外侧融合并不能消除病变椎节的运动;②腰椎后路融合或后外侧融合术椎旁组织的广泛分离,易产生肌肉组织的损伤、缺血、挛缩或神经支配缺失而导致肌肉功能丧失,致许多患者术后感觉腰部无力、易疲劳、不能胜任重体力工作。椎体间植骨融合术[前路腰椎椎体间融合(AIIF)或后路腰椎椎体间融合(PLIF)]以其绝对的骨融合生物力学优势,及其对椎间盘源性腰痛的直接治疗作用,自20 世纪 60 年代以来,在退行性腰椎间盘疾病的骨融合治疗中,已受到人们的广泛关注。Lee 和 Langrana 的实验研究发现后外侧融合仅增加 40% 的脊柱稳定性,而椎体间融合能消除通过椎间隙的所有运动,并使融合节段脊柱稳定性增加 80%。但早期单纯自体骨腰椎椎体间融合术,因植骨块强度有限,可能发生植骨块移位、塌陷、植骨块被吸收或假关节形成。单纯自体骨腰椎椎体间融合术的骨融合率及临床疗效不同作者报告差异较大。Crock、Goldner 等、Kozak 等的报告的临床满意率都较高,但融合率的差异却很大。Knox 等在其进行的 22 例腰椎融合术中,单节段融合的优良率为 35%,两节段椎间融合均不满意,而单纯进行前路腰椎椎间融合,假关节的发生率很高。Dennis 等发现有 30% 的患者发生不愈合,所有患者在植骨愈合过程中均有椎间隙高度丢失,植骨块发生塌陷、再吸收现象出现。因此,单纯自体骨移植在生物力学方面不足以支撑腰椎的负重。为预防植骨块发生塌陷、吸收和假关节的发生,20 世纪 80 年代中期以来,结合后路内固定的腰椎前/后路融合技术被广为应用,骨融合率得以大幅度提高,但临床疗效并未取得相应程度的改善。Slosar 等报道一系列后路内固定腰椎/前后路融合,其骨融合率达 99%,而临床成功率仅达 81%。许多作者认为该结果与后路内固定手术广泛肌肉、软组织分离所致腰肌功能丧失有关。因此,无论是单纯自体骨移植的椎体间植骨融合或后

路内固定结合的前路/后路椎体间植骨融合在椎间盘源性腰痛的外科治疗中均不能取得满意临床效果。20 世纪 90 年代各种椎间融合器(cage)的出现,为腰椎间盘源性疼痛综合征的治疗提供了一种新方法。直接的器械固定和长期的负重支撑达到椎间隙的骨性融合,可获得长期消除关节疼痛的关节固定,并能维持椎间盘的高度。Bagby 和 Kuslich 已成功进行经前路大切口 BAK 腰椎融合固定,经 2 年随访,融合成功率可达 91%。同时 BAK 腰椎融合器械的不断改进,也为腹腔镜腰椎前路器械融合的技术发展奠定了基础。Zdeblick 和 Mahvi 于 1993 年完成首例腹腔镜前路 BAK 腰椎融合手术。随后,Zucherman 等 1995 年报道了 17 例腹腔镜前路 BAK 腰椎融合术。初步研究结果表明,腹腔镜腰椎前路手术对腹腔内容物干扰少,创伤小,是一有效而可行的腰椎微创技术。

2)手术适应证、禁忌证

适应证:经腹腔镜脊柱融合术的适应证为有症状的退行性腰椎间盘病变、椎间盘向内破裂及假关节形成;对有假关节形成的患者可应用腹腔镜进行骨栓植入融合术;椎间融合器 cage 主要用于 1～2 个水平的症状性椎间盘疼痛综合征。X 线改变表现为单一椎间隙变窄、终板硬化的单节段椎间盘退变性疾病应用腹腔镜行腰椎融合术最合适。患此症的患者经 3～4 个月的康复训练后,若症状仍不缓解,则为经腹腔镜腰椎融合术的适应证。

禁忌证:过度肥胖、慢性精神性腰痛或慢性多节段椎间盘退变,不适宜行腹腔镜腰椎融合术;骨质疏松或年龄>65 岁为相对禁忌证。经腹腔镜操作牵拉大血管时有栓塞或血栓形成的危险,故不宜选择年龄过大者。既往有肠梗阻手术而继发肠粘连者,腹腔镜下视野不清,可选用腹膜后入路。

3)腹腔镜腰椎融合术的手术方法

经腹腹腔镜腰椎体间 BAK 融合术(L$_5$～S$_1$):

ⅰ.麻醉和体位:气管插管全麻。取 Trendelenburg 体位(头低脚高位)仰卧于可透视手术床,使腹腔内器官肠向头侧移位。腰骶部垫一 8～10mm 的圆枕使病变椎间隙的开放,以利椎间融合器的稳定置入(图 8-4-28)。

ⅱ.手术通道建立:首先在脐下缘做一 10mm 切口达腹腔,成功腹腔充入 CO$_2$ 气体后(压力维持于

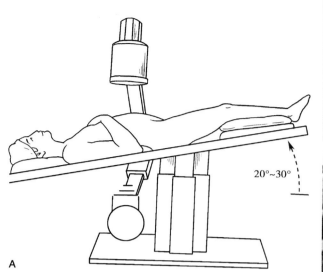

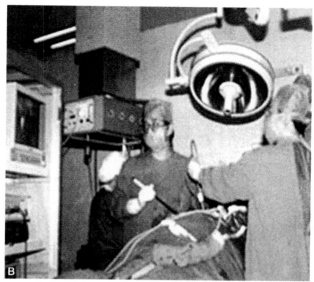

图 8-4-28　体位与术者位置
A. 手术台位置；B. 术者位置

13～15mmHg)，经此插入腹腔镜；在电视腹腔镜监视下分别于腹壁右下象限、腹壁左下象限做一5mm入口，用于吸引器或牵开器进入和放置组织分离器，进行组织分离切除；在脐-耻骨联合连线中点做一10mm切口，并经此将克氏针插入手术椎间盘，经C形臂机确定病变的椎间隙，该通道起初可作为牵引和分离通道。以后可扩大至18mm作为操作通道，完成椎间体的融合(图8-4-20)。

ⅲ. 显露和椎间融合：进入腹腔后，辨认腹腔内结构，分清输尿管和髂总血管。将乙状结肠牵向左侧，用Kitner解剖器探查骶骨岬，在腹主动脉分叉远侧提起腹膜，并纵行切开。钝性分离牵开骶前神经丛，分离骶正中动、静脉，用钛夹在其远-近端结扎止血后切断，分离显露椎间盘。注意骶前分离勿用单极电凝或电铲，以免损伤骶前神经丛，而发生术后逆行射精并发症。在腹腔镜监视下经腹壁向已显露椎间盘插入1枚克氏针，术中C形臂机确定目标椎间盘。椎间盘中线，将腹腔镜工作套筒放入并稳定于耻骨上的位置。术中将左、右髂总动静脉向两侧牵开。通过脐与耻骨联合间小切口插入18mm的工作套管，经工作通道插入椎间融合cage定位器，标示中线左、右侧cage置入的合适部位后，在血管分叉间椎间盘上下缘嵌入BAK融合的安全保护套管。经该套管用腹腔镜专用椎间盘切除器械和镜下BAK融合器械，分别进行左、右侧椎间盘摘除、椎

间扩张、椎间软骨切除和BAK椎间植入。整个手术过程在电视C形臂机监视下进行，以确保椎间工作的安全深度和cage放置于正确位置。每个cage内植入取自髂骨的自体松质骨。解除气腹后，观察无活动出血，则依次缝合腹膜、肌肉、皮肤(图8-4-29)。

经腹膜后腹腔镜腰椎椎体间BAK融合术($L_{4～5}$以上椎间隙)：

ⅰ. 麻醉和体位：气管插管全麻。右侧卧位。

ⅱ. 手术通道建立：首先在左侧12肋尖下缘做一3cm切口，伸入手指钝性分离腹肌直达腹膜后间隙，将10mm带分离气囊套管放入腹膜后间隙，气囊内加压注水250ml钝性分开腹膜后间隙，经腹腔镜观察腹膜后间隙分离成功后，将气囊内水排空，并更换一普通10mm套管，充入$CO_2$形成腹膜后气腹(压力维持12mmHg)。腹腔镜引导下分别在第一个切口水平腹侧腋前线处和髂嵴--腋前线交界处分别插入5mm和10mm套管，作为分离、牵开和椎间融合通道(图8-4-24)。

ⅲ. 显露和椎间融合：腹腔镜观察腰大肌、腹主动脉、下腔静脉，肾脏、输尿管、腹膜腔内容物。钝性分离腹膜后脂肪，在腰大肌和腹主动脉之间的间隙进行分离达手术部位，保护好输尿管及从腰大肌内缘穿出的腰神经丛，向两侧牵开腰大肌和大血管，用钛夹结扎显露节段腰椎动脉并切断，显露椎体、椎间

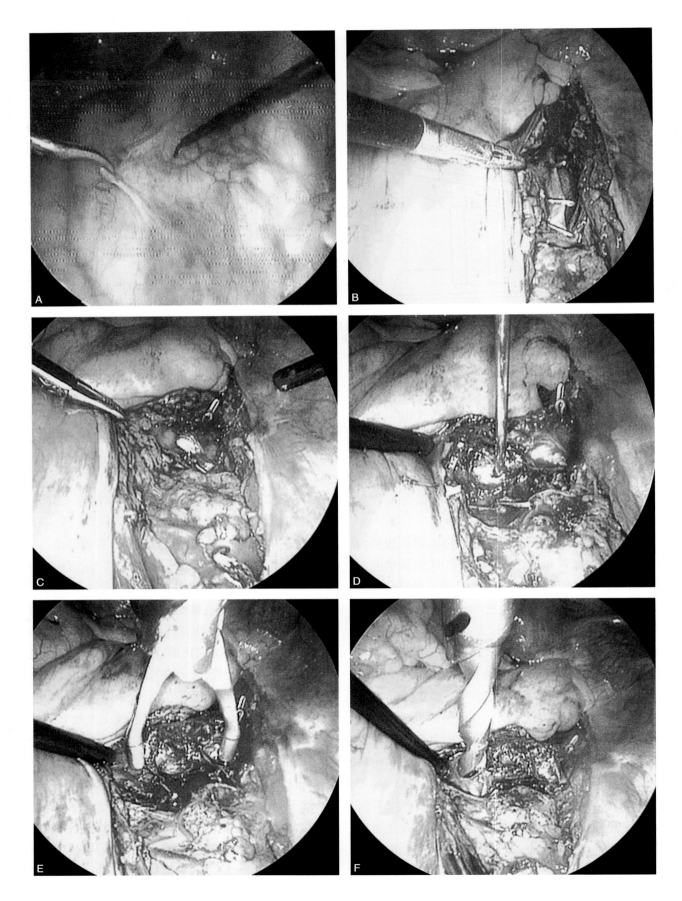

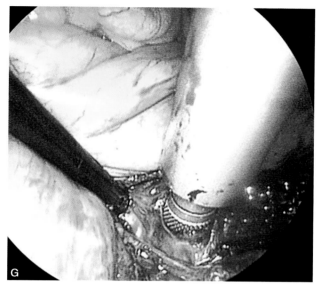
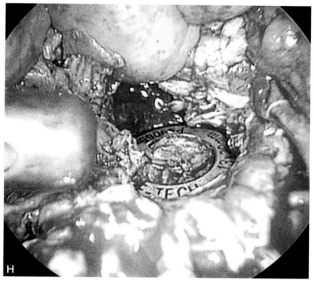

图 8-4-29　经腹腹腔镜腰椎体间 BAK 融合术

A. 提起后腹膜，纵形切开；B. 暴露结扎骶正中血管；C. 暴露 $L_5 \sim S_1$ 椎间盘；D. 克氏针插入椎间隙定位；

E. Cage 定位器定位；F. 摘除椎间盘；G. 椎间隙撑开；H. 置入 BAK

隙，将克氏针插入椎间盘，经电视 C 形臂机确定目标椎间盘。在手术椎间隙相应表面腹壁切口插入 18mm 的工作套管。腹腔镜监视下，在腰大肌与大血管间、椎体前左侧缘、椎间隙上下，嵌入 BAK 融合的安全保护套管。经该套管用腹腔镜专用椎间盘切除器械和镜下 BAK 融合器械，分别进行椎间盘摘除、椎间扩张、椎间软骨切除和 BAK 椎间植入。在腹腔镜和电视 C 形臂机监视下，BAK 自左前外侧向右后外侧 45°。cage 内植入取自髂骨的自体松质骨。解除气腹后，观察无活动出血，则依次缝合腹膜、肌肉、皮肤（图 8-4-30）。

（4）临床评价与展望：近十余年来，已有较多文献报道了腹腔镜腰椎手术及其有效性和安全性的相关研究。Regan 等开放式腰椎间融合术与腹腔镜腰椎间融合术的对比研究显示：腹腔镜组较开放组住院时间短，手术创伤小，复发率低，疼痛小，费用低，且手术并发症相当（腹腔镜组 4.9%，开放组 4.2%）。同时 Regan 认为腹腔镜腰椎融合是一复杂的手术方法，有较长的学习曲线，但一旦掌握，则是一有效且安全的方法。而 Escobar 等 135 例分别进行经腹腹腔镜腰椎融合（A 组），经腹膜外腹腔镜腰椎融合（B 组），腹腔镜辅助的小切口前路腰椎融合（C 组），传统开放式前路腰椎融合（D 组）的比较研究显示：腹腔镜组比开放组并发症的发生率高，认为腹腔镜辅助的小切口腰椎手术优于其他两种

腹腔镜入路手术。Zdeblick 等[] 对 25 对腹腔镜和小切口 $L_{4\sim5}$ 前路椎间融合术的对比研究提示：手术时间、失血量、住院时间统计学上无显著差别，仅仅在双节段融合手术中，腹腔镜手术组的时间花费较长，因此认为在 $L_{4\sim5}$ 前路融合中，腹腔镜前路腰椎融合与腹腔镜辅助的小切口前路腰椎融合相比较，无显著优势。

腹腔镜前路腰椎融合作为一项新型微创手术技术，可视为腰椎前路手术的技术补充。手术适应证、手术入路方式的正确选择，以及娴熟的腹腔镜手术技术是取得安全、有效、微小创伤的基本保证。$L_5 \sim S_1$ 腹腔镜前路腰椎融合，由于手术入路简单、易行，且手术并发症较少、具显著微创优势，已成为定型手术方式。而 $L_{4\sim5}$ 腹腔镜腰椎前路融合，由于手术入路、解剖复杂，手术并发症较多，与常规开放和小切口手术相比较无显著优势。因此，对于 $L_{4\sim5}$ 以上节段的融合，不推荐经腹腔的腹腔镜前路融合方式，而选择腹膜后或腹腔镜辅助小切口手术方式较为恰当。总之，由于腹腔镜前路腰椎手术开展时间较短，其远期疗效有待进一步观察；目前虽然存在许多不足，但仍显示其勃勃生机。特别是借助腹腔镜的小切口手术，它不需要太多昂贵的设施，技术简单，并适于推广。相信，随着腹腔镜技术设备的改进及手术技巧的进一步提高，腹腔镜腰椎前路手术仍可在脊柱外科微创技术领域享有一席之地。

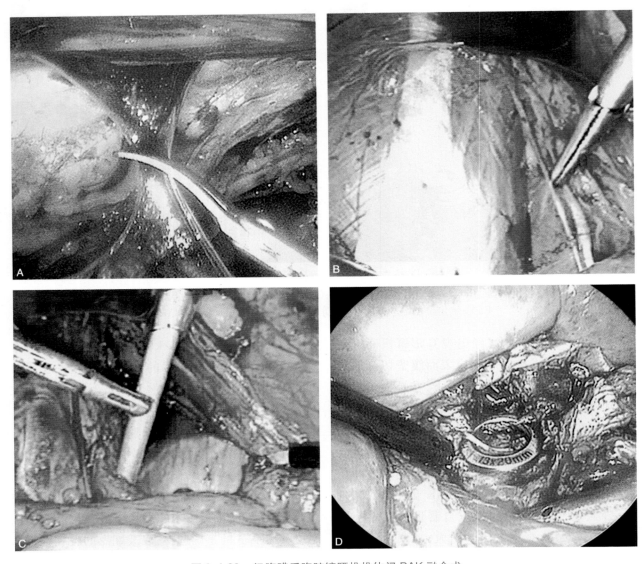

图 8-4-30　经腹膜后腹腔镜腰椎椎体间 BAK 融合术
A. 分离后腹膜粘连显露腰大肌；B. 保护腰大肌内侧缘输尿管及神经丛；C. 显露 $L_{4\sim5}$ 椎间盘；
D. 置入 BAK 融合 $L_{4\sim5}$ 间隙

（吕国华）

## 二、经皮穿刺微创技术

### （一）椎体成形术和椎体后凸成形术

1. 椎体成形术和椎体后凸成形术的应用现状　椎体成形术（percutaneous vertebro plasty，PVP）和椎体后凸成形术（percutaneous kypho plasty，PKP）是目前治疗疼痛性骨质疏松性椎体压缩骨折（osteoporotic vertebral compression fracture，OVCF）的首选临床干预措施。PVP 和 PKP 采用经皮微创穿刺技术，将骨水泥注入骨折椎体内，能够迅速缓解疼痛，增强病椎的强度和刚度，防止椎体进一步塌陷和畸形。通过球囊扩张，PKP 可以使椎体骨折得到较大程度的复位，从而使压缩椎体丢失的高度得到部分或完全的恢复。此外，球囊取出后在椎体内形成的空腔有利于骨水泥在低压力状态下注入椎体，从而有效降低骨水泥渗漏率。临床研究表明，这两种微创手术疗效优良，不仅缩短患者住院时间，允许患者早期活动，减少甚至不需要止痛药物，而且没有切开复位内固定带来的手术创伤以及远期可能出现的内固定失败。上述优点使 PVP

和 PKP 在临床上开展日益广泛,也被用于椎体血管瘤、脊柱转移性肿瘤和多发性骨髓瘤的治疗。

(1) 聚甲基丙烯酸甲酯(polymethylmethacrylate,PMMA)骨水泥强化椎体治疗骨质疏松性脊柱骨折的理论依据:目前,PVP 和 PKP 手术中最常用的椎体填充材料是 PMMA 骨水泥。注入椎体后的 PMMA 骨水泥凝固后能稳定断裂的骨小梁,协助支撑椎体,分担压力,改善骨折椎体力学性质达到治疗作用。PKP 球囊扩张将骨折椎体内的松质骨向四周挤压密实,形成四周骨壁相对完整的空腔,然后在空腔内注入 PMMA 骨水泥,凝固后形成以空腔为模具的骨水泥铸件,有力地支撑已被挤压密实的松质骨,形成稳定"核心",使伤椎能够有效承受脊柱的轴向载荷。生物力学研究表明,骨水泥的注入量和分布对所强化椎体的强度和刚度产生显著影响。Belkoff 等发现注入 2ml 骨水泥就可以恢复脊柱各节段椎体的强度,恢复胸腰段椎体的刚度则需要 6~8ml。Liebschner 等发现骨水泥注射量达椎体容积 15% 可恢复椎体刚度,增加注射剂量可使刚度显著高于术前。Tohmeh 等比较了单侧和双侧椎弓根注射强化椎体的效果,结果显示单双侧注射骨水泥均能显著增加椎体强度和恢复椎体刚度。椎体强度的恢复可以防止骨折椎体进一步塌陷,而椎体刚度的过度增加则会使邻近椎体承受应力增加,可能导致邻近椎体骨折。因此,有作者建议把椎体强度提高到正常水平,即要高于骨质疏松性骨折前的强度,而椎体刚度则倾向于恢复到骨折前水平,避免固定太坚强使邻近节段椎体发生骨折。

PKP 在强化椎体的同时,还能够恢复压缩椎体的高度。Belkoff 等在体外用球囊复位骨质疏松性压缩骨折椎体,结果显示术后椎体高度较术前平均恢复(2.5±0.7)mm,而对照组 PVP 强化的椎体平均高度改变为(0.8±0.2)mm,两组具有显著差异。模拟负重状态的体外实验也证实了球囊的复位能力。

PVP 和 PKP 能迅速缓解疼痛,多数学者认为可能与下列因素有关:①PMMA 本身的化学性及其固化时的放热反应,破坏了椎体内感觉神经末梢;②骨水泥使骨折椎体强化,消除了显微骨折的微动,增加脊柱的稳定性,使顽固性疼痛缓解;③PKP 球囊扩张一定程度上矫正了后凸畸形,恢复正常脊柱序列,改善生物力学性能,从而使疼痛缓解。

(2) 适应证及禁忌证:为获得满意的疗效,正确选择病例非常重要。PVP 和 PKP 主要的适应证是骨质疏松性椎体压缩骨折或椎体肿瘤所致的顽固性椎体源性疼痛。因此,术前应排除因腰椎退变、椎管狭窄、椎间盘突出等原因引起的疼痛。

适应证主要包括:①具有疼痛症状的原发或继发性的胸腰椎椎体骨质疏松性压缩骨折;②有症状的椎体血管瘤、椎体浆细胞瘤、椎体骨髓瘤或淋巴瘤、溶骨性椎体转移瘤等姑息性治疗;③胸腰椎的创伤性骨折。

禁忌证主要包括:①存在感染性疾病或全身感染,如骨髓炎和硬膜外脓肿;②凝血功能障碍或有出血倾向者;③严重心肺疾病者或体质极度虚弱不能耐受手术者;④无痛的骨质疏松椎体压缩骨折;椎体骨折合并神经损伤;⑤成骨性转移性椎体肿瘤者;⑥病变椎体后壁骨质破坏或不完整,椎体后缘存在向后方凸出的骨块,需进一步评估风险,视为相对禁忌证。

(3) 手术的安全施行:术前通过病史采集、体格检查和影像学资料对拟接受 PVP 和 PKP 的患者进行系统评价。完整的影像学资料应包括骨密度检查、X 线片、CT、MRI 等,如果患者不能接受 MRI 检查,则必须进行骨扫描。为取得良好的止痛效果,骨水泥注射应针对引起疼痛的椎体,即责任椎。如果患者所指疼痛部位、体检脊柱压痛和叩痛部位与 X 线片显示的骨折节段、MRI 的 STIR 系列上椎体高信号区域或骨扫描显示的信号浓集区一致,则表明该骨折椎体是责任椎;如果仅仅 X 线片显示椎体压缩,而患者疼痛部位与骨折节段不符,其他影像资料也无阳性发现,则说明该椎体为陈旧性骨折,不需要手术治疗。如果存在多个责任椎体需要手术治疗,一般主张分次手术,即一次手术的椎体数量不超过 3~4 个,否则会增加 PMMA 骨水泥的心血管毒性及肺栓塞几率。

PVP 和 PKP 手术的经典入路是经椎弓根入路,该入路十分安全,只要能维持穿刺针始终处于椎弓根内,就不会损伤邻近的重要解剖结构(如神经根、肺等)。经椎弓根入路的潜在缺点是要保持穿刺针处在椎弓根内,导致针尖进入椎体内的角度较小。由于椎弓根在胸椎及上腰椎都几乎是前后走向的,所以除了较粗的椎弓根和 $L_5$ 椎体外,经椎弓根入路必然会将穿刺针限制在椎体内的侧方。这个入路对注射骨水泥来说十分安全,但往往使骨水泥不能越过椎体中线很好地充盈。

为了克服经椎弓根入路的缺点,人们设计了椎弓根旁入路或称为经肋椎入路。该入路穿刺针经过椎弓根的外侧方,不会因为椎弓根的大小和方向限制穿刺针进入椎体的角度,因此穿刺针比经椎弓根入路更容易指向椎体的中心,可以使单侧注射的骨水泥更容易填充整个椎体。但针尖置于椎体的中央也有缺点,如果位置在椎体内的中线或中线以后,将会增加骨水泥流入后方大的静脉丛和硬膜外间隙的可能性。如果能保持针尖位于椎体的前1/3,将会降低这一危险性。椎弓根旁入路应紧贴椎弓根的外侧缘,因为位置越靠侧方,在胸椎会增加刺

穿肺和产生气胸的可能性。椎弓根旁入路的另一个潜在问题是穿刺针仅仅通过椎体的侧壁进入椎体,穿刺针移走时,骨水泥从穿刺孔渗漏的危险性增加。

以 PKP 经椎弓根入路强化胸腰段椎体为例,简述手术操作步骤。患者通常采用全身麻醉,也可局麻,俯卧于手术台上。调整球管使 X 线投照方向与椎体终板保持平行,使上下终板呈一线影,正位像两侧椎弓根的投影在棘突投影的两侧对称并与棘突投影的间距相同,侧位像双侧椎弓根影完全重叠,此时椎弓根显影最清晰,穿刺角度也最容易控制,称为"基准"定位法(图 8-4-31)。对于后壁骨折,椎体后上方有骨折块的病例,椎体后缘务必清晰显影。

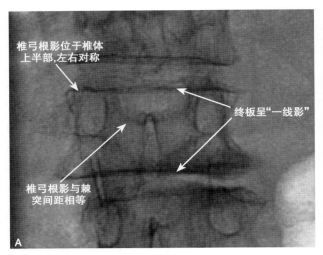
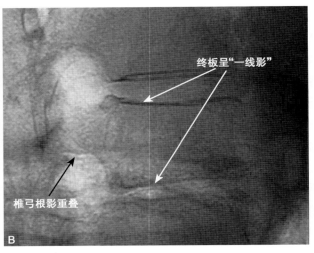

图 8-4-31　PKP 手术前基准定位

A. 正位影像显示两侧椎弓根形态对称,并与棘突间距离相等;B. 侧位影像显示终板呈"一线影",椎弓根影重叠

常规消毒、铺无菌巾,在 C 形臂机透视监测下经双侧椎弓根穿刺,采用"步进进针"法穿刺,即将穿刺针针尖置于椎弓根影的外上缘,一般采用左侧 10 点钟,右侧 2 点钟位置,此时侧位透视针尖位于椎弓根根部。当侧位穿刺针针尖到达椎弓根的 1/2 时,正位显示针尖位于椎弓根影的中线处时,可在侧位透视下继续钻入。当侧位显示针尖到达椎体后壁时,正位应显示针尖位于椎弓根影的内侧缘,说明进针方向正确,可继续进 2~3mm 后停止。

退出穿刺针,然后依次放置导针、扩张套管、工作套管,建立工作通道。经工作套管将精细钻缓慢钻入,当侧位显示钻头尖到达椎体 1/2 处时,正位应

显示钻头尖不超过椎弓根与棘突连线的 1/2;当侧位显示钻头尖到达椎体前缘时,正位应显示钻头尖靠近棘突边缘。此过程中利用穿刺活检针取椎体组织送病理检查。取出精细钻,放入可扩张球囊,侧位显示其理想位置为椎体前 3/4 处,由后上向前下倾斜。连接注射装置,同时扩张两侧球囊,通过 C 形臂机监视球囊扩张和骨折复位情况,当椎体复位满意或球囊达椎体四周骨皮质时停止增压,压力一般不超过 300PSI。将调配好的骨水泥注入骨水泥推杆,待 PMMA 骨水泥达到最佳初始注入时间窗,经工作套管缓慢推入椎体,透视监测至骨水泥充填满意,即将超出椎体范围时停止。拔出套管,切口缝合

1 针,敷无菌创可贴。12 小时后允许患者下床行走。

（4）手术效果的评价:对于 OVCF 患者来说,打断"骨折→疼痛→卧床休息→活动减少→骨量进一步丢失→再骨折→脊柱畸形→心肺功能障碍"这一恶性循环,迅速缓解疼痛,早期下床活动是治疗的关键。PVP 和 PKP 具有微创、安全、有效等优点,可迅速打断这一恶性循环,是治疗 OVCF 的有效措施。Eck 等的 Meta 分析显示,PVP 能使患者的疼痛 VAS 评分从术前的 8.36 降至术后 2.68,PKP 能使患者的 VAS 评分从术前的 8.06 降至术后 3.46,这两种手术均能有效缓解患者疼痛,提高患者生活质量。Wardlaw 等在一项多中心随机对照研究中,比较 PKP 与非手术方法治疗急性疼痛性椎体压缩骨折的有效性和安全性,结果显示 PKP 能改善急性椎体压缩骨折患者的生活质量,减轻患者腰背痛和残障程度,且在术后 2 年内不增加包括椎体骨折在内的不良事件发生率。Klazen 等的随机对照研究结果也显示,PVP 治疗急性骨质疏松性椎体骨折的效果优于保守治疗。我们的研究结果显示,PKP 术后 VAS 评分由术前的 8.6±1.9 分降低为术后的 1.2±0.9 分,SF-36 评分由术前 187.5±10.3 分恢复至术后 376.4±15.9 分,患者功能显著改善。

PVP 直接将骨水泥注入椎体内,对椎体压缩骨折缺乏有效的复位,只能做到"畸形固定"。Lieberman 等在全球率先报道了 PKP 的疗效,30 例患者,共 70 个椎体,椎体高度由术前平均丢失 8.7mm 降至术后的 2.9mm,畸形恢复明显。我们临床随访研究的结果也显示,PKP 术前骨折椎体前缘高度平均丢失（13.6±2.3）mm,术后平均丢失（4.7±1.5）mm,术前骨折椎体中部高度平均丢失（9.2±1.4）mm,术后平均丢失（3.4±1.1）mm,Cobb 角由术前的平均 23.4±5.2,矫正至术后的 9.2±4.7,手术前后差异均有显著性。由此可见,PKP 可有效恢复压缩椎体高度,防止畸形的进一步发展。

2009 年,新英格兰医学杂志刊登了两篇有关 PVP 治疗骨质疏松性椎体骨折的多中心随机对照研究的文章,研究结果 PVP 治疗组与对照组疗效无异,由此引发了一场较大的学术争议。诸多学者对这两篇文章的可靠性提出了质疑。在 Buchbinder 等的研究中,4 年半中 468 例患者中仅有 78 例自愿参加这一研究,其中只有 38 例患者接受 PVP 治疗,其余用安慰剂治疗。如此少的病例数在 54 个月的研究时间内被分配在 4 个采用不同研究方法的研究中心,因此该研究并不能作为一项合格的多中心研究,其研究结果的价值也值得怀疑。同样,在 Kallmes 等研究中 1812 例患者仅有 131 例接受随机对照研究。加拿大放射医生协会杂志的评论指出,这两项研究实验组和对照组的样本量均小于 300 例,且很多患者不愿意进行随机分组,样本选择存在偏差,使得结果并不可信。从对照组设定来看,两项研究所谓的假手术治疗实际上都可以作为一种治疗方法。如将麻醉药注入小关节囊和（或）骨膜,可能在某种程度上缓解疼痛,相对降低了 PVP 的治疗效应。Aebi 对 Buchbinder 等的研究也提出质疑,认为尽管该研究有着一系列严格和合法的问卷调查,但最终是由一些远离临床实践的"作家"所完成的机械作品,像这样研究对于患者或医生都没有一丝用处,这篇文章的有效性值得怀疑。美国神经放射杂志的一篇评论也指出:该两项研究中 PVP 治疗组之所以与空白对照组比较,效果不明显的原因是注射骨水泥的量不够。正是因为这两项研究存在较多缺陷,诸多评论认为这些研究结果是不成熟的,而且经不住推敲。正如克利夫兰临床医学杂志主编 Mandell 所认为的那样,"我从不相信临床上一个复杂难解的问题可以轻易地通过 P 值和可信区间来解决"。

PVP 和 PKP 的临床价值已经逐渐得到医生与患者的认可,但也应该认识到仍有许多问题需要进一步研究。对于这些,我们不能因噎废食,而是需要更多的学者去进一步研究完善,更好的解除患者病痛。

（5）临床应用中遇到的问题及对策

1）每个椎体骨折的都应治疗吗? 目前,对多节段脊柱骨折手术椎体的选择仍有争议。有学者主张对多个椎体均应手术治疗,也有学者主张只对责任椎体进行手术治疗,而非责任椎体不需治疗。如果对每个骨折椎体进行手术治疗,则会因一次过多注入骨水泥,使骨水泥单体毒性增加,引起心血管反应并增加肺栓塞几率。骨质疏松性椎体压缩骨折有其自身的特殊性,很少是急性外伤引起,多数是慢性积累损伤或在轻微外伤诱因下进一步加重的过程。单凭 X 线片上椎体的压缩程度与病史长短往往不能判断脊柱骨折处于骨质愈合的哪个阶段。多椎体骨折的病例,各个椎体的骨折可能发生于不同时期,并非每个被压缩椎体都是责任椎体而需要手术治疗。文献报道椎体压缩骨折所致的疼痛是由于生物力学改变后骨折微动所致,只有存在骨折微动的椎体才可注入骨水泥,锚固骨折、稳定椎体,取得满意疗效。因此,判定骨折椎体是否愈合、是否存在活动,是决定手术疗效的关键。根据骨折椎体MRI信号的改变可以较好确定责任椎体,MRI在判断骨折椎体是否愈合及手术椎体的选择中起着重要作用(图8-4-32)。骨折块间存在微动,可引起水肿,表现为$T_1$加权相低信号和$T_2$加权相高信号及sTIR

高信号。由于部分老年患者椎体内脂肪含量较多,在$T_1$加权相上呈局灶性或弥漫性高信号,在$T_2$加权相上呈中等信号。即使椎体存在骨折活动,有出血和骨髓水肿,责任椎在$T_1$加权相和$T_2$加权相上也可表现为中等程度的高信号,信号强度无明显改变。因此,必要时加做sTIR检查,抑制脂肪信号。如果sTIR序列表现为高信号,则说明高信号改变是由椎体水肿引起而非脂肪组织,为责任椎。针对责任椎行PKP治疗,能够获得满意的疗效。

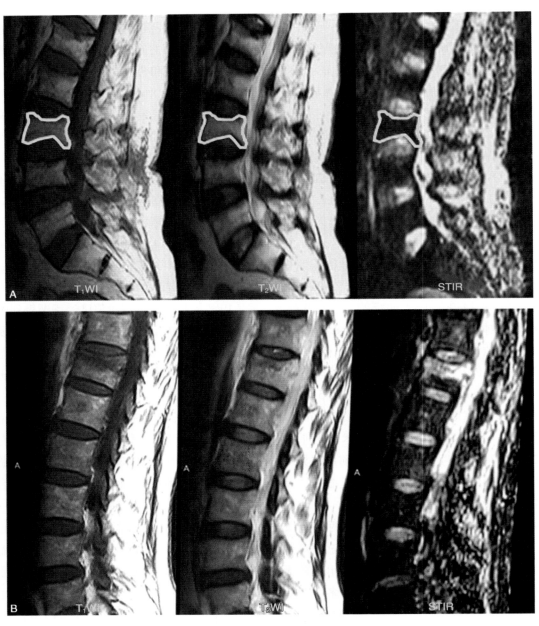

图8-4-32 多发性椎体压缩骨折疼痛责任椎的判定

A. 压缩骨折椎体在MRI检查的$T_1$加权像、$T_2$加权像和STIR序列无信号改变,为非疼痛责任椎体;

B. MRI检查$T_1$加权像显示$T_{12}$椎体低信号,$T_2$加权像显示$T_{12}$椎体混杂信号,STIR序列显示$T_{12}$椎体高信号。$T_{12}$应为疼痛责任椎

2）周壁不完整的椎体骨折能注射骨水泥吗？行 PVP 和 PKP 手术的 OVCF 病例通常为椎体后壁完整的压缩骨折。因为椎体后壁不完整时，骨水泥容易向椎管内渗漏导致脊髓和神经根的压迫伤和热损伤，椎体后壁的骨折块在球囊扩张时也可能向后方移位压迫脊髓，因此一般认为后壁不完整的椎体骨折不是椎体强化手术的适应证。笔者有选择地运用 PKP 治疗此类患者，取得了较好效果，这是因为：①老年骨质疏松性脊柱骨折和青壮年脊柱骨折有明显的区别，前者椎体骨小梁变细断裂，哈弗氏管变粗，成为多孔疏松的结构。应用 PKP 的球囊扩张技术可压迫骨小梁形成一个四壁相对完整的致密骨壳，从而封闭骨水泥沿原有骨折裂隙和引流静脉渗漏的通道。②由于空腔的产生，骨水泥能以高黏滞和低压力的状态注入椎体。笔者治疗的病例骨水泥均在团状期推注入椎体，而非 PVP 的稀粥期或拉丝期。处于团状期的骨水泥流动性差，注射可控性好，骨水泥只能有序地集中分布于球囊扩张所形成的区域中。③PKP 通过置入可扩张球囊来抬升终板，撑开椎体，恢复了椎体大部分原有高度，特别在韧带结构完整的急性骨折中，椎体的撑开将会使后纵韧带紧张，从而回纳骨折块，并使后壁骨折裂隙缩小闭合，避免骨水泥渗漏，同时完整的后纵韧带可阻挡骨水泥进入椎管。应当强调的是，术中每一步椎体内操作都要在透视下确认，必须使用显影骨水泥，在持续 X 线透视下有控制地注入，这一点对于椎体后壁破裂的老年骨质疏松性脊柱骨折尤为重要，虽然为此将增加术者被 X 线照射的剂量，但这是避免骨水泥渗漏的最主要措施。另外，不应追求骨水泥的注入量，适量的骨水泥足以达到止痛和稳定骨折的效果，过多的骨水泥注入却使得渗漏的可能性大大增加。为了早期发现骨水泥渗漏导致的神经损伤，可在局麻下手术或术中唤醒。

3）椎体骨折不愈合怎么处理？像其他骨折一样，OVCF 也有骨不愈合现象，对于这种骨不愈合认识不多，使得其成为此类患者慢性背痛和残疾的根源。笔者发现 OVCF 骨不愈合有以下特点：X 线片上可见骨不愈合的椎体内有裂隙征存在，假关节形成。这种裂隙征在 MRI $T_1$ 加权相上呈低信号，$T_2$ 加权相呈高信号，且与周围骨组织信号界限清晰。OVCF 一旦发生骨折不愈合，不会像常见骨质疏松骨折那样，经保守治疗有愈合的可能。因此，对这些患者常需要手术干预，目前主要手术方法是 PVP 或 PKP，充填骨水泥稳定椎体，使疼痛消失。笔者认为椎体骨不愈合的治疗不同于四肢骨折骨不愈合，重点不是促进骨折的愈合，而是采用骨水泥锚固骨折块，消除骨折块的微动，稳定椎体；以及通过球囊扩张恢复病椎高度，矫正后凸畸形，恢复脊柱序列。由于骨折不愈合，椎体有裂隙，假关节形成，大多伴有椎体周壁的破裂，因此对此类患者进行手术时要特别注意防止骨水泥渗漏。

4）怎么能够有效预防骨水泥渗漏？骨水泥渗漏是 PVP 和 PKP 最常见的并发症，严重可导致瘫痪甚至死亡等灾难性后果。Hulme 对 69 项关于 PVP 和 PKP 的临床研究进行系统回顾后发现，PVP 术中骨水泥渗漏率 41%（27 项研究 2283 个椎体，95% 可信区间为 32% ~ 50%），PKP 为 9%（18 项研究 1486 个椎体，95% 可信区间为 2.6% ~ 15.8%）。Eck 对 168 项研究的 Meta 分析后发现，PVP 和 PKP 术中骨水泥渗漏率分别为 17.9% 和 7.0%。骨水泥渗漏按照部位可分为硬膜外渗漏、椎间孔渗漏、椎间盘渗漏、脊柱旁软组织渗漏、椎旁静脉渗漏和穿刺针道渗漏等（图 8-4-33）。虽然椎间盘渗漏在短期随访中几乎没有出现临床症状，但可能使远期邻近椎体发生骨折的风险性增加，应该尽可能避免。椎管内硬膜外渗漏和椎间孔渗漏则可能会引起脊髓和神经根受压迫症状。PMMA 渗漏入静脉而引起的肺栓塞是较罕见的并发症，少量 PMMA 进入肺动脉者不会引起临床症状，但达到一定量就会引起严重后果，甚至死亡。

一般来说，只要采取正确的穿刺技术、骨水泥灌注技术以及术中良好的透视监护，就可以有效地减少骨水泥渗漏。笔者在灌注骨水泥时采用了"初始注入时间窗法""灌注压监测技术"等关键技术，可使骨水泥在适当的工作时间、合适的灌注压力下注入椎体，防止骨水泥渗漏。对于椎体周壁破裂的骨质疏松性椎体压缩骨折，采用"温度梯度灌注技术"和"二次调制灌注技术"，第一次先用处于团状期的骨水泥注入椎体使其凝固封堵住裂隙，第二次再将黏度较低的骨水泥注入椎体，从而使骨水泥在椎体内很好地弥散而不发生渗漏。

5）椎体强化会增加其他椎体骨折的发生率吗？

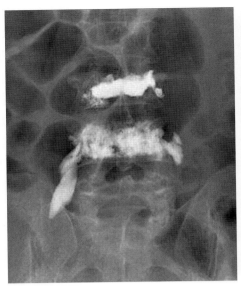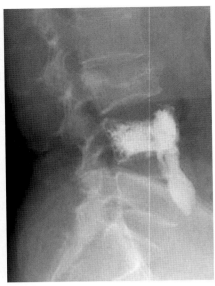

图 8-4-33　骨水泥椎旁渗漏

Ahn 等回顾性分析 508 例 PVP 治疗的患者,随访期间出现 49 例新的椎体骨折,其中 35 个为邻近节段椎体骨折。Fribourg 等报道 38 例 PKP 患者在平均 8 个月的随访中有 26%(10 例,17 个椎体)发生有症状的继发性椎体骨折,且 13 个发生在邻近节段。Harrop 等随访 115 例接受 PKP 治疗的骨质疏松性椎体骨折患者,平均随访 11 个月,继发性椎体骨折发生率为 22.6%。但也有学者认为,尽管 PKP 术后继发性椎体骨折有一定的发生率,但 PKP 本身并不会导致继发性椎体骨折的风险增高。Jensen 等报道 109 例骨质疏松患者 PVP 术后,相邻椎体骨折发生率与对照组比较差异并无统计学意义。Lindsay 等对绝经后妇女发生 OVCF 的自然史进行大样本追踪观察,结果显示当一个椎体出现骨折后继发椎体骨折的自然发生率为 19.2%,当出现两个椎体骨折后继发椎体骨折的发生率为 24%。Harrop 等将自己研究结果同 Lindsay 等的数据比较,发现 PKP 并不增加术后继发性骨折的风险。Paul 等对 69 篇相关文献复习,也发现 PVP 与 PKP 术后虽有一定的再骨折率,但与已发生椎体骨折的骨质疏松症患者相比骨折发生率并没有显著增加。笔者认为,PVP 和 PKP 手术后发生再骨折与患者的骨质疏松程度、功能锻炼密切相关,要想降低继发椎体骨折的发生率,在制订手术计划治疗骨折的同时就应当开始系统的抗骨质疏松治疗,要向患者强调抗骨质疏松治疗的重要性,坚持药物治疗与锻炼相结合,减少再

骨折的发生。

2. 椎体成形术和椎体后凸成形术的研究方向及应用前景

(1)研究方向

1)提高穿刺准确性:PVP 和 PKP 需要在 C 形臂机、G 形臂机或 CT 等影像设备监测下,经皮完成对椎体的穿刺,技术要求比较高。通过改进穿刺技术和应用高质量的影像监测设备能有效地提高穿刺的准确性,避免误入椎管、穿破内脏及大血管等严重并发症。笔者研究了经椎弓根穿刺轨道的三维影像学特点,设定经椎弓根腰部中心点至椎体前下 1/3 中心点连线为"标准穿刺轨道",发现经皮穿刺点在侧位 X 线片上位于患椎的上一棘突水平。棘突旁开距离从胸椎至腰椎逐渐递增,$T_4 \sim T_8$ 经椎弓根外缘为(2.96±0.38)cm 至(3.27±0.43)cm,$T_9 \sim L_1$ 经椎弓根外缘为(3.66±0.47)cm 至(4.78±0.56)cm,$L_2 \sim L_5$ 为(4.05±0.48)cm 至(7.85±1.02)cm。按此标准穿刺轨道建立的穿刺点进行穿刺,可提高椎弓根穿刺的准确性。有作者研制经皮椎体穿刺定位导向装置,通过该导向装置进行椎弓根穿刺,可显著提高穿刺成功率,减少术中 X 线暴露,缩短手术时间。但由于 OVCF 患者往往存在多个节段骨折,加之原有的退行性变,合并后凸或侧凸畸形,实际情况要比体外模型复杂得多,这些技术或装置的实际价值还有待临床实践的进一步检验。

近年来,新型的影像监测设备开始在 PVP 和

PKP 手术中得到应用。O 型臂机（O-arm）是新近发展起来的一种新型术中影像监测系统，可以在术中如 CT 一样完成脊柱平扫、冠状位、矢状位重建等功能。目前，已有术者在 PVP 和 PKP 术中利用 O-arm 扫描提供的三维影像资料，结合手术导航系统对穿刺器械进行跟踪，将穿刺器械的位置在患者影像上以虚拟探针的形式实时更新显示，使医生对穿刺器械相对于患者解剖结构所处的位置一目了然，从而使整个穿刺过程更快速、更精确、更安全地完成。目前，O-arm 和手术导航系统在 PVP 和 PKP 术中的应用还处于探索阶段，而且由于这些设备价格昂贵，尚不能普及应用，其准确性和安全性也需要在临床应用过程中进行评估。

机器人具有精度高、定位准、稳定性好、不会产生疲劳等优点，可以准确地依照医生所规划的路径运动，且医生与患者不必直接接触，从而避免接受 X 线照射。当前，已有日本学者采用机器人行 PVP 穿刺实验取得了满意的效果。以色列 Mazor 公司推出的微型脊柱外科机器人 SpineAssist 是目前比较成熟的脊柱机器人系统，可用于 PVP 及 PKP 手术。虽然这些针对椎体穿刺、骨水泥灌注等操作设计的机器人研发尚处于起步阶段，但毋庸置疑将成为 PVP 和 PKP 研究的一个重要方向。

2）预防和减少骨水泥渗漏：骨水泥渗漏是 PVP 和 PKP 术中最常见的并发症，多数情况下骨水泥渗漏不会出现临床症状，因而对其缺乏足够重视。但是，PVP 和 PKP 引起的严重手术并发症如瘫痪、肺栓塞、心脏穿孔等却主要由骨水泥渗漏导致。研究表明，骨水泥渗漏可能与以下因素有关：①骨水泥灌注时的压力；②骨水泥灌注速度；③骨水泥灌注量；④骨水泥灌注状态；⑤椎体内血管分布的个体差异；⑥椎体骨折类型；⑦骨质疏松程度等。虽然临床上提高骨水泥灌注技术可以有效地减少骨水泥的渗漏，但并不能完全预防骨水泥渗漏的发生。

提升骨水泥的黏稠度是减少骨水泥渗漏的有效办法。Baroud 等的体外研究发现，骨水泥混合后 5～7 分钟注射，此时处于低黏度的骨水泥超过一半会渗漏；混合 7～10 分钟后，骨水泥具有中等黏度，此时注射骨水泥渗漏率低于 10%；混合 10 分钟后骨水泥渗漏完全停止。该研究表明高黏度骨水泥可以有效减少骨水泥渗漏，但此时注射骨水泥需要的力量已超过人的体力。Anselmetti 等采用一种新型的高黏度骨水泥（Confidence）进行 PVP 手术，与使用普通 PMMA 骨水泥的治疗组对比，两种在静脉系统渗漏率分别为 8.2% 和 41.3%，椎间盘渗漏率分别为 6.1% 和 13.0%，两者差异显著。因此，在提高骨水泥黏度和保留其可注射性之间寻找最佳平衡点，对减少骨水泥渗漏有重要意义。

一些机构和学者试图通过研发新型的椎体扩张器解决骨水泥渗漏问题。A-Spine 公司研制了一种新型椎体成形手术系统——Vessel-X 骨材料填充系统。其核心部分是骨材料填充器，采用聚对苯二甲酸乙二醇酯（PET）材料交错编织成网袋状结构，分内外两层，内网层的网孔直径为 100～180μm，外网层的网孔直径为 60～90μm。设计原理类似于球囊，不同之处在于 Vessel-X 将膨胀过程与骨水泥注入过程合二为一。使用时通过向填充器内注入骨水泥使网袋膨胀复位椎体，网袋完全膨胀后形态呈球体或椭圆体，最大容积为 3ml，由于网袋的包裹作用理论上可降低骨水泥渗漏的几率，且可不取出留置椎体内。另一种新型器械 Catheter fabric 与 Vessel-X 骨材料填充系统操作原理类似。通过工作管道将可吸收纤维编织的 Catheter fabric 扩张导管置入椎体内，向 Catheter fabric 内灌注骨水泥使之扩张复位椎体。待骨水泥较凝固后 Catheter fabric 可通过留置在体外的释放绳抽出。有学者采用 DL-乳酸与 ε-己内酯（70∶30）的共聚物（PDLL-ACL）制成可吸收球囊，球囊呈烧瓶状，囊壁厚 0.08～0.12mm。体外降解实验显示该球囊在第 24 周时基本完全降解。同时，该可吸收球囊具备良好的机械性能，初始时抗拉力强度达到 8.5Mpa，在 2 周后仍有 4.2MPa 的抗拉伸强度，因此可以对灌注入内的骨水泥与周围组织形成一个良好的分隔屏障，有效防止骨水泥的渗漏。目前，新型的椎体扩张器研仍处于研发阶段，离大规模临床应用尚有距离，开发具有良好的机械性能、生物相容度高、体内降解时间可控，不影响甚至能促进骨折愈合的新型可扩展球囊是未来研究的一个重要方向。

3）改良椎体填充材料：PMMA 是 PVP 和 PKP 手术中应用最为广泛的椎体填充材料，由液态单体和多聚体粉剂混合组成。PMMA 在临床上应用多年,为骨科医师所熟悉,易于操作,具有良好的生物力学强度和刚度以及相对便宜的价格。然而,PMMA 亦存在一些缺点:①PMMA 的单体有一定的毒性;②聚合时可产生高温,当发生渗漏会对周围组织如神经根、硬膜产生热损伤;③缺乏与周围骨融合性,水泥表面与骨质间形成纤维膜,在长期随访中发现有松动的可能;④PMMA 在 X 线透视下不具有显影性,其特性可能受所加入的显影剂影响;⑤与人体骨组织在生物力学方面有差距,骨水泥压缩强度为 80Mpa,明显高于压缩强度小于 10Mpa 的骨质疏松性骨质;⑥PMMA 作为一种永久植入物,无法生物降解。

磷酸钙骨水泥(calcium phosphate cement,CPC)是近年来研究较多的一种新型骨修复材料,由一种或多种磷酸钙粉末和水溶液混合而成。CPC 有很多不同配方,但其最终产物只有 3 种:磷灰石,透钙磷石,无定形磷酸钙。CPC 凝固时不会像 PMMA 那样产生热损伤,具有可吸收、被骨组织替代的生物学特性,同时也存在脆性大,强度偏低,缺乏骨诱导活性,降解速度与新骨生成速度不匹配等问题。以羟磷灰石(hydroxyapatite,HA)为代表的磷灰石骨水泥是目前的研究热点,衍生出一系列以 HA 为载体的生物型骨水泥。Li 等将 Bis-GMA(双酚 A 甲基丙烯酸缩水甘油酯)与 SrHA 结合的新型可注射骨水泥用于 PVP 和 PKP 手术,取得了良好的效果。锶(Sr)是一种与钙、钡同族的金属元素,具有显影性,并且可以刺激骨生成和抑制骨吸收。HA 具有骨传导性,以 Bis-GMA 为树脂基质制成新型骨水泥,其凝固时间在 15～18min,聚合放热最高为 58℃;其生物力学刚度低于 PMMA,更接近于骨质;SrHA 与 HA 相比,促进成骨细胞黏附、增值、钙沉积能力更强,在生物体内骨传导、骨诱导、骨相容性显著优于 PMMA;其生物相容性与单纯 HA 相似,但生物活性明显优于 HA,不需要另外添加显影剂即能有良好的显影效果。Kim 等将天然羟基磷灰石粉末、壳聚糖(chitosan)粉末与 PMMA 混合制成新型的骨水泥,在动物实验中发现随着壳聚糖的自然降解留下的孔隙,利于周围骨组织渗入,并且在生物力学效能上与 PMMA 相当,达到了即刻稳定和生物活性的结合。这些新型骨水泥已经显示了作为 PMMA 替代物的巨大潜力,但其疗效和安全性还需要基础和临床研究进行评估。

生物陶瓷材料在临床应用已久,主要用于骨缺损修复和假体关节的固定。近来,有学者将新型陶瓷骨水泥 Orthocomp 和 Cortoss 作为椎体填充材料进行研究。Orthocomp 以 Bis-GMA(双酚 A 甲基丙烯酸缩水甘油酯)及其衍生物 Bis-EMA(双酚 A 甲基丙烯酸乙氧基酯)为树脂基质,加入生物活性陶瓷的复合材料。Belkoff 等研究表明,Orthocomp 具有 PMMA 相似甚至更好的生物力学表现,注射 Orthocomp 的椎体恢复了最初的刚度,并且在显影性方面显著优于 PMMA,聚合时产生的热量亦少于 PMMA。Cortoss 是一种模拟人体骨质许多重要性质的生物活性复合物,其主要成分为 Bis-GMA 和 Bis-EMA 交叉结合树脂和生物活性玻璃陶瓷粒子菱硅钙钠石(combeite),可使天然羟磷灰石分布于材料表面促进骨组织的结合。Cortoss 具有良好的生物相容性,内在显影性,比 PMMA 聚合时产生更少的热量,并且不像 PMMA 那样对心血管系统具有毒性。相对于 PMMA,Cortoss 在体内的凝固时间更短,减少了注射后骨水泥流动的风险,并且具有可控的"即停即止"的注射系统,这些特点是 PMMA 所不具备的。Cortoss 目前在欧洲已应用于临床,尚未有长期、大规模的临床试验报道,其潜在的并发症和与人体组织相容度仍需进一步研究。

理想的椎体填充材料应当具有可注射性,能在椎体内迅速凝固并达到足够强度,不放热,无毒性,满足生物相容性、生物降解性、成骨活性和提供支架等方面的要求,并且在体外工作时间适当,X 线下显影清晰,操作方便。尽管各种新型骨水泥的基础研究和临床试验取得了许多成果,但是目前尚无一种产品具备了临床需求的各种特性,能够完全取代 PMMA 用于 PVP 和 PKP 手术。

(2)应用前景:循证医学研究表明,采用 PVP 和 PKP 治疗骨质疏松症引起的椎体压缩骨折,不论是缓解疼痛症状,还是防止脊柱畸形加重、改善患者功能等方面均比传统方法具有更好的疗效,且两者有症状的并发症发生率都较低。随着骨质疏松症和骨质疏松性椎体骨折发病率逐年增高,这两种新型微创技术在未来有着广阔的应用前景。新型椎体扩张器、新型影像监测设备和新型椎体填充材料的研发应用能进一步改善手术效果、提高手术安全性和拓展手术应用范围。

应用椎弓根螺钉系统治疗胸腰椎爆裂骨折在临床上已得到广泛应用，由于恢复椎体高度时并未使骨小梁系统同时得到恢复，导致椎体内空隙，形成"蛋壳样"椎体，成为术后矫正度丢失的重要原因。经椎弓根向骨折椎体内注入具有生物活性的椎体填充材料，不仅能促进骨折椎体愈合，而且使椎体强度和刚度得到一定程度的恢复，从而稳定椎弓根螺钉系统，防止内固定失败。除脊柱骨折外，骨质疏松性骨折常见的好发部位包括桡骨远端、股骨上端以及踝关节等，将生物活性材料经皮微创注射到上述部位，可以增强局部骨质强度，达到预防骨折的目的。

可扩张球囊也可应用于其他部位骨病的治疗。临床常见的股骨头坏死塌陷、胫骨平台骨折都可采用经皮置入不同形状的球囊使关节面或骨折块复位，达到微创治疗的目的。不同部位的球囊设计，使用的灌注材料，具体的操作方法均是未来的研究方向。

## 参 考 文 献

[1] Belkoff SM, Mathis JM, Jasper LE, et al. The biomechanics of vertebroplasty. The effect of cement volume on mechanical behavior. Spine, 2001, 26(14):1537-1541.

[2] Garfin SR, Yuan HA, Reiley MA. New technologies in spine: kyphoplasty and vertebroplasty for the treatment of painful osteoporotic compression fractures. Spine, 2001, 26(14):1511-1515.

[3] 杨惠林, Hansen A. Yuan, , 陆俭, 等. 球囊扩张椎体后凸成形术治疗骨质疏松性椎体压缩骨折. 苏州大学学报（医学版）, 2002, 22(4):406-409.

[4] 杨惠林, Hansen A. Yuan, 陈亮, 等. 椎体后凸成形术治疗老年骨质疏松脊柱压缩骨折. 中华骨科杂志, 2003, 23(5):262-265.

[5] 杨惠林, 牛国旗, 梁道臣, 等. 单球囊与双球囊后凸成形术对椎体复位作用的研究. 中华外科杂志, 2004, 42(21):1299-1302.

[6] Hulme PA, Krebs J, Ferguson SJ, et al. Vertebroplasty and kyphoplasty: a systematic review of 69 clinical studies. Spine, 2006, 31(17):1983-2001.

[7] Eck JC, Nachtigall D, Humphreys SC, et al. Comparison of vertebroplasty and balloon kyphoplasty for treatment of vertebral compression fractures: a meta-analysis of the literature. Spine J, 2008, 8(3):488-497.

[8] Wardlaw D, Cummings SR, Van Meirhaeghe J, et al. Efficacy and safety of balloon kyphoplasty compared with nonsurgical care for vertebral compression fracture (FREE): a randomised controlled trial. Lancet, 2009, 373(9668):1016-1024.

[9] Belkoff SM, Jasper LE, Stevens SS. An ex vivo evaluation of an inflatable bone tamp used to reduce fractures within vertebral bodies under load. Spine, 2002, 27(15):1640-1643.

[10] Kasperk C, Hillmeier J, Noldge G, et al. Treatment of painful vertebral fractures by kyphoplasty in patients with primary osteoporosis: a prospective nonrandomized controlled study. J Bone Miner Res, 2005, 20(4):604-612.

[11] Kallmes DF, Comstock BA, Heagerty PJ, et al. A randomized controlled trial of vertebroplasty for osteoporotic spinal fractures. N Engl J Med, 2009, 361(6):569-579.

[12] Buchbinder R, Osborne RH, Ebeling PR, et al. A randomized trial of vertebroplasty for painful osteoporotic vertebral fractures. N Engl J Med, 2009, 361(6):557-568.

[13] Klazen CA, Lohle PN, de Vries J, et al. Vertebroplasty versus conservative treatment in acute osteoporotic vertebral compression fractures (Vertos Ⅱ): an open-label randomised trial. Lancet, 2010, 376(9746):1085-1092.

[14] Clark W, Lyon S, Burnes J. Trials of vertebroplasty for vertebral fractures. N Engl J Med, 2009, 361(21):2097-2098.

[15] 杨惠林. 科学认识椎体成形术与椎体后凸成形术的临床价值. 中国脊柱脊髓杂志, 2010, 20(6):441-443.

[16] 杨惠林, 牛国旗, 王根林, 等. 椎体后凸成形术治疗周壁破损的骨质疏松性椎体骨折. 中华骨科杂志, 2006, 26(3):165-169.

[17] 杨惠林, 顾晓晖, 陈亮, 等. 后凸成形术治疗骨质疏松性脊柱骨折的选择性与个体化. 中国医学科学院学报, 2005, 27(2):174-178.

[18] 杨惠林, 王根林, 牛国旗, 等. 椎体后凸成形术治疗多节段脊柱骨折中责任椎体的选择. 中华外科杂志, 2008, 46(1):30-33.

[19] Yang HL, Wang GL, Niu GQ, et al. Using MRI to determine painful vertebrae to be treated by kyphoplasty in multiple-level vertebral compression fractures: a prospective study. J Int Med Res, 2008, 36(5):1056-1063.

[20] Mao H, Zou J, Geng D, et al. Osteoporotic vertebral fractures without compression: key factors of diagnosis and in-

itial outcome of treatment with cement augmentation. Neuroradiology,2012,54(10):1137-1143.

[21] Zou J,Mei X,Gan M,et al. Is kyphoplasty reliable for osteoporotic vertebral compression fracture with vertebral wall deficiency? Injury,2010,41(4):360-364.

[22] Wang G,Yang H,Chen K. Osteoporotic vertebral compression fractures with anintravertebral cleft treated by percutaneous balloon kyphoplasty. J Bone Joint Surg Br,2010,92(11):1553-1557.

[23] 郑召民,邝冠明,董智勇,等.应用新型 Vessel-X 骨材料填充器注射聚甲基丙烯酸甲酯的实验研究.中华骨科杂志,2008,28(8):678-683.

[24] 刘尚礼,郑召民,吕维加,等.注射性锶羟磷灰石在椎体成形术中的临床应用.中华骨科杂志,2004,24(11):653-656.

[25] 杨惠林,倪才方,邹德威,等.椎体成形术.北京:人民军医出版社,2009.

（孟斌　杨惠林）

### （二）椎间盘造影术

对于伴有影像学明显压迫,临床上有神经根病及神经源性间歇性跛行的腰椎间盘突出/脱出或腰椎管狭窄的患者,手术减压固定融合的效果是肯定的,但是对于单纯的下腰痛,影像学上没有明显的压迫,其诊断及治疗是相当复杂和令临床医生头疼的,基于此,一些影像引导的脊柱介入诊断治疗措施为我们提供了可能的解决方案,比如椎间盘造影、椎间盘内微创治疗(髓核溶解及椎间盘内热疗)、小关节封闭、选择性神经根阻滞等,随着 MRI技术的广泛应用,经常发现多节段的退行性变,如何定位致病阶段,以及明确影像学异常与临床症状之间的关系成为一个重要的问题,在此基础上椎间盘造影术日渐成为临床应用及科研的热点。

椎间盘造影是在透视或 CT 监视下将一定剂量的造影剂注入椎间盘髓核的一种微创检查方法,根据是否诱发出和平时性质、程度相同的疼痛表现,可鉴别是否有椎间盘源性下腰痛。同时,还可根据注入造影剂的剂量和分布范围来判断纤维环撕裂程度,为进一步治疗提供依据。椎间盘造影术的意义在于识别椎间盘源性下腰痛,识别疼痛是否来自于相应椎间盘,评估影像学上发现的异常结果的意义以及是否与症状有关。

椎间盘造影一般在局麻下进行,因为患者的感

觉和反应是检测的重点,这样患者在术中可保持清醒并能进行交流。影像引导设备可选择 C 形臂机或螺旋 CT。患者俯卧并放软垫垫高胸腰段,以期减少腰椎前凸,有学者指出进针点应位于非疼痛侧,双侧疼痛患者取决于术者的习惯,笔者采用的是 CT引导下的椎间盘造影,扫描穿刺针尖位于椎间盘中心后注入造影剂与生理盐水 1:1 的混合液,记录注入剂量并观察患者的疼痛反应,询问疼痛部位、性质、程度以及和平时症状是否一致。如能引发患者与平时部位、性质相一致的疼痛,程度与平时相当或较重,即诊断为椎间盘造影阳性;若不能诱发患者疼痛反应或所引发的疼痛与平时部位、性质不相一致,即视为椎间盘造影阴性。纤维环退变程度分为4级:0 级,造影剂充填正常的髓核空间;1 级,造影剂充填纤维环面积占正常纤维环面积 10% 以下;2 级,造影剂充填纤维环面积 10% ~50%;3 级,造影剂充填纤维环面积大于 50%。纤维环破裂程度分为4级:0 级,造影剂完全局限在髓核内;1 级,造影剂沿着裂隙流入内层纤维环;2 级,造影剂流入外层纤维环;3 级,造影剂流出维环外层或进入硬膜外腔。0级和1级为正常,2级和3级为纤维环破裂。多数需行 2 个节段以上的造影(图 8-4-34 及图 8-4-35)。

早期的研究已经发现,椎间盘外纤维环破坏与腰椎间盘造影术的阳性诱发痛有强烈的相关性,裂隙延伸到纤维环内 1/3 时不产生疼痛反应,延伸至

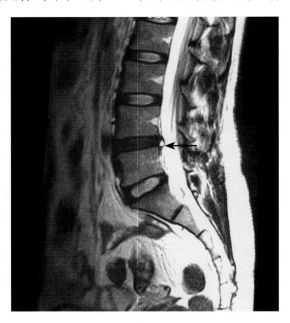

图 8-4-34　MRI 提示"黑间盘"和 HIZ

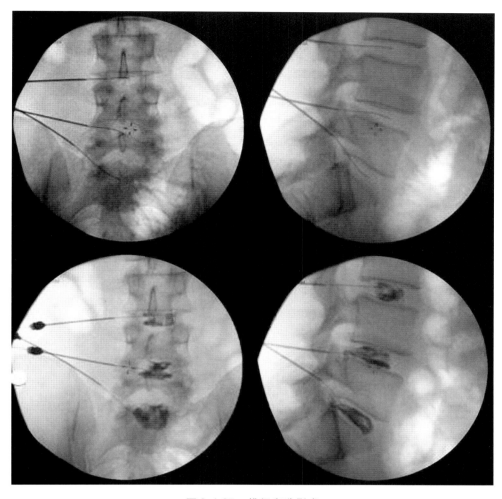

图 8-4-35 椎间盘造影术

外 1/3 时则产生疼痛复制反应；超过 70% 的纤维环外层撕裂可产生准确的腰痛复制。这就提示椎间盘造影阳性诱发痛与纤维环外层的撕裂有关。

在正常情况下，椎间盘的髓核、软骨板和纤维环的深层没有神经纤维支配，窦椎神经即脊神经脊膜支的神经末梢仅分布在椎间盘前、后纵韧带及表浅纤维环。Coppes 等的研究发现，在变性的椎间盘中，神经纤维可随着肉芽组织深入到椎间盘深层，且在病变椎间盘外层纤维环中，神经纤维的密度明显高于正常椎间盘，80% 病变椎间盘的内层纤维环有神经分布。临床目前常通过症状及 MRI 的"黑间盘"表现排除腰椎间盘突出而怀疑椎间盘源性下腰痛，并通过 CT 引导下椎间盘造影确诊。北医三院报道椎间盘造影的阳性率为 62.5%（30/48），与其他文献报道大致相当。造影阳性的椎间盘数量要远低于 MRI 所显示的"黑间盘"数量，说明 MRI 所显示的"黑间盘"并不全是引起腰痛的"责任"椎间盘，这就提示我们在临床工作中不能仅以 MRI 的椎间盘信号改变作为诊断间盘源性腰痛的依据，要以椎间盘造影作为诊断标准，指导治疗。

不可否认椎间盘造影对诊断间盘源性腰痛的价值，尤其是对于 MRI 上所谓的"黑间盘"怀疑椎间盘源性腰痛者进行造影明确责任节段，但是对于这项技术是否是诊断间盘源性腰痛的"金标准"还是一直存有争议的。Carragee 等曾报道过 8 例无下腰痛病史的患者行 24 节段椎间盘造影，所有患者均安排了行后路取髂骨的手术，在髂骨移植术后 2~4 个月安排行椎间盘造影，有 14 个椎间盘是疼痛的，其中有 2 个准确的复制了疼痛，基于此，作者怀疑椎间盘造影术从非脊柱源性疼痛中区别出脊柱源性疼痛的能力。之后许多研究报道了椎间盘造影的"假阳性"问题，多种因素包括心理社会压力、非盘源性下腰痛、慢性疼痛综合征、既往椎间盘手术病史等会影响其特异性。2009 年，美国疼痛协会通过系统回顾

3348 篇文献制定的下腰痛的诊治指南中将"椎间盘造影应用于椎间盘源性腰痛的诊断"列为不推荐。但笔者认为,严格把握适应证包括:①选择没有上述其他复杂影响因素的患者;②造影过程中采用盲法及选取足够的对照椎间盘;③对阳性结果的判定一定坚持与患者的主诉相一致。

### (三)选择性神经根阻滞和神经根脉冲射频治疗术

腰椎间盘突出后机械压迫可造成神经传导的变化并降低对脊神经根的营养支持,导致神经损伤和功能改变,但并非引起根性疼痛的唯一因素。除了由机械压迫引起疼痛外,神经根化学性炎症也起重要的作用。许多急性期腰椎间盘突出患者腰椎MRI 显示责任神经根往往明显水肿增粗,造成神经根周围空间相对不足,考虑这一时期患者根性腰腿痛症状主要由于神经根化学性炎症加之继发水肿增粗的神经根周围空间相对不足所致。选择性神经根阻滞(selective nerve root block,SNRB)由 Macnab 于 1971 年首次报道,目前主要应用于腰椎间盘突出症等原因引起的根性疼痛的治疗。选择性神经根阻滞和神经根射频应用于疼痛治疗已有多年历史,两者作用机制不同。选择性神经根阻滞是将局麻药和类固醇药物注射到神经根周围,通过局麻药减少炎症组织的痛觉传入而暂时缓解疼痛,或可通过阻断产生疼痛的持续性神经活动而达到长期镇痛效果,同时糖皮质激素通过抑制前列腺素合成而具有抗炎和免疫抑制作用。SNRB 是治疗神经根痛的一种经典的保守治疗方法,短期疗效确切,但中长期疗效存有争议,可能与药物代谢后神经根周围作用时间有限有关。脉冲射频是通过射频仪发出的高频脉冲电流,使靶点组织内离子运动摩擦生热,选择性损毁痛觉神经纤维传导支,阻断疼痛信号向上位神经传导,阻断疼痛传导通路,从而达到控制疼痛的目的。但临床工作中疗效不佳的病例并不少见,分析原因主要是由于适应证的选择不当。椎间盘源性腰腿痛临床发病率高,对于轻度突出、椎管和椎间孔狭窄不明显的病例可采用选择性神经根阻滞(selective nerve root block,SNRB)联合射频脉冲进行治疗。

1. 适应证

(1)CT 或 MRI 显示椎间盘突出,但突出的髓核组织仍被纤维环或后纵韧带包绕,未形成游离碎块脱落于椎管内,椎管及侧隐窝未见明显狭窄。

(2)合并根性下肢放射痛伴或不伴有下腰痛。

(3)经过>4 周非甾体抗炎药及理疗、制动等保守治疗症状缓解不明显。

(4)患者要求继续保守治疗。

2. 禁忌证

(1)妊娠妇女。

(2)椎管及椎间孔严重狭窄、Ⅱ度以上椎体滑脱、腰椎炎症、结核及肿瘤等椎管内病变。

(3)严重凝血功能异常及穿刺部位皮肤破溃感染。

3. 手术方法 美国施乐辉(smith & nephew)公司 ET-20S 射频治疗仪;PRK 射频电极;22G 射频套针(长 10cm 或 15cm,作用针尖 5mm);影像引导设备为 GE 公司 Lightspeed 64 多层螺旋 CT 机;对比剂为碘海醇;阻滞药物为复方倍他米松注射液和盐酸利多卡因注射液。

患者俯卧于 CT 检查床上,根据症状体征及影像学资料预判可能的责任神经根节段层面,选择到达目标神经根进针路线,决定穿刺层面、穿刺点及进针方向、角度,并体表定位标记。消毒,铺孔巾,1%利多卡因局部浸润麻醉。CT 引导下调整穿刺角度和方向,将射频穿刺针刺向目标神经根,直到针尖到达相应椎间孔外侧神经干背侧,将射频电极与射频发生器连接,进行感觉和运动刺激定位。感觉刺激频率为 50Hz,逐渐升高电压,当患者于相应神经根对应于下肢的特定支配范围出现放射性疼痛或麻木时,其阈值越低,说明电极离神经组织越近(电压一般在 0.4 ~ 0.7V 之间);找到感觉刺激后变换成 2Hz 的运动刺激,当其阈值达到感觉刺激的 1.5 ~ 2 倍时,说明电极尖端更靠近神经干中的背根神经。然后在回抽无血情况下注入用生理盐水稀释一倍的造影剂 1ml 后 CT 扫描,确定造影剂包裹病变神经根并部分进入椎管内硬膜外腔,随后进行脉冲射频治疗,频率 2Hz,针尖电极加温至 42℃,每一节段持续治疗 4分钟。射频治疗结束后经鞘管注入复方倍他米松 1ml、2% 盐酸利多卡因 2ml 和 0.9% 生理盐水 3ml 按1:2:3 比例混合液,每一节段注入 2ml。观察 10 分钟后如果患者无不适主诉,拔除穿刺针。清洁穿刺点后无菌敷料遮盖,手术结束(图 8-4-36、37)。

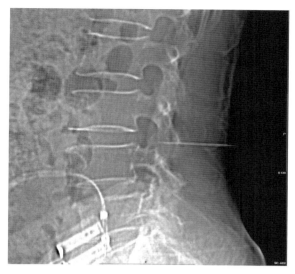
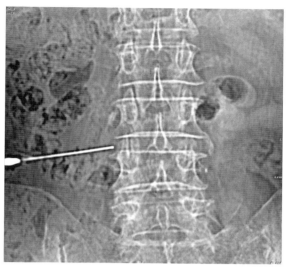

图 8-4-36　脊神经后内侧支阻滞治疗

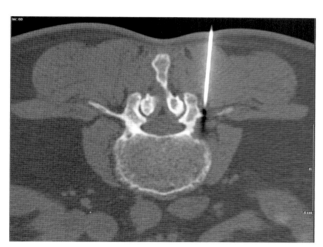
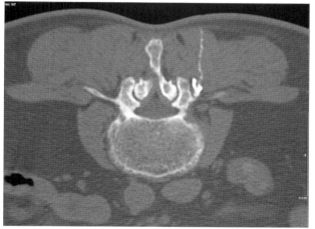

图 8-4-37　脊神经后内侧支射频治疗

　　所有病例均在术后进行跟踪随访,记录疼痛缓解情况。部分病例治疗后疼痛可获得长期缓解。国内外学者的研究也证实 SNRB 是一种微创安全,效果明确的介入治疗方式。虽然综述各家文献可以发现 SNRB 几乎可应用于任何类型的腰椎间盘突出症病例,但疗效并不都很乐观,目前临床上需要解决的问题是 SNRB 适应证的严格掌握。

　　(四) 化学髓核溶解术

　　化学溶核术(chemonucleolysis)是将蛋白溶解酶注入椎间盘内,溶解病变髓核组织的方法,又称为髓核化学溶解疗法。在临床上的应用已多年,目前穿刺方法有椎间盘内和椎间盘外(经椎间孔穿刺)两种。Smith 于 1963 年首次采用蛋白酶治疗腰椎间盘突出症患者,后由于应用木瓜凝乳蛋白酶较高的并发症发生率,1981 年美国医生 Sussman 应用胶原酶,在腰椎间盘突出症患者应用获得成功。1983年,在原联邦德国召开的有关胶原酶溶核术国际会议上,美国学者报告疗效高达 80%。

　　1. 治疗作用机制

　　(1) 胶原酶:由溶组织梭状芽胞杆菌合成,包含亚种酶,可在不同部位裂解胶原纤维。纯化胶原酶对髓核主要成分的 Ⅱ 型胶原有相对特异性,对椎间盘内、硬膜外腔、脊柱旁或腹腔内注射,有相当大的安全范围,而鞘内注射安全范围较小,故临床应用时必须将药物注射于椎间盘内或硬膜外腔,以避免出现严重并发症。

　　(2) 软骨素酶 ABC:软骨素酶 ABC 可以使

髓核基质内水含量明显减少,从而降低髓核膨胀压,而且可以减少胶原酶注射后的疼痛反应。软骨素酶 ABC 还能诱导炎性细胞浸润,加强溶解硬膜外腔中的髓核组织。注射软骨素酶 ABC 后的椎间盘形态和生化有一定程度的恢复。具有选择性溶解效应,可使化学髓核溶解术后,椎间盘力学性能的损害得到部分修复,有利于维持长期疗效。

2. 溶盘术的分类

（1）盘内髓核溶解术,溶核酶注入椎间盘内。

（2）盘外髓核溶解术,溶核酶注射于椎管内,硬膜外腔,此法对溶核药物质量要求高,对周围组织,尤其是神经组织无毒副作用。

3. 适应证、禁忌证

（1）适应证

1）临床诊断明确,保守治疗无效的慢性颈、胸、腰椎间盘突出症;

2）急性和亚急性颈、胸、腰椎间盘突出;巨大型和游离型腰椎间盘突出症;

3）外侧型和极外侧型腰椎间盘突出症;

4）合并轻度骨性椎管狭窄未出现神经卡压和马尾神经综合征。

（2）禁忌证

1）脱出的髓核或纤维环破裂处周围被纤维组织或瘢痕包裹使胶原酶无法达到者;

2）突出椎间盘钙化,中央型或侧隐窝型椎管狭窄者;

3）已出现运动障碍或马尾神经综合征者,突出物游离于椎管内者;

4）对溶核酶过敏,或有严重过敏史者;

5）妊娠妇女、精神疾病者及 16 岁以下青少年;

6）手术导致椎管内广泛纤维化者;

7）严重脊柱滑脱症等;

8）蛛网膜炎、神经疾病、重症糖尿病并发的多发性神经炎以及肿瘤者。

4. 手术方法

（1）操作前准备:完善术前常规检查;术前 2 天训练床上排便;术前 1 天口服瑞坦,以预防过敏;术前禁食 4~6 小时,以免术后腹胀。在注射木瓜凝乳蛋白酶或胶原酶之前,可用地塞米松 5mg 溶于 50% 葡萄糖溶液 20ml 内静脉注射,以预防过敏反应的发生。注射木瓜凝乳蛋白酶前 1 天或术前做药物的皮肤过敏试验,皮试阴性者方可手术。皮试液配制及皮肤试敏方法如下:木瓜凝乳蛋白酶 1000 单位加溶媒 2ml,取 0.2ml 加生理盐水 0.8ml,再取 0.2ml 加生理盐水 0.8ml。用 1ml 注射针抽取 0.1ml 试敏液于前臂上 1/3 处做皮内注射,观察 5 分钟,如皮丘无红肿,全身无异常反应视为皮试阴性。必要时可用生理盐水 0.1ml 于对侧皮内注射作为对照。

（2）麻醉方式:可以局麻或全麻。据统计大部分操作者倾向选择局麻方式,原因为局麻患者针刺到神经根即有反应,可避免损伤神经根,安全性高,而全麻则在严重过敏反应处理呼吸和循环危象比较方便。

（3）手术操作

1）腰椎髓核溶解术

椎间盘内注射治疗:采用后外侧入路穿刺。该入路经操作安全三角(脊神经、下一椎体上缘、上关节突和横突构成)(图 8-4-38)。患者取侧卧或俯卧位,弯腰屈膝或腹垫软枕,以使患者生理前突和腰骶角变平,利于穿刺。此点 $L_5 \sim S_1$ 间隙穿刺尤为重要(图 8-4-39)

透视下准确定位责任椎间盘并标记。理想的穿刺入路是从小关节外侧中点进入椎间盘中心。皮肤进针点为后正中线向患侧旁开 8.0~14.0cm,穿刺

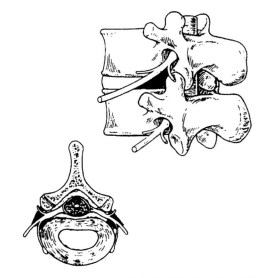

图 8-4-38　安全三角区(阴影部分,即由脊神经根、下一椎体上缘、上关节突和横突构成)

针与椎间盘矢状中线的夹角为 45°～60°（图 8-4-40）。逐一经皮下、深筋膜、竖脊肌、上下横突间、腰方肌、腰大肌，在神经根的后方到纤维环的后外侧。$L_5 \sim S_1$ 椎间隙穿刺时，仅旁开 6～8cm，针尖向头侧倾斜 30°，以避开髂骨翼的遮挡。针尖触到纤维环时，有沙砾样感觉，针尖穿过纤维环内层时，可有落空感。此时应注意针尖是否刺破硬脊膜，如有脑脊液流出，应放弃本次注射。透视确定穿刺成功后，方可在病变椎间隙注射溶解酶。

椎间盘外髓核化学溶解术

ⅰ. 直入法：患者屈膝侧卧位，确定病变椎间隙后，逐层浸润麻醉。用硬膜外穿刺针穿过皮丘后，进

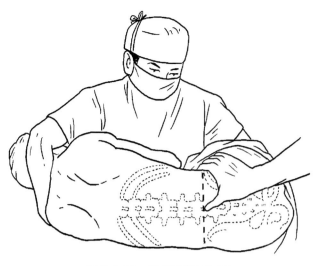

图 8-4-39　腰椎穿刺示意图

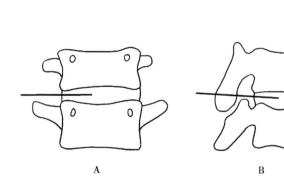

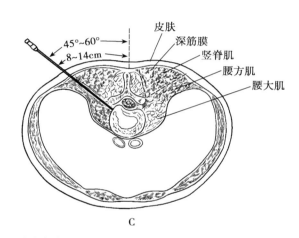

图 8-4-40　腰椎后外侧入路穿刺点示意图
A. 正位；B. 侧位；C. 轴位

针方向与患者背部垂直，仔细体会进针时的阻力变化，当针穿过黄韧带时，有明显的落空感。硬膜外穿刺成功后，可用阻力消失法和毛细管负压法证实没有刺破的硬脊膜。

ⅱ. 侧入法：在棘突中线旁开 1.0～1.5cm 处进针，针向中线倾斜，与背部皮肤约成 75°，避开棘上韧带，进入硬膜外腔，此方法适用于老年患者、棘上韧带钙化或肥胖患者、穿刺有困难者。

ⅲ. 盘外注入胶原酶：将胶原酶 1200U 溶于注射用生理盐水 5ml，缓慢注入硬膜外腔，切记要注射于突出髓核内及其周围，否则影响疗效。注入胶原酶后留针 5～10 分钟再拔针，以防酶液顺针道逆流。注射结束后，俯卧位 4～6 小时，卧床休息 2～4 天。

2）颈椎间盘内注射髓核溶解术：采用颈侧前外侧入路，于气管旁推开颈部血管、神经。准确确

定责任椎间盘的节段（发病几率依次为 $C_{5\sim6}$、$C_{4\sim5}$、$C_{6\sim7}$），常规消毒、铺巾，无菌操作下，用 0.5% 利多卡因 5.0ml 于穿刺点分层麻醉。更换 22 号、长 6cm 带标志的阻滞针，从穿刺点由外下向内上穿刺，抵纤维环前外侧表面时，有触及沙砾样感觉，穿入纤维环时有涩韧感，穿过纤维环内层进入髓核时有落空感（图 8-4-41）。拔出针芯，接注射器，回吸无任何液体抽出时，行 X 线透视并摄片，证实正位片示针尖位于病变椎间盘（责任椎间盘）的椎体中央、侧位片示针尖在椎间盘后 1/3 处，方可注射胶原蛋白酶。方法：胶原蛋白酶 600U 溶于等渗盐水 1.0ml，连接针尾，再次回吸无任何液体抽出时，即可缓慢、分 2 次注入，留针 10 分钟后拔针，针眼无菌包扎。

5. 术后处理

（1）术后平卧 4～6 小时，96% 的过敏发生于

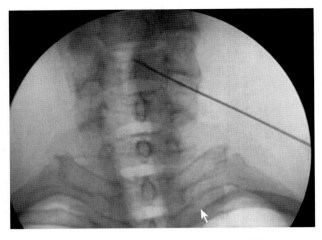

图 8-4-41　颈椎间盘侧前方穿刺 X 线片

术后 20 分钟,有条件者可在监护室内观察,注意有无疼痛加重,肌力、感觉、运动、排便异常等现象。

（2）应用抗生素 3 天。

（3）术后 4~6 天可下床行走,进行功能锻炼。3 个月后恢复原工作。

6. 并发症

（1）医源性神经损害:发生原因为操作不当或溶酶药物自身不良反应。操作不当引起的神经损害发生于注药后 4~6 小时;而药物引起的神经根损害,则多在注药后 1~2 个月出现症状,损害不可逆,表现为灼性神经痛、肌萎缩,甚至足下垂,发病早期应用肾上腺皮质激素、脱水剂、抗生素、神经营养药物,以及电刺激等,可阻止损害进一步发展。晚期主要是康复矫形治疗。

（2）过敏反应:木瓜凝乳蛋白酶是异种蛋白,可产生迟发性皮肤反应或过敏性休克,发生率 0.5%。皮肤反应常在注射后数天出现,有皮肤瘙痒、荨麻疹,少数产生紫癜,多能自行消退。严重者可出现血压降低、支气管痉挛致呼吸困难。立刻予以肾上腺素和肾上腺皮质激素静脉注射,维持呼吸、循环。胶原酶注射后过敏多为皮肤反应,症状轻微。

（3）椎间隙感染:椎间隙感染可分化脓性与化学性,前者为医源性感染,可应用抗生素治疗。而化学性椎间隙感染为无菌性炎症,原因不明。主要表现为持久性腰痛,卧床后不能减轻或缓解。血沉和 C-反应蛋白升高。治疗应给予抗炎镇痛药,如双氯芬酸钠以及少量激素,腰围制动等。

（4）椎间隙狭窄或腰椎管狭窄:化学溶核术后半数病例椎间隙明显变窄,继而引起椎间孔变窄,神经根受压;加之硬膜外结缔组织增生,导致局部椎管狭窄。主要表现是术后早期症状明显减轻或缓解;后期再次出现腰痛或腰腿痛,甚至有下肢麻木等。

（5）其他:偶见硬膜外脓肿、麻痹性肠梗阻、肺栓塞等。

（五）经皮激光椎间盘汽化减压术

经皮激光椎间盘汽化减压术（percutaneous laser disc decompression,PLDD）自 Choy 于 1986 年首先应用于治疗腰椎椎间盘突出症并取得成功,随后广泛应用于治疗腰椎椎间盘突出症,Hellinger 于 1990 年首次将 PLDD 技术用于颈椎病的治疗。之后十余年,经大量的基础研究和临床实践,其穿刺技术和激光设备不断完善,疗效不断提高。它是在局部麻醉下,经皮肤通过光纤将激光的能量,作用于病变的椎间盘髓核,使髓核的内容物汽化蒸发,从而减少椎间盘的体积和压力,降低椎间盘对神经根的压力,缓解神经根受压程度,从而缓解临床症状。

1. 治疗作用机制　椎间盘容积的微小变化,可引起椎间盘内压显著地降低,激光照射后髓核汽化可使椎间盘内压大幅度下降的同时,突出的髓核组织会发生回缩和纤维环再塑（图 8-4-42）。另外,还可通过激光对交感神经丛和椎动脉的直接近距离的高热理疗作用使水肿的软组织包括交感神经丛水肿直接立即的消退,来治疗交感型颈椎病。

（1）目前,已有多种激光仪研制成功并应用于临床中,无论何种类型的激光仪,均通过下列 4 类工作效率达到治疗目的:

1）不出血性组织切除（汽化）。

2）组织间激光疗法（光凝固）。

3）组织焊接（融合）和光动力学疗法。

（2）选择合适波长的激光进行 PLDD,是获得激光辐射治疗成功的关键。临床上选择激光类型的主要依据是:

1）纤维光学释放能力,即激光通过光纤的能量;

2）组织对激光的吸收和消融（切除）能力;

3）激光对组织升温（热量产生）和传播的作用。

目前,应用激光的种类主要有:①铒（Er:YAG）

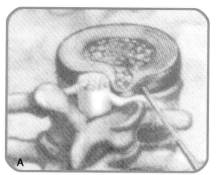 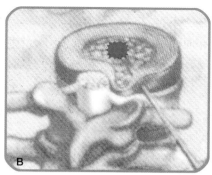 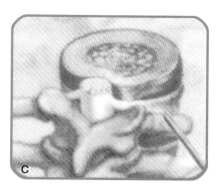

图 8-4-42 经皮椎间盘激光减压作用机制示意图
A. 术前;B. 术中;C. 术后

激光,波长 2940nm;②$CO_2$ 激光,波长 10 600nm;③钕(ND:YAG)激光,波长 1064nm 或 1318nm;④钬(HO:YAG)激光,波长 2180nm;⑤氩(AR:YAG)激光,波长 488nm 或 514nm;⑥钾钛磷(KTP)激光,波长 532nm;⑦半导体(lasal diode,LD)(二极管激光),波长 810nm;⑧准分子(excimer)激光,波长 195nm,其中推荐使用 YAG 激光(额定输出功率20W、单次能量<1000J)治疗腰椎间盘突出症及颈椎病,治疗中可使突出的髓核汽化,又在局部形成40～60℃的高热,因此可以认为 PLDD 术使椎间盘内压大幅度下降,椎间盘一定程度地回缩,消除了神经的机械性压迫,从而改善神经系统症状。

2. 激光椎间盘减压术治疗颈腰椎疾患的适应证与禁忌证

(1) 适应证

1) 有持续的腰腿痛症状,尤其是腿痛重于腰痛,有运动、感觉和反射异常者;CT 或 MRI 等影像学检查为椎间盘突出,突出的髓核仍被纤维环或后纵韧带包绕者;

2) 神经根型、交感型、椎动脉型颈椎病结合症状体征及影像学检查诊断明确者、系统保守治疗无效者;患者不愿或不能接受开放手术治疗,积极要求 PLDD 治疗;

(2) 禁忌证

1) 游离型腰椎间盘突出症;

2) 腰椎管狭窄症、发育性颈椎管狭窄者;

3) 颈椎相邻椎体间水平位移>3.5mm 或成角增大至>11°,形成显著颈椎失稳者;

4) 椎间盘手术瘢痕组织形成引发症状者;

5) 出血体质;

6) 严重心理障碍者。

3. 手术方法

(1) 腰椎间盘突出症:患者侧卧位,屈膝屈髋,胁部垫枕,将 1 枚克氏针横置于胁部体表,透视确定责任间隙并标记,沿此标记向患侧旁开后中线8～14cm 处为皮肤穿刺入点。局部浸润麻醉后,穿刺针(20 号)按照确定的穿刺点刺入皮下,再沿标志线平面与躯干正中矢状面成45°～60°角以旋转方式刺入深层,直达纤维环后外侧缘。当穿刺针进至纤维环时有明显的涩韧感,进入髓核时则有明显的减压感。透视确定无误后,沿穿刺针置入导丝,拔出穿刺针,以进针点为中心做皮肤横切口,长约 0.5cm,达深筋膜。沿导丝旋入套管,建立工作通道,拔出导丝及其余套管。经工作通道置入内径 2mm 环锯,稍施压力可见环锯在管内有弹性活动,且无神经根刺激症状出现,此时可行局部纤维环开窗。采用 Nd:YAG 激光医疗机,可控辐射时间选用 2s 挡。使用直径为 600μm 的石英光导纤维,以裸露光纤形式进行靶目标触式辐射。激光辐射前,尚需修整光纤头端的输出功率至合适范围。将修整、测试好的无菌光纤插入上述环锯中,以光纤头端与环锯口相平齐为宜。再将其一同置入套管,进行激光辐射汽化椎间盘。每次辐射时间为 2 秒,间断式辐射,辐射间隔时间为 3～5 秒,累计辐射时间每达 10 秒时,关键是将环锯及光纤一同抽出,以利汽化过程产生的蒸汽和烟雾排出,并视情况决定是否擦拭光纤给予修整。间隔辐射时,可适当将光纤向前推进,但移动范围不宜超过 0.5cm。

(2) 颈椎病:患者仰卧位,颈肩部垫高,颈部呈过伸位,术者左手将气管食管拉向右侧,局麻下用特制带针芯的颈椎间盘穿刺针,自颈动脉鞘和气管食管之间的间隙穿入预定的椎间隙。透视下,正位像针尖应位于棘突连线上,侧位像应位于椎间隙正中,针尖深度应达椎间盘后 1/3 处,判定无误后,拔出针芯,建立工作通道,激光机输出功率为 10 ~ 20W,照射时间为 0.3 秒,间隔时间为 1 秒,工作总量以 400 ~ 800J 为宜。

4. 并发症 PLDD 的并发症报道较少,随着该技术的临床应用日益增加,并发症发生率会有所增加,一切经皮穿刺技术具有的并发症,如操作不慎,可致神经、血管损伤、交感神经反射消失等。

（六）经皮腰椎间盘臭氧注射术

经皮穿刺腰椎间盘臭氧注射术治疗腰椎间盘突出症是新兴的一种微创治疗技术,臭氧（$O_3$,Ozone）是氧的同素异形体,是已知可利用的最强的氧化剂之一,医学上不仅用臭氧消毒病房、手术室空气以及医用器械,还用其来治疗某些疾病,如急性创口清创、促进烧伤创面愈合、溃疡性结肠炎、克隆病、帕金森病等。20 世纪 90 年代中期,意大利医生 Muto 首先采用经皮腰椎间盘臭氧注射术（intradiscal oxygen-ozone injection）治疗腰椎间盘突出症并取得良好疗效,随后这种方法在欧洲逐渐兴起,并于 2000 年开始在国内应用。该技术将臭氧注射人椎间盘内,破坏髓核中的蛋白多糖,使髓核变性、坏死、萎缩,从而缓解对神经根的压迫,能快捷而有效地达到为腰椎间盘减压的目的,手术操作具有高度的精确性、可控性与有效性。

1. 治疗作用机制 目前,对臭氧治疗腰椎间盘突出症的机制尚不十分明确,推测主要有对髓核的氧化和破坏作用、抗炎和镇痛等 3 个方面:

（1）对髓核的氧化和破坏作用:正常髓核水分高达 85%。臭氧气体注入髓核后,可直接氧化蛋白多糖复合体,髓核基质渗透压下降最终导致水分丢失。

（2）抗炎作用:臭氧是通过刺激抗氧化酶的过度表达以中和炎症反应中过量的活性氧（ROS）;刺激拮抗炎症反应的细胞因子和（或）免疫抑制细胞因子（如 TGF-B）释放;刺激血管内皮细胞释放一氧化氮（NO）及血小板源性生长因子（PDGF）等引起血管扩张,从而达到促进炎症吸收的作用。

（3）镇痛作用:腰椎小关节突、椎间盘表面和邻近韧带附经皮穿刺臭氧注射术治疗腰椎间盘突出症的临床研究着点处广泛分布细小神经纤维及神经末梢受体;神经受体被局部感受到的压力和牵拉等机械刺激激活,或者被炎性因子和突出髓核所释放的化学物质（如 P 物质或磷酸酶 AZ 等）激活后,敏感性提高,引起反射性肌肉痉挛而导致下腰痛和（或）坐骨神经痛。臭氧可以直接作用于上述神经末梢并抑制炎性因子和化学物质的释放而直接起到镇痛的作用。

2. 经皮腰椎间盘臭氧注射术适应证、禁忌证

（1）适应证

1）椎间盘膨出及轻、中度突出症,有神经根压迫症状者;临床病史、症状、体征、CT 和（或）MRI 诊断明确者。病程 2 个月以上,经其他保守治疗未愈者,效果良好;对于突出程度较重及合并脱出者疗效欠佳。

2）典型的根性坐骨神经痛,腿痛大于腰痛者,直腿抬高试验阳性,加强试验阳性者;

3）下肢感觉异常者;神经学检查:肌萎缩、肌无力、感觉异常、反射改变。

（2）禁忌证

1）腰椎间盘严重退行性变,突出物钙化者;

2）骨性椎管狭窄者;

3）突出髓核粘连,或马尾神经综合征者;

4）椎体 Ⅱ 度以上滑脱者等。

3. 手术方法

（1）术前准备:术前除需详细地询问病史、体格检查及 X 线、CT 或 MRI 检查以明确诊断外,还需做好正确的定位,包括病变部位左右侧的定位,单间隙或多间隙定位,还应了解椎管内病理改变情况。

（2）操作过程:患者俯卧位,腹下垫软枕,透视确定责任间隙并标记,取患侧脊柱旁开 8 ~ 12cm 为穿刺点（图 8-4-43）。局部常规消毒,铺巾,麻醉后用 21G 穿刺针与皮肤成 30°~45°角进针,经安全三角穿刺,避免出现触电感、窜麻感,刺透纤维环后出现落空感,再进针 1 ~ 2cm。透视确定准确性后,注入过滤后的空气 3 ~ 5ml。将臭氧发生器与医用器瓶连接,注射前调整医用纯氧输出量为每分钟 4L,调整 $O_3$ 输出浓度为 40 ~ 70μg/ml,用注射器收集。抽取 $O_3$ 气体 5ml,脉冲式缓慢推注。注毕,针回退 1 ~ 2cm,使针尖达髓核突出部分,再注入 5ml,推注过

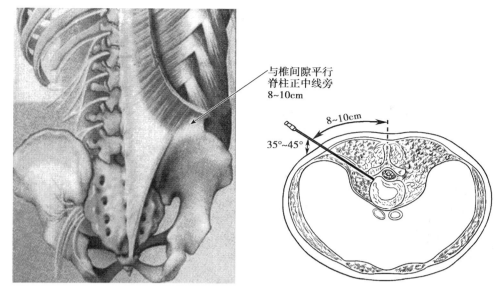

与椎间隙平行
脊柱正中线旁
8~10cm

8~10cm

35°~45°

图 8-4-43 椎间盘后外侧入路穿刺点示意图

程中可来回或呈扇形移动针尖位置,使 $O_3$ 气体弥散分布。扫描观察气体弥散情况。对纤维环破裂者,调整针尖位置达破裂口处再注入 5~10ml。盘外注射浓度降至 30μg/ml,再扫描观察气体弥散情况。气体消融髓核满意时,将穿刺针尖退到椎间孔,确保未在蛛网膜下腔的情况下,缓慢注入浓度为 40μg/ml 的 $O_3$ 气体 10ml,多间隙病变患者需穿刺另一间隙时,重复以上过程。

4. 术后处理 患者应卧床休息 1 天。一般主张术后患者应住院观察和治疗。临床症状较轻者以卧床休息和口服维生素 $B_1$、$B_6$ 等为主。症状较重者须用 20% 甘露醇 250ml、地塞米松 5mg 及神经营养药静脉点滴 3 天。有感染迹象者可经静脉注射抗生素。

必要时 1 周后重复注射 $O_2$-$O_3$ 混合气体一次。出院后全休 2~4 周,按康复计划(可根据患者的具体情况制订)进行腰背肌锻炼,6 个月内禁止负重及参加剧烈的体育活动。

5. 疗效 医用臭氧治疗腰椎间盘突出症的有效率在 66%~86%(均采用 MacNab 评估方法),和酶化学髓核溶解术有效率相似。Scarchilli 随访发现约有 30% 的患者在术后 1~2 周内,再次出现术前症状及体征,有的甚至重于术前,在 1~3 个月后才能逐渐缓解。后影像学检查原突出椎间盘消融的情况报道不一,多数认为:获得最理想效果的时间臭氧注入后 3 个月及其以上(图 8-4-44)。

6. 并发症 经臭氧注射治疗腰椎间盘突出症的并发症报道较少。可能出现的并发症包括术后感染、神经血管损伤、臭氧过敏、臭氧误注等情况。由于臭氧消毒灭菌的特点,理论上可大大减低椎间盘感染的机会;治疗时所用无损伤穿刺针一般不会造成神经血管的损伤,穿刺本身并发症,可以通过严格掌握穿刺技术规程,严密影像监测及熟练掌握穿刺技巧,避免粗暴操作进而减少发生率。若采用侧后方的穿刺入路,不经过硬脊膜和椎管,故在操作正确的情况下,一般不会出现臭氧误入硬脊膜囊的情况。即使臭氧误入血管内,由于臭氧量小,血液内又存在较强的缓冲系统,通常不会造成明显不良后果。如有胸闷、呼吸困难、角膜刺激等类似典型的臭氧致使呼吸道过敏的症状,通过脱离臭氧环境、吸氧、镇静处理可使该症状消失。

(七)等离子射频消融椎间盘髓核成形术

经皮等离子射频消融髓核成形术(percutaneous disc decompression using coblation nucleoplasty)在 20 世纪 90 年代被国外一些学者引入脊柱疾病治疗领域。1999 年获 FDA 许可应用于脊柱外科。至今,超过 20 万例手术将该技术用于治疗腰椎间盘突出症。国内北医三院骨科在 2000 年开始引进这项技术,是国内最早开始这方面工作尝试的,采用 ArthroCare 的 System 2000 脊柱系统。在 CT 或 C 形臂机透视下操作,病例总结显示中短期疗效理想。

1. 治疗作用机制 运用 40℃ 低温射频能量在

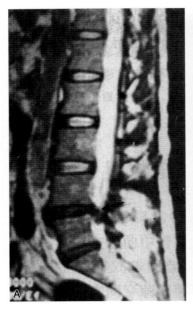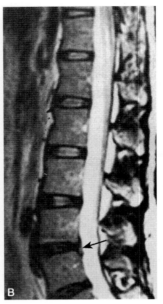

图 8-4-44 L₄₋₅椎间盘突出症 MRI( 臭氧注射治疗)

A. 术前硬膜囊受压;B. 术后 1 年椎管通畅

椎间盘髓核内部切开多个槽道,移除部分髓核组织,完成椎间盘内髓核组织重塑。并配合 70°C 热凝封闭,使髓核内的胶原纤维气化、收缩和固化,缩小椎间盘总体积,从而降低椎间盘内的压力,减轻椎间盘组织对神经根的刺激,以缓解症状,达到治疗目的。该术对邻近组织的损伤极小,无热损伤顾虑。

2. 等离子射频消融椎间盘髓核成形术适应证和禁忌证

(1)适应证

1)临床表现与腰椎间盘突出症的症状和体征相符。

2)MRI 提示纤维环和后纵韧带无破裂,即包容型"椎间盘突出"。

3)MRI 及 X 线片提示椎间盘变性、突出,但椎间盘高度存在或仅少量丢失。

4)非手术治疗 3 个月及半年无效者。

(2)禁忌证

1)突出椎间盘明显钙化,椎间盘高度丢失,椎间隙狭窄病变节段趋于稳定者。

2)椎间盘脱出、多节段突出,病情较重者。

3)椎体病变,如肿瘤、结核等。

3. 手术方法 患者俯卧位,局部浸润麻醉。透视确定责任间隙,取后正中线旁开约 8cm 为进针点。透视下,用带针芯的 17G 穿刺针与皮肤成 45°角刺入椎间盘内,确定位置合适后,拔除针芯,然后将与低温等离子治疗仪相连接的特制工作棒( 直径 0.8mm)插入导针内。工作棒上带有的参考标记,为工作棒有效工作的最浅深度,即在此深度下,工作棒尖端的工作头正好置于导针之外。透视下工作棒到达工作目标组织后,将工作棒上的翼状标记置于导针末端,此深度为工作棒有效工作的最深的深度。两标记间的范围即为工作棒的有效工作深度。启动消融(ablation)模式,前进工作棒至最深的深度,工作棒置于最深的深度后,停止消融模式,启动凝固(coagulation)模式,以约 0.5cm/s 的速度回抽工作棒,工作棒的参考标记接近导针尾部时停止回抽,终止凝固模式;旋转工作棒置于 2 点位置,重复上述操作。然后,将工作棒分别置于 4 点、6 点、8 点、10 点位置,重复上述操作。刺入时使用消融模式,退出时使用凝固模式,能量设为 2、速度为 5mm/s( 图 8-4-45、46)。

4. 术后处理 术后即可行弯腰及直腿抬高,以增加后纵韧带、纤维环的紧张性。术后可观察3 ~ 5 天,不需要住院。3 天行腰背肌功能锻炼( 如三点式或五点式) 及弯腰、压腿锻炼。1 周后可恢复日常工作;3 个月内应避免承重和进行剧烈运动。

5. 疗效 等离子射频消融髓核成形术治疗腰

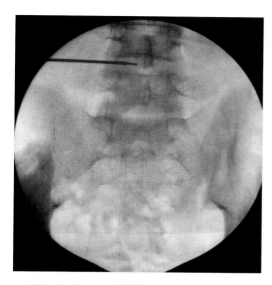

图 8-4-45　$L_{4\sim5}$ 椎间盘突出症透视下消融

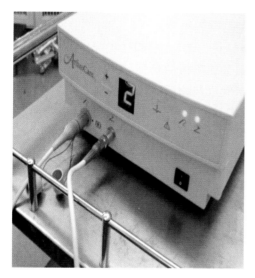

图 8-4-46　ArthroCare 的 System 2000 脊柱系统

椎间盘突出症的短期疗效较理想,统计显示射频消融术组和保守治疗组总体治疗成功率分别为 82.1% 和 85.4%,两组平均住院时间分别为 7.6 天和 16.9 天,复发率分别为 10.8% 和 22%。

6. 并发症　椎间盘炎(包括细菌性和化学性)、电热神经根损伤、工作棒折断、椎体骨坏死甚至马尾综合征发生为等离子射频消融椎间盘髓核成形术的并发症,但临床较少见。Bhagia 等对 53 例射频消融髓核成形术的患者进行随访,76% 的患者术后出现穿刺部位疼痛,26% 出现麻木或麻痛感,15% 出现疼痛症状加重,15% 出现新的疼痛区,但 2 周后均自行缓解。

## (八)射频热凝靶点治疗术

射频(radiofrequency)治疗技术是通过穿刺针精确输出的超高频(460kHz)无线电波使局部细胞组织被加热凝固毁损或被切割而治疗相关疾病的技术,也称"射频热凝"或"射频消融"。20 世纪 50 年代末,第一台射频发生仪诞生。之后其被广泛应用于神经、肿瘤疾病等多方面的治疗。是近年来新兴、发展迅速、先进的微创治疗腰椎间盘突出症的方法之一。

1. 治疗作用机制　调节射频输出功率的大小使针形电极处的组织局部达到所需要的温度和形成一定范围的组织凝固灶,从而影响痛觉信号的传导和阻止疼痛发作,就是阻断不良刺激的传导和灭活与产生疼痛相关的物质活性。射频热凝治疗腰椎间盘突出症主要是利用射频电极在椎间盘内形成射频电场,在工作端周围一定范围内发挥作用,一方面使维持胶原蛋白三维结构的共价键断裂,从而使胶原蛋白固缩,体积缩小,盘内压力减小;另一方面可使伸入纤维环内层的伤害感受器消融,并阻止神经长入,减少椎间盘退变组织对神经的刺激。同时,还能毁损电极周围的窦椎神经末梢,直接缓解椎间盘源性疼痛。另外,射频电场刺激及热效应还能改善椎管内血液循环,改善神经代谢,调节局部免疫反应,减少局部炎症介质,从而间接缓解椎间盘源性腰腿痛。

2. 射频热凝靶点治疗术的适应证与禁忌证

(1)适应证

1)临床诊断明确,保守治疗无效的腰椎间盘突出症;包括突出型和脱出型,未出现神经危象者;

2)椎间盘源性腰痛患者。

(2)禁忌证

1)合并骨性椎管狭窄或出现马尾神经综合征(椎间盘危象)者;

2)突出物严重钙化者,突出物游离于腰椎椎管内者;

3)有严重的代谢性疾病、肝硬化、活动性结核、重症糖尿病患者。

3. 手术方法

(1)术前准备

1)术前常规采集患者腰椎正侧位片、CT 或(和)MRI 资料。

2）术区按照外科手术规定备皮。

3）准备 C 形臂机及射频热凝器、射频专用穿刺针、射频电极。

（2）手术操作：患者俯卧位，腹下垫一薄枕。根据患者症状、体征及影像学检查确定责任节段，制定最佳的射频热凝靶点位置，腰椎间盘射频热凝靶点治疗术穿刺入路有 4 种，根据不同突出类型而决定选择个性化的穿刺入路。

1）小关节内侧缘入路（侧隐窝入路）：此法适用于 $L_{3\sim4}$、$L_{4\sim5}$、$L_5\sim S_1$ 椎间盘突出的穿刺治疗，从类型上包括中央型、中央旁型、侧隐窝型；从突出的程度上包括椎间盘膨出、突出、轻度脱出及后缘纤维环破裂引起的椎间盘源性腰痛等。不宜用此法的有：①$L_{1\sim2}$、$L_{2\sim3}$ 椎间盘突出穿刺时不宜用此法，因为在此位置椎体间隙与椎板间隙相对应距离太远，且部分患者脊髓可延伸至 $L_{2\sim3}$ 间隙，从此位置行小关节内侧缘穿刺有损伤脊髓的风险；②腰椎小关节增生内聚椎、板间隙严重狭窄者，不宜应用此法。

2）侧方入路：适用于 $L_1\sim S_1$ 的各节段椎间盘突出，包括侧隐窝型、极外侧型等；具体应根据患者的身高胖瘦、突出的位置等情况而定，主要受靶点位置和进针角度的影响，大部分患者应在棘间旁开 $8\sim16cm$，穿刺方向应与躯体冠状面成 $35\sim50°$角度进针，一般侧隐窝型突出时水平角较小，极外侧突出时水平角应适当加大。

3）椎板外切迹入路：适用于 $L_5\sim S_1$、极外侧型椎间盘突出患者，此种入路只能用射频穿刺针才可以完成，因其具有一定的韧度，穿刺时定点于 $L_5\sim S_1$ 棘间外侧，髂后上棘内侧，穿刺针方向与髂嵴内侧缘平行，角度大约为 $60\sim70°$。

4）联合入路：部分突出物面积较大的患者，可根据突出物的大小及位置采用小关节内侧缘联合侧方入路进行穿刺，采用多靶点穿刺，分别针对突出物不同的位置进行射频热凝靶点治疗，以最大限度地萎缩突出的椎间盘。

射频热凝是经电阻抗及电刺激检测安全后，先分别逐步加热至 60°、70°、80°各 30 秒进行试验性治疗，观察患者对温度的耐受性，在此治疗温度时患者一般无特殊不适；然后加热至 90°或 95°进行治疗，在此温度时需复制出患者原疼痛部位的热胀痛

感，但可耐受，采用 VAS 评分疼痛程度约 $5\sim7$ 分即可，给予治疗 4 分钟。

4. 并发症

（1）穿刺过程中如角度过大，有穿刺至腹腔及腹主动脉及腹主静脉的风险；也有可能穿刺至腹腔内脏器。

（2）脑脊液外漏，小关节内侧缘入路有可能穿破硬膜囊，造成脑脊外漏，一般继续卧床 $1\sim2$ 天后症状即可消失。

（3）椎间隙感染，患者在术后 3 天至 3 周内出现剧烈腰痛，夜间重，同时可伴有发热等症状。实验室检查血沉增快、C 反应蛋白增高，白细胞可升高或没变化，腰椎 MRI 检查可见炎性反应。

（4）神经损伤，多为射频热凝过程中穿刺针尖离神经太近所致。术后出现肌力下降及神经支配区皮肤感觉障碍。

（5）热损伤，为穿刺针尖穿刺的位置太靠近软骨终板，造成终板的热损伤。术后出现剧烈腰部疼痛，给予脱水药物后症状可缓解。

（九）颈、腰椎间盘突出症微创联合治疗

文中所提脊柱微创治疗技术除单一应用外目前也广泛联合应用于临床，如等离子联合臭氧、臭氧联合胶原酶等两或三种微创技术联合治疗，或经治疗后仍未完全解除患者症状，则可继续选用原微创技术治疗以外的其他技术。微创联合治疗是一种新治疗思路。唯有结合患者个体的病情拟定适宜的综合治疗方案。才能更好地解决临床问题。

1. 经皮椎间盘切吸术与臭氧消融术重叠　经皮椎间盘切吸术，减少突出椎间盘的容积，立刻降低椎间盘内的压力。而臭氧消融，可氧化髓核中蛋白多糖，具有减压作用，利用其强氧化作用，刺激抗氧化酶过度表达，抑制自身免疫反应，拮抗炎性因子的释放，氧化、灭活炎性因子和酶类产物，如神经肽（P 物质）、磷酸酯酶 $A_2$ 等，致痛因素减少或消失，故具有良好的抗炎止痛作用。改善血液循环，减轻神经根水肿和粘连，炎症消散，从而止痛。疗效 86% 左右。若有骨质增生，造成椎间孔狭窄，可于术前12～24 小时（或臭氧注入后 15～20 分钟），向责任椎间节段的硬膜外腔，在椎间孔处注入抗炎镇痛液 5.0ml 复方倍他米松（二丙酸倍他松，diprospan，每毫升含二丙酸倍他米松 5mg、倍他米松磷酸二钠

2mg)0.5ml,甲钴胺 1mg/2ml、2% 利多卡因 2.5ml,疗效更佳。试验证明:本法疗效优于经皮椎间盘切吸术与胶原蛋白酶溶核术重叠,而且不良反应少。

2. 等离子射频消融髓核成形术与臭氧髓核消融术重叠 射频消融髓核成形术可使突出的髓核缩小、固化,椎间盘内压降低,解除了对神经根、硬脊膜以及脊髓的压迫,改善了局部循环,减轻了炎症反应,从而缓解或消除了临床症状。臭氧是一种强氧化剂,注入后,可破坏突出的髓核细胞,氧化髓核基质中的蛋白多糖,致髓核失水萎缩,血管扩张,改善静脉回流,减轻神经根水肿,激活疼痛感受的抑制机制,使神经元释放脑啡呔而镇痛。两者重叠应用,提高了疗效,优良率86%左右,扩大了手术适应证。

3. 经皮激光椎间盘减压术与臭氧溶核术重叠 PLDD 的作用是:髓核汽化,椎间盘内压降低,减轻或消除了对硬脊膜或(和)神经根的压迫,同时汽化过程中产生的热能及其传播,可直接破坏椎间隙中的感受疼痛的窦椎神经纤维,有良好的止痛作用。臭氧溶核,是在椎间盘内、外注入臭氧,可立刻氧化髓核中的蛋白多糖,使其渗透压降低,水分丢失,变性、干涸、坏死及萎缩,进一步缓解或消除了突出髓核的压迫。臭氧还可具有拮抗免疫因子释放和消除炎症损伤的作用,从而扩张血管,改善静脉回流,减轻或消除无菌性炎症,也有良好的消肿止痛之功效。两者联合,作用相加,优势互补,提高疗效,优良率93.6%,明显高于单一治疗组。

4. 臭氧溶核术与胶原蛋白酶溶核术重叠 臭氧有极强的氧化作用,可氧化髓核中的蛋白多糖,使髓核渗透压下降,水分丢失,髓核萎缩;同时臭氧可破坏髓核细胞膜的不饱和脂肪酸,引起细胞凋亡,主要是作用于髓核。而胶原蛋白酶能特异性地溶解胶原蛋白,在治疗腰椎间盘突出症中,其溶解纤维环的能力大于溶解髓核的能力,并能在常温下分解胶原纤维,故主要是作用于纤维环,两者重叠,可提高疗效,但前者是否会影响胶原蛋白酶的活性,目前尚无定论。为避免后者酶的活性受到破坏,故利用臭氧快速氧化、迅速消失的物理性质,治疗时先行盘内、外(神经根周围)注入臭氧,然后行CT 扫描,臭氧在盘内、外分布符合治疗要求,20 分钟后,再行胶原蛋白酶溶核术,两者分别发挥各自

的治疗作用。据文献报道,单一臭氧溶核术优良率88.3%,单一胶原蛋白酶溶核术优良率70.5%,两者重叠先后应用,优良率90.3%。

重叠疗法的兴起,是经皮穿刺技术的一大进步,有良好的发展前景。但毕竟应用时间尚短,今后应加强其基础和临床研究,探索两种技术叠加,如何更好地发挥治疗其协同作用,避免其缺点,关注有无拮抗,要进行大样本病例的长期随访,观察其安全性、有效性和长期疗效等。

**(十)脊柱肿瘤的经皮穿刺介入治疗**

脊柱肿瘤包括原发性肿瘤、继发性肿瘤、肿瘤样病变以及滑膜肿瘤等。其发生部位涉及组成脊柱的骨骼及其附属组织(血管、神经、脂肪、脊髓等)。脊柱肿瘤的发生率在全身骨肿瘤中占3.4%~8.8%,虽比其他系统的肿瘤发病率低,但其临床病理及影像学表现却复杂而多变。治疗上以手术治疗为主,但是因脊柱本身结构复杂,部位深在,周围与血管、脊髓、外周神经组织密切相邻,也甚为棘手。微创技术的应用对脊柱肿瘤的诊断和治疗起到很好的作用。

1. 脊柱肿瘤经皮穿刺活检术 经皮穿刺活检是一种有效的诊断方法,它在临床上的应用在20世纪的医学发展中起了重要作用。1922 年,Micottin用穿刺方法诊断脊索瘤成功是最早的报道。1930年,美国医生 Martin 和 Ellis 报告了最早的经皮穿刺针吸活检成功的病例,其中包括了 8 例骨骼肌肉系统病变,以后在欧洲的意大利,英国等均有骨科和放射科医生报告有关穿刺活检的研究和结果,其准确率达到了 68%~81%。使临床上依靠术前对骨骼肿瘤的组织学诊断,进而选择合适的方法治疗取得进展,特别是在脊柱肿瘤的术前诊断和治疗方法的选择上显示出优越性。

(1)临床应用现状:发生于脊柱的肿瘤其解剖关系复杂,一旦疑有肿瘤病变,医生将面对一系列难题,如肿瘤的性质、是否手术治疗、手术的入路、肿瘤切除范围、神经功能障碍的有无及解决、术中控制出血、肿瘤切除后脊柱稳定性重建、肿瘤切除后是否复发的判定等。

目前采用直接切开手术,通过术中先切取少量肿瘤组织送冰冻组织切片,根据初步的病理后果,再决定是否手术、是姑息手术还是根治手术的选择在

一些医院仍被采用。这样的方法虽然解决了一部分患者的问题，但也使一些本来可以避免手术的患者要面临手术的风险，承受手术的痛苦和打击。更重要的是因术前不能明确诊断，使术前的准备不充分，如术前放化疗的应用，肿瘤血管栓塞与否等，将给手术带来困难，直接影响疗效。另有一些医生采用先做切开活检，然后闭合伤口，等病理结果出来后，再确定下一步的治疗方法。这种方法在四肢浅表的骨肿瘤中应用较多。而在脊柱肿瘤，因其解剖复杂，特别是发生于胸腰椎前方椎体上的肿瘤，操作复杂，风险大，花费高而应慎用。因此，一些医生开始尝试在脊柱肿瘤采用穿刺活检的方法于术前获取病理诊断。这一方法的应用主要取决于合适安全的入路；较好的监测手段；选择适宜的穿刺针；综合分析病理结果，提高诊断准确率。

（2）影像监视系统的发展：1935年，Robertson和Ball报告了经皮穿刺的脊柱病变的穿刺活检。其最早是应用X线片进行定位，操作费时，无动态监视进针及取材过程，安全性低。1949年，Siffert和Arkin报告了在透视监测下对腰椎的病变进行取材。此时的X线透视系统为单平面（一维），一般适合长管状四肢骨病变的穿刺活检，其在脊柱上应用的报告不多。在颈椎同样由于周围解剖关系复杂，透视下不能清晰显示围绕颈椎的重要结构，并发症多，故基本上被禁用。

B超作为穿刺的监测系统具有快速、廉价、可移动、无放射性，然而在脊柱肿瘤的穿刺活检中由于部位深，特别是在胸椎，邻近肺脏，超声波在脊柱骨或空气界面上近乎完全反射，使图像质量不佳，椎管内的脊髓、神经根不易分辨，因而亦应用较少。

磁共振监测下行活检及介入治疗，目前已有报告，其显示病灶及与周围组织的关系更加清晰。但由于必须采用开放的MRI系统，操作器械必须无磁性，因而成本昂贵，不宜做常规使用。

CT扫描机作为脊柱肿瘤经皮穿刺活检的监测系统有良好的应用价值，普通的第三代机已能完全满足需要。它能发现普通X线片或透视不能发现的较小病灶。在病灶>0.5cm时即可施行。同时它能较好地显示脊柱肿瘤的范围，周围的重要结构，对椎管内的脊髓及穿出椎管的神经根亦能准确显示。对操作者无放射性，也能准确显示，对操作者无放射性。

（3）穿刺针：穿刺针是经皮穿刺活检的重要工具，基本上分为三大类：即抽吸针、切割针和骨钻针。抽吸式活检针应用最早，抽吸式活检针所取标本常用来做细胞学检查及培养。切割针较粗，常用的为14～18G。所取组织为条状，较抽吸式取材量大，也可用于涂片细胞学检查。常用的有Trucut（真切式）针、Vin-silverman针、Menghini针。骨组织的溶骨性病变多用真切式活检针，其取材满意，阳性率高。近来在切割针的基础上又发展产生了带弹簧装置的自动活检枪，针壳的切割速度大大加快，使所取组织成条状，避免了切割针易发生组织碎裂的缺点。应用较细的活检枪就能取到与较大管径抽吸针相当或更多量的标本，而损伤小，并发症少，临床上广泛应用于溶骨性、混合性及软组织病变的活检（图8-4-47）。

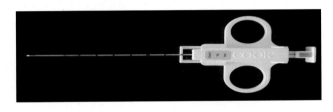

图8-4-47　骨钻式活检针

骨钻式活检针常用的有Ackermann针、Craig针。前者由套管及针芯组成。针芯呈锯齿状、故又称环钻式骨活检针（图8-4-48）。

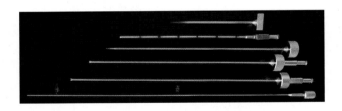

图8-4-48　Trucut（真切式）活检针

脊柱病变的经皮穿刺活检，各种针均可选用，其原则为根据活检的部位，肿块邻近的组织结构及病变的性质而定。一般提倡选用较细的针，20～22G针称为安全针，穿刺标本属细胞学检查。直径18G以上的穿刺针所取标本为组织学检查。转移性肿瘤和多数的感染性病变可选用较细的穿刺针，而原发性骨肿瘤倾向于使用较粗的穿刺针以提高病理诊断的准确性，脊柱肿瘤选用18G针从取材量及安全角度较适用。根据病变性质选用不同种类的穿刺针。

（4）适应证

1）脊柱原发肿瘤的组织学诊断。

2）脊柱原发与继发肿瘤的鉴别。

3）临床已确诊为脊柱转移瘤，原发灶不清，需找原发灶者。

4）脊柱肿瘤与炎症疾病的鉴别诊断。

5）内分泌代谢性病变的诊断和鉴别诊断。

6）脊柱肿瘤手术后是否复发的判定。

7）脊柱肿瘤的组织细胞培养和实验研究。

（5）术前准备

1）影像学资料：X线片，当拟穿刺部位困难时需同位素骨扫描、CT、MRI等资料以辅助找到相对/容易的穿刺部位。

2）实验室检查以排除出血性素质，包括血小板记数，出、凝血时间，凝血酶原时间及活动度，并询问患者有无服用某些易导致凝血功能障碍的药物史。

3）患者的心理准备，部分患者需体位练习。

4）麻醉药过敏试验。

（6）穿刺入路：脊柱肿瘤穿刺的入路选择要遵循安全、方便的原则。CT引导下的穿刺入路选择，文献报道腰椎病变多为后外侧入路，即经过后外侧从脊柱棘突连线旁开6～8cm，斜向前内经椎体旁或经椎弓根进入椎体取材，位于棘突或椎板的病变可直接经后侧取材。胸椎病变其椎体取材亦采用后外侧入路，常用经后外侧椎旁进针，经椎弓根进针及经肋横突关节进针，避免损伤胸膜及胸腔大的血管。穿刺体位，胸腰椎多采用俯卧位，少数采用侧俯卧位，颈椎采用仰卧、侧卧及俯卧位。

（7）穿刺方法：基本穿刺步骤如下：先对患者做常规CT扫描，必要时做增强扫描，了解病变周围血管的位置，选择好穿刺平面，穿刺点和进针入路，其原则是避开相邻的血管、脊髓和神经结构来确定经皮达穿刺点的最短的安全进针入路，于CT屏上测量进针角度和深度，用金属针或定位器，于标定的体表穿刺点定位，复扫确认后，皮肤常规消毒，用2%普鲁卡因或利多卡因从皮肤至骨膜局麻，按预定进针方向穿刺，进针过程中用CT监测，到达病灶边缘经CT扫描证实后，将针插入病变内，切割针及真切式活检枪直接取材，骨钻针用环锯针芯钻取标本，一般取3～4针，抽吸法为将外芯取出，针管与空针相连，向上提升针塞形成负压状态，做数次快速的

上下取材，针尖的移动范围为0.5～1.0cm，切取或钻取的标本置入10%甲醛溶液或95%乙醇内固定，送病理科做组织切片，也可以将标本直接涂片并放到无水酒精中固定。抽吸的标本直接做涂片观察，怀疑有炎症的病例需同时送标本做培养（图8-4-49）。

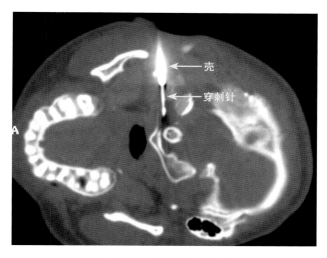

图8-4-49 寰椎侧块关节穿刺

穿刺过程中要密切注意患者的反应，若有肢体放射性痛、麻，应立即停止进针，稍退少许，适当改变进针入路再次进针，避免损伤脊髓、神经。穿刺后再次复扫CT，了解穿刺后的情况，排除出血及血肿。术后患者应卧床24小时，严密观察4～6小时，并对神经功能做详细记录。

（8）穿刺结果的判定与分析：穿刺结果的正确与否将直接影响到治疗方案的选择。错误的判断会导致治疗的困难，而漏诊将直接延误治疗。肿瘤病灶内不同取材点其病理诊断结果阳性率是有差异的，做穿刺活检时，操作者一贯的作法是希望穿刺针取到病变最中心，这样似乎更放心能得出病理诊断结果。作者在开始工作时也有同样的想法，但发现有时取出的组织条，肉眼观察不成条，含凝血块多，随后即在CT监测下对20例溶骨性病变及混合性病变进行病变边缘0.5～1.5cm、病变中心点及界于两者之间的部位分别取材，编号，送病理科检查。病理科医生在单盲的情况下，做出了不同的诊断结果，且经统计学处理有显著性差异。结果发现在病变的边缘及中间部位取材，阳性结果率高于中心取材，这可能与病变边缘的肿瘤细胞生长活跃，而肿瘤中心处的细胞缺血，坏死有

关。因此,脊柱肿瘤的穿刺活检在 CT 监测下进行最好,能够清楚显示肿瘤内的情况,选择取材点并监测取到满意的标本。

对病理结果的综合分析需要骨科、病理科、放射科等医师联合会诊诊断。穿刺标本取材量少,尤其是其内含有骨性成分时,制作病理切片较困难。给诊断带来困难。同样由于标本少,对于脊柱的原发性肿瘤,其肿瘤细胞处在不同的分化阶段时形态表现不一样,当有软骨组织细胞混杂在其中时,对于是软骨来源性的肿瘤,还是病理骨折后骨修复成分中的软骨细胞较难区分。因此,病理科医生在诊断中起着重要作用,要求有丰富的经验。北医三院 1400 余例病例的病理结果均由北医大病理系有经验的教授做出诊断,活检准确率达 94.5%。在遇到疑难病例时,一方面采取病理科与骨科医生联合做镜下、影像学及临床的会诊,提高诊断准确率;另一方面做进一步的免疫组织化学检查,为诊断和鉴别诊断提供了很好的帮助。

(9)禁忌证:CT 引导下脊柱肿瘤的穿刺活检同其他部位的穿刺一样,没有绝对的禁忌证,相对的禁忌证包括未经治愈的出血素质、缺乏安全的穿刺入路以及患者不合作。有报告椎体血管瘤可行穿刺活检。

(10)并发症:脊柱肿瘤的穿刺活检其并发症由于病变部位、穿刺针及监测手段的不同而有较大差别。文献报道并发症的发生率约为 0.2%,包括有气胸、结核窦道形成、椎旁血肿、一过性麻痹或瘫痪、病理骨折等。而 CT 引导下脊柱肿瘤的穿刺活检目前报告尚无严重的并发症发生,未有报告发生种植。

2. 脊柱肿瘤射频消融术 射频消融术(radio-frequency ablation,RFA)是近年来发展迅速的一种非血管介入技术,尤其在肿瘤的微创治疗方面应用广泛,它通过各种实时影像技术的引导将射频电极置入肿瘤组织中,射频电极头发出射频波,使电极周围肿瘤组织中的离子振荡产生摩擦热,引起电极周边一定范围肿瘤组织产生热损伤而凝固坏死,达到杀灭肿瘤细胞的作用,在肝脏肿瘤等实体肿瘤中取得广泛应用。近年来有学者探索将影像引导下射频技术应用于部分脊柱肿瘤的治疗,取得良好效果,包括脊柱骨样骨瘤的治疗、脊柱溶骨性转移癌的姑息治疗、多次复发难治性原发脊柱肿瘤的治疗

及脊柱肿瘤术中辅助治疗等。

脊柱骨样骨瘤临床主要表现为疼痛及日常活动受限,肿瘤为瘤核及外周包绕的反应骨构成。治疗以缓解临床症状防止复发为主要目的。手术刮除或整块切除(enbloc 切除)是治疗该肿瘤的主要治疗方法。近年来,射频消融技术应用于脊柱骨样骨瘤,创伤小、疼痛缓解迅速以及与手术治疗类似的复发率等特点使其得到广泛应用。Osti 等第一次应用 RFA 技术治疗 1 例脊柱骨样骨瘤,肿瘤位于 $L_4$ 附件,采用 Radionics RFG-6 系统,设定温度 85℃,消融时间 4 分钟,该患者随访 16 个月疼痛明显缓解,影像学无复发。Vanderschueren 等 2009 年报道 24 例累计脊柱骨样骨瘤患者累计接受 28 次射频治疗是目前报道的最大宗病例。24 例患者平均获得 72 个月随访,16 例患者肿瘤邻近脊髓神经结构(距离脊髓神经根<1cm),采用 5mm 的射频电极,设定射频温度 90℃,射频时间 4 分钟,首次射频治疗成功率 79%,对射频消融术后复发或疗效欠佳者再次行消融治疗,总射频成功率 96%,除 1 例复发后出现根性症状接受手术治疗外,余患者效果均满意,无操作相关并发症。作者认为对于脊柱骨样骨瘤,RFA 治疗是安全可靠的,且对于复发病例再次消融仍可取得满意效果。多数作者均认为射频消融术治疗骨样骨瘤可取得与手术治疗相同效果。Rosenthal 等报道四肢骨样骨瘤 68 例采用开放手术治疗与 33 例采用射频消融治疗患者的对照研究,射频消融治疗组平均获得随访 3.4 年,复发率约为 12%,与开放手术复发率相当。

脊柱骨转移是最常见的脊柱肿瘤,疼痛是最常见的首发症状,约占 90%～95%,转移瘤引发的疼痛往往剧烈且难以忍受,严重影响患者的日常生活质量,因此缓解疼痛与提高远期生存期限是同等重要的目标。部分患者对传统的放疗止痛不敏感,而此类患者往往不能加大放疗剂量。大剂量阿片类镇痛药物副作用往往极大影响患者生存质量。近年来,有学者将射频消融术应用于脊柱转移瘤的姑息镇痛治疗,并有作者联合应用射频消融术和椎体成形术(PVP)治疗晚期脊柱转移癌,缓解患者疼痛并改善患者生存质量。Dupuy 等 2000 年首次报道应用射频消融技术治疗 1 例恶性血管外皮瘤 $L_2$ 椎体转移患者,该例患者椎体后缘骨皮质完整,采用 Radionics 3cm Cool-Tip 射频电极,局麻联合基础麻醉下射频消融时间设定为 12 分钟,无操作相关并发症发生,患者随访 13 个月症状无复发,但出现新的骶骨转移灶。作者指出肿瘤与脊髓间完整的骨皮质及松质骨可有效防止射频过程中热能的传递,对于椎体后缘骨皮质完整者,射频治疗是相对安全的。Nakatasuk 等报道 17 例患者 23 处恶性骨肿瘤病灶采用射频消融联合椎体成形术治疗,有 17 处累及脊柱病损,其中 2 例侵及椎体后壁,13 例侵及椎弓根,13 例主诉疼痛患者 VAS 评分由术前平均 8.4 降至术后 1 周 1.1。原理在于:射频消融及骨水泥硬化均放热杀灭肿瘤细胞,有协同作用;射频消融后提高了肿瘤的均质性同时热凝固肿瘤内引流静脉减少椎体成形术中骨水泥渗漏的风险;骨水泥提高了脊柱的稳定性。

北医三院自 2009 年开始采用射频消融治疗脊柱骨样骨瘤以及术中 C 形臂机监测穿刺辅助治疗浆细胞瘤、脊索瘤、骨巨细胞瘤、转移瘤等,均属肿瘤小,部位危险,常规切开手术损伤大,不易找到病灶者。经皮穿刺病例采用 CT 引导下病灶的穿刺活检序贯射频消融瘤巢,采用 1% 的利多卡因局部浸润麻醉,所用射频消融仪器为 Cool-Tip 单针射频电极,电极暴露直径为 1cm,根据肿瘤实际情况选用合适的消融模式及消融时间,术后留院观察 72 小时后出院。切开手术病例采用术中 C 形臂机监测穿刺辅助治疗的浆细胞瘤、脊索瘤、转移瘤及软骨肉瘤为单纯连续消融,特点为常规手术出血多、切除困难。另外消融后联合应用椎体成形术的病例,特点为姑息治疗。术后平均随访 6 个月无疼痛复现。术中 C 形臂机监测穿刺射频治疗的,经过消融后肿瘤体积缩小均超过 60%,出血明显减少,再切除时变得容易。术后即可活动,术后 48 小时出院,VAS 评分 0 分(图 8-4-50、51、52)。

CT 引导下射频消融治疗脊柱骨样骨瘤是一种安全有效的微创治疗方法,采用局麻下操作可以防止出现神经脊髓热损伤可能性。术中 C 形臂机监测穿刺射频消融作为肿瘤切除的辅助技术使出血明显减少,肿瘤体积明显变小,肿瘤的切除变得简单安全。联合应用椎体成形术可使肿瘤的姑息手术更加安全有效。

该技术还较新颖,临床应用时间不长,临床疗效有待长期前瞻性随机对照研究,但为脊柱肿瘤的微创治疗提供了新的选择。

3. 脊柱肿瘤放射性粒子植入术 放射性粒子近距离治疗(interstitial brachytherapy)肿瘤已有近百年的历史,但是由于放射性粒子的制备、使用、防护、粒子的物理特性等颇多难题使其临床应用受到限制。20 世纪 80 年代后放射性粒子的生产技术获得重大突破,特别是永久性植入 $^{125}$I 粒子的使用使恶性肿瘤的放射治疗进入了一个新阶段,$^{125}$I 粒子具有较长的半衰期(60.2 天),能达到低剂量率的持续

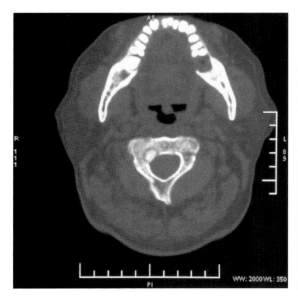
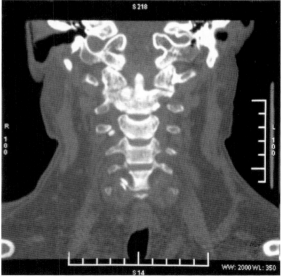

图 8-4-50 55 岁男性,病史 2 年,VAS 评分 10 分,CT 表现齿突基底右侧占位

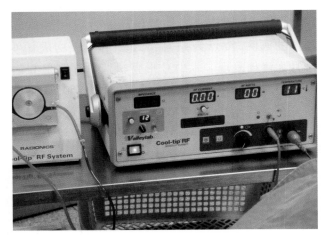

图 8-4-51　Cool-Tip 射频消融仪器

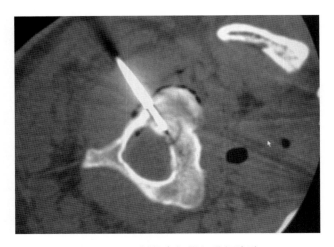

图 8-4-52　射频电极置入进行消融

照射,放射源集中、能作用于肿瘤细胞的 DNA 合成期,延缓肿瘤细胞增殖的周期进展。$^{125}$I 粒子的包鞘为钛合金,长度 4.5mm,直径 0.8mm,中间有金粒可用于 X 线定位。射线作用距离平均 1.0cm,易于防护和保存。目前在前列腺癌、头颈部软组织肿瘤、腹部肿瘤等领域都已取得较好的临床效果。而其作为治疗晚期脊柱肿瘤的一种新方法,北医三院骨科刘晓光等自 2002 年在国内外首次对于不宜手术治疗而又对放疗敏感的脊柱肿瘤采用植入放射性粒子近距离照射治疗。

(1) 适应证:对放疗敏感的脊柱原发、转移肿瘤;手术或化疗的辅助治疗;单独用于放射治疗;失去手术治疗机会的患者:多发转移瘤、机体功能无法耐受手术等;小的复发性肿瘤;对"外放疗抗拒"的患者;脊柱支撑功能差,不宜行动的患者。

(2) 禁忌证:对放疗不敏感;肿瘤坏死严重,粒子植入后易移位、丢失者;血管源性恶性肿瘤;粒子植入后有可能移位至椎管内者。

(3) 方法

1) 仪器设备:CT 影像监视系统为美国 GE 公司 Lightspeed VCT 64 排螺旋扫描仪。植入器械为 18G 粒子植入针和 Mick 粒子植入枪。中国原子能研究院提供的放射性$^{125}$I 粒子,大小为 0.8mm×0.45mm,活度为 0.50 ~ 0.80mCi,熏蒸消毒。

2) 三维治疗计划系统(treatment planning system,TPS):术前将患者影像学资料传送至三维治疗计划系统,勾画肿瘤靶区,制定粒子空间分布计划,D90(靶区内 90% 体积应达到的处方剂量)拟定为 145Gy。术后将粒子植入后复扫图像传送至三维治疗计划系统进行质量验证。

3) 放射性$^{125}$I 粒子植入过程:根据插植入路摆放患者体位,术前先行肿瘤部位增强 CT 扫描,确定肿瘤浸润范围及周围重要血管神经等解剖结构。粒子植入范围即为肿瘤影像学边界,距离脊髓的安全距离为 1.0 ~ 1.5cm。根据不同肿瘤部位的深浅选择相应长度的粒子植入针,影像学所见肿瘤长轴为主要插植入路,辅以平行或交叉等不同的排针方法,以求肿瘤影像学范围粒子均匀分布。对于肋骨或横突等骨性结构阻挡的病灶,采用非扫描平面进针的方法进行穿刺,即在远离靶点的扫描平面进针,通过倾斜较大角度,逐渐穿刺入病灶。粒子植入针间距 0.5 ~ 1.0cm,根据术前粒子治疗计划所示的粒子空间分布情况及数量植入,并依肿瘤组织对放射线敏感性的不同,植入不同活度的粒子。术后即刻行 CT 扫描确认粒子分布是否均匀,必要时补种。由于是永久性植入,因此术者应经过专业培训,熟练掌握穿刺植入技术,以防粒子的丢失、迁移和对正常组织的损伤。尽管粒子放射性较小,但术者仍应注意佩戴铅眼镜、围领加强眼睛和甲状腺的防护(图 8-4-53、54)。

放射性粒子植入后靶区内剂量很高,而周围正常组织由于射线迅速衰减而很低。此种方法操作上采用穿刺技术植入粒子,简单易行,采用 CT 监测,定位精确,对患者创伤小,患者容易接受,与外照射相比较具有放射作用时间长、放射源集中、并发症少,同时减少患者的移动、方便家属等优点。目前的结果显示可以延长生命、缓解疼痛、保持生活质量、

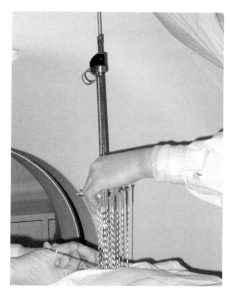

图 8-4-53　放射性[125]I 粒子植入

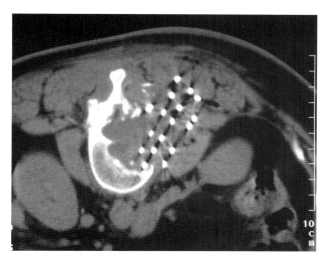

图 8-4-54　[125]I 粒子植入椎体肿瘤后

防止并发症,是治疗晚期脊柱肿瘤的一种新方法。

（刘晓光）

### 三、小切口脊柱微创外科手术

在过去的十年中,脊柱微创外科技术得到了迅速的发展。由于脊柱微创手术对软组织的牵拉和剥离较少,因而能够降低术后疼痛,缩短恢复时间。随着显微镜技术的发展,小切口微创组织牵开系统和相应的特殊手术器械的出现,使外科医生可以通过一个小切口来完成以往的传统开放的手术操作。

（一）小切口脊柱微创外科手术目的

小切口微创腰椎后路手术的一个重要目标是:①避免自动撑开器对肌肉的挤压伤;②避免剥离和切断重要肌肉的腱止点,尤其是多裂肌在棘突上的止点;③尽量利用重要的神经血管和肌肉解剖间隙入路;④通过减小工作通道的宽度来降低对周边软组织的损伤。

传统的经后路腰椎管减压和融合手术对椎旁软组织造成了不同程度的损伤。传统手术操作范围大,多裂肌的腱止点部位被广泛剥离,传统拉钩的使用造成肌肉的挤压伤,所有上述操作都有可能导致肌肉萎缩,继而造成肌肉力量的减弱。Kim 等比较了传统开放固定手术和经皮固定手术患者的躯干肌肉强度,结果发现接受经皮固定手术的患者,其腰椎伸肌力量改善了 50% ,然而开放手术患者无改善。

在进行脊柱翻修手术患者的肌肉活检组织中可以发现选择性的 II 型肌纤维萎缩,广泛的肌纤维重组(一种神经再支配的表现)以及肌纤维虫蛀样改变。导致上述病理改变的一个重要原因是术中手术拉钩的使用。Kawaguchi 等认为手术拉钩对椎旁肌肉的挤压损伤同止血带对四肢肌肉的损伤类似。在手术拉钩的使用过程中,椎旁肌内压力升高,继而导致肌肉内血液灌注减少。肌肉损伤的程度与肌肉内压力和牵拉时间呈正相关。Stevens 等采用磁共振评估了手术后多裂肌的改变。手术后 6 个月,接受传统开放 TLIF 手术患者呈现出明显的肌肉内水肿,然而采用小切口微创 TLIF 手术的患者,术后肌肉的 MRI 表现几乎正常。Tsutsumimoto 等亦应用 MRI 评估比较了传统后正中切口的 PLIF 手术,小切口微创 Wiltse 入路的 PLIF 手术患者术后多裂肌改变。与后正中切口相比,采用小切口微创 Wiltse 手术入路,可以显著降低术后多裂肌的萎缩和肌肉内 $T_2$ 信号强度的升高。

导致传统术后肌肉退变和萎缩的另一原因是肌肉的失神经支配。多裂肌的神经支配是单节段的,这一特点使得该肌肉很易造成失神经支配。对肌肉的长时间牵拉导致神经肌肉连接部的损伤亦会导致肌肉的失神经支配。有研究对腰椎手术失败综合征的患者进行肌肉活检,结果同样发现显著的慢性肌肉失神经支配。

对软组织的损伤不但能够造成手术局部的损伤反应,也可造成全身系统性的影响。Kim 等比较了接受微创脊柱融合手术和传统开放手术患者血液循环中组织损伤标志物水平,结果发现与微创手术患者相比,开放手术患者的肌酸激酶、二磷酸果糖酶、促炎性细胞因子(IL-6 和 IL-8)、抑炎性细胞因子(IL-10 和 IL-1 受体拮抗剂)水平出现成倍的改变。在微创手术组,大多数的标志物在术后 3 天便回到了基线水平。而开放手术组,需 7 天时间。甘油磷脂是细胞膜的基本结构,而甘油是甘油磷脂的重要组分。当细胞膜的完整性被破坏,甘油便被释放到组织液中去。Ren 等研究发现,对于接受腰椎后外侧融合手术的患者,其椎旁肌肉中的甘油浓度显著高于其三角肌内的浓度。

微创脊柱外科的另一重要目标是对骨性结构进行有限切除,进而减少术后脊柱失稳的可能。在传统的全椎板切除术中,关节突关节完整性遭到破坏,加上中线棘突间韧带-肌腱复合物的丧失会导致脊柱的屈曲不稳定。为了克服由此带来的潜在脊柱失稳的可能,半椎板切除术应运而生,继而保留了棘突结构,相应的多裂肌在棘突上的腱性止点,以及棘上韧带和棘间韧带。有限元分析表明尽量减少对骨性结构和韧带组织的切除,可以最大限度地保留腰椎正常的运动功能。

### (二) 小切口微创腰椎减压术

1. 微创通道下显微椎间盘髓核摘除术 通过微创通道下进行显微椎间盘髓核摘除术治疗椎间盘突出症,是目前欧美国家最常应用的微创脊柱外科技术。这套系统由 Foley 和 Smith 发明,由一系列同心扩张套管和不同长度的薄壁管状工作通道组成。经典工作通道的直径为 18mm,手术通常是在工作通道下采用显微镜完成。最近一些研究比较了微创通道下显微椎间盘髓核摘除术和传统的开放手术,结果表明微创手术组损伤小,神经干扰轻,失血少,术后疼痛轻,住院时间短,恢复和返回工作岗位快。对于传统开放显微椎间盘髓核摘除术和微创通道下显微椎间盘髓核摘除术的随机对照研究显示,微创通道下手术安全有效。

特殊部位的病理改变决定工作通道的安放位置。微创腰椎减压术可以对中央椎管、侧隐窝和椎间孔区域进行充分减压。此外还可以对椎间孔外的椎间盘组织进行切除。对不同区域进行减压之前需要计划手术入路。对于椎间孔外神经减压可以将工作通道安放在横突间的横突间膜上,并打开横突间膜以显露出行神经根,一旦出行根被确定便可在神经根的深部找到突出的椎间盘组织。

2. 小切口微创腰椎半椎板切除术 小切口微创腰椎减压的一个重要原则是保留多裂肌在棘突上的腱性止点。在传统的全椎板切除术中,棘突被切除,多裂肌被牵向两侧。在关闭伤口时,多裂肌的起点不可能被修复到棘突上。然而,采用半椎板切除技术,通过微创工作通道可以在单侧进行彻底的椎管减压。将微创工作通道向背侧倾斜可以看到棘突的下面和对侧椎板,将硬膜囊轻轻下压,切除黄韧带和对侧上关节突,从而完成双侧减压。上位腰椎的解剖结构与下位腰椎不同。在 $L_3$ 及以上水平,棘突和关节突关节间的椎板很窄,若采用单侧入路,为了对同侧侧隐窝进行减压,必须对同侧的上关节突进行较多切除。另一种选择可以采用双侧入路技术,通过左侧半椎板切除来完成对右侧侧隐窝的减压,反之亦然。一项初步研究采用此双侧入路技术对 4 例患者 7 个节段进行减压,总的平均手术时间为每个节段 32 分钟,平均失血量为 75ml,平均术后住院日 1.2 天。所有患者术前神经源性跛行消失,并且没有并发症的发生。

多项研究对微创后路腰椎减压的安全性和有效性进行了评估。微创脊柱手术的学习曲线受到关注,在一些研究的起始阶段,其并发症发生率较高。Ikuta 等报道了他们采用单侧入路进行双侧腰椎管减压治疗腰椎管狭窄症的经验,44 例患者中有 38 例短期疗效好。JOA 评分平均改善了 72%。手术后并发症发生率较低,与开放手术对照组相比,术中失血量减少,术后止痛药物的需要量降低,住院时间缩短。存在 25% 并发症率,其中包括 4 例硬膜撕裂,3 例入路侧下关节突骨折,1 例术后发生马尾神经综合征需要再次手术,1 例术后出现硬膜外血肿需再次手术。

在 Yagi 等报道的一项前瞻性研究中,将 41 例腰椎管狭窄症患者随机分为两组,一组(20 例)进行微创显微内镜减压,另一组(21 例)采用传统椎板切除减压,平均随访 18 个月。与传统椎板切除减压组相比,微创减压组的平均住院时间短,失血量少,血液中肌酸磷酸激酶的肌肉同工酶水平低,术后 1 年腰痛 VAS 评分低,恢复更快。本组 90% 的患者获得满意的神经减压和症状缓解。无一例发生术后脊柱不稳。Castro 等报道采用 18mm 的工作管道对 55

例腰椎管狭窄的患者进行显微内镜下椎管减压术。通过平均4年的随访,72%的患者获得优良或极好的效果,68%的患者主观满意度为优良。ODI评分平均降低30.23,腿痛的VAS评分平均降低6.02。

Asgarzadie和Khoo报道了48例通过微创腰椎管减压治疗腰椎管狭窄症的病例。28例患者进行了单节段的减压,另外20例接受双节段减压。同对照组相比,即传统的开放椎板切除术,微创组的平均术中出血量较少(25ml vs 193ml),住院时间较短(36小时 vs 94小时)。48例患者中有32例得到了术后4年的随访。术后6个月,所有患者的行走耐受力得到了改善,且80%的患者一直维持到术后平均38个月。在随访期间,ODI评分和SF-36评分的改善一直得以维持。在该组病例中,无一例发生神经损害的并发症。

微创脊柱外科技术可能更适合于老年、体弱或肥胖的病例。在一项回顾性病例研究中,Tomasino等分别对一组肥胖患者和正常患者采用扩张通道进行单节段显微腰椎间盘髓核摘除术或椎板切除术,对两组病例的手术结果比较发现,在手术切口长度、手术时间、失血量和并发症率方面,两组之间无显著性差异。

对于退变性腰椎滑脱病例,不进行融合的微创腰椎管减压术也许是一种行之有效的方法。Pao等对13例腰椎管狭窄同时合并Ⅰ度腰椎滑脱的病例仅进行微创腰椎管减压。术后所有病例临床效果良好,并未出现滑脱程度加重。Sasai等采用单侧入路双侧减压技术治疗了23例退变性腰椎滑脱患者和25例退变性腰椎管狭窄病例。经过2年的随访,虽然退变性腰椎滑脱组的神经源性间歇性跛行评分结果和ODI评分稍差,然而总体来讲,两组上述两种评分结果相似。在23例退变性腰椎滑脱病例中,有3例患者术后滑脱程度加重≥5%。Kleeman等应用保留棘突和棘间韧带的减压技术治疗15例合并退变性腰椎滑脱的腰椎管狭窄患者,平均滑移6.7mm。经过平均4年的随访,2例滑脱程度和症状加重,12例获得良好或极好的临床效果。

3. 小切口经椎间孔椎间融合术　小切口经椎间孔腰椎椎间融合术(TLIF)最早由Blume和Rojas提出,Harms和Jeszensky推广。该技术是由Cloward最早提出的经后方腰椎椎间融合术(PLIF)演变而来。PLIF手术需要广泛的椎管减压,双侧神经根牵拉来显露腰椎间隙,而TLIF手术是经过椎间孔从单侧显露腰椎间隙。因而与需双侧完成的PLIF手术相比,TLIF手术对神经结构的牵拉较小。TLIF手术的一个主要优点是通过一个单独的后方切口可以同时完成后方的腰椎管减压和前方的椎间融合。

Peng等比较了小切口微创TLIF手术和传统开放TLIF手术的临床和影像学结果。2年随访结果相似,但是微创组最初术后疼痛较轻,康复快,住院时间短,并发症低。Dhall等回顾性比较了各21例的小切口微创TLIF手术患者和传统开放TLIF手术患者,经过2年随访发现,两组临床结果无差异,但是开放组出血量显著增加,住院时间也明显延长。Selznick等认为微创TLIF手术用于翻修病例,不但在技术上可行,而且并不会显著增加手术出血量和神经损伤。

Kasis等的一项前瞻性研究发现,与传统开放手术相比,有限暴露的PLIF手术能够获得更佳的临床效果和更短的住院时间。他认为以下5点:①脊柱后方结构的保留;②避免向横突外侧剥离;③双侧关节突关节完全切除;④较少的神经损害并发症;⑤避免使用自体髂骨植骨,都与临床效果的改善密切相关。

4. 小切口侧方腰椎椎间融合术　腰椎椎间融合是一项非常普遍的技术,它具有如下3个优点:①去除作为疼痛来源的椎间盘组织;②高融合率;③恢复椎间隙高度和腰椎前凸等。腰椎椎间融合包括经前路椎间融合、经后方椎间融合、经椎间孔椎间融合或内镜下经腹膜外入路侧方椎间融合。已有文献报道了微创腹膜后经腰大肌入路侧方椎间融合术等。这项技术是在神经电生理监护和透视引导下在腹膜后腔隙经腰大肌完成的。

在$L_{4\sim5}$水平以下,髂骨翼阻挡了从侧方显露椎间隙。由于腰丛位于腰大肌的后半部分内,因此对腰大肌前1/3至前1/2的区域进行有限的剥离可以降低神经损害的风险等。此外,术中使用肌电图监护也可以降低神经损害风险。在处理椎间隙和植入椎间融合器时应避免破坏骨终板,通过正侧位透视来确定椎间融合器的方向。椎间融合可以通过恢复神经孔高度及脊柱矢状位排列来实现对椎间孔的间接减压。根据每一个体的情况来决定是否还需要进行后方融合和减压。Knight 等报道了接受微创侧方腰椎椎间融合术的 43 例女性患者和 15 例男性患者的早期并发症:6 例术后出现感觉异常性股痛,2 例发生 $L_4$ 神经根损伤。

Ozgur 等报道了 13 例接受单节段或多节段侧方腰椎椎间融合术的病例。所有患者术后疼痛得到明显缓解,功能性评分得到了改善,并且没有并发症的发生。Anand 等报道了 12 例同时接受侧方椎间融合和 $L_5 \sim S_1$ 经骶骨椎间融合的病例。平均融合 3.6 个节段,Cobb 角由术前 18.9°矫正至术后 6.2°。Pimenta 等采用侧方融合技术治疗了 39 例患者,平均融合 2 个节段。侧凸角度由术前平均 18°改善至术后平均 8°,腰椎前凸角度由术前平均 34°增加至术后平均 41°。所有病例在手术当天可以下床行走。平均失血量<100ml,平均手术时间 200 分钟,平均住院时间 2.2 天。疼痛评分和功能评分术后均得到了改善。在另一大宗的病例中,Wright 等报道了来自于多个研究机构的 145 例患者,因腰椎退变性疾病接受侧方腰椎椎间融合术。融合的节段 1 ~ 4 个(72% 为单节段;22% 双节段;5% 三节段;1% 四节段)。椎间支撑物(86% 为 PEEK 材料;8% 为同种异体移植物;椎间融合器为 6%)分别与骨形成蛋白(52%)、脱矿骨基质(39%)、自体骨(9%)联合使用。20% 的手术单独采用椎间融合,23% 采用侧方钉棒系统,58% 使用后方椎弓根螺钉系统。平均手术时间为 74 分钟,平均失血量为 88ml。2 例发生短暂的生殖股神经损伤,5 例出现暂时的屈髋力量减弱。大多数患者在手术后当天便下床行走,术后第 1 天即出院。

Akbarnia 等报道了 13 例患者采用多节段侧方融合治疗>30°的腰椎侧凸。平均融合 3 个节段,所有病例均同时进行后方融合和固定。平均随访 9 个月,腰椎侧凸和前凸均得到了实质性改善。1 例因椎间植入物移位需要进行翻修手术,1 例在进行侧方融合的切口部位出现软组织疝。所有病例在术后 6 个月内腰大肌无力或大腿麻木症状均消失。与手术前相比,短期术后 VAS 评分、SRS-22 评分、ODI 评分均得到改善。Anand 等在其一组 12 例患者的研究中得到了相似的结果。融合节段 2 ~ 8 个(平均 3.64 个),前路操作的平均出血量为 163.89ml(标准差为 105.41ml),后方经皮椎弓根螺钉固定的

平均出血量为 93.33ml(标准差为 101.43ml)。前路操作的平均手术时间为 4.01 小时(标准差为 1.88 小时),后路操作的平均时间为 3.99 小时(标准差为 1.19 小时)。Cobb 角由术前平均 18.93°(标准差 10.48°)改善至术后平均 75 天时的 6.19°(标准差为 7.20°)。

5. 小切口前方腰椎椎间融合术　　Mayer 首次报道先后路椎弓根螺钉固定,1 ~ 2 周后再行前路微小切口(ALIF)植骨融合治疗腰椎退变性疾病伴不稳、椎体滑脱及腰椎术后综合征。随着外科医生经验丰富及器械的发展,手术切口进一步缩小,小切口微创腹膜后入路 ALIF 技术日趋成熟。Aunoble 等报道应用 SynFrame 撑开系统对 $L_5$ 椎体滑脱患者行 ALIF +前路锥型钛板固定术,结果显示:ODI 和 VAS 评分较术前明显改善,患者满意度 90%;术后 2 年椎间融合率达 95%,没有出现传统手术并发症。Saraph 等对小切口和传统腹膜后入路 ALIF 进行比较分析,结果显示:平均随访 5.5 年,前者失血量明显减少,手术时间缩短,临床症状得到改善,两者融合率和并发症没有明显差异。Chung 和 Escobar 等对腹腔镜下和小切口 ALIF 随访研究显示:患者平均住院时间、失血量、融合率、疼痛程度、残疾指数及患者满意度均无显著性差异,但腹腔镜下 ALIF 手术时间较长,技术难以掌握,需要较长的学习曲线,并没有明显优势。Zdeblick 等报道腹腔镜行 $L_{4 \sim 5}$ 椎间融合,并发症发生率为 20%,而小切口入路并发症为 4%。此外,他们还发现腹腔镜入路有 16% 的患者存在暴露不足。

6. 小切口骶前入路轴向椎间融合术　　从生物力学立场出发,靠近脊柱屈曲轴放置融合器械,同时行椎体轴向加压是可行的,但由于缺乏可利用的器械和植入物,其发展受到限制。最近,根据一系列尸体和临床研究,经皮从骶前间隙到达腰骶部,避免暴露脊柱前方、后方及侧方的结构,不损伤后方肌肉、韧带及后部椎体组件,也不需进入腹腔或牵拉血管、内脏器官。同时双平面 X 线透视技术的应用,为术中减少并发症提供了可靠的保证。

Cragg 等首先报道经皮骶前入路行 $L_5 \sim S_1$ 椎间融合术(AxiaLIF):①在尾骨切迹旁做约 4mm 小切口,在 X 线透视导航下插入导针并沿骶骨前表面上行到达 $S_1$ 椎体,建立工作通道工作;②切除 $L_5 \sim S_1$

椎间盘并刮除软骨终板,椎间隙植骨;③应用特制的 3D 钛合金装置植入恢复椎间盘高度,达到神经根孔自动减压;④从后方经皮固定:使 L5 ~ S1 获得即时 360° 固定。临床随访发现,经 AxiaLIF 治疗 L5 滑脱及 L5 ~ S1 椎间盘源性腰痛的患者,VAS 和 ODI 评分较术前有明显改善,24 小时可以出院,15 天内返回工作岗位,无移植物后脱位、松动及骶骨畸形等,12 个月融合率为 88%。Marotta 等进一步行临床研究,结果令人鼓舞,AxiaLIF 是一种安全、有效的方法。AxiaLIF 需要专门的技术和非常规入路的解剖知识,医生不能到达椎管内,也不能在直视下直接行椎间盘切除术,这对于手术医生来说是一种挑战。

7. 小切口微创后路固定技术　微创椎弓根螺钉植入可以采用经皮或旁正中小切口入路实现,其目的都是为了尽量保护多裂肌的功能。经皮椎弓根螺钉植入技术是在透视引导下完成。采用 Jamshidi 套管针进行椎弓根穿刺,将套管针置入椎弓根内后拔出穿刺针,沿套管插入导丝。沿导丝安放序列扩张导管扩开软组织,然后在导丝的引导下进行攻丝和中空椎弓根螺钉的植入。连接棒可以采用经皮的方式安放以减少对软组织的损伤。

小切口微创椎弓根螺钉植入技术是在椎弓根外侧缘稍偏外做一纵向切口,然后在多裂肌和最长肌之间进行分离。在对软组织进行逐级扩张之后,安放工作通道,显露峡部及头侧和尾侧的乳状突,采用高速磨钻开口,然后以椎弓根探子插入椎弓根。使用中空或非中空椎弓根螺钉均可。在工作通道下可以对峡部,关节突关节,横突作去皮质处理以进行植骨融合。

相比经皮椎弓根螺钉植入技术,小切口微创植入技术有如下几个优点:首先,可以直视下辨认解剖结构,使用中空或非中空椎弓根螺钉均可;其次,该技术显露出较大的区域来进行后方植骨融合。然而,采用小切口微创植入技术有可能伤及脊神经后支的内侧支,该神经向下走行至尾侧节段的横突,向后方走行发出分支支配多裂肌,横突间肌和横突间韧带,以及头侧节段的关节突关节。因此,经过乳突植入椎弓根螺钉时能够损伤脊神经后支的内侧支,使得头侧节段的关节突关节失去了该神经的支配。Regev 等对两种微创椎弓根螺钉植入技

术在尸体上进行比较研究,结果发现小切口微创植入技术更易造成脊神经后支内侧支的损伤。他建议如果想降低邻近头侧节段的多裂肌失神经支配,在邻近头侧节段最好采用经皮植入技术。

已有研究报道了微创椎弓根螺钉植入技术的安全性和精确度。Ringel 等评估了经皮植入在 103 例患者体内的 488 个椎弓根螺钉。结果发现仅有 3% 螺钉的位置不能接受,9 个螺钉需要进行翻修重置。所有这些研究均反映了微创后路脊柱固定的安全性和有效性等。在对 130 项研究,共植入的 37 337 枚椎弓根螺钉的荟萃分析结果表示,总体的螺钉植入精确度为 91.3%。

8. 小切口脊柱微创手术的局限性

(1) 射线照射:在所有的微创椎弓根螺钉植入技术中,经皮植入技术对软组织的损伤最小,因此常被应用于单节段或多节段的融合手术。然而,该技术的应用依赖于术中多维透视监测。采用先进的多维透视设备,在一个节段上植入 2 枚椎弓根螺钉需要 10 分钟或更长时间,然而应用侧方透视方法完成一个节段的时间不到 5 分钟。随着应用先进多维透视设备所带来的植入时间延长,射线的累计暴露量也相应增加。

有研究报道透视引导下植入椎弓根螺钉使外科医生接受的射线剂量是非脊柱骨科手术所接受射线量的 10 至 12 倍。尽管如此,由于 C 形臂机所带来的便利和高度精确性,使得术中透视监测已成为先进的微创脊柱外科手术的必要组成部分。一项前瞻性研究分析了接受微创 TLIF 手术的 24 例患者的射线暴露量,结果提示每例患者的平均照射时间为 1.69 分钟(0.82 ~ 3.73 分钟),作者认为与一般透视监测下的介入操作相比,该射线暴露量较低。Kim 等的研究表明在微创 TLIF 手术中使用导航辅助可以使外科医生在图像获取时离开手术区域,从而显著地减少射线暴露量等。除了能够减少射线暴露外,应用导航还能够避免使用累赘的铅衣保护,且术后不需要透视。

(2) 小切口脊柱微创手术的学习曲线:操作技术上的难度和缺乏足够的训练机会阻碍着脊柱微创外科技术的广泛应用。Webb 等的一项调查显示,大多数的脊柱外科医生认为微创脊柱外科技术是有效的,并且希望自己能够开展更多的脊柱微创手术。

然而因为上述两点的限制,大多数的医生并没有继续开展脊柱微创手术。Nowitzke 等评估了微创工作通道下减压手术的学习曲线,在他们开展的头 7 个病例中,有 3 例中途转换为开放手术,然而在随后的 28 例中无一例转换。Villavicencio 等发现脊柱微创手术具有更高的手术期间并发症发生率。Dhall 等发现具有较高的器械相关的并发症发生率。Peng 等报道和开放 TLIF 相比,微创 TLIF 手术时间更长。为了改善脊柱微创外科手术的学习曲线则需要更好地理解手术操作过程中最具挑战的部分,从而研发出更合适的手术器械,此外完善培训技巧也非常重要。

（三）综述

脊柱后方的各组肌群紧邻脊柱结构并且通过肌腱止点与脊柱相连,从而对脊柱后方结构起到动态稳定的作用。人类脊柱节段的稳定及运动通过主动和被动方式得以控制。多裂肌是一个强大的脊柱"稳定器",其肌纤维短且强大,因而通过很短距离的收缩便会产生很大的力量。传统的后正中切口开放手术由于对肌腱止点的剥离,对肌肉血供的阻断以及对肌肉组织的挤压,严重影响了多裂肌的功能。发展微创脊柱外科技术的初衷,即为通过减少手术损伤来保存肌肉的正常功能。该技术的原理为在安全显露手术区域的前提下,尽量减少对正常解剖结构的破坏,以维持其正常功能。传统的自动撑开器由于会对肌肉造成挤压伤,已逐渐被固定在手术台上的管状工作通道所取代,进而减少对肌肉、血管、神经的压力。随着脊柱微创外科技术的不断发展,开展前瞻性长期临床研究,以正确评估不同微创技术的风险和益处便显得非常重要。

（周　跃）

## 参 考 文 献

[1] Gille O, Jolivet E, Dousset V, et al. Erector spinae muscle changes on magnetic resonance imaging following lumbar surgery through a posterior approach. Spine, 2007, 32: 1236-1241.

[2] Rantanen J, Hurme M, Falck B, et al. The lumbar multifidus muscle five years after surgery for a lumbar intervertebral disc herniation. Spine, 1993, 18: 568-574.

[3] Kim DY, Lee SH, Chung SK, et al. Comparison of multifi-dus muscle atrophy and trunk extension muscle strength: percutaneous versus open pedicle screw fixation. Spine, 2005, 30: 123-129.

[4] Kawaguchi Y, Matsui H, Tsuji H. Back muscle injury after posterior lumbar spine surgery. A histologic and enzymatic analysis. Spine, 1996, 21: 941-944.

[5] Styf JR, Will'en J. The effects of external compression by three different retractors on pressure in the erector spine muscles during and after posterior lumbar spine surgery in humans. Spine, 1998, 23: 354-358.

[6] Tsutsumimoto T, Shimogata M, Ohta H, et al. Mini-open versus conventional open posterior lumbar interbody fusion for the treatment of lumbar degenerative spondylolisthesis: comparison of paraspinal muscle damage and slip reduction. Spine, 2009, 34: 1923-1928.

[7] Kim KT, Lee SH, Suk KS, et al. The quantitative analysis of tissue injury markers after mini-open lumbar fusion. Spine, 2006, 31: 712-716.

[8] Ren G, Eiskjaer S, Kaspersen J, et al. Microdialysis of paraspinal muscle in healthy volunteers and patients underwent posterior lumbar fusion surgery. Eur Spine J, 2009, 18: 1604-1609.

[9] Zander T, Rohlmann A, Kl"ockner C, et al. Influence of graded facetectomy and laminectomy on spinal biomechanics. Eur Spine J, 2003, 12: 427-434.

[10] Johnsson KE, Willner S, Johnsson K. Postoperative instability after decompression for lumbar spinal stenosis. Spine, 1986, 11: 107-110.

[11] Ryang YM, Oertel MF, Mayfrank L, et al. Standard open microdiscectomy versus minimal access trocar microdiscectomy: results of a prospective randomized study. Neurosurgery, 2008, 62: 174-182.

[12] Weiner BK, Walker M, Brower RS, et al. Microdecompression for lumbar spinal canal stenosis. Spine, 1999, 24: 2268-2272.

[13] Palmer S, Turner R, Palmer R. Bilateral decompression of lumbar spinal stenosis involving a unilateral approach with microscope and tubular retractor system. J Neurosurg, 2002, 97: 213-217.

[14] Costa F, Sassi M, Cardia A, et al. Degenerative lumbar spinal stenosis: analysis of results in a series of 374 patients treated with unilateral laminotomy for bilateral microdecompression. J Neurosurg Spine, 2007, 7: 579-586.

[15] Oertel MF, Ryang YM, Korinth MC, et al. Long-termre-

sults of microsurgical treatment of lumbar spinal stenosis by unilateral laminotomy for bilateral decompression. Neurosurgery,2006,59:1264-1270.

[16] Sasai K,Umeda M,Maruyama T,et al. Microsurgical bilateral decompression via a unilateral approach for lumbar spinal canal stenosis including degenerative spondylolisthesis. J Neurosurg Spine,2008,9:554-559.

[17] Kleeman TJ,Hiscoe AC,Berg EE. Patient outcomes after minimally destabilizing lumbar stenosis decompression: the "Port-Hole" technique. Spine,2000,25:865-870.

[18] Christensen FB,Hansen ES,Eiskjaer SP,et al. Circumferential lumbar spinal fusion with Brantigan cage versus posterolateral fusion with titanium Cotrel-Dubousset instrumentation:a prospective,randomized clinical study of 146 patients. Spine,2002,27:2674-2683.

[19] Pimenta L,Lhamby J,Gharzedine I,et al. XLIF approach for the treatment of adult scoliosis:2 year follow-up. Spine J,2004,7:52S-3S.

[20] Saraph V,Lerch C,Walochnik N,et al. Comparison of conventional versus minimally invasive extraperitoneal approach for anterior lumbar interbody fusion. Eur Spine J,2004,13:425-431.

[21] Saraph V,Lerch C,Walochnik N,et al. Comparison of conventional versus minimally invasive extraperitoneal ap-

proach for anterior lumbar interbody fusion. Eur Spine,2004,13:425-431.

[22] Foley KT,Gupta SK. Percutaneous pedicle screw fixation of the lumbar spine:preliminary clinical results. JNeurosurg,2002,97:7-12.

[23] Suzuki T,Smith WR,Stahel PF,et al. Technical problems and complications in the removal of the less invasive stabilization system. J Orthop Trauma,2010,24(24):369-373.

[24] Cheng JC,Tse PY,Chow YY. The place of the dynamic compression plate in femoral shaft fractures. Injury,1985,16(8):529-534.

[25] Perren SM. Physical and biological aspects of fracture healing with special reference to internal fixation. Clin Orthop,1979,(138):175-196.

[26] Herzberg G,Burnier M,Marc A,et al. The role of arthroscopy for treatment ofperilunate injuries. J Wrist Surg,2015,4(2):101-109.

[27] Jennings JE. Arthroscopic management of tibial plateau fractures. Arthroscopy,1985,1:160-168.

[28] Bonasia DE,Rossi R,Saltzman CL,et al. The role of arthroscopy in the management of fractures about the ankle. J Am Acad Orthop Surg,2011,19(4):226-235.

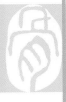

# 第九章

# 骨内科学

## 第一节　骨内科学和骨内科疾病基本概念

骨内科（orthopaedic medicine）是指检查、诊断和非手术治疗肌肉骨骼系统疾患和损伤的一门学科。骨内科的概念最早可追溯到 20 世纪 20 年代的欧洲，在当时历史和社会环境下，英国骨科医生 James Cyriax 提出了骨内科的概念，用于推广非手术骨科疾患诊疗方案，当时主要涉及软组织损伤的非手术处理方法。近半个世纪以来，医疗诊断技术取得了革命性的进步，尤其是医学影像和生物技术迅猛发展；另一方面，人民生活水平大幅提高，寿命延长，相应地出现了全球社会的老龄化趋势，骨科亟待解决的疾病的种类亦相应地发生了转变。如何处理目前骨科领域里不能或暂不适于手术治疗的创伤性疾病、骨质疏松症、骨关节退行性病、类风湿关节病、遗传性骨病、骨坏死以及骨肿瘤等成为临床工作者的巨大挑战；骨内科的内涵也必然要与时俱进。骨内科的理念更强调运用内科的思维理念和诊断方法，诊治骨科疾病。因此，骨内科学的内容包含了疾病的定义、病因、致病机制、流行病学、自然史、症状、症候、实验诊断、影像检查、鉴别诊断、防治和康复等内容。多学科和跨学科的合作，无疑是发展好骨内科的重要前提。

### 一、骨内科学和骨内科疾病

骨科（orthopaedics）一词是源于 1741 年法国医生 Nicholas Andre 出版的《Orthopaedics》。之后约 2 个世纪，骨科医生主要的关注范围是各类肌肉骨骼系统的畸形，如侧凸、骨和关节的感染、骨折和先天性的缺陷等。直到 20 世纪，多数的骨科治疗采用的是外科操作和机械支持等。骨内科仅仅是骨科的一个分支，但是它所包含的范畴极为广泛。James Cyriax 是最初提出骨内科概念的临床医生，他当时观察到许多在骨科就诊的患者的诊断模糊、治疗也没有针对性，特别是对一些软组织缺少特异的功能检查方法，不能做出正确的诊断。于是他创立了一整套用于精确诊断骨骼肌肉疾病的功能试验和非手术治疗软组织损伤的方法。他的工作遵循以下原则：①所有的疼痛必有源头，②治疗必须直击源头，③治疗能够改善病情。

在 James Cyriax 提出骨内科的概念之后，他同时付诸实践，创立了一整套骨内科的诊断检查和治疗手段，并且由此开始在全球范围内广泛推广"James Cyriax"课程。其主要的内涵有全面的病史、详细和特异的体格检查、放射影像学评价和局部的麻醉阻断等用于诊断。治疗方面包括手法推拿、透视导引下或直接肾上腺皮质激素或增生剂注射、治疗性锻炼、药物治疗、营养药物、草药和（或）顺势疗法等。

骨科疾病有 200 多种，其中 70% 的骨科疾病都属骨内科范畴。随着社会经济的发展，人口老龄化的趋势日益显著。特别是老年骨内科疾病逐渐演变为骨内科研究和治疗的重点。比如骨质疏松症、骨质疏松性骨折、肾性骨营养不良性骨病（如老年肾性营养不良性骨病)、非炎症性骨坏死(如老年人特发性骨坏死、特发性股骨头缺血坏死等)、老年代谢障碍引起的骨关节病(如痛风性关节炎等)、混合型周围神经病及神经病样综合征(如多发性周围神经炎、创伤性周围神经病等)、其他老年骨内科病(如颈椎病、骨性关节炎等)和骨折的延迟愈合、骨肿瘤及骨科手术后的康复治疗等。随着科学技术的进步,新的检查手段和治疗方法不断涌现,骨内科的范畴也得到了不断的补充和扩展。

祖国医学对骨骼疾病早有认识,从广义上讲是现代骨内科学的重要组成内容。《帝王世纪》曰"伏羲尝百药,制九针,以矫夭枉"。在《易经》《礼制》和《左传》中即有佝偻病、侏儒和胸胁畸形等记载。至战国时期,随着思想文化的发展,中医基础理论逐渐形成。对骨骼、筋膜、肌肉等器官的调节、发生和发展有了系统的理解。如《黄帝内经·素问》中提出"肾主骨、肝主筋和脾主肌肉"等学说。并提出骨伤疾病同气血和经络运行的密切关系。如《灵枢·本义》说"经络者,所以行气血而营阴阳,濡筋骨,利关节者也…是故血和则经络流利,营覆阴阳,筋骨劲强,关节清利矣"。提出气血在经络中的正常运行受阻,则会发生各种病症。东汉时期,张仲景在《伤寒杂病论》即有关于"痹痛"和"腰痛"的论述。我国第一部临床百科全书,孙思邈所编著的《千金要方》对骨骼创伤和骨病的诊疗有较为系统的论述。金元时期的医学进步更加充实了骨伤科理论。中医对骨科疾病防治的方法很多。《黄帝内经》中即有导引(呼吸和运动)和按蹻(按摩和运动)的记载。长沙马王堆出土的西汉帛画《导引图》和汉末华佗所创制的五禽戏均是通过运动防护疾病和健身的方法。各类内服中药方剂采用"行气活血"、"和营止痛"、"活络舒筋"、"补益养血"、"温经通络"和"清利湿热"等方法治疗骨内科疾病。而外治法采用的"敷贴法"、"搽擦法"、"熏洗法"和"热熨法"在骨内科中的应用更广。针灸治疗在公元前1000年的《黄帝内经》中即有描述,随后不断被发扬光大,特别是对骨骼肌肉疾病,通过缓解疼痛、促进愈合和神经内分泌调节等多种机制产生良好的效果。上述方法与现代骨内科的理论和实践均具有许多相似之处。

近60多年来,中医骨科和现代骨内科逐渐融合,许多骨内科疾病得到了中西医结合的诊疗。国内的许多医院也开设了中西医结合的骨内科。中医骨伤科和西医骨科临床工作者在漫长的岁月中互相学习、取长补短、融会贯通,吸取了我国传统医学与现代医学的精华,形成了新的学术体系。1992年,由中国医药科技出版社编辑部和《老年骨骼疾病治疗学》编委会共同发起,全国28个省市的部分专家和教授在北京对骨内科的命名和研究进行了专题讨论,1994年出版了《老年骨内科与骨疾病》。1995年,全国第一届骨内科学术研讨会暨中国平衡医学研究会骨内科学术委员会在北京成立。在这次会议上确定了骨内科这一新的医学分支。2008年,由孙材江教授和彭力平教授共同主编的《实用骨内科》出版发行,对骨内科的基础理论和最新进展进行了阐述。2013年,人民卫生出版社第一次出版了由骨科界秦岭教授主编的《骨内科学-从临床到实验室到临床和社区》100多万字专著,该书有放射科、内分泌科、风湿科、妇产科、老年科和中医骨伤等科的医生和研究人员参编,以现代骨科常见多发和危害性大的骨科病为主线,涵盖骨内科国内外发展现状与展望、生物医学基础和代谢研究与进展、实验动物模型的建立与评定、医学影像技术和生化指标的进展与应用、骨内科理疗/生物技术和传统中医的发展和应用、骨科常见疾病及防治与康复、骨内科与社区服务和骨内科主要疾病指南解读等内容。通过介绍国内外有关骨内科建设和发展,以及骨内科及相关医学的新技术、新理论和新观点,重点突出临床诊治方法,并体现由临床到实验室再到临床和社区的转化模式与理念。该书代表着我国骨内科的发展的重要的发展阶段。

骨内科疾病的详细内容在本章的骨科疾病的实验室检查、骨肿瘤病理组织学诊断概述、围术期医学和骨科药物中有详细叙述。

## 二、骨内科和骨内科学发展的必要性

医学学科的分支总是与时代的发展与时俱进的。原来的大内科及大外科的分支已经被神经内科和神经外科、心血管内科和心血管外科、消化内科和消化外科、泌尿内科和泌尿外科等精细的专业分组所替代。然而在这样的大背景下,目前绝大多数骨科始终保持着单纯骨外科建制,单单注重了骨科手术技术和设备飞跃发展带来的进步,但对不能或不适宜于手术治疗的骨科伤病,如社会老龄化带来的骨科退行性疾病重视程度不够。而骨质疏松和骨关节炎等骨与老年退变有关的骨科常见疾病对于我国人民生命健康的危害日渐严重。根据全国流行病学调查的估算,我国有 2 亿以上的人群存在低骨量问题。骨质疏松症总患病率,女性为 20.7%,男性为 14.4%。而且骨质疏松骨折的发生率也有明显上升趋势。统计显示,2005 年我国医疗费个人支出中,用于治疗髋部骨折的费用高达 85 亿元,仅髋部骨折手术费用一项人均就达 2 万元,占个人支出总费用的 18%;美国 NIH 的研究结果显示,骨关节炎(OA)的年发病率为 3%,直接经济耗费达 150 亿美元。我国膝关节 OA 的患病情况亦基本相同。据预测,至 2015 年,我国骨病患者将达到 1.5 亿。另外各类原因引起的骨坏死也正在逐渐成为致残的重要杀手。在美国,骨坏死困扰着一百多万名患者,而且以每年 2 万新患者的速度递增。在美国和西欧,每年有超过 500 000 的患者行全髋关节成形术,其中 5%~18% 的患者是由于晚期骨坏死伴继发性 OA。而我国亦为骨坏死发病大国,根据推算,我国每年新发股骨头坏死病例 10 万~15 万,需治疗病例高达 300 万~500 万,该病治疗费用昂贵,给社会造成巨大的医疗支出和沉重负担。

因此,全球社会老龄化对骨科及相关社会医疗体保障体系造成了史无前例的冲击。鉴于此,世界卫生组织将 2001~2010 年定为全球“骨与关节 10 年”。我国亦将 2002~2012 年确定为“中国骨骼与关节健康十年”。在政府和医疗卫生机构的大力支持下,我们骨科同仁经过不懈努力,在社会宣传方面取得了长足进步,然而民众对骨科疾病,尤其是对因社会老龄化带来的骨科代谢和退行性疾病的早期诊断、防治和康复要求显著增高,他们已经不满足于晚期通过外科介入的手段进行治疗,而希望通过早期非手术干预措施将疾病消除在萌芽状态。这无疑对我们骨科的建设和发展提出的新的要求,急需在有条件的医疗机构建立和发展基于现代临床和健康需求的骨内科学,通过加强与其他相关专科的合作实现该目标。

我国许多临床和基础医学工作者在骨内科学科发展方面进行了大量的奠基性工作。多年来,我国亦有多位不同专科的从事骨内科相关疾病研究的中西医专家提出了建立健全骨内科的重要性和必要性,包括我国已故知名骨科前辈过邦辅教授、郭世绂教授等。如前所述,在人们生活和工作方式大幅度变化以及社会老龄化快速发展的当今社会,有必要与时俱进地在传统骨科体系内建立和发展骨内科,在常见、多发性疾病如骨质疏松、骨关节炎等的诊断、防治和康复方面进行开拓性的深入系列研究,积极推广新疗法和技术的临床转化。而具体地,骨内科的构建需与放射科、内分泌科、风湿科、妇科、老年科、康复科、中医骨伤科及社区等处理相关骨科疾病的专科和辅助卫生机构合作,结合现代内科和骨科的疾病预防和诊疗新理念进行骨病治疗和康复的非手术介入方案探讨。通过以上手段的实施,可有效地改善因目前对疾病的认识局限造成的治疗方案疗效不佳及反复治疗、预后较差等状况,尤其是针对直接危及人民健康的重大骨科疾病进行系统研究,进而开发高效低廉、临床实用的骨科重大疾病诊疗方法和技术,以惠及广大患者。

目前,大多数对于骨科相关疾病的非手术疗法多在骨科以外的科室开展,如风湿科、老年科、康复科等。然而,这些科室的医生对整个骨科发病的总体理解把握以及骨科相关知识的积累均逊于骨科医生,因此急需现代的骨科医生逐渐从内科及外科综合处理的角度把握疾病的总体发展,制订更有效精确的治疗方案。另外,随着现代医学和我国传统医学的发展和演变,医学模式由单纯生物型向社会-心理-生物型转变,一些专科和精神卫生心理医学等与骨科的关系日益紧密,许多原来归属于内科范畴的疾病等已经转变成跨专业学科的边缘型疾病。随着现代医学和我国传统医学的发展、演变和社会老龄化,多个专科和精神卫生心理医学等与骨科的关系日益紧密,许多疾病如骨质疏松症、骨关节炎和骨坏死等已经成为一个跨专业学科的边缘型病种。因此,一个完善成熟的医学学科需要“内外兼修”,只有通过外科技术与相关学科的协调发展才有助于对疾病的全面认识和防治,从而互相支撑、共同提高。2010 年 5 月,北京协和医院邱贵兴院士代表中华医学会骨科学分会,在香港骨科医学院做了题为“中国骨科事业的过去、现在和将来”的报告,指出目前骨科界存在“重手术,轻保守;重临床,轻科教；重模仿，轻创新；重治疗，轻随访；重操作，轻总结"的"五重五轻"现实，因此，骨内科学在我国的发展尤为重要和迫切。而具体开展需要遵循实践科学发展观，努力进行多学科、跨领域合作。贯彻基础医学研究和临床医学及社区应用紧密结合的转化医学模式是实现构建完善骨内科学的必由之路。

目前已有国内的多家医院开设骨内科，多数采用骨科、内分泌科、风湿免疫科、康复科、妇产科和影像医学科综合门诊的形式进行骨内科疾病的诊疗。此种针对骨内科疾病的综合诊疗模式值得推广，还在不断地探索和完善中。相信未来随着科学的不断进步、学科设置不断完善、骨内科的学科水平还将得到飞速提高。

## 三、现代骨内科学的特征

骨内科学的思维诊断理念强调医师要从病史采集、全面查体和综合分析病情资料入手，从人体运动解剖学、组织生理与病理学的层面和治疗学的角度，探究骨关节病的病因与演变过程，分析每例患者所患疾病的表现特征和分类、分期与分型及其愈后结局，然后做出疾患的准确诊断并制订恰当的治疗方案，进而获得满意的疗效。骨内科学的思维模式源自临床的循证医学，即经过科学实践和研究的提升进一步服务于临床。纵观现代骨内科学的发展，它应是一典型的从临床到实验室，再到临床和社区（B-B-B/C）的模式。

1. 骨内科的诊断　自骨内科概念提出之处，首先强调的是对诊断有极其重要价值的病史采集和体格检查。在病史采集方面应该包括以下内容：一般情况、疼痛的位置、性质、变化规律和疼痛的原因。疼痛局部的肿胀情况、是否存在畸形和创口。体格检查包括全身检查和骨内科检查两个方面。全身检查包括患者的神志、营养状态、精神状态、肤色、活动能力和步态等。并针对病变的部位进行触诊、叩诊、听诊、动诊和量诊。其中动诊和量诊是针对病变部位重要的功能试验。以上两个方面构成了骨内科诊断的基石。即便是现代先进的 CT、MRI 和超声等检查也无法取代病史采集和体格检查在骨内科诊断中的重要作用。随着检验医学的发展，不断有新的针对骨骼、关节和肌肉的生化标志物被

发现和应用于临床，扩充了骨内科诊断的手段。比如新的骨转换生化标志物（如前 I 型胶原氨基末端前肽、PINP 和 I 型胶原 C 端末肽交联物、βCTX）用于骨质疏松症的诊断和鉴别诊断；新的免疫标志物用于关节炎的鉴别诊断等。

影像诊断技术的发展使骨内科的诊断水平得以不断提高。传统的 X 线检查目前仍然是骨内科中应用最为广泛的影像学技术，它具有经济、快速、安全和广泛开展等特点。能够提供病变部位、范围、性质、程度和周围组织的毗邻和作用关系，可以为诊断和治疗提供重要的参考。比如在 X 线片上发现在双侧股骨中段存在对称性的骨皮质中断、不连续，需要考虑为假骨折时，便几乎可以肯定存在"骨软化症"的诊断。此外，使用造影剂的关节造影、脊髓造影和周围血管造影等对了解病变的腔内形态、轮廓和血供等具有一定的参考价值。但是随着 CT 和 MRI 的广泛应用，造影技术正在被逐渐替代。

CT 是采用计算机断层扫描和重建的技术，在骨内科的诊断中日益广泛应用。该检查技术的优点在于：可以清楚地显示组织之间的毗邻关系，了解是否存在骨折和周围软组织的血肿，了解关节及其软骨的轮廓和形状，了解脊柱损伤，显示骨质破坏的范围、小关节和椎弓根的损伤情况。因此，CT 在骨折、关节疾病和脊柱疾病的检查和诊断中已得到广泛应用。

磁共振技术包括普通 MRI、增强 MRI 和磁共振血管造影（MRA）技术。由于其独特的优势被广泛用于骨内科的诊断和鉴别诊断中。MRI 技术的优势在于影像中软组织的对比明显、显示清晰、层次分明。有利于区分骨骼的不同成分、肌肉、肌腱、血管和神经组织，并且能清晰地显示关节腔内和脊髓腔内的结构，能了解组织的肿胀和血供情况。MRA 技术根据组织的流空效应可以获得近似血管造影的图像，有助于了解组织的血供情况。以上技术常被用于软组织病变、关节病变和脊髓病变的诊断。

核素显像技术包括骨显像和特殊标记的软组织显像，在骨内科中应用最为广泛的是骨显像。骨显像的优点是敏感性高，缺点是特异性差。骨显像被广泛地用于骨肿瘤和肿瘤骨转移的诊断和疗效检测。骨显像有利于确定骨骼中各类病变的病变

范围和累及部位,特别是对肿瘤骨转移的部位的确定,一些代谢性骨病如甲状旁腺功能亢进症、骨软化症、纤维异常增殖症和 Paget 骨病等疾病,累及骨骼病损范围的确定。生长抑素受体显像有助于发现位于骨骼、肌肉或其他软组织中的间叶组织肿瘤,有利于诱发骨软化症的尿磷酸盐性间叶组织肿瘤的发现和诊断。

骨骼的定量测定技术也是骨内科诊断的重要工具。自 20 世纪 60 年代以来,先后开发的骨骼定量测定技术包括:单光子吸收测量仪(SPA)、双光子吸收骨矿测量仪(DPA)、定量 CT(QCT)和双能 X 线骨密度测量仪(DXA)等,可以对骨矿盐含量精确测量。其中,DXA 被 WHO 推荐为骨质疏松症诊断和骨量变化疗效监测的金标准。定量骨超声检查也可以反映骨骼的基本特性,目前被推荐用于骨质疏松症的筛查。新近发展的显微 CT 和外周定量 CT 技术,可以准确地反映骨骼的微结构,进而推算其力学特性。

2. 骨内科的治疗　骨内科的治疗手段几乎包括除手术以外的所有治疗措施,包括感染性疾病的抗生素治疗,肿瘤性疾病的化学治疗和放射治疗,肌肉、骨骼和关节疾病的免疫治疗和镇痛治疗等。近年来,针对骨质疏松症的药物防治取得了重大的进展。由于对骨转换及其调节机制的深入了解,近 40 年来,不断有抑制骨吸收或促进骨形成的药物被开发和应用于临床。比如已经在中国上市的骨吸收抑制剂有雌激素、降钙素、选择性雌激素受体调节剂和双膦酸盐,正在研发的有组织蛋白酶 K 抑制剂和 RANKL 抗体等。在中国上市的骨形成促进剂有甲状旁腺激素类似物和正在研发的骨硬化素抗体等,其他的抗骨质疏松药物还有锶盐、维生素 D 类似物和维生素 K 等。

骨内科的治疗手段还包括手法治疗、透视引导下或直接肾上腺皮质激素注射、治疗性锻炼、药物治疗、营养药物、草药和(或)顺势疗法为基础的治疗。手法治疗包括推拿、软组织按摩、肌筋膜放松、头部按摩和脊柱按摩治疗。其中手法治疗已经有四千多年的历史,在古代泰国和古埃及业已存在。现代医学之父希波克拉底曾使用牵引和杠杆技术治疗脊柱疾病。在 19 世纪"bone setters"和脊柱按摩治疗在欧美极为流行。自 J. Cyriax 创立骨内科

后,各种手法治疗开始应用于现代骨内科的治疗中。

硬膜外注射糖皮质激素能有效地治疗某些腰背疼痛、颈部疼痛和根性疼痛(由于脊神经炎症导致的上肢或下肢疼痛)。下肢根性疼痛,也被称为"坐骨神经痛"。当存在脊柱或椎间盘突出、关节骨刺、瘢痕组织时,这些部位的神经会受到刺激,发炎红肿,形成炎症反应的恶性循环。糖皮质激素是一种强大的抗炎药物,能抑制炎症和肿胀,使用后可以打破这一恶性循环,缓解疼痛。硬膜外腔是脊髓和脊神经周围的空囊。如同硬膜外麻醉类似,在硬膜外注射抗炎或其他止痛药物可以有效地缓解腰背疼痛,颈部疼痛和根性疼痛。

针灸治疗在公元前 1000 年的《黄帝内经》中即有描述,随后不断被发扬光大。国际上大多数有替代疗法的医疗中心都设有针灸治疗,特别是对骨骼肌肉疾病的治疗具有良好的效果。针灸治疗主要的功效包括:缓解疼痛、促进愈合和神经内分泌调节等多方面的作用。目前,针灸疗法已经在全球范围内普遍开展,特别是在骨内科疾病的治疗中发挥了极大的作用。

近年来,富含血小板的血浆(platelet rich plasma,PRP)注射技术日益成熟,已成为一种新的促进肌肉骨骼疾病愈合和缓解疼痛的治疗手段。此种疗法对于膝、肩、髋和脊柱部位的骨关节炎具有良好的效果,还可用于肩袖撕裂、足底筋膜炎、前十字韧带损伤、骨盆疼痛和不稳定、背颈损伤、网球肘、踝部扭伤、肌腱炎和韧带扭伤等的治疗。此种治疗是将自体高浓度的血小板注入病损的周围。通过血小板启动对损伤的修复、吸引损伤组织周围干细胞的趋化加速损伤愈合。PRP 治疗对于缓解疼痛、促使损伤修复和恢复功能等方面皆有显著疗效,可以减少外科手术的干预。

以疾病为导向的转化医学研究也是骨内科学的发展特色。以这些骨科重大疾病的诊疗研发为切入点,可提高此类疾病的早期诊断效率从而进行有效预防,同时也可深入发掘疾病发展本身的机制,有利于深化临床医生对于该类疾病的认识,同时可寻找到最有效的治疗靶点进行临床干预,进而缩短疗程,降低医疗成本。该目标也是我国"十三五"期间的重大需求。同时也符合"上医治未病,中医治病初,下医治病重"和实现现代 3P 医学的疾病

诊疗理念。"内外结合"式的骨科体系的构建无疑是广大骨科病友的福音，精准的治疗方案，低廉的临床治疗费用更有利于构建和谐的医患关系，减少患者的医疗投入，减轻家庭、社会和国家的经济负担，有利于缓解"因病致贫"的现状。

## 四、骨内科和骨外科的综合发展

近年来，由于科学技术的发展及人类提高自身生活水平的提高，医药卫生工作由原来仅能服务于个人或小群体的分散格局转化为全方位医疗服务体系。同时，也要求临床医疗工作的分工更加精细和专业化。一个完善的医学学科，常常需要"内外并举，内外结合"。在其他的临床领域里，内、外科的学科分化已经较为完善，如神经科分为了神经内科、神经外科；心血管科也有心血管内科、心血管外科；泌尿科也可分为泌尿内科、泌尿外科。骨科从外科中分化出来已经近百年，但是长期以来，骨科则始终保持单纯骨外科建制，而未能根据骨科临床医疗工作和可持续发展的实际需要，完善体制方面的改革。骨科学也应当有与"骨外科"相对应的"骨内科"。

骨内科学领域的发展和希望，无疑都来自于学科之间的交叉融合和综合运用。在当今社会，单线发展模式已经不能适应现代医学发展的要求，从学科交叉融合中寻找新的增长点是未来骨科学发展的必由之路。

骨科虽为外科体系中的重要专科，许多骨科疾病并非一开始就要靠手术处理，但当发展到某一阶段也需要骨外科介入，如原发性骨质疏松症伴发腰椎压缩骨折时，则常需要手术治疗。骨内科不是普通内科的单纯延伸，也不是骨科的简单分化。作为一跨科室但相对独立的学科，骨内科要求重视解剖（尤其是运动系统的解剖），要求重视影像学检查，要求重视手术相关问题（主要是手术指征、围手术问题等）。例如最常见的原发性骨质疏松症，患者往往是老年人，常伴有腰肌劳损、脊柱、膝骨关节炎、胸腰椎管狭窄等病理改变；椎体变扁呈楔形的病因，涉及外伤、肿瘤、骨质疏松；同时患者往往也存在心、肺、肾、内分泌等系统的慢性疾病。当患者出现腰背臀腿疼痛的症状时，究竟是哪些病理改变为主？如何治疗？是否具有手术指征？手术的耐

受能力又如何？这些问题，应由骨内科医师综合判断处理。

骨内科的建设和发展，不但可以提高骨科疾病的内科治疗水平，也能促进其外科治疗水平的提高。骨科领域广泛，需要防治的伤病种类繁多，包括人体运动系统各相关组织器官的创伤、感染、畸形、肿瘤、代谢性疾患等。随着现代医学和我国传统医学的发展和演进，特别是医学模式由单纯生物型向社会-心理-生物型的转变，免疫、遗传、生物及其他临床专科如内科、儿科、传染科、皮肤科、妇产科以及精神卫生和心理医学等与骨科的关系日臻密切，许多原来归属于内科范畴的疾病等已转变成为跨越专业学科的边缘型疾患，如骨质疏松症、退行性骨关节病、类风湿关节炎、畸形性骨炎、神经性关节炎、原发性骨硬化症、缺血性骨坏死、成骨不全、骨关节先天性和后天性畸形等。

我们经常遇到患者不知道应当到哪个科室就诊，常常看看这科，瞧瞧那科，终究还是不知道该听哪一科医师的意见，耽误了许多宝贵的时间，甚至对治疗造成了延误。在骨科，尤其是在门诊，医师所面对的大部分患者（尤其是老年人）是不需要外科技术处理的，如果对非外科知识和技术不予重视，可能在客观上会形成应付患者的局面。骨科内科医师，了解骨内科的知识较多，有利于消除内、外科对运动系统疾病认识和处理上的矛盾和盲区，在有条件的医院设置独立的骨内科，将使众多的患者受益。

骨科医师对骨外科给予了极大的关注，往往认为外科治疗是根治骨科疾病的唯一治疗手段，从而单纯依赖手术治疗，而对大多数不能或不适宜手术的骨科患者不够重视也缺乏了解，这是对骨内科治疗手段的认识、尤其是对肌骨系统和全身其他系统的关联重视不够所导致的。毕竟，骨骼疾病需要手术治疗的患者是少数，大多数患者需要依靠非手术手段来治疗。作为一名合格的对骨内科关注的骨科医师，除了手术，我们还应该了解更多的知识、掌握更多的技术或能与相关科室医务和科研人员合作，即使是手术治疗，在围术期也需要非手术方法的协调配合和术后康复人员的合作，才能取得满意的效果。随着科学的发展，运动系统疾病的非手术治疗方法层出不穷，疗效不断提高，避免不必要和

不急需的手术,在非手术治疗领域,有迫切的社会和医疗需求以及广阔的前景。

骨科从外科中分化出来已经近百年。一直以来,骨科以手术为主要治疗方法,因此,骨科隶属于外科,而内科治疗处于从属地位,并无实质重视。随着科学的发展,运动系统疾病的非手术治疗方法越来越多,疗效也不断提高,即使进行手术治疗,术前、术中、术后有内科医生的协助和参与可提高手术的疗效和预后。骨内科的建设和发展,不但可以提高骨科疾病的内科治疗水平,也能促进其外科治疗水平的提高。

对骨科疾病的处理,不仅需要手术治疗,更重要的是非手术的内科治疗和预防措施。以骨科常见的先天性髋关节脱位为例,从其治疗的后果考虑,早期诊断和非手术治疗较晚期手术治疗更为重要和有效。因此,骨内科的系统发展将可分担骨外科医生的手术负担,是一个大有可为的领域。骨内科是一门新兴边缘学科,它的创立不仅对骨科自身是一重大改革,对整个医学界来说也是重大创新,它的发展对综合医疗体系的发展意义重大。

骨内科和骨外科的协调发展,两者互通有无、相辅相成。骨内科的发展使骨科领域中不能手术或不适宜手术的疾病得到妥善解决,从而改善骨科单纯手术而忽视内科治疗的局限格局;骨内科的发展也可使骨外科的临床工作和实验研究得到更好发展,并为开展微创外科创造条件;骨内科与内科学范畴的风湿免疫病、老年病及康复医学等密切相关,骨内科的发展可有助于实现"预防为主"和"防治结合"的长远规划,有利于骨科单纯生物模式向社会-心理-生物模式转变,促进有中国特色而又符合我国国情的骨科综合医学体系的建立。

## 五、骨与关节十年计划与骨内科学的发展

进入新世纪以来,随着老龄化、工业和交通的快速发展以及现代人类生活方式的改变,骨关节疾患逐渐增多。在世界范围内,骨与关节病损已成为威胁人民健康、导致伤残病废的主要疾病之一;在发展中国家,有约25%的卫生保健费用于骨关节疾患的预防、治疗、护理和康复。据统计,65岁以上人群所患的慢性病中,关节疾患将近一半;而腰痛成

职工病假的第二大原因。近年来,骨质疏松症及其并发骨折也成倍增加;据估计,50岁以上的妇女中,有40%会发生骨质疏松性骨折。先天畸形和骨关节致残性疾病也成为妨碍儿童正常生长发育的重大医疗问题。有鉴于此,世界卫生组织提出了"骨与关节十年"行动计划,通过此计划的开展,大大促进了世界范围内对骨关节疾病的重视和研究,并由此推动了骨内科学这一领域的快速发展。

1. 中国"骨与关节十年"计划的启动　在1998年4月于瑞典Lund大学举办的,有骨科、创伤科、风湿科、康复医学、假肢与矫形器学等学科的62个国际和地区性学会代表参加的骨与关节疾病学术研讨会上,与会专家们一致提出,建议将2000~2010年定为"骨与关节十年",成立了"骨与关节十年计划促进委员会"。经过该委员会的不懈努力,1999年11月联合国秘书长安南签署正式支持文件,表示支持把2000~2010年定为"骨与关节十年(Bone and Joint Decade 2000-2010)"。2000年1月13日,世界卫生组织在瑞士日内瓦宣布,正式在全球启动"骨与关节十年"活动,并将每年10月12日定为"国际关节炎日"。2002年10月12日医学泰斗吴阶平、卫生部副部长黄洁夫、中华医学会骨科学分会主任委员邱贵兴以及世界卫生组织的成员在北京出席"骨与关节十年"启动仪式,宣布中国正式加入"骨与关节十年"计划,同时确定2002~2011年为中国的"骨骼与关节健康十年"。

"骨与关节十年"计划旨在改善骨关节肌肉疾患患者与健康有关的生活质量(health-related quality of life),提高社会和公众对骨关节肌肉疾患日益增加的危害性和造成的巨大负担的认识。"骨与关节十年"计划的重点工作领域包括关节疾患、骨质疏松、脊柱疾患及腰痛和四肢严重创伤。作为一项全球性的计划和运动,"骨与关节十年"的基本指导原则和工作计划包括:通过对现有资料和数据进行整理分析,确定骨关节肌肉疾患现在与未来对社会所造成负担的大小;确定对骨关节肌肉疾患进行科学研究领域上的需求,鼓励资金投入;鼓励使用符合"成本-效益原则"的防治措施;对患者进行宣传教育和提供服务,使他们能更好地自理;通过科学研究,增进对骨关节肌肉疾患的了解,提高防治效果。

上述目标只靠世界上单一的机构是无法实现的。因而,"骨与关节十年"计划不另立新组织,而是在领导小组的指导下,依靠现有的各个相关骨关节肌肉疾患的国际性、地区性或全国性的学会、研究机构、学术刊物、医务团体、政府部门、非政府性团体,与之建立"工作伙伴"关系,共同推进"骨与关节十年"任务的完成,促进所有为维护"肌肉骨骼系统健康"(musculoskeletal health)而提出的倡议和行动。

2. 第二个"骨与关节十年"计划 从2000~2010年,"骨与关节十年"计划已做出了初步但显著的成就,再接再厉才能事半功倍。2011年6月,世界卫生组织分别在纽约联合国总部和日内瓦世卫总部公布了延续"骨与关节十年"的决定,即第二个"骨与关节十年"计划至2020年。其具体目标包括:①从认识上,要提高对肌骨关节疾患造成各种负担的认识;②从组织上,要建立可持久发挥作用的网络,建立伙伴合作关系;③从体制上,帮助骨关节疾病患者有选择和有办法得到自己应有的重点医疗和照顾;④从医疗上,帮助骨关节疾患患者更方便得到价廉而有效的防治和康复处理;⑤从科研上,加强骨关节疾患防治和康复的科学研究;⑥从信息上,为骨关节疾患患者提供可以得到的有用信息。

发展计划主要应对5大问题:关节疾患,尤其是骨关节炎和类风湿关节炎;骨质疏松症;腰背痛相关的骨关节疾患及创伤;儿童肌骨关节疾患及创伤;交通事故创伤。

3. "骨与关节十年"计划及其延续促进骨内科学发展 纵观"骨与关节十年"及其延续的社会历史背景、强调的医学问题和工作目标,可以发现"骨与关节十年"计划也奠定了骨内科学发展的基础,体现了通过基础科学和转化医学研究解决临床问题的迫切性和必要性。在"骨与关节十年"计划的推动下,有赖于政府和医疗卫生机构的大力支持以及医学同仁的不懈努力,我国对骨与关节疾病的诊断和治疗水平有了长足的进步。然而民众对骨关节疾病,尤其是对因社会老龄化带来的骨科代谢和退行性疾病的早期诊断、防治和康复要求日益增高,他们已经不满足于晚期通过外科重建的手段进行治疗,而希望通过早期非手术干预措施预防疾病

的发生和发展,尽可能将疾病消除在萌芽状态。这无疑对我们骨科的建设和发展提出新的要求,急需在有条件的医疗机构建立和发展基于现代临床和健康需求的骨内科学,通过加强与其他相关专科的合作改善骨关节疾病患者的预后和功能,提高其疾病后独立工作的能力和生活质量。

## 六、骨内科学-综合骨科建设的经验

骨内科的建设与发展与社会老龄化与时俱进,有助于实现"预防为主"和"防治结合"的长远规划,有利于骨科单纯生物模式向社会-心理-生物模式转变,促进有中国特色而又符合我国国情的骨科综合医学体系的建立。以解放军第309医院综合骨科建设的经验为例,讨论如何因地制宜在临床医院有效建设和发展骨内科这一门跨科室的学科。

1. 以患者需求作为科室发展的原动力 任何科室的成立都绝非易事,需要各种条件才能促成。但是患者的需求永远都是科室能否成立的重要因素。骨内科的成立正是与社会和患者的强烈需求密切相关。医院从患者角度出发,以治愈患者为根本目的,酝酿成立了这一个集骨外科和骨内科为一体的综合科室,即综合骨科。另外如骨质疏松的患者,往往是发生骨折后才来骨科就诊;而如何防止骨质疏松乃至其骨折的发生,这些就涉及预防医学。成立骨内科,可以鼓励患者早诊,在骨强度降低以前遵医用药,起到预防骨质疏松及骨折等骨科疾病的目的。或根据预防医学的原理,全面分析导致老年性骨折的非骨骼或骨外危险因素,避免或减少摔跤、降低骨折风险。对于骨科患者来说,围术期防治、骨内科系统治疗、术前术后康复指导、手术治疗均不可少。由此可见,在以患者为中心这一理念的指导下,成立新型的综合骨科是非常必要的。

2. 综合诊疗模式突出优势 综合骨科把骨外科与骨内科统一于骨科的领导下,这些科室并非各自独立,而是综合骨科整体的组成部分。相较传统的会诊,患者也能得到不同专业医生的诊治,但是会诊以诊疗为中心,科室之间是地位平等的独立个体,协调性较差。并且在当前竞争较为激烈的医疗环境中,会诊还牵涉到患者归哪个科室主治的问题,容易引发纠纷。而综合骨科则是在同一个科室为患者诊治,完全做到以人为本,以患者为中心。

同时,大夫之间可以互相沟通,在患者的治疗上协作一致,减少了纠纷,更利于患者的综合诊疗。综合骨科内外科科室之间的协调性、团结性非常强,科室之间交流、协作的氛围很好,如此一来,患者在同一科室内就能得到不同专业专家的治疗。不仅大大简化了就诊的程序和流程,而且解决了患者不知道挂什么号的难题,真正把患者的需求放在了首位。在临床医学中,骨科患者分为两种:绝大部分骨科疾病不需要手术,对于这部分患者,如果以骨内科的方式诊疗,再加上人体很强的自我代偿能力,患者就能很快恢复;而对于手术的患者,综合骨科患者术后在不离开病房、不离开病床的情况下,就能得到骨内科、骨外科及康复科医生的共同专业治疗。患者入院后,骨内科、骨外科医师、护士便会组成医疗小组联合查房,共同为患者制订治疗、护理、康复计划。骨内科医生也会介入到外科患者的手术期治疗中,为患者提供个性化、整体化和连续性的内科诊疗服务。这种诊疗服务,弥补了单纯骨科手术的不足,把内科、康复科诊疗放在同等重要的地位。无论是常见病、多发病,还是较为复杂的疑难杂症,都有相应的大夫为患者悉心诊治。

例如骨内科收进一个老年糖尿病合并骨质疏松患者,患者的腰椎可能存在问题,而且还可能患有骨关节炎等常见病。根据综合骨科的要求,脊柱外科及关节外科的医生要定时定点到科室查房,如果查看之后认定脊柱的问题较为严重,需要做手术,那患者就可以转到脊柱外科,其间的过程较为快捷。如果患者在手术前血糖未达到要求的水平,骨内科的医生还会为患者调理血糖,直至达到手术允许的范围。如果患者的骨关节也很糟糕,那么还会有专业的骨关节的专家来为其诊治。在这样的科室管理中,患者得到骨科内科医生、外科医生的全方位诊疗。

此外,综合骨科的另一亮点,是医、护、患三位一体的理念,即综合骨科提倡把医生、护士、患者当成一个整体。医生查房的时候护士跟着,让护士也了解患者的情况,这样在医生少、医生在忙于一个患者而无法及时去看另一个患者时,护士也能及时对症处理一下这个患者,给医生延长了时间,为患者解决了一些痛苦,可避免医疗纠纷。医护患的一体化,对和谐的医护患关系非常重要。骨内科最大的亮点是健康教育,内科医生较外科医生更加重视健康教育,将教育渗透到患者的日常诊疗中对促进医患和谐、预防疾病起到重要作用。

3. 建立规范诊疗系统　由于骨内科患者多为老年人,一个患者往往多种疾病并存,包括骨质疏松症、颈椎病、腰椎病、糖尿病、高血压等,病情复杂,需要内科医生及骨外科医生的综合诊治,为了更好地让患者得到全方位的诊疗,骨内科坚持患者个体化、综合诊疗,患者入院后根据性别、年龄、病情等多方面因素,将健康教育、营养处方、运动处方、药物、理疗、心理诊疗等融为一体,让每一例患者得到适合自己的诊疗方案。

4. 建立骨内科骨质疏松健康管理制度　骨质疏松虽然发病广泛,后果严重,但是现今社会对骨质疏松认知度低,治疗的依从性差,欧洲绝经后骨质疏松诊疗指南指出:据估计仅50%的患者能够坚持治疗,另外还有很确切的一部分患者甚至不根据处方取药。一项包括24项大样本的观察性研究的荟萃分析显示:患者对所有骨质疏松治疗药物的总体依从性很低,仅约40%~70%。依从性不佳导致骨折风险和医疗费用的增加;而良好依从性能显著减少发生骨折的风险。作为一种常见的慢性病,骨质疏松患者在预防、诊断、治疗上缺乏综合性的、系统性的管理,需要我们广大医务工作者重视骨质疏松健康管理。为了更好地使骨质疏松患者得到全方位而综合的诊疗,骨内科推行了骨质疏松健康管理模式,以骨内科为中心,涵盖骨外科、康复医学科、营养科、内分泌、妇产科、心内科、高干科、放射科、核医学科等医院多个临床科室及体检中心、周边社区及部队门诊部等。各科室主任为总负责人,指定专人负责,共同进行骨质疏松的临床病历讨论,开展健康教育讲座、临床及基础科研,达到从健康教育、临床诊疗、临床及基础科研为一体的骨质疏松健康管理体系。各层面指定专人负责,专人联络,达到和谐统一管理。

## 七、骨内科在香港的建设与发展模式

骨内科在香港大学和香港中文大学附属临床医学院和社区都有相关设置、服务和科研。在以骨科医生、内科医生和流行病学科医生和研究人员的多年有效合作下,2001年得到香港赛马会慈善基金支持,在香港中文大学成立了赛马会骨质疏松预防及治疗中心,支持骨内科学在香港的进一步建设与发展。

1. 成立多学科的骨内科中心 骨质疏松症是骨内科典型的重大疾病。从1986年开始,香港中文大学已制订多方面的骨质疏松症研究计划。经过多年努力,以循证医学为基础,建立了一系列针对骨质疏松症患者的适当治疗方法。但由于缺乏资源,治疗服务始终未能普及。直到2001年,获香港赛马会慈善信托基金慷慨捐赠4100万元港元,设立香港中文大学赛马会骨质疏松预防及治疗中心。

2. 中心管理架构和合作 本中心的日常运作及行政管理由中心总经理负责,并由两位总监联合督导,定时向管理委员会汇报。管理委员会负责管治,订立中心长远运作方针,统筹各项工作营运及财政预算方案,以达最佳管治效果。管理委员主席为香港中文大学医学院院长,其他成员包括本中心的两位联席总监、中心总经理、骨科主管、骨科专科教授、内科专科教授、老人科专科教授等。荣誉顾问来自美国、英国、澳洲等地的大学医学院教授及世界有名的骨质疏松症专家,以开展广泛的国际合作。

3. 中心使命 在香港及内地,骨质疏松症都是一个严重病症。根据本中心2006年研究推算,在65岁人士当中,有45%的女性和10%的男性患有骨质疏松症。另外,每十万65岁香港人口中,每年有390名男性和830女性股骨骨折(香港医院管理局2006年年报)。骨质疏松症患者可因此症而变矮或驼背,患者通常于骨折后才得悉已患上骨质疏松症。

本中心成立的使命是"促进骨质疏松症患者的健康和改善其生活素质"。该中心力求达到以下目的:①为骨质疏松症患者提供检查、诊断及治疗。②藉全面的健康教育活动,提高公众对骨质疏松症的认识。③为骨质疏松症患者提供康复和支持服务,以及设立社交支持团体。④培训医疗及专职医疗人员,推广骨质疏松症的最新预防和治疗知识。

4. 重点建立和完善骨质疏松症的预防及治疗方案 通过跨学科合作,本中心制订了在香港处理骨质疏松症的有效预防及治疗方案,其中包括:鉴定病例及预防计划、康复及患者支援计划、初级预防和健康教育计划以及医疗和专职医疗人员培训计划。

(1) 鉴定病例和预防计划:一般而言,骨质疏松症直到骨折发生那一刻,并无明显症状,故检测患者是否有低骨量和骨折风险极其重要。根据国际及本地的研究结果,中心定立下列准则,在社区鉴定和预防骨质疏松。鉴别符合一个或多个以下条件的对象,进行骨密度评估:65岁或以上的长者;50岁或以上曾经历骨折的患者;家族成员曾有股骨骨折的病史;吸烟者;身体质量指数(BMI)低于19kg/m$^2$;曾连续使用类固醇激素治疗3个月或以上。中心跟家庭医生、骨科医生和老人科医生密切合作,以确定高危的骨质疏松病患者。

(2) 预防计划:建立与香港家庭医生的合作治理计划(shared care programme),共有150名家庭医生注册参与。在这个计划中,家庭医生初步鉴定有发生骨折危险的患者,然后转介予本中心。本中心为他们提供进一步的骨密度和骨质疏松评估,设定治疗计划,然后交回家庭医生,跟进患者治疗进度。患者既得到骨质疏松专家的准确诊断,又得到所属家庭医生的照顾和跟进,疗效更为理想。有关家庭医生会持续接受骨质疏松医学培训,以获得骨质疏松症防治的最新知识。中心曾举办多项学术讲座和座谈会,包括香港首届 The International Society for Clinical Densitometry(ISCD),海外学者访问演说,以及与各部门定期交流。

(3) 建立骨折患者的骨科转介网络:中心为香港新界东的骨科医生提供联网转介网络,网络包括160万人口。骨折患者会被转介到中心接受骨质疏松评估和药物治疗。至2012年中的10年内,本中心共提供了二千多宗骨折患者转介咨询。

(4) 康复计划:骨质疏松症主要影响股骨、脊椎和前臂,导致骨折。中心针对骨质疏松症患者需要,制订独特康复计划,包括负重运动"骨质疏松十二式"。由于香港属国际都市,中心制作全球首张广东话、普通话、英语及日本语对白的骨质疏松症教学视频DVD,指导患者做负重运动,提高患者的骨密度及防止跌倒。

（5）患者支援计划：该目标是提升骨质疏松症患者和他们家人或照料者的互助自助精神。本中心位于新界沙田威尔斯亲王医院，以家庭式环境设计，提供骨质疏松症信息，亦组织了社会支持群组计划，定期为骨质疏松症患者和他们的家人举行小组会议、运动类和社会郊游活动，如中秋节赏月活动和郊游活动等。

（6）医疗及专职医疗人员培训计划：为避免骨质疏松症在老龄化突出的香港蔓延，医疗与专职医疗人员应该对骨质疏松最新的病理、诊断、治疗与预防知识有所了解。中心与亚太骨质疏松基金会和国际临床骨密度测量学会合作，开发培训课程，培训医疗及专职医疗人员。

5. 与骨内科相关疾病的其他预防计划

（1）非典型肺炎（SARS）患者的骨质疏松症预防计划：2003 年，香港暴发 SARS 疫症。疫症对香港的公共卫生造成十分重大的威胁，共 1755 人受感染。SARS 患者面对病毒的感染、严重的心理压力，以及药物治疗如高剂量类固醇的挑战。特别是类固醇治疗，可导致 SARS 患者骨质流失，患上骨质疏松症。本中心对 74 例男性和 135 例女性 SARS 患者进行研究，发现在男性患者，骨密度显著低于健康志愿者，研究结果引起广泛关注。本中心随即制订针对 SARS 患者的骨质疏松症特殊预防及处理方案。除提供 SARS 患者免费的骨密度测量，提供药物治疗，防止骨质急速流失。

（2）老年男性骨质疏松症治疗计划：中心获得由美国国立卫生研究所授予亚洲历来最大骨质疏松研究款项，用来研究男性骨质疏松症和相关骨折。这是第一次在瑞典、美国和香港共同进行的国际研究，方案内容如下：①针对男性的健康教育计划，设计创新的健康教育材料，增加男性对骨质疏松症的认识。②制订男性个案及药物治疗方案。家庭医生也与中心合作提供药物治疗方案。

（3）青少年骨骼健康计划：青春期是骨骼健康的关键时期，而且健康行为建立在青春期，通常会持续到成年。在青春期累积较高的峰值骨量，可减低将来患骨质疏松症的风险。

（4）针对居住在老人院或独居的老年人，制订预防跌倒和骨折计划：许多老人的健康状况不佳，

因此他们不能亲自到本中心接受门诊服务。本中心购置了骨质疏松初检流动服务车，为行动不便的长者提供超声波骨密度测量和骨质疏松健康教育服务。经初步筛选后，会建议低骨量者前往家庭医生或本中心接受细节检查和治疗。

6. 发表学术成果　中心成立至今，已在国际医学期刊发表近三百多篇论文，涉及流行病学、药物治疗及康复、高危因素及预防、遗传基因，以及生物力学等范畴。研究结果让医学界有更多数据来探讨骨质疏松的成因、预防和治疗方法。中心发表有关骨质疏松和骨骼健康的医学文献详细资料都上载中心网址，便于交流和成果转化（http://www.jococ.org）。

7. 引入 ISO 国际管理标准和工作人员的专业培训　在临床第一线的香港中文大学矫形外科及创伤学系骨科骨健康和质量评定中心配备了不同类型的二维和三维先进骨密度仪，为临床和临床前研究服务（http://www.ort.cuhk.edu.hk）。2009 年通过 ISO 9001 质量管理体系认证，提高管理与服务质量（图 9-1-1）。

技术人员会按照工作指引进行扫描。临床服务方面，有 ISCD 证书的临床医生负责管理，临床医生每周会在骨质疏松症诊所诊治患者，包括评估患者是否患有骨质疏松症和骨折的风险。如果患者属于骨质疏松症的高危人群，医生会为患者发出 DXA 扫描的转介信，患者需携带转介信到骨骼健康及骨质评定中心登记及检查。中心的所有操作人员均持有国际骨密度协会（ISCD）所颁发有效的"临床骨密度测量技术人员"证书（图 9-1-2）。中心具有 ISCD 证书的技术人员将按照相关的作业指导书进行骨扫描和测量，并为患者提供骨密度及相关专业报告。医生会按检查结果做出诊断；如必要，医生会给予患者适合的治疗。有关 ISCD 的详情和医生及操作技术人员人员的培训可查询临床骨密度学会的网页（http://www.iscd.org）。在骨骼健康及骨质评定中心实施 ISO 质量管理体系后，中心能够为客户提供准确和可靠的服务，因而大大提高了机构在本地和国际的声誉。ISO 9001 体系引入骨内科有助改善我们的医疗和临床科研品质，以及有效改善了我们医生-医疗辅助人员-患者之间的工作和服务。

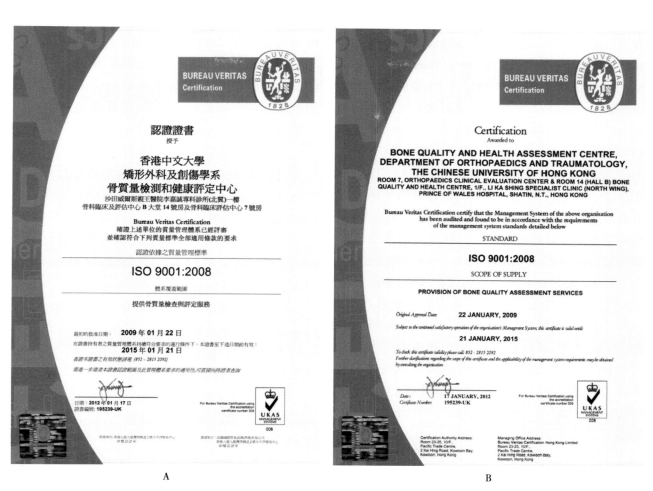

图 9-1-1　ISO 认证证书 A 中文版 B 英文版

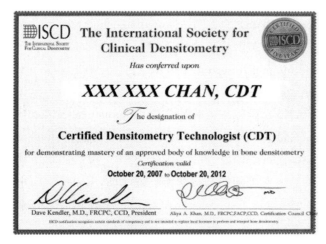

图 9-1-2　科骨健康和质量评定中心临床骨密度
测定技术人员 ISCD 证书

## 八、骨内科的国际学术组织和活动

### （一）主要机构简介

国际骨内科学会（The Society of Orthopaedic Medicine）创立于 1979 年，主要目的是发展 James Cyriax 的工作，推动骨内科的理论和实践。该学会成立后不断地推进在全球范围内开展 Cyriax 课程的教学。同时创办了相关的专业杂志季刊《International Musculoskeletal Medicine》，并每年召开一次相关的学术会议。国际骨内科学院（International Academy of Orthopedic Medicine，IAOM）是由欧洲和英国的学者在 1978 年创立的学术组织，该组织的主要任务是通过团队工作以解决骨科中的非外科手术问题，开办学习班、工作坊和学术讲座，普及各类骨内科疾病的临床检查手段，开展有效的非手术治疗。10 年之后，该学术组织扩展到美国，形成了 IAOM-US，不断研究和推广骨内科疾病的准确的临床诊断方法和有效的非手术治疗方案。每年召开多次的国内和国际的学术论坛，并且将课程拓展到智利和印度等国家。美国骨内科学会（American Association of Orthopaedic Medicine）创办于 1982 年。

广义而言,其他骨矿盐相关的学术组织,也与骨内科密切联系,存在许多学术融合。比如全美骨矿盐研究学会(American Society of Bone and Mineral Research,ASBMR)创立于1977年,主要的目的是推进骨骼和矿盐研究,目前已经发展成为全世界影响最大的骨矿盐领域的学术组织之一。其官方杂志《Journal of Bone and Mineral Research》自1979年创办后,已经成为本领域的一流学术刊物。ASBMR每年举办一次学术年会,有关骨和矿盐基础和临床研究的前沿和学术进展,都会在ASBMR会议上发表,受到了全世界学者的关注。1990年美国骨质疏松基金会(national osteoporosis foundation,NOF)创立,其主要关注骨质疏松症和骨骼健康,制定美国骨质疏松症的临床指南和推动相关的公众健康教育。此外,国际骨质疏松基金会(international osteoporosis foundation,IOF)是以推动骨、肌肉和关节健康为宗旨的全球性组织,每年召开全球性或区域性的学术会议,具有较大的学术影响。IOF每年提出"世界骨质疏松日"的活动主题,对推动全球骨质疏松的防治起到了积极的作用。

在国内,中国老年学学会骨质疏松委员会于1990年12月26日在北京成立。1995年8月,《中国骨质疏松杂志》创刊。中华医学会骨质疏松和骨矿盐疾病分会成立于2001年4月。该分会由多学科组成,涉及多个专业领域如内分泌学、妇产科学、骨科学、放射科学、老年病学、康复医学和运动医学等。每2年分别召开一次全国性的学术年会和一次国际骨质疏松和骨研究学术会议。该学会同国际华人骨研学会和国际骨矿学会共同举办的国际骨质疏松和骨研究会议,已经成为具有一定国际影响力的学术会议。由中华医学会骨质疏松和骨矿盐疾病分会创办的《中华骨质疏松和骨矿盐疾病杂志》自2008年正式创刊以来,已经成为国内该领域重要的学术交流园地。在骨科,中华医学会骨科分会已成立了包括骨质疏松和基础学组在内的诸多学组,如能再建立一跨学科和学组的骨内科学组,无疑将对在中国,甚至在世界范围内推动骨内科的发展有与时共进和跨时代的意义。

### (二) 与骨内科学相关的国内外主要学会与学术团体的官方信息资源

骨内科学科的建设和发展包括骨内科相关疾病的预防、治疗和知识普及工作的迅速开展,这与众多的学术团体的努力工作是分不开的。下面列举和部分介绍一些在世界和在中国比较活跃的与骨质疏松症和相关骨内科疾病相关的学术和公益团体的官方网站,以便获取更多针对性信息资源:

1. 国内相关学术和公益团体

(1) 中华医学会骨质疏松症与骨矿盐专业委员会(Chinese Society of Bone and Mineral Research,CSOBMR),官方网站:www.csobmr.org.cn。

(2) 中国老年学学会骨质疏松委员会(Osteoporosis Committee of China Gerontological Society,OCGS),官方网站:www.china-osteofound.org。

(3) 中华医学会骨科分会骨质疏松学组(Osteoporosis Committee of the Chinese Orthopedic Association),官方网站:www.chinahpf.org.cn。

2. 国际上相关学术团体

(1) 国际骨质疏松基金会(International Osteoporosis Foundation,IOF),官方网站:http://www.iof-bonehealth.org/。

(2) 国际骨密度测量学会(International Society of Clinical Densitometry,ISCD),官方网站:http://www.iscd.org。

(3) 国际骨矿盐学会(International Bone Mineral Society,IBMS),官方网站:www.ibmsonline.org。

(4) 美国骨矿盐学会(American Society of Bone and Mineral Research,ASBMR),官方网站:www.asbmr.org。

(5) 国际华人骨研学会(International Musculoskeletal Research Society,ICMRS),官方网站:hppt://www.icmrs.net。

(6) 美国妇产科学院(American College of Obstetrics and Gynecology,ACOG),官方网站:www.acog.org。

(7) 美国临床内分泌协会(American Association of Clinical Endocrinologist,AACE),官方网站:www.aace.com。

(8) 美国风湿病学院(American College of Rheumatology,ACR),官方网站为:www.rheumatology.org。

(秦岭　汤亭亭)

## 第二节　骨科疾病的实验室检查

骨科疾病的实验室检查因疾病的种类而异。如果骨科疾病的临床检查主要直接对患者进行问诊、功能和影像检查的话,骨科疾病实验室检查则是指对患者进行取样,如血尿和活检组织的取样和分析检查。骨科疾病的血尿和活检的常规检查一般在临床检验科和病理科进行,骨科疾病的相关检验内容在相关疾病中有叙述。而骨科实验室要有专门的检查设备和有病理检查资格的专业技术人员,一般在国际和国内都鲜见。而目前的骨科实验室主要为科学研究而建立,部分服务临床。本节主要介绍骨与软骨代谢标志物的检测、生物标记和形态剂量学。

### 一、骨与软骨代谢标志物的检测和临床应用

#### （一）检测原理和方法

骨与软骨代谢生物标志物主要的测定方法有放射免疫测定法（RIA）、免疫放射测定法（IRMA）、酶免疫测定法（EIA）、化学发光免疫测定法（CLIA）等。

1. 放射免疫测定法（RIA）

（1）放射免疫竞争抑制反应的原理

$$Ag+Ab \rightarrow \cdot Ag\text{-}Ab + \cdot Ag$$
$$+ \qquad (B) \qquad (F)$$
$$Ag \rightarrow Ag\text{-}Ab + \quad Ag$$

·Ag:标记抗原,Ag:非标记抗原,B:抗体-抗原复合物,F:游离态抗原,·Ag-Ab(结合标记抗原抗体复合物,简称 B)和 Ag-Ab 非标记抗原抗体复合物。

当反应达到平衡时,产物中·Ag-Ab 量随着与·Ag 竞争 Ab 的 Ag 的量而改变。Ag 量越大,竞争 Ab 的几率比·Ag 越大,形成·Ag-Ab 量就越少。

（2）建立 RIA 必备的条件:需要高纯度的抗原;特异性抗体的制备;B 与 F 能否有效分离。

（3）RIA 的类型

1）抗体放射免疫分析法;

2）竞争性蛋白结合分析法;

3）放射受体分析法。

2. 免疫放射测定法（immunoradiometric assay, IRMA）

（1）单位点 IRMA:过量标记抗体与待测抗原反应,形成标记抗原抗体复合物;剩余标记抗体与固相抗原结合并将其分离。上清液中复合物的放射性与抗原浓度成正比。

（2）双位点 IRMA:利用固相抗体与待测抗原结合,加入过量标记抗体,形成固相抗体-抗原-标记抗体复合物,弃去未结合标记抗体,测定固相复合物放射性,待测抗原浓度与放射性计数呈正相关。

（3）标记第三抗体法:抗原先与两种单抗结合,形成固相抗体-抗原-抗体夹心模式,再与标记第三抗体结合。

3. 酶免疫测定法（enzymeimmunoassay, EIA）

（1）酶免疫测定技术的原理:EIA 是以酶学和免疫学为基础的免疫分析技术。反应中酶与抗原或抗体连接成酶结合物后,不影响抗原或抗体的免疫活性和酶活性,酶在反应中不消耗。

（2）酶标抗体（抗原）的制备:标记酶的选择:用于标记的抗体（抗原）和酶在 EIA 中起关键作用。常用酶:辣根过氧化物酶（HRP）、碱性磷酸酶（ALP）等。

抗体的制备和纯化:标记用抗体要求特异性高、纯度高、效价高和亲和力高。

酶结合物的制备:酶结合物的制备主要有直接法和交联法两种。

（3）酶免疫测定方法的分类:酶免疫技术分为免疫酶组织化学技术（IEA）和酶免疫测定技术（EIA）。EIA 可分为均相酶免疫测定和非均相酶免疫测定。

1）均相酶免疫测定:均相 EIA,不需要分离结合的酶标记物和游离酶标记物。均相 EIA 分为竞争结合法和非竞争结合法。

2）非均相酶免疫测定:非均相 EIA 比均相 EIA 敏感,需要分离酶标记的免疫复合物与游离的酶标记物,并除去后者。

固相酶免疫测定是将抗原（抗体）吸附于固相载体上,让待测抗体（抗原）与固相抗原（抗体）反应后再与酶标抗体反应,除去未反应的抗体（抗原）和酶标记物,加入酶底物,酶标记物催化底物显色而

测定。应用最广的是酶联免疫吸附测定（enzyme-linked immunosorbent assay，ELISA）。

4. 化学发光免疫测定法（chemiluminescent immunoassay，CLIA） 有些化合物不经紫外光或可见光照射，通过吸收化学能，从基态激发至激发态，退激时，以光形式放出能量，称为化学发光（chemiluminescence，CL）。既有发光检测的高灵敏性，又具有免疫分析（IA）的高特异性，检测限达 10 ~ 15mol/L。

（1）发光受体分析法的原理：CLIA 的主要原理是基于将发光物质直接标记在抗原（化学发光免疫分析）或抗体（免疫化学发光分析）上，或经过酶促放大底物的发光反应。

（2）化学发光的类型：CL 可分为两大类：第一类与生物体系中的自由基有关，故称超微弱化学发光；第二类是 CL 物质的氧化发光。

1）氨基苯二酰肼类参加的 CL 反应；

2）吖啶酯参加的 CL 反应；

3）碱性磷酸酶（ALP）参与的 CL 反应；

4）电化学发光反应（ECL）。

## （二）骨代谢标志物

骨密度（bone mineral density，BMD）测量为骨质疏松（osteoporosis，OP）的诊治提供了可靠的依据，但 BMD 的高低并不能反映骨转换。对于抗骨吸收和促进骨形成药物的评价有局限性。而灵敏和特异的骨代谢标志物检查对于 OP 分型、鉴别诊断、骨折危险性的预测和治疗评价也是不可缺少的。在诊断骨强度和骨折危险性方面，BMD 和骨代谢标志物是两个各自独立的指标，而联合使用将提高 OP 和骨折风险的检出率。

应用血和尿中骨代谢标志物的优点是：能无创伤、快速、灵敏和动态地反映整体骨再建的速率，预测骨丢失率。缺点是：不能区别骨丢失来自哪块骨，受身体 24 小时节律影响，因此与 BMD 测量、骨活检、骨形态计量学相结合，就能更正确地评价骨转换率。

1. 骨代谢标志物

（1）骨形成标志物：与骨形成有关的生化标志物包括血清 ALP、BAP、OC、PINP 及 PICP 等。标本要求、测定方法和参考值见表 9-2-1。

表 9-2-1 骨形成标志物的标本要求、测定方法和参考值

| 项目 | 标本 | 范围 | 单位 | 均值 | 测定方法 |
|---|---|---|---|---|---|
| 骨碱性磷酸酶 | 血清 | 男性 15.0 ~ 41.3 | | 18.7±7.1（n=126） | ELISA（Metra） |
| | | 女性（25 ~ 55 岁）11.6 ~ 30.6 | | 25.8±11（n=212） | 批内 CV：3.2% ~ 3.5% |
| | | 女性（56 岁以上）14.8 ~ 43.4 | | 23±8.2（n=86） | 批间 CV：6.2% ~ 7.9% |
| 骨钙素全片段 | 血清 | 儿童 13.8 ~ 39.6 | U/L | 26.7±12.9（n=35） | ELISA（OSTEOMETER A/S） |
| | | 成人 2.4 ~ 7.3 | ng/ml | 4.8±2.4（n=225） | |
| 氨基中段 | | 女性 3.7 ~ 10.0 男性 3.4 ~ 9.1 成人 女性 绝经前 10.7 ~ 32.3 绝经后 14.3 ~ 45.9 男性 14.9 ~ 35.5 | ng/ml | 6.85±3.15（n=79）6.25±2.85（n=61）21.5±5.4（n=48）30.1±7.9（n=100）25.1±5.1（n=25） | 批内 CV：4.6% 批间 CV：10.6% ELISA（OsteometerA/S）批内和批间 CV：2.3% ~ 6% |
| Ⅰ型前胶原氨基端前肽（PINP） | 血清 | 女性 绝经前 19 ~ 83 绝经后 16 ~ 96 男性 22 ~ 87 | μg/L | 42 48 45 | RIA（Orion Diagnostica）批内 CV6.5% ~ 10% 批间 CV6.0% ~ 9.8% |

| 项目 | 标本 | 范围 | 单位 | 均值 | 测定方法 |
|---|---|---|---|---|---|
| Ⅰ型胶原羧基端前肽（CICP） | 血清 | 儿童男 113～943 | ng/ml | 358±228（n=133） | ELISA（Metra） |
| | | 儿童女 110～96 | | 293±171（n=237） | 批内 CV 5.5%～6.8% 批间 CV 5.0%～7.2% |
| | | 成人男 76～163 | ng/ml | 120±144 | |
| | | 女 69～147 | | 108±39 | |
| 骨唾液酸蛋白（BSP） | 血清 | 成人 4.7～10.6 | μg/ml | 7.3±3.3 | ELISA |
| 骨桥蛋白（OPN） | 血清 | 成人男 58～123 成人女 35～67 | ng/ml | 92 47 | ELISA |
| | 血浆（EDTA）尿 | 成人 14.0～45.3 | ng/ml ng/ml | 1894 | EIA 批内 CV3.2%～5% 批间 CV8.3%～10% |

1）骨特异性碱性磷酸酶（bone specific alkaline phosphatase，BAP/BSAP）：BAP 是评价骨形成和骨转换的指标。血清中 ALP 有 50% 来源于骨，其余来源于肝。BAP 由成骨细胞（OB）成熟阶段分泌，BAP 在骨形成及矿化中起重要作用。

骨 ALP 增高见于骨折与高转换的骨质疏松（OP）患者、佝偻病、软骨病、甲状旁腺功能亢进症（甲旁亢）、甲状腺功能亢进症（甲亢）、骨转移癌、畸形性骨炎、氟骨症及各种肝病患者。

2）骨钙素（osteocalcin，OC）：OC 是由 49 个氨基酸组成的多肽。OC 主要生理功能是维持骨正常矿化速率。完整和 N-MID 骨钙素是反映骨形成和骨转换的特异指标。

血清 OC 增高见于儿童生长期、慢性肾功能不全、甲旁亢、甲亢、畸形性骨炎、骨折、高转换的 OP 患者、成骨不全、转移癌及低磷血症抗维生素 D 佝偻病患者。血清 OC 降低见于长期使用糖皮质激素治疗、肝病、甲状腺功能及甲状旁腺功能低下症患者及妊娠妇女。

3）Ⅰ型前胶原羧基端前肽（C-terminal propeptide of type Ⅰ procollagen，PICP）及Ⅰ型前胶原氨基端前肽（N-terminal propeptide of type Ⅰ procollagen，PINP）：Ⅰ型胶原是骨中唯一的胶原，前胶原在 OB 中合成，其羧基端和氨基端向前延伸成较大的蛋白分子即 PICP 及 PINP。

血清 PICP 和 PINP 增高见于儿童发育期、妊娠后 3 个月、畸形性骨炎、肺纤维化，严重的肝损害和骨转移的患者。

4）骨唾液酸蛋白（bone specific sialoproteins，BSP）和骨粘连素（osteonection，ON）：血清 BSP、ON 及骨蛋白聚糖（bone proteoglycan，BPG）3 种非胶原蛋白均由 OB 分泌。BSP 是骨特有的，是反映骨细胞分化的指标。

增高见于：儿童时期。多发性骨髓瘤（MM）、甲旁亢、Peget 及骨转移患者。

5）骨桥蛋白（osteopontin，OPN）：骨矿化前 OPN 由 OB 分泌，而后由破骨细胞（OC）吸收。脓毒血症或骨转移癌血中 OPN 增高。

6）护骨因子（osteoprotegrin，OPG）：OPG 和破骨细胞生成抑制因子（OCIF）是同一基因编码，由 OB 合成，可抑制前 OC 生存、分化。正常参考值：0～30pmol/L。

（2）骨吸收标志物的检测：骨吸收标志物的标本要求、测定方法和参考值见表 9-2-2。

1）抗酒石酸盐酸性磷酸酶（tartrate resistant acid phosphatase，TRACP）：TRACP 主要由 OC 释放，血中的 TRACP 水平反映 OC 活性和骨吸收的状态。血中 TRACP 5b 来源于 OC。因此，用 TRACP 5b 检测 OC 活性特异性高。其血中参考值：女性绝经前（2.59±0.78）U/L，绝经后（3.19±0.85）U/L，男性（3.06±0.88）U/L。

表 9-2-2　骨吸收标志物的标本要求、测定方法和参考值

| 项目 | 标本 | 范围 | 单位 | 均值 | 测定方法 |
|---|---|---|---|---|---|
| Ⅰ型胶原交联 N 末端肽(NTX/Cr) | 尿 | 男 28.1~35.7<br>女(绝经前)31.5~44.8<br>女(绝经后)42.2~55.4 | nmol/mmol | 31.9±38<br>38.7±36<br>45.6±39 | ELISA(OSTEX)<br>批内 CV 2.2%<br>批间 CV 11% |
| Ⅰ型胶原交联 C 末端肽(CTX/Cr)(CTX) | 尿 | 男 198~212<br>女(绝经前)217~259<br>女(绝经后)298~374 | μg/mmol | 207±128<br>220±128<br>363±160 | ELISA(IDS)<br>批内 CV<6%<br>批间 CV<10% |
|  | 血清 | 男 0.22~0.35<br>女(绝经前)0.27~0.39<br>女(绝经后)0.38~0.54 | ng/ml | 0.33±0.19<br>0.32±0.155<br>0.506±0.255 | ELISA(IDS)<br>批内 CV<6%<br>批间 CV<10% |
| 胶原吡啶交联(PYD/Cr) | 尿 | 男 13.6~25.8<br>女(绝经前)16.3~31.9<br>(绝经后)22.0~38.5 | nmol/mmol | 19.7±6.1<br>24.1±7.8<br>30.3±8.2 | ELISA(Metra)<br>批内 CV 4.4%~7.0%<br>批间 CV 4.6%~10.8% |
| 脱氧胶原吡啶交联(DPD/Cr) | 尿 | 男 2.3~5.4<br>女(绝经前)3.0~7.4 | nmol/mmol | 3.85±1.55<br>6.7±3.7 | ELISA(Metra)<br>批内 CV 4.4%~7.0%<br>批间 CV4.6%~10.8% |
| 抗酒石酸盐酸性磷酸酶 | 血清 | 男 61~301<br>女(绝经前)41~288<br>(绝经后)129~348<br>儿童 401~702 | μg/L | 197<br>178<br>302<br>531 | ELISA<br>批内 CV<12.5%<br>批间 CV<12.5% |

增高见于原发性甲旁亢、慢性肾功能不全、畸形性骨炎、骨转移癌、软骨病及高转换 OP 患者。减少见于:甲状腺功能减低。

2) 尿胶原吡啶交联(pyridinoline,PYD)、脱氧吡啶啉(deoxypyridinoline,DPD)或Ⅰ型胶原交联 N 末端肽(N-terminal cross-linked telopeptides of type Ⅰ collagen,NTX):成熟胶原有两种吡啶交联,即赖酰吡啶啉(LP)和羟赖吡啶啉(HP)。吡啶交联是Ⅰ型胶原(骨)和Ⅱ型胶原(软骨)的分解标志物。尿 HP 和 LP 是特异反映骨吸收和骨转换的指标。

尿 NTX/Cr 比值增高见于:高转换率 OP 患者、骨折患者、抗维生素 D 佝偻病患者、慢性肾衰患者、MM 患者等。

3) Ⅰ型胶原交联 C 末端肽(C-terminal telopeptides of type Ⅰ collagen,CTX):CTX 是骨Ⅰ型胶原 α 链的 C 末端肽,NTX 和 CTX 都是Ⅰ型胶原分解产物。

4) 可溶性核因子 kB 受体活化因子配体(ligand of receptor activator of NF-kB ligand,sRANKL):sRANKL 是可溶性核因子 kB 受体活化因子(sRANK)的配体。sRANKL 在体外能诱导 OC 形成,体内促进 OC 骨吸收。20~40 岁年轻人血清水平低于 6pmol/L。女性参考值为(4.4±2.3)pmol/L。

(3) 骨代谢标志物的临床应用

1) 原发性骨质疏松症(OP)的分型:原发性 OP 分为绝经后(Ⅰ型)和老年性(Ⅱ型)两型,可以从年龄、性别、骨折部位和骨代谢标志物来进行鉴别诊断。

2) 原发性 OP 与继发性 OP 的鉴别诊断:原发性 OP 是因绝经和年龄增长引起的,其血生化的特点为血清钙,磷和 ALP 一般在正常范围内;而继发性 OP 多数有 1~3 项异常。

3) 预测骨丢失、骨折风险和肿瘤骨转移。

4) 骨质疏松治疗药物的疗效监测和评价:由于骨代谢标志物的变化先于骨密度。因此,治疗前后检测骨代谢标志物有助于决定每个患者用什么药、用药剂量和个体化的治疗方案。

2. 软骨代谢标志物　骨关节炎(osteoarthritis,

OA)随年龄增长发病率明显增加。不仅严重影响生活质量,且医疗支出巨大。因此,早发现、早诊断以达到早治疗是降低 OA 发病率和致残率的重要措施。

尽管目前 OA 诊断以 X 线片作为客观依据。超声波检查及 MRI 检查对软骨和滑膜病变早期诊断优于 X 线片。而近年来,通过检测 OA 患者血、尿和滑液中特异、灵敏的生物标志物来评价关节软骨代谢,判断病情和预后,已成为一个新领域。

Bauer 等于 2006 年提出骨、软骨、滑膜代谢标志物的 BIPED 分类法。软骨与滑膜代谢标志物的检测多采用 ELISA 法。

(1)骨代谢标志物:测定尿中 PYD 及 NTX-Ⅰ和 C 末端肽 CTX-Ⅰ水平可反映骨Ⅰ型胶原的代谢。发现进展期 OA 患者尿中 PYD 和 CTX-Ⅰ水平明显高于对照组。

(2)软骨合成代谢标志物

1)Ⅱ型前胶原氨基端前肽(PⅡNP):Ⅱ型胶原是关节软骨基质的主要成分。它以 2 种形式存在(PⅡANP 和 PⅡBNP)。研究发现 OA 患者血清中的 PⅡANP 水平明显下降。

2)Ⅱ型前胶原羧基端前肽(PⅡCP):PⅡCP 也是反映软骨Ⅱ型胶原的合成代谢标志物。在 OA 早期血清 PⅡCP 增加。在 OA 早期、中期患者关节液中 PⅡCP 升高,晚期下降。

3)蛋白聚糖(PG):PG 是Ⅱ型胶原以外含量最丰富的非胶原蛋白软骨基质。检测硫酸软骨素链上 846,3B3,7D4 抗原,反映 OA 进展和软骨合成代谢状况。

(3)软骨分解代谢标志物

1)Ⅱ型胶原羧基端肽(CTX-Ⅱ):Ⅱ型胶原在蛋白酶作用下裂解产生 CTX-Ⅱ,OA 和类风湿关节炎(RA)患者尿 CTX-Ⅱ水平明显升高,提示软骨分解代谢加强。

2)$C_2C$ 抗原:基质金属蛋白酶(MMPs)可以裂解Ⅱ型胶原产生 2 种新抗原即 $C_{1,2}C$ 抗原和 $C_2C$ 抗原。$C_2C$ 抗原仅存在于Ⅱ型胶原中,特异地反映Ⅱ型胶原的降解状况。

3)Ⅱ型胶原-1(Coll 2-1)和硝化Ⅱ型胶原-1(Coll 2-1 NO2):Coll 2-1 和 Coll 2-1 NO2 均属于Ⅱ型胶原的变性抗原。血清中 Coll2-1 及 Coll 2-1 NO2 在 OA 和 RA 患者中均高于正常人。而 RA 患者血清中 Coll 2-1 NO2 明显高于 OA 患者和正常人。

4)Ⅱ型胶原螺旋体(Helix-Ⅱ):Helix-Ⅱ是人类Ⅱ型胶原 α 链上的一种特异抗原。研究发现 OA 和早期 RA 患者尿中 Helix-Ⅱ水平明显高于正常对照组。

5)软骨寡聚基质蛋白(COMP):PG 降解产物中 COMP 最具有代表性。在 OA 早期和 RA 患者血清 COMP 水平明显增加。在 OA 加重时,关节液及血清 COMP 水平明显升高,且与影像学呈正相关。

6)戊糖苷类(Pentosidine):戊糖苷类是一类晚期糖基化终末产物。OA 患者尿戊糖苷水平高于对照组。

(4)滑膜代谢标志物:反映滑膜合成代谢标志物有:Ⅲ型前胶原氨基端前肽(PⅢNP),透明质酸(HA)和软骨糖蛋白(GP-39 或 YKL-40)等。在 OA 患者中 HA 水平升高。严重膝 OA 患者滑液和血液中 YKL-40 水平明显升高,且与疾病严重程度呈正相关。

研究发现,尿中葡萄糖基-半乳糖基-吡啶啉可特异性反映滑膜组织的分解代谢。OA 患者尿中其水平明显升高。

(5)OA 标志物的临床应用:软骨和滑膜代谢的标志物有较强的特异性和敏感性,因此对 OA 早期诊断、评估疾病的严重程度、预测疾病的预后和监测 OA 的疗效具有一定的指导意义。虽然大部分 OA 患者标志物明显升高,但仍有一定比率患者在正常水平。因此诊断 OA,需要与影像学结合。

另外,应考虑软骨和滑膜代谢的标志物水平受到年龄、性别、体重质数、生物节律等多种因素的影响。可以将几种标志物联合使用,以提高检测效果。

## 二、骨科生物技术及临床应用

近几十年来生物技术发展迅猛,如间充质干细胞技术、诱导多能性干细胞、微小 RNA 技术和现代基因研究技术等。但其在人类疾病诊疗方面价值仍在进一步研究,望能成为骨科遗传和代谢疾病早期诊疗的方法。

### (一)间充质干细胞技术

来源于骨髓能自我复制并分化为数种间充质组织的细胞称为间充质干细胞(mesenchymal stem

cells，MSCs）。能贴附塑料壁的成纤维细胞样细胞命名为多潜能间充质基质细胞，MSCs 仅指完全符合干细胞活性标准的细胞，两者用相同的缩写词 MSCs。

1. 间充质干细胞的分离和纯化 骨髓间充质干细胞（bone marrow mesenchymal stem cells，BMSCs）在骨髓单个核细胞中所占的比例不到 0.1%，在分离中很难把造血细胞完全清除。常用的 BMSCs 分离纯化方法有：

（1）全骨髓培养法或贴壁筛选法：根据 BMSCs 在塑料组织培养瓶中贴壁生长的特性把整个骨髓培养于培养基中，纯度可达 95%。此法操作简单，因此被广泛采用。

（2）密度梯度离心法：根据 BMSCs 与其他细胞的比重不同而将其分离出来进行贴壁培养和密度梯度离心。

（3）流式细胞仪分选法：根据 BMSCs 细胞体积大小及其表达的标志物的特性利用流式细胞仪对 BMSCs 进行分选。

（4）磁珠分选法：根据 BMSCs 表面带有或缺失的抗原成分进行正选或负选，用抗体包被磁珠，获得相对纯化的 BMSCs。其中流式细胞仪和磁珠分选法对实验条件要求高，因此常用作 BMSCs 的鉴定。

2. 间充质干细胞的鉴定 目前鉴定 MSCs 主要是根据形态和功能，检测细胞分化后产生矿化或骨样化结节。目前为止还没有筛选到 MSCs 特有的标记物。国际细胞治疗协会提出关于 MSCs 鉴定的最低标准：①在标准培养条件下能贴塑料瓶壁生长；②95% 以上的细胞表达 CD105、CD73、CD90，同时 95% 以上的细胞不表达 CD45、CD34、CD14 或 CD11b、CD79α 或 CD19、HLA-DR；③能分化为骨细胞、脂肪细胞及软骨细胞。

3. 间充质干细胞在骨科疾病检查中的应用 目前，大量工作在间充质干细胞在骨、关节软骨和肌腱病中的修复作用。是否可用于骨科相关疾病诊断和检查仍在探索中。

**（二）诱导多能性干细胞**

1. 诱导多能性干细胞概述 2006 年，Yamanaka 利用同源重组技术性维持和自我更新有关的基因导入小鼠，用最终选出了 Oct4、Sox2、Klf4 和 c-Myc 4 个转录因子完成重编程，并用这 4 个转录因子将人成纤维细胞诱导成诱导多能性干细胞（induced pluripotent stem cell，iPSC）。

2. 诱导多能性干细胞的制备方法 包括：①基因重排方法；②重组蛋白基因重排；③转座子插入/切除方法。

3. 诱导多能性干细胞与骨科疾病 在骨科疾病治疗中，由于自体骨移植无足够的骨质供应，又伴有供骨部位的功能损失，而异体骨移植会导致免疫排斥。因此，骨科对新细胞疗法的需求不断加大，尤其是严重创伤、肿瘤、颌面再造以及脊髓损伤及退行性骨病等。ESC 和 iPSC 都可以在体外诱导成为 OB 和（或）软骨细胞，因此 iPSC 也具有骨形成的治疗潜能。

4. 骨科疾病诊断潜能 对于符合孟德尔遗传的疾病，通过将带有遗传突变的体细胞诱导为疾病特异性 iPSC，再将它们向此种疾病影响的细胞进行诱导分化，就可以在体外重现疾病的发生发展过程，了解疾病的发病机制。

**（三）微小 RNA 技术**

1. miRNAs 的概述 MicroRNAs（miRNAs，微小 RNAs）是一种内源的，由高等真核生物基因组编码，长度约为 22nt 的小 RNA 分子。一般是通过结合到靶基因 mRNA 的 3' UTR 来抑制蛋白的翻译或者引起 mRNA 的降解。研究表明 miRNA 参与了生命活动的调节，包括细胞凋亡、增殖、分化、代谢等。miRNA 作为生物标志物在骨科疾的诊断，治疗和预后方面都有很高的临床应用前景。

2. miRNA 调控及生物学功能 miRNAs 广泛参与了生物体各种生命活动过程。现已发现约 200 个病毒编码的 miRNA 调节本身或者其宿主基因表达，诱导参与多种疾病的发生和发展。

3. miRNA 与骨科疾病 有报道指出 miRNA 与骨质疏松、骨关节炎、类风湿关节炎等骨科疾病有关。

4. miRNA 在骨科疾病中的临床应用前景

骨科疾病的早期诊断：miRNA 提取分离简便，可通过 PCR 等手段灵敏、快速、准确进行检测；

miRNAs 广泛存在于人的各种体液中如血、尿、滑膜液及唾液中。因此 miRNA 可作为一种稳定的疾病分子生物标志物。尽管 miRNA 治疗骨科疾病还在实验室阶段，作为治疗的新靶点以及预后等都有很好的应用前景，为骨科疾病的诊治提供了新的策略。

### （四）现代基因研究技术

1. 现代基因研究技术概况　自 DNA 双螺旋结构发现以来，人们借助限制性内切酶、PCR 扩增技术可以任意地扩增、剪切、拼装 DNA 片段，并形成了规范的基因工程技术。采用连锁分析（linkage analysis）及候选基因分析，发现了许多疾病相关联的基因。现已发现 5000 多个位点和 200 多种疾病/性状相关联。很多骨科疾病的发病具有遗传倾向，寻找与定位致病基因及其易感基因，对了解疾病的发生、发展以及治疗和预防都有重要的意义。

2. 现代基因研究技术在骨科疾患的诊断　随着"人类基因组计划""HapMap 计划"的完成及"千人计划"的实施，人们在人类染色体上已明确了与表型和疾病相关的 SNP 位点。目前对个体进行基因检测、疾病诊断和患病风险预测正逐渐改变传统医学模式。基因诊断是指采用分子生物学技术分析受检者某一特定基因的结构（DNA 水平）或功能（RNA 水平）是否异常，对相应疾病进行诊断。如采用 PCR-RFLP 与 DNA 双向测序研究肢发育异常胎儿发现有部分为 G1138A 杂合突变，诊断为软骨发育不全，其核型分析正常，常染色体完全外显性遗传。

2015 年，美国推出"精准医学计划（precision medicine initiative）"。精准医学是以个体化医疗为基础，通过基因组、蛋白组等及医学前沿技术，对于大样本人群与特定疾病进行生物标记物的分析、鉴定，望能精准找出疾病原因和治疗靶点，实现个体化精准治疗。目前，在骨科疾病预测中已出现新的靶标因子，如在骨肉瘤中，2 个位于染色体 12q13-15 的基因 CDK4 与 MDM2 扩增与表达分析能用于区分低级别骨肉瘤与良性瘤。但相关生物检测技术需大量临床验证其特异性和敏感性，以及可普性等。

## 三、形态剂量学

骨科形态剂量学一般都是指骨形态剂量学，是骨科实验室常用的定量方法。

### （一）骨形态计量学的发展和应用

骨组织形态计量学（bone histomorphometry）是基于骨代谢的细胞和组织学形态改变导致功能改变而进行的一门体视学定量研究技术。在代谢性骨病的发病机制和治疗过程的研究中，骨形态计量学方法是重要的对骨重建及骨结构变化进行研究的手段。

骨组织（二维）形态计量技术可以测量骨的静态特性（static parameters），计算出骨组织的静态参数，对骨组织水平的质（骨结构）和量（骨量）等进行客观评价。依靠荧光标记技术和细胞染色技术，骨组织形态（二维）计量技术还可以测量骨组织形态细胞水平的动态特性（dynamic parameters），并通过计算公式计算出骨的动态参数，骨的动态参数包括成骨面积的大小、骨矿沉积速率、成骨速率、骨单位的激活频率，骨转换的速率、骨吸收时间、成骨时间和骨重建时间等。在组织水平上了解骨的特性，包括影响骨的数量和骨的质量，以及骨的结构的变化，在细胞水平上了解细胞的特性，包括破骨细胞和成骨细胞的功能变化等。近年，还可以通过该技术进一步研究药物对骨髓基质干细胞、骨髓的脂肪细胞和造血细胞的作用。通过从二维骨硬组织切片上可以推导出反映骨体积、骨表面和骨结构的三维参数。

在二维静态和动态骨组织形态计量学基础上，近年来显微 CT（microCT/μCT）的发展提供了骨组织三维形态学的直接定量方法，对于非侵入性地评价骨组织生物力学性质以及研究骨代谢性疾病的发病机制、病理生理学机制和新药的作用提供了重要定量技术方法和手段，因现有技术并不能提供细胞信息，不能取代常规二维形态计量技术。

### （二）二维骨形态计量学的基本方法

1. 骨组织的荧光标记、固定与包埋

（1）荧光标记：成骨细胞在骨生长（骨建造）、骨转换（骨重建）的骨代谢过程中，参与了骨基质的形成和骨矿化过程，通过骨组织的荧光标记可以观察此动态过程。骨矿化过程是骨基质钙沉积过程,因此,任何能与钙络合的具有荧光的物质可作为标记物。

在动物实验中,常用的标记物质有四环素、钙黄绿素、茜素红等物质,分别在发出金黄色、绿色和红色荧光。双次标记时可任选两种,一般在动物实验结束前第14、13天皮下注射盐酸四环素(25mg/kg),作为第一次荧光标记,实验结束前第4、3天皮下注射calcein(10mg/kg)作为第二次荧光标记,两次荧光标记间隔时间一般为10天,即可在骨表面形成黄色和绿色双荧光标志,在荧光显微镜下,沉积在骨表面的四环素荧光呈黄色,沉积在骨表面的Calcein荧光显绿色。这样,可根据荧光标记周长百分率或两次以上荧光标记之间距离,判断实验动物在这段时间骨形成的情况和骨形成的速率。常规双次标记时法为我们定量正常骨代谢速率,但如涉及骨折愈合研究时,新成骨并不遵循'对位成骨'(appositional bone formation),可用兴趣区内不同标记新骨面积来计算无规律的成骨速率。

在临床研究中,四环素类药物是唯一适用的荧光标记药物,最常用的为盐酸四环素(250mg,3次/天或4次/天),药物会沉积在持续矿化的部位。标记的明亮度由药物的血浆浓度决定,而浓度由剂量决定。双标记过程包括连续服药几天,休息更长一段时间后第二次服药,在最后一次服药后5~14天活检,能产生良好的标记结果。这种方法缩写为3-14-3:5,包括3天服药,停14天,再服药3天,5天后活检。二次服药时间中点之间的间隔称为标记时间,这个数值被用来计算矿物沉积率。

(2)取材与活检:在临床研究中,髂骨是最常用的活检部位。当然,髂骨活检也有缺点:仅能在髂嵴处取、标本的形态差异大、皮质骨有限、实验过程较烦琐、患者有一定痛苦。使用内径≥7.5mm的环锯能获得合适的标本。髂骨活检为门诊小手术。患者以仰卧位躺在手术台上。活检部位大约在髂前上棘后下2.5cm。局部麻醉后做2cm长皮肤切口并钝性分离至骨膜。插入环锯取出一小块骨,包括双侧的骨皮质和其中的松质骨小梁。缺损处用2小条明胶海绵压迫止血,关闭切口,压迫包扎。同一患者做第二次活检时,应在对侧同一解剖部位采取,最多只能取2次,每边各一次。

(3)标本处理

1)固定:标本取下后立刻放在盛有70%酒精的带盖瓶内。70%酒精不仅能提供充足的固定,也有助于室温下长期保存。用酒精装满放标本的容器(去除空气)是为了在处理时保护好标本。进行抗酒石酸酸性磷酸酶染色的标本,在低温下进行固定,可以在固定液中溶解染色剂使标本块着色。不推荐用磷酸盐缓冲的甲醛溶液固定,因为它能溶解骨矿物质,使四环素标记欠佳。这对于区分组织切片时的人为裂纹非常重要。

2)脱水、去脂、包埋:为了进行高质量的包埋,避免产生组织伪相,脱水和去脂时需缓慢、仔细、完全。在梯度酒精脱水后浸丙酮中,甲基丙烯酸酯内包埋。

3)切片和染色:修整组织块后用装有炭化钨钢刀的切片机切片,每隔200μm分别进行5~7μm的切片和15~20μm的切片,保证所做的切片反映组织块不同层次的结构。5~7μm的切片可进行Goldner染色或甲苯胺蓝染色,15~20μm的切片不染色,分别在荧光和偏光显微镜下观察四环素标记表面和胶原结构(判断是板层骨还是编织骨)。用甲苯胺蓝染色测定壁厚,用Goldner染色切片测量其他参数。

2. 测量方法和基本测量参数 形态计量是一种基于体视学原理、从二维切片上推导三维结构的一种方法。早期利用网格法进行人工测量,现在已有专门的软件可以用来进行计算机的辅助测量和分析,如OsteoMeasure™ Cutting Edge(OsteoMetrics Inc,USA)和Bioquant-Osteo(BIOQUANT,USA)等。首先测量有关面积、长度、距离、数目的一些基本数据,再依据骨形态计量参数的定义进行计算,主要有反映骨量、骨结构与骨代谢的一些参数。

(1)静态参数:是指采用图像数字化分析仪,在光学显微镜下对不脱钙骨组织切片进行测量,通过专门的计算机软件计算所获得的能够反映骨数量与骨质量的骨静态指标。在光学显微镜下能够直接测量的松质骨的静态参数见表9-2-3,皮质骨的静态参数见表9-2-5。

表 9-2-3 松质骨组织形态计量学测量参数表

| 中文名称 | 英文名称 | 英文缩写 | 单位 | 测量方法 |
|---|---|---|---|---|
| 1. 静态参数 | | | | |
| 骨组织面积 | tissue area | T. Ar | mm$^2$ | 以两划线、两皮质骨内膜为边界内的总面积 |
| 骨小梁面积 | trabecular area | Tb. Ar | mm$^2$ | 测量区域内所有骨小梁的总面积 |
| 骨小梁周长 | trabecula perimeter | Tb. Pm | mm | 测量区域内所有骨小梁的总周长 |
| 破骨细胞数量 | osteoclast number | N. Oc | | 所有骨小梁表面的破骨细胞总数 |
| 破骨细胞周长 | osteoclast perimeter | Oc. Pm | mm | 所有骨小梁表面破骨细胞的覆盖长度总和 |
| 成骨细胞周长 | osteoblast perimeter | Ob. Pm | Mm | 所有骨小梁表面成骨细胞的覆盖长度总和 |
| 2. 动态参数 | | | | |
| 单荧光周长 | singlelabel perimeter | sL. Pm | mm | 所有骨小梁表面的单色荧光的总长度 |
| 双荧光周长 | doublelabel perimeter | dL. Pm | mm | 所有骨小梁表面的双色荧光的总长度 |
| 双荧光间距 | interlable width | IrL. Wi | μm | 所有双色荧光之间的平均距离 |
| 生长板荧光间距 | growth plate irl. wi | G-IL. Wi | μm | 生长板双色荧光之间的平均距离 |
| 骨吸收周长 | eroded perimeter | Er. Pm | mm | 骨小梁表面吸收陷窝覆盖长度总和 |
| 类骨质周长 | osteoid perimeter | O. Pm | mm | 骨小梁表面未矿化骨质覆盖长度总和 |
| 类骨质宽度 | osteoid width | O. Wi | μm | 骨小梁表面未矿化的骨质宽度 |
| 骨小袋宽度 | trabecular wall width | W. Wi | μm | 以黏合线为界骨小梁表面骨小袋的宽度 |

（2）动态参数：在荧光显微镜下对不脱钙骨组织切片进行测量，通过专门的计算机软件计算所获得的能够反应骨形成和骨吸收的骨动态指标。在荧光显微镜下能够直接测量的松质骨的动态参数见表 9-2-4，皮质骨的动态参数见表 9-2-5。但这些参数还不能直接用于分析骨量、骨结构、骨形成和骨吸收等，要通过国际通用的公式对其直接测得的数据进行计算，才能获得可用于分析各种反映骨量、骨结构、骨形成和骨吸收的参数。骨形态计量学各参数的中英文名称、符号（简写）、单位及计算公式等如表 9-2-5 和表 9-2-6 所示。关于国际通用标准骨组织形态计量学术语的命名，已在第 9 届美国骨矿研究学会（ASBMR）大会讨论与通过。

表 9-2-4 松质骨组织形态计量学计算参数

| 中文名称 | 符号 | 单位 | 公式 |
|---|---|---|---|
| 1. 静态参数 | | | |
| 骨小梁面积百分数 | % Tb. Ar | % | Tb. Ar/T. Ar×100 |
| 骨小梁宽度 | Tb. Wi | μm | (2000/1. 199)×(Tb. Ar/Tb. Pm) |
| 骨小梁数量 | Tb. N | /mm | (1. 199/2)×(Tb. Pm/T. Ar) |
| 骨小梁分离度 | Tb. Sp | μm | (2000/1. 199)×(T. Ar−Tb. Ar)/Tb. Pm |
| 单位骨小梁周长破骨细胞数 | OC. N | #/mm | OC. N/Tb. Pm |
| 破骨细胞周长百分率 | % OC. Pm | % | OC. Pm/Tb. Pm×100 |
| 成骨细胞周长百分率 | % Ob. Pm | % | Ob. Pm/Tb. Pm×100 |
| 2. 动态参数 | | | |

续表

| 中文名称 | 符号 | 单位 | 公　式 |
|---|---|---|---|
| 荧光标记周长百分数 | % L. Pm | % | (dL. Pm+sL. Pm/2)/Tb. pm×100 |
| 类骨质周长百分率 | % O. Pm | % | O. Pm/Tb. Pm×100 |
| 骨吸收周长百分率 | % Er. Pm | % | Er. Pm/Tb. Pm×100 |
| 矿化沉积率 | MAR | $\mu$m/d | IrL. Wi/interval |
| 静止骨表面周长 | Q. Pm | mm | Tb. Pm−O. Pm−Er. Pm |
| 骨再建周长 | Rm. Pm | mm | Er. Pm+O. Pm |
| 骨再建周长百分数 | % Rm. Pm | % | (Er. Pm+O. Pm)/Tb. Pm×100 |
| 骨形成率(骨表面新骨形成率) | BFR/BS | $\mu$m/d×100 | (dL. Pm+sL. Pm/2)×MAR/Tb. Pm×100 |
| 骨形成率(骨转换率) | BFR/BV | %/year | (dL. Pm+sL. Pm/2)×MAR/1000/Tb. Ar×365×100 |
| 骨形成率(新骨年形成率) | BFR/TV | %/year | (dL. Pm+sL. Pm/2)×MAR/1000/T. Ar×365×100 |
| 纵向生长率 | LGR | $\mu$m/d | G-IrL. Wi/interval |
| 骨矿化延迟时间 | MLT | Day | O. Wi/MAR |
| 骨形成时间 | FP | Day | W. Wi/MAR |
| 骨吸收时间 | RP | Day | FP×Er. Pm/O. Pm |
| 静止时间 | QP | Day | FP×Q. Pm/O. Pm |
| 骨再建期 | Rm. P | Day | FP+RP |
| 激活频率 | Act. F | Cycle/year | 1/(Rm. P+QP)×365 |

表 9-2-5　皮质骨组织形态计量学测量参数表

| 中文名称 | 英文名称 | 符号 | 单位 | 测量方法 |
|---|---|---|---|---|
| 1. 静态参数 | | | | |
| 骨组织总面积 | total tissue area | T. Ar | mm$^2$ | 外皮质骨界横切面积 |
| 骨髓总面积 | marrow area | Ma. Ar | mm$^2$ | 内皮质骨界横切面积 |
| 骨外膜面周长 | periosteal perimeter | P-Pm | mm | 外皮质骨总周长 |
| 骨内膜面周长 | endocortical perimeter | E-Pm | mm | 内皮质骨总周长 |
| 2. 动态参数 | | | | |
| 骨外膜面单荧光标记周长 | single labeled perimeter | P-sL. Pm | mm | 骨外膜面单荧光标记总长度 |
| 骨外膜面双荧光标记周长 | double labeled perimeter | P-dL. Pm | mm | 骨内膜面双荧光标记总长度 |
| 骨外膜面双荧光标记间距 | interlabeled width | P-Ir. L. Wi | $\mu$m | 骨外膜面双荧光标记平均距离 |
| 骨内膜面单荧光标记周长 | single labeled perimeter | E-sL. Pm | mm | 骨内膜面单荧光标记总长度 |
| 骨内膜面双荧光标记周长 | double labeled perimeter | E-dL. Pm | mm | 骨内膜面双荧光标记总长度 |
| 骨内膜面双荧光标记间距 | interlabeled width | E-Ir. L. Wi | $\mu$m | 骨内膜面双荧光标记平均距离 |
| 骨内膜面骨吸收周长 | eroded perimeter | Er. Pm | mm | 内膜面吸收陷窝覆盖长度总和 |

表 9-2-6　皮质骨组织形态计量学计算参数

| 中文名称 | 符号 | 单位 | 公式 |
|---|---|---|---|
| 1. 静态参数 | | | |
| 皮质骨面积 | Ct. Ar | mm² | T. Ar-Ma. Ar |
| 皮质骨面积百分率 | % Ct. Ar | % | Ct. Ar/T. Ar×100 |
| 骨髓腔面积百分数 | % Ma. Ar | % | Ma. Ar/T. Ar×100 |
| 2. 动态参数 | | | |
| 骨外膜荧光标记周长百分数 | % P-L. Pm | % | (P-dL. Pm+P-sL. Pm/2)/P. Pm×100 |
| 骨外膜骨矿化沉积率 | P-MAR | μm/d | P-Ir. L. Wi/Interval |
| 骨外膜骨形成率 | P-BFR/BS | μm/d×100 | P-L. Pm×P-MAR/P. Pm×100 |
| 骨内膜荧光标记周长百分数 | % E-L. Pm | % | (E-dL. Pm+E-sL. Pm/2)/E. Pm×100 |
| 骨内膜骨矿化沉积率 | E-MAR | μm/d | E-Ir. L. Wi/Interval |
| 骨内膜骨形成率 | E-BFR/BS | μm/d×100 | E-L. Pm×E-MAR/E. Pm×100 |
| 骨内膜骨吸收周长百分数 | E-% Er. Pm | % | Er. Pm/E-Pm×100 |

3. 形态计量学部分参数的意义

（1）静态参数：描述骨量的多少和骨小梁的形态结构。其中骨小梁面积百分数(% Tb. Ar)反映骨量；骨小梁宽度(Tb. Wi)、骨小梁数量(Tb. N)和骨小梁分离度(Tb. Sp)反映骨小梁形态结构。

骨小梁面积百分数(% Tb. Ar)：指骨小梁面积占骨组织面积（包括骨髓）的百分率，反映骨量的多少。（三维结构以 BV/TV 表示）。从数学公式上推算，它等于骨小梁宽度与数量的乘积的 1/10，也就是说，骨量多少由宽度和数量两者共同决定。该指标是评价药物对骨量影响的最重要的客观指标，抗骨质疏松药物一般都能够增加骨小梁面积的百分数。

骨小梁宽度(Tb. Th)：用于描述骨小梁形态结构，解释骨量变化。其变化可影响骨量，在数量一定的条件下，宽度越宽，骨量越多。

骨小梁数量(Tb. N)：用于描述骨小梁结构形态，解释骨量变化。其变化可影响骨量，在宽度一定的条件下，数量越多，骨量越多。

骨小梁分离度(Tb. Sp)：指骨小梁之间的平均距离，用来描述骨小梁结构形态。分离度越大，骨小梁之间距离就越大，骨就越疏松。

破骨细胞数量(Oc. N)：单位骨小梁周长上的破骨细胞数，反映骨表面破骨细胞出现的数目。

破骨细胞周长百分率(% OC. Pm)：破骨细胞覆盖在骨小梁上周长占骨小梁表面总周长的百分比，既反映破骨细胞数目的多少，还反映破骨细胞大小及其骨吸收的活跃程度。

成骨细胞周长百分率(% Ob. Pm)：成熟排列的成骨细胞覆盖在骨小梁上总周长占骨小梁表面总周长的百分比，反映成骨细胞的活跃程度。

皮质骨组织总面积(Ct. Ar)：反映皮质骨骨量的多少，是中段骨组织横截面与骨髓腔面积之差。

皮质骨面积百分数(% Ct. Ar)：反映皮质骨在中段骨横截面总骨组织面积中所占比例。

骨髓腔面积百分数(% Ma. Ar)：反映骨髓腔在中段骨横截面总骨组织面积中所占比例。

（2）动态参数：了解骨表面矿化的量和速率，骨建造、骨再建和骨转换的变化，并解释静态参数变化的原因。

荧光周长百分率(% L. Pm)：反映矿化表面周长占骨表面总周长的百分比。

双荧光周长百分率(% dL. Pm)反映成骨细胞骨形成在骨表面的数量和功能。

矿化沉积率(MAR)：指每天矿化的宽度，反映骨矿化速度，代表成骨细胞活性。

骨形成率(BFR/BS)：以骨表面为参照，% L. Pm 与 MAR 的乘积，代表骨表面形成的活跃程度。

骨形成率（BFR/BV）：以骨量为参照，每年新形成的骨小梁面积占骨小梁总面积的百分比，代表骨形成和骨转换的活跃程度。此参数越高，表示骨转换也越高。

骨形成率（BFR/TV）：以骨组织为参照，每年新形成的骨小梁面积占骨组织面积的百分比，代表每年骨小梁表面新形成骨的总量。此参数与 BFR/BS、BFR/BV 不同，它受两个因素影响，一是骨量的多少，骨量越多就提供越多的新骨形成所需的骨小梁表面；二是骨形成活跃程度，骨形成越活跃，在单位长度上形成的新骨就越多。所以有时虽然骨形成很活跃，但由于骨量太少，此参数也会下降。从公式推理可得出，BFR/TV 等于 %Tb. Ar 与 BFR/BV 乘积的 1/100。

骨吸收周长百分率（%Er. Pm）：骨表面没有类骨质和荧光部分的吸收陷窝的周长，反映破骨细胞的活性骨吸收功能。

皮质骨内膜面吸收周长百分率（%Er. Pm）：皮质内骨膜面 Howship 陷窝的周长，反映内骨膜面破骨细胞的骨吸收功能。

纵向生长率（LGR）：生长板双荧光之间距离，反映骨骼纵向生长的速率。抑制骨形成和抑制骨骼生长（骨建造）的药物可降低骨的纵向生长率。

类骨质周长百分率（%O. Pm）：反映成骨细胞分泌类骨质的功能状态。

骨矿化延迟时间（mineral lag time，MLT）：反映类骨质形成与矿化这两处过程在时间上的间隔，不同于类骨质的成熟时间。一般来说，骨基质的合成与矿化的速度是不变的，矿化延迟时间延长主要反映成骨细胞矿化功能状态的减退。

激活频率（activative frequency，Act. F）：激活频率是了解转换的一个重要因素。骨转换包括：①新的骨再建周期数目；②骨转换的量，即 1/（Rm. P+Q. P）×365（单位 cycle/year），骨再建期和静止期的倒数，骨再建期和静止期越长，骨转换越低，骨再建期和静止期越短，骨转换越高。

以上是较为常用的骨组织二维结构计量参数。从这些参数可求得骨量、骨结构，以及骨转换的变化。在描述二维结构计量参数时，参数的单位和代号是采用"面积（area，Ar.）"而不是"体积（volume，BV）"，"小梁宽度（width，Wi）"不是"厚度

（Thickness，Th）"，在描述表面周长的单位时，可用"perimeter，Pm."，也可用"bone surface，BS"。

**（三）骨组织二维形态计量学的应用和局限性**

1. 骨组织二维形态计量学的应用　骨组织二维形态计量学的突出优点在于可以获得骨组织动力学参数及其执行骨代谢功能的细胞学信息，可以帮助了解骨重建（bone remodeling）和骨建造（bone modeling）组织学动态信息，解析骨量和骨结构变化的机制。此外，骨组织二维形态计量学参数的变化，往往较在骨质量和功能变化（如骨力学指标）之前出现，说明组织形态学的变化导致了器官功能变化的机制，这些参数在阐明骨功能的预后方面也提供参考意义。美国 FDA 要求对全新结构药物的抗骨质疏松药物药效学，必须提供骨组织形态计量学参数资料，因此，骨组织形态计量学在骨质疏松防治药物药效试验中的应用是首要的和必要的，也是新药临床前药效评价的金标准之一。

2. 骨组织二维形态计量学的局限性　但是，传统的骨组织二维形态计量学的不足之处包括：

（1）选择测量的骨组织切片受到取材部位的严格限制，如果选择的取材部位不一致，就会造成试验误差，因此进行骨切片的工作人员需要进行严格技术培训；

（2）要获得整体的、直观准确的三维结构信息必须进行连续切片，工作量很大，二维形态信息还不能更好地反映骨量和骨结构的变化；

（3）要获得骨切片对试验动物是一种损伤性的、终端性的方法，不能动态地观察同一动物在实验不同阶段骨组织的变化情况。随着现代三维图像技术的应用，骨组织三维形态计量学的发展是对传统的二维形态计量学的一个有力的补充。

**（四）骨小梁显微结构（三维）定量测定-microCT 测量**

1. microCT 测量原理　骨组织形态计量学主要提供对骨小梁结构的两维观察结果，但骨小梁的三维结构形态难以被反映，也不能反映骨小梁的异向性、立体连接和穿孔等问题。组织计量方法本身涉及对复杂的标本处理过程，工作繁重和耗时。破坏的标本也不能再用于其他分析。借助三维成像技术如 microCT 能使之成为现实。microCT 利用微焦 X 线球管和锥形光束建立的一种检查方法，从三维

定量分析骨小梁。除提供关于骨体积的一些数据外，还能清晰显示骨小梁的棒样和板样结构以及各种各样大小的板穿孔，能更好地反映骨强度的变化。但 microCT 尚不能提供骨形成、沉积和吸收的动态参数，主要用于离体标本的测量，标本直径可从几毫米到最大 18mm，长度可达 55mm，最小可处理到 5～10μm。载体的分析目前限于小动物，且其分辨率也受到一定影响。

不同的研究目的使其采取的研究方法有所不同，这些指导原则的目的是确保 microCT 得出的骨形态计量学和骨密度测量的数据具有一致性和准确率。microCT 利用多角度的 X 线衰减数据以重建分析样本的 3D 空间，用于描述材料密度的空间分布情况。目前，microCT 可以获得几个微米的各向同性的体素大小，足够用于分析小鼠的 20～50μm 的松质骨结构。使用 microCT 评估骨骼样本的骨量和形态学特征具有下述优点：①松质骨形态的直接 3D 测量，包括松质骨厚度和间距；②与传统的 2D 组织学分析比较，microCT 具有更大的兴趣区范围；③与传统的非脱钙组织切片形态计量分析比较，microCT 分析过程更加快速；④分析过程为非破坏性的，分析后的标本可用于其他的研究如组织学或生物力学分析；⑤可以提供骨组织矿化程度的分析，结合高分辨率的骨形态计量学分析数据，可以建立微有限元分析模型，进而完成生物力学分析。

2. 样品扫描时的注意事项

（1）样本保存的介质：目前常用的扫描介质包括盐水、乙醇、中性甲醛溶液，或者空气。在空气中扫描可以获得最佳的样品对比度。然而扫描介质本身对 X 线衰减有影响，因此建议：①当定量分析组织矿化密度时，建议在液体介质中进行扫描如水、盐水、ETOH 等；②在同一个实验中必须使用相同的扫描介质。

（2）X 线能量：通常情况下，microCT 的工作范围是 2～-100kVp，X 线光子穿过样品后的衰减可以由样品的吸收或散射获得。低能量 X 线的相互作用（<50keV）其光电效应占主要方式，并依赖于样品的原子数量，是区别骨和骨髓的最好方法。高能量 X 线（>90keV）开普敦效应占主要作用，其衰减和样品的密度呈正比。中间能量范围的 X 线（50～90keV），既有光电效应又有开普敦效应。

（3）射线强度：体像素的信息内容依赖于信噪比，和入射光子的数量以及电荷耦合装置 CCD 的敏感性相关。球管的电流单位是微安培（μA）。每次扫描时光子的总数量和球管电流 μA 以及每次入射时间 ms、重复次数相关。每次投射的结合时间和帧数直接影响扫描的时间。而信噪比可以通过增加结合时间和帧数而改善，这就需要权衡较长的扫描时间伴随着较高的射线暴露。放射剂量和球管电流、X 线暴露时间呈正比，因此，需要报告两者的乘积 mAs。

（4）体模校正：校正模体用于将 microCT 值和矿物质数值联系起来，通常单位是钙羟基磷灰石的 mg/mm³。组织密度或者表观密度的测量应该报告为 HA 的 mg/mm³，不同的 microCT 系统其 CT 值不同，应该经常按照厂家推荐的方法进行仪器的校正。

（5）体素大小和图像分辨率：体素是断层重建后扫描体积的离散单元。体素是一个 3D 体积，代表切片的二维切片和切片厚度。通常 microCT 图像的体素在三维空间上各向同性的。理想情况下，对于所有的扫描应当使用最小的体素单位，但是高分辨率扫描需要较长的图像获取时间，因此应当权衡体素大小和扫描时间。对于厚度为 100～200μm，例如人类的皮质骨和松质骨以及大动物模型，体素大小对于结构分析的影响较小。然而当分析小鼠或大鼠松质骨 20～60μm，体素大小对于结果有显著的影响。

（6）兴趣区：当开始进行样品扫描获取资料时，应确保足够量的样品进行扫描以便能够进行可信赖的、可重复的形态学和组织骨密度分析。兴趣区应该从扫描起始部位或者感兴趣的部位定义，并说明其大小范围。扫描起始点应该从可重复的解剖标记处的绝对或者相对距离计算。扫描区域的大小应该从扫描起始点的距离开始计算。距离报告的单位是 mm 或者 μm，根据体素的大小可以计算切片的数量。

进行松质骨扫描时需要一个适宜的兴趣区，应该考虑兴趣区到长骨骨干的距离。兴趣区太靠近骺端容易导致测得的平均骨量减少。为了准确的描述松质骨结构，兴趣区应当至少包含 3～5 个骨小梁长度，在骨干部位，3D 皮质骨厚度测量的兴趣区要大于皮质骨厚度。总之，样品的大小要完全包括兴趣区,只有这样的标本才能准确的反映实际情况。关于兴趣区的另一个重要问题是当比较不同大小的骨骼标本时,兴趣区应当定义为长骨长度的百分比或者是与容易辨认的解剖标记的相对位置,而不应该是与其的绝对距离。

3. 图像分析和形态计量分析

(1)松质骨的形态计量分析:定量描述骨组织结构的标准方法是计算形态计量学参数,也称为定量组织形态分析。microCT 之前的松质骨和皮质骨的显微结构特征通常使用骨活检进行 2D 分析,例如 BV/TV,BS/TV 可以直接通过 2D 图像分析获得,而其他一些重要的参数例如松质骨厚度 Tb. Th、松质骨间距 Tb. Sp 和松质骨数目 Tb. N,可以通过假设柱状或盘状的固定结构模型间接测量。然而骨骼的实际情况是柱状和盘状模型的结合,其确切的空间结构因为骨骼部位、疾病状态、治疗方法、年龄差别而不同。既然松质骨结构与假设的柱状或盘状模型有所差别,因此,推荐使用 microCT 为基础的 3D 模型方法计算松质骨的显微结构(表 9-2-7)。

表 9-2-7　microCT 主要参数

| 参数 | 单位 | 意　　义 |
| --- | --- | --- |
| TV | mm³ | 定义的兴趣区内包括骨髓腔和骨小梁的体积 |
| BV | mm³ | 定义的兴趣区内的骨小梁的体积 |
| BV/TV | 1 | 定义的兴趣区内的骨小梁相对体积 |
| Conn. D | 1/mm³ | 骨小梁连接密度 |
| SMI | 1 | 骨小梁结构模式指数:<br>SMI＝0:代表典型的板层结构<br>SMI＝3:代表典型的柱状结构<br>SMI＝4:代表典型的圆球状结构<br>SMI＜0:代表骨小梁内有气泡,存在凹陷结构 |
| Tb. N | 1/mm | 骨小梁数量 |
| Tb. Th | mm | 骨小梁厚度 |
| Tb. Sp | mm | 骨小梁间隙 |
| DA | 1 | 骨小梁各向异性程度 |

松质骨形态分析最基本的参数包括骨量 BV,兴趣区总骨量 TV,可以通过体素计算的方法或者

VOMAC 的方法获得,后者尤其使用于小型或者结构复杂标本的准确测量。骨体积分数是 BV 和 TV 的比值。骨表面面积 BS 通过骨骼表面的三角获得,进而可以计算骨表面密度 BS/TV 和特殊骨表面 BS/BV。

如前所述,平均松质骨厚度 Tb. Th,平均松质骨间距 Tb. Sp 和平均松质骨数目 Tb. N 应该基于 3D 方式测量。研究表明材料的各向同性程度和骨体积分数 BV/TV,能够说明材料 3D 结构的生物力学性质。因此,开发出了一些评估松质骨各向异性的试验方法,包括平均截距长度、VO、SVD 和 SLD。

(2)皮质骨的形态计量分析:通常使用面积测量,常用参数包括总横截面积(Tt. Ar,mm²)、髓腔面积(Ma. Ar,mm²)、皮质骨面积(Ct. Ar,mm²)。使用横截面上平均几何学测量,而不是体积测量,可以使不同研究中不同大小兴趣区的测量结果相互比较。为了进行平均横截面的测量,兴趣区被分成不同数量的切片和体素大小。皮质骨的其他关键参数包括外骨膜和内骨膜参数(Ps. Pm 和 Ec. Pm)。

(3)骨密度和组织骨密度:组织骨密度与骨密度的区别在于,组织骨密度通过骨组织的平均衰减值计算,而不包括非骨组织体素的衰减值。microCT 测得的线性衰减系数,可以转换为物理密度(相对于 HA 的 mg/cm³),大多数的 microCT 系统采用多色谱光源,会存在一些干扰影响组织骨密度的测量,例如球管硬化、部分容积效应和光子散射等。因此,研究者应该清楚哪些因素可能会影响实验中组织骨密度的测量,并作出合理的解释。因此,同一研究中的结果比较与不同实验间的结果比较是更加可信的。

4. 结果报告

(1)形态计量学数据的报告:在长骨,推荐进行股骨的形态计量分析,因为目前文献中大量使用的长骨形态计量数据多数来源于股骨,易于进行文献比较。另外,小鼠股骨形态测量数据的准确性和可重复性已经得到确认。另外,松质骨和皮质骨的形态计量数据分别可以从远端干骺端和骨干进行测量,同样胫骨近端干骺端也适合进行松质骨分析,其骨干用于皮质骨分析。

另一个推荐使用的是椎体的形态计量分析,过去常常用于进行松质骨的形态计量分析,目前也可

用于进行皮质骨的形态计量分析。椎体通常选用腰椎而不是胸椎和尾椎，因为腰椎的形状较大，有更多的骨组织用于分析。

用于松质骨形态计量报告的参数至少应该包括：BV/TV、Tb. Th、Tb. Sp 和 Tb. N。结合试验的具体要求还可进行 SMI、Conn. D、DA。皮质骨形态测量报告的参数至少应该包括 Tt. Ar、Ct. Ar、Ct. Th 和 Ct. Ar/Tt. Ar。根据实验的具体情况也可选用皮质骨孔隙率、组织骨密度等参数（表9-2-7）。

（2）图像结果：选择的图像应该能够代表实验组的平均数值，通常选用 3D 重建图像。当然也可根据实验的目的不同选择 2D 的原始灰度图像。

（五）骨组织形态计量学的生理及临床意义

1. 骨量的测量　各种非侵入性的骨量测定（如双能 X 线、定量 CT、超声）作为骨质疏松诊断的最基本工具，在科研和临床上业已广泛应用。但骨量测定的结果易受到骨质增生、肥胖等异常因素的影响，有时难以反映骨量的真正变化，需进行一定的校正。另外，目前这些方法还难以区分松质骨量和皮质骨量，而不同类型的骨质疏松对皮质骨和松质骨有不同影响，如雌激素缺乏引起的骨质疏松主要影响松质骨，而低负荷导致的骨质疏松在松质骨特别明显。骨形态计量学检查中的骨量参数，包括松质骨量、皮质骨厚度、小梁骨厚度，就真实准确地反映了松质骨量、皮质骨量的不同变化，特别适用于药物疗效评价的动物实验研究。

2. 骨结构变化的评价　骨质疏松症的主要危害是骨折，骨力学性能下降是其直接原因。单纯的骨量测定并不能准确反映其力学强度的变化，尤其是对松质骨，必须结合对骨小梁显微构筑方式的认识，预测骨折发生的危险性。如松质骨小梁的连结方式（由节点数、游离末端数反映），就对骨的材料力学性能有较大影响。

3. 骨质疏松症的鉴别诊断　髂骨活检对确定患者骨病的性质非常有用。如骨软化症的组织学诊断基于矿化延迟时间和类骨质宽度的增加。骨软化症有三种表现形式：轻微型伴有继发性甲状旁腺功能亢进的表现，类骨质积聚的同时伴有较活跃的破骨细胞的吸收；中间型在上述基础上同时有骨髓纤维化的表现增加；严重型（晚期）骨转换不活跃，有扁平的成骨细胞覆盖在较厚的类骨质带上。甲状腺功能亢进表现为骨转换的增加和骨重建的负平衡，使得松质骨量出现不可逆的丢失。小梁的变薄和骨转换的增加导致骨小梁的穿孔；孔隙率和内膜面骨吸收增加导致皮质骨变薄。与甲状腺功能亢进的表现相反，甲状腺功能减退的特征是明显的骨转换的下降。虽然单个骨重建单位为正平衡，但由于低转换，骨量只有轻微的增加。矿化延迟时间也增加，主要是骨形成时间增加所致，而不是由于矿化的缺陷。在皮质骨，侵蚀深度和壁厚均增加。皮质激素诱导的骨质减少表现为松质骨壁厚度的明显减少、骨形成受抑制、骨转换降低。

附表　microCT 三维形态计量参数和常用专业名词解释

| 编号 | 名词 | 解　释 |
|---|---|---|
| 1 | BMC | 骨矿含量或骨矿物质含量（bone mineral content，BMC），单位是 g |
| 2 | BMD | 骨密度或骨矿物质密度（bone mineral density，BMD），2D BMD 的单位是 g/cm²，3D BMD 的单位是 mg/cc 或 mg/cm³ |
| 3 | BS | 骨表面积（bone surface，BS），单位是 mm² |
| 4 | BS/BV | 骨表面积和骨体积的比值，单位是 1/mm |
| 5 | BS/TV | 骨表面积和组织体积的比值，单位是 1/mm |
| 6 | BV | 骨体积（Bone Volume），单位是 mm³ |
| 7 | BV/TV | 相对骨体积或骨体积分数，单位是% |
| 8 | Conn. D. | 连接密度（connectivity density，Conn. D.），单位是 1/mm³ |
| 9 | Ct. Ar | 皮质骨面积（cortical bone area，Ct. Ar），单位是 mm² |

| 编号 | 名词 | 解　释 |
|---|---|---|
| 10 | Ct. Th | 皮质骨厚度(cortical bone thickness, Ct. Th),单位是 $\mu$m |
| 11 | Ct. Wi | 皮质骨宽度(cortical bone width, ct. wi),单位是 $\mu$m |
| 12 | DA | 各向异性的程度(degree of anisotropy, DA),是 ROI 平均截距长度椭圆中长径和短径的比值。在骨质疏松初期,承重骨小梁的 DA 通常增加,随骨质疏松加剧,DA 会减小 |
| 13 | HA | 羟基磷灰石(hydroxyapatite, HA),是组成骨骼的主要物质。目前,通常在体模内置入已知密度的 HA,用于校准 CT 值 |
| 14 | HU | HU(hounsfield units)是 CT 值的单位,以 CT 的发明人 Godfrey Newbold Hounsfield 的名字命名,念作"胡" |
| 15 | MAR | 骨矿化沉积率(mineral apposition rate。MAR),单位是 $\mu$m/天 |
| 16 | ROI | 感兴趣区(region of interest, ROI)是使用软件工具在图像中定义得到的封闭区域,该区域通常具有相似的特性。3D 图像中定义的 ROI 也称为 VOI(volume of interest) |
| 17 | SMI | 结构模型指数(structure model index, SMI),定义骨小梁板状(plate-like)和杆状(rod-like)的程度,板状骨小梁和杆状骨小梁的 SMI 数值分别为 0 和 3。发生骨质疏松时,骨小梁从板状向杆状转变,SMI 数值增加 |
| 18 | Tb. N | 骨小梁数量(trabecular number, Tb. N),是指给定长度内骨组织与非骨组织的交点数量,单位是 1/mm。发生骨质疏松时,Tb. N 的值减小 |
| 19 | Tb. Sp | 骨小梁分离度(trabecular separation/spacing, Tb. Sp),是指骨小梁之间的髓腔平均宽度,单位是 $\mu$m。Tb. Sp 增加,提示骨吸收增加,可能发生骨质疏松。在多孔材料中,Tb. Sp 即可理解为孔隙率 |
| 20 | Tb. Th | 骨小梁厚度(trabecular thickness, Tb. Th),是指骨小梁的平局厚度,单位是 $\mu$m。发生骨质疏松时,Tb. Th 值可能减小。在多孔材料中,Tb. Th 即可理解为孔壁厚度 |
| 21 | VOI | 见 ROI |
| 22 | 分辨率 | 分辨率包括空间分辨率(spatial resolution)、密度分辨率(density resolution)和时间分辨率(temporal resolution)。空间分辨率是 CT 机在高对比度情况下分辨相邻 2 个最小物体的能力,有每厘米包含线对数(LP/cm)和毫米线径(mm)两种表示方法。空间分辨率应该在 10% MTF 的前提下进行比较,目前高档 CT 的分辨率在 15LP/cm(10% MTF)左右。密度分辨率是 CT 机在低对比度情况下分辨相邻 2 个最小物体的能力,表示方法是某一物体尺寸时密度的百分比浓度差,例如一个 3mm 的物体,密度分辨率是 3%,通常 CT 密度分辨率范围是 0.25% ~ 0.5%/1.5 ~ 3mm。时间分辨率是 CT 机在单位时间内采集图像的帧数,表示动态扫描能力。在一般情况下,分辨率就是指空间分辨率 |
| 23 | 辐射剂量 | CT 等成像设备使用过程中,操作人员和受检动物都需要注意射线防护。目前,通行的辐射剂量度量方法有以下几种: <br>● 照射量(exposure),指直接度量 X 射线对空气电离能力的量,表示辐射场强度,从电荷量的角度来反映射线强度。单位是库仑·千克$^{-1}$(C·kg$^{-1}$)或伦琴(R); <br>● 吸收剂量(absorbed dose),指每单位质量的被照射物质所吸收任何电离辐射的评价能量,从能量角度反映照射量。单位是戈瑞(Gy)或拉德(rad); <br>● 剂量当量(dose equivalent),即使在吸收剂量相同的情况下,不同辐射类型所产生的生物效应的严重性各不相同,为了便于比较,引入剂量当量这一概念。它是采用适当的修正因子对吸收剂量进行加权,使修正后的吸收剂量更能反映辐射对肌体的危害程度。单位是希沃特(Sv)或雷姆(rem)。<br>因此,剂量当量(Sv)比吸收剂量(Gy)或照射量(C·kg$^{-1}$)更能反映 CT 机的 X 射线对人体的危害程度。通常情况下,自然环境辐射 1 ~ 10mSv/年,全身 CT 扫描约 10mSv/次,乘坐一次越洋飞机接受的辐射 <5 $\mu$Sv |

续表

| 编号 | 名词 | 解释 |
|---|---|---|
| 24 | 灰阶 | 灰阶(gray level/scale)是根据像素的CT值在图像上显示的一段不同亮度的信号,把从白色到黑色之间的灰度分成若干等级,则称为灰阶或灰度级。人眼一般只能识别40级左右连续的灰阶,而组织密度灰阶差要大得多。在CT图像显示技术中,常通过窗口技术对窗宽、窗位进行调节,以适应视觉的最佳范围 |
| 25 | 体模 | 体模(phantom)是在CT等成像设备中用于校准的标准品,CT的体模通常由多个已知不同密度的羟基磷灰石组成 |
| 26 | 体素 | 在CT扫描中,根据断层设置的厚度和矩阵的大小,能被CT扫描的最小体积单位称为体素(voxel)。体素由长、宽、高三要素表示,能任意表示物体的颜色、透明度、密度、强度、形变和时间,与此对应的是二维图像中的像素(pixel) |
| 27 | 伪影 | 伪影(artifact)是由于设备或患者造成的、与扫描物体无关的影像,在图像中表现的形状各异,并会影响诊断的准确性。伪影例如患者移动造成的运动伪影、金属物造成的放射状伪影、多能谱X线造成的射线硬化伪影、层厚过大引起的部分容积效应伪影等 |
| 28 | 像素 | 像素(pixel)是构成CT图像的最小单位,与体素相对应,体素的大小在CT图像上的表现,即为像素 |
| 29 | 信噪比 | 信噪比(signal/noise ratio,SNR)即信号和噪声的比值。任何一种信号中都会包含噪声,但信号和噪声之间的比值不同。在实际应用中,该比值越大,噪声的含量就越小,信息传递的质量就越高 |
| 30 | 原始数据 | 原始数据(raw data)是对物体进行扫描后由探测器接收到的信号,经模数转换后传送给计算机,其间已转换成数字信号未经图像重建处理的这部分数据被称为原始数据 |
| 31 | 噪声 | 在CT中,噪声(noise)是一均匀物质扫描图像中各点之间CT值的随机波动,也可看作图像矩阵中像素值由于各种原因引起的误差 |

(薛延 秦岭)

## 第三节 常见骨肿瘤诊治概述

骨肿瘤是指发生于骨骼及其附属组织的肿瘤,可分为原发、继发和转移性肿瘤。WHO将骨肿瘤分为良性、恶性和瘤样病损三大类。通常情况下,良性骨肿瘤或瘤样病损对人体的损害较小,经过治疗预后较好,而恶性骨肿瘤无论是原发的还是转移的,常常预后不佳。

在骨肿瘤内科治疗与研究领域,目前人们最关注的问题包括:①探究骨肿瘤的发生机制;②采取什么方法诊断和鉴别骨肿瘤;③通过何种手段对骨肿瘤进行有效控制。随着肿瘤标志物的研究进展和基因诊断等新技术的应用,一些骨肿瘤的发生、发展和转归的生物学行为得到进一步阐明,新的治疗理念不断推出,分子靶向和免疫治疗等方法作为恶性骨肿瘤化学治疗的补充手段也逐渐应用于临床。

目前,对骨肿瘤的诊断强调临床、影像和病理三结合,片面依赖某一种诊断方法常常导致错误,造成治疗失败。针对某些疑难病例的诊断,常常需要骨肿瘤内科、骨肿瘤外科、影像科、核医学科和病理科等专科医生的共同参加,也就是组建多学科团队(mltidisciplinary team,MDT)。在骨肿瘤的诊断过程中,我们还强调二次鉴别诊断的重要性,这就需要多学科的良好合作。在恶性骨肿瘤治疗方面,"内外结合",并辅助其他手段(如放射治疗),成为实现"保命、保肢、保功能"三保目标的基本法则,这也同样反映了多学科协作的重要性。

对于骨肿瘤而言,不论其生长部位和体积大小,只要是恶性就应该当成全身病来处理。虽然近些年在骨原发性恶性骨肿瘤的化学治疗方面未取得突破性进展,但在某些转移性骨肿瘤的内科治疗上已经看到了曙光。相信随着新技术、新方法、新药物的研发,更多的骨肿瘤患者将由此获益。

良性骨肿瘤是指发生于骨组织而没有侵袭性生长与远处转移特点的肿瘤,约占所有原发性骨肿瘤的1/3。

# 一、常见的良性骨肿瘤

## （一）常见的良性骨肿瘤分类

1. 软骨源性肿瘤

（1）骨软骨瘤：又称为骨软骨性外生骨疣或孤立性骨软骨瘤，当骨软骨瘤发生于多个部位时称为骨软骨瘤病。ICD-O 分类：骨软骨瘤 9210/0、骨软骨瘤病 9210/1。

（2）软骨瘤：包括内生软骨瘤、骨膜软骨瘤和内生软骨瘤病，是一种起源于透明软骨细胞的良性肿瘤。ICD-O 分类：软骨瘤 9220/0、骨软骨瘤病 9220/0。

其他较少见软骨源性肿瘤还包括成软骨细胞瘤、软骨黏液样纤维瘤、滑膜软骨瘤病等。

2. 骨源性肿瘤

（1）骨样骨瘤：骨样骨瘤是含孤立性小瘤巢（<1cm）的病变，发生于皮质骨并可明显引起骨皮质增厚及骨膜反应，约占良性骨肿瘤的 13%，ICD-O 分类：骨样骨瘤 9190/0。

（2）成骨细胞瘤：成骨细胞瘤在组织学和临床表现上类似于骨样骨瘤，但累及范围更大（>2cm），常有局部复发倾向，仅占良性骨肿瘤的 3%，ICD-O 分类：成骨细胞瘤 9200/0。

3. 纤维源性肿瘤 如韧带样纤维瘤、骨的硬纤维瘤、骨内软组织纤维瘤，是由含极小异型性的梭形细胞和大量胶原成分构成的良性肿瘤。

4. 未界定的良性骨肿瘤 如骨囊肿，也叫孤立性骨囊肿、青少年骨囊肿，是一种髓腔内通常只含一个腔室的骨囊肿；动脉瘤样骨囊肿，又名多腔隙性血囊肿、巨细胞修复性肉芽肿。此类疾病还包括纤维结构不良和骨纤维结构不良，两者均涉及纤维-骨的病变。

## （二）常见的良性骨肿瘤临床表现

良性骨肿瘤多表现为可触及的肿块，患者常无自觉疼痛症状，无压痛。如解剖部位特殊，或肿瘤体积过大，可以产生相应的临床症状和体征。

遗传性多发性骨软骨瘤的一般临床表现多为可触及的骨性肿块，病变数量不一，常为对称分布。典型发病部位是股骨、胫骨、腓骨的远近侧端及肱骨近侧端，特别是在膝关节周围。该病的特点在于骨形成的缺陷和骨骼畸形，如在髋部可呈双侧髋外翻及股骨近侧端变宽。单发的内生软骨瘤是由透明的软骨小叶所组成，生长于髓腔内。患者通常无特殊症状，大多以无痛性肿胀为主。如出现病理性骨折，可有疼痛。多发内生软骨瘤通常发病年龄在 10 岁以内，男性多于女性。多表现为无痛性肿块，病变多发可造成病残。病变侵及长骨可使内生软骨骨化不能正常进行，骺板不能正常生长，由此导致肢体出现短缩，弯曲畸形。当患者成年后，肿瘤可停止生长。成人多发内生软骨瘤可发生恶变，恶变率为 5% ~25%。

2/3 的骨囊肿患者无任何症状，1/3 表现局部隐痛，患者的关节活动一般不受影响，肌肉可轻度萎缩，大部分患者在发生病理性骨折后就诊。

骨纤维结构不良女性较多见，发病多见于 10 岁左右，其最常见的症状是骨病损。症状轻重与年龄、病程及受损部位有关。年龄越小，症状越重。

## （三）常见良性骨肿瘤病理表现

骨软骨瘤的组织学病理主要是检查软骨帽盖，类似于骨骺生长板。年轻患者肿瘤生长活跃，可见多数的双核软骨细胞。当肿瘤停止生长时，软骨细胞停止增殖，并出现退行性变。而软骨层生长紊乱时，软骨中可有钙质碎屑沉积。若肿瘤发生恶变，可见明显的钙化及骨化，同时软骨细胞内可见不典型的细胞核。

单发性内生软骨瘤大多是由许多透明软骨小叶所组成。在小叶中的软骨细胞位于形成良好的陷窝中，大多细胞较小，色苍白，胞浆不清楚，细胞核深染，小而圆。术中所得标本可见肿瘤组织呈浅蓝色的透明软骨，质地坚实。如有黏液性变性，质地可变柔软。患骨的骨皮质可见膨胀性改变，皮质薄如蛋壳。

骨囊肿患者术中可见病变部位的骨膜无变化或略增厚，病灶多为单房，壁菲薄，囊壁内衬完整的纤维薄膜，囊内为透明或半透明的黄色液体或血性液体，可有骨嵴向囊腔内突起，但不形成多房。显微镜下可见囊壁的骨质结构正常，纤维囊壁为疏松结缔组织或为粗厚而富有血管的结缔组织，主要为成纤维细胞及多核巨细胞。

骨纤维结构不良一般呈膨胀性，外有完整包膜，病理表现根据不同病例或同一病例不同病灶而各不相同，有的呈灰红色，质地柔软，有的呈灰白色,质地坚韧。有的有沙砾感。有的含有数量不等的透明软骨。有的为囊性变,囊内有浆液,血液等内容物,外有纤维组织膜包绕。镜下可见正常的骨髓组织被增生的纤维组织替代,在纤维结缔组织内有化生的骨组织。骨小梁呈编织骨,其基质内的纤维排列紊乱无序。在发展快的病损内,编织骨外围有成骨细胞包绕。有的病损内可见黏液性变,多核巨细胞或软骨岛。有的部位有破骨细胞活动。

### (四)常见良性骨肿瘤诊断

良性骨肿瘤的病因大多不明,对于其相关遗传基因的研究始终是一个科研热点。近年来也有很多收获和发展。这些进步对于多种良性骨肿瘤的发病机制的认识和遗传基因诊断的发展都起着非常重要的作用。

良性骨肿瘤的诊断最基础最常用的是 X 线片,大多数这类疾病在 X 线片上都有其特征性的表现,结合疾病的具体临床表现就基本能判断肿瘤的类型。当然,CT 和 MRI 检查作为常规的辅助检查对判断肿瘤的性质、瘤体的大小、侵犯的范围、局部骨质和软组织破坏的程度等有着重要的指导意义。核素骨扫描作为一种针对全身骨骼病变进行检查的方法已经广泛应用于临床骨肿瘤尤其是遗传性、多发性肿瘤的诊断,对确定病变发生部位及累及范围有重要的指导意义。组织病理学是骨肿瘤定性的金标准,由于良性骨肿瘤并非都要在治疗前进行活检,其作为一种诊断手段的应用反而不如前述的影像学检查更常用。分子病理和遗传基因诊断则应用更少,只针对一些难以判断的病例或进行疾病筛查时。

### (五)良性骨肿瘤治疗

良性骨肿瘤的治疗手段主要包括病灶刮除植骨术和瘤体切除术,而较新的方法还有导航下经皮射频消融术、局部冷冻术、激光消融术等,这些微创性手术一般只针对病灶较小的肿瘤。良性骨肿瘤经适当的治疗后局部复发率一般很低,但个别类型其复发率略高,如成骨细胞瘤为16% ~20%;软骨黏液性纤维瘤约为25%;成软骨细胞瘤为14% ~18%;骨样骨瘤为5% ~10%。影响良性骨肿瘤预后的主要因素有肿瘤自身的性质、治疗方式的差异,多发性的、遗传性的良性肿瘤可有恶变的倾向,如多发性内生软骨瘤的 Ollier 病和 Maffucci 综合征

恶变为低度恶性软骨肉瘤的几率分别约为35% 和50%;某些肿瘤行刮除术治疗刮除不彻底时有复发的可能,而刮除肿瘤残留较大腔隙时不论植骨与否都有可能发生术后局部骨折的风险;导航下经皮射频消融术这类微创治疗方式一般只针对病灶较小的肿瘤(<1cm),其术后肿瘤的复发率较低,基本与常规切开刮除术后的复发率相当。

## 二、良性侵袭性肿瘤

骨巨细胞瘤(giant cell tumor of bone,GCT)是良性、侵袭性肿瘤。对骨质有很大溶蚀破坏作用,可穿过骨皮质形成较大的软组织包块。据统计,我国GCT 发病率占原发性骨肿瘤的20%,而西方国家只占5%。其有较强的局部侵蚀性,不良预后主要为局部复发,少数可发生肺转移。

其好发于20 ~40 岁的青壮年,20 岁以下及55 岁以上发病率低。没有显著的种族和性别差异,但在不同地域的发病有所不同。

### (一)症状

GCT 典型症状是疼痛、肿胀和关节活动受限。其中病理性骨折见于5% ~10% 的患者。部分病例有局部肿胀,多为骨性膨胀的结果。病变穿破骨皮质面侵入软组织时,局部包块更为明显。毗邻病变的关节活动受限。躯干骨发生肿瘤,可产生相应的症状,如骶前肿块可压迫骶丛引起剧痛,压迫直肠造成排便困难等。

GCT 好发于长管状骨的一端,早期可侵袭骨骺和干骺端。好发部位为股骨下端和胫骨上端(膝关节周围),其次为肱骨近端和桡骨远端,其他部位有椎体、骶骨、髂骨、腓骨近端、胫骨远端等。

### (二)影像学检查

X 线片是最基本的检查,表现为骨端的溶骨性破坏,偏心,可有膨胀,无钙化和成骨。CT 扫描是 X 线片的重要补充,有利于显示肿瘤骨质破坏的确切部位、膨胀程度、内部结构、侵及范围及其与邻近组织的存在关系,尤其对肿瘤侵及椎管内外的破坏程度有良好显示。MR 检查利用其多平面成像及高组织分辨率,可清晰显示肿瘤周围软组织肿块,关节软骨下骨质的穿破、侵犯,关节腔的受累以及周围骨髓组织的受累。还可显示病灶内液化、坏死、出血形成的高低混杂信号。骨巨细胞瘤个别情况有

多发可能,全身骨扫描可以除外多发病灶。骨巨细胞瘤有肺转移可能,需要做胸部 CT。

自 Jafe 在 1940 年首次报道骨巨细胞瘤以来,人们逐渐认识到其较强的侵袭性。多数学者将其列为侵袭性骨肿瘤或潜在恶性肿瘤范畴。Enneking 和 Campanacci 根据临床表现及预后的情况提出了骨巨细胞瘤的外科 3 级分期系统以指导治疗。Ⅰ期:良性,隐性骨巨细胞瘤,其特点为肿瘤生长显静止状态,无局部侵袭性。Ⅱ期:良性,活动性骨巨细胞瘤,常有临床症状。X 线片、ECT 骨扫描、CT、MRI 证实有膨胀性的、透亮性缺损,使得骨皮质的外形有明显的改变。Ⅲ期:具有侵袭性的骨巨细胞瘤,临床症状明显,发展迅速,常伴有病理性骨折,ECT 骨扫描可见广泛的侵袭性,范围常超过平片所见。CT 及 MRI 可见有溶骨性破坏,不同程度累及骨皮质及骨松质。MRI 在准确判断骨骼和软组织侵犯范围上有独特优势。组织学检查中可见肿瘤浸润,同时侵犯皮质骨且延伸至周围的软组织。

### (三)病理学表现

巨细胞瘤是一种潜在恶性或介于良恶之间溶骨性肿瘤。肿瘤标本为颇为清楚的偏心性骨破坏区,常包绕薄的不完整的骨反应壳。病变常侵蚀关节软骨下的骨,但很少穿透关节软骨;组织柔软,为棕红色、质脆的肉芽组织,因出血可呈暗红色。其中常混以坏死组织,瘤内有大小不等的囊腔形成,内含少量血性或棕黄色液体,腔内覆以光滑的薄膜;质韧的白色区域是纤维化。组织学特点为圆形、卵圆形、多角形、梭形的单核细胞以及均匀分布其间的破骨细胞样巨细胞。

根据间质细胞的多少和分化程度以及巨细胞核数的多少可分为不同等级。Ⅰ级为良性,间质细胞较少,巨细胞大,核多,偶有肺转移。Ⅱ级介于良恶性之间,间质细胞较多,核有轻度异形性,有分裂象,巨细胞较少,核较少。Ⅲ级为恶性,间质细胞增多密集,胞核有程度不同异形性,分裂象多,巨细胞很少,核很少且有异形。

骨巨细胞瘤按分化程度可分为三级:Ⅰ级,基质细胞颇稀疏,核分裂少,多核巨细胞甚多。Ⅱ级基质细胞多而密集,核分裂较多。Ⅲ级,以基质细胞为主,核异形性明显,分裂极多,多核细胞很少,因此Ⅰ级偏良性,Ⅱ级为侵袭性,Ⅲ级为恶性。虽

然肿瘤的生物学行为,良恶性并不完全与病理分级一致,但分级对肿瘤属性和程度的确定及治疗方案的制定有较大程度的参考价值。

### (四)治疗

GCT 手术为首选治疗方案。GCT 外科治疗的根本是彻底去除病灶、减少局部复发和尽可能地保留肢体功能。在临床上,多种手术方式被应用于骨巨细胞瘤的治疗,但均有各自的缺陷,正确选择及改进手术方法,减少复发率或恶变,仍是有待解决的问题。

良性侵袭性肿瘤手术边界要求达到边缘切除,也就是要求实施肿瘤外完整切除肿瘤骨,这必然造成一定的功能障碍,由于骨巨细胞瘤患者比较年轻,希望有一个长期良好的功能。但是为了保功能的单纯刮除术,复发率达 40% ～ 60%。所以提出了扩大刮除的概念:核心理念是虽然做的是刮除术,但基于采用现代影像技术更精确的界定肿瘤范围,通过一系列手段,最终达到边缘的手术边界,这样既保留了长期良好的功能,又达到了满意的外科边界,复发率可以降到 10% 左右。

扩大刮除不是简单的刮除和其他物理化学方法的叠加,而是基于对肿瘤特性的深刻认识,在刮除后行高速磨钻打磨、氩气刀烧灼、苯酚涂抹骨壳、液氮冷冻、高压冲洗枪冲洗、95% 酒精浸泡、过氧化氢冲洗、50% 氯化锌烧灼、微波照射等。这些辅助的瘤细胞灭活技术方法的适应证,必须要做到因人而异,绝不是简单的 1+1＝2。

刮除后填充骨水泥。其对预后产生积极作用的因素有:其异丁烯酸甲酯单体对肿瘤细胞有细胞毒素作用(发生在骨水泥的表面)以及术中填塞骨水泥时的聚合热反应,可导致瘤细胞坏死,深达邻近腔壁的骨下数毫米;此外,应用骨水泥可产生即时的支撑,有利患者早期下床活动,并能降低复发率。但也有学者否认此观点。在靠近关节面处植骨,可以保护关节软骨,降低骨性关节炎的发生,其余空腔填充骨水泥,有利于术后随访判断是否复发,因为如果全部植骨,植骨吸收和肿瘤复发不易鉴别。

并非所有的肿瘤都具备刮除条件,也有部分只能行瘤段切除、人工假体置换。由于瘤段切除后异体骨关节以及人工假体置换会造成一定的功能障

碍，并且有使用寿命，所以要慎重选择。截肢极少应用，肿瘤巨大、破坏周围软组织严重及恶性者为截肢的适应证，截肢术对恶性者的 5 年生存率有非常积极的意义。脊椎与骶骨 GCT，因手术技术与器械的发展，使早先不能手术者，得以手术切除与重建，有效地改善了预后，但尚缺乏大宗病例与远期随访。

一般不化疗。对于恶性骨巨细胞瘤或广泛转移的骨巨细胞瘤，可以使用化疗，但没有推荐使用的化疗方案。由于化疗所需有效浓度较高，不适合常规的静脉给药，采用良好缓释载体与敏感化疗药物制成的缓释制剂的局部应用也在探索中。对于那些反复复发，无法手术，或者脊柱、骶骨等部位的骨巨细胞瘤，由于手术难以达到扩大刮除，可以辅助放疗。

栓塞治疗常用于脊柱及骶骨 GCT 术前，以控制术中出血；对于难以切除的巨细胞瘤，也可应用，虽不能治愈肿瘤，但部分 GCT 短期疗效肯定，长期随访（10~20 年）有半数复发或肉瘤变。

有学者认为单因素不能有效评价 GCT 预后，提出以临床、影像、病理三结合分期的综合评价可作为预后评价指标，而 Enneking 外科分期的实质也是一种临床、影像、病理学相结合的分期。在目前单因素均不能准确评价 GCT 预后的情况下，临床外科分期是骨科医师决策的重要依据。

骨巨细胞瘤经过及时、正规的治疗，绝大部分患者是可以治愈的。行扩大刮除后复发率低于10%，复发后还可以再次手术。有 3%~6% 的患者发生转移，治疗比较棘手，是目前面临的难题。

### 三、转移性骨肿瘤

转移性骨肿瘤（metastatic tumor of bone）是指原发于身体其他部位的肿瘤通过各种途径转移至骨骼并在骨内继续生长，形成子肿瘤。原发肿瘤诊断明确并经治疗后转移至骨骼一般较易发现，但原发肿瘤部位和症状隐匿以转移性骨肿瘤作为主要就诊主诉时，诊断上往往容易混淆甚至将转移性的骨肿瘤当做骨原发的肿瘤进行诊断和治疗。

骨骼是除肺和肝脏以外，恶性肿瘤最常见的转移部位，约 70%~80% 的癌症患者最终会发生骨转移，其发病率约为原发恶性骨肿瘤的 35~40 倍。主要好发于脊椎、骨盆和股骨，患者可有原发恶性肿瘤的病史亦可以骨转移瘤为首发症状，部分患者甚至到尸检亦找不到原发灶，其中乳腺癌和前列腺癌是最易发生骨转移的肿瘤，约占骨转移癌的 60%~75%，其次是肺癌、甲状腺癌以及肾癌，约占骨转移瘤的 30%~40%。其他一些胃肠道肿瘤，以及骨肉瘤、神经源性肿瘤，也可以转移到骨骼。在年龄<5岁的儿童中，最常见的骨转移癌为神经母细胞瘤。同时女性高发乳腺癌、宫颈癌卵巢癌等，男性高发前列腺癌、阴茎癌等。

#### （一）转移途径

骨外恶性肿瘤转移至骨的主要途径为血液循环系统，少数经淋巴系统，如乳腺癌可沿腋窝淋巴管浸润至肱骨近端。

一般来说转移过程可分为 5 个阶段：

1. 肿瘤细胞从原发肿瘤脱落；
2. 肿瘤细胞对周围毛细血管的浸润；
3. 肿瘤细胞进入血液循环肿瘤细胞栓子的形成和滞留；
4. 肿瘤细胞穿出血管；
5. 肿瘤细胞在滞留骨上生长并形成转移灶。

肿瘤转移是一个十分复杂既包括肿瘤因素也包括宿主因素的多步骤的连续过程。一方面是通过恶性因子的表达促使肿瘤转移到骨骼上，如趋化因子受体 CXCR4、CX3CR1 以及整联蛋白 $\alpha v \beta 3$ 等；另一方面，是由于肿瘤细胞适合于在骨微环境中生长。骨有其独特的富饶的微环境，其正常代谢取决于破骨细胞对骨的吸收以及成骨细胞对于骨的形成和改建两者之间的动态平衡。而肿瘤细胞转移到骨后，与骨细胞发生相互作用，从而破坏了这种动态平衡，导致了过度的成骨形成或者骨破坏，表现出成骨或者溶骨。

#### （二）临床表现

与恶性肿瘤一样，疼痛、肿胀、病理骨折以及神经压迫是骨转移瘤最常见症状，同时患者可以出现体重减轻、贫血、发热、血沉加快，高血钙症、碱性磷酸酶升高等恶性征象。

转移性骨肿瘤往往是疼痛为首发表现，约占50%~90%。疼痛的出现时间可早可晚，疼痛的程度不一，在早期疼痛较轻，呈间歇性逐渐变为持续性。严重者易引起注意，轻者常被忽视。位于脊柱者可表现为腰部、胸背部、颈部疼痛。在胸椎者常伴单侧或双侧的肋间神经痛。位于骨盆者常伴有髋关节股内侧疼痛。

病理性骨折常为首要症状之一，约占 5% ~ 40%，有轻微外伤或根本没有任何诱因，即发生了骨折。在下肢出现率最高，一旦发生病理性骨折，疼痛加重，肿胀明显。在脊柱者很快出现瘫痪症状。

高钙血症，为最常见的代谢性反应，约占 10% ~ 20%，主要由于骨转移瘤所导致的大量的骨溶解引起。

脊柱转移肿瘤常很快出现脊髓马尾或神经根的压迫症状，约占 2.5% ~ 5%，可出现根性神经痛，感觉减退，肌力减弱以至麻痹，常伴括约肌功能障碍。脊柱转移肿瘤以麻痹为首要症者约占 2%，因瘫痪而入院者几乎占 50%。在骨盆者可引起直肠、膀胱的压迫症状，出现大小便功能障碍。位于肢体者亦可引起血管和神经干的压迫症状。

有原发癌症状者，全身情况差，常有贫血，甚至出现骨髓抑制，约占 <10%，其他如消瘦、低热、乏力、食欲减退等。

（三）影像学表现

转移癌的 X 线表现各异。一般呈侵袭性表现，提示病变是恶性的。病变可呈溶骨性、成骨性或混合性改变。

溶骨性转移性骨肿瘤最为多见，占 80% 以上，肾癌、甲状腺癌、结肠癌、神经细胞瘤等的骨转移常呈溶骨性破坏。其典型 X 线表现为皮质、髓腔均有不规则溶骨且不伴有反应性的新骨形成，常呈多发性、穿凿样、虫蚀样骨破坏，一般无硬化边，少数可引起骨皮质膨胀及骨膜反应。

前列腺痛、乳腺癌骨转移常表现为成骨型，X 线片显示骨致密而无规律，很少有骨膨胀及骨膜反应。常呈斑点状、块状密度增高影，甚至呈象牙质状，其间骨小梁紊乱、增厚、粗糙，有时骨膜下可有大量新生骨。

混合性转移性骨肿瘤兼有溶骨及成骨性改变，如肺癌骨转移。

CT 扫描较 X 线片检测骨转移瘤的灵敏度高，可以更为精确地显示浸润性骨质破坏及软组织肿块；而增强扫描有助于显示骨转移瘤的富血管本质，并且可以显示病变与周围神经、血管结构的关系。对脊柱转移瘤可以清楚地显示凸入椎骨内瘤组织造成的硬膜囊及神经根的压迫情况。随着三维 CT 的使用，可以更加清楚直观地显示病变骨质。

MRI 诊断转移性骨肿瘤比 X 线 CT 更敏感，大多数转移性骨肿瘤在 $T_1$ 加权像为低或等信号，$T_2$ 加权像为高信号。同时 MRI 对仅存在于骨髓腔内的早期转移灶有很高的灵敏度，能准确显示侵犯部位、范围及周围软组织情况，并可以多平面成像。

全身骨显像对骨转移瘤的检测基于骨的局部病理生理性摄取，具有极高的灵敏度，在有 5 ~ 15 的局部骨代谢变化时即可以显示出来，检出时间比 X 线检查早 1 ~ 6 个月，因而长期以来都是检测骨转移瘤的标准及首选方法。

SPECT/CT 在受检者不变换体位的情况下，进行功能和解剖图像采集，产生融合图像。同机定位 CT 能够识别比较明显的椎体密度改变，如溶骨性改变、成骨性改变及骨赘或椎体边缘唇样增生，不仅能对骨显像上的阳性病灶进行定位，还能对一些易与骨转移灶混淆的退行性病变进行鉴别。

PET 目前已被证明是代谢显像的金标准。高度恶性的病灶通常较良性或低度恶性病灶有更高的葡萄糖代谢率，相应表现为局部放射性摄取增高。由于 PET 显像可以通过局部葡萄糖代谢活性的改变直接探知肿瘤灶，因而与需要经骨矿物转换异常而间接显示骨转移灶的全身骨显像相比，能够更早地的显示骨髓微转移灶；并且可以同时对肺、淋巴结以及周围软组织的转移灶进行检测，有助于指导临床选择更加合适的治疗方案。

（四）实验室检查和病理

实验室检查除一般常规检验可出现的血红蛋白降低、血红细胞减少、白细胞增高、血沉增快、血浆蛋白下降、A/G 比值倒置等表现外，还应进行碱性磷酸酶（ALP）、酸性磷酸酶（ACP）、乳酸脱氢酶（LDH）、血钙、血磷等检查。

凡疑为骨转移灶时应进行活体组织检查，其目的是明确诊断，设计治疗方案，选择有效的治疗方法。临床上常采用针吸钻取及切开活体组织检查，同时吸取病灶脱落组织进行涂片通过脱落细胞进行诊断。

镜下见转移性骨肿瘤多系腺癌，鳞状细胞癌很少。若无原发癌的证据,单独根据转移肿瘤细胞很难判断来源,只有少数分化比较好的转移癌可以识别其组织来源。

近年来,肿瘤标记物检测、肿瘤放射免疫显像和利用聚合酶链反应(PCR)在转移性骨肿瘤的诊断中应用增多,对于诊断原发癌及肿瘤的微转移有较大帮助。目前常用的有:甲胎蛋白(AFP)对于诊断原发肝癌及骨转移有益;癌胚抗原(CEA)用于诊断结肠癌、小细胞肺癌、乳腺癌、胰腺癌、甲状腺髓样癌及其转移;CA19-9 作为胰腺癌的标记物,如与CEA 联合应用检测胰腺癌的阳性率可 > 90%;CA125 为卵巢癌的相关抗原;前列腺特异性抗原(PSA)用于诊断前列腺癌,鉴别转移性腺癌的性质;CA72-4 与 CEA 及 CA19-9 联合监测有利于胃癌及骨转移的检出。

(五)骨转移瘤与原发肿瘤鉴别

如有原发肿瘤病史则诊断相对容易。但有些以骨肿瘤为首发症状的转移性骨肿瘤,如肝癌、甲状腺癌、肾上腺肿瘤及肾癌等就常无原发症状,在诊断上往往要依赖于各种实验室检查。40～70 岁,特别是有过恶性肿瘤史者,出现躯干或四肢近端某处不明原因的疼痛、肿胀或包块者,应高度怀疑有否转移。常用的方法有 ECT、红外热像技术、免疫检测、放射免疫检测和 PCR 检测等。最好于术前就开始,如各项检查正常,可留作原始资料供以后复查比较;如检测结果异常,应怀疑是否发生骨转移做进一步检查。对可疑的部位行 X 线检查:不符合原发肿瘤的特殊改变又有恶性骨肿瘤表现即应怀疑转移性骨肿瘤,应酌情行核素、CT 和 MRI 等检查,必要时可行活检。对无恶性肿瘤史的患者应全面仔细地检查查找原发病灶。

骨转移瘤与原发肿瘤的鉴别,在四肢骨及脊柱者,因原发肿瘤的表现较明确,鉴别较易。在骨盆的肿瘤特殊表现较少,鉴别较难。活检是诊断肿瘤的可靠手段,也是鉴别诊断的主要手段。如能找出原发肿瘤,则转移性骨肿瘤诊断确立,即使未找到原发瘤,只要经活检排除了原发瘤则转移瘤的诊断也能成立。

(六)骨转移瘤治疗

转移癌应综合治疗,视具体情况采用放疗、化疗、生物治疗、中医药治疗,必要时可采用手术治

疗。在诊断明确之后,及时综合治疗原发性肿瘤病变。对骨转移瘤的治疗仍是以减少患者的痛苦、保存一定的功能、提高生存质量、延长寿命为目的。其治疗包括一般性支持疗法、对症治疗、全身治疗和局部治疗几部分。而全身治疗又包括针对原发病的联合化疗、放疗、免疫治疗、内分泌治疗、放射性核素治疗以及中草药治疗等,局部治疗主要是手术和介入治疗。无论是选择全身性治疗还是手术治疗,均要根据患者的病情、骨转移瘤症状的严重程度、每项治疗的目的和可能带来的后果以及患者家属的愿望来综合制定。

1. 对没有并发症的骨转移瘤的治疗 对没有并发症的骨转移瘤的治疗,无论是单发还是多发,可选用的主要治疗方法包括:

(1)放疗

1)深部照射:除 60Co 外还有直线加速器 X-刀、γ-刀及电子加速器等。根据放疗的目的选择照射剂量。

ⅰ. 根治性放疗:情况比较好,对放疗敏感,预计生存期在 1 年以上者可采用超病变野照射,常规分割足量放疗总量 50～60Gy/5～6 周。

ⅱ. 对以部分控制肿瘤为目的的放疗:给予放疗量 30～40Gy/2～4 周

ⅲ. 对以单纯短期止痛为目的的放疗:预计生存期多不超过 3 个月,针对重点部位 4～8Gy/次,可给 1 次或数次。

2)放射性核素治疗:目前,国内常用的放射性核素有:$^{89}$Sr($^{89}$锶),$^{153}$Sm-EDTMP($^{153}$钐-乙二胺四亚甲基磷酸)和 $^{131}$I 等根据原发肿瘤和治疗的目的选择如用 $^{131}$I 治疗甲状腺癌骨转移;用 $^{32}$P 治疗前列腺癌广泛骨转移用 $^{29}$Sr$^{153}$Sm-EDTMP 治疗肺癌、乳腺癌、前列腺癌、鼻咽癌、肾癌、甲状腺癌等癌症的骨转移。

(2)激素治疗:如睾丸切除和使用雌激素是前列腺癌的常规治疗,只有 30% 无效睾丸切除无不良反应使 3～5 年生存率提高 3 倍。乳腺癌的激素治疗可使 20%～40% 的患者有明显改善。常用的药物有雌雄激素类,黄体酮类抗雌激素类和雌激素合成抑制剂类药物。

1)乳腺癌骨转移可用睾酮 100mg 肌注并酌情配合卵巢切除和肾上腺切除。

2）前列腺癌骨转移雌激素类药物可用己烯雌酚 3~5mg/d,7~21 天后酌情减到 1~3mg/d;或用聚磷酸雌二醇 80~160mg/m²,肌注。抗雄激素类药物包括类固醇类的孕激素,如醋酸环丙氯地酮、甲羟孕酮(甲羟孕酮)和非类固醇类的氟他胺(氟他米特)酮康唑等。

3）子宫和卵巢癌骨转移,可用黄体酮治疗 3~5g/周。

4）甲状腺癌骨转移患者行甲状腺次全切除后,需终身服用甲状腺素用碘塞罗宁(三碘甲状腺氨酸钠)即 Triiodothyronine, Sodium(T3),开始 20mg/d,逐渐增到 80~100mg/d。

(3)化疗:选用治疗原发癌的药物联合治疗可有一定的疗效。化疗的药物,方案很多,不同的原发癌发生的骨转移可用不同的药物、不同的方案来治疗。

1）乳腺癌骨转移:可用 AC 或 FAC 方案。AC 方案即多柔比星(ADR)400mg/m²,每 4 周 1 次;环磷酰胺(CTX)200mg/m²,口服,第 3、4、5、6 天;维持量用环磷酰胺(CTX)200mg/m²,口服,第 3、4 天。FAC 方案即多柔比星(ADR)500mg/m²,每 4 周 1 次;环磷酰胺(CTX)500mg/m² 每 4 周 1 次;氟尿嘧啶 500mg/m²,第 1、8 天;维持量环磷酰胺(CTX)500mg/m²,口服,第 1 天;氟尿嘧啶 500mg/m²,口服,第 1、8 天;甲氨蝶呤(MTX)30mg/m²,口服,第 1、8 天。

2）肺癌骨转移:可用 VAP 方案,即长春新碱(VCR)、多柔比星(阿霉素)、丙卡巴肼(PCZ);也可以用 MCC 方案,即甲氨蝶呤(MTX)、环磷酰胺(CTX)、洛莫司汀(CCNU)。

3）前列腺癌骨转移:可用 AMF 方案即多柔比星(ADR)、MC(Mitomycin-C)、氟尿嘧啶。

4）其他骨转移肿瘤可酌情选用甲氨蝶呤(MTX)、氟尿嘧啶、MC 等药物治疗。

(4)介入疗法:近些年,介入疗法的发展与普及不仅对原发恶性肿瘤的疗效有大幅度的提高,对多系统、器官的转移瘤及其引发的严重并发症也可进行治疗并取得一定的效果,动脉导管可以插入骨转移瘤的供血动脉,实现有选择地增高肿瘤区域血中抗癌药浓度,如通过输液泵控制给药可达到延长抗癌药物对肿瘤作用时间;给药结束,根据需要可酌情栓塞肿瘤的供血动脉以阻断对瘤体的血液供应。

(5)手术治疗:如转移为单发可手术切除,对病理骨折者可做肿瘤切除后内固定,这样可减轻患者的痛苦,改善其生存的质量。

1）病例选择:对骨转移瘤病例选择手术治疗需具备下列各项条件:确未找到原发肿瘤或原发肿瘤已行较彻底地切除。没有他处转移瘤骨转移瘤较局限,软组织未被侵犯,可以切除。

2）手术方法:应尽量采取较简单的切除方法,对于非主要骨例如髂骨翼肩胛骨、脊柱的附件骨、肋骨等,行单纯切除,对于股骨近端可切除行人工股骨头置换,对于部分切除骨端的转移瘤,切除后可用骨胶填充等。手术治疗后应并用化疗。

(6)中医中药治疗:现代的研究表明许多中草药除了调理免疫功能、扶正补虚外,还具有抗肿瘤作用,如银耳能显著抑制癌细胞 DNA 合成速度,减轻化疗、放疗的不良反应;骨碎补和补骨脂除补肾生髓外,还有抗肿瘤的作用。

(7)双磷酸类药物治疗:此类药物可抑制肿瘤细胞在骨组织中的生长,阻止肿瘤对骨的破坏,是破骨细胞的抑制剂,用于治疗骨转移瘤引起的骨的溶解破坏、骨痛、高钙血症、骨质疏松症。目前,常用的药物有氯膦酸(骨膦、氯甲双磷酸盐)、帕米磷酸二钠类,如帕米膦酸二钠(博宁)其用法:90mg+0.9%氯化钠注射液,1 次/4 周静脉滴注或 30mg+0.9%氯化钠注射液 500ml,每天静滴一次连用 3 天,每 4 周重复 1 次。对乳腺癌骨转移患者进行回顾性研究表明静脉注射二磷酸盐耐受性良好,并在整个药物治疗期间保持有效。治疗 2 年后其骨骼相关事件的发生率与帕米膦酸钠、伊班膦酸钠和唑来膦酸亚相似。

转移癌患者的预后在逐步改善。虽然绝大部分因肺癌转移而发生病理性骨折的患者在 6 个月内死亡,但生存时间一般都无法预测。一般来说,乳腺癌、前列腺癌和肾癌患者在骨转移后都能活很多年。有时肾癌即使有孤立的骨转移,广泛切除转移灶也能获得治愈。但转移癌属于晚期,总体预后差,但积极治疗仍有一定的意义不能放弃。

(七)常见骨转移瘤

1. 乳腺癌 是女性最常见的恶性肿瘤之一,好发于40~60岁之间、绝经期前后的妇女。乳腺癌细胞的倍增时间平均为90天,在临床能发现肿块前,肿瘤的隐匿阶段平均为12年(6~20年)。乳腺癌会逐渐侵犯以下一些区域:淋巴结、骨、肺、肝、脑、胸膜腔。70%的转移性乳腺癌患者或早或晚都会发生骨转移,椎体是乳腺癌骨转移的常见部位,约占50%,其次是肋骨、骨盆、颅骨、肱骨、股骨和肩胛骨等,骨转移部位主要表现为溶骨性病变。首次转移与激素受体、年龄、肿瘤直径、绝经状态无相关性。整体存活率与受体状态和骨转移有较显著的相关性。

乳腺癌是一种基因异质性疾病,不同类型乳腺癌间具有不同的细胞构成和分子改变,因此具有不同的临床特点,对药物治疗的反应也有较大差异。通过DNA微阵列技术,根据乳腺癌基因表达谱的不同,将乳腺癌分为以下5个亚型:Luminal A(ER阳性或FR阳性、HER-2阴性);Luminal B(ER阳性或PR阳性、HER-2阳性);HER-2阳性(ER阴性、PR阴性、HER-2阳性);基底样亚型(ER阴性、PR阴性、HER-2阴性);类似正常组织乳腺癌。这一分子分型为肿瘤预后分析以及个体化治疗提供了依据,是目前乳腺癌临床研究的方向与重点。

乳腺癌的内分泌治疗距今已有100多年的历史。1896年,Beatson报道了切除双侧卵巢治疗晚期乳癌研究结果,引起了业界的广泛关注。随着人类对雌激素来源认识的深入,肾上腺参与雌激素的合成得到肯定,切除肾上腺可望使晚期乳腺癌患者获益。Huggins在双侧肾上腺切除治疗晚期前列腺癌上取得的成功经验,启发他探讨双侧肾上腺切除对晚期绝经后乳腺癌的疗效。20世纪50年代随着糖皮质激素泼尼松的研制,使得双侧肾上腺切除的手术风险明显降低。随着内分泌治疗新药的相继开发成功,并且显示出与双侧肾上腺切除术近似的临床疗效,这种治疗手段逐渐为人们所丢弃。雌激素用于晚期绝经后乳腺癌的解救治疗,开始于20世纪40年代早期,最常用的药物是己烯雌酚。随着技术的进步,逐渐开发出第三代芳香化酶抑制剂,主要包括非甾体类的Anastrozole(阿那曲唑)、Letrozole(来曲唑)及甾体类的Exemestane(依西美坦)对雌激素的相对抑制强度依次90%、95%、75%,几乎不会影响肾上腺皮质激素代谢,同时在体内药效持久。

乳腺癌的发生发展机制、耐药性等机制逐步被人们所了解,这使得靶向治疗成为可能。靶向治疗是指根据肿瘤的不同的特异性位点,抗肿瘤药物靶向性地与其发生作用从而杀死肿瘤细胞,而对正常组织影响较小,是目前最理想的治疗模式。现今国内的主要肿瘤治疗中心和专科医院均能对乳腺癌的一些靶点,比如ER/PR、HER2受体、TP/DPD酶等进行检测,并且根据检测结果进行针对性治疗。

(1) 单克隆抗体治疗:约25%~30%的乳腺癌患者人类表皮生长因子受体-2(HER2)基因高表达或过表达。乳腺癌患者该受体过表达往往预示疾病复发,预后不良。HER2阳性意味着乳腺肿瘤细胞表面的HER2蛋白数量增多,过度传递信号,刺激癌细胞疯狂增殖。HER2阳性患者同其他乳腺癌患者相比,肿瘤恶性程度更高,进展更快,更容易复发和远处转移,且此类患者通常对内分泌治疗不敏感,预后较差。生物靶向治疗是HER2阳性乳腺癌的一种有效治疗手段,如罗氏的乳腺癌靶向治疗药物赫赛汀® Herceptin,赫赛汀是一种重组DNA衍生的人源化HER2单克隆抗体。曲妥珠单抗(赫赛汀)可以提高HER2阳性。1~3期乳腺癌患者5年生存率87%,但是其也有缺陷,如价格昂贵,约2%左右的患者会出现严重的心功能损伤。

(2) 激素阻断治疗(hormone blocking therapy):部分乳腺癌依赖雌激素进行生长,细胞表面雌激素受体阳性(ER+)。Era是雌激素E2(estrogen)依赖的转录因子,也是核受体超家族的成员之一,参与雌激素靶细胞中雌激素和抗雌激素的效应。Era主要依赖辅调节因子的调控实现对肿瘤细胞的影响。辅调节因子是指不与雌激素反应元件(estrogen response element,ERE)结合,但能直接与Era结合并增强或减弱其转录活性的因子。辅调节因子的酶活性通过改变启动子区的染色质结构,导致表观遗传水平上靶基因转录的变化,进而影响靶蛋白的表达。这些雌激素受体阳性的乳腺癌可以用雌激素受体阻断剂来治疗,如他莫昔芬,或用芳香酶抑制剂来减少雌激素产生(针对绝经后乳腺癌患者)。化疗对雌激素受体阴性(ER-)的患者较有效。

2. 前列腺癌 2007年,上海市前列腺癌在泌尿生殖系统恶性肿瘤的发病率已经从第3位跃居首位，并在男性十大肿瘤排名中由原来的第9位迅速上升至第5位。据预测，10年后，上海市前列腺癌发病率在男性恶性肿瘤中的排行将晋升至前三位。

早期发现前列腺癌需要开展普遍的前列腺筛查工作。目前公认的前列腺癌筛查最简便的方法是：前列腺直肠指诊和血清PSA检测相结合，两者在筛查中的作用都十分重要。绝大多数前列腺癌是由PSA异常而发现的，占了80%，而直肠指诊发现有结节性异常的仅占20%。通常男性应在50岁时开始前列腺癌筛查；如果有前列腺癌家族史，则应在40岁时就开始前列腺癌筛查。

前列腺癌的确切病因至今尚未明确，可能与基因的改变相关。如雄激素受体相关基因的改变会导致前列腺癌的患病风险增高；具有BRCA1基因的男性患前列腺癌的危险性是无BRCA1基因男性的3倍；而P53基因的异常与高级别、高侵袭性的前列腺癌密切相关。基因的改变也可能与饮食等环境因素相关。基因改变越多，患前列腺癌的危险越大。在少数情况下，前列腺癌可能具有遗传性。胆碱酯酶活性下降以及由此产生的乙酰胆碱量增加，可能导致胆碱能过度刺激，亦可增加前列腺癌细胞增殖。

因为前列腺癌多起源于前列腺的周边带，起病较为隐匿，生长较为缓慢，所以早期前列腺癌可无任何预兆症状，仅仅是筛查时发现血清PSA值升高和（或）直肠指诊发现前列腺异常改变。而一旦出现症状，常属较晚期的进展性前列腺癌。

前列腺的静脉回流经前列腺静脉丛汇入髂内静脉，与椎静脉下部有广泛交通，椎静脉丛主要收集椎骨和骨髓的静脉血液，亦是沟通上、下腔静脉的主要途径之一，正因为如此，前列腺癌很易发生骨转移。发射型计算机断层显像（ECT）核素骨扫描反映骨骼的血流和骨质代谢状况，可早于X线发现骨转移病灶。前列腺癌极易发生骨转移，达64.5%，与PSA呈正相关。PSA>100时其发生骨转移几率达到82.3%。

当前列腺癌转移到骨时，可引起转移部位骨痛。骨转移的常见部位包括脊柱、髋骨、肋骨和肩胛骨，约60%的晚期患者发生骨痛，常见于腰部、骶部、臀部、髋部骨盆。骨痛有不同的表现形式，有些患者可表现为持续性疼痛，而某些患者则表现为间歇性疼痛。骨痛可局限于身体的某一特定部位，也可表现为身体不同部位游走性疼痛；在一天内的不同时间骨痛可能会有变化，对休息和活动的反应也不同。如果因为肿瘤侵犯使骨质明显变脆，很可能会发生病理性骨折。某些部位是关节炎的常见部位，如膝关节和肩关节，在这些部位出现的疼痛并不一定是前列腺癌转移所致，需要进一步检查明确是否存在前列腺癌转移。

前列腺癌内分泌治疗是一种姑息性治疗手段，包括服药、打针、服药联合打针、双侧睾丸切除。通过去除或阻止睾酮（即雄激素）对前列腺癌细胞产生作用，以暂时抑制前列腺癌细胞的生长，延缓疾病的恶化进展。

（1）化疗：用于治疗那些对内分泌治疗抵抗的转移性前列腺癌的患者，以期延缓肿瘤生长，延长患者的生命。研究已经证实，多西他赛能有效延长内分泌治疗抵抗性前列腺癌患者的生存时间；而卡巴他赛可以进一步延长那些多西他赛治疗失败的患者的生存时间。许多临床试验正在研究新的药物和药物组合，目的是为了找到更有效、不良反应更少的治疗手段。阿比特龙是其中最具临床应用价值的新药，对于内分泌治疗抵抗性前列腺癌的有效率颇高。

（2）核素治疗：是一种用于治疗前列腺癌骨转移骨痛患者的姑息性治疗手段。静脉注射或口服二膦酸盐类药物也可用于治疗骨转移导致的骨痛。

（3）其他治疗：其他治疗手段如生物靶向治疗仍在临床试验中。狄诺塞麦（denosumab）于2010年获准用于预防实体瘤骨转移患者骨骼相关事件，适应证是在CRPC患者（骨转移高危人群）发生骨转移之前更早地使用该药物以预防骨转移。但2012年2月8日，美国食品药品管理局（FDA）肿瘤药物专家组（ODAC）几乎一致认为，狄诺塞麦的无骨转移生存期差异有限，患者收益没有超过该药物所致的下颌骨坏死风险。

新型多聚二膦酸盐（ODX）在大鼠体内4个疗程的治疗，可显著抑制肿瘤的进展和溶骨。结果令人鼓舞的，确认了以前体外研究的结果，但仍需临床研究进一步证实疗效。新的药物研发依旧任重道远。

综上所述,治疗骨转移瘤各种治疗方法都各有其优、缺点及适应证、禁忌证,综合运用上述方法为患者实施个体化治疗,为骨转移瘤患者提供安全、有效、经济的治疗方案。同时因恶性肿瘤骨转移患者,绝大多数都会出现剧烈而持续的骨痛,严重影响患者的生活质量,因而在治疗中,应将控制疼痛,减少患者痛苦,改善患者的生活质量、延长患者的生存期作为首要原则。

近年来随着骨转移癌动物模型的成功建立,在骨转移癌治疗方面也取得了一定的突破,相信在不久的将来,患者的生存时间、生存质量将得到进一步的提高。

## 四、骨转移瘤的鉴别诊断

骨转移瘤是骨科临床工作中最为常见的恶性骨肿瘤,是常见病,多发病。其发生率约为骨骼系统原发肉瘤的25倍。原发于骨外的恶性肿瘤发生骨转移的途径包括血液、淋巴系统以及直接蔓延侵蚀邻近骨骼,其中以血行转移最多见。肿瘤患者中约有15%可以出现临床骨转移,若计入尸检数据的话,这一比率将上升至30%。几乎所有恶性肿瘤均可以发生骨骼系统的转移,约有85%的骨转移瘤患者原发肿瘤为乳腺癌、前列腺癌、肾癌、肺癌或甲状腺癌。骨转移瘤大多发生于40岁以上的患者,并且低龄化的趋势越来越明显。相当一部分患者在发现原发肿瘤的同时即已存在骨转移,有的患者甚至是以骨转移瘤所产生的局部症状前来就诊。骨转移瘤可以发生于全身各处骨骼,影像学表现多种多样,可以模拟各种良性或恶性骨肿瘤的影像学表现。因此,掌握骨肿瘤影像学诊断和鉴别诊断标准,正确应用和评价X线片、CT、MRI以及放射性同位素骨扫描等多种影像学检查手段,具有重要的临床意义。骨肿瘤的正确诊断和早期检出对于肿瘤的分期、患者治疗方案的选择和预后判断至关重要。对于某些影像学表现较为典型的恶性骨转移瘤,其正确诊断还有助于原发肿瘤灶部位的判断,从而进一步检出并进行及时治疗。但即使是影像学表现较为典型的肿瘤,最终确诊还必须依靠病理学检查。部分医师可能过分依赖于影像学诊断和患者主诉,往往会为其正确诊断带来一定的困难。

骨肿瘤特性的鉴别诊断也是我们骨科临床医师会遇见的挑战。误诊对患者、家庭和医务人员都有影响,是大家都不愿意看到的。我们介绍一例卵巢癌术后多发溶骨性病变的患者,分析诊疗过程和误诊原因,以提高大家对良恶性骨肿瘤鉴别诊断的认识。

### (一)患者与病史

1. 病例介绍　患者,女,48岁,因"左髋部疼痛2周"而至医院骨外科门诊就诊。患者约3年前因上皮性卵巢癌而在外院行手术治疗,手术顺利,术后恢复良好,术后未行任何化疗或放疗等辅助治疗。2周前无明显诱因左髋部出现疼痛,至当地社区医院就诊后给予止痛药西乐葆治疗,后未有好转,X线摄片示"骨盆溶骨性破坏",遂转至我院就诊。骨科查体未见明显异常,骨盆左髂骨处轻度压痛,四肢感觉、肌力等均正常,病理征阴性。再次追问病史,患者卵巢癌术后一直恢复良好,且从未行任何辅助治疗,患者排便欠规律,通常约2~3天一次。根据患者病史,请肿瘤科医师共同会诊后认为卵巢癌术后骨转移可能较大。

2. 临床检查

A. 继续全身影像学或核医学检查,如ECT,PET,明确全身其他转移灶?

B. 病灶穿刺活检?

C. 直接根据卵巢癌病理结果行化疗?

D. 放疗?

E. 最新的生物试剂治疗?

相信很多医生会选A和C,或最近热门的生物试剂治疗。确实很难说不对,因为患者的影像资料结果也确实提示溶骨性破坏,结合患者的恶性肿瘤病史和病理结果行化疗等亦遵循循证治疗的原则。笔者也是按照该原则继续诊疗的,通过对患者进行ECT和CT检查后发现,患者左侧肋骨处亦有一转移灶,ECT图像见全身骨显像,图像清晰;左侧第7、8肋外侧、双侧骶髂关节及左侧足跟部等处间放射性异常浓聚灶,反应性骨形成活跃;可见双肾及膀胱显影。CT报告显示两侧髂骨多发骨质破坏,溶骨性为主,左侧肋骨见膨胀性骨质破坏,左肾结石;考虑卵巢癌伴肋骨及双侧髂骨多发骨转移。

3. 是否可诊断为卵巢癌术后3年骨转移?但须重视的是,骨转移瘤可以发生于全身各处骨骼,影像学表现多种多样,除了提高对骨转移瘤的影像学认识,掌握其影像学诊断和鉴别诊断标准,正确应用和评价 X 线片、CT、MRI 以及放射性同位素骨扫描等多种影像学检查手段,具有重要的临床意义。目前临床常用的影像学检查中,ECT 骨扫描敏感度较高。恶性肿瘤患者应常规行骨扫描检查,如 ECT 骨扫描阳性,可先拍摄 X 线片,进一步则需要辅以 CT、MRI 等检查可基本反映骨转移瘤病灶的特征。多发的、无规律的骨显像异常,几乎可以肯定为骨转移所引起,但其缺乏特异性,需要结合 X 线片诊断。尽管如此,我们必须明确病理学检查是最理想的诊断手段,是诊断骨肿瘤的金标准。它不仅能鉴别病变的性质,同时给临床治疗指出了明确的方向。所以应尽可能地采用病理学检查,接近体表的肿瘤可用经皮骨穿刺采取病理学检查标本。肿瘤穿刺活检是肿瘤诊断与治疗中的程序性工作,但由于穿刺活检本身的局限性及操作者操作过程中受到的种种限制,穿刺活检的阳性率无法保证。必要时,在手术室中行切开活检是其诊断的最终方法。

所以,为了明确诊断,我们进行了 CT 引导下的左髂骨穿刺活检,但两次穿刺活检的标本病理科均无法诊断,最后手术切开活检。在左髂骨处取出大量棕褐色类似鱼肉状组织送病理科诊断。经免疫组织化学和反复确诊后,诊断(左髂骨)富于巨细胞的病变,多核巨细胞呈结节状分布,间质出血伴纤维组织反应,其 H&E 形态学符合棕色瘤。至此,最后的谜底终于揭开。棕色瘤是由于甲状旁腺肿瘤或增生,分泌过多的甲状旁腺激素,动员骨钙进入血液循环,从而引起骨质吸收、疏松、反应性纤维结缔组织增生所形成的骨骼的假瘤性病变。因本病可在局部骨骼形成肿块,其中常伴有出血及富含含铁血黄素,呈棕红色,故名棕色瘤,实则并非真性肿瘤。由于棕色瘤局部血管丰富和多核巨细胞所引起的骨转换率加速,骨扫描显示为核素浓集。此病可见于全身许多骨骼,唯好发于长骨骨干及颌骨,其次为长骨之两端及手、足骨等。X 线片可见全身性弥漫性骨质疏松及手指骨的骨膜下骨质吸收。棕色瘤呈局限性囊性骨破坏,骨皮质呈薄壳状,其边缘清楚,周围绕以反应性新骨形成。除骨骼系统的病变之外,由于高血钙,致有多量钙排出,尿磷排泄也增多,故尿结石的发生率也较高。

患者的甲状旁腺功能检查发现,甲状旁腺激素水平(PTH)达 1367pg/ml,远高于正常值 12.00 ~ 72.00pg/ml。颈部强化 CT 及 MRI 见甲状腺左侧叶后方见一结节影,MRI 呈长 $T_1$ 等 $T_2$ 信号,增强扫描不规则环状强化,考虑为甲状旁腺腺瘤。诊断为甲状旁腺腺瘤并甲状旁腺功能亢进性骨病,行手术治疗,术中快速及术后病理结果确定为甲状旁腺腺瘤。患者术后至今已 3 年,恢复良好。

4. 回顾与分析 这个病例给我们很多宝贵经验和教训,如果不及时确诊而根据之前的妇科肿瘤行放化疗的话,虽不能说是“绝对”的错误,但会给患者身心均造成伤害。Silverberg 等和 Toft 等均报道如原发性甲状旁腺功能亢进症若未及时治疗,死亡率可逐年升高。骨科医师应避免单纯满足于单一临床表现的诊断,应将人体作为一个多系统多器官相互作用的有机整体来看待。如临床表现为腰、背及肢体的疼痛,甚至发生自发性脊柱、长骨及肋骨的骨折等的患者,同时也应注意到其是否有其他如泌尿系统或消化系统症状,不放过患者其他系统的临床表现。进一步规范完善入院诊疗常规检查,不可忽视入院常规检查中的轻微异常和血生化中钙磷等的异常表现。应强调 ECT 全身骨显像在骨病及骨肿瘤诊断中的重要性。全身骨显像是一种临床应用较为广泛、经验丰富且无创、无痛和敏感性高的诊断方法。当病变处血流量或骨盐代谢及成骨过程发生改变,在相应的骨显像上显示局部放射性异常,具有很高的敏感性。

(二)本病例的启示

临床上对部分良恶性骨肿瘤和代谢性骨病的误诊原因常有以下几点:

1. 代谢性骨病和一些发病率较低的骨肿瘤,临床对其重视程度不够。特别是代谢性骨病,临床上通常将其划分为内分泌或普外科疾病,基层骨科医师对其了解甚少。但在实际临床中其骨型及部分肾骨型通常以骨骼系统症状为其主诉,首诊往往在骨科。

2. 起病缓慢,临床表现复杂多样,影像学表现多样。比如上述棕色瘤患者通常起病隐匿,发展缓慢,早期症状轻微或缺乏典型的临床症状和体征,不足以引起患者注意和医师的重视,有时其全身症状不明显,仅表现在局部,此时往往难以与其他病变相鉴别。此外尚有部分骨肿瘤患者起病很长时间内无明显症状，同样增加了误诊率。

3. 基层骨科医师对于骨肿瘤及瘤样病变与代谢性骨病同样缺乏足够的认识。易与代谢性骨病相混淆的常见骨肿瘤及瘤样病变有骨囊肿、骨巨细胞瘤及骨纤维异常增殖症等，某些基层骨科医师对以上病变本身一知半解，对于代谢性骨病及常见溶骨性病变的鉴别缺乏专业知识的支持。另外，对于骨肿瘤的相关专业检查在低级别医院也存在一定限制。

4. 接诊医师在遇到患者时，处理不规范，问诊及查体不全面。骨科医师接诊时往往只注重本专业相关症状及专科查体，忽略了患者的全身表现，对复杂、多样的临床表现缺乏系统的分析，只是依据单个系统的症状或实验室检查结果进行诊断，如诊断为老年性骨关节炎、骨质疏松等。

5. 部分骨科医师过分重视本专业检查和影像学检查，而忽视了病理学诊断的金标准意义；由于肿瘤表现的特点，对于部分难判断的骨肿瘤，骨科、病理科、影像科和其他科室的多科联合会诊对诊断十分重要。在高度专业化的今天，多学科综合的临床诊断思维对的确诊肿瘤性疾病仍极具价值。

（郭征　范宏斌）

## 第四节　围术期医学

围术期这个概念最早出现在 20 世纪 80 年代。1981 年，Doland 对围手术医学的解释是"患者因需手术治疗住院时起到出院时为止的期限"。1988 年，黎介寿院士在"全军第一届普外科围术期学术讨论会"提出，围术期是指确定手术治疗时起直至与这次手术有关的治疗基本结束为止的这一段时间。

骨外科的围术期医学涉及范围相当广泛，包括患者的诊断，术前各重要器官、系统功能状态的评估，术前准备（含心理准备、生理准备，手术方案、器械、麻醉准备，术中、术后可能出现的并发症及意外情况的预防和处理措施等）、手术中的处理（手术处理、麻醉处理、各种紧急状况处理等）和术后处理（后续治疗、并发症的预防及处理、护理等）。由此可见，围术期医学所涵盖的只是涉及了上述各学科

的知识。作为一名骨科临床医生，围术期医学知识掌握程度如何、围术期的处理如何对于患者的康复、预后起着至关重要的作用。这要求我们除掌握本节内容的基本要求外，还要掌握扎实的基础医学知识，尤其是常见疾病的病理生理变化，学习重要与相关学科的知识系统、有机地结合起来，做到相关知识的融会贯通。

### 一、术前准备

手术是骨科治疗的组成部分和重要手段，也是取得疗效的关键环节。术前准备的目的是使患者以最佳状态接受手术。

术前准备与手术类型有密切关系。骨科手术种类繁多，但就手术急缓的程度大致可分为三大类：①择期手术：大多数需要骨科治疗的患者，病情发展均较缓慢，短时间内不会发生很大的变化，手术时间可选择在患者最佳的状态下进行。这类手术的特点是术前准备时间的长短不受疾病本身的限制，手术时限不会影响疗效，手术可选择在做好充分准备和条件成熟的情况下进行。②限期手术：有些疾病如恶性骨肿瘤等，手术前准备的时间不能任意延长，否则会失去手术的时机。为取得较好的手术效果，要在相应的时间内有计划的完成各项准备工作，及时完成手术。③急症手术：这类患者病情进展快，只能在一些必要环节上分秒必争的完成准备工作，及时手术，否则将延误治疗，造成严重后果。三类手术的术前准备基本相同，但急症手术通常需要在短时间内完成必要的术前准备，而其余两者有充裕的时间进行必要的检查，待条件适宜再行手术。由于急症手术的特殊性，本节将分别介绍常规手术的事前准备及急诊手术的术前准备。

（一）常规手术术前准备

常规手术的术前准备包括心理准备、生理准备和特殊准备 3 个方面。

1. 心理准备　手术作为疾病的重要临床治疗手段，对躯体是一种创伤，在心理上也是一种应激刺激。严重的消极心理反应可直接影响手术的效果和并发症的发生。因此，医务人员必须了解手术患者的心理特点，采取相应的心理措施减轻患者的心理应激反应，帮助其度过手术期，取得最佳的康复效果。

手术前患者的主要心理特点是焦虑。由于对手术缺乏了解,害怕术中疼痛及严重并发症的发生,患者既想手术又怕手术。可产生一系列心理应激反应,躯体上亦有相应的表现:如心悸、手抖、坐立不安、血压升高等。睡眠障碍的患者表现为入睡困难、早醒、噩梦等。调查显示,患者对手术的焦虑情绪一般在术前一晚达到高峰。所以,在术前准备期间,医务人员应该采用心理支持和行为控制技术帮助患者调节心理。

(1) 一般心理支持与指导:包括详细的晤谈与评估,详细地向患者介绍病情,阐明手术的重要性和必要性,使患者明确手术的动机及方式,提供手术治疗必要的信息。也可以利用病友间的互相交流与鼓励达到缓解心理压力及榜样示范的作用。

(2) 行为控制技术:及时应用行为控制疗法,能最大限度地减轻患者术前焦虑,顺利度过手术期,促进疾病的康复。常用的焦虑行为控制技术有:

1) 腹式呼吸法,放松、深呼吸及咳嗽练习能有效对抗焦虑情绪。一般认为,患者焦虑时多以胸式呼吸为主,胸式呼吸又反过来刺激胸腔迷走神经。鼓励患者腹式呼吸可以切断这种循环,使其焦虑程度减低。

2) 分散注意法,可采取轻松的音乐,主动进行心算及做其他美好想象的方法来进行分散患者注意,减缓焦虑情绪。

3) 示范法,通过学习手术效果良好的患者是如何克服术前恐惧,掌握一些战胜术前焦虑的方法。

4) 暗示法,医务人员可多采用一些催眠性质的正性暗示语,以增加患者的安全感。

5) 刺激暴露法,患者对医疗操作的恐惧反应有些是由于过去厌恶条件作用形成的,这种害怕反应可通过熟悉引起害怕的刺激环境而得到消退,通过一段时间的反复接触,可以克服患者对医疗操作或环境的焦虑反应。总之,在临床实际应用实施,往往将上述心理支持及行为控制技术综合运用,个体化处理,帮助患者度过手术难关。

2. 生理准备　包括通过术前各项病理、生理检查评估患者的生理状态,并做好生理状态的调整,使患者能在较好的生理状态下,安全度过手术及其术后的治疗过程。

(1) 适应性锻炼:如训练卧床解二便,正确的咳嗽排痰方法及戒烟、戒酒与饮食的建议。术前功能锻炼,不仅可以增强患者体质、增加关节周围的肌肉力量,还可以帮助患者了解术后康复的一般程序,术后尽快适应功能锻炼。

(2) 预防控制感染:重视营养状态,减少感染来源。存在下列情况的患者应在术前使用抗生素,以杀灭细菌或抑制细菌生长:有开放性创伤及污染严重的损伤、术前估计手术时间较长、术中组织剥离广泛或血液循环不良、术中可能发生失血性休克、营养状况不良、低蛋白血症或接受激素、免疫抑制剂治疗的患者,以及接受放射治疗或化学治疗的恶性肿瘤患者、需要接受人工假体植入的患者。在当日送手术室前备皮可以避免发生手术前一天备皮带来的皮肤微小损伤造成的潜在感染,减少手术后发生感染的机会。

(3) 输血、补液:术前做好血型、交叉配血试验,全血及成分血的备血。对有脱水的患者应该分析其脱水原因,一般情况下,多因水分摄入不足或应用利尿剂所致,应行补液进行纠正。积极纠正电解质紊乱,患者有进食障碍,已发生低钾血症,应密切注意;患有贫血的患者,根据指征输全血或红细胞悬液;营养不良、月经不调、恶性肿瘤等慢性消耗性疾病常常伴有贫血,严重者可能出现蛋白血症,术前应积极予以纠正。同时观测其球蛋白情况,必要时补充球蛋白以增强患者体质及抗病能力。择期手术,术前患者的血红蛋白至少应达到100g/L,血清白蛋白应提高至30g/L,对于低蛋白血症患者,常常伴有血容量减少,耐受失血、休克的能力降低,以及组织水肿影响伤口愈合,术前应适量输血清蛋白。

(4) 补充热量、蛋白质、维生素:在短暂负热量平衡(如禁食)时,由储备的脂肪释放脂肪酸,氧化成酮体,以满足机体除脑以外的热量需求。而机体的蛋白质释放氨基酸,通过糖异生作用,为脑和脊髓提供葡萄糖。在营养状态正常时,上述消耗蛋白质来供能的情况就不会发生。长期负热量平衡的患者,在术前多日甚至数周处于热量不平衡状态。这类患者的蛋白质(主要来自骨骼肌)在不断丧失,此时各种肌肉(平滑肌、心肌、骨骼肌)的收缩能力将会降低,影响心血管动力,术后并发症发生率将会大幅增加。对由于蛋白质严重丧失,已影响心血管和呼吸功能的患者,除补充足够的葡萄糖外,还应补充蛋白质。

（5）胃肠道的准备:禁食水,清洁灌肠。应在术前6小时进食,4小时禁水,以防因麻醉或手术中的呕吐而引起窒息和吸入性肺炎。

（6）其他:睡眠、月经、大小便的准备及护理,手术前夜应检查全部工作。患者体温升高或妇女月经来潮应延期手术。手术前夜可给患者镇静药。患者进手术室前应排净尿液,术前应取下患者的活动义齿,以免麻醉、术中脱落或被咽下。

3. 特殊准备

（1）在完成各项手术前常规检查外,还应针对具体的手术进行一些与手术部位等密切相关的必要检查,如脊柱侧凸矫正及经胸腔手术者,术前需检查肺功能。

（2）根据骨科手术的具体需要,做好相应的绘图、测量等准备工作。比如测量腰椎椎间的活动度或 Cobb 角,有助于手术方式的选择。另外,如股骨上端截骨术前,截骨线的设计、矫正的角度及矫正后的固定措施等都必须在手术前通过描图、剪纸计划好。近年来研究较多的"数字化骨科"中 3D 打印技术能更加精准地在术前模拟术中情况,以期术中能达到预期矫正的目的。

（3）手术部位的定位,在术前要考虑周到使用何种方法定位才能做到准确无误。日前,许多医院已经具备术中 X 线透视的条件;对于不具备术中定位条件者,可通过术前照相、体表标记等方法进行。无论何种方法,一定做到准确无误。

（4）部分患者术前需要严格的药物治疗或者临时固定、牵引等。比如脊柱结核患者入院后应严格卧床,并适用规则的化疗将血沉控制在 30mm/h 以下,且患者低热、盗汗等毒血症状消失后,可行手术治疗。而对于髋关节脱位患儿,则往往需要行患肢牵引,试图使髋关节复位,牵引导致的周围软组织松弛也利于术中关节的复位。

（5）导航系统的准备:导航系统的临床应用越来越受到重视,为手术操作的准确性、安全性提供了保障。对于准备应用术中导航的病例,术前必须按照导航系统的具体要求,进行必要的影像学准备,如拍摄标准的 X 线片、CT 扫描、MRI 扫描等,为术中三维图像模拟、重建提供资料。另外,手术操作者应对导航系统有足够的了解,达到熟练操作的目的,从而可以缩短手术时间,并提高导航系统的准确性。

（二）急症手术术前准备

除特别紧急的情况,如呼吸道梗阻、心搏骤停、脑疝及大出血等外,大多数急诊室患者仍应争取时间完成必要的准备。首先在不延误病情发展的前提下,进行必要的检查,尽量做出正确的估计,拟定出较为切合实际的手术方案。其次要立即建立通畅的静脉通道,补充适量的液体和血液,如为不能控制的大出血,应在快速输血同时进行手术止血。

骨科医生可按下列 3 个步骤处理,即首诊检查、再次检查及有效的处理措施。

1. 首诊检查 主要是保护生命体征,一般遵循 CAB 原则:

（1）循环功能支持(circulation,C):检查患者的生命体征,即可进行循环功能的评价和支持是必需的。控制外出血,加压包扎,抬高患肢,帮助减少静脉出血,增加静脉回心血量。

（2）保持气道通畅(airway,A):在严重交通事故中,死亡原因最常见的是气道梗阻。医务人员应检查患者呼吸到是否通畅,开放气道,排除任何气道梗阻因素。

（3）呼吸支持(breathing,B):对患者的气道功能进行评价,危及生命的急症有张力性气胸、巨大血胸、反常呼吸及误吸等。处理措施有气道支持治疗、经鼻腔或口腔气管插管和气管切开等。

（4）功能判定:对清醒的患者,进行快速规范的神经系统检查是必要的。对失去意识的患者,按照 Glasgow 评分(GCS),根据患者的光反应、肢体活动和痛觉刺激反应来评判患者的病情和预后。

2. 再次检查

（1）病史:病史应包括外伤的时间、地点、损伤机制、患者伤后情况、治疗经过、转送过程及既往史,如患者神志不清,应询问转送人员和家属。

（2）详细的体格检查:体格检查应小心、全面、依次进行。首先是神志情况,主要依据 Glasgow 评分(GCS);仔细检查患者头面部,注意检查可能隐藏在头发内的损伤;对于高位截瘫的患者,要区分头外伤和颈髓损伤,常规 X 线检查是必需的,颈部在明确损伤之前一定要固定;血胸、气胸是胸部检查的重点,注意检测血压和肺通气功能,仔细阅读胸部 X 线片;腹部检查应仔细检查腹部体征和监测生命指征变化,必要时进行腹腔穿刺及灌洗术。四肢外伤一般比较明显,但要注意多发伤和合并血管、神经损伤的可能性。

（3）对任何可能的骨折进行 X 线检查:对所有多发伤的患者在初次检查后,都应进行胸片、颈椎正侧位和骨盆 X 线检查,必要时进行颈椎张口位及 CT 检查。对有意识障碍的头部外伤患者,常规行头颅 CT 检查。

3. 有效的处理措施 在多发伤患者的诊治中,可能会包括各科专家参与的多次手术操作。应综合患者全身的病情,讨论适时手术时机和类型。

（三）术前综合评估及处理

首先,术者必须全面掌握病史、临床表现、辅助检查等临床资料,将资料归纳分析后得出明确的诊断,并复验入院诊断是否正确,提出有力的手术指征。在确定患者是否需要手术治疗后,需要对患者进行术前综合评估,评价手术风险,除外手术禁忌,这一阶段的主要目的在于确定患者能否耐受手术治疗。完成病史的评估和有重点系统回顾的体格检查后决定是否需要进一步检查。根据患者的疾病程度、重要脏器功能状态及全身健康状态评估手术风险。对于风险较高的患者,需要多科室会诊,请麻醉医生及内科医生等提出自己的见解,并最终确定是否存在手术禁忌。如无手术禁忌,需要对主要脏器的功能进行认真的检查,有针对性的做好细致的特殊准备后才能考虑手术。如有必要可分期手术,暂时改善全身情况后再彻底手术。

1. 术前肺功能的评估与处理 呼吸功能监测和调控对于评价肺部氧气和二氧化碳的交换功能,观察通气储备是否充分与氧合是否有效,防止由呼吸系统的原因引起的围术期死亡事件,具有非常重要的意义。对于术前已有或术中可能发生异常情况的患者应预先制订出适当的术中监测计划:

（1）有提示异常呼吸机制的情况,指示术中要控制呼吸,也可能术后短期内要控制呼吸;

（2）有可能致肺氧气交换异常的情况;

（3）有急性或潜在的上呼吸道梗阻;

（4）有潜在或诱发术中支气管痉挛的情况,如哮喘或气管炎;

（5）有异常的气体或液体空腔,如含气囊肿、气胸、肺脓肿或脓胸;

（6）有可能损伤胸膜的外科手术,如胸廓切开术、胸骨切开术、肾切除术、纵隔或颈部、肋骨等部位的手术。术前肺功能评估的主要目的是保持患者的气道通畅,加强检测及处理,为麻醉及手术的顺利进行创造条件。

2. 术前心功能的评估与处理

外科手术严重的并发症之一是围术期心脏并发症,术前通过阅读病历、体查患者、与患者交流获取相关病史,针对心功能进行全面的评估,做出危险评价并决定进一步的心脏检查、医学治疗、冠脉介入等,以明确能否耐受手术,以及术后发生相关心血管疾病并发症的可能性。

对于在病史中存在糖尿病、高血压病、肥胖病、心电图示左室肥厚、周围动脉硬化、不明原因的心动过速和疲劳的症状时,应高度怀疑并存缺血性心脏病,准确评估是否存在心肌缺血对预防和治疗术中及术后出现严重心脏并发症非常重要。术前有心肌缺血者,术中及术后心肌梗死发生率明显增高。陈旧性心肌梗死的发生年龄、部位、目前心功能、残余的心肌状态、目前的最大活动量与未来心脏事件的相对风险有关。

3. 术前心功能评估的目标 ①术前心脏危险的评估,包括患者有无发其他疾病、手术本身的危险性、患者的功能状态以及年龄对危险的影响。②鉴别患者是否有不可接受的心脏高风险因素,若有则外科手术需要延期甚至取消。③鉴别患者是否有术前可以改善或治疗的心脏疾病,如置入起搏器治疗症状性心律失常。④术前是否需进行冠状动脉搭桥以改善心肌缺血。既往发生过心肌梗死的患者,在围术期发生心脏事件危险性明显增加,虽然发生心梗 3~6 个月内不能进行手术的规定的证据不足,但以往经验认为心肌梗死后 3~6 个月内始终被认为是外科手术的禁忌时期。目前的观点虽不把发生心肌梗死 3~6 个月看作心肌梗死的绝对禁忌证,只把术前 30 天内发作过心肌梗死列为严重增加围术期心脏危险性的一个主要的临床因素。

心力储备用仍存留的缺血心肌程度、心肌泵功能和心脏电活动稳定性测定。反复的静息状态心绞痛发作、射血分数<0.3 的心力衰竭和心梗后反复发作的室性心动过速或心室纤颤超过 48 小时,都是心力储备严重降低的证据。在这种情况下,任何种类的手术都是绝对禁忌的。心脏功能受损、运动 ECG 出现 ST 段下移>2mV,最大运动量时出现血压下降和 DTS 检查中出现可逆性充盈缺损均提示心力储备明显下降,此时是手术的相对禁忌证。

4. 高血压患者的术前心功能评估 取决于是否并存继发性重要器官损害及其程度及高血压控制状态。只要不并存冠状动脉病变、心力衰竭或肾功能减退,即使有左室肥大和异常心电图,只要经过充分术前准备和恰当的麻醉处理,耐受力仍属良好。凡舒张压持续>90mmHg,均需抗高血压药物治疗。治疗后的患者病理生理可得到改善。抗高血压药物可持续用至手术当日。

5. 心律失常患者的术前心功能评估 心房颤动、心房扑动者,术前应控制其心室率在 80 次/分钟左右;Ⅱ度以上房室传导阻滞或慢性双束支传导阻滞(右束支伴左前或后半支传导阻滞),术前需做好心脏起搏器准备;无症状的右或左束支传导阻滞,一般不增加麻醉危险性;房性期前收缩或室性期前收缩,偶发者,在青年人多属功能性,一般不需要特殊处理。在 40 岁以上的患者,房、室期前收缩发生或消失与体力活动量时密切关系者,应考虑有器质性心脏病的可能,频发(5 次/分钟),多源性或 R 波 T 波相重的室性期前收缩,容易演变为心室纤颤,术前必须用药物加以控制。

6. 安装起搏器的患者术前心功能评估 术前应明确起搏器的型号与功能,安装时间,目前患者症状与心功能,如果安装时间在 6 周内,应注意静脉穿刺可能造成电极移位,起搏失败;手术前应请专科医生会诊,判断电池电能状况,并调整为非同步起搏状态,以防手术中干扰信号诱发意外起搏,术后应重新评估起搏器功能。另外,长期应用利尿药和低盐饮食患者,有并发低钾血症、低钠血症的可能,术中易发生心律失常和休克,应及时补充钾和钠。

7. 高血压患者的术前评估与处理 高血压病是常见的心血管疾病,与冠心病、脑血管疾病的发生和发展密切相关。治疗高血压的药物种类繁多,患者大多数复合用药,且多数患者用药不规则。高血压患者的麻醉危险性主要与重要脏器损害有关。一般来说,第 1 期高血压患者的麻醉危险性与一般患者无异;第 2 期高血压患者有一定的麻醉危险性;而第 3 期高血压患者则有较大的麻醉危险性,其危险程度与脏器受损程度直接相关。对普通高血压患者而言,应综合考虑以下因素。

(1) 高血压程度:舒张压<100mmHg 的轻度高血压,麻醉危险性与一般患者相仿;舒张压 100 ~ 115mmHg 的中度高血压,有一定的麻醉危险性;舒张压持续在 115mmHg 以上的严重高血压,麻醉危险性较大,术中和术后有可能发生心、脑、肾并发症。

(2) 高血压病期和进展情况:高血压病期愈长,重要脏器愈易受累,麻醉危险性愈大;高血压病期虽短,但进展迅速者,即所谓急进型高血压,早期就可发现心、脑、肾并发症,麻醉危险性很大。如稳定型心绞痛、陈旧性心肌梗死的风险就远小于不稳定型心绞痛和近期心肌梗死者。

(3) 高血压状态的鉴别:术前高血压是紧张、焦虑引起的暂时状态,对于经解释或使用镇静、安定类药后血压即可恢复正常者,危险较小。

(4) 权衡立即手术的危险性与延期手术的危险性:如原发疾病为危及生命的紧急状态,则血压高低不应成为立即麻醉手术的障碍。反之如手术并非紧急,而血压严重高于正常,出现所谓"高血压危象",则应先行控制血压,然后再决定是否手术。在麻醉药物、方法、设备、监测条件以及处理高血压的药物均有重大进展的今天,不宜再根据血压高低来决定手术是否应立即施行还是延期施行。具有一定的理论水平和临床经验的麻醉医师,应能妥善控制患者血压并保证患者平稳度过手术。

(5) 高血压患者的术前用药:除紧急手术外,择期手术一般应在高血压得到控制后进行,尽可能使舒张压控制在≤100mmHg。早在 1956 年就有人报告,接受利血平等抗高血压药治疗的患者,在麻醉期间有 40% 发生严重循环抑制,表现为血压下降和脉搏减慢,因而提出须停药 2 周再施行麻醉和手术,其根据是利血平可使体内儿茶酚胺贮存耗竭,在停药后 7 天体内儿茶酚胺含量恢复正常,长期应用后则恢复时间延长至 2 周。但后来的研究表明,抗高血压药的应用不是影响麻醉下循环的唯一因素,也不是主要因素;发生低血压的原因主要是由于高血压患者的病理生理变化,即使手术前停用抗高血压药,也不一定能防止低血压,而是主要应该加强麻醉管理。

另一方面,手术前停用抗高血压药,血压可严重升高,以致有引起心肌梗死、心力衰竭、脑血管意外等潜在的危险。因此,降压药的使用应持续至术前1日或手术日晨。但应注意的是,由于抗高血压药物种类繁多,很多药物与麻醉药有协同作用或相加的循环抑制作用。因此,术前必须了解患者所服用的抗高血压药物的种类和剂量,在麻醉选择和管理上要谨慎,避免加重循环抑制。

常用抗高血压药物及对麻醉的影响如下:

(1)利尿药:利尿药是抗高血压治疗的传统药物,目前虽已不作为主要药物使用。利尿药治疗高血压是通过利尿,减少体内水钠潴留,降低血容量,借此达到降低血压的目的。但多数高血压患者均系小动脉过度收缩所致,血容量减少反而促使小动脉进一步收缩。故利尿除了对原发生醛固酮增多症引起的高血压有直接治疗作用外,对其他类高血压反而有不利影响,故利尿药的使用在逐渐减少。通常术前口服的利尿药多为噻嗪类,此类患者麻醉诱导时因血管扩张,已发生相对低血容量性低血压。袢利尿药如呋塞米,常用于手术中急性血容量过多或高血压伴肾功能不全者,手术前应停药,并注意纠正低钾血症。保钾利尿药如氨苯蝶啶则可能引起高血钾可能。

(2)血管紧张素转化酶抑制剂(ACEI):ACEI的降压作用系通过抑制转化酶使血管紧张素Ⅱ生成减少。常用药为卡托普利(巯甲丙脯酸),主要作为口服药使用。长期服用ACEI有可能引起机体肾素-血管紧张素醛固酮系统功能的抑制,使患者对麻醉药循环抑制效应的敏感性明显增加,可造成患者术中血压的突然下降。

(3)β受体阻滞剂:β受体阻滞剂是目前临床应用较多的一类药,其降压作用系通过阻滞心脏β受体降低心肌收缩力、减慢心率和降低外周阻力的综合作用实现的。β阻滞剂本身可引起心动过缓、传导阻滞、支气管痉挛等并发症。长期服用此类药者,因体内有一定水平的药物蓄积,必须考虑其与麻醉药的相互作用。

(4)钙通道阻滞剂:钙通道阻滞剂以不同方式阻断心肌和血管平滑肌细胞膜的钙离子通道,使细胞外钙离子向细胞内的转运减少,从而抑制细胞的活动,产生减慢心率、抑制心肌收缩力量、扩张血管、降低血压的作用。钙通道阻滞剂能增强静脉全身麻醉药、吸入麻醉药、肌肉松弛药和镇痛药的作用。

(5)血管扩张药可乐定是中枢性抗高血压药,它是通过抑制中枢性交感神经冲动,使外周血管扩张,而产生降压效应。手术前突然停用可乐定,可使血浆儿茶酚胺浓度增加1倍,停药24小时可出现可乐定停药综合征,表现为躁动、头痛、腹痛、恶心、呕吐、血压严重升高,甚至高血压危象。

对于急诊手术的高血压患者,如血压严重升高,可在做手术准备的同时注射用抗高血压药(如肼酞嗪、硝普钠、拉贝洛尔等)以控制高血压。

8. 血糖的评估与处理 临床研究早已证实围术期高血糖是影响麻醉安全性、手术后并发症发生率和病死率的高危因素。围术期高血糖与糖尿病及应激性高血糖等因素相关,其严重程度与预后密切相关。研究表明,在接受手术治疗的患者中,合并糖尿病使得手术危险性显著增加,且病程较长的糖尿病患者往往合并冠心病、高血压、脑血管疾病以及糖尿病肾病等慢性并发症,手术耐受性较差,手术意外和麻醉风险均明显高于非糖尿病患者群。应激、失血、麻醉、酮症倾向及低血糖反应等均可使处于边缘状态的心肾功能失代偿,从而导致糖尿病患者围术期死亡率增加,其死亡率是非糖尿病患者的5~6倍。与未接受胰岛素治疗、血糖未控制或控制不佳相关,伴有未诊断的糖尿病的患者死亡率是非糖尿病患者的18倍,是已确诊糖尿病患者的3倍。糖尿病的漏诊、漏治将使患者的手术风险大大增加,甚至危及生命。血糖水平超过8.9~10.0mmol/L较血糖低于8.3mmol/L发生感染的几率增高40%~60%。随着围术期每日血糖水平的升高,患者发生感染、急性肾衰竭、心血管并发症及死亡等的风险均显著增加。

围术期的血糖控制,是决定糖尿病及应激性高血糖患者能否安全度过手术危险期、影响手术成败及患者预后的关键因素。实现血糖控制有赖于以下几点:①合理的血糖控制目标:近年来目标血糖值开始降低。国际上多数专家建议将目标血糖值限制在≤8.3mmol/L。②安全、有效的血糖管理办法:血糖控制中除确定目标血糖外,实现这一目标的安全、有效管理方法是另一关键问题,它包含实现目标血糖控制和防止低血糖。③合理的营养支持方案:应避免营养供给过量对血糖的影响,特别是碳水化合物的补充。营养治疗开始阶段往往需配合胰岛素控制血糖水平,以后可根据情况予以调整。

围术期血糖升高因无明显临床表现易被医生忽视。因此,术前进行血糖检测,发现患者是否患有隐匿性高血糖十分重要。血糖升高常与下列因素相关:①糖尿病患病率日益增高。②疾病对糖代谢的影响,如创伤、感染等导致的血糖升高。③围术期各种治疗对血糖的影响,如营养支持、儿茶酚胺、糖皮质激素等影响糖代谢药物的使用,均可加重糖代谢紊乱及血糖控制的难度。

糖尿病并发症患者,手术危险性显著增加。病程较长的糖尿病患者往往合并冠心病、高血压、脑血管疾病及糖尿病肾病等并发症,手术耐受性较差,手术意外和麻醉风险均显著高于非糖尿病者。应激、失血、麻醉、酮症倾向及低血糖反应等均可使糖尿病患者处于边缘状态的心肾功能失代偿,增加围术期死亡率。

糖尿病患者发生手术风险的重要危险因素主要包括以下几个方面:①患者年龄>65岁。②糖尿病病程超过5年。③空腹血糖>13.9mmol/L。④合并心脑血管疾病或糖尿病肾病。⑤手术时间>90分钟。⑥全身麻醉等。

血糖控制原则:糖尿病患者术前血糖控制须采取个体化原则,对于择期手术者,必须诊断并纠正其潜在的疾病,使术前机体处于相对稳定状态。

术前血糖管理的基本要点:

(1)择期手术的糖尿病患者空腹血糖控制在7～10mmol/L。

(2)急诊手术时患者的随机血糖低于14mmol/L。

(3)术前空腹血糖>10mmol/L,或随机血糖>13.9mmol/L,或糖化血红蛋白水平>9%,应推迟非急诊手术。

(4)合并有酮症酸中毒或高渗性昏迷的糖尿病患者禁忌手术。

(5)术前长时间禁食,会使患者体内碳水化合物的储存及其代谢发生改变,饥饿代谢下糖原分解与脂肪动员加速使同手术期血糖变化更加明显。当今手术前长时间禁食的处理应得到纠正,取而代之的是口服或输注一定量的含糖液体。

(6)某些治疗对患者血糖水平的影响。

术前血糖异常的处理:

对于单纯通过饮食控制或口服降糖药物血糖控制良好、无糖尿病急、慢性并发症的患者,如接受小型手术(手术时间<1小时,局部麻醉。不需要禁食),可维持原治疗方案不变,仅在术前、术后监测血糖。如需接受大、中型手术(手术时间>1小时,椎管麻醉或全身麻醉,需禁食),应在术前3天停用长效口服降糖药,改用短效或中效口服降糖药;或于手术当日清晨停用短效降糖药物,改为短效胰岛素或胰岛素类似物进行术前血糖准备;原来应用胰岛素治疗的糖尿病患者应于手术当日将餐前胰岛素用量减少1/3～1/2。需要特别注意的是,磺脲类药物除易诱发低血糖反应外,还可能增加手术期间心肌缺血的发生率;双胍类药物也应及时停用,以防患者发生乳酸性酸中毒。

对于病程较长,合并有急、慢性并发症的糖尿病患者,均需于术前3天改为胰岛素治疗。治疗方案可为三餐前短效胰岛素+睡前中长效胰岛素,或一天两改预混胰岛素注射治疗,根据监测的空腹、三餐后2小时及睡前血糖水平调整胰岛素剂量。禁食期间停止应用餐前胰岛素。对这类糖尿病患者,应同时检测血糖和酮体水平。如患者随机血糖≥14mmol/L,可给以生理盐水+小剂量胰岛素0.1～0.15U/(kg·h)持续静滴,密切监测血糖水平(1次/小时),保持血糖以每小时4～6mmol/L的速度平稳下降至理想范围。如合并有酮症酸中毒或高渗性昏迷等糖尿病急性并发症,则应首先纠正代谢紊乱,至血糖>14mmol/L、酮体消失、渗透压和pH值恢复正常后方可手术。需行急诊手术的患者,代谢情况常不甚理想,甚至并存糖尿病酮症酸中毒。应快速评价患者血糖、血酸碱度、电解质及体液状态,争取在术前纠正存在的代谢紊乱,尤其是酸中毒及血钾异常。如有可能,则延迟手术至代谢指标稳定后再进行。

9. 术前凝血功能评估与处理 正常人体具有复杂而完整的凝血机制,主要包括血管壁结构与功能、血小板质量和数量、血浆凝血因子活性、神经体液调节4个方面,涉及血管、血小板、血浆凝血因子、纤溶素及血浆抑制物等。近年来,中国老龄化社会的进程,越来越多合并内科疾病的老年人服用抗血小板药物。所以,术前凝血功能的评估非常重要。

手术或有创操作而大量出血患者,术前往往要对其凝血功能进行评估和处理,而现凝血功能监测主要包括血小板计数、凝血酶原时间(PT)、活化部分凝血活酶时间(aPTT)、国际标准化比值(INR)、血栓弹性描记图(TEG)和Sonoclot凝血和血小板功能分析。反映凝血因子水平的主要指标包括国际标准化比值(INR)和各凝血因子定量测定,INR>2提示凝血因子明显减少。

(1) 活化部分凝血活酶时间(APTT)反映内源性凝血因子水平和功能的凝血状况;凝血酶原时间(PT)反应外源性凝血因子水平和功能的凝血状况。

(2) 血小板减少(PLT)是导致凝血功能紊乱的常见元凶,这与脾亢引起的血小板半衰期缩短及骨髓生成的减少有关,血小板计数及活化部分凝血活酶时间与术中出血有明显相关性。术前凝血功能定性测定可采用血栓弹性描记仪(TEG):术前纤维蛋白降解物升高. 在TEG上的最大振幅(MA)<35mm的患者,在手术过程中极可能发展为纤溶亢进:TEG可同时反映血小板功能的变化。

(3) 肝功能的测定:肝脏是大多数凝血因子(Ⅱ、V、Ⅶ、Ⅸ、Ⅻ因子、纤维蛋白原、纤维蛋白溶酶原)和抑制性蛋白质(a-2抗纤维蛋白溶酶、抗凝血酶、蛋白C、蛋白S等主要合成和灭活场所。肝功能不全或衰竭导致凝血障碍主要与凝血因子水平降低有关。特别是在合并败血症或循环衰竭时,已激活凝血物质(包括纤维蛋白原、Ⅷ因子、抗纤维蛋白溶酶体、组织中纤溶酶原激活因子等)清除能力和肝素灭活能力降低,纤维蛋白原溶解加速,可导致围术期严重出血。正常人的凝血和纤溶处于平衡状态,但肝硬化患者易发生纤溶亢进,这与组织型纤维蛋白酶原激活物(t-PA)及Ⅰ型纤溶酶原激活物抑制因子(PAI-1)活性升高、α-2抗纤溶酶和纤维蛋白结和减少有关,而原发性胆汁性肝硬化则主要表现为凝血亢进。

凝血功能维持正常状态,凝血因子需要达到正常人的30%,不稳定凝血因子浓度,如V、Ⅶ、Ⅷ因子只需达到正常范围的20%~25%即可;检查异常结果超过正常值1.5倍和(或)INR>2时,应及时输入新鲜冰冻血浆(FFP)5~6ml/kg,FFP含有血浆中所有蛋白成分和凝血因子,主要适应证包括:缺乏凝血因子的补充治疗;华法林等抗凝药物的逆转替代治疗。

根据凝血功能检查或凝血因子浓度定量测定,充分备用浓缩红细胞、新鲜冰冻血浆、血小板和冷沉淀。术前应测定血小板数量及功能,当PLT<50×10⁹/L,应输注血小板;当PLT<20×10⁹/L有自发性出血可能,应及时对症处理,术前若维持一定纤维蛋白原浓度,可采用冷沉淀输入治疗。每单位(U)冷沉淀是从200ml新鲜冰冻血浆制备,主要含Ⅷ因子、vWF和纤维蛋白原,约含纤维蛋白原250mg,并可使成人凝血因子Ⅷ增加约2%~3%。

术前凝血功能的评估:术前要认真回顾病史,对先天性或获得性凝血障碍疾病,如Ⅷ因子缺乏、镰状细胞贫血、特发性血小板减少性紫癜和肝病等要引起注意。

评估是否存在相关危险因素:

(1) 心肺疾病,影响红细胞转运。

(2) 华法林、氯吡格雷、阿司匹林等引起凝血功能障碍,影响非红细胞成分转运;应及时调整或终止抗凝治疗。

(3) 维生素及中草药应用。

(4) 抑肽酶等药物再次应用可引起过敏反应。同时完善实验室检查,包括血红蛋白、血细胞比容和凝血功能测定等,评估是否有输血需求并告知患者输血利弊。

近期的临床研究显示,术前服用长期抗凝药的患者在围术期应进行过渡治疗。所谓过渡治疗是指将长期服用的口服抗凝药调整为短时效抗凝药,如低分子肝素、普通肝素等。但是至今尚无术前过渡治疗的最优方案问世。

围术期抗凝更加推荐使用低分子肝素。与普通肝素相比,低分子肝素使用方便,不需要监测活化部分凝血酶原时间(APTT)且较为安全。前瞻性病例对照结果也证实了术前使用普通肝素与低分子肝素相比,并没有显著降低患者术后的血栓事件,反而使用普通肝素的患者术中出血量比使用低分子肝素的患者大。

若患者罹患高血栓形成风险,则因使用华法林抗凝。使用华法林抗凝是应注意监测国际标准化比值(INR)。术前目标 INR 为 2.5 的患者应该将 INR 控制在不超过 1.5 的水平。对于急诊手术,可在术前、术中、术后 24 小时分量输注血小板或新鲜血液,达到止血目的;华法林作用可被维生素 K、凝血酶原复合物、重组活化Ⅶ因子和新鲜冰冻血浆逆转。

虽然非维生素 K 抗凝药的药代动力学更可控,但是不同类型的非维生素 K 抗凝药的药代动力学差别较大,过渡治疗需要较长的时间,故术前准备时一般不做选择。

阿司匹林作为抗血小板药并不影响血小板的生成和内外源性凝血功能,PT/APTT/PBC 不受影响,可查血小板聚集试验,检测其聚集的速度和程度,如无异常可以继续使用。如有异常,择期手术要求停药 1 周。氯吡格雷需在术前停用 2 周。对于近期安放冠状动脉支架的冠心患者在情况允许的条件下应继续双联抗血小板治疗。

总之,术前过渡治疗应尽量平衡患者的出、凝血风险。做到具体问题具体分析,在多科室协作下根据不同的手术类型制定个体化治疗方案。

### (四)术前讨论及术前交代

在明确患者诊断、确定其具备手术指征排除手术禁忌后,应提请术前讨论。此阶段的目的在于解决手术方法的问题。

在术前讨论中,由主管医生介绍患者的病史、重要的体征及辅助检查等资料,做出诊断,提出强有力的手术指征,同时提出手术治疗的目的及手术方案。科内医生对此提出建议及评价,再次确认诊断是否正确,是否需要进一步检查,评价手术方案是否合理等,最后确定最终手术方案。

因为患者及其家属的决定才是最终的决定,也只有他们才能决定是否可以接受手术治疗带来的风险。所以医生方面对治疗意见达成一致,就需要在手术前向患者本人及其家属或单位交代清楚疾病的治疗原则、手术方案以及预后等,与其协商治疗方案。使患者方面从心理上认清接受手术的必要性,对手术要达到的目的及可能发生的并发症与

意外事项都有所了解。如果医生与患者方面最终对手术方案达成一致,应嘱患者或其监护人、委托人签好手术同意书。良好的医患交流及充分的医患沟通是一门艺术,也是保障手术治疗顺利进行的重要部分。

## 二、术中管理

### (一)麻醉处理

控制性低血压可减少术中出血量,此方法已被广泛接受,尤其对术中出血量大的手术,例如脊柱肿瘤切除、骨盆、髋部肿瘤切除及较大的脊柱手术中有一定的效果。将手术部位置于最高点,可明显地减少出血量,但持续时间不能过长,以防对肾脏造成损害。另外,硝普钠、硝酸甘油等药物在此方面也有一定的效果。术中应用骨水泥时,可导致血压的波动和变化,应予以重视。

麻醉应用氟烷、琥珀酰胆碱时,会对患有神经肌肉系统疾病的患者造成高热及骨骼肌代谢紊乱,如杜卡肌营养不良关节弯曲症及成骨不全。在接受麻醉时此类患者所承担的风险较大。临床上对此强调早期诊断,早期治疗。

### (二)术中输血

在术中失血量过大,一般认为>1000ml 时,应及时给予术中输血。此外,对于有低蛋白血症或贫血等基础疾病的患者,也可考虑在术中进行成分输血以保证患者的循环稳定。对于事先估计术中将需要输血的患者,符合适应证并排除禁忌证后,可考虑准备同种输血,如自体血液存放、术中自体血回输、术后自体输血、术前快速血液稀释法等,相比于同种异体血,更加安全、廉价。

1. 输血反应 输血反应中,过敏最为常见。一般发生在输血结束时,常见症状包括寒战、瘙痒、皮肤红斑及荨麻疹等,这些表现往往可以自行消退。对有过敏史的患者可提前使用苯海拉明及氢化可的松加以预防。发热反应也较常见,一般发生在输血的前 100 ~ 300ml。其治疗与过敏相似。去除血制品中的白细胞成分可减少发热反应的出现。而溶血反应发生较少,主要发生于配型错误后,后果也最为严重。溶血反应一般发生在输血早期,症状包括寒战、发热、心悸、胸闷及季肋区疼痛等。若发生溶血应立即终止输血,进行静脉补液维持血容

量,同时行相关检查并进行严密监护。

2. 输血的风险 通过输血可以传播肝炎、CMV、HTLV-1 及 HIV。输血者术前应接受相关病原体的检查。排除高危人群,并采用严密而有效的供血人筛选方法可以有效杜绝此类情况发生。

### (三)术中诱发电位监护

随着脊柱外科手术技术发展和脊柱内固定器械种类的增多,一些难度高、危险性大的手术数量明显增加,而术中神经损伤的危险性也随之增加。针对这一情况,术中诱发电位监护技术的应用迅速发展,目前已广泛应用于脊柱外科的监护。它能早先于其他任何检查手段而向术者发出神经损伤的警告,大大提高了手术安全性。术中诱发电位监护正逐步成为脊柱矫形手术和脊柱内固定植入手术中的标准保护方法。

最早的脊髓监护用于脊柱侧凸和其他脊柱畸形的矫正术中。但是,所有有较高神经损伤风险的手术都建议使用该种监护措施。手术中诱发电位监测项目包括躯体感觉诱发电位(SEPs)、运动诱发电位(MEPs)和脑干听觉诱发电位等。SEPs 监测上行感觉神经传导系统的功能,MEPs 监测下行运动神经传导系统的功能,脑干听觉诱发电位监测脑干功能状态及听神经功能等。然而,并没有某种独立的监测方法能够完整反映神经系统复杂的功能,所以术中神经电生理监测应当是多种监测方式的综合。联合应用 SEPs、MEPs 等检测手段,可更加全面的监护脊髓神经功能是否发生损伤。近年来又有研究表明,麻醉药物以及监护者的经验水平,都会对术中诱发电位监测结果带来很大影响。合理的选用麻醉药物以及经验丰富的实施监护者,都可以明显减少神经损伤的发生。

### (四)术中导航与术中定位

1. 术中导航技术 术中导航技术于 1986 首次应用于临床,它结合了影像技术、立体定向技术与电子计算机的相关技术。根据患者术前影像资料与术中手术部位的位置关系,准确地显示了手术部位三维解剖结构、空间位置与毗邻,提高了手术的准确性。术中导航首先建立手术部位的模拟三维模型,显示其形状、方位及其与周围组织结构的毗邻关系,通过对成像标记物进行配准注册,导航系统上会显示出探针在模拟三维模型上的位置,协助

医生判断手术位置,从而使得手术更加精确。目前,该技术已可用于多个部位的骨科手术,尤其在脊柱外科,医生可以安全地开展许多传统定位方法无法完成的复杂手术。

2. 术中定位 术中定位技术一直是骨科手术十分重要的辅助技术,多用于判断是否准确到达病灶、骨折复位是否满意、内植物位置是否正确等关键方面。目前临床应用较广的是 C 形臂机和可移动电视 X 线透视系统。其中,C 形臂机应用广泛,操作简单,但也存在辐射量大、成像质量差、无法对图像进行保存的缺点。相比而言可移动电视 X 线透视系统成像更为可靠,可保存拍摄的 X 线片,辐射量与操作人员的防护也更加完善。此外我国现在已有 O 形臂机应用于临床,它相比较可移动电视 X 先透视系统使用更加便捷,成像更加清晰。术中定位为骨科手术的成功实施增添了一份保障。

### (五)止血带的应用

目前,大部分肢体手术均可使用止血带,在止血带下进行的手术术中创面出血少,组织损伤小,术野清楚。但使用不当时也会发生止血带损伤。通常损伤累及止血带部位深层的肌肉或神经,严重者可影响止血带远端肢体。正确的止血带使用要求止血带具有一定的宽度,并严格控制压力与持续时间。目前,大部分临床应用的止血带均采用双层结构的气囊设计,电动充气并可维持恒定的压力。因此,此类损伤临床并不多见。应当注意,对于有血栓性脉管炎、静脉栓塞等血管疾病的患者,应慎重使用止血带,否则可能加重其原有疾病,造成不良后果。

1. 止血带的使用 上肢手术止血带应置于上臂上 1/3 处,下肢手术则置于大腿上 1/3 处。由于大腿大致呈锥形,普通的长方形止血带可能止血效果不佳,此时应考虑使用弧形止血带。止血带下应加垫衬垫,并保证衬垫平整,无褶皱,以免皮肤损伤。止血带充气前,应抬高患肢进行驱血。通常由肢体末端开始使用驱血带进行驱血,尽量使肢体血液回流至躯干,可以减少术中出血,使术野更加清晰。但感染性病变及恶性肿瘤手术不应使用驱血带,因为过分挤压肢体可能会导致肿瘤或感染播散。此类患者可仅抬高患肢数分钟后,即将止血带充气,阻断患肢血流。通常上肢止血带应用 1 小时、

下肢应用 1.5 小时后应放松止血带 10 分钟,以免组织缺血时间过长。但有研究表明,一般应用止血带恢复血供 40 分钟后肢体才能完全复原,因此缩短手术时间,避免止血带反复充气十分重要。

2. 止血带的并发症　不恰当地应用止血带可导致以下几种并发症:

(1) 止血带麻痹:止血带可在使用时造成患者局部或肢体远端剧烈烧灼感、麻木疼痛或在术后出现运动及感觉障碍。此类情况可能与压力过大造成神经干挤压损伤有关。因此,应避免在神经干贴近骨骼的部位使用止血带。止血带使用时间超过 2 小时,神经干也会因缺血缺氧而损伤。此类并发症的预后与神经损伤程度有关。神经损伤较轻者,术后数小时或数天内即可恢复;损伤较重时,则可能造成不可逆的功能或感觉障碍。

(2) 止血带综合征:止血带综合征一般认为与肢体缺血时间有关,表现为肢体的苍白、水肿、关节僵直、麻木等。这可能是由肢体长时间缺血后组织间隙水肿、毛细血管通透性增加、微血管充血等一系列反应导致的后果。通常在术后 1 周内自行消失。

(3) 一过性血压下降:多发生在下肢手术放松止血带时。肢体循环停止后,组织缺氧而代偿性产生血管扩张性物质,导致患肢血管扩张。在止血带放松后,原本位于躯干及其他肢体的血液流向患肢,循环容量增加,血压下降,此时伤口出血亦开始增加,循环血量减少,也增加了血压下降程度。若放松止血带之前患者血容量已经不足,则更易发生低血压。双下肢手术结束后同时放松止血带时,也容易出现血压降低。对于此类情况,可在放松止血带之前,适当加快输血补液的速度,增加患者血容量,并保证多个肢体同时使用止血带时,不要同时放松。

## 三、术后管理

### (一)常规处理

1. 麻醉恢复期管理　手术虽然完成,但患者并未从麻醉及手术的影响中恢复,此时患者的呼吸、循环、泌尿等许多系统仍然由于麻醉的影响而并不稳定,各种保护性反射并未恢复,此时患者仍然处于危险性较高的状态。因此,麻醉恢复期仍应当引起相当的重视。对于生理状态不稳定、基础疾病复杂、手术时间过长等的患者,可考虑转入重症监护病房。

(1) 麻醉恢复期监护:在麻醉恢复期除常规监测心电图、血压、呼吸频率、体温和 $SpO_2$ 外,还应注意全麻患者的神志恢复情况或局部麻醉患者阻滞部位感觉及运动恢复情况,直至患者完全恢复,如有异常则应及时处理并继续监测。全麻手术或手术时间过长术后均建议常规吸氧。若患者还患有肺部疾病,则更应重视其呼吸功能的恢复和管理。

(2) 麻醉恢复期呼吸道管理:全麻或阻滞麻醉应用了辅助药时,在麻醉恢复期间极易由于痰液排出不畅等原因而发生呼吸道梗阻,应密切观察。发生呼吸道不全梗阻时,会有呼吸困难的表现,出现三凹征和鼻翼扇动等症状。呼吸道完全梗阻时,则会出现只有强烈的呼吸行为而无气体交换、胸部和腹部呼吸运动反常等。此时应及时针对梗阻原因进行处理,否则将危及生命。

(3) 麻醉恢复期延迟清醒:最常见原因为体内残留的全麻药的作用,或因患者的病理生理改变,如高龄、肝肾功能障碍、低温等而引起药物代谢和排泄时间延长引起,亦可因麻醉过深引起。若麻醉期间发生并发症,如电解质紊乱、血糖过高或过低、脑出血或脑血栓形成等,也会导致患者意识障碍。应及时识别此类情况的发生,并立即保证循环稳定、通气功能正常和充分供氧,并针对病因进行处理。

(4) 麻醉恢复期恶心、呕吐:在麻醉恢复期,应用全麻尤其是吸入麻醉药的患者恶心、呕吐的发生率较高,麻醉时间过长者也较易发生。麻醉恢复期发生恶心、呕吐不利于保持呼吸道的通畅,且发生误吸的可能性极大。对此,预防性应用抗胆碱药可有效减轻术后恶心、呕吐等症状,术后补救用药包括昂丹司琼、地塞米松等,效果亦可。

2. 术后补液与输血　对于手术患者,由于基础疾病、术前禁食、禁水、术中失血以及术野不显性失水等,均会导致低血容量状态。为了纠正此状态维持血压稳定,应当给予足量的补液支持。而若术中失血过多时,还应注意及时输血。

(1) 术后补液:手术创伤使机体处于应激状态,会影响垂体肾上腺皮质轴,使得醛固酮、抗利尿激素分泌增加,机体出现保钠、排钾的状态。此外,还会出现第三间隙体液增多、非功能性细胞外液增多以及液体伴随大分子物质转移至组织间隙等。对此,则应进行充分的补液,维持液体正平衡,进而维持有效循环血容量。而术后补液的量、输注速度及成分,传统做法为,根据手术时长、术野大小、术中失血等进行计算,大致包括生理需要量、术前体液损失、术中失血量、手术丢失量等,并将术中已进行的补液及输血量考虑在内。但这种补液方法计算出的补液量只能作为参考,并未将患者基本情况、生理状态、基础疾病考虑在内,因而往往机体不能达到理想的容量状态。

近年有许多研究提出了目标导向液体治疗(GDFT)的理念,该方案强调个体化的补液方案,根据术中及术后不稳定的体液状态进行个体化补液,即直接测量并监控每搏输出量(SV)、中心静脉压(CVP)等血流动力学指标,并直接根据测量结果调整输液量。研究表明,GDFT可显著减少术后并发症的发生,并能缩短术后住院日,加快患者术后康复的速度。GDFT正日益受到更多的关注。

(2)术后输血:术后输血主要针对术中大量出血,但术中的输血不够充足。一般认为,在失血量<500ml时,机体尚可代偿,失血500ml~800ml时,应增加血浆增量剂的输注,对失血量>1000ml的手术,则应及时输血。除术中失血外,机体若存在贫血、低蛋白血症、严重感染、凝血异常等情况,也应进行针对性的成分输血。需要强调的是,在术后进行输血时,也应注意进行监护,及时识别延迟性输血反应等并发症的发生并进行处理。

3. 术后镇痛　手术结束后,由于手术切口的存在,切口本身、切口位置肌肉紧张以及其他因素都有可能导致术后疼痛,而且此类疼痛受手术部位、手术时间、切口大小影响,以及患者的基本情况不同,疼痛程度也不尽相同。因此,术后疼痛往往不能进行病因治疗,而只能使用药物进行对症处理。术后疼痛需要处理的时间主要是术后的24~48小时,且主要为手术刚完成的数小时内。随着切口愈合,术后疼痛也会逐渐消失。

(1)常用镇痛药:一般术后常用镇痛药包括阿片类药物,如吗啡、哌替啶、芬太尼等,此类药物价格便宜,镇痛效果好,但其副作用也较大,因此新型阿片类镇痛药如舒芬太尼、瑞芬太尼等正逐渐受到重视;非阿片类中枢镇痛药,如盐酸曲马多等,镇痛效果较好,多用于缓解中到重度的疼痛,目前应用较为广泛;局部麻醉药,如丁哌卡因、罗哌卡因等,多用于区域神经丛或外周神经干的阻滞。此外,还有非甾体抗炎药、$\alpha_2$受体激动剂等药物。

(2)用药途径:常用术后镇痛给药途径有如下几种:①口服给药:口服给药起效慢,且镇痛效果的个体差异较大,但较为方便,多用于轻、中度的术后疼痛。②皮下注射:皮下注射药物如吗啡、盐酸曲马多等,起效快,维持时间较短,镇痛效果好,但较易由于药量过大而引起副作用如呼吸抑制。③肌内注射:相比于皮下注射,起效更快,易形成血药浓度峰值,但发生副作用的可能性亦较大,且注射部位疼痛也可能影响镇痛效果。④静脉注射:起效迅速,但随着药物在体内代谢,持续时间也很短。一般多用静脉点滴以维持血药浓度。但一旦药物用量过大,极易发生呼吸抑制等副作用。⑤局部神经阻滞:通常使用局麻药或配合使用阿片类药物,目前较多于髋、膝关节手术后,镇痛效果优于硬膜外镇痛,副作用较少,但功能恢复较慢。⑥关节腔注射:较多用于膝关节。在膝关节镜手术后,可直接将吗啡等阿片类药物直接注入关节腔内,镇痛效果确切,持续时间长且全身不良反应少。⑦硬膜外镇痛:硬膜外镇痛不良反应少,效果确切,分为单次和持续给药。通常使用亲水性阿片类药物如吗啡等。注药后约30分钟起效,平均持续12小时。疼痛再度出现时,可重复给药。相比于其他给药途径,较不易受个体差异影响。

(3)患者自控镇痛(PCA):PCA是指在患者感到疼痛时,自行按压PCA装置的按键,镇痛药则会按预先设定的剂量注入,从而达到止痛效果。分为静脉PCA和硬膜外PCA。它弥补了传统镇痛方法存在的忽视患者个体差异、难以维持血药浓度稳定、药物不足而镇痛效果不明显或因药物过量而产生中毒效应等问题。这种术后镇痛方式是目前围术期疼痛治疗的最好方法,同时也适用于其他疼痛治疗的情况。

PCA开始时,常给一负荷剂量作为基础,再以背景剂量维持。镇痛不全时,患者可自主给予单次剂量,以获得满意的镇痛效果。在PCA使用前,医生需事先向患者讲明使用的目的和正确的操作方法。此外,医生应根据病情及用药效果,及时调整单次剂量、锁定时间以及背景剂量等,以保证镇痛效果和安全。

4. 术后感染控制 除开放性骨折、创伤等手术外,骨科手术大部分为清洁的Ⅰ类切口。手术切口感染通常由于术后切口引流不当、切口内无效腔遗留、组织肿胀导致伤口裂开等局部因素导致,抑或由于身体有其他感染灶存在的情况下发生血源性感染。而骨科手术术后发生感染可能导致如化脓性关节炎、骨脓肿等严重疾病,最终导致手术失败。

(1) 感染的预防:在术前应当发现并治愈体内的感染灶,适当应用抗生素以抑制其通过血液扩散。术中应尽可能缩短手术时间,注意减少伤口暴露,缝合伤口时应做到彻底止血,不留无效腔,并保证缝合切口时无张力,以保护组织血运。术后注意保持引流通畅,渗液或渗血较多时及时更换伤口敷料。

(2) 抗生素的使用:并不提倡对所有手术都使用抗生素来预防术后感染。但骨科手术通常部位较深,或手术部位为关节、脊柱等重要部位,一旦发生感染后果严重。因此,对于有异物植入的手术如人工关节置换术、内固定手术、植骨手术,以及大关节开放性手术、手术持续时间过长的手术,可考虑预防性使用抗生素。此种预防性应用在术前1天开始,术中应用1次,术后3天左右即可停用。

若出现术后持续高热、伤口红肿胀痛、白细胞异常升高等伤口感染的征象时,应考虑使用抗生素。此时应首先足量应用广谱、高效的抗生素,并及时根据感染情况及药物敏感性调整用药。若伤口出现脓性分泌物,则应视具体情况决定使用切开引流或闭合冲洗等方法以保持伤口洁净。

5. 深静脉血栓 深静脉血栓(DVT)是由血液非正常地在深静脉内凝结而形成,是一种静脉回流障碍性疾病。它的致病因素包括血流缓慢、静脉壁损伤和高凝状态。骨科手术往往手术部位较深,且手术中常有肢体的牵拉及旋转,易对静脉壁造成损伤,且由于手术前后长期卧床以及患肢制动,导致局部血流缓慢而易形成涡流。因此,骨科手术术后DVT的发生率远高于其他手术。此类疾病发生后,通常会产生远端静脉回流障碍的症状,后续发生肺栓塞及血栓形成后遗症等情况,长期影响患者的生活质量,严重者可以导致死亡。

(1) DVT的诊断:大部分DVT并无明显的临床表现,但由于其后果的严重性,及时识别DVT并对其进行治疗至关重要。DVT的危险因素包括年龄>40岁、肥胖、吸烟、酗酒、静脉曲张、有血栓形成史、手术时间过长、有血液学异常史等,通常起病较急,初期患肢出现肿胀、疼痛,活动后加重,随病情发展出现血栓远端肢体或全部肢体肿胀,足背动脉减弱或消失,皮肤青紫,皮温降低。当血栓发生于下腔静脉时,双下肢、外生殖器明显水肿。可通过加压超声成像、彩色多普勒超声探查、螺旋CT静脉造影、静脉造影等辅助检查协助诊断。下肢DVT诊断的临床评分(Wells临床评分)亦可提供参考。

(2) DVT的处理:DVT的治疗以抗凝治疗为主。抗凝治疗可抑制血栓蔓延,并降低肺栓塞的发生率与死亡率。中华医学会外科学分会血管外科学组编制的《深静脉血栓形成的诊断和治疗指南》推荐对确诊的DVT患者可使用静脉、皮下注射肝素或皮下注射低分子肝素、口服华法林等。由于使用肝素剂量的个体差异大,因此对于静脉注射肝素治疗的患者必须进行监测,及时调整剂量。而低分子肝素具有更稳定的药动学与药代学特点,因此皮下注射低分子肝素大多不需要监测。此外,尚有下腔静脉滤器、溶栓、手术取栓等治疗手段。

(3) DVT的预防:对DVT进行有效的预防可减少DVT的发生,且相比于DVT发生后的治疗和不良预后,对DVT进行预防经济成本更低,效果更加显著。对于DVT的药物预防,术前或术后应用低分子肝素、维生素K拮抗剂等药物可有效预防DVT的发生。目前较常用的方案有:①术前12小时或术后12~24小时开始皮下给予常规剂量低分子肝素,或术后4~6小时给予常规剂量的一半,次日增加至常规剂量;②术后6~8小时开始给予戊聚糖钠2.5mg;③术前或术后当晚开始应用维生素K拮抗剂,如华法林,但须维持国际标准化比值(INR)在2.0~2.5范围内。以上三种方法的持续时间均不应小于1周。此外,手术时尽量轻柔、精细,避免损伤静脉内膜;术后抬高患肢时避免在腘窝下垫枕,以免影响小腿深静脉回流;鼓励患者术后早期活动,穿弹力袜,促进静脉回流,均可减少DVT的发生。

6. 合并常见内科疾病患者的术后管理 近年来,随着手术及麻醉技术的不断进步,越来越多的高龄或合并内科疾病的患者开始行手术治疗。对于此类情况,不仅需要术前缜密、严谨的调整患者的生理状态,术后同样需要对合并的疾病进行有效的处理。

(1) 合并高血压:习惯上将术后出现收缩压>140mmHg的情况全部称为术后高血压。骨科手术术后高血压多见于术前有高血压病史、器官移植手术等的患者。一般认为术前无高血压的患者术后高血压的发生可能与以下几种原因有关:①疼痛、缺氧等手术因素刺激交感神经,增多儿茶酚胺的释放;②术前应用 β 受体阻断剂撤药后的反跳;③局部手术刺激压力感受器而异常调节血压;④术中输液过多。术后高血压可能导致心肌损伤、术后出血等情况,严重者可能出现高血压危象。对此,应严格控制术中液体输注,避免因循环血量过多而导致高血压。术后高血压应考虑使用起效快、半衰期短的药物,如硝普钠、艾司洛尔等通过静脉给药。在患者全身情况稳定后,可考虑结合内科情况,重新制订血压控制方案。

(2) 合并糖尿病:对于糖尿病患者行手术治疗前,不论术前是否使用胰岛素进行治疗,术前及手术当日均应当使用胰岛素对血糖进行调控。由于大部分患者术后需要禁食,营养补充不足时,体内蛋白质和脂肪易分解并产生酮体,导致酮症酸中毒、高渗性脱水等情况出现。对此,应当注意葡萄糖的补充,以满足机体的基本需求。在对术后患者使用胰岛素时,应对血糖进行监测以及时调整胰岛素的用量,保持血糖的稳定。在恢复正常饮食后,术前未使用胰岛素进行治疗的患者可逐步过渡至口服降糖药。

需要特殊强调的是,糖尿病患者的伤口愈合较慢,且容易发生感染、不愈合等情况。而一旦发生感染,又有可能加重糖尿病的病情,形成恶性循环。因此,对糖尿病患者的感染预防应格外重视。一旦发现感染,应立即给予高效广谱抗生素,并根据药敏实验结果积极选用敏感的抗生素,以免感染扩散,导致伤口难以愈合。

7. 患肢及伤口局部管理

(1) 石膏管理:石膏外固定一般应用于骨折、脱位复位、周围神经血管及肌腱损伤手术后的固定,为骨科十分常见的外固定手段。对于石膏外固定的患者,要注意观察肢体肿胀情况,观察远端动脉如桡动脉、足背动脉的搏动。一般手术后 3 天左右患肢肿胀达到高峰,此时应密切观察患肢末端皮肤的色泽、皮温、弹性、感觉等,当出现皮肤苍白、发绀、肿胀,或患者主诉剧烈疼痛、麻木、感觉障碍等时,可能为石膏固定过紧,应及时调节石膏固定的松紧度,否则可能出现骨筋膜室综合征等严重后果。

(2) 伤口引流管理:因骨科手术术野较大,手术部位深,通常对肌肉软组织损伤刺激较大,术后极易出现肿胀而出现伤口渗血、渗液。因此,通畅的伤口引流对术后伤口愈合十分关键。若引流不畅,则可能因局部液体积累肿胀而导致感染、血液循环障碍等并发症。关节手术后若关节附近大量积血、积液,会导致关节肿胀,远期可能发生机化,导致关节活动障碍。手术完成后,要经常检查放置的引流管有无阻塞、扭曲等情况,记录时间、引流量以及引出液的性状,并根据手术类型及引流量调整负压。伤口换药时应避免将引流管拔出或使引出液逆流。在引流量减少后,应根据情况及时拔除引流管,长期留置引流管将增加伤口感染风险。

(3) 手术后活动:在镇痛效果满意的前提下,原则上应该早期进行床上活动,争取在短期内下床活动。早期活动有利于增加肺活量,减少肺部并发症,改善全身血液循环,促进切口愈合,减少因静脉血流缓慢并发深静脉血栓形成的发生率。四肢大关节手术术后制动的患者,也可嘱其进行手指或脚趾功能锻炼,锻炼远端肢体的肌肉,有助于减少相关并发症,促进术后恢复。这里需要强调的是,术后患者开始进行床上或下床活动时,必须有家属或医护人员陪同监护,防止跌倒等情况发生,影响手术效果。

(二) 常见术后并发症及处理

1. 术后出血及伤口并发症 术后出血常见原因包括术中止血不完善、创面渗血未完全控制、原痉挛的小动脉断端舒张、结扎线脱落、凝血障碍等。骨科手术除开放性创伤外,大多为清洁的 I 类切口,手术不涉及胸腔、腹腔的重要脏器,再加上术后引流的应用,因此发生术后出血的可能并不大,且程度一般较轻,易于辨别。切口出血大多表现为切口部位不适感,肿胀和边缘隆起、变色,血液有时经皮肤缝线外渗。然而,某些经前路的颈椎手术术后引起的颈部血肿应引起重视,因为血肿可能迅速扩展,导致呼吸道受压。仔细的进行止血与皮肤缝合,维持术后引流的通畅,可有效预防术后出血的发生。对于已发生的伤口出血,则应在无菌条件下排空凝血块,结扎出血血管,清洁伤口后再次进行缝合。

2. 术后发热 发热是术后最常见的症状。在术后,有超过一半的患者体温超过37℃,其中部分甚至高于38℃。术后发热并不一定表示伴发感染。导致非感染性发热的原因包括手术时间>2小时、手术创伤较大、术中输血反应、麻醉剂(氟烷或安氟醚)引起的肝中毒等。在排除感染因素后,若患者体温不超过38℃,可不予处理。高于38.5℃而患者感到不适时,可予物理降温等对症处理,并严密观察。

感染性发热的危险因素包括患者体弱、高龄、营养状况差、糖尿病、吸烟、肥胖、使用免疫抑制药物或原已存在的感染病灶。手术因素包括止血不严密、残留无效腔、组织创伤等。未使用预防性抗生素也是因素之一。除伤口因素和其他深部组织感染外,其他常见感染性发热病因包括肺膨胀不全、肺炎、尿路感染、化脓性或非化脓性静脉炎等。通常感染性发热表现为高热或寒战发热,全身不适。对此,应足量应用敏感性好的抗生素,进行抗感染治疗。

3. 呼吸系统并发症 骨科手术后呼吸系统并发症的危险因素包括年龄>60岁,呼吸系统顺应性差,残气容积和呼吸无效腔增加,有慢性阻塞性肺病等。其中常见的有如下几种:

(1)脂肪栓塞:脂肪栓塞是由血液循环中出现的脂滴阻塞小血管所致。研究表明,90%的长骨骨折和关节置换术者,肺血管床可发现脂肪颗粒。而手术时或外伤导致严重的脂肪组织挫伤也有可能使得脂滴进入血液循环而发生脂肪栓塞。脂肪栓塞的症状与严重程度取决于脂滴的大小和数量,以及受累部位。常见的脂肪栓塞多发生于肺和神经系统,可表现为神经系统功能异常,突发的呼吸功能异常,腋窝、胸部和上臂出现瘀斑,痰和尿中可见

脂肪微滴,不明原因的血细胞比容下降,血小板减少,凝血参数改变甚至急性右心力衰竭或休克等。

由于缺乏直接针对脂滴的治疗手段,目前的治疗方案大多以生命支持、对症治疗为主。具体包括:对骨折进行妥善有效的固定,减少脂滴来源;积极纠正休克,维持有效的循环容量;应用辅助呼吸等纠正低氧血症,防止脑部供氧不足;使用抑肽酶,减缓脂滴入血速度;预防感染等。

(2)肺炎:术后肺炎发生的危险因素包括长期仰卧位、肺膨胀不全,异物吸入和大量的呼吸道分泌物等。对于应用全麻的患者,气管插管会损害黏膜纤毛转运功能,此外给氧、肺水肿和吸入异物,都可能影响肺泡巨噬细胞的活性,从而增加术后肺炎发生的风险。骨科患者由于长期卧床,肺部膨胀受限,痰液排出不畅,易发生坠积性肺炎。通常表现为发热、咳嗽、咳痰、X线片显示肺纹理增粗等。在肺炎发生后,应当选用合适的抗生素进行治疗,并注意维持呼吸道通畅。而保持室内空气流通,协助活动不变的患者翻身拍背,可有效预防此类情况的发生。

4. 循环系统并发症 骨科手术中的循环系统并发症多与麻醉反应、机体应激反应、术中失血量过大、手术时间过长、原有基础性心血管疾病有关。常见并发症包括术后低血压、术后高血压、心律失常、心肌梗死等,术前合理的评估、根据术中监测及时调整麻醉程度和有效的术后补液对预防此类并发症至关重要。

骨科大手术如人工关节置换术,以及需要长期制动的手术术后,相较于其他手术更易发生深静脉血栓。深静脉血栓形成后,可能导致肺栓塞及血栓形成后遗症,甚至造成更加严重的后果。对于已经发生的深静脉血栓,可以考虑应用肝素或低分子肝素进行抗凝治疗。应当强调的是,针对性的预防措施可有效减少深静脉血栓的发生率。

5. 泌尿系统并发症

(1)尿潴留:术后尿潴留较为多见,老年患者、合并前列腺增生的男性患者、蛛网膜下隙麻醉后排尿反射受抑制、术中误伤支配膀胱的神经以及患者不习惯床上排尿等,都是常见原因。凡是手术后6~8小时尚未排尿,或者虽有排尿,但尿量甚少,次数频繁,都应在下腹部耻骨上区作叩诊检查,如发

现明显浊音区,即表明有尿潴留,应及时处理。可先尝试协助患者自行排尿。如无效,可在无菌条件下进行导尿。尿潴留时间过长,导尿时尿液量超过500ml者,应留置导尿管1~2日,有利于膀胱壁逼尿肌收缩力的恢复。若有器质性病变,如骶前神经损伤、前列腺肥大等,也需要留置导尿管。

(2)泌尿系统感染:泌尿系统感染是最常见的获得性医院内感染。此类并发症可增加全关节置换术后感染风险。泌尿系统感染多由泌尿道原已存在的污染,尿潴留和各种泌尿道的操作引起。短时间膀胱插管的患者,约有5%出现细菌尿,然而有临床症状的仅为1%。除常见的尿频、尿急、尿痛和排尿困难,以及高热、腰部疼痛等泌尿系感染症状外,还可通过尿液检查协助诊断。对于术后泌尿系统感染,术前及时有效地治疗已存在的感染,迅速解决尿潴留,保证泌尿系统操作的无菌条件,可有效预防其发生。若一旦发生,则应针对性给予足量抗生素治疗。

6. 神经系统及认知功能并发症

(1)神经损伤:神经损伤多由术中体位不当、术中直接损伤、麻醉操作中损伤以及局麻药毒性作用等因素导致。不当体位可导致神经受到压迫或牵拉而损伤。此外,消瘦、吸烟、糖尿病、低血压、低体温、叶酸缺乏等也是神经损伤的危险因素,在遭遇同等程度的刺激时,此类患者的神经更易出现损伤。骨科手术部位大多较深,容易涉及在手术部位分布的神经,对于某些四肢关节的手术,需要特殊体位才能进行,因而较易发生神经损伤,脊柱专科手术更易直接损伤中枢神经。如今,神经损伤成为术后要求责任赔偿的主要原因。因此,对于骨科医生而言,了解手术部位的神经走行,规避并保护易在手术中受损的神经,是一项重要的基本功。若术中发现神经损伤,应及时请神经内外科进行会诊并处理,以求患者术后可以得到最大的功能恢复。

(2)术后认知功能障碍:术后认知功能障碍(POCD)是指术前无精神异常的患者,受到手术创伤、麻醉等各种围术期因素的影响,术后出现记忆力、抽象思维及定向力障碍,伴有社会活动能力减退的一种精神系统疾病。POCD的发生机制尚不明确,但一般认为其危险因素包括高龄、手术大小、手术时间、麻醉药物选择、术后感染等。临床通过简易精神状态量表(MMSE)可初步对POCD进行识别。一般此类疾病持续一周以上,少数将发展为永久性认知功能障碍。对于早期发现的POCD,应当及时对其进行干预。由于病因不明,目前尚无明确治疗手段,通常以精神科可改善认知功能的药物治疗为主。

7. 压疮  压疮是由于局部组织长期受压,发生持续缺血、缺氧、营养不良而致组织溃烂坏死。骨科患者长期卧床,身体骨突起处易受压形成压疮。尤其对于截瘫患者,由于失去神经支配,局部感觉和血液循环更差,极易发生压疮,并以此为感染灶,诱发全身感染。压疮常见于枕骨粗隆、肩胛部、骶尾部、足跟等骨性突起处。大致上可分为以下四期:Ⅰ期压疮(淤血红润期):在骨隆突处的皮肤完整伴有压之不褪色的局限性红斑;Ⅱ期压疮(炎性浸润期):真皮部缺失,表现为浅的开放性溃疡,伴粉红色创面,无腐烂,也可表现为一个完整的或破裂的血清性水疱;Ⅲ期压疮(浅度溃疡期):全层皮肤组织缺失,可见皮下脂肪暴露,但骨、肌腱、肌肉未外露,有腐烂组织存在,但组织缺失的深度不明确,可能包含有潜在的窦道。Ⅳ期压疮(坏死溃疡期):全层组织缺失,伴有骨、肌腱或肌肉外露,伤口床的某些部位有腐肉或焦痂,常常有无效腔或窦道。

经常转换体位、使用特殊床垫、积极治疗全身疾病改善营养状态,可有效预防压疮的发生。对于已经发生的Ⅱ期压疮,应注意保护皮肤,防止感染继续发展;Ⅲ期以上的压疮,应进行充分的清创、引流,保持创面清洁。严重的Ⅳ期压疮还应考虑使用抗生素进行抗感染治疗。

(丁悦 张驰)

## 第五节 骨科药物

骨科药物有数百种之多。本节以骨科常见疾病为主线,阐述相关疾病防治的目前常用药物,包括骨与关节结核、骨与关节化脓性感染、缺血性骨坏死、骨质疏松症、骨关节炎、类风湿关节炎、强直性脊柱炎、银屑病关节炎、反应性关节炎、未分化脊柱关节病、痛风、纤维肌痛综合征、特发性炎性肌病、肝炎病毒相关风湿病、梅毒性关节炎、人类免疫缺陷病毒相关性关节炎、静脉血栓栓塞症、癌痛和颈肩腰背痛等目前骨科常见疾病的药物。由于篇幅限制,主要简介药物的基本药理、种类和适应证,有关药物的副作用和长期使用的安全性等内容可参考本节的参考文献,包括专著和治疗指南。由于不断有新的药物和使用方案出台,建议读者不断跟进新的文献和参加相关病种的专业会议,及时了解新的进展。

## 一、骨与关节结核

自 20 世纪 80 年代以来,结核病疫情明显回升,呈全球性恶化趋势。中国和印度的发病率占全球病例的 40%,WHO 把中国列为结核病高负担,高危险性国家。在中国,近十多年来疫情有所下降,但仍不乐观,防治任务任重道远。

标准化、规范化的抗结核药物治疗是缩短骨与关节结核病程,减少并发症,降低死亡率,提高治愈率的关键因素。自 1944 年抗结核药物链霉素发现以来,目前已有十余种抗结核药物应用于临床。

### (一)结核分枝杆菌群分类

结核分枝杆菌分为 ABCD 4 个菌群,A 菌群快速繁殖,B 菌群与 C 菌群处于半静止状态,D 菌群处于休眠状态。抗结核药物大多数作用于 A 菌群,其作用强度依次为异烟肼、链霉素、利福平、乙胺丁醇。对 B 和 C 菌群的作用较差,对 D 菌群无作用。

### (二)骨与关节结核用药

1. 口服药 第一线口服抗结核药物包括:异烟肼(H)、利福平(R)、乙胺丁醇(E)、比嗪酰胺(Z)、利福布丁(Rfb)。第二线口服抗结核抑菌药物包括:乙硫异烟胺(Eto)、丙硫异烟肼(Pto)、环丝氨酸(Cs)、特立齐酮(Tnd)、对氨基水杨酸(PAS)。喹诺酮类药物包括:莫西沙星(Mfx)、去氧氟沙星(Lfx)、氧氟沙星(Ofx)。

2. 注射药 注射用抗结核药物包括:卡那霉素(Km)、阿米卡星(Am)、卷曲霉素(Cm)、链霉素(S)。

### (三)用药原则

抗结核药物治疗原则是早期、规律、全程、适量、联合。

骨关节结核早期病灶部位血液循环状况较好,药物易渗入,用药后病灶局部的药物浓度较高,结核分枝杆菌生长旺盛,对药物敏感,有利于药物发挥杀菌或抑菌作用,故早期用药效果好。

要适量用药,足量而不过量。剂量不足,影响疗效;剂量过大既浪费,又增加毒副作用。

要规律用药,化疗方案确立之后,除非病情恶化,或出现明显的毒副作用,原则上不应随意改动,并贯穿全程。若出现病情恶化或明显毒不良反应时,应及时调整用药种类,剂量及用药方式。

个体化用药针对性强,提高药物疗效,并降低毒副作用与耐药性。

### (四)化疗方案

化疗方案视病情而定,初次用药分"标准化疗","短期化疗","间歇化疗"等几种方式,整个治疗方案分强化和巩固两个阶段。"标准化疗程"为 12~24 个月,不短于 12 个月,一般为 18~24 个月。"短期化疗程"为 8~12 个月。目前趋向于采用"短期疗程化疗"方案(全程督导短期化疗策略 DDTS),用药时间缩短一半,但不影响疗效。采用"短期化疗"方案时,应加强"全程督导化疗管理",以保证患者不间断的规律用药。

国内目前常用的化疗方案是异烟肼、利福平、吡嗪酰胺、乙胺丁醇/链霉素强化治疗 3 个月,然后异烟肼、利福平,吡嗪酰胺巩固治疗 9~15 个月,总疗程 12~18 个月。鉴于链霉素对听神经、肾脏有损害,偶有过敏,尤其对听神经损害较大,已不做首选,特别是儿童期患者,用药时间应控制在 3 个月内,0.75g/日。异烟肼成人剂量每日 300mg,儿童为每日 5~10mg/kg,最大剂量每日不超过 300mg。利福平成人剂量为每日 8~10mg/kg,体重为 50kg 及低于 50kg 者每日 450mg,50kg 以上者每日 600mg,儿童每日 10~20mg/kg。乙胺丁醇成人剂量每日 0.75~1.0g。吡嗪酰胺成人每日 1.5g,儿童每日 30~40mg/kg。异烟肼、利福平、乙胺丁醇每晨空腹全日量一次顿服。全日量一次顿服的高峰血药浓度比分次口服高 3 倍,效果更好。

不合理的化疗方案是导致耐药结核分枝杆菌株滋生的重要原因,即"获得性耐药"。对此,骨科医师尚普遍缺少足够认识,普遍缺乏标本送检,药敏试敏的意识。通过药敏试敏优选抗结核药物,使治疗个体化,避免经验性用药,已势在必行,药敏试敏应逐步纳入骨关节结核药物治疗常规方案中。

（五）骨关节结核的治愈的判断标准

骨关节结核的治愈判断标准包括：①全身情况良好，体温正常，食欲良好；②局部症状消失，无疼痛，窦边（道）闭合；③X 线表现脓肿缩小，消失或已钙化，无死骨，病灶边缘轮廓清晰；④连续 3 次检测血沉正常；⑤离床活动已 1 年，仍保持上述指标。达到治愈标准时，可停药，定期复查。

## 二、骨与关节化脓性感染

骨与关节化脓性感染是指由化脓菌引起的骨关节感染，包括急慢性化脓性骨髓炎、化脓性关节炎、局限性骨脓肿、硬化性骨髓炎等。最常见的致病菌是金黄色葡萄球菌，其次是 β 溶血性链球菌，其他的致病菌有：白色葡萄球菌、肺炎球菌、大肠埃希菌、产气荚膜杆菌等。合理使用抗菌药物能提高手术安全性，有效性和感染治愈率，但不能替代外科治疗。

（一）抗菌药物使用原则

治疗骨与关节感染使用抗菌药物的原则是早期、规律、全程、适量、联合。

（二）抗菌药物种类

目前抗菌药物主要有 11 类：β 内酰胺类（包括青霉素类、头孢菌素类、单环类、碳青霉烯类及 β 内酰胺酶抑制剂和其复合制剂）、氨基糖苷类、大环内酯类、林可霉素类、四环素类、氯霉素类、多肽类、利福霉素类、抗厌氧菌药物，喹诺酮类和磺胺类药物。

（三）抗菌药物的选择

不同的抗菌药物有不同的作用机制和抗菌谱。选择抗菌药物时，必须熟悉所选用抗菌药物的抗菌谱，抗菌活性，药代动力学和不良反应，并应考虑药物在相关组织或体液中的分布情况。选择穿透力强的药物，以确保组织中药物的有效浓度。应根据致病菌的种类，药敏试验的结果选择抗菌活性强的药物。在病原体未明确，药敏试验尚无结果的情况下，要依据致病菌的一般规律先选择有效而又对正常菌丛影响较小的药物，通常是针对金黄色葡萄球菌选药。若确定为严重感染或混合感染，应选择广谱抗菌药物。最终要依据病原菌药敏试验结果调整用药，优先选用杀菌药物。

对革兰阳性细菌感染主要选用第一代头孢菌素（头孢唑啉，头孢拉定），第二代头孢菌素（头孢呋辛），耐酶青霉素（苯唑西林、邻氯西林）大环内酯类、克林霉素、林可霉素类。对葡萄球菌感染宜选用耐酶青霉素，第一代头孢菌素，对 MRSA、MRSE 选用万古霉素、去甲万古霉素。

对革兰阴性杆菌感染主要选用广谱青霉素、氨基糖苷类，第三代头孢菌素（头孢他啶、头孢曲松、头孢哌酮、头孢噻肟），喹诺酮类和单环类氨曲南抗菌药物。

对疑诊厌氧菌感染，选用头孢类抗菌药物（头孢西丁钠、抗氧头孢、氟氧头孢），或加用抗厌氧菌药物（甲硝唑，替硝唑），或采用克林霉素。

对重症骨关节化脓感染选用第四代头孢菌素头孢吡肟（马斯平）或泰能。

要严格掌握抗菌药物联合使用的适应证，单一抗菌药物不能控制的严重骨关节化脓性感染，可联合使用两种不同作用机制的抗菌药物。第一类细菌繁殖期杀菌药物（青霉素类、头孢菌素类、万古霉素等）与第二类细菌静止期杀菌药物（氨基糖苷类、杆菌肽、多黏菌素等）联合应用有协同作用。第三类快速抑菌药物（氯霉素、大环内酯类、四环素类等）与第四类慢效抑菌药物（磺胺类，环丝氨酸等）合用呈累加作用。第一类与第三类药物合用抗菌作用减弱；第一类与第四类药物合用呈现无关作用；第二类与第四类药物合用呈累加或协同作用。β 内酰胺类药物与四环素类，大环内酯类药物合用会产生拮抗作用，使用时应予避免。合理的联合用药能减少单药剂量和药物毒性反应，防止细菌耐药性的产生，提高药效。

青霉素类、头孢菌素类、林可霉素、克林霉素、夫西地酸（褐霉素）、磷霉素、喹诺酮类药物易进入骨组织，化脓性骨髓类时可选用。氨基糖苷类，红霉素，氯霉素等药物渗入关节内浓度较低。

金葡菌对青霉素已相当耐药，宜采用苯唑西林或氯唑西林。对青霉素过敏者改用头孢噻吩，头孢唑啉，头孢拉定，或改用克林霉素，磷霉素和夫西地酸（应与苯唑西林或氯唑西林合用，以防止产生耐药性）。

（四）药物剂量

抗菌药物的抗菌效果有剂量依赖性效应和时间依赖性效应两种情况。对剂量依赖性抗菌药物（氨基糖苷类、喹诺酮、氯霉素等）应一次给予大剂量，以便获得合乎需要的高浓度。对时间依赖性抗菌药物，在剂量选择上应采用能使血药浓度在超过 MIC（最小抑菌浓度）低水平的剂量即可，以减少药物毒性。有条件时应做血药浓度监测,做到用药剂量个体化。骨髓炎用药期限要延长至感染控制后2~3周,过早停药,感染易复发。

（五）给药途径

给药途径视病情轻重程度而定:轻微感染可采用口服或肌注给药,感染较重时应静脉给药,静脉注射或静脉滴注。分次静脉注射的血清与组织液内的药物浓度高于静脉滴注。剂量间隔一般选择药物半衰期($t_{1/2}$)的3~4倍。

## 三、缺血性骨坏死

缺血性骨坏死(avascula necrosis,AVN)又称无菌性骨坏死(aseptic osteonecrosis)、骨梗死(bone infarction),简称骨坏死。骨的血供障碍导致骨细胞及骨髓成分死亡,发生骨坏死。

（一）骨坏死分类

可分创伤性骨坏死和非创伤性骨坏死两大类。非创伤性骨坏死的主要病因是应用皮质类固醇和摄入乙醇。

（二）骨坏死用药

在股骨头缺血坏死早期阶段,药物治疗有一定疗效。针对非创伤性股骨头骨坏死的共同通路是"血管内凝血",采用抗凝与增加纤溶的药物(蚓激素、血小板活化因子、低分子右旋糖酐、阿司匹林、藻酸双酯钠),以及降脂药物(他汀类和贝他类)。

双磷酸盐也有应用。中医药治疗有应用前景。在祖国医学中,骨坏死属于"骨蚀"范畴,因气滞血瘀、脏腑失和、肝肾亏虚、痰湿蕴结所致。治疗原则为"活血化瘀,疏通经络,补益肝肾,祛痰化湿"。中成药健骨生丸,仙灵骨葆胶囊,通络生骨胶囊,生脉成骨片等都有应用价值。

## 四、骨质疏松症

世界卫生组织(WHO)把骨质疏松症定义为:骨质疏松症(osteoprosis,OP)是一种以骨量低下,骨微结构破坏,导致骨脆性增加,易发生骨折为特征的全身性骨病。

（一）骨质疏松症分类

骨质疏松症多见于绝经后妇女和老年男性,分为原发性和继发性两大类。原发性骨质疏松症又分为绝经后骨质疏松症(Ⅰ型)、老年性骨质疏松症(Ⅱ型)和特发性骨质疏松症(包括青少年型)3种。

（二）骨质疏松症用药

1. 原发性骨质疏松症的治疗　坚持健康的生活方式有益于骨骼健康:适量饮用牛奶,减少咖啡和碳酸饮料的摄入,多晒太阳,适当的户外有氧运动,高钙、低钠、低脂、低糖、高维生素、优质蛋白的均衡膳食,戒烟限酒。本节主要简述抗骨质疏松药物治疗。

目前在中国上市的治疗骨质疏松的药物见表9-5-1。

表 9-5-1　中国上市的骨质疏松治疗药物

| 以抑制骨吸收为主要机制的药物 | 以促进骨形成为主要机制的药物 | 多重作用机制的药物 | 中草药 |
| --- | --- | --- | --- |
| 双膦酸盐类药物 | 甲状旁腺激素类似物 rhPTH(1-34) | 雷奈酸锶; | 仙灵骨葆等 |
| 羟乙膦酸钠 | 特立帕肽 | 活性维生素 D | |
| 阿仑膦酸钠 | | 骨化三醇 | |
| 或阿仑膦酸钠+维生素 $D_3$ | | α-骨化醇 | |
| 利塞膦酸钠 | | 维生素 K | |
| 伊班膦酸钠 | | | |
| 唑来膦酸注射液 | | | |
| 选择性雌激素受体调节剂类(SERMs) | | | |
| 雷洛昔芬 | | | |
| 雌激素类 | | | |
| 降钙素 | | | |
| 鲑鱼降钙素 | | | |
| 鳗鱼降钙素 | | | |

（1）双膦酸盐类药物：双膦酸盐是治疗骨质疏松症最常用的药物，通过抑制破骨细胞功能、促进破骨细胞凋亡，降低骨转换率，抑制骨吸收，减少骨量丢失，保存骨量。

1）阿仑膦酸钠：阿仑膦酸钠半衰期长达10年，疗程不宜超过3～5年，药物休假期为3～4年。目前在国内应用的阿仑膦酸钠剂型主要有：10mg/d、70mg/周的片剂以及70mg阿仑膦酸钠加上2800IU或5600IU的维生素$D_3$每周1次的复合制剂。阿仑膦酸钠可能对上消化道黏膜产生局部刺激，所以应在空腹时服药，需用200～300ml白开水送服，服药后30分钟内不要平卧，应保持直立体位（站立或坐位）。

2）利塞膦酸钠：目前在中国的剂型包括口服片剂5mg每日1次和口服片剂35mg每周1次。

3）唑来膦酸注射液：唑来膦酸用药期限一般为3年，药物休假期为2～3年。用于防治骨质疏松症的唑来膦酸剂型为静脉注射剂5mg，每年注射1次。使用注意事项：缓慢静脉滴注时间应不短于15分钟，给药前后需充分水化，对于肾功能受损的患者，静脉滴注时间需延长，但禁用于肌酐清除率<35ml/min的患者。

（2）降钙素：降钙素能够抑制破骨细胞的生物活性和减少破骨细胞的数量，从而减少骨量丢失并增加骨量。临床上有鲑鱼降钙素和鳗鱼降钙素。鲑鱼降钙素有鼻喷和注射两种剂型，鼻喷剂型为200IU/d，注射剂型为50IU/次，皮下或肌内注射，根据病情，每周2～7次；鳗鱼降钙素为注射剂型，20U/周，肌内注射。不良反应：主要包括鼻炎，鼻黏膜刺激，鼻出血以及过敏反应。建议短期（不超过3个月）应用，必要时可采用间歇性重复给药。

（3）选择性雌激素受体调节剂（SERMs）：选择性雌激素受体调节剂作用机制是选择性地作用于雌激素的靶器官，与不同形式的雌激素受体结合后发生不同的生物学效应。代表药物有雷诺昔芬，能够降低绝经后骨质疏松妇女的浸润性乳腺癌风险，不会增加子宫内膜癌的风险。药物不良反应包括潮热、下肢痉挛。雷诺昔芬轻度增加深静脉血栓栓塞风险。用法：60mg/d，口服。雷诺昔芬没有明确降低非椎体骨折风险的功能，推荐用于髋部骨折风险不高的较年轻绝经后骨质疏松症妇女。随着患

者年龄的增加。当患者髋部骨折风险增高时，应该换用更为有效的药物。

（4）雌激素：雌激素类药物用于女性患者，通过抑制骨转换，阻止骨丢失。ET/HT有很多种口服制剂，包括单独的雌激素、单独的孕激素以及雌孕激素复合制剂。ET/HT的使用有周期性、序贯性和连续性几种方法。如果治疗一旦停止，骨丢失速度会突然加速，因此需要使用替代药物来维持骨密度。

基于对激素补充治疗利与弊的全面评估，建议激素补充治疗适于有绝经期症状（潮热、出汗等）及/或骨质疏松症及/或骨质疏松危险因素的妇女，尤其提倡绝经早期开始应用收益更大、风险更小。激素治疗的方案、剂量、制剂选择及治疗期限等应根据患者情况个体化并应用最低有效剂量，用药时间不宜超过4年。

（5）甲状旁腺激素$_{1-34}$（PTH$_{1-34}$）：甲状旁腺激素是钙磷调节的主要激素，PTH增加血液中的钙浓度，动员骨钙入血。但间断使用PTH能激活成骨细胞，促进骨形成，增加骨量。如无禁忌适用多次脆性骨折的高龄患者，骨质疏松症伴至少一次骨折或骨量<-3.5SD的重度骨疏松患者，对双膦酸盐不耐受或已使用了双膦酸盐，骨密度不提升，并持续下降或仍旧发生骨折者。推荐治疗时间不应超过18～24个月。一旦停止用药，就会加快骨丢失，因此，停药后，通常使用抗骨吸收药物（双膦酸盐）来维持或进一步增加骨密度。禁止用于严重肾功能不全患者，慎用于中度肾功能不全患者。

（6）活性维生素D或维生素D类似物：活性维生素D或维生素D类似物是维生素D羟化代谢物，包括1.25(OH)$_2$D$_3$（骨化三醇）和1α(OH)D$_3$（α-骨化醇）。可增加肠道钙吸收和尿钙重吸收。适当剂量的活性维生素D能促进骨形成和矿化，并抑制骨吸收。活性维生素D及其类似物更适合老年肾功能不全及1α羟化酶缺乏的患者。

剂量：骨化三醇口服，0.25～0.5μg/d。α-骨化醇口服，0.5～1.0μg/d。

（7）锶盐（Strontium）：锶与钙属同一元素族，是人体必需的微量元素之一，参与人体许多生理功能和生化效应。人工合成的锶盐雷奈酸锶（strontium ranelate）是新一代抗骨质疏松药物。

服用方法：口服2g/d，睡前服用，服药前后2小

时内禁食。不宜与钙和食物同时服用,以免影响药物吸收。锶盐有心血管方面的安全风险。

(8)维生素 $K_2$(四烯甲萘醌):四烯甲萘醌可以促进骨形成。四烯甲萘醌单药或联合双膦酸盐使用,可提高骨密度,改善骨质量,提高骨强度,降低椎体和非脊椎骨折风险,并可缓解疼痛。推荐剂量为45mg/d,分3次饭后口服。

(9)中草药:补肾中药方剂中含淫羊藿、续断、补骨脂等中药成分,其中"淫羊藿"是主要成分。研究证明淫羊藿含植物雌激素家族的异黄酮类生物活性成分,淫羊藿黄酮类化合物能抑制破骨细胞功能,促进成骨细胞增殖,抑制骨吸收,减少骨丢失。目前仙灵骨葆是唯一由美国 FDA 认可医疗机构论证过的抗骨质疏松中药产品。

药物干预的适应证:具备以下情况之一者,需考虑药物治疗。

(1)确诊骨质疏松症患者(骨密度:T≤-2.5),无论是否有过骨折;

(2)骨量低下患者(骨密度:-2.5<T 值≤-1.0)并存在一项以上骨质疏松危险因素,无论是否有过骨折;

(3)无骨密度测定条件时,具备以下情况之一者,也需考虑药物治疗:①已发生过脆性骨折;②OSTA筛查为"高风险";③FRAX 工具计算出髋部骨折几率≥3%或任何重要的骨质疏松性骨折几率≥20%(暂借用国外的治疗阈值,目前还没有中国人的治疗阈值)。

2. 继发性骨质疏松症的治疗 继发性骨质疏松症是指由任何影响骨代谢的疾病和(或)药物导致的骨质疏松。内分泌疾病、糖尿病、慢性肾病-矿物质骨病、风湿病、肿瘤(尤其是骨髓瘤),药物(尤其糖皮质激素)、器官移植术后等多种疾病都伴发骨质疏松。

(1)糖皮质激素性骨质疏松(GIOP):GIOP 在药物性骨质疏松症中最常见,所有接受糖皮质激素治疗,尤其是长期用药者需定期检测 BMD。双膦酸盐是治疗 GIOP 的首选一线药物,阿仑膦酸钠、利塞膦酸钠和唑来膦酸钠已获美国 FDA 批准用于预防和(或)治疗 GIOP。钙和维生素 D,包括活性维生素 D,作为辅助用药,与双膦酸盐合用。特立帕肽($PTH_{1-34}$),降钙素作为二线药物。合并性腺功能低下者,或绝经后妇女,可慎用性激素补充治疗。

(2)肾性骨病:肾性骨营养不良简称肾性骨病,现统称为"慢性肾病-矿物质骨病",是由于慢性肾病(慢性肾衰竭)引起体内活性维生素 D,钙磷代谢紊乱,甲状旁腺分泌异常所导致的一种代谢性骨疾病。肾性骨病一般分为高转运型,低转运型和混合型三种类型。肾性骨病表现为多系统病变,骨病变和骨外多系统钙化,即低钙血症,高磷血症,继发性甲状旁腺功能亢进,骨骼病变,异位钙化和心功能不全。

依据肾性骨病的类型,血中钙磷和 PTH 浓度选择恰当合理的药物治疗,使血钙、磷水平恢复正常,抑制甲状旁腺功能亢进,改善骨疏松、骨软化、抑制骨外异位钙化。治疗重点应针对低钙、高磷和甲状旁腺功能亢进。

(3)糖尿病性骨质疏松症:胰岛素缺乏、血糖、尿糖升高,细胞因子分泌异常,以及糖尿病肾病和糖尿病性微血管损害都影响钙磷代替,导致骨质疏松。积极治疗糖尿病,防止肾及血管损害是治疗糖尿病性骨疏松的关键因素。合理补充钙剂和维生素 D。常使用的抗骨疏松药物有降钙素、双膦酸盐。绝经后妇女使用雌激素宜慎重,以避免雌激素的升血糖作用。

(4)男性骨质疏松症:原发性男性骨质疏松的治疗策略包括基础措施,骨营养剂钙与维生素 D 的补充和抗骨疏松药物治疗。抗骨疏松药物治疗中首选双膦酸盐。美国 FDA 已批准阿仑膦酸钠、利塞膦酸钠和唑来磷酸钠用于治疗男性骨质疏松症。FDA 还批准特立帕肽用于治疗男性骨疏松中有骨折高危风险者。降钙素也用于治疗中,疗程不超过3个月。继发性男性骨疏松症除治疗原发病外,钙与维生素 D 的补充是基础治疗措施。抗骨质疏松药物仍以双磷酸盐为首选。可应用降钙素。骨质疏松性骨折或有骨折高风险者,特立帕肽有使用适应证。

3. 骨质疏松性骨折用药考量 骨质疏松性骨折应用抗骨质疏松药物治疗的策略是:预防因制动引起的快速骨丢失;治疗已患有的骨质疏松症。建议在骨质疏松性骨折围术期使用钙剂、维生素 D 和降钙素等。规范化的常规剂量的双膦酸盐对骨折愈合无不利影响,但一般认为双膦酸盐宜在骨折三周后使用,可考虑先用降钙素,后用双膦酸盐的序贯治疗。度过骨质疏松性骨折围术期后,应继续使用抗骨质疏松药物。

## 五、骨关节炎

### (一)概述

骨关节炎(ostearthritis,OA)为一种退行性病变,系由于增龄、肥胖、劳损、创伤、关节先天性异常、关节畸形等诸多因素引起的关节软骨退化损伤、关节边缘和软骨下骨反应性增生,又称骨关节病、退行性关节炎、老年性关节炎、肥大性关节炎等。临床表现为缓慢发展的关节疼痛、压痛、僵硬、关节肿胀、活动受限和关节畸形等。非药物治疗的主要方法是减少关节的负重。肥胖患者应减轻体重,减少关节的负荷。抗炎镇痛药物可减轻或控制症状。对晚期病例,在全身情况能耐受手术的条件下,行人工关节置换术。

### (二)药物治疗

1. 抗炎止痛药 对乙酰氨基酚是控制疼痛最有效的方法。国外推荐首选对乙酰氨基酚,止痛效果好,不良反应少,通常总量不超过3g/d。

2. 局部镇痛药 如辣椒辣素(capsaisin)能使疼痛相关的神经递质-P物质的髓鞘C类感觉神经元耗竭而起镇痛作用,使用浓度为0.075%,4次/天或0.25%,2次/天,用后局部皮肤有烧灼感,一般应用2~3天即能发挥作用。

3. 非甾体抗炎药(NSAIDs) 包括塞来昔布、双氯芬酸、美洛昔康、萘丁美酮、依托考昔、舒林酸和阿西美辛等。塞来昔布作为COX-2选择性抑制剂对软骨基质蛋白聚糖的合成无不良影响,甚至有促进合成作用,对心血管和肾、消化道系统不良反应最少,已经成为首选药物。另外局部NSAIDs药物,如双氯芬酸乳胶剂、抗炎痛药膏等,临床疗效也较好。

4. 阿片类 如可待因和盐酸曲马多,适应证是上述药物治疗仍不能解除疼痛的中重度OA患者,主张将阿片类药物作为最后选择,临床疗程不能太长,最长的6~8周,平均为19天。经临床观察阿片类的持续药物作用可维持1~3年。

5. 硫酸氨基葡萄糖(glucosamine sulfate,GS) NSAIDs药,GS既能抗炎止痛,又有延缓OA发展的作用。GS被认为是第一个改变OA病情的药物,GS对OA的作用机制可能与刺激软骨蛋白聚糖生物合成,减少分解代谢酶活性(如基质金属蛋白酶),逆转白介素(IL-1)对软骨代谢的不良影响及降低超氧化自由基的产生,以及GS可增加软骨特异性Ⅱ型胶原合成有关。GS有和布洛芬相当的抗炎止痛作用,新合成的蛋白聚糖可稳定细胞膜,减少超氧自由基及抑制溶酶体酶。

6. 双瑞醋因(diacerdin,安必丁) 该品通过抑制IL-1和氧自由基的产生和释放,抑制金属蛋白酶的活性及稳定溶酶体膜而发挥抗炎及对关节软骨的保护作用,改善OA病程,被列入治疗OA的慢作用药。

7. 维生素A、C、D、E 可以预防和改善OA疼痛和残疾。机制为:①防氧化损伤,保护透明质酸解聚及蛋白聚糖和Ⅱ型胶原不被降解。②与骨和胶原的合成相关。维生素A和D是细胞成熟和分化的基本成分,并参与骨发育和维持上皮组织的完整性。维生素C参与胶原产生及葡糖胺聚糖的合成,同时是高抗氧化剂,能保护关节,防止OA进展。

8. 糖皮质激素关节内注射 激素能有效抑制金属蛋白酶的活动而改善OA症状,糖皮质激素关节内注射,适用于OA关节疼痛伴关节积液,注射前须先抽去关节积液,激素2次注射的间隔时间不可少于3个月,1年内限注2~3次。需要注意的是应用激素剂量过大会妨碍软骨的修复过程,包括对氨基葡聚糖和透明质酸的合成,也可能伴随继发关节内感染和晶体性关节炎等严重后果。

9. 透明质酸钠替代治疗 预防关节透明质酸被破坏。透明质酸具体通过以下机制对OA发挥治疗作用:①增加关节液的润滑作用;②增加内源性透明质酸合成水平;③减少软骨蛋白聚糖降解;④抑制花生四烯酸释放及前列腺素E2的合成。关节腔注射方法:无菌条件下于髌骨内上侧或外上侧进针,注入透明质酸钠,被动活动膝关节,以利药物均匀分布,每周1次,连续3~5次为一个疗程,疗效持续半年至1年左右,以后1年重复疗程1~2次。

### (三)新进展

乙酰氨基酚在骨关节炎止痛方面与NSAIDs具有相同疗效,故美国风湿病学会推荐对乙酰氨基酚为骨关节炎关节止痛的首选药物。如果口服止痛药疗效不佳,或患者不愿意接受系统治疗,可以考虑单独或合并用局部的止痛剂(甲基水杨酸或辣椒碱乳剂)以及外用 NSAIDs。辣椒碱乳剂要每天四次使用,用药局部常有烧灼感,但很少因此而停药。

膝关节骨关节炎患者有关节疼痛、肿胀和积液或局部炎症迹象时,可以考虑关节腔内注射皮质激素(泼尼松龙 40mg 或得宝松 1ml)。1 年内膝关节腔内皮质激素注射不应超过 3~4 次。大多数 1 年内要求注射超过 3~4 次的患者,很可能需要行关节灌洗或切开手术。

### 六、类风湿关节炎

#### (一)概述

类风湿关节炎(rheumatoid arthritis,RA)是一种病因未明的慢性、以炎性滑膜炎为主的系统性疾病。其特征是手、足小关节的多关节、对称性、侵袭性关节炎症,经常伴有关节外器官受累及血清类风湿因子阳性,可以导致关节畸形及功能丧失。

#### (二)药物治疗

药物治疗方案应个体化,主要包括非甾类抗炎药、慢作用抗风湿药、免疫抑制剂、生物制剂及植物药等。

1. 非甾体抗炎药(NSAIDs)　这类药物主要通过抑制环氧化酶(COX)活性,减少前列腺素合成而具有抗炎、止痛、退热及减轻关节肿胀的作用,是临床最常用的 RA 治疗药物。NSAIDs 对缓解患者的关节肿痛,改善全身症状有重要作用。其主要不良反应包括胃肠道症状、肝和肾功能损害以及可能增加的心血管不良事件。

常用 NSAIDs 的剂量如下:

1)塞来昔布:每日剂量 200~400mg,分 1~2 次服用,有磺胺过敏者禁用;

2)美洛昔康:每日剂量 7.5~15mg,分 1~2 次服用;

3)双氯芬酸:每日剂量为 75~150mg,分 2 次服用;

4)洛索洛芬钠:每日剂量为 120~180mg,分 2~3 次服用;

5)吲哚美辛:每日剂量为 75~100mg,分 3 次服用,胃肠道反应较上述 3 种药物多;属同类结构的有舒林酸、阿西美辛等;

6)萘普生:每日剂量为 0.5~1.0g,分 2 次服;

7)布洛芬:每日剂量为 1.2~3.0g,分 3~4 次服用。

2. 改善病情抗风湿药(DMARDs)　该类药物较 NSAIDs 发挥作用慢,大约需 1~6 个月,故又称慢作用抗风湿药(SAARDs)。这些药物不具备明显的止痛和抗炎作用,但可延缓或控制病情的进展。

(1)甲氨蝶呤(methotrexate,MTX):口服、肌内注射、关节腔内或静脉注射均有效,每周给药 1 次。必要时可与其他 DMARDs 联用。常用剂量为 7.5~25mg/周。

(2)柳氮磺胺吡啶(salicylazosulfapyriding,SASP):可单用于病程较短及轻症 RA,或与其他 DMARDs 联合治疗病程较长和中度及重症患者。一般服用 4~8 周后起效。从小剂量逐渐加量有助于减少不良反应。可每次口服 250~500mg 开始,每日 3 次,之后渐增至 750mg,每日 3 次。如疗效不明显可增至每日 3g。

(3)来氟米特(1eflunomide,LEF):剂量为 10~20mg/d,口服。主要用于病程较长、病情重及有预后不良因素的患者。

(4)抗疟药(antimalarials):包括羟氯喹和氯喹两种。可单用于病程较短、病情较轻的患者。对于重症或有预后不良因素者应与其他 DMARDs 合用。该类药起效缓慢,服用后 2~3 个月起效。用法为羟氯喹 200mg,每天 2 次。氯喹 250mg,每天 1 次。

(5)青霉胺(penicillamine):250~500mg/d,口服。一般用于病情较轻的患者,或与其他 DMARDs 联合应用于重症 RA。

(6)金诺芬(auranofin):为口服金制剂,初始剂量为 3mg/d,2 周后增至 6mg/d 维持治疗。可用于不同病情程度的 RA,对于重症患者应与其他 DMARDs 联合使用。

(7)硫唑嘌呤(azathioprine,AZA):常用剂量为 1~2mg/(kg·d)一般为 100~150mg/d。主要用于病情较重的 RA 患者。

(8)环孢素(cyclosporin,Cys):与其他免疫抑制剂相比,Cys 的主要优点为很少有骨髓抑制,可用于病情较重或病程长及有预后不良因素的 RA 患者。常用剂量 1~3mg/(kg·d)。

(9)环磷酰胺(cyclophosphamide,CYC):较少

用于 RA。对于重症患者,在多种药物治疗难以缓解时可酌情试用。

DMARDs 应用原则:临床上对于 RA 患者应强调早期应用 DMARDs。病情较重、有多关节受累、伴有关节外表现或早期出现关节破坏等预后不良因素者应考虑 2 种或 2 种以上 DMARDs 的联合应用。主要联合用药方法包括 MTX、LEF、HCQ 及 SASP 中任意 2 种或 3 种联合,亦可考虑环孢素、青霉胺等与上述药物联合使用。但应根据患者的病情及个体情况选择不同的联合用药方法。

3. 生物制剂　可治疗 RA 的生物制剂主要包括肿瘤坏死因子(TNF)拮抗剂、白介素(IL)-1 和 IL-6 拮抗剂、抗 CD20 单抗以及 T 细胞共刺激信号抑制剂等。

(1) TNF-α 拮抗剂:该类制剂主要包括依那西普(etanercept)、英利昔单抗(infliximab)和阿达木单抗(adalimumab)。与传统 DMARDs 相比,TNF-α 拮抗剂的主要特点是起效快、抑制骨破坏的作用明显、患者总体耐受性好。依那西普的推荐剂量和用法是 25mg,每周 2 次皮下注射,或 50mg,每周 1 次。英利昔单抗治疗 RA 的推荐剂量为每次 5mg/kg,第 0、2、4、6 周各 1 次,之后每 6~8 周 1 次。阿达木单抗治疗 RA 的剂量是 40mg/次,皮下注射,每 2 周 1 次。

(2) IL-6 拮抗剂(tocilizumab):主要用于中重度 RA,对 TNF-α 拮抗剂反应欠佳的患者可能有效。推荐的用法是 4~10mg/kg,静脉输注,每 4 周给药 1 次。

(3) IL-1 拮抗剂:阿那白滞素(anakinra)是目前唯一被批准用于治疗 RA 的 IL-1 拮抗剂。推荐剂量为 100mg/d,皮下注射。

(4) 抗 CD20 单抗:利妥昔单抗(rituximab)的推荐剂量和用法是:第一疗程可先予静脉输注 500~1000mg,2 周后重复 1 次。根据病情可在 6~12 个月后接受第 2 个疗程。每次注射利妥昔单抗之前的半小时内先静脉给予适量甲泼尼龙。利妥昔单抗主要用于 TNF-α 拮抗剂疗效欠佳的活动性 RA。

(5) CTLA4-Ig:阿巴西普(abatacept)用于治疗病情较重或 TNF-α 拮抗剂反应欠佳的患者。根据患者体重不同,推荐剂量分别是:500mg(<60kg)、750mg(60~100kg)、1000mg(>100kg),分别在第 0、

2、4 周经静脉给药,之后每 4 周注射 1 次。

4. 糖皮质激素　糖皮质激素(简称激素)能迅速改善关节肿痛和全身症状。针对关节病变,如需使用,通常为小剂量激素(泼尼松≤7.5mg/d)仅适用于少数 RA 患者。激素可用于以下几种情况:①伴有血管炎等关节外表现的重症 RA。②不能耐受 NSAIDs 的 RA 患者作为"桥梁"治疗。③其他治疗方法效果不佳的 RA 患者。④伴局部激素治疗指征(如关节腔内注射)。

5. 植物药制剂

(1) 雷公藤:对缓解关节肿痛有效,是否减缓关节破坏尚缺乏研究。一般给予雷公藤多苷 30~60mg/d,分 3 次饭后服用。

(2) 白芍总苷:常用剂量为 600mg,每日 2~3 次。对减轻关节肿痛有效。

(3) 青藤碱:每次 20~60mg,饭前口服,每日 3 次,可减轻关节肿痛。

6. 其他治疗　除上述的治疗方法外,对于少数经规范用药疗效欠佳,血清中有高滴度自身抗体、免疫球蛋白明显增高者可考虑免疫净化,如血浆置换或免疫吸附等治疗。

(三) 新进展

1. 一般治疗策略　RA 一经诊断应立即开始治疗。如果病情持续缓解 6 个月,糖皮质激素和非甾体抗炎药(NSAIDs)可以减量至停用。如果停用 NSAID、糖皮质激素及生物改善病情抗风湿药(bDMARD)后仍维持缓解 6~12 个月,医生同患者商讨后可以谨慎逐渐减用合成 DMARD(cDMARD)。

2. 关于 NSAIDs　非选择性 NSAID 和环氧合酶-2(COX-2)抑制剂应该使用最低有效剂量,以及病情允许的最短时间。不推荐口服糖皮质激素单药治疗 RA;为控制活动性 RA,口服糖皮质激素可以联合 cDMARD 使用;早期 RA,加用小剂量糖皮质激素(泼尼松≤7.5mg/d)可延缓影像学进展。在病情允许的情况下,糖皮质激素应使用最低剂量,并尽快减量。

3. 关于合成改善病情抗风湿药(cDMARD)　RA 一经诊断应尽快开始 cDMARD 单药或联合治疗。甲氨蝶呤(MTX)是 RA 首选的 cDMARD;对不能耐受 MTX 者,可以接受其他 cDMARD 治疗,如来氟米特、柳氮磺吡啶、羟氯喹为一线选择药物。活

动性 RA,尤其有预后不良因素的,应联合 cDMARD 治疗;如果 MTX 没有禁忌,应将 MTX 作为联合治疗的锚定药物;MTX 单药治疗未完全缓解的患者,cD-MARD 的三联治疗将是有效的选择。

4. 关于生物改善病情抗风湿药(bDMARD) 当 cDMARD 治疗不充分或不耐受时,可用 bDMARD 治疗。疾病活动且有预后不良因素或不能使用 cD-MARD 者,可早期使用 bDMARD。bDMARD 联合 MTX 治疗更有效;如果 MTX 有禁忌或不耐受,应联合其他 cDMARD。bDMARD 的选择包括肿瘤坏死因子-α(TNF-α)抑制剂、阿巴西普、利妥昔单抗及托珠单抗;一种 bDMARD 治疗 6 个月仍未缓解,可转换为另一种 bDMARD;病情达到缓解,可考虑减量;病情缓解超过 12 个月,可考虑停用 bDMARD。

## 七、强直性脊柱炎

### (一)概述

强直性脊柱炎(ankylosing spondylitis,AS)是以骶髂关节和脊柱附着点炎症为主要症状的疾病。该病病因尚不明确,是以脊柱为主要病变部位的慢性病,累及骶髂关节,引起脊柱强直和纤维化,造成不同程度眼、肺、肌肉、骨骼病变,属自身免疫性疾病。

### (二)药物治疗

1. 非甾体抗炎药 NSAIDs 可迅速改善患者腰背部疼痛和晨僵,减轻关节肿胀和疼痛及增加活动范围,对早期或晚期 AS 患者的症状治疗都是首选的。要评估某个特定 NSAIDs 是否有效,应持续规则使用同样剂量至少 2 周。如 1 种药物治疗 2~4 周疗效不明显,应改用其他不同类别的 NSAIDs。在用药过程中应监测药物不良反应并及时调整。

2. 柳氮磺胺吡啶 SSZ 可改善 AS 的关节疼痛、肿胀和发僵,并可降低血清 IgA 水平及其他实验室活动性指标,特别适用于改善患者的外周关节炎。通常推荐用量为每日 2.0g,分 2~3 次口服。剂量增至 3.0g/d,疗效虽可增加,但不良反应也明显增多。本品起效较慢,通常在用药后 4~6 周。为了增加患者的耐受性,一般以 0.25g,每日 3 次开始,以后每周递增 0.25g。直至 1.0g,每日 2 次,也可根据病情或患者对治疗的反应调整剂量和疗程,维持 1~3 年。为了弥补柳氮磺吡啶起效较慢及抗炎作用牵强的缺点,通常选用 1 种起效快的 NSAIDs 与其并用。

3. 甲氨蝶呤 据报道疗效与 SSZ 相似。口服和静脉用药疗效相似。常用剂量为 7.5~25mg/周。

4. 沙利度胺 部分男性难治性 AS 患者应用沙利度胺(thalidomide)后,临床症状、ESR 及 CRP 均明显改善。初始剂量 50mg/日,每 10~14 日递增 50mg,至 150~200mg/d 维持,国外有用 300mg 维持。

5. 肾上腺皮质激素 一般不主张口服或静脉全身应用皮质激素治疗 AS。因其不良反应大,且不能阻止 AS 的病程。顽固性肌腱端病和持续性滑膜炎可能对局部皮质激素治疗反应好。对全身用药效果不好的顽固性外周关节炎(如膝)积液可行关节腔内注射糖皮质激素治疗,重复注射应间隔 3~4 周,一般不超过 2~3 次/年。同样,对顽固性的骶髂关节痛患者,可选择 CT 引导下的骶髂关节内注射糖皮质激素。对足跟痛样的肌腱端病也可局部注射糖皮质激素进行治疗。

6. 生物制剂 肿瘤坏死因子(TNF-α)拮抗剂是目前治疗 AS 的最佳选择,有条件者应尽量选择。TNF-α 拮抗剂的特点是起效快,抑制骨破坏的作用明显,对中轴及外周症状均有显著疗效,患者总体耐受性好。TNF-α 拮抗剂包括:依那西普(etaner-cept)、英夫利西单抗(infliximab)和阿达木单抗(adalimumab)。应用方法参照"RA 治疗指南"

7. 植物药 雷公藤多苷有抗炎止痛作用,疗效较好,服用方便。副作用有胃肠反应、白细胞减少、月经紊乱及精子活力降低等,停药后可恢复。

### (三)新近展

1. ASAS 在评估某个特定 NSAIDs 是否有效时,建议应持续规则使用同样剂量至少 2 周。如 1 种药物治疗 2~4 周疗效不明显,应改用其他不同类别的 NSAIDs。

2. ASAS 对于使用 TNF-α 拮抗剂的建议为符合 AS 纽约诊断标准的患者,至少经 2 种 NSAIDs 药物治疗 4 周以上无效患者则可使用 TNF-α 拮抗剂治疗。疗效至少要在用药 12 周后进行评估。而对于外周关节受累的 AS 患者则应规律应用改善症状(DMARDs)药物治疗。

3. 最新的研究发现,长期应用 TNF-α 拮抗剂可抑制新骨形成,延缓 AS 患者影像学进展,尤其是对于尽早使用和长期维持的患者来说保护效应更佳。

### 八、银屑病关节炎

#### (一)概述

银屑病关节炎(PsA)是一种与银屑病相关的炎性关节病,有银屑病皮疹并伴有关节和周围软组织疼痛、肿胀、压痛、僵硬和运动障碍。该病可发生于任何年龄,高峰年龄为 30~50 岁,无性别差异,但脊柱受累以男性较多。

#### (二)药物治疗

药物选择除抗疟药尚有争议外,其他与类风湿关节炎治疗相似,包括非甾类抗炎药(NSAIDs)、改善病情抗风湿药(DMARDs)、依曲替酯、糖皮质激素、生物制剂、植物药、局部用药(关节腔注射长效糖皮质激素、原剂、角质剥脱剂以及细胞抑制剂等)。

### 九、反应性关节炎

#### (一)概述

反应性关节炎(ReA)是一种发生于某些特定部位(如肠道和泌尿生殖道)感染之后而出现的关节炎。因为与人类白细胞抗原 HLA-B27 的相关性、关节受累的模式(非对称性,以下肢关节为主)以及可能累及脊柱。目前认为反应性关节炎是一种继发于身体其他部位感染后出现的急性非化脓性关节炎。近年发现,包括细菌、病毒、衣原体、支原体、螺旋体等在内的绝大多数微生物感染后均可引起反应性关节炎,是临床上常见的关节炎之一。

#### (二)药物治疗

1. 非甾类抗炎药(NSAIDs) 本类药物种类繁多,包括双氯芬酸钠、洛索洛芬钠、美洛昔康、吲哚美辛和塞来昔布等,但疗效大致相当。

2. 抗生素 反应性关节炎患者是否应长期应用抗生素尚无定论,另外也不推荐长期抗生素治疗慢性反应性关节炎。而对于肠道型反应性关节炎,抗生素治疗常常无效,并不推荐于反应性关节炎发生之后使用。

3. 糖皮质激素 对非甾类抗炎药不能缓解症状的个别患者可短期用糖皮质激素,但口服治疗既不能阻止本病发展,还会因长期治疗带来不良反

应。外用糖皮质激素和角质溶解剂对溢脓性皮肤角化症有用。关节内注射糖皮质激素可暂时缓解膝关节和其他关节肿胀。对足底筋膜或跟腱滑囊引起的疼痛和压痛可局部注射糖皮质激素治疗,使踝关节早日活动以免跟腱变短和纤维强直。必须注意避免直接跟腱内注射,这样会引起跟腱断裂。对合并虹膜炎或虹膜睫状体炎的反应性关节炎患者应及时口服泼尼松 30~50mg/d,并给予盐酸环丙沙星眼液、可的松眼液滴眼。必要时球后或结膜下注射倍他米松等。同时,应进行眼科检查,以得到及时的专科治疗。

4. 改善病情抗风湿药(DMARDs) 当非甾类抗炎药不能控制关节炎,关节症状持续 3 个月以上或存在关节破坏的证据时,可加用 DMARDs,应用最广泛的是柳氮磺胺吡啶,对于重症不缓解者可试用甲氨蝶呤和硫唑嘌呤等免疫抑制剂。具体用法与不良反应可参考强直性脊柱炎用药。

5. 生物制剂 肿瘤坏死因子(TNF)抑制剂已成功地用于治疗其他类型的血清阴性脊柱关节炎,如强直性脊柱炎和银屑病关节炎等,目前国内上市的肿瘤坏死因子抑制剂包括依那西普、英利昔单抗、阿达木单抗。但对反应性关节炎尚缺乏随机对照的研究验证其有效性和安全性。一些小样本的开放研究或病例报道表明其可能有效。

### 十、未分化脊柱关节病

#### (一)概述

未分化脊柱关节病是指一组具有脊柱关节病的某些临床和(或)放射学特征,而又表现不典型,但尚未达到已确定的任何一种脊柱关节病诊断标准的疾病。它不是一个独立的疾病,也不是一种综合征,它只不过是一组症状谱和临床相的命名,是一个临时诊断,借以区分类风湿关节炎、弥漫性结缔组织病以及其他风湿性疾病。未分化脊柱关节病可以表现为一种或多种症状,可间歇出现,可有不同轻重和不同病程。

#### (二)治疗原则

一部分未分化脊柱关节病的患者由于仅有轻微的症状和体征,可以不需要特殊治疗,明显炎症患者可选用非甾体抗炎药。对一些关节炎症状较重和有附着点病的患者可在受累关节内或炎症部

位注射糖皮质激素。骶髂关节炎明显,常规疗效不佳时,可在 CT 介导下炎性骶髂关节内注射糖皮质激素。少数急性或炎症高度活动的患者,可全身使用糖皮质激素,但剂量与疗程宜从严掌握。

病程较长的慢性患者,有持久关节炎和附着点病,如单用非甾体抗炎药不能完全控制症状时,可加用免疫抑制剂或选用生物制剂,用法参照"强直性脊柱炎"治疗。

对有炎性肠病的未分化脊柱关节病患者,使用柳氮磺胺吡啶可获得较好疗效。机制可能柳氮磺胺吡啶通过恢复肠壁正常通透性、抑制抗原进入受损肠壁来治疗炎性肠病。

## 十一、痛风

### (一)概述

痛风是由单钠尿酸盐(MSU)沉积所致的晶体相关性关节病,与嘌呤代谢紊乱和(或)尿酸排泄减少所致的高尿酸血症直接相关,主要包括急性发作性关节炎、痛风石形成、痛风石性慢性关节炎、尿酸盐肾病和尿酸性尿路结石,重者可出现关节残疾和肾功能不全。痛风常伴腹型肥胖、高脂血症、高血压、2 型糖尿病及心血管病等表现。痛风多见于中年男性,女性仅占 5%,主要是绝经后女性。痛风的自然病程可分为四期,即无症状高尿酸血症期、急性期、间歇期、慢性期。

### (二)药物治疗

痛风治疗的目的是迅速有效的缓解和消除急性发作症状、预防急性关节炎复发、降低血尿酸,消除病因。

1. 急性痛风性关节炎 卧床休息,抬高患肢,冷敷,疼痛缓解 72 小时后方可恢复活动。尽早治疗,见效后逐渐减停。急性发作期不开始降尿酸治疗,已服用降尿酸药物者发作时不需停用,以免引起血尿酸波动,延长发作时间或引起转移性发作。治疗痛风的药物包括

(1)非甾类抗炎药(NSAIDs):非甾类抗炎药均可有效缓解急性痛风症状,为一线用药。

(2)秋水仙碱:是治疗急性发作的传统药物。秋水仙碱不良反应较多,主要是胃肠道反应,也可引起骨髓抑制、肝损害、过敏和神经毒性等。不良反应与剂量相关,肾功能不全者应减量使用。

(3)糖皮质激素:治疗急性痛风有明显疗效,通常用于不能耐受非甾类抗炎药和秋水仙碱或肾功能不全者。单关节或少关节的急性发作,可行关节腔抽液和注射长效糖皮质激素,以减少药物全身反应,但应除外合并感染。对于多关节或严重急性发作可口服、肌内注射、静脉使用中小剂量的糖皮质激素。为避免停药后症状"反跳",停药时可加用小剂量秋水仙碱或非甾类抗炎药。

2. 间歇期和慢性期 目的是长期有效控制血尿酸水平,防止痛风发作或溶解痛风石。使用降尿酸药指征包括急性痛风复发、多关节受累、痛风石、慢性痛风石性关节炎或受累关节出现影像学改变、并发尿酸性肾结石等。目前临床应用的降尿酸药主要有抑制尿酸生成药和促进尿酸排泄药,均应在急性发作终止至少 2 周后,从小剂量开始,逐渐加量。根据降尿酸的目标水平在数月内调整至最小有效剂量并长期甚至终身维持。相关药物包括:

(1)抑制尿酸生成药:为黄嘌呤氧化酶抑制剂。广泛用于原发性及继发性高尿酸血症,尤其是尿酸产生过多型或不宜使用促尿酸排泄药者,如别嘌呤醇,非布斯他等。

(2)促尿酸排泄药:主要通过抑制肾小管对尿酸的重吸收,降低血尿酸。主要用于肾功能正常,尿酸排泄减少型。对于 24 小时尿尿酸排泄 > 3.57mmol 或已有尿酸性结石者、或慢性尿酸盐肾病的患者、急性尿酸性肾病患者,不宜使用。

(3)碱性药物:尿中的尿酸存在游离尿酸和尿酸盐两种形式,作为弱有机酸,尿酸在碱性环境中可转化为溶解度更高的尿酸盐,利于肾脏排泄,减少尿酸沉积造成的肾脏损害。

(4)新药:目前研发出最新的药物包括 IL-1 抑制剂、重组尿酸氧化酶(如 rasburicase)、非嘌呤黄嘌呤氧化酶(xanthineoxidase)抑制剂。

3. 肾脏病变的治疗 痛风相关的肾脏病变均是降尿酸药物治疗的指征,应选用别嘌呤醇或非布斯他,同时均应碱化尿液并保持尿量。慢性尿酸盐肾病如需利尿时,避免使用影响尿酸排泄的噻嗪类利尿剂及呋塞米等,其他处理同慢性肾炎。

### (三)新进展

1. 高尿酸血症的药物治疗 建议急性痛风发作期,在有效的抗炎治疗开始后就可以开始降尿酸

治疗。对于治疗后血尿酸不能达标或痛风症状体征不能控制,建议增加黄嘌呤氧化酶抑制剂的剂量。如果一种黄嘌呤氧化酶抑制剂无效或不能耐受,可以换用另一种黄嘌呤氧化酶抑制剂,或者联合促尿酸排泄药物丙磺舒、非诺贝特、氯沙坦。非诺贝特、氯沙坦作为有尿酸排泄作用的药物用于难治性痛风的治疗。严重痛风患者,口服降尿酸药物无反应或不能耐受,可使用聚乙二醇化重组尿酸氧化酶。

2. 急性痛风性关节炎治疗和预防复发 急性痛风性关节炎需要药物治疗,而且治疗最好在起病后 24 小时之内开始,越早治疗,效果越好,在急性痛风发作期间继续已经开始的降尿酸治疗。根据关节疼痛的程度和受累关节的数量决定急性痛风性关节炎治疗药物的选择。轻或中度疼痛,累及 1 个或少数几个小关节、1 或 2 个大关节,建议单用非甾体抗炎药(NSAIDs)、全身糖皮质激素、口服秋水仙碱;严重疼痛,≥4 个关节累及,1～2 个大关节受累,建议联合治疗。NSAIDs 治疗强调足量,足疗程(直到急性痛风性关节炎完全缓解),伴有并发症、肝肾功能损害的患者减少剂量。

3. 降尿酸药物的选择 可以根据患者的病情及血尿酸,药物的适应证、禁忌证及其注意事项等进行药物的选择和应用。目前临床常见药物包含抑制尿酸合成的药物和增加尿酸排泄的药物,其代表药物分别为别嘌呤醇和苯溴马隆。

(1) 抑制尿酸合成的药物—黄嘌呤氧化酶抑制剂(xanthine oxidase inhibitors XOI):XOI 抑制尿酸合成,包括别嘌呤醇及非布索坦。别嘌呤醇及其代谢产物氧嘌呤醇通过抑制黄嘌呤氧化酶的活性(后者能使次黄嘌呤转为黄嘌呤,再使黄嘌呤转变成尿酸),使尿酸生成减少。

(2) 促进尿酸排泄的药物:抑制尿酸盐在肾小管的主动再吸收,增加尿酸盐的排泄,从而降低血中尿酸盐的浓度,可缓解或防止尿酸盐结晶的生成,减少关节的损伤,亦可促进已形成的尿酸盐结晶的溶解。代表药物为苯溴马隆和丙磺舒。在使用这类药物时要注意多饮水和使用碱化尿液的药物。

(3) 联合治疗:如果单药治疗不能使血尿酸控制达标,则可以考虑联合治疗。即 XOI 与促尿酸排泄的药物联合,同时其他排尿酸药物也可以作为合理补充,如氯沙坦、非诺贝特等。氯沙坦、非诺贝特可以辅助降低痛风患者的尿酸水平。高血压患者伴血尿酸增高,选用氯沙坦抗高血压的同时,亦能降低血尿酸。另外,氯沙坦治疗合并血尿酸升高的慢性心功不全患者可使血尿酸下降。非诺贝特可作为治疗高甘油三酯血症伴高尿酸血症的首选。如果仍不能达标,还可以联合培戈洛酶。

(4) 降尿酸药应持续使用,研究证实持续降尿酸治疗比间断服用者更能有效控制痛风发作,建议在血尿酸达标后应持续使用,定期监测。

## 十二、纤维肌痛综合征

### (一)概述

纤维肌痛综合征(FMS)是一种病因不明的以全身广泛性疼痛以及明显躯体不适为主要特征的一组临床综合征,常伴有疲劳、睡眠障碍、晨僵以及抑郁、焦虑等精神症状。FMS 可分为原发性和继发性两类。前者为特发性,不合并任何器质性疾病;而后者继发于骨关节炎、类风湿关节炎、系统性红斑狼疮等各种风湿性疾病,也可继发于甲状腺功能低下、恶性肿瘤等非风湿性疾病。FMS 在临床上比较常见,好发于女性,多见于 20～70 岁人群。患病率随年龄增长而升高,仅次于骨关节炎。FMs 病因及发病机制目前尚不清楚。

### (二)药物治疗

1. 抗抑郁药 为治疗 FMS 的首选药物,可明显缓解疼痛,改善睡眠,调整全身状态,但对压痛点的改善效果不理想。

(1) 三环类抗抑郁药(TcAs):阿米替林应用最为广泛,可明显缓解全身性疼痛,改善睡眠质量,提高患者情绪,但抗胆碱能作用明显,并常伴抗组胺、抗肾上腺素能等其他不良反应。初始剂量为睡前 12.5mg,可逐步增加至每晚 25mg,1～2 周起效。

(2) 5-羟色胺(5-HT)再摄取抑制剂(SSRIs):该类药物疗效不优于 TCAs,但与 TCAs 联合疗效优于任何一类药物单用。常用药物有氟西汀(nuoxetine)。起始剂量 20mg/d,2 周后疗效不明显,可增至 40mg,晨起 1 次顿服;舍曲林,每日 50mg,晨起顿服;帕罗西汀(pamxetine),每日 20mg,晨起顿服。

(3) 5-羟色胺和去甲肾上腺素(NE)再摄取抑

制剂（sNRIs）：常用药物度洛西汀（duloxetine），对伴或不伴精神症状的 FMS 患者均可明显改善疼痛、压痛、晨僵、疲劳，可提高生活质量。用药剂量为 60～120mg/d，分 2 次口服，不良反应包括失眠、口干、便秘、性功能障碍、恶心及烦躁不安、心率增快、血脂升高等；米拉普伦（milnacipⅢ），可降低 F1Q、VAS 评分，改善 FMS 的疼痛及全身不适症状，用药剂量为 25～100mg/d，分 2 次口服；文拉法辛（venlakine）也可较好地缓解疼痛、改善抑郁症状，起始剂量为 37.5mg，分 3 次口服，剂量可根据疗效酌情增加至 75mg/d。

（4）高选择性单胺氧化酶抑制剂（MAOIs）：MAOIs 抗胆碱能不良反应或中枢兴奋作用较少。对于 FMS 患者，吗氯贝胺（moclobemide）可缓解疼痛、调节情绪，治疗剂量为 300～450mg/d，分 2～3 次口服。该药禁止与 TCAs、SSRIs、sNRIs 以及哌替啶、可待因等联合使用。

2. 肌松类药物 环苯扎林，治疗剂量为 10mg，睡前口服，或每次 10mg，每日 2～3 次，不良反应常见，发生率超过 85%，如嗜睡、口干、头晕、心动过速、恶心、消化不良、乏力等。

3. 抗惊厥药 普瑞巴林（prebalin），是首个被美国食品药品监督管理局（FDA）批准用于 FMS 治疗的药物，不良反应呈轻、中度，与剂量相关，包括头晕、嗜睡、体量增加、水肿等。起始剂量 150mg，分 3 次口服，1 周内如无不良反应，剂量增加至 450mg/d，可与 TCAs、SSRIs 或 sNRIs 等联合应用。

4. 镇痛药物 非阿片类中枢性镇痛药盐酸曲马多对 FMS 有效，150～300mg，分 3 次口服，需注意药物耐受或依赖；阿片类药物可不同程度地缓解疼痛，可能对 FMS 有效。非甾体抗炎药（NSAIDs）可能对 FMS 有效，常作为临床辅助用药，改善 FMS 疼痛。

5. 非麦角碱类选择性多巴胺 D2 和 D3 受体激动剂 普拉克索（pramipexole）对部分患者疼痛、疲劳、躯体不适有一定缓解作用，对压痛点以及精神症状的改善也有一定作用。起始剂量为 0.375mg/d，分 3 次口服，每 5～7d 增加 1 次剂量，若患者可耐受，剂量增至最佳疗效，每日最大剂量 4.5mg。

6. 镇静药 镇静催眠类药物可以缩短入睡时间。减少夜间苏醒次数，提高睡眠质量，可有助于 FMS 患者改善睡眠，但对疼痛缓解效果不明显。唑吡坦（zolpidem）10mg，每晚睡前口服；佐匹克隆 37.5～75mg，每晚睡前口服。

7. 其他 最新研究 5-羟色胺受体拮抗剂托烷司琼每日 5mg 口服可明显减轻疼痛，改善 FMS 症状。也有研究提出 S-腺苷蛋氨酸、5-羟色胺、L-色氨酸等也有一定疗效，结果尚不肯定。

## 十三、特发性炎性肌病

### （一）概述

特发性炎性肌病（idiopathic inflammatory myopathies，ⅡM）是一组以四肢近端肌肉受累为突出表现的异质性疾病。其中以多发性肌炎（polymyositis，PM）和皮肌炎（dermatomyositis，DM）最为常见。主要病理特征是骨骼肌变性、坏死及淋巴细胞浸润，临床上表现为急性或亚急性起病，对称性四肢近端为主的肌肉无力伴压痛，血清肌酶增高，血沉增快，肌电图呈肌源性损害，用糖皮质激素疗效好等特点。PM 病变局限于骨骼肌，DM 则同时累及骨骼肌和皮肤。

### （二）药物治疗

急性期患者应卧床休息，适当体疗以保持肌肉功能和避免挛缩，注意防止肺炎等并发症。治疗方案应遵循个体化原则。

1. 糖皮质激素 糖皮质激素是治疗 PM 和 DM 的首选药物，用法尚无统一标准，一般开始剂量为泼尼松 1～2mg/d，或等效剂量的其他糖皮质激素。常在用药 1～2 个月后症状开始改善，然后开始逐渐减量。激素的减量应遵循个体化原则。减药过快出现病情复发，需重新加大剂量控制病情。对于严重的肌病患者或伴严重吞咽困难、心肌受累或进展性肺间质病变的患者，可加用甲泼尼龙冲击治疗，方法是甲泼尼龙每日 500～1000mg，静脉滴注，连用 3～5 天。对激素治疗无效的患者首先应考虑诊断是否正确。诊断正确者应加用免疫抑制剂治疗；另外，还应考虑是否初始治疗时间过短或减药太快所致；是否出现了激素性肌病。

2. 免疫抑制剂

（1）甲氨蝶呤（MTX）：MTX 是治疗 PM/DM 最常用的二线药。MTX 不仅对控制肌肉的炎症有帮助，而且对改善皮肤症状也有益处。常用剂量 7.5～

20mg 口服,每周 1 次。

(2)硫唑嘌呤(AZA):AZA 治疗 PM/DM 的剂量为口服 1～2mg/d。AZA 起效时间较慢,通常在用药 6 个月后才能判断是否对 PM/DM 有明显的疗效。

(3)环孢素(Cs):目前 CsA 用于 PM/DM 的治疗逐渐增多。主要用于 MTX 或 AZA 治疗无效的难治性病例,Cs 起效时间比 AZA 快。常用的剂量为 3～5mg/d。用药期间主要应监测血压及肾功能,当血清肌酐增加 >30% 时应停药。

(4)环磷酰胺(CTX):CTX 在治疗肌炎中不如 MTX 和 AZA 常用,且单独对控制肌肉炎症无效,主要用于伴有肺间质病变的病例。用法为口服 2～2.5mg/d,或每月静滴 0.5～1.0g/m²,后者更为常用。

(5)抗疟药:对 DM 的皮肤病变有效,但对肌肉病变无明显作用。治疗剂量为羟氯喹 300～400mg/d。应注意的是抗疟药可诱导肌病的发生,患者出现进行性肌无力,易与肌炎进展混淆。此时肌肉活检有助于肌病的鉴别。

3. 静脉注射免疫球蛋白(IVIg) 对于复发性和难治性的病例,可考虑加用 IVIg。常规治疗剂量是 0.4/kg,每月用 5d,连续用 3～6 个月以维持疗效。对于 DM 难治性的皮疹加用小剂量的 IVIg(0.1g/kg,每月连用 5 天,共 3 个月)可取得明显效果。总的来说 IVIg 不良反应较少,可有头痛、寒战、胸部不适等表现,对于有免疫球蛋白缺陷的患者应禁用 IVIg。

4. 生物制剂 近年来有用抗肿瘤坏死因子单抗、抗 B 细胞抗体或抗补体 C₅ 治疗难治性 PM 或 DM 可能有效。但大部分研究都是小样本或个案报告,确切的疗效有待于进一步的大样本研究。

5. 血浆置换疗法 有研究表明血浆置换治疗对 PM/DM 治疗无明显效果,可能只有短暂的肌酶下降而对整体病程无明显的作用。

6. 免疫抑制剂的联合应用 2 种或 2 种以上免疫抑制剂联合疗法主要用于复发性或难治性 PM/DM 病例。有报道 MTX+CsA 联合治疗激素抵抗型肌病有效,CYC+CsA 治疗 DM 的肺间质病变有效;激素+CsA+IVIg 联合比激素+CsA 治疗更易维持肌病的缓解状态。

## 十四、肝炎病毒相关风湿病

### (一)概述

肝炎病毒相关风湿病是指由肝炎病毒引起的慢性活动性肝炎,它是一种由免疫机制引起的、以肝脏损害为主的全身炎症性疾病,其特征为:①具有肝病的典型组织学改变;②除肝脏病变外,还有多系统损害特征;③具有多种免疫学异常。目前已知的甲、乙、丙、丁、戊、庚 6 型肝炎病毒感染中,前五型均可伴有慢性肝外组织器官损害,但以乙型(HBV)最为突出,丙型(HCV)、丁型(HDV)、甲型(HAV)及戊型(HEV)依次次之。

### (二)药物治疗

1. 保肝药物 可用大量维生素 C、肌苷、维丙胺、复合磷酸酯酶等。转氨酶长期升高伴有糖代谢紊乱者,可试用胰岛素葡萄糖疗法;有脂肪代谢紊乱者,可用肌醇等。水飞蓟宾每天 6 片,分 3 次口服,既可改善肝功能,又能抑制肝脏纤维化。

2. 糖皮质激素 具有非特异性抗炎和免疫抑制作用。由于激素抑制体内抗体产生,可能招致 HBsAg 携带状态及其他副作用,故应严格掌握适应证。其适应证为:①HBsAg 阴性,自身免疫反应表现严重,有多器官系统损害者。②组织学证实为慢性活动性肝炎,临床症状明显,转氨酶连续 10 周升高和 γ 球蛋白增高者。激素剂量一般宜较小或中等剂量,泼尼松或泼尼松龙每天 20～40mg,分 3～4 次口服。病情缓解后可逐步减量,继以维持量。泼尼松或泼尼松龙每天 5～10mg,6 个月到 1 年为一疗程。

3. 硫唑嘌呤 为巯嘌呤(6-巯嘌呤)的衍生物,有阻断 DNA 的合成作用,从而可抑制免疫球蛋白和 T 细胞增殖。该药应用的指征为:①用激素后有严重反应者;②同时伴有糖尿病而不宜用激素者;③单用激素不能控制症状者。剂量开始每天用 1.5mg/kg,用药期间须定期复查血常规、肝、肾功能。目前多主张与激素联合使用,每天用硫唑嘌呤 50mg 加泼尼松龙 30mg,显效后泼尼松龙应减至维持量,每天用 5～10mg,或用硫唑嘌呤 50mg 加泼尼松龙 5～10mg,其疗效与 20mg 泼尼松龙相同。

4. 青霉胺 含硫基氨基酸,有抑制病理性体液免疫反应作用,也可减少免疫复合物在补体参与下造成的肝组织损害。可采用递增法,开始每次100mg,3 次/天,以后剂量逐渐增加,约每周增加300mg,直至最大维持量每天 900～1200mg。肝功能改善后,再逐步减量,3 次/天,每次 100～200mg,6～9个月为一疗程。

5. 羟氯喹 每次 0.2g,2 次/天,2～4 周为一疗程,单独使用疗效较差。

6. 环孢素、他克莫司也已成功用于对激素治疗无效的患者。

7. 免疫促进剂 能使机体细胞免疫功能低下恢复到正常水平,清除病毒,从而使病情得到恢复。现有的免疫促进剂包括免疫核糖核酸、转移因子、左旋咪唑和云芝肝泰冲剂。

8. 对症治疗 因为慢性活动性肝炎为一种多系统损害疾病,除全身治疗外,当肝外系统损伤所引起的症状严重时,应及时进行对症治疗。①关节症状:可适量给予非激素类抗炎止痛剂如阿司匹林、布洛芬等,剂量宜小。②心肌炎严重时,除全身治疗外,尚须酌情给予营养心肌的药物如辅酶 A、三磷腺苷等。③慢性肾衰竭:应进行适当的降压治疗,并给予纠正酸中毒的药物及降血钾和促进蛋白合成的药物等。④贫血严重时,应适量输血和给予刺激骨髓的药物。⑤出血倾向明显时,可给予较大剂量的维生素 K。⑥其他:一旦发生感染,应及时进行有效的抗感染。在用免疫抑制剂治疗期间发生感染,多为机会性感染,其病原体多为革兰阴性杆菌,故宜用相应的药物治疗。

## 十五、梅毒性关节炎

### (一) 概述

梅毒(syphilis)是苍白密螺旋体(treponema palliaum)引起的慢性感染,通常是因与另一受染者的性接触而患病。梅毒是以临床表现多样性著称的传染病之一。梅毒性关节炎可表现为多种多样的类型:①梅毒性关节痛;②急性和亚急性梅毒性关节炎;③慢性梅毒性关节炎:慢性梅毒性关节炎可分为梅毒性骨性关节炎(arthritis deformans syphilitica)、白肿型关节梅毒(tumor albus syphiliticus)和水肿型关节梅毒(hydrop syphiliticus)。

### (二) 药物治疗

1. 早期治疗 ≤1 年传染性梅毒治疗。早期梅毒可以苄星青霉素(苄星青霉素 G)240 万 U 1 次肌注治疗,由此可以提供虽低但有效的血清水平 2 周以上。在这样的血清水平和疗程治疗下,约 95% 病例可获治愈。

2. ≥1 年传染性梅毒治疗 治疗神经梅毒所需青霉素剂量,应比病程≤1 年的梅毒大,一般情况下,麻痹性痴呆患者的疗效,比脊髓痨好,但前者治疗后还会留下一些感染的残余影响,晚期病例尤其如此。脑膜血管梅毒患者,一般收效良好但缺血性梗死所致残余损害例外。

## 十六、人类免疫缺陷病毒相关性关节炎

### (一) 概述

HIV 感染相关性血清阴性关节炎发生率高达12%,主要表现为远端关节少关节炎,呈自限性,持续时间小于 6 周,部分患者病程较长,伴有关节破坏。

### (二) 药物治疗

1. NSAIDs 特别推荐吲哚美辛,它不仅具有高效的抗炎镇痛作用,体外研究证实,它还可以抑制HIV 病毒复制,这是其特有的作用,患者单用NSAIDs 常效果不理想。

2. 柳氮磺胺吡啶(sulfasalazine) 2g/d 有效,有研究表明,柳氮磺胺吡啶可以改善 HIV 感染和外周小关节症状。

3. 甲氨蝶呤 近期更多的研究表明,在密切监测 HIV 病毒数量、$CD4^+$ 细胞数和患者临床状况的情况下,甲氨蝶呤可用于 HIV 相关性关节炎治疗。

4. 羟氯喹(hydroxychloroquine) 不仅对治疗HIV 相关性关节炎有效,体外研究还证实其可减少HIV 病毒复制,并且在体内还可以降低病毒数量。

5. 阿维 A 酯 0.5～1mg/d 对 HIV 相关性关节炎的关节和皮肤损害有效,但此药副作用较大,一般在其他治疗反应不佳时使用。

6. 肿瘤坏死因子拮抗剂 有肿瘤坏死因子拮抗剂应用的报道,但使用时需高度谨慎,仅在 $CD4^+$ 细胞数大于 200/mm² 及 HIV 病毒数量小于 60 000/

mm³才可以使用。

### 十七、静脉血栓栓塞症

静脉血栓栓塞症（venous thrombomelolish，VTE）包括深静脉血栓形成（DVT）及肺栓塞（PE），是骨科大手术后患者围术期死亡的主要原因之一，也是医院内非预期死亡的重要原因。在本书的围术期相关章节已有详细介绍。

#### （一）下肢深静脉血栓

下肢深静脉血栓（deep venous thrombosis，DVT）是指血液非正常地在深静脉内凝结，属于下肢静脉回流障碍性疾病。血栓形成大都发生于制动状态（尤其是骨科大手术后）。致病因素有血流缓慢、静脉壁损伤和高凝状态三大因素。

1. DVT 的早期治疗

（1）抗凝：只要患者没有出血倾向或凝血功能方面的问题，首选抗凝治疗。

1）普通肝素：治疗剂量个体差异较大，使用时需监测凝血功能，一般采用静脉持续给药。起始剂量为 80 ~ 100U/kg，静脉推注，之后以 10 ~ 20U/（kg·h）静脉泵入，以后每 4 ~ 6 小时根据活化部分凝血活酶时间（APTT）再做调整，使 APTT 的 INR 保持在 1.5 ~ 2.5。普通肝素可引起血小板减少症（HIT），在使用的第 3 ~ 6 天应复查血小板计数。若较长时间使用普通肝素，应在第 7 ~ 10 日和第 14 日复查。普通肝素治疗 2 周后较少出现血小板减少症。若患者出现血小板计数迅速或持续降低超过 50%，或血小板计数 $<100×10^9$/L，应立即停用普通肝素，一般停用 10 天内血小板数量开始逐渐恢复。

2）低分子肝素：出血性副作用少，HIT 发生率低于普通肝素，使用时大多数患者不需要监测凝血功能，可在疗程大于 7 天时每隔 2 ~ 3 天检查血小板计数。临床按体重给药，每次 100U/kg，每 12 小时 1 次，皮下注射，肾功能不全者慎用。

3）维生素 K 拮抗剂：华法林是长期抗凝治疗的主要口服药物，初始通常与普通肝素或低分子肝素联合使用。效果评估需监测凝血功能的 INR，并根据 INR 调整治疗剂量，其治疗剂量范围窄、个体差异大、药效易受多种食物和药物影响。

4）间接 X a 因子抑制剂：剂量个体差异小，每

日 1 次，不需要监测凝血功能，对肾功能影响小于低分子肝素，但是被美国 FDA 增加了磺达肝癸钠治疗者可能出现 APTT 延长相关的出血时间、出现血小板减少的警示。

5）口服直接 X a 因子抑制剂：剂量个体差异小，通常固定剂量给药，不需要监测凝血功能，服用更加简便。EINSTEIN DVT（利伐沙班）Ⅲ期临床研究均一致证实，利伐沙班单药治疗急性 DVT 与标准治疗（低分子肝素与华法林合用）疗效相当，且大出血发生率也相当或更低。

推荐：急性期 DVT，建议使用维生素 K 拮抗剂联合低分子肝素或普通肝素，在 INR 达标且稳定 24 小时后，停低分子肝素或普通肝素。也可以选用直接 X a 因子抑制剂——利伐沙班片。

（2）溶栓：溶栓治疗要严格掌握用药指征。溶栓方法包括导管接触性溶栓和系统溶栓。临床上常用的溶栓药物有尿激酶和重组组织型纤溶酶原激活剂（rt-PA）。

（3）手术取栓：手术取栓是消除血栓的有效方法，可迅速解除静脉梗阻。手术取栓的适应证：出现股青肿时，应立即手术取栓；对于发病 7 天以内的中央型或者混合型 DVT 患者，全身情况良好，无重要脏器功能障碍也可行手术取栓。

（4）下腔静脉滤器：下腔静脉滤器可以预防和减少 PTE 的发生，但不能治疗 DVT，因此需严格掌握适应证。下腔静脉滤器植入适应证：对于有抗凝治疗禁忌证或有并发症，或在充分抗凝治疗的情况下仍发生 PTE 者，建议置入下腔静脉滤器。

2. DVT 的长期治疗

（1）DVT 患者需长期行抗凝等治疗以防血栓蔓延和（或）血栓复发。抗凝药物可选择维生素 K 拮抗剂、口服直接 X a 因子抑制剂。如果使用维生素 K 拮抗剂，治疗过程中应使 INR 维持在 2.0 ~ 3.0，需定期监测。

（2）根据 DVT 的发生情况，抗凝的疗程也随之不同：①继发于一过性危险因素（如外科手术）的初发 DVT 患者，建议抗凝 3 个月；②危险因素不明的初发 DVT 患者，建议抗凝 6 ~ 12 个月或更长；③伴有癌症的首次发生 DVT 的患者，建议长期抗

凝;④具有血栓形成原发性危险因素的初发 DVT 患者或反复发病的 DVT 患者,建议长期抗凝,但需定期进行风险评估。

3. 抗凝治疗中的出血管理　对于无抗凝禁忌的 VTE 患者,抗凝治疗对预防 VTE 复发获益明确,同时也可能存在一定的出血风险。抗凝治疗中的出血管理可见中华医学会外科学分会血管外科学组发表的深静脉血栓形成的诊断和治疗指南。

（二）骨科大手术后下肢静脉血栓栓塞症的预防

骨科大手术是指:人工髋关节置换术（THR）、人工膝关节置换术（TKA）、髋部周围骨折手术（HFS）。

预防方法包括基本预防、物理预防和药物预防。药物预防对有出血风险的患者应权衡预防下肢深静脉血栓形成与增加出血风险的利弊,预防药物包括:①普通肝素;②低分子肝素;③Ｘa 因子抑制剂:直接Ｘa 因子抑制剂（如利伐沙班）、间接Ｘa 因子抑制剂（如磺达肝癸钠）;④维生素 k 拮抗剂。

预防用药方案:

术前低分子肝素→术前 12～24 小时停用→术后继续,直至疗程结束。

术前低分子肝素→术前 12～24 小时停用→术后继续至出院→改服利伐沙班至疗程结束。

术前利伐沙班→术前 24 小时停药→术后低分子肝素直至疗程结束。

术前利伐沙班→术前 24 小时停药→术后低分子肝素至出院→改服利伐沙班至疗程结束。

术前低分子肝素→术前 12～24 小时停药→术后低分子肝素合并华法林→停低分子肝素,继续使用华法林直至疗程结束。

不建议单独应用低剂量普通肝素、阿司匹林、右旋糖酐,也不建议常规预防性置入下腔静脉过滤器预防肺栓塞。有高出血风险的全髋或全膝关节置换患者,建议采取足底静脉泵或间歇充气加压装置进行物理预防,当高出血风险下降时可采用药物联合预防。骨科大手术围术期深静脉血栓形成的高发期是术后 24 小时内,所以预防应尽早进行。但术后越早进行药物预防,发生出血的风险也越高。

对实施全髋关节、全膝关节置换及髋部周围骨折手术的患者,推荐药物预防时间最短 10 天,可延长至11～35 天。

（三）肺血栓栓塞症（PTE）

肺血栓栓塞症为肺栓塞最常见的类型,是指来自静脉系统或右心的血栓阻塞肺动脉或其分支所致的心肺循环和呼吸功能障碍为主要临床和病理生理特征的疾病。血栓主要来源于深静脉血栓形成。肺动脉血栓栓塞症应根据危险度分层制定治疗策略。治疗方针包括一般处理（吸氧、镇静、止痛、卧床、通便）,抗生素,呼吸循环支持,抗凝（普通肝素、低分子肝素、华法林、磺达肝癸钠、阿加曲班、利伐沙班、阿哌沙班等）,溶栓（尿激酶、链激酶、重组组织型纤溶酶原激活剂）、肺动脉导管碎解抽吸取栓、肺动脉血栓摘除术、放置下腔静脉滤器。治疗过程中要进行出血风险监控与管理。

## 十八、癌痛三阶梯镇痛疗法

恶性肿瘤患者约 50% 以上伴有疼痛,晚期患者中,疼痛的发病率可高达 70% 以上,多为中、重度疼痛或严重疼痛。疼痛会增加患者的身心痛苦与折磨、降低机体免疫力,增加死亡率。WHO 将肿瘤镇痛与病因预防,早期发现、早期诊断和根治性综合治疗并列为肿瘤综合防治规划的四个重点,提出"让癌症患者无疼痛"的目标,达到"无痛睡眠、无痛休息、无痛活动",制定并积极推行"癌痛三阶梯镇痛"方案。

癌痛的三阶梯镇痛方案是依据患者的疼痛程度"阶梯性"选择镇痛药物,由弱到强的渐次增加。轻度疼痛选用非甾体类抗炎镇痛药物,中度疼痛选用弱阿片类药物,重度疼痛选用强阿片类药物。

癌痛三阶梯镇痛方案强调优选口服给药或舌下含服,亦可直肠给药,必要时皮下或静脉给药;强调按计划、按时给药,避免只在疼痛发作时给药,强调按阶梯给药。

非甾体类抗炎镇痛药物镇痛作用弱,有消化道溃疡,血小板功能障碍和肾损害等不良反应,应限制用药剂量,上限剂量为标准用药剂量的 1.5～2.0 倍。长期用药时,应与抗酸剂、$H_2$ 受体拮抗剂、米索前列醇、奥美拉唑等药物联合使用,保护胃黏膜。

阿片类药物镇痛效果强,长期用药对肝肾损害小,安全性好。对癌痛患者使用阿片类药物极少产生"成瘾性(精神依赖性)",采用口服或透皮贴剂,"成瘾性"的发生率更低。癌痛患者对阿片类药物产生耐受性及躯体依赖性时,不意味已成瘾,不影响继续用药。

## 十九、颈肩腰背痛

颈肩腰背痛是指颈肩腰背部骨与软组织病变引起的相应部位的慢性疼痛综合征、常伴随麻木和功能障碍。药物治疗能改善症状、但多半不能改变病情、只宜短期、间歇应用、不宜长期应用。常用药物首选非甾体类抗炎剂(先选外用剂)、配合肌松弛剂、神经营养剂和中药。对严重疼痛者、适量、短期应用弱阿片类药物。合并神经根水肿、疼痛严重者、适当使用脱水药。降钙素对轻度腰椎管狭窄者有效。三环类抗抑郁药能改善焦虑与失眠。局部软组织有局限性明确压痛点时、可采用局部泼尼松龙注射疗法。硬脊膜外腔类固醇注射疗法适用于疼痛严重的神经根型颈椎病和腰椎间盘突出症。反复多次硬膜外类固醇注射会增加局部粘连、应予注意。神经阻滞也有应用。中药须依据辩证施治的原则选择用药。患者自我调理、自我保健、适度运动、物理疗法(声光电磁疗法)、手法推拿按摩及针灸疗法与药物疗法综合运用能提高疗效。

(聂英坤 秦岭 陶天遵)

## 参 考 文 献

[1] 中华医学会骨科分会.骨质疏松骨折治疗指南.中华骨科杂志,2008,28(10):875-878.

[2] 中华医学会骨科学分会创伤骨科学组.中国骨科创伤患者围术期静脉血栓栓塞症预防的专家共识.中国创伤骨科杂志,2012,14(6):1-3.

[3] 中华医学会骨质疏松和骨矿盐疾病分会.原发性骨质疏松症诊治指南.中华骨质疏松和骨矿盐疾病杂志,2011,4:2-17.

[4] 侯树勋.椎间盘源性腰痛//秦岭(主编).骨内科学.北京:人民卫生出版社,2013:464-475.

[5] 中华医学会风湿病学分会.类风湿关节炎诊断及治疗指南.中华风湿病学杂志,2010,14(4):265-270.

[6] 秦岭,汤亭亭.骨与关节十年续期促进骨内科学发展//秦岭(主编).骨内科学.北京:人民卫生出版社,2013:16-17.

[7] Braun J,Sieper J. Remission and possible discontinuation of biological therapy in axial spondyloarthritis. Clin Exp Rheumatol,2013,31(4):S33-36.

[8] Carlin EM,Keat AC. European guideline on the management of sexually acquired reactive arthritis. Int J STD AIDS,2014,25(13):901-912.

[9] Cutolo M,Berenbaum F,Hochberg M,et al. Commentary on recent therapeutic guidelines for osteoarthritis. Semin Arthritis and Rheum,2015,44(6):611-617.

[10] Hobbs K,Deodhar A,Wang B,et al. Randomized,double-blind,placebo-controlled study to evaluate the efficacy and safety of etanercept in patients with moderately active rheumatoid arthritis despite DMARD therapy. SpringerPlus,2015,4:113.

[11] Kanis JA,Burlet N,Cooper C,et al. European guidance for the diagnosis and management of osteoporosis in postmenopausal women. Osteoporos Int,2013,24:23-57.

[12] Moyer RF,Hunter DJ. Osteoarthritis in 2014:Changing how we define and treat patients with OA. Nat Rev Rheumatol,2015,11(2):65-66.

[13] Tiwari S,Dwivedi H,Kymonil KM,et al. Urate crystal degradation for treatment of gout:a nanoparticulate combination therapy approach. Drug Deliv Transl Res,2015,5(3):219-320.

[14] Bouxsein ML,Boyd SK,Christiansen BA,et al. Guidelines for assessment of bone microstructure in rodents using micro-computed tomography. J Bone Mineral Res. 2010,25(7):1468-1486.

[15] Duan X,Tu Q,Zhang J,et al. Application of induced pluripotent stem(iPS) cells in periodontal tissue regeneration. J Cell Physiol. 2011,226(1):150-157.

[16] Leung KS,Qin YX,Cheung WH,et al. A Practical Manual for Musculoskeletal Research. World Scientific,2008.

[17] Paul DM,Rachel BW,Munro P,et al. Effect of denosumab on bone mineral density and biochemical markers of bone turnover:six-year results of a phase 2 clinical trial. J Clin Endocrinol Metab. 2011,96(2):394-402.

[18] Seny DD,Sharif M,Fillet M,et al. Discovery and biochemical characterization of four Novel biomarkers for osteoarthritis. Ann Rheum Dis,2011,70:1144-1152.

[19] Enneking WF. A system of staging musculoskeketal neo-

plasms. Clin Orthop Relat Res,1986,(204):9-24.

[20] Feigenberg SJ,Marcus Jr RB,Zlotecki RA,et al. Radiation therapy for giant cell tumors of bone. Clin Orthop Relat Res,2003,411:207.

[21] Harris WH,Dudley HR,Barry RJ. The natural history of fibrous dysplasia. J Bone Joint Surg Am,1962,44:207-233.

[22] JJ Guo,W Liu,HL Yang,et al. Multiple osteolytic bone lesions three years after ovarian cancer:benign or malignant? J Clin Oncol,2011,29:e672-674.

图书在版编目(CIP)数据

中华骨科学．骨科总论卷/侯树勋,邱贵兴主编.—北京：
人民卫生出版社,2017
ISBN 978-7-117-24568-5

Ⅰ.①中… Ⅱ.①侯…②邱… Ⅲ.①骨科学 Ⅳ.①R68

中国版本图书馆 CIP 数据核字(2017)第 112930 号

| 人卫智网 | www.ipmph.com | 医学教育、学术、考试、健康，<br>购书智慧智能综合服务平台 |
| 人卫官网 | www.pmph.com | 人卫官方资讯发布平台 |

中华骨科学

骨科总论卷

主　　编：侯树勋　　邱贵兴
出版发行：人民卫生出版社(中继线 010-59780011)
地　　址：北京市朝阳区潘家园南里 19 号
邮　　编：100021
E-mail：pmph @ pmph.com
购书热线：010-59787592　010-59787584　010-65264830
印　　刷：北京人卫印刷厂
经　　销：新华书店
开　　本：889×1194　1/16　印张：39.5
字　　数：1140 千字
版　　次：2017 年 10 月第 1 版　2017 年 10 月第 1 版第 1 次印刷
标准书号：ISBN 978-7-117-24568-5/R·24569
定　　价：299.00 元